常德市卫生志

(1988—2012)

常德市地方志编纂委员会
常　德　市　卫　生　局　编

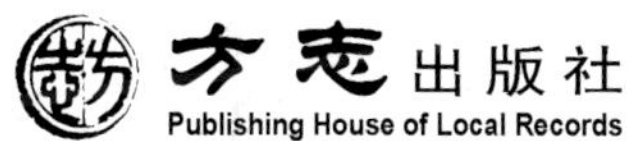

图书在版编目（CIP）数据

常德市卫生志：1988—2012 / 常德市地方志编纂委员会，常德市卫生局编. —北京：方志出版社，2016.10

ISBN 978-7-5144-2139-2

Ⅰ. ①常… Ⅱ. ①常… ②常… Ⅲ. ①卫生志 - 常德 - 1988-2012 Ⅳ. ①R199.2

中国版本图书馆 CIP 数据核字（2016）第 252648 号

常德市卫生志（1988—2012）

编　　者： 常德市地方志编纂委员会、常德市卫生局
责任编辑： 罗　滔

出 版 人： 冀祥德
出 版 者： 方志出版社
地址　北京市朝阳区潘家园东里 9 号（国家方志馆 4 层）
邮编　100021
网址　http://www.fzph.org
发　　行： 方志出版社发行中心
电话（010）67110500
经　　销： 各地新华书店
印　　刷： 常德市武陵区宏垣彩色印刷厂

开　　本： 787×1092　1/16
印　　张： 49
字　　数： 1092 千字
版　　次： 2017 年 5 月第 1 版　2017 年 5 月第 1 次印刷
印　　数： 0001~1000 册

ISBN 978-7-5144-2139-2　**定价：498.00 元**

常德市地方志编纂委员会

《常德市卫生志（1988—2012）》编纂委员会

主　　任：郑家火　马　慧
常务副主任：陈寿林
副　主　任：周德生　蒋　琼　符中智　彭元军　石瑞来
易建平　彭　进　杨定波　卢赐清　刘保湘
曾庆淼　燕　妮　李传淑　龙泽旭
委　　员：向绪林　邵先舫　成春初　张　勇　邓湘政
屈贵顺　李南璋　杨亚群　王　强　彭志高
樊国华　陈克平　郑　利　丁蒙狄　曹　伟
谢明阳　李占坤　商　均　朱国财　范晓军
孟令军　卜忠华　郭天明　高荣华　李波安
周仁智　曾云燕　谌永长　蒋莲香　高一评
周国喜　刘雷中

《常德市卫生志（1988—2012）》编修人员

主　　编：郑家火　马　慧
常务副主编：陈寿林
副　主　编：燕　妮　龙泽旭　刘雷中
执行副主编：龙泽旭　刘雷中
总　　纂：刘雷中

编　　辑：廖　勇　余晓凌　舒祖刚　肖俊文　向爱国
褚世金　罗正兰　周其顺　徐粒砂白

特约撰稿：谈应国　王光华（市红会）皮丕全　皮海清
熊　妮　丁良恒　陈继军　罗懿莎　王　文
刘素念　贺丽慧　张国清　郭艳平　黄菲菲
黄腊光　龙薇薇　陈　青　程冬梅　王玲雪
张　霞　熊桂兰

校　　对：刘雷中　廖　勇　龙泽旭　余晓凌　舒祖刚
刘　敏　黄菲菲　郭子飞

目录英文翻译：江梅华

《常德市卫生志（1988—2012）》编纂委员会办公室

主　任：龙泽旭

副主任：刘雷中

成　员：廖　勇　余晓凌　舒祖刚　肖俊文　向爱国

《常德市卫生志（1988—2012）》审稿人员

刘李波　周华辉　周　波　陈国华　应国斌　齐绍正
程　关　翦　甜　孟　韵

序 一

郑家火　马　慧

1988年，常德撤地建市，经济社会发展步入快车道，卫生事业也随之进入快速发展的新时期。尤其是2003年以后，国家层面的卫生改革不断推进和深化，各级政府卫生投入快速增长。常德市卫生事业趁改革东风，不断兴利除弊，革故鼎新，夯实了卫生事业的基础，卫生事业整体水平居于全省前列。1988年至2012年的25年间，常德市卫生资源总量大幅度增长，健全了市、县、乡、村能防能治的四级医疗卫生网络，新型农村合作医疗制度覆盖了全体农村居民，国家基本药物制度在全市公立基层医疗机构全面实施，基本公共卫生服务均等化水平在全市全面提升；医疗卫生机构卫生服务能力和医疗卫生技术水平迅速提高；卫生工作范围不断扩展和深入，人民群众享受的卫生服务数量显著增加，质量显著提高，健康水平发生了质的飞跃。2012年，常德市居民平均期望寿命达到79.87岁，比1988年提高了11岁；其中男77.14岁，女82.98岁，接近我国发达地区的水平。如实地记录这一时期常德市卫生事业的发展历史，既是存史的必要，更是全面回顾总结我市卫生事业发展经验的必须；既是我市卫生事业伟大成就和优秀模范人物的全面展示，也是对我市卫生事业建设发展的客观记载。因此，《常德市卫生志》的修纂对我市今后卫生事业的发展建设将产生十分积极的作用。

《常德市卫生志（1988—2012）》于2012年3月开始纂修。在中共常德市委、常德市人民政府高度重视下，在省卫生厅的积极支持下，在常德市方志办具体指导下，全市各级医疗卫生单位通力协作，全体编修人员孜孜不倦，务实求真，于2015年2月完成初稿。这是我市卫生系统的一件大事，也是我市精神文明建设和文化建设的一大成果，可喜可贺。《常德市卫生志（1988—2012）》编排科学，图文并茂。全志分机构、队伍与经费，公共卫生服务，卫生技术与教育，卫生管理与改革，人物，附录六篇，按照横不漏项、纵不断线的原则，以辩证唯物主义和历史唯物主义为指导，全面、客观、真实、系统地记载了常德市卫生事业1988—2012年的历史与现状。全志100万多字，彩页照片100余幅，随文照片160多幅，各种统计图表190多幅，有名有姓者近千人，堪称这一时期常德卫生事业的百科全书。它重点突出全市卫生系统广大干部职工在各级党委和政府领导下，贯彻“以农村为重点，预防为主，中西医并重，依靠科技与教育，动员全社会参与，为人民健康服务，为社会主义现代化建设服务”的新时期卫生工作方针，以“一切为了人民健康”为宗旨，团结奋斗，攻坚克难所取得的成绩。本志翔实地收集整理了我市卫生事业发展的主要史料，生动地展示了全市卫生事业发展前进的轨迹。全体编修人员不辞辛劳，扎实工作，多位老同志一心扑在修志工作上，付出了艰辛劳动，做出了积极贡献。

古人云：“治天下者以史为镜，治郡国者以志为鉴。”希望全市卫生系统广大干部职工认真读志、用志，不断总结经验，推进全市卫生事业的可持续发展，为全市经济建设和社会发展做出新的更大的贡献。愿这部志书今后在资政、存史、育人方面发挥更大的作用。

是为序。

2015年2月

（作者分别为中共常德市卫生局党委书记、常德市卫生局局长）

序 二

洪振海

历时近五年，《常德市卫生志（1988—2012)》得以付梓，值得庆贺。在常德市卫生局与常德市人口和计划生育委员会机构合并之后，阅读这本卫生志书，深有感触，遂成是文。

《常德市卫生志（1988—2012)》是常德撤销地区组建省辖市后编修的第一部卫生志，是继《常德地区志·卫生志》后第二轮编修的卫生志。这部卫生志书客观真实、全面完整地记述了我市撤地建市后至2012年波澜壮阔的卫生事业发展状况。本书在记述时注意突出“一切为了人民健康”的宗旨。其所记史实围绕这一宗旨来组织材料，突出全市卫生系统各级领导和广大医疗卫生工作者，在各级党委和政府的领导及上级卫生行政主管部门的指导下，为了保护人民群众身体健康所表现出的精心谋划、攻坚克难、忘我工作、勇于担当、敢于攀登的大无畏精神以及取得的辉煌成绩。这部卫生志书注意突出改革开放这个重点，浓墨重彩地记述了2004年起由国家层面开始推进的医药卫生体制改革在我市实行后取得的成绩和带来的变化，充分肯定了卫生改革的成就，也客观反映了卫生改革尚需进一步努力解决的问题。这部卫生志书记述了我市卫生工作25年来涌现出的众多优秀模范人物及其先进事迹，反映了我市各级党政领导关注民生、重视卫生的决策、行动和实效，充分体现了党的新时期卫生工作方针在我市的全面落实。认真总结这一时期的医疗卫生工作，是非常必要的。

观今宜鉴古，无古不成今。依法编修志书的根本目的是经世致用。这部卫生志书提供了全面、深入的医疗卫生工作情况和信息，可以便于我们不断总结历史经验，探索新的管理方式，指导好当前工作，推进医疗卫生事业向前发展，是资政的“参谋助手”。这部卫生志书记述的优秀模范人物、先进事迹，可以激励后人发扬奉献精神，为保护人民群众身体健康贡献力量，是育人的先进范例。这部卫生志书将作为一部有价值的史书存入政府方志部门和档案馆、图书馆、新华书店、单位档案室，可随时查阅，是存史的宝贵资料。

我们今天已处于卫生和计划生育机构合并的新时期，面临一个新的发展阶段。我们要借鉴这25年中卫生部门各级领导和干部群众创造的先进经验，切实发扬这25年中卫生部门各级领导和干部群众保持的优良作风，充分调动全市广大卫生和计划生育工作人员的积极性，殚精竭虑，拼搏进取，扎实工作，把常德的卫生和计划生育工作不断推向前进，为常德的经济和社会发展做出新的更大的贡献。

本书之所以能在较短的时间里确保质量出版，得益于上级主管部门的指导，得益于全市卫生系统广大干部职工的支持，特别是得益于全体志书编修人员付出的辛勤劳动，这里一并致谢！

2016年9月

（作者系常德市卫生和计划生育委员会主任、党委书记）

凡 例

一　本志名《常德市卫生志（1988—2012)》，设中、英文目录。

二　本志以马克思列宁主义、毛泽东思想、邓小平理论、“三个代表”重要思想、科学发展观为指导，深入贯彻习近平总书记系列重要讲话精神，坚持辩证唯物主义与历史唯物主义观点，存真求实，秉笔直书，全面记述本时期内常德市卫生事业发展的历史与现状。

三　本志时间断限上起1988年，下迄2012年。为使事件记述完整，并适当补充前志《常德地区志·卫生志》未能完整记述的内容，部分事件的记述适当上溯与下延。鉴于前志未设人物传记，本志人物传记补入中华民国时期至1988年以前逝世人物小传。

四　食品和药品监督管理工作移交常德市食品药品监督管理局后的史实，本志不载。本地药品资源及药品的生产、销售等已有《常德地区志·医药志》及《常德市工业志·医药工业》记述，本志不记。

五　本志采用述、记、志、传、图、表、录等体裁，以文字记述为主，辅以图、表、录。大事记采用编年体，必要时结合使用纪事本末体。人物小传采用纪传体。本着生不立传原则，收录对常德市卫生事业做出较大贡献的医疗卫生界已故名人、名医。健在人物分别采用以事系人和名录的方式记述，不设人物简介。另设附录，收录受省部级以上表彰单位、新闻报道、《常德地区志·卫生志》勘误等。

六　本志设篇、章、节、目、子目，若子目下仍有层次，则依次标以1.2.（1）（2）等。各层次下以时间为经，顺序记述。事件连续多年时则以事件为记述单位按时间顺序记述。

七　本志采用公元纪年。涉及民国纪年则于其后括号内注明公元纪年。

八　本志采用现代规范书面语体文、记述体，寓观点于记事之中。表述力求准确、朴实、简洁、流畅、合乎语法。语言文字、标点符号、数字数据、计量单位的使用和引文注释的书写等按国家有关规定执行。医疗卫生专业术语和英文缩写尽可能加注释，以便利非医疗卫生专业人士阅读。

九　本志使用概括性名词、词组或专业性术语等时，如需注释，采用页下注和随文括号相结合的办法处理。

十　为行文简洁，单位和机构名称除记述单位机构沿革时适当采用全称外一般用惯用简称，如中共常德市委简称市委或常德市委，常德市人民政府简称市政府或常德市政府，常德市卫生局简称市卫生局，常德市第一人民医院简称市一医院，等等。2003 年 9 月，常德市卫生防疫站改称常德市疾病预防控制中心，简称疾控中心。2004 年起，各区县（市）防疫站陆续改称疾控中心。本志在记述时，2004 年前仍称防疫站，2004 年起均称疾控中心。国家中医药管理局 2010 年通知，各级中医院改称中医医院，本志记述时，2010 年前称中医院，2010 年起称中医医院。

十一　本志采用资料大部分来自本市医疗卫生机构历年档案，少部分从各单位收藏的报纸、刊物、书籍和卫生志（稿）搜集，个别资料来自可信的互联网站，如卫生部、湖南省卫生厅、本市统计局、财政局等机构的正规网站，亦有极少量口碑资料。资料搜集过程中，各有关单位按要求撰写了主要事件的专题综述，亦为本志重要参考资料。

十二　书中所用照片绝大多数标明了拍摄人姓名，但个别照片已无法明确拍摄人，只好从略。

十三　本志表均以节为单位依次排序编号，如第一篇第一章第一节第三表编为表 1–1–1–3。图以章为单位依次排序编号，如第一篇第三章第四图编为图 1–3–4。照片分书前彩页和书中随文照片，均有简要说明，不编序号。

十四　书末附医疗卫生主题词索引，以方便读者检索。

2012 年常德市城区主要卫生机构分布图

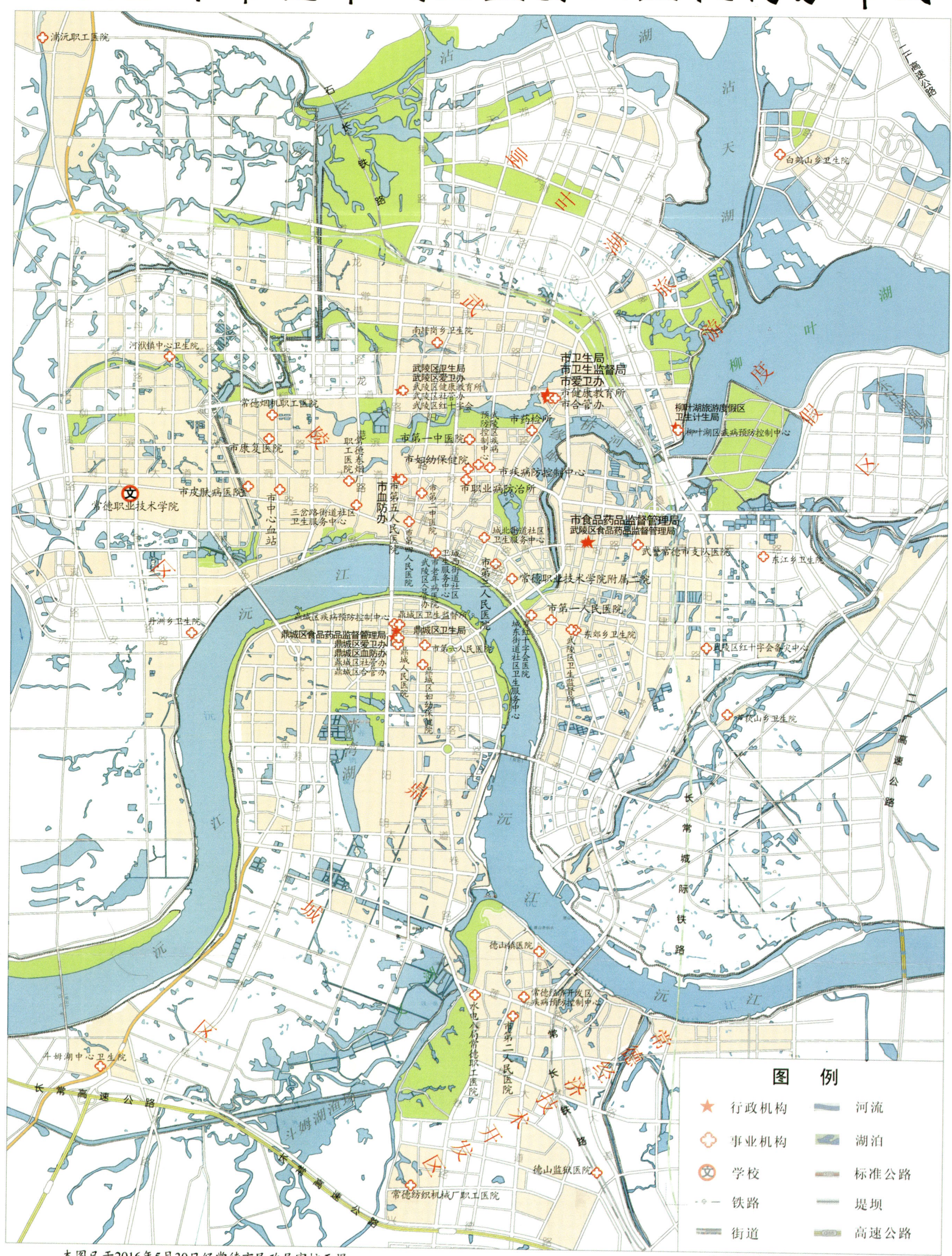

本图已于2016年5月30日经常德市民政局审核无误

地图绘制：周文涛　2014年5月

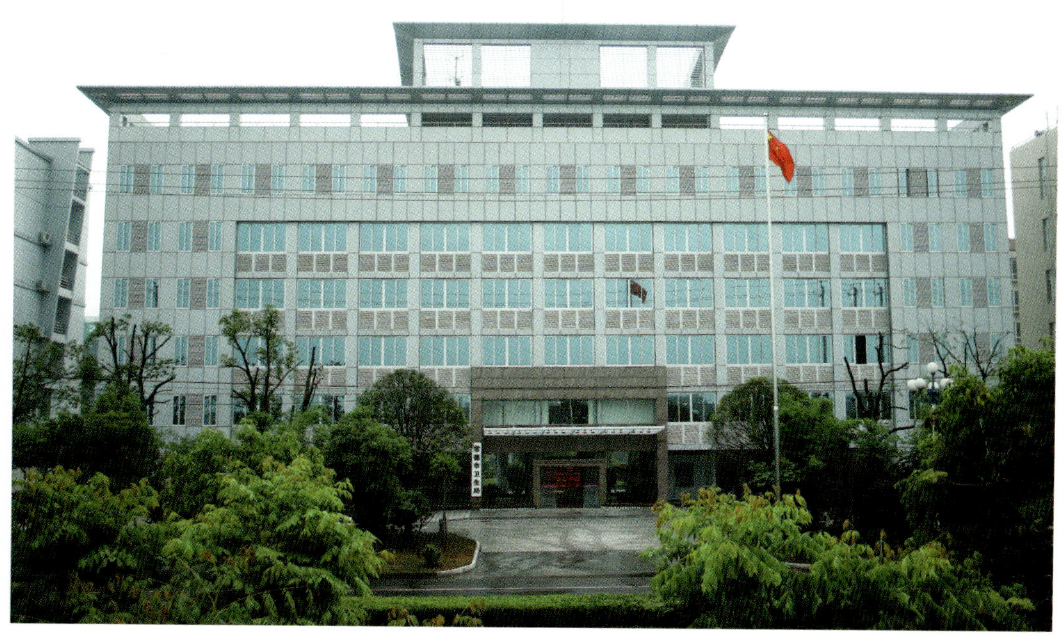

常德市卫生局柳叶大道办公楼（彭洪伟摄）

2003年下半年，常德市卫生局从市城区长庚路中段28号市中心血站院内搬迁至柳叶大道中段2119号，院落占地面积11687.3平方米，是原高山街卫生局院落的2倍多；办公大楼建筑面积4607平方米，6层（局部7层），是原高山街卫生局办公大楼的5倍多。

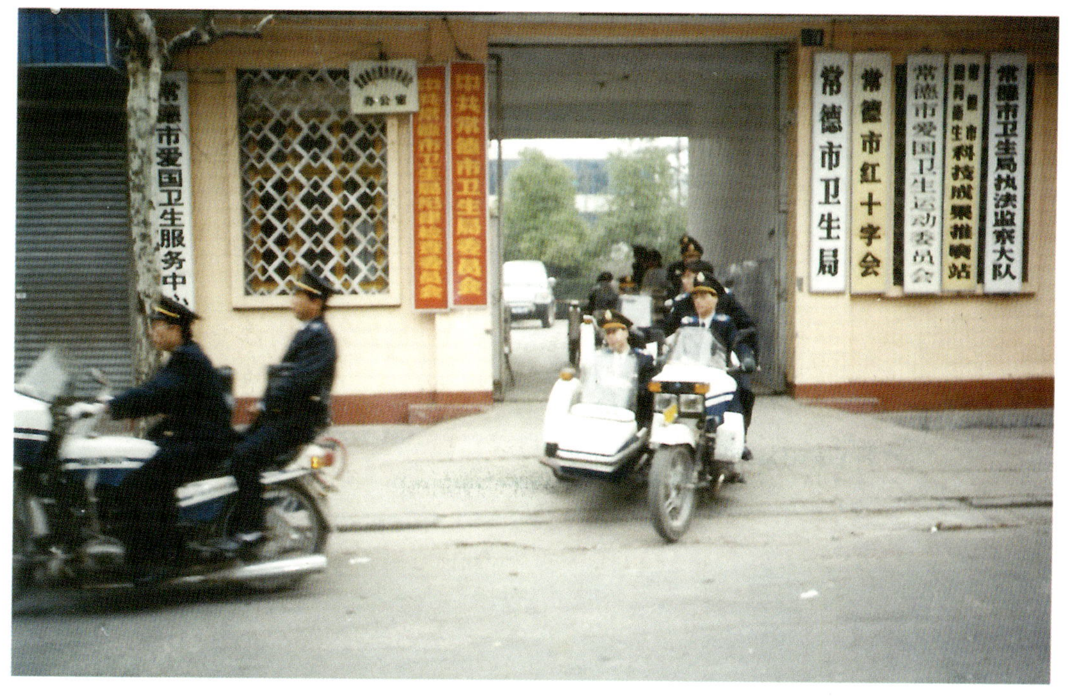

20世纪90年代市卫生局在高山街中段的办公楼

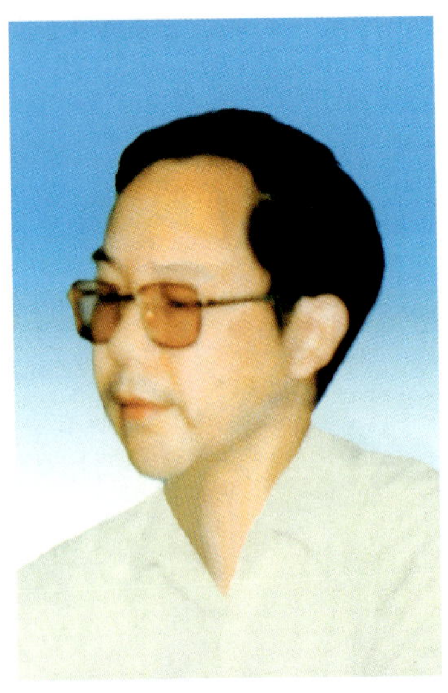

龙森泉

1984年10月至1988年9月任常德地区卫生局局长，1988年10月至1991年9月任常德市卫生局局长、党组书记

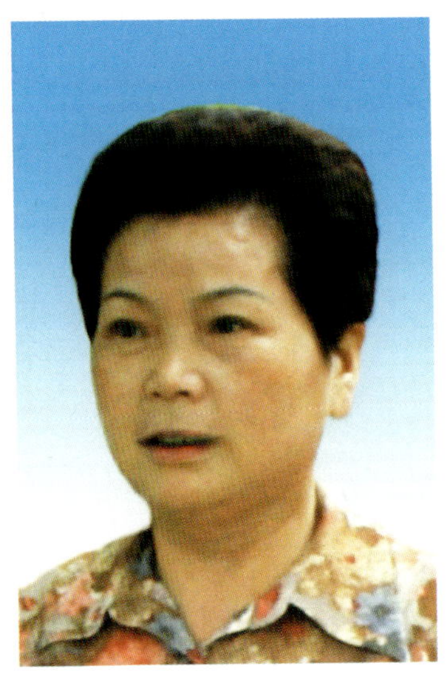

蒋祖建

1991年9月至1998年3月任常德市卫生局局长、党委书记

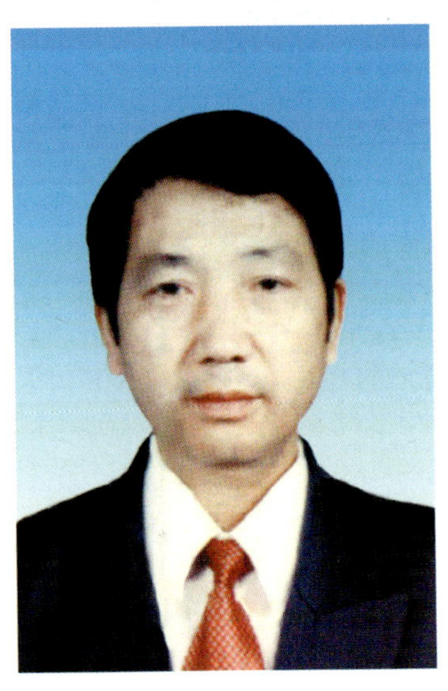

张湘林

1998年3月至2003年2月任常德市卫生局局长、党委书记

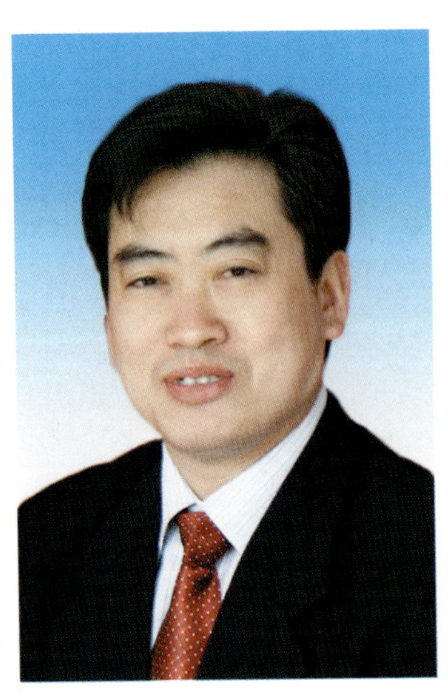

郑家火

2003年2月至2010年10月任常德市卫生局局长、党委书记，2010年10月至2015年3月任常德市卫生局党委书记

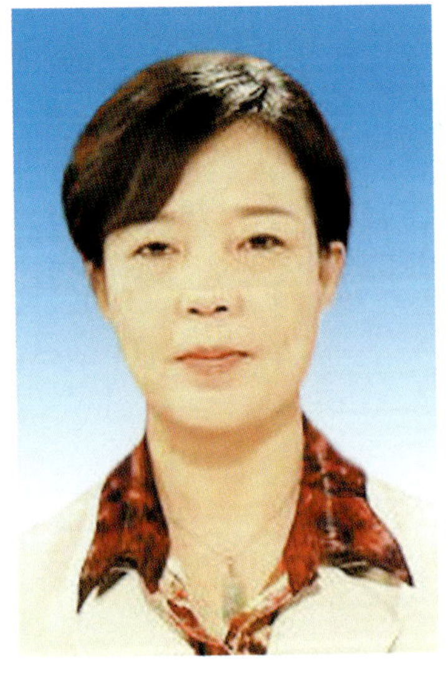

马 慧

2010年10月至2015年3月任常德市卫生局局长

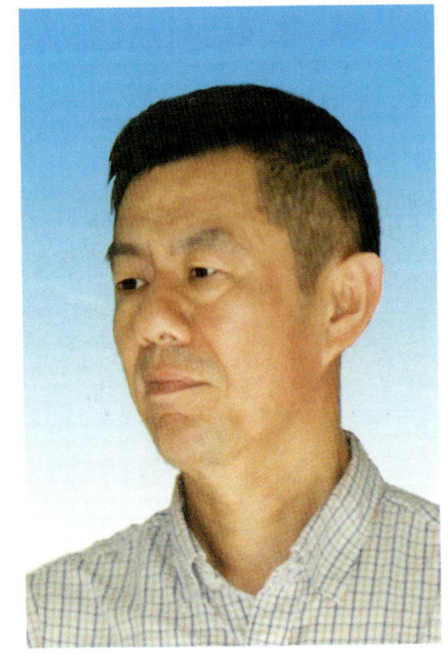

洪振海

2015年4月至2017年3月任常德市卫生和计划生育委员会主任、党委书记

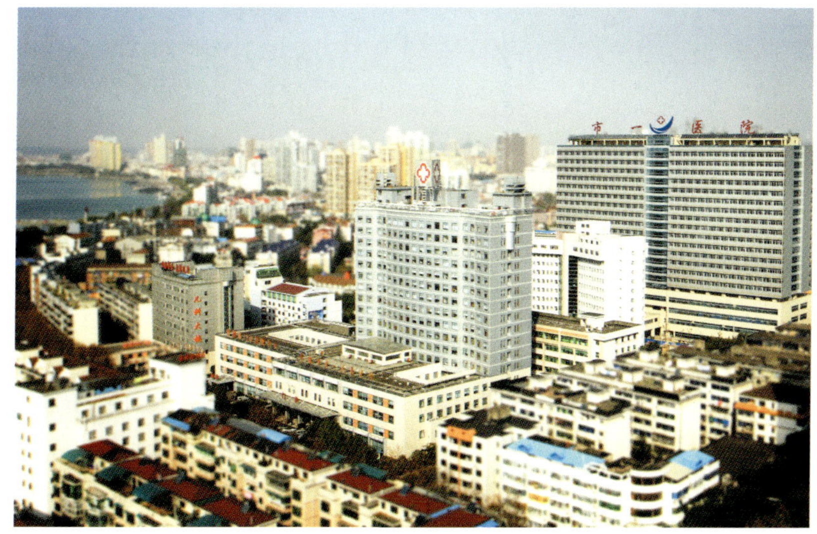

常德市第一人民医院全景图。1991—2012年，市一医院共投入5.25亿元，新建、改建门诊楼、急诊楼、住院楼、外科楼及各项配套设施16.74万平方米，并建成肿瘤中心。

（余伟 摄）

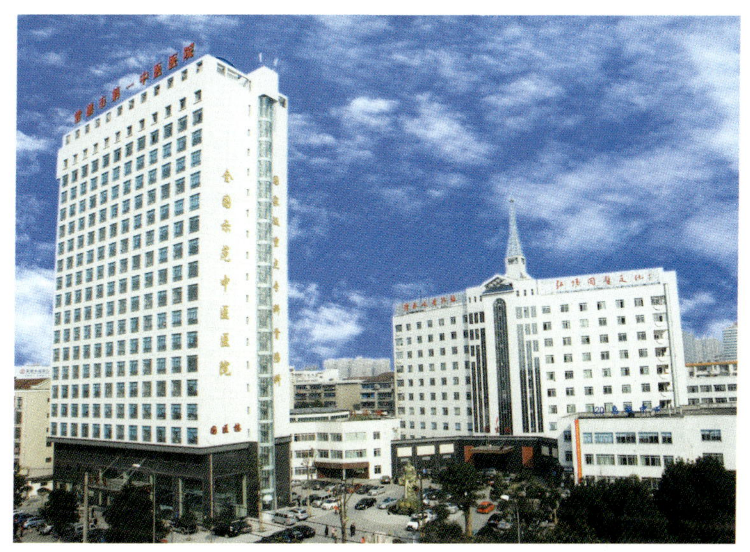

常德市第一中医医院全景图。1993—2005年，市一中医医院共投资1亿多元，在市城区滨湖中路先后新建门诊楼、住院楼、急诊楼及相关配套设施36362平方米。2011年，又投资7717万元，新建国医楼21层、22300平方米。

（市一中医医院供稿）

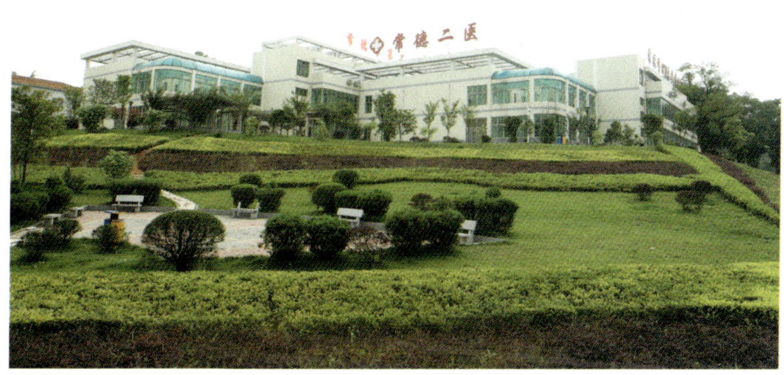

常德市第二人民医院位于常德经济技术开发区德山大道中段的医院新区外景图。1989—2012年，该院先后投资6269万元，新建传染病区、ICU中心、直线加速器房、社区服务中心大楼，改造维修住院楼、门诊楼、急诊楼等2万多平方米，并绿化美化了庭院。

（市二医院供稿）

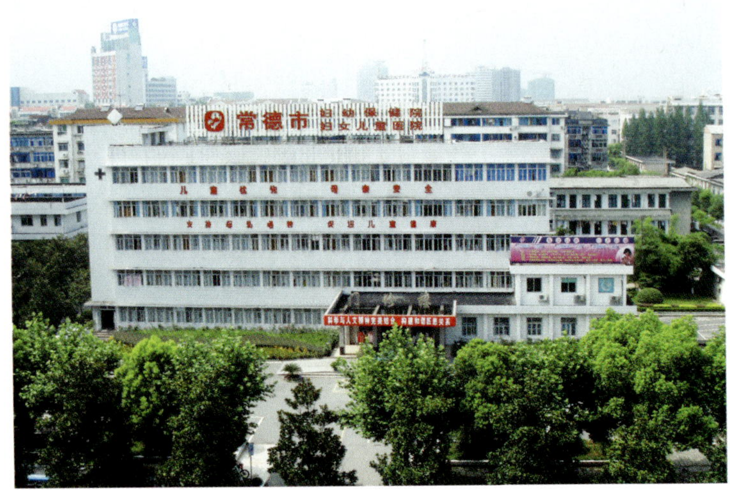

常德市妇幼保健院门诊楼，位于市城区洞庭大道中段。1992—1997年，市妇幼保健院先后投资1790万元，新建门诊楼、住院楼等15216平方米。
（彭洪伟 摄）

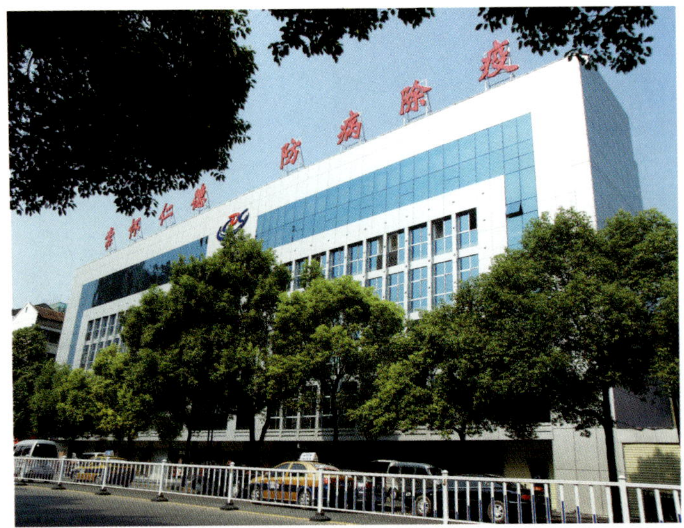

常德市疾病预防控制中心综合办公楼，位于市城区朗州路633号。占地面积9358平方米，建筑面积1万余平方米。
（市疾控中心供稿）

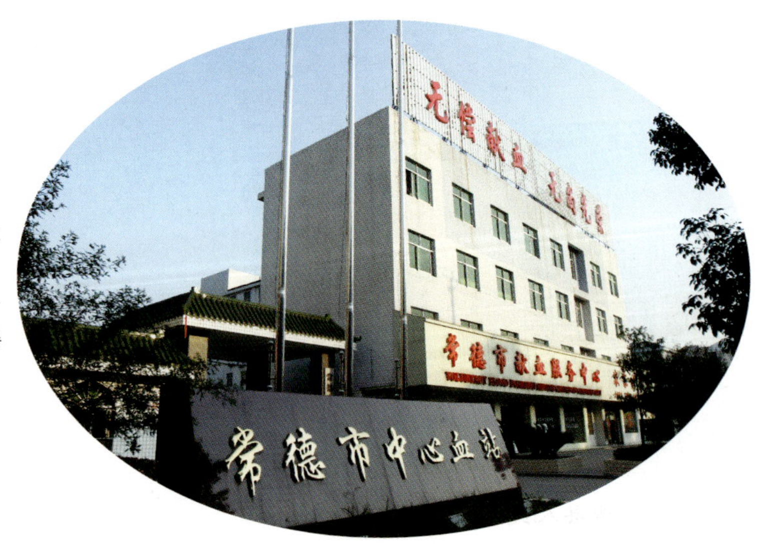

常德市中心血站，位于市城区长庚路28号。1997年新建办公楼4430平方米，2002年新建科技楼1575平方米。
（彭洪伟 摄）

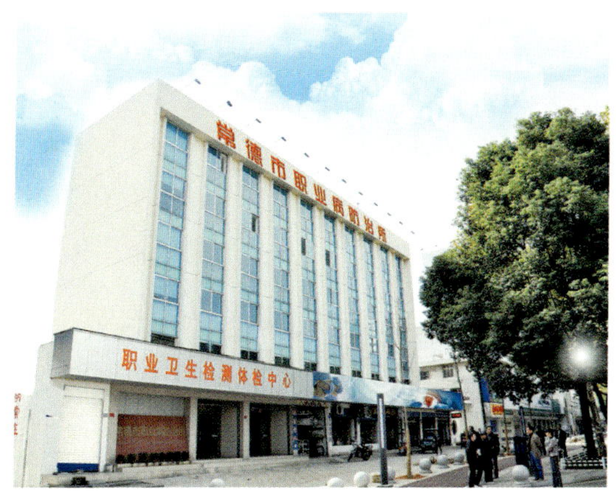

常德市劳动卫生职业病防治所综合楼
（市职防所供稿）

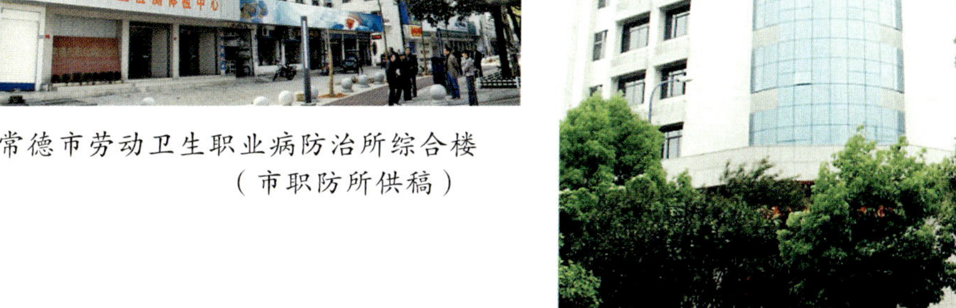

右图：常德市皮肤病性病防治所综合楼

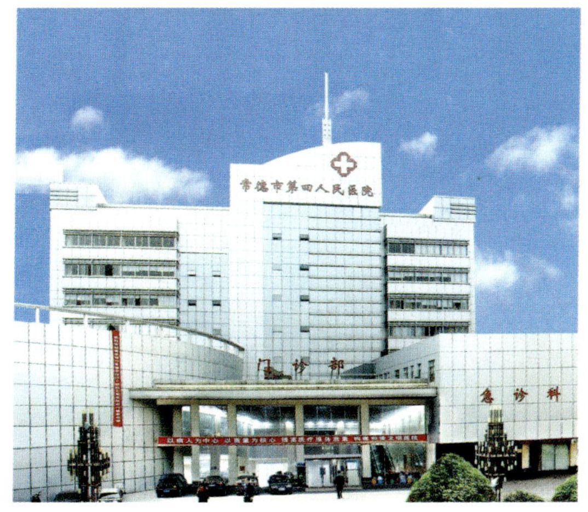

常德市第四人民医院（北院）门急诊大楼

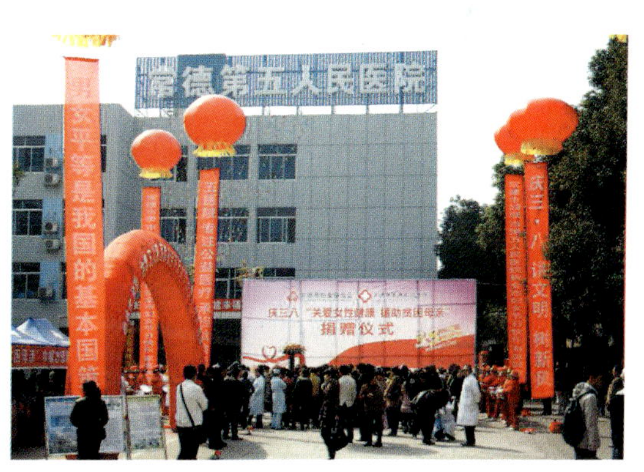

常德市第五人民医院关爱妇女活动现场

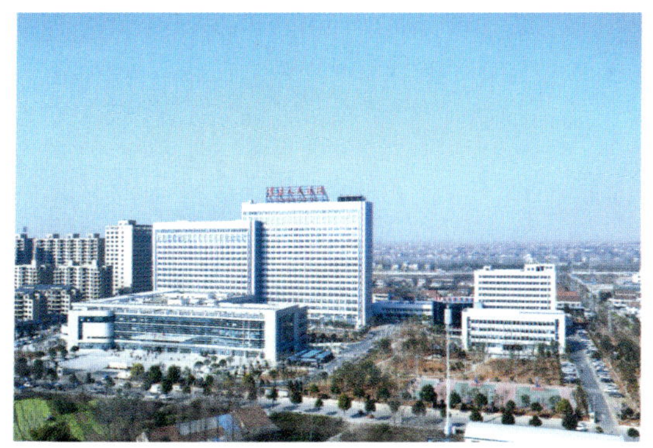

澧县人民医院全景图

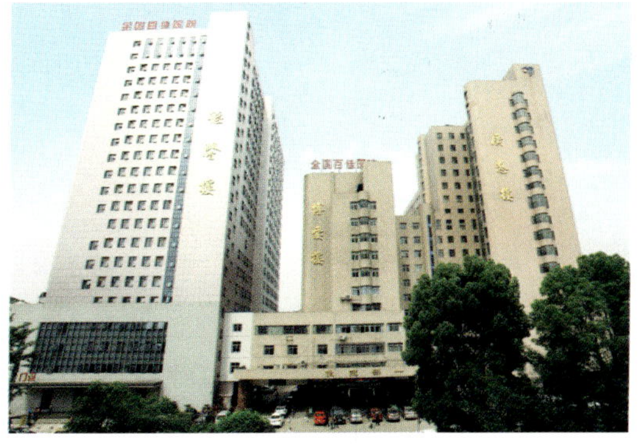

石门县人民医院门诊楼、住院楼

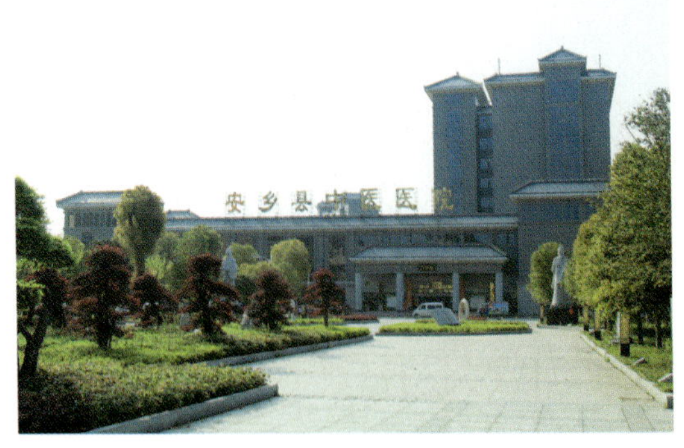

安乡县中医医院门诊住院楼
（刘雷中摄）

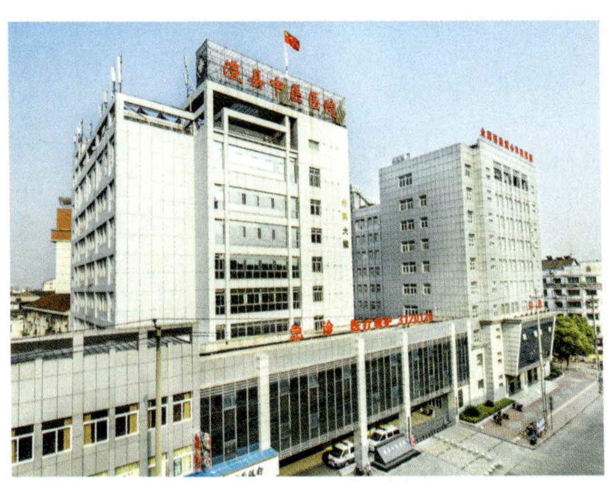

澧县中医医院全景图
（澧县中医医院供稿）

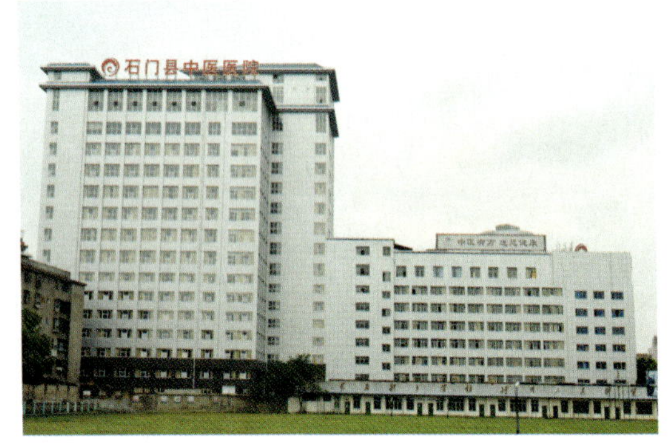

石门县中医医院门诊楼
（石门县卫生局供稿）

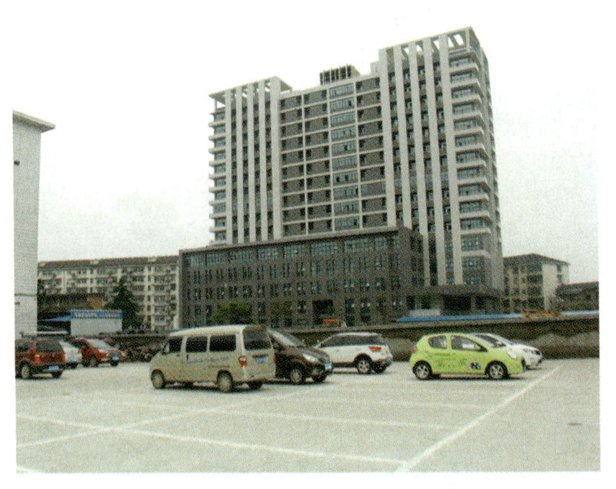

桃源县人民医院外科楼
（桃源县人民医院供稿）

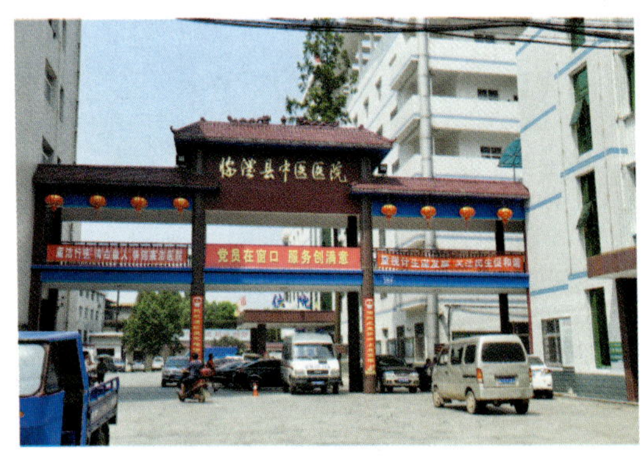

临澧县中医医院住院楼
（临澧县中医医院供稿）

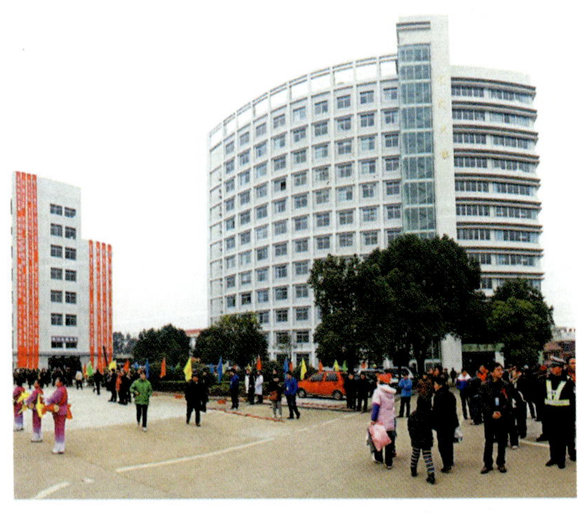

津市市人民医院住院楼
（津市市人民医院供稿）

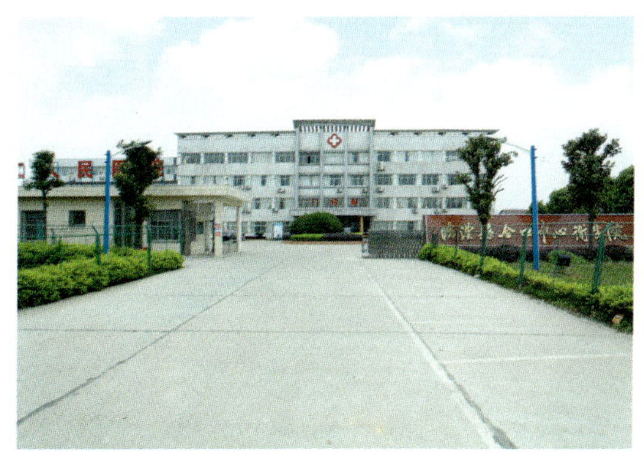

临澧县合口中心卫生院

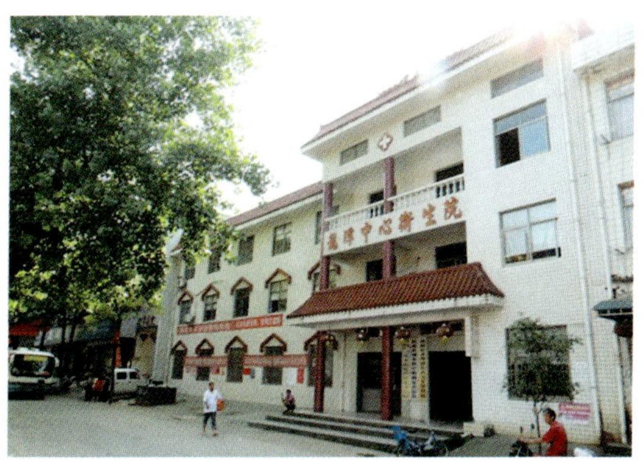

桃源县龙潭中心卫生院

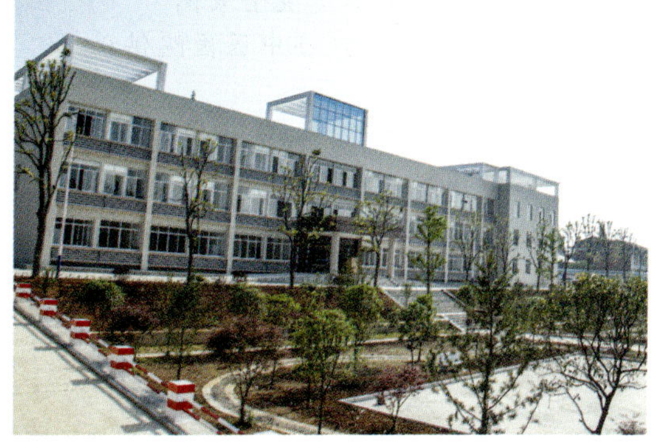

重新建设的安乡县大鲸港镇卫生院

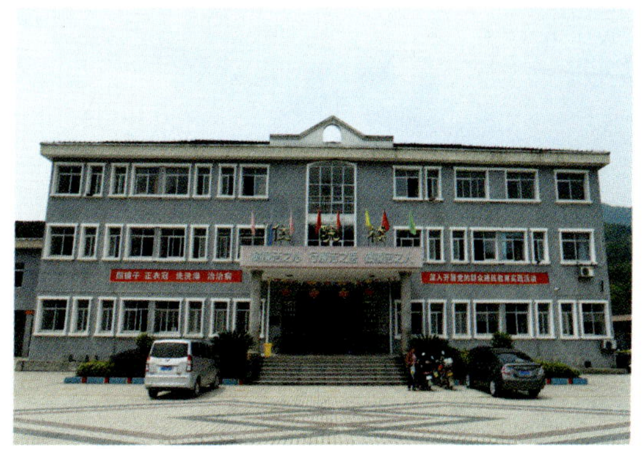

利用国债建设的石门县壶瓶山中心卫生院门诊楼

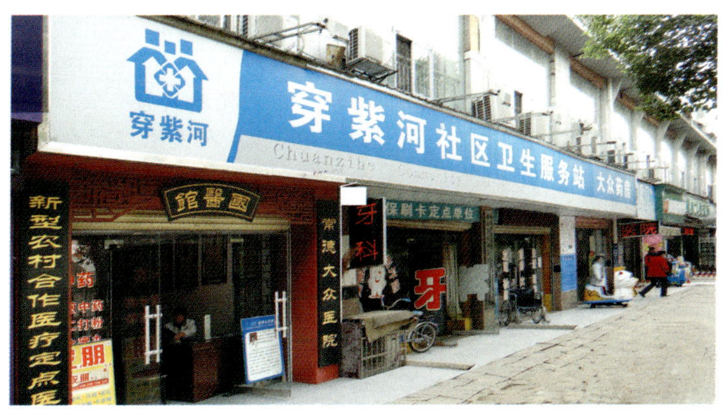

武陵区穿紫河社区卫生服务站

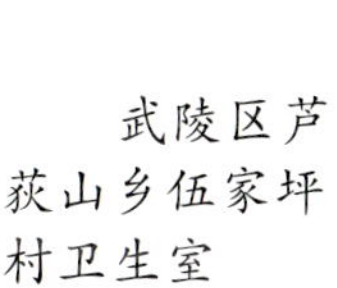

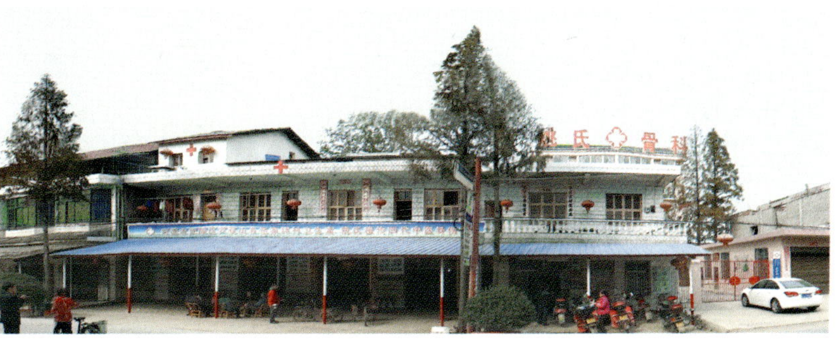

武陵区芦荻山乡伍家坪村卫生室

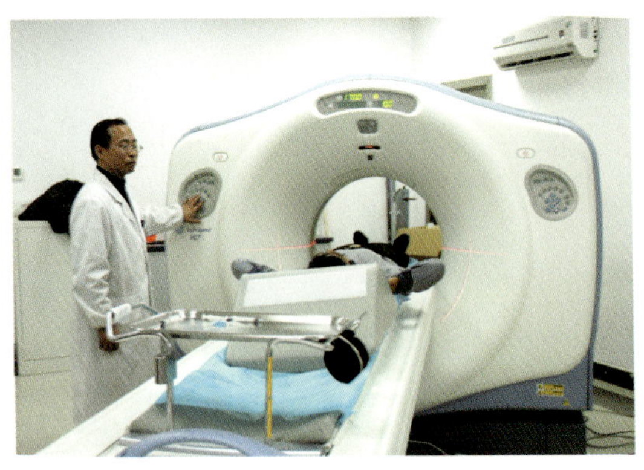

2010年11月18日，湖南省首台64排128层容积CT落户常德市一医院。
（肖朝文摄）

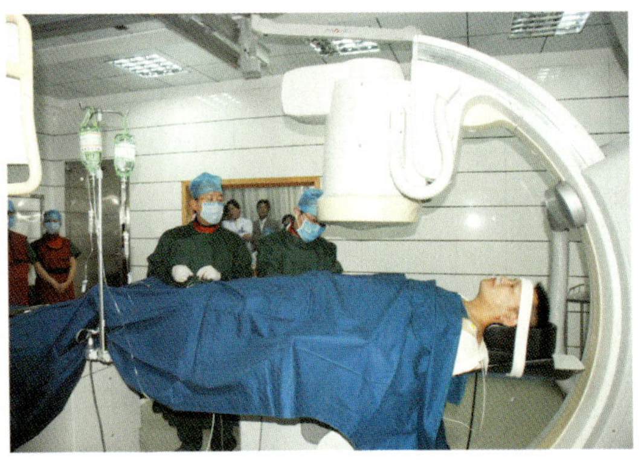

常德市第一中医医院的大C臂X光机
（市第一中医医院供稿）

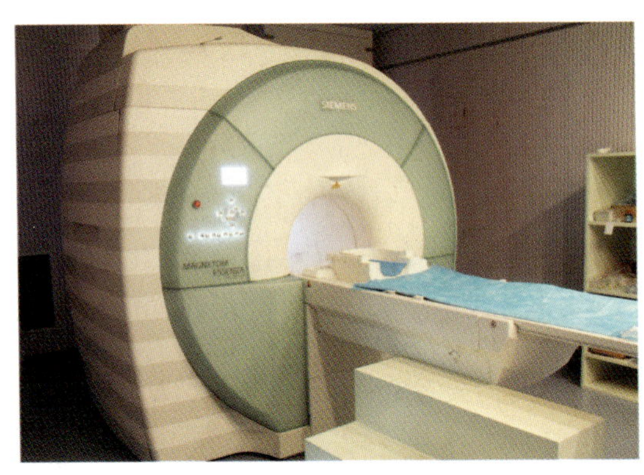

2012年9月，价值1300万元的西门子超导磁共振落户常德市二医院。
（市二医院供稿）

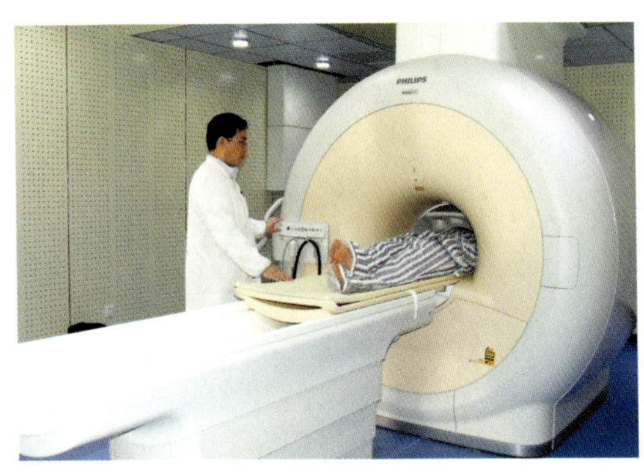

津市市人民医院的荷兰产高场磁共振
（津市市人民医院供稿）

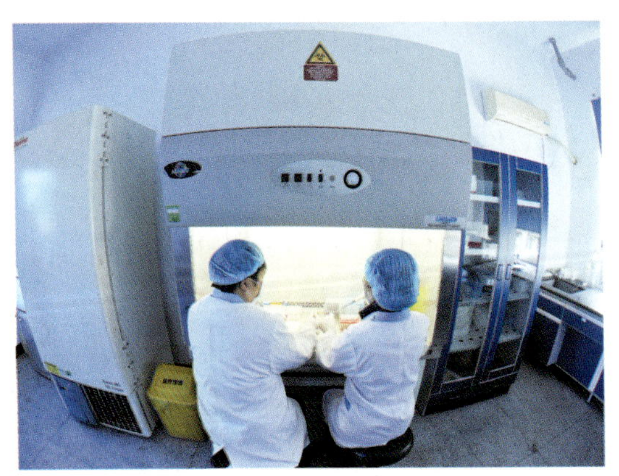

常德市疾控中心的病毒核酸检测设备
（市疾控中心供稿）

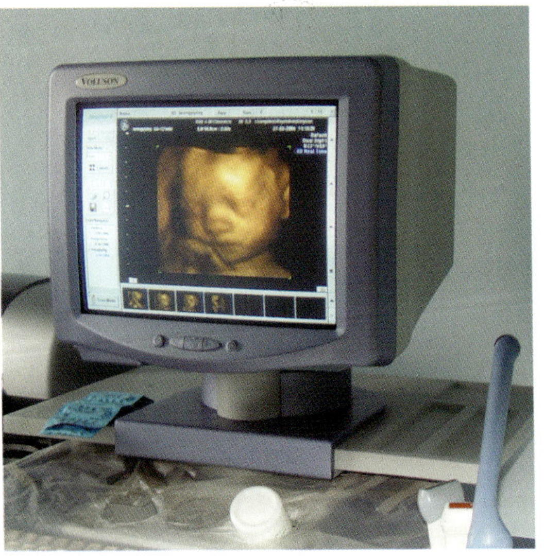

2004年10月，市妇幼保健院购置全市第一台四维彩超（市妇幼保健院供稿）

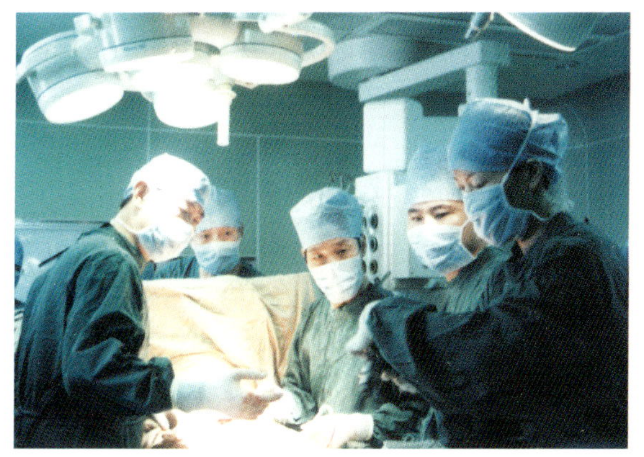

2004年9月29日，市一医院成功施行湘西北首例心脏移植术，亦为湖南省地市级医院首例。

（肖朝文摄）

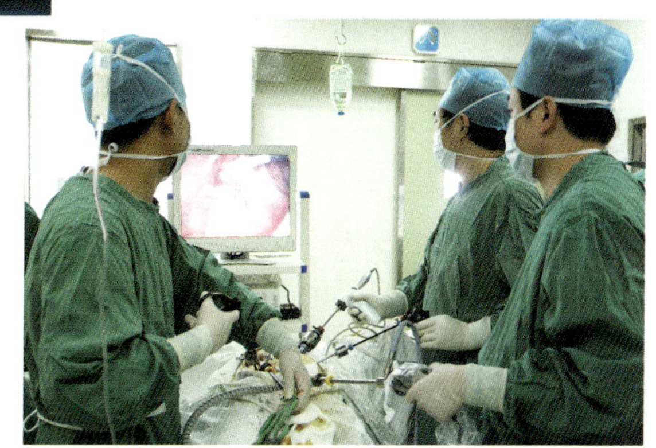

2010年8月中旬，市一医院普外科成功实施全省地市级医院首例经腹腔镜胃癌根治术。

（肖朝文摄）

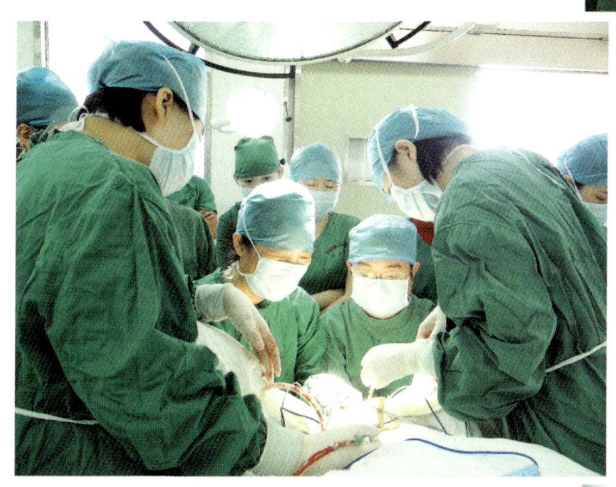

2010年11月7日，市一医院妇产科为一患者实施全盆底子宫脱垂手术成功。

（肖朝文摄）

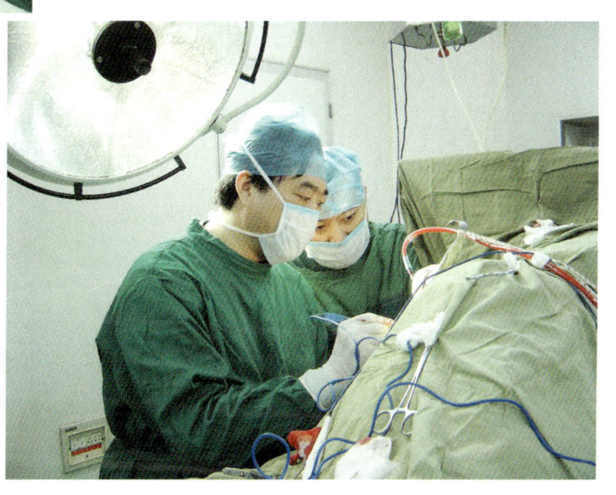

2009年5月，市一中医医院院长邵先舫（左一）等在施行大型髋关节置换术。

（颜　平摄）

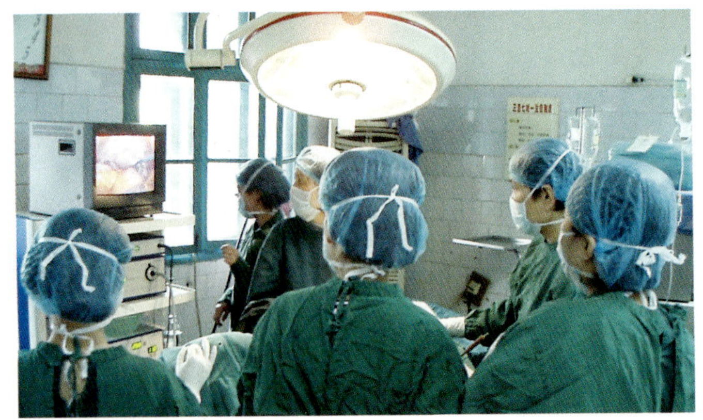

2005年3月17日，市妇幼保健院首次成功为2例原发性不育不孕的女性患者实施宫腔镜、腹腔镜联合手术。
（市妇幼保健院供稿）

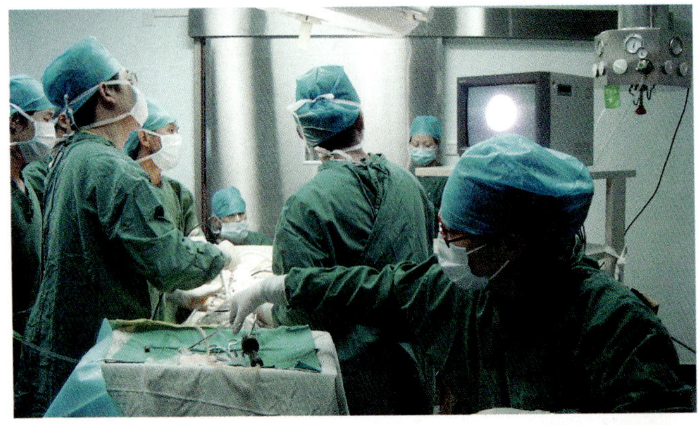

2008年8月25日，市三医院成功施行一例经输尿管镜肾盂肾窦切开取石术。
（市三医院供稿）

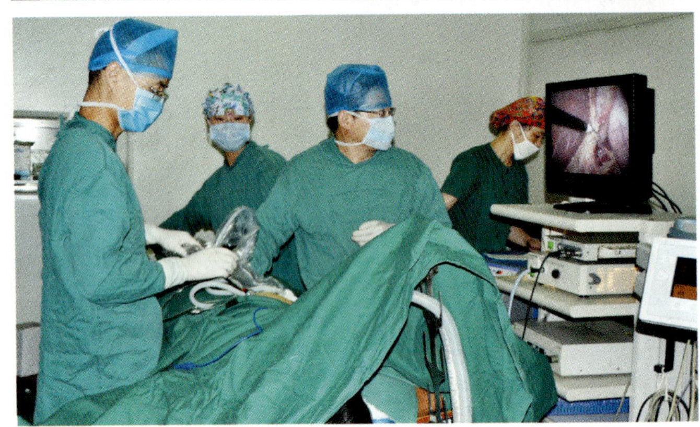

市四医院肝胆泌尿微创外科为市级特色专科。2006年5月，该院副院长、主任医师陈祥（右二）在为患者施行腹腔镜下腹膜后肾切除术。
（市四医院供稿）

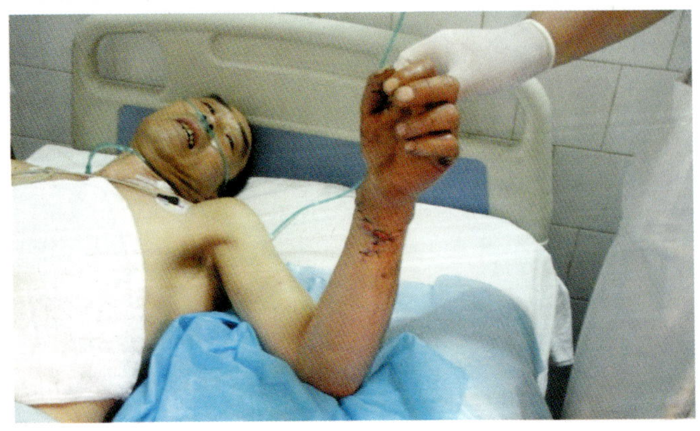

2011年11月2日，石门县人民医院为一例左腕关节完全离断的患者施行腕关节再植术成功。
（石门县人民医院供稿）

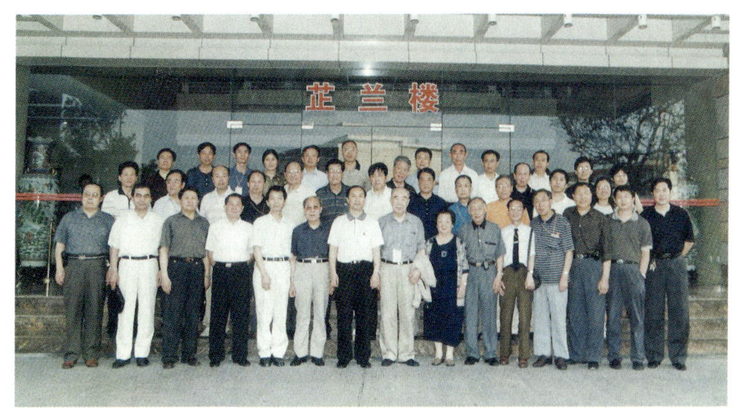

2000年6月15—18日，中国普通外科杂志社、中南大学湘雅医院及湘雅三医院、常德市一医院联合举办的全国普通外科学术研讨会暨外科肿瘤诊治新技术应用交流会在长沙、常德两市举行。图为与会代表在常德时合影。前排左起第六人为著名肝胆外科专家、中科院院士吴孟超，第八人为中国工程院院士吴咸中。（张湘林供稿）

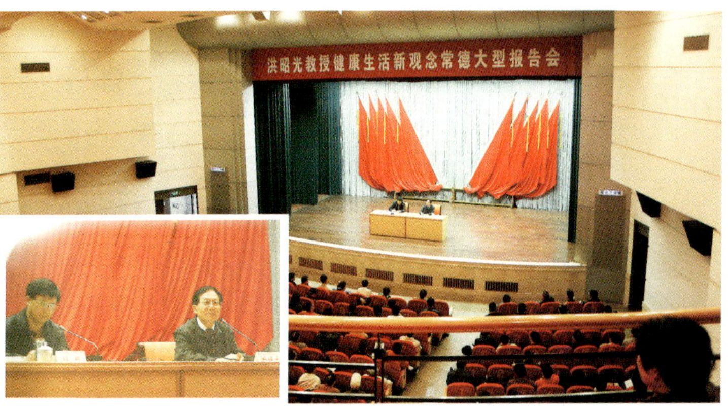

2007年4月12日，市卫生局邀请卫生部健康教育专家洪昭光教授（主席台右）在常德市工人文化宫举办健康教育讲座。市委常委、市委秘书长、市保健委员会主任刘明（主席台左）主持大会。1000多名机关事业单位干部聆听。

（彭洪伟摄）

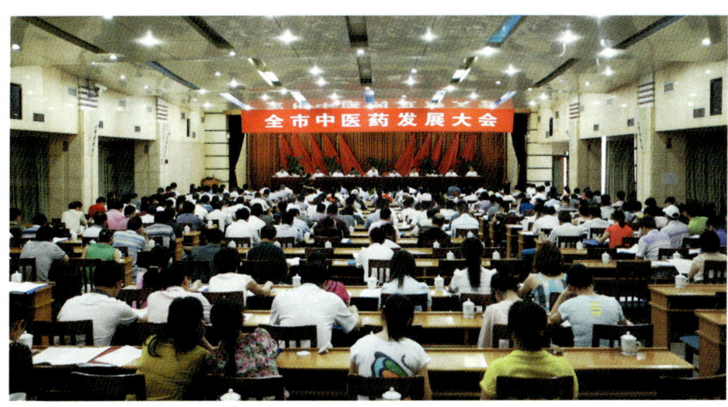

2010年8月6日，常德市中医药发展大会在芷园宾馆会堂召开，市委书记卿渐伟、市长陈文浩出席。

（彭洪伟摄）

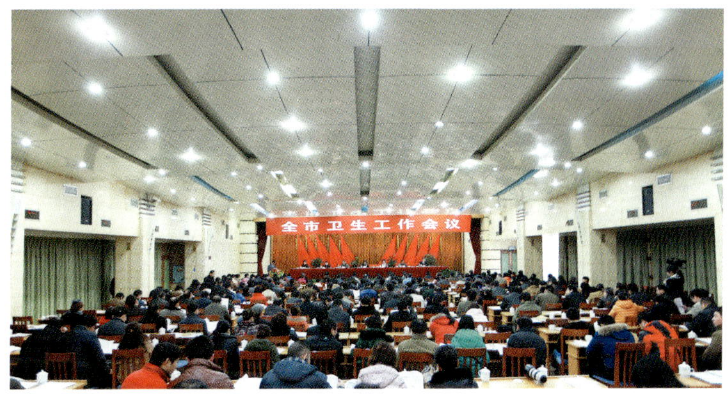

2012年2月27日，常德市卫生工作会议在芷园宾馆会堂召开。市长周德睿、副市长万成贞出席会议。

（彭洪伟摄）

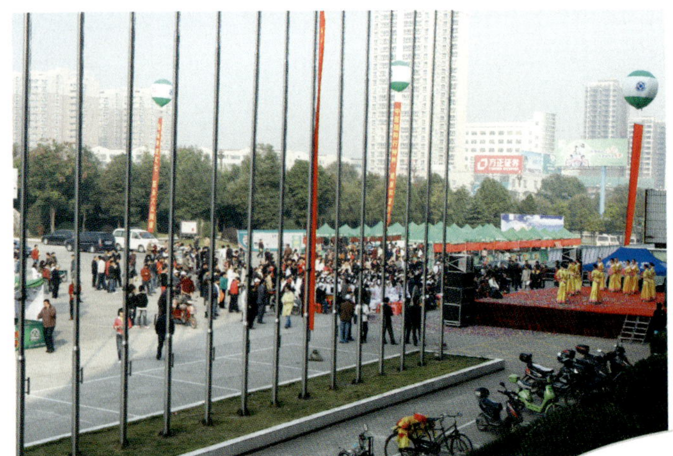

2008年11月25日，中医中药中国行常德站活动启动，常德市人民政府在市体育中心举行盛大启动仪式。

（彭洪伟摄）

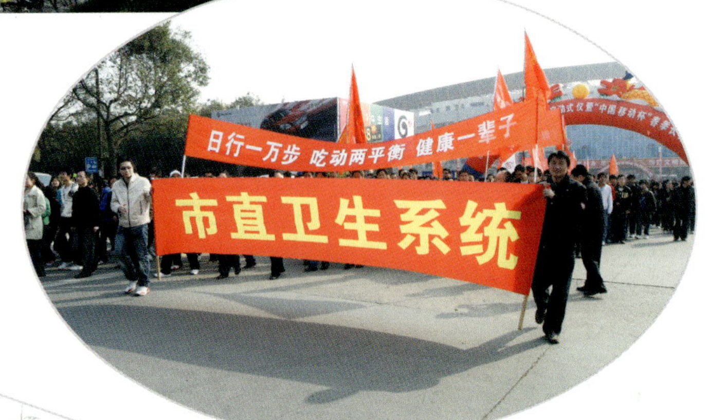

2009年3月7日，常德市全民健身活动月启动仪式在市体育中心举行。图为启动仪式上的市直卫生系统方阵。

（彭洪伟摄）

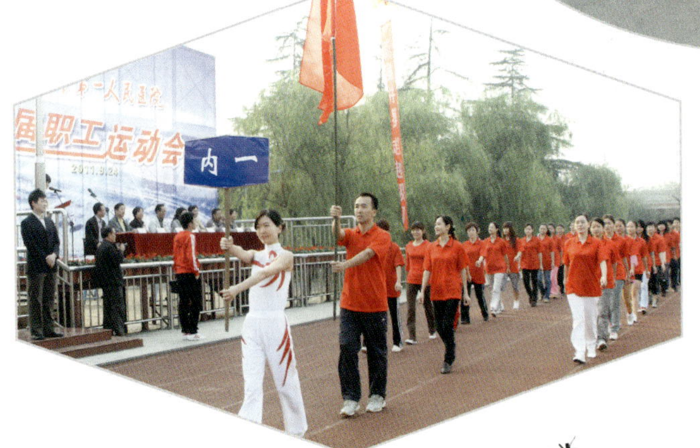

2011年9月24日，市一医院在市第六中学体育场举行首届职工运动会。图为入场式现场。

（肖朝文摄）

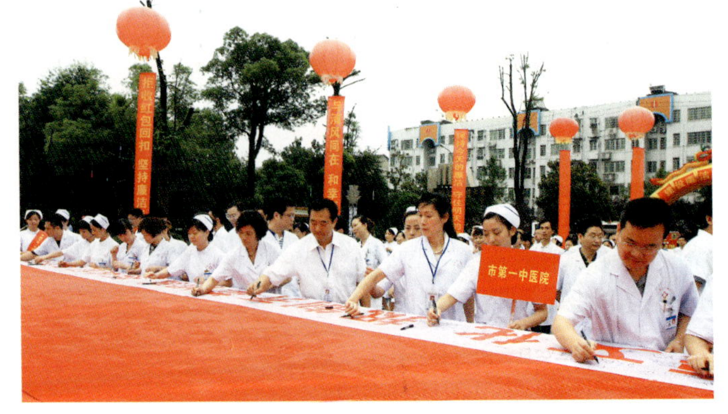

2012年6月28日，常德市市直卫生系统在市一中医医院门诊大楼前举行千名医师拒收红包承诺签名活动。

（彭洪伟摄）

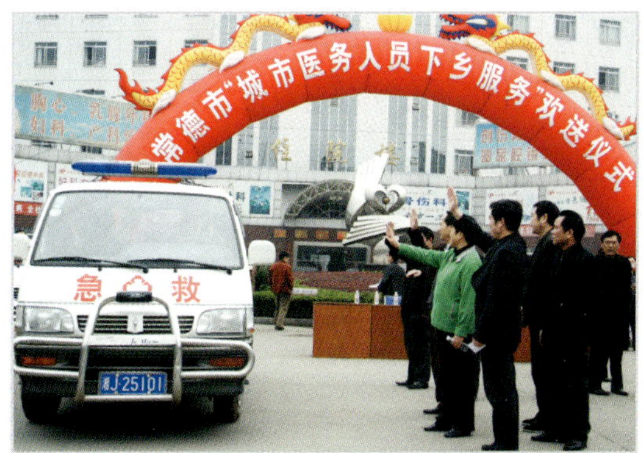

2006年3月26日，市卫生局和市一中医院领导在市一中医院欢送下乡支援的医务人员。（彭洪伟摄）

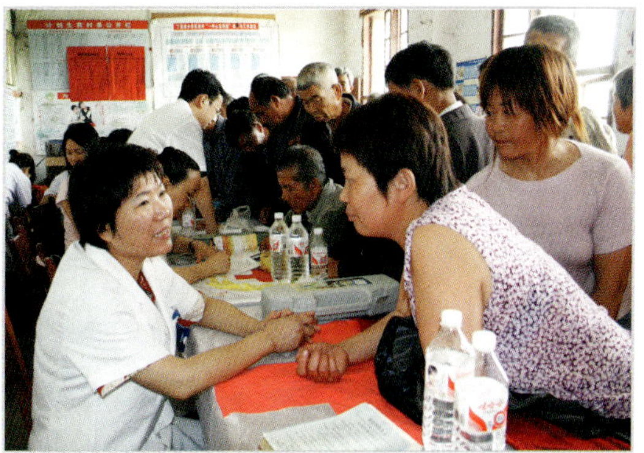

2007年5月10日，市卫生局组织10多名市直医院医疗专家到鼎城区丁家港乡赤家岗村为当地农民义诊并免费提供药品。（彭洪伟摄）

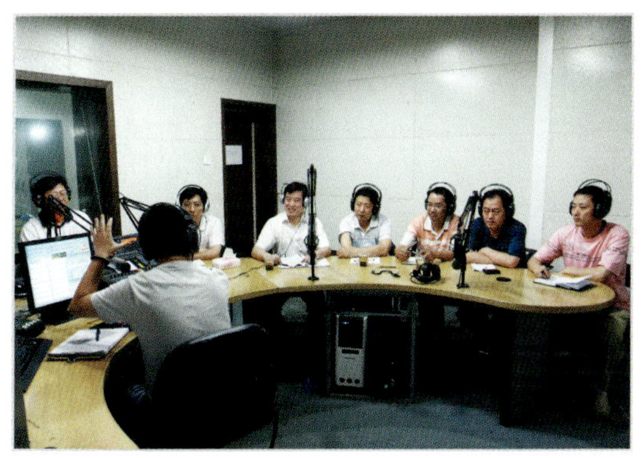

2009年7月1日，市卫生局局长郑家火（右五）等在常德人民广播电台行风热线与市民互动。（彭洪伟摄）

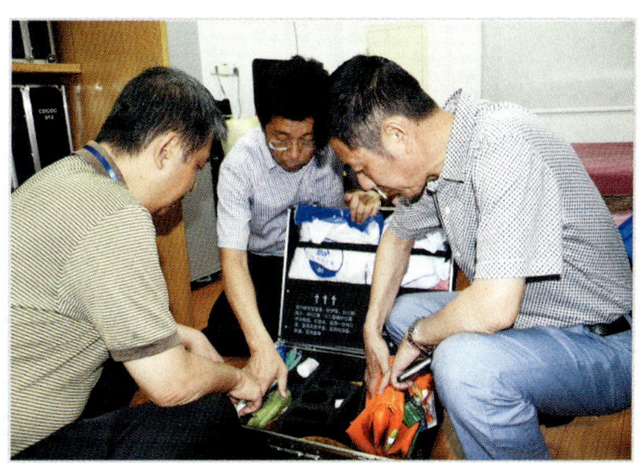

2015年6月10日，市卫生计生委主任洪振海（右一）在市疾控中心检查卫生应急物质储备情况。（彭洪伟摄）

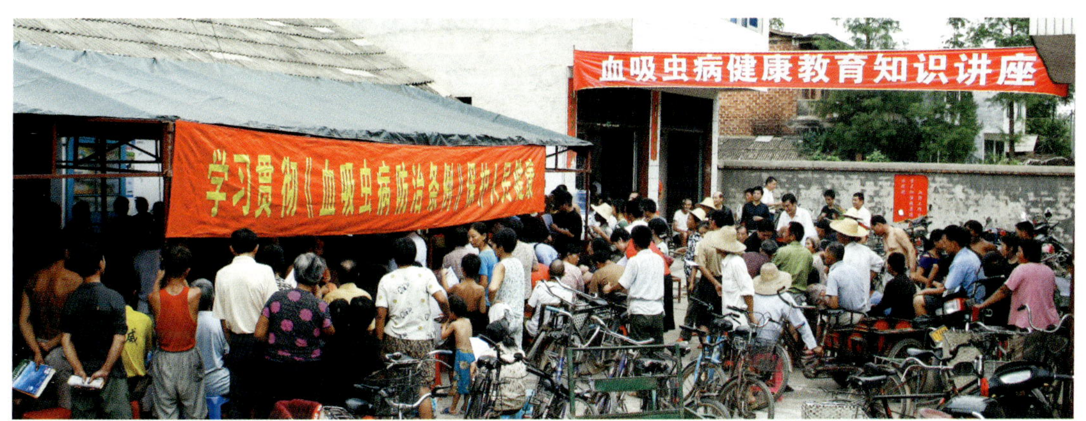

2006年8月2日，市血防办在农村开展血吸虫病防治知识宣传活动。（彭洪伟摄）

1998年7月，常德市医疗队员在安乡县洪灾灾区向灾民发放预防霍乱药品。

（安乡县卫生局供稿）

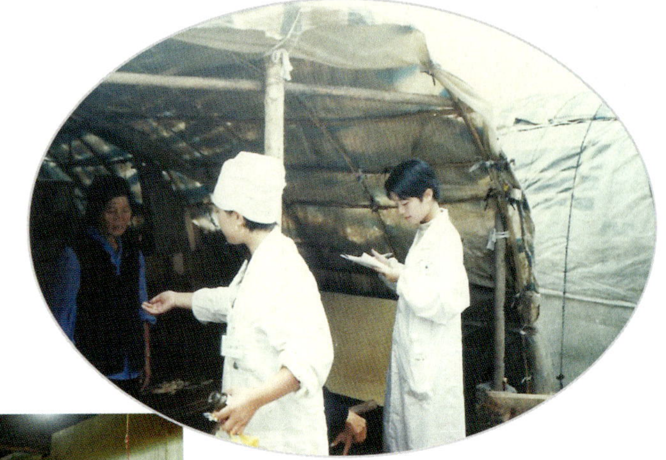

←2004年5月3日，常德市卫生监督所卫生监督人员检查柳叶湖餐厅食品卫生情况。

（彭洪伟摄）

→2008年5月16日，常德市中心血站献血车开进市城区金钻广场，组织市民为四川省地震灾区献血。

（市中心血站供稿）

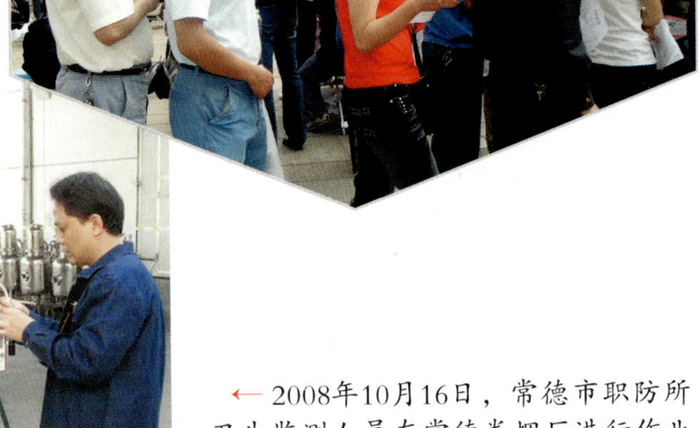

←2008年10月16日，常德市职防所卫生监测人员在常德卷烟厂进行作业现场职业病危害因素监测。

（市职防所供稿）

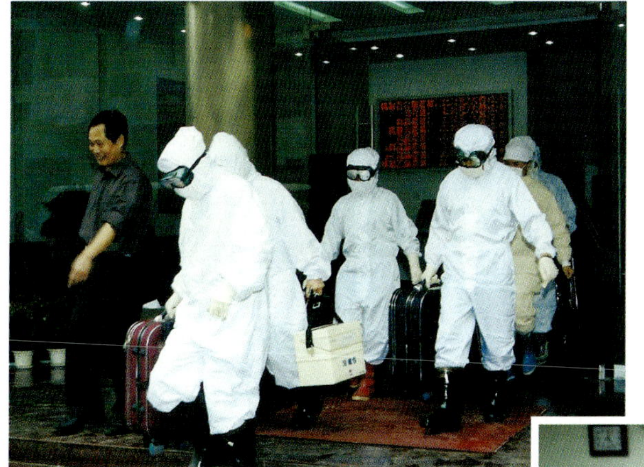

2005年9月9日，常德市直卫生系统举行突发公共卫生事件应急演练。（彭洪伟摄）

2008年6月18日，常德市妇幼保健院的医务人员在为新生儿做身体抚触。（彭洪伟摄）

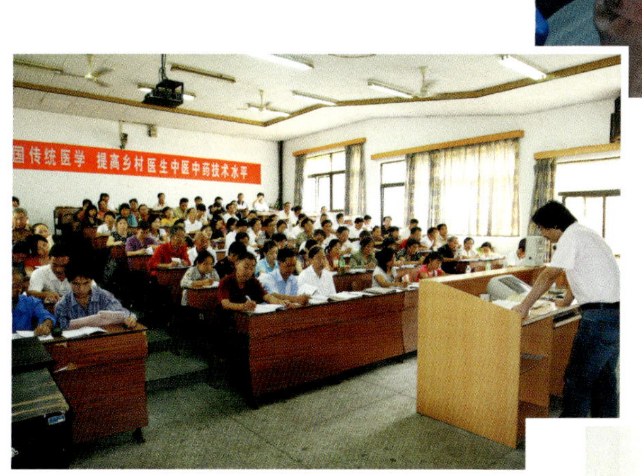

2008年9月11日，常德市卫生局举办乡村医生中医药适宜技术培训班。（彭洪伟摄）

2014年4月28日，常德市皮防所红丝带关爱中心医务人员在接待来访者。（市皮防所供稿）

2005年6月14日，市献血办在常德电视台举行“生命之光杯”常德市无偿献血知识竞赛暨颁奖晚会。
（彭洪伟摄）

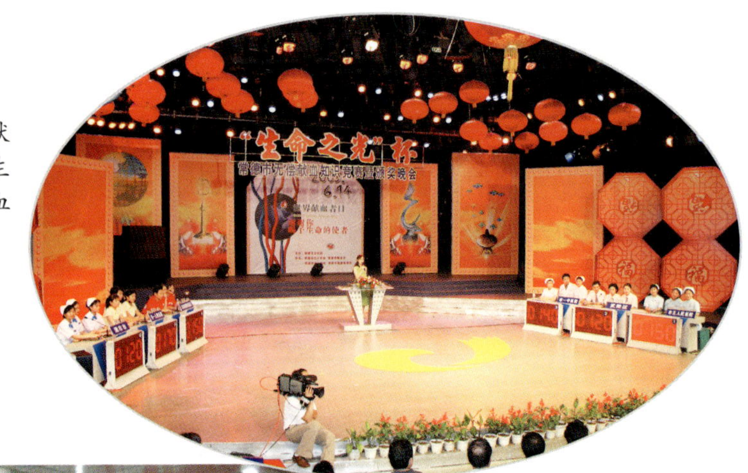

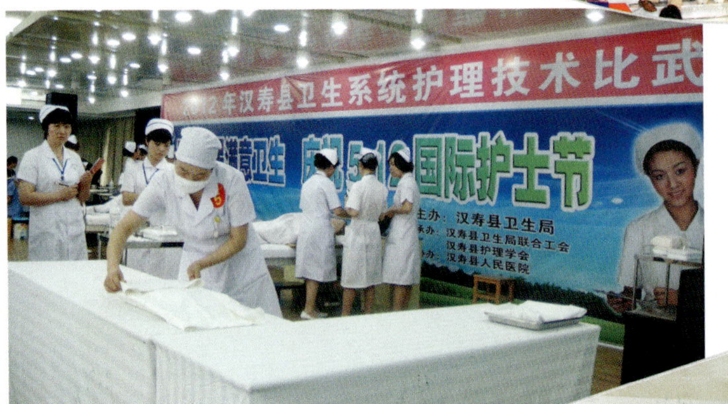

汉寿县卫生系统护理技术大比武现场

2006年6月27日，鼎城区某农村小学在上健康教育课。（彭洪伟摄）

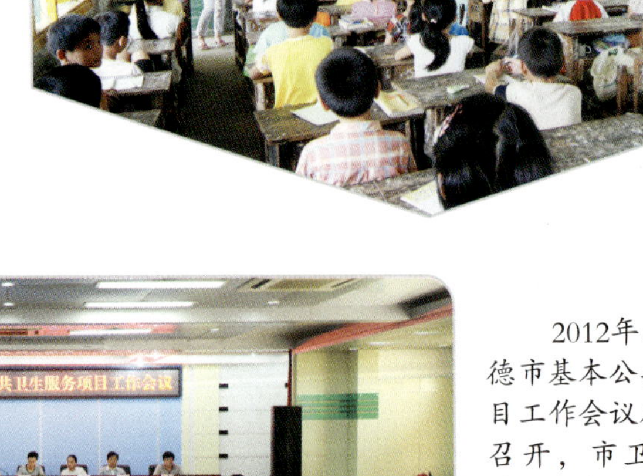

2012年5月11日，常德市基本公共卫生服务项目工作会议在市疾控中心召开，市卫生局局长马慧、常务副局长陈寿林、副局长彭元军等出席会议，会议由常务副局长陈寿林主持。
（彭洪伟摄）

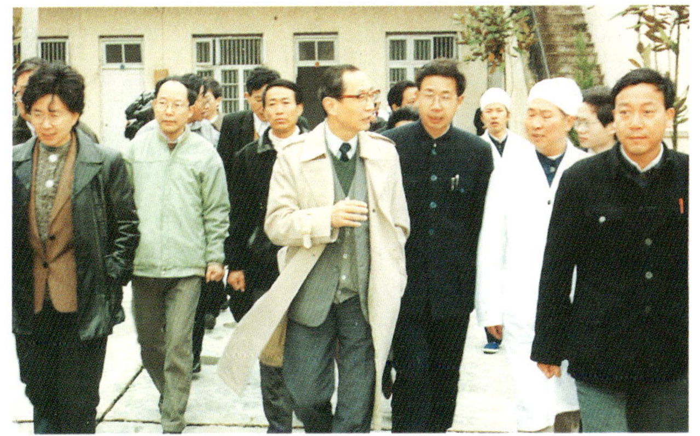

1991年3月15日，卫生部部长陈敏章（前中）视察安乡县陈家嘴镇卫生院，湖南省省长助理潘贵玉（左一）、常德市卫生局局长龙森泉（左二）等陪同。

（刘雷中摄）

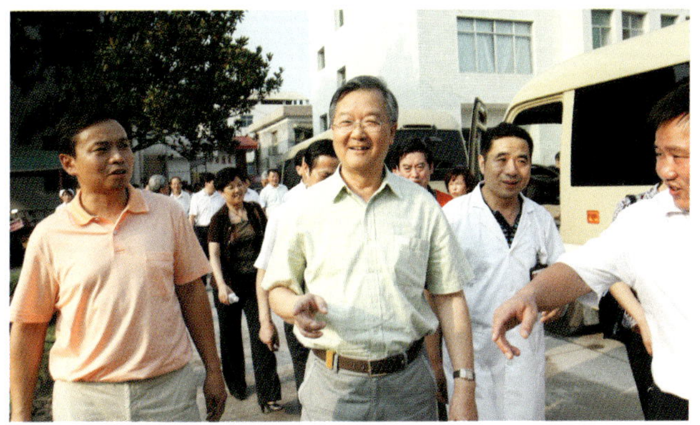

2008年9月17日，全国政协文教卫体委主任张文康（前中）在安乡县调研农村卫生工作。常德市卫生局局长郑家火（张文康后）、安乡县卫生局局长高荣华（前左）等陪同。

（彭洪伟摄）

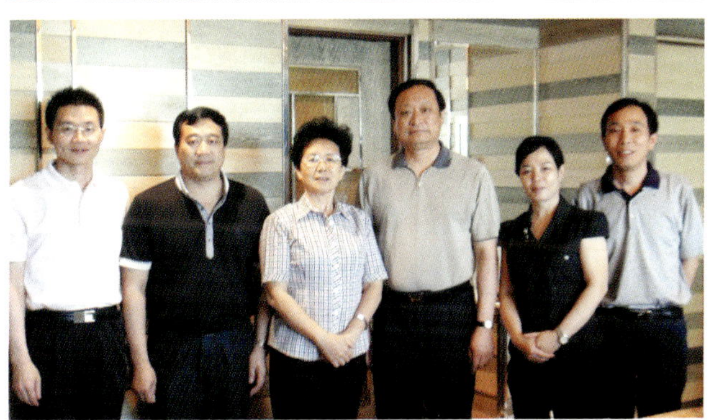

2011年7月8日，全国政协常务委员、副秘书长潘贵玉（左三）、国家中医药管理局局长王国强（右三）听取市一中医医院汇报后合影，右二为市卫生局局长马慧。

（王 翔摄）

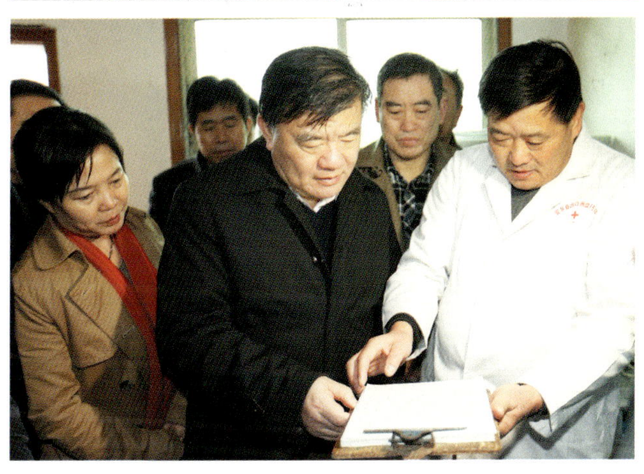

2012年12月21日，卫生部部长陈竺（前中）在安乡县出口洲血防站视察时检查血吸虫病人病历，市卫生局党委书记郑家火（右二）、局长马慧（左一）等陪同。

（彭洪伟摄）

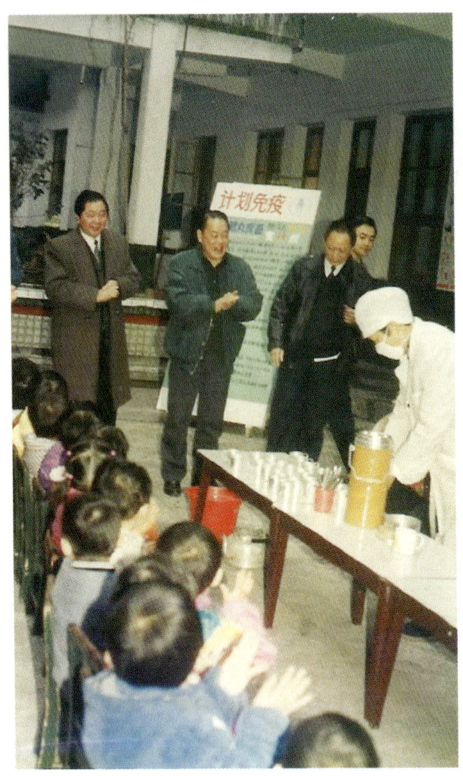

1993年12月5日，湖南省省长陈邦柱（中立者）在省卫生厅厅长曾繁友（右三）、常德市委书记庞道沐（左一）陪同下到市一幼儿园给儿童喂服小儿麻痹糖丸。

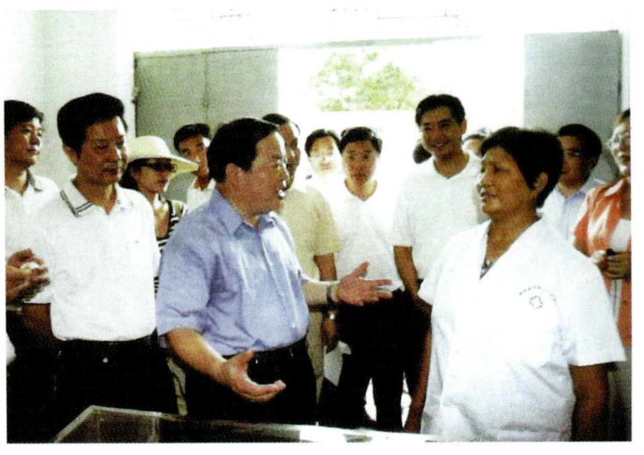

2006年8月15日，湖南省省长周伯华（前中）在常德市视察农村卫生工作时与乡镇卫生院医务人员交谈。（彭洪伟摄）

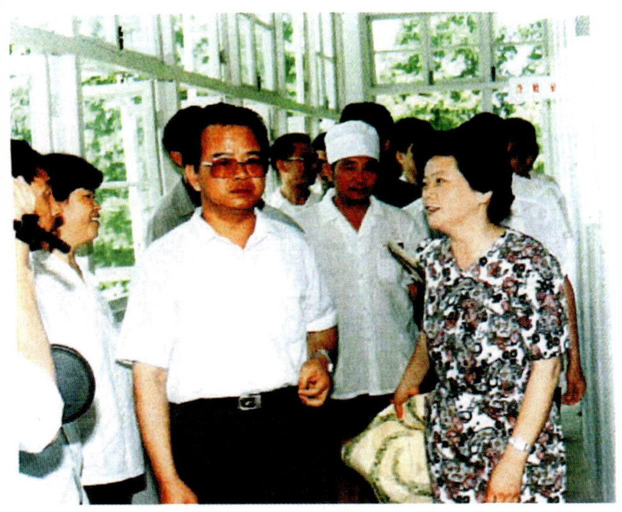

↑1991年7月，湖南省副省长曹伯纯（前中）在安乡县视察农村卫生工作，市卫生局局长蒋祖建（右一）陪同。

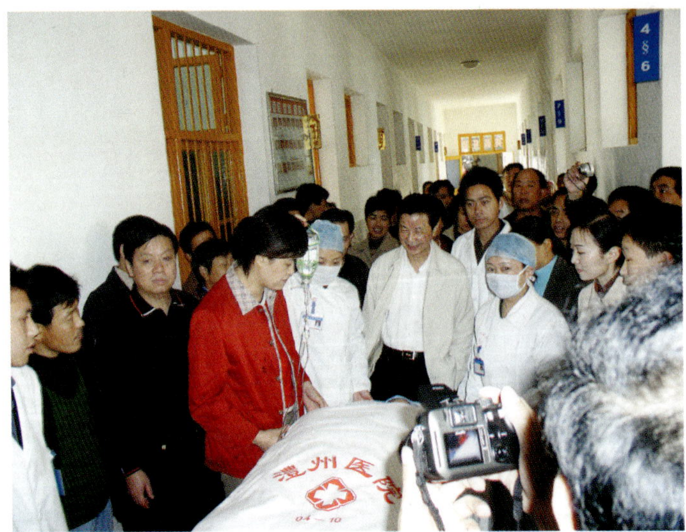

←2003年2月18—19日，全省血防工作会议在澧县召开。会议期间，副省长甘霖（中立着红衣者）在澧州医院亲自推车送一位血吸虫病人进入手术室。

（澧县卫生局供稿）

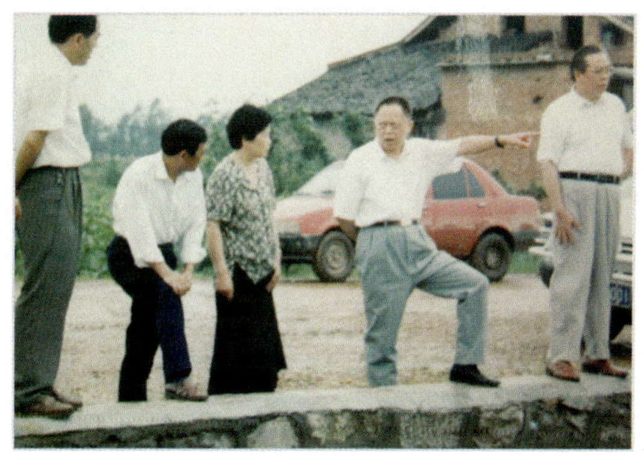

1994年9月，湖南省卫生厅厅长曾繁友（右二）到石门县检查乡镇卫生院危房改造工作，市卫生局局长蒋祖建（左三）等陪同。（石门县卫生局供稿）

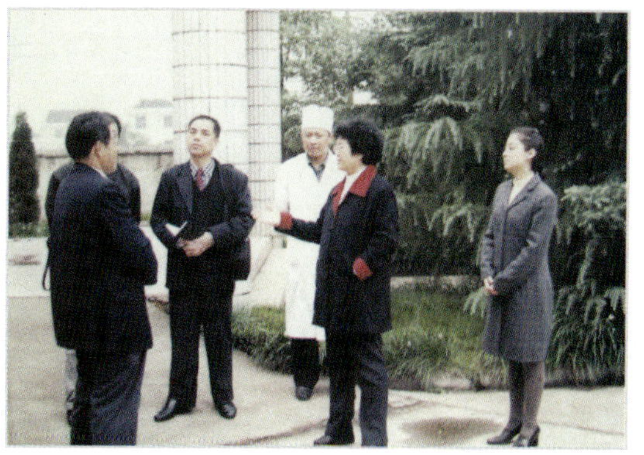

2002年4月12日，湖南省卫生厅厅长刘爱华（右二）到市肿瘤医院调研，市卫生局副局长陈兴祥（左一）等陪同。（市肿瘤医院供稿）

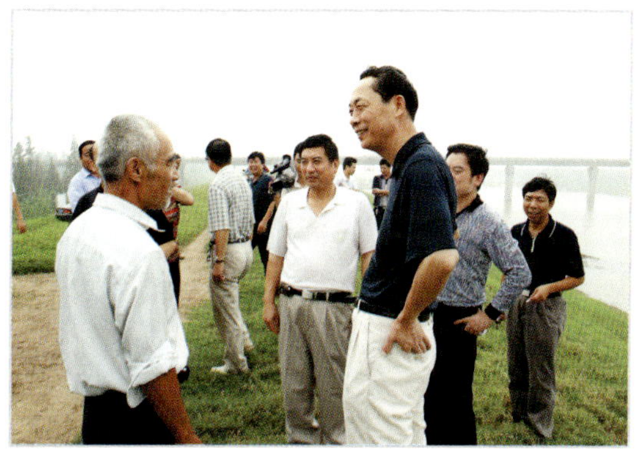

2005年8月29日，湖南省卫生厅厅长刘家望（右三）在安乡县考察血防工作时向村民了解情况，市卫生局局长郑家火（右二）陪同。（彭洪伟摄）

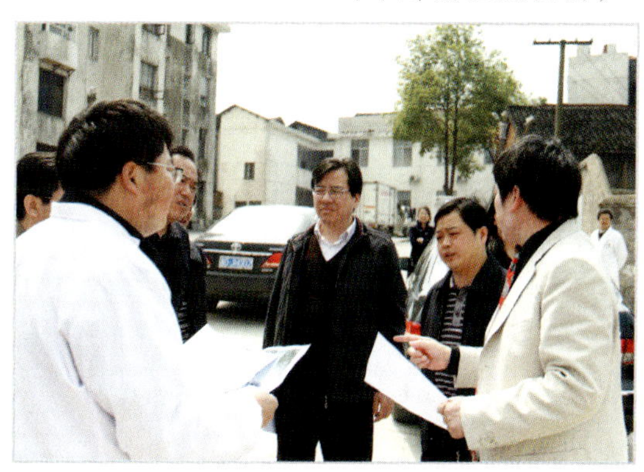

2009年3月29日，湖南省卫生厅厅长张健（中）在桃源县青林乡卫生院调查乡镇卫生院房屋改造工程，市卫生局局长郑家火（右一）等陪同。（彭洪伟摄）

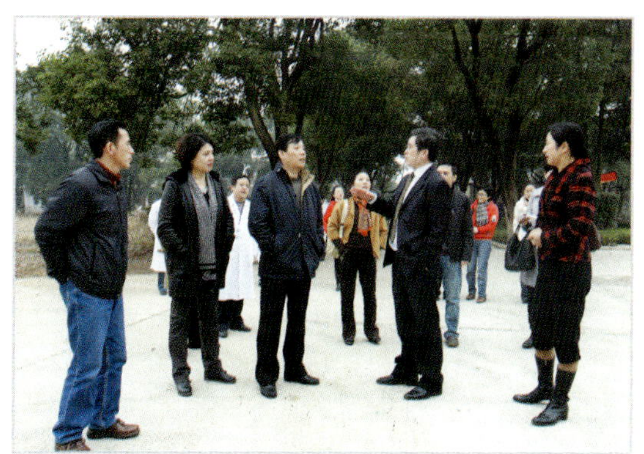

2009年12月11日，湖南省卫生厅党组书记肖策群（前左三）在市二医院调研基本药物目录实施工作，副市长万成贞（前左二）、市卫生局局长郑家火（前右二）陪同。（彭洪伟摄）

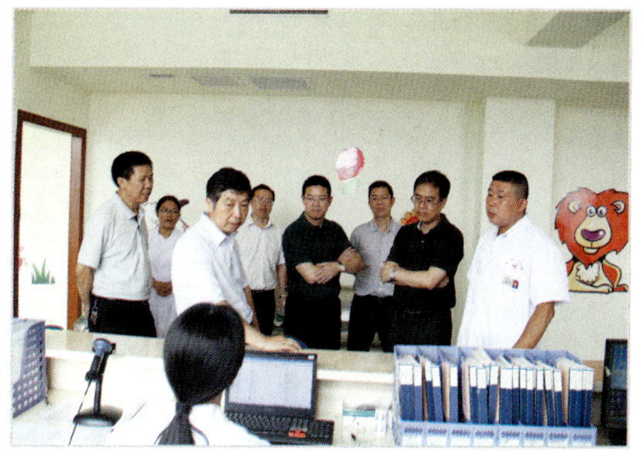

2015年7月22日，省卫计委党组书记詹鸣（左三）陪同国家卫计委应急办监察专员张国新（右二）在石门县二都乡卫生院调研公共卫生工作，市卫计委主任、党委书记洪振海（右三）等陪同。（杨善军摄）

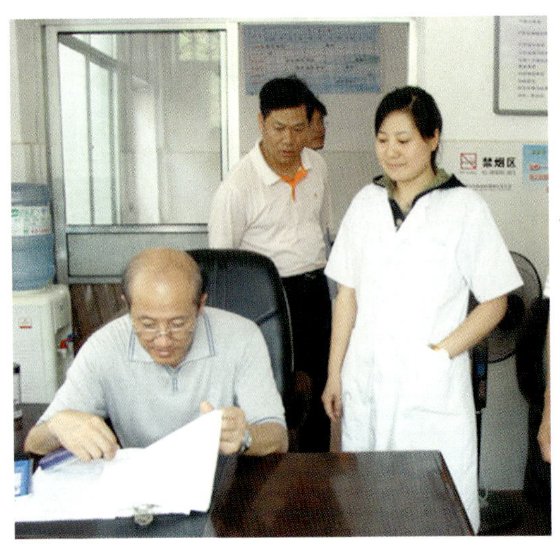

2007年4月18日，省卫生厅副厅长刘可（左一）在安乡县安丰乡卫生院检查公共卫生工作。（安乡县卫生局供稿）

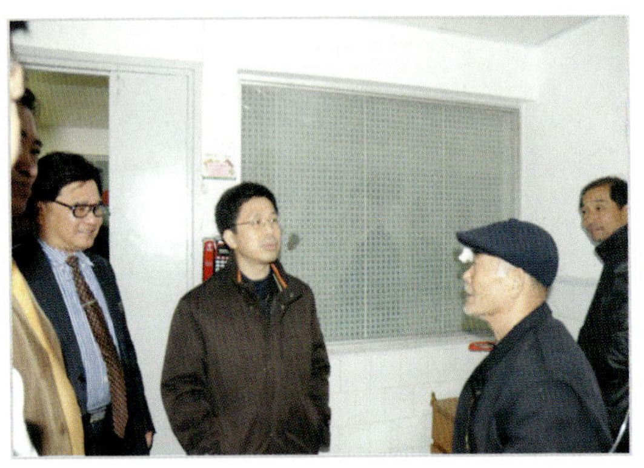

2010年12月15日，省卫生厅常务副厅长陈小春（中）到石门县人民医院深入病房，向住院病人了解医改工作情况。（石门县卫生局供稿）

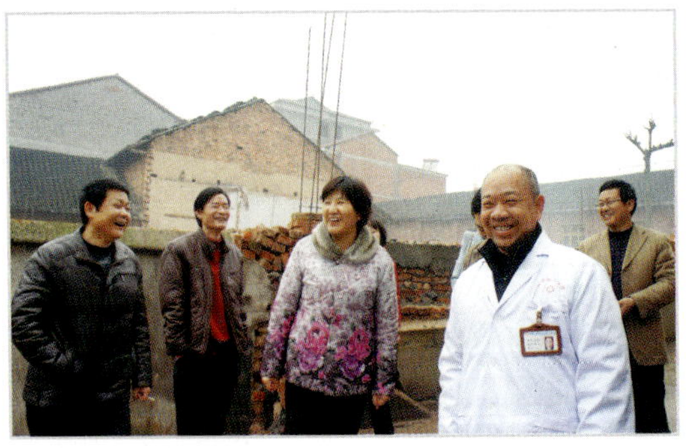

2012年3月，省卫生厅副厅长黄顺玲（左三）在鼎城区调研乡镇卫生院建设。（彭洪伟摄）

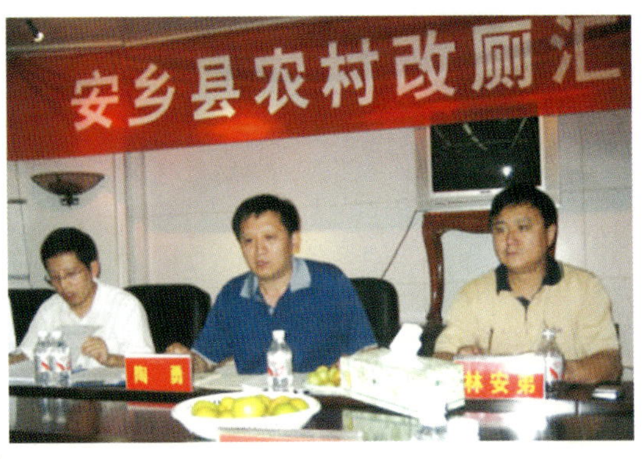

2007年8月13日，国家疾控中心农村改水中心主任陶勇（中）、省卫生厅副厅长林安弟（右一）在安乡县听取农村改水工作情况汇报。（彭洪伟摄）

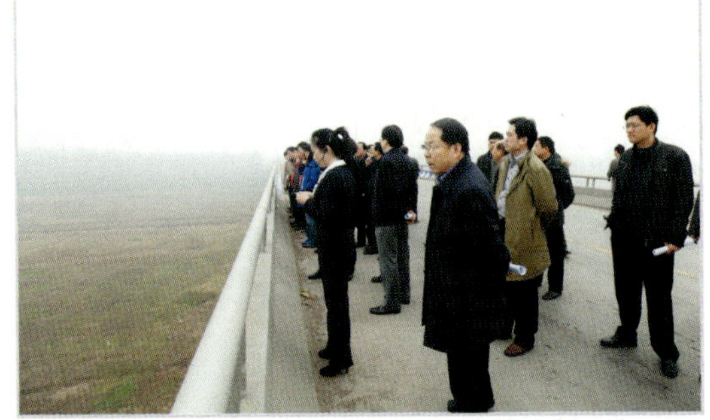

2011年3月11日，全省血防工作会议在常德市召开。省卫生厅副厅长方亦兵（前立者）在安乡县血吸虫病疫区现场调研，市卫生局党委书记郑家火（穿咖啡色上衣者）、市血防办主任杨定波（右一）等陪同。（彭洪伟摄）

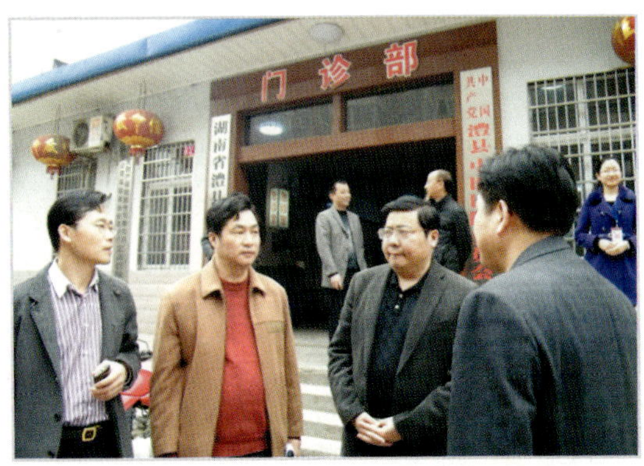

2012年3月27日，省卫生厅党组成员、省中医药管理局局长邵湘宁（前右二）在澧县中医医院调研。（市中医药管理处供稿）

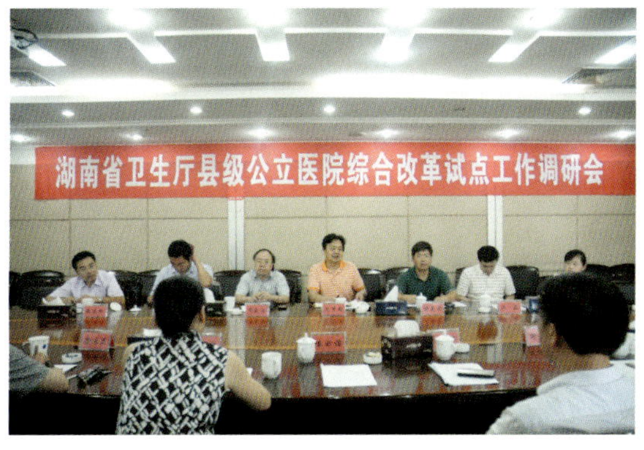

2013年6月27日，省卫生厅副厅长龙开超（后排中）在石门县调研县级医院综合改革试点工作。　　（彭洪伟摄）

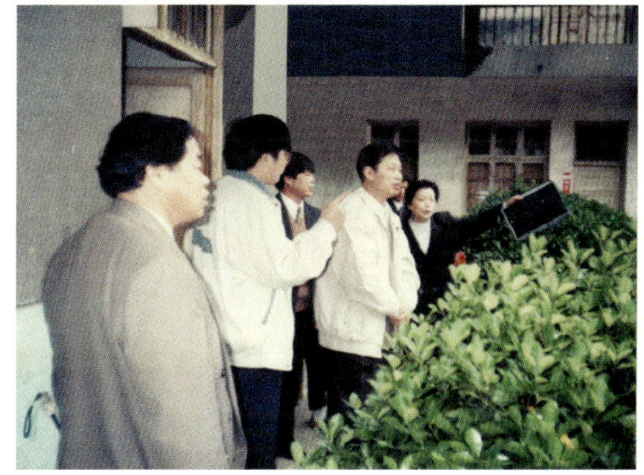

1997年4月9日，市委书记吴定宪（右二）在市防疫站调研计划免疫和冷链运转工作，市卫生局局长蒋祖建（右一）、副局长陈兴祥（左一）陪同。

（市疾控中心供稿）

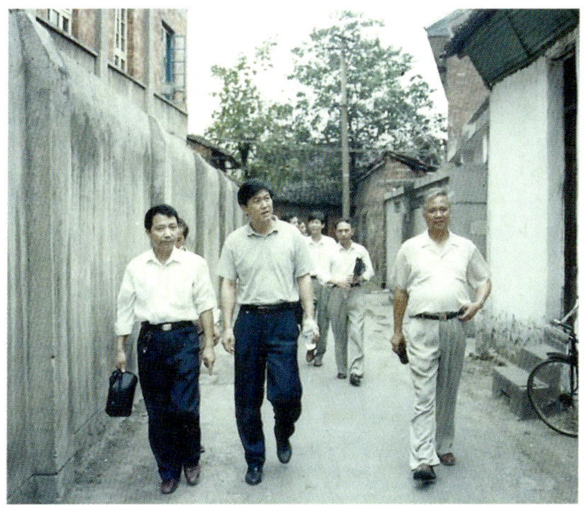

1997年9月，市长张昌平（左二）到常德卫校调研，副市长刘昌进（前右一）、卫校党委书记张湘林（左一）陪同。

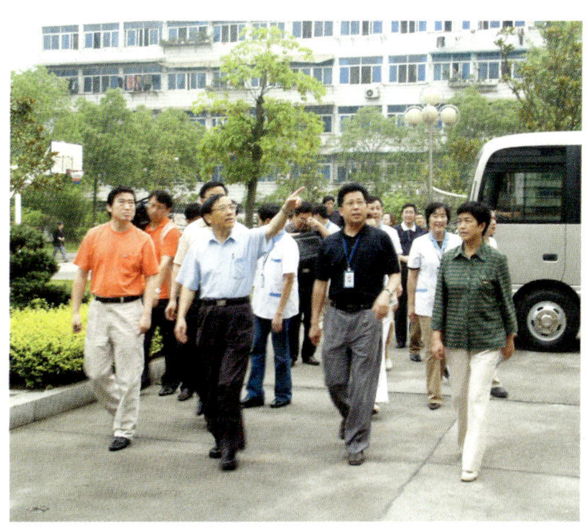

↑ 2006年6月6日，市委书记武吉海（前左二）到市疾控中心调研公共卫生工作，副市长张元英（前右一）、市卫生局局长郑家火（前左一）、市疾控中心主任彭进（前右二）等陪同。　　（彭洪伟摄）

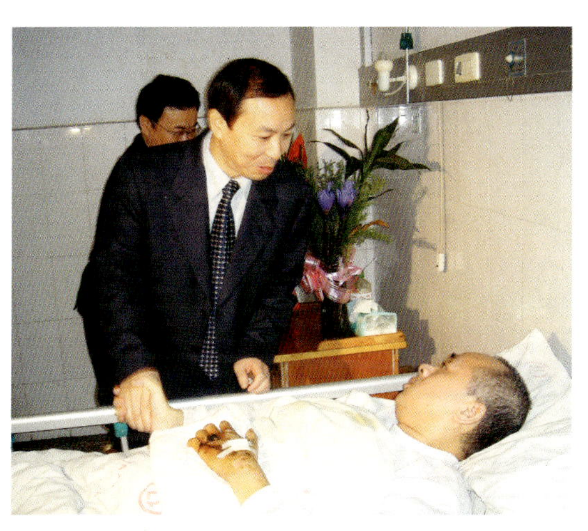

← 2006年11月21日，市长陈君文（中立者）到市一医院看望在车祸伤员救治现场受伤的好医生黄绍华。　　（彭洪伟摄）

2009年8月20日，市委书记卿渐伟（前左二）在市卫生局局长郑家火（前右二）、副局长周德生（后左一）陪同下检查市直卫生单位卫生创优活动。（彭洪伟摄）

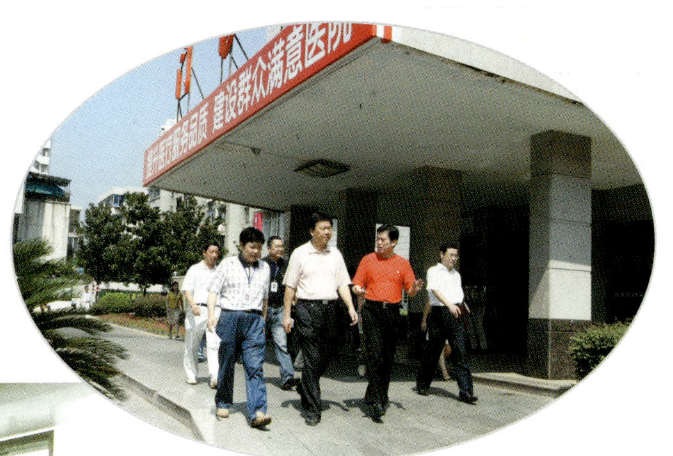

←2012年2月23日，市长陈文浩（前左二）到市卫生紧急救援中心调研，市卫生局党委书记郑家火（前左三）、局长马慧（右一）、副局长符中智（右三）等陪同。（彭洪伟摄）

→2013年8月15日，市委书记王群（左二）在市一中医医院调研，副市长陈华（右三）、市卫生局党委书记郑家火（右二）陪同。（彭洪伟摄）

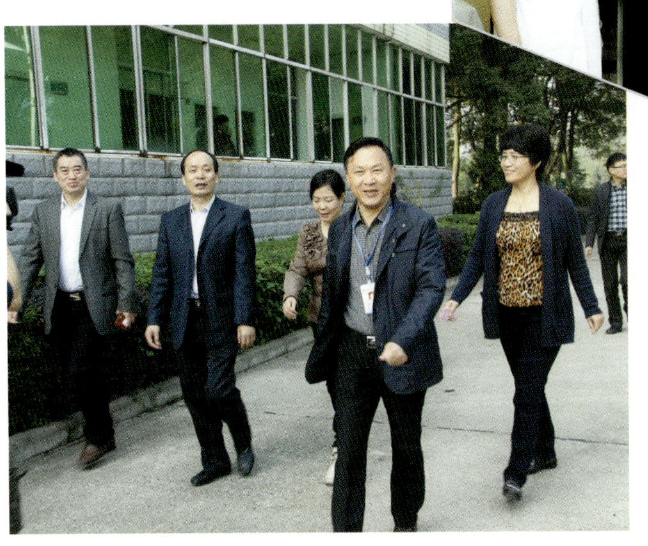

2013年11月6日，市长周德睿（左二）、副市长陈华（右一）到市二医院调研，市卫生局党委书记郑家火（左一）、局长马慧（左三）等陪同。（彭洪伟摄）

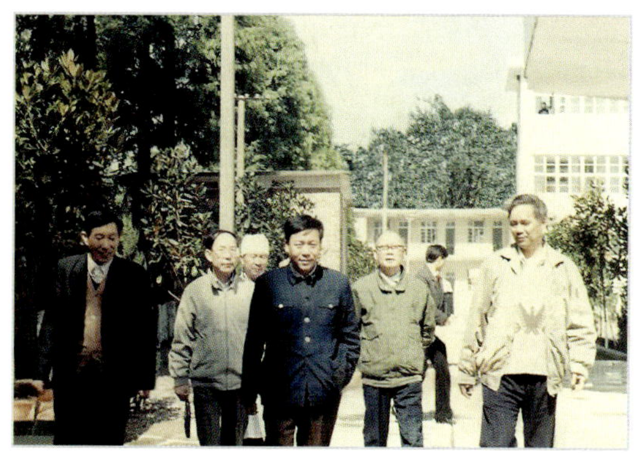

1990年10月26日，副市长刘昌进（右一）在安乡县陈家嘴镇卫生院调研乡镇卫生院建设情况，市卫生局局长龙淼泉（左二）、安乡县县长龚德培（左一）等陪同。

（刘雷中摄）

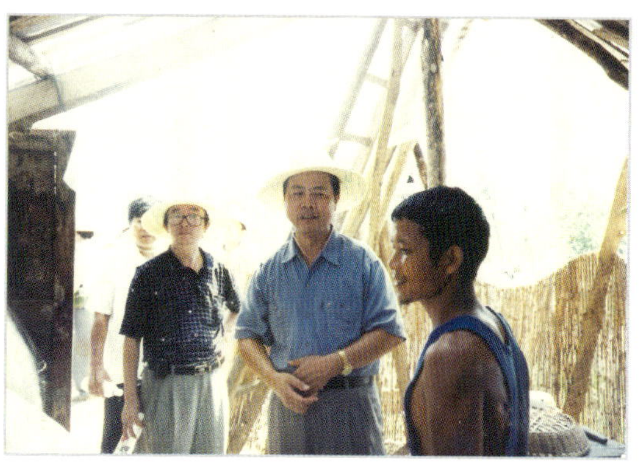

1998年8月9日，副市长刘春林（右二）在安乡县洪涝灾区检查救灾防病工作。

（安乡县卫生局供稿）

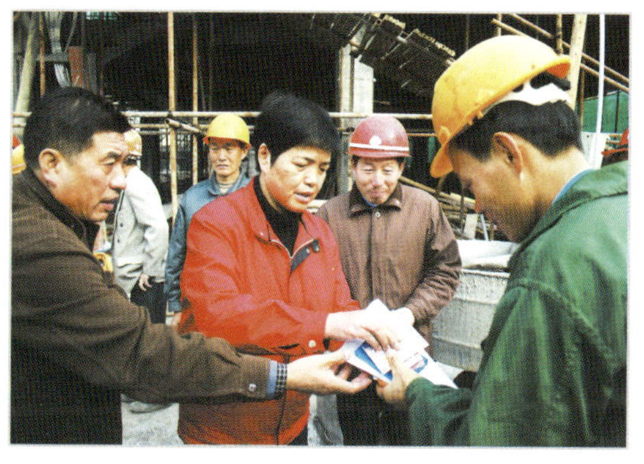

2006年12月1日，副市长张元英（右三）在市城区建筑工地向工人发放艾滋病宣传资料和预防艾滋病用品。

（彭洪伟摄）

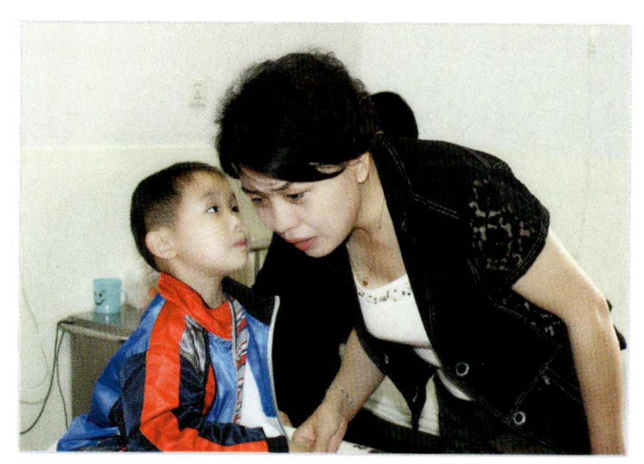

2008年5月13日，副市长万成贞（右）到医院看望隔离治疗的手足口病小患者时，认真倾听小患者的“悄悄话”。

（彭洪伟摄）

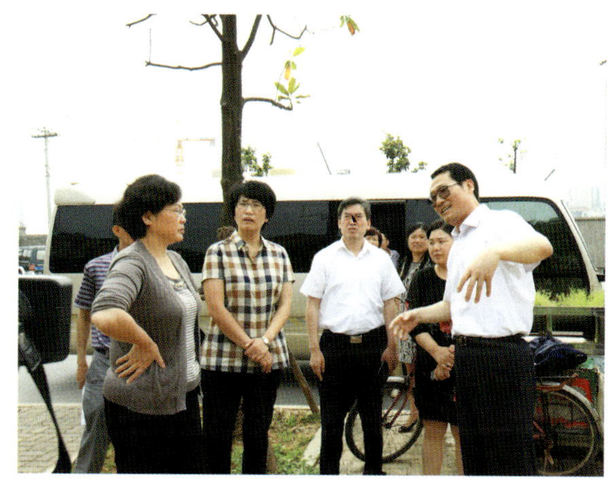

2014年5月28日，市人大副主任肖燕芳（左一）、副市长陈华（左二）到武陵区调研社区卫生服务工作，市卫生局党委书记郑家火（左三）等陪同。

（彭洪伟摄）

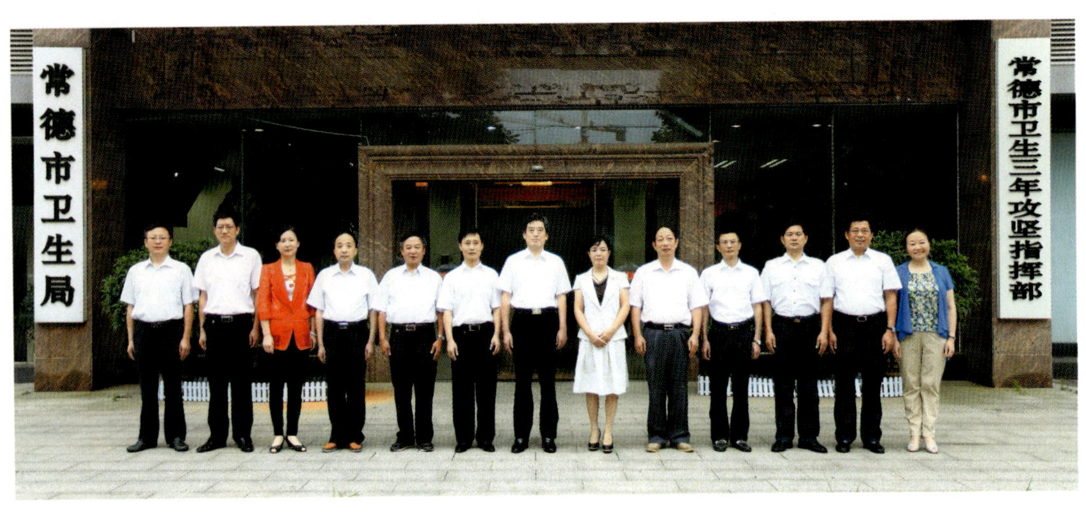

2014年8月8日，常德市卫生局领导班子成员（2003年2月至2015年3月）合影。自左至右依次为刘保湘、杨定波、易建平、彭元军、蒋琼、陈寿林、郑家火、马慧、周德生、符中智、石瑞来、彭进、卢赐清。（彭洪伟 摄）

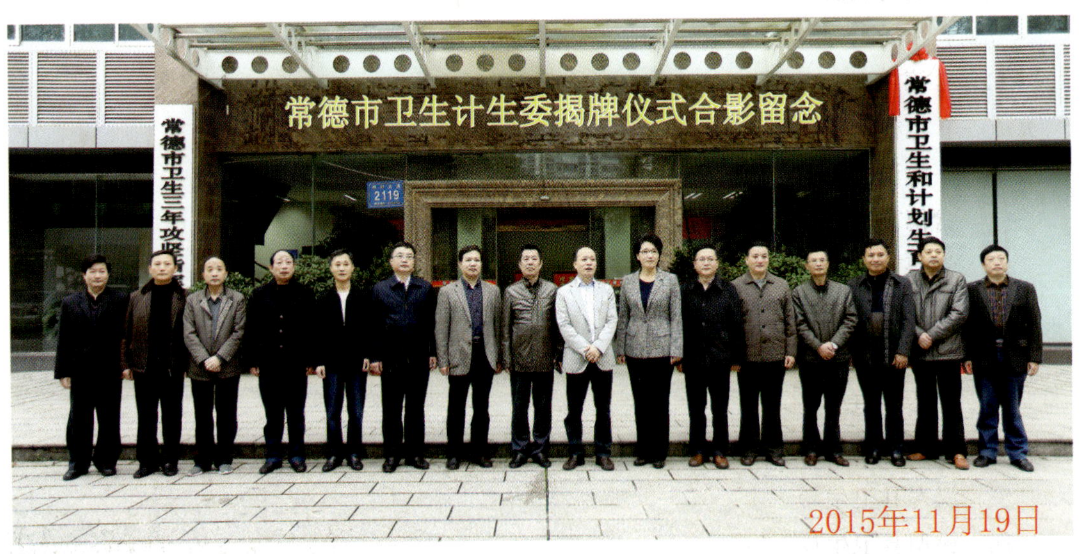

2015年11月19日，常德市人民政府市长周德睿（右起第8人）、副市长陈华（右第7人）为新成立的常德市卫生和计划生育委员会揭牌，市卫计委主任洪振海（左8）和副主任陈寿林（左5）、周德生（左4）、符中智（右4）、曹学美（左2）、彭元军（左3）、张业新（右3）、唐良平（右2）、陈卫平（右1）及纪委书记黄锐（左1）等参加揭牌仪式后与市领导合影。市政府秘书长周代惠（右6）、副秘书长易耀平（右5）、市财政局长尹正锡（左7）、市编委办主任任克勤（左6）也参加了揭牌仪式。

目 录

第二篇　公共卫生服务

第三篇　卫生技术与教育

第四篇　卫生管理与改革

人　物

附　录

CONTENS

Part Two Public Health Services

Part Three Health Technology and Education

Part Four Public Health Management and Reform

People

Appendix

概　述

20世纪80年代中期，常德卫生事业面临两大困境。一是80年代初，中国农村家庭联产承包责任制广泛实行后，常德地区创立于70年代初的农村合作医疗制度失去集体经济支撑，开始逐步瓦解。依托于农村合作医疗制度的村卫生室因乡村医生逐步转为个体行医而消亡；乡镇卫生院也大多受其影响，业务逐渐萧条；农村三级医疗卫生网网底岌岌可危，不少地方预防注射无人执行。二是自公立医疗卫生事业单位放开搞活后，各级医疗机构为生存发展计，开始把增加收入作为工作重心，逐步出现逐利倾向，群众越来越感觉看病难、看病贵。自20世纪80年代中期始，常德地区卫生行政主管部门一方面竭尽全力争取各级党委、政府支持，千方百计设法恢复农村合作医疗制度，集中人力、物力抢救濒临倒闭的乡镇卫生院，恢复村卫生室，在付出艰辛努力后，基本稳定了农村三级卫生网，恢复了乡、村卫生机构的公共卫生服务功能。另一方面积极推进卫生系统内部管理制度改革，既放权松绑，努力调动医疗卫生单位和干部职工积极性，又加强管理，坚持不懈地打击“三乱”（乱开药、乱收费、乱检查）和收受红包、回扣行为，医疗卫生机构活力开始迸发。然而，由于政府对卫生事业投入仍然不足，医疗卫生机构不得不另谋筹资渠道以图发展，使之能够不断适应人民群众日益增长的医疗卫生保健需求，但是仍然捉襟见肘。加上广大农民和城镇居民尚未建立医疗保障制度，导致群众看病难、看病贵问题日渐凸显。2003年遭遇“非典”（急性传染性非典型肺炎，SARS）后，国家开始系统启动医药卫生体制改革，各级政府对卫生事业投入逐年大幅度增加，职工医疗保障制度覆盖面扩大到企业职工，新型农村合作医疗制度覆盖广大农村，城镇居民医疗保障制度逐步建立，实现了基本医疗保障制度全覆盖。常德市卫生行政主管部门乘势而上，积极推动全方位卫生改革，不断兴利除弊，除旧布新，筑牢城乡三级医疗卫生网，建立健全卫生监督执法管理体系，普及基本公共卫生服务，实行大病救助制度，放开民营医疗卫生机构的准入，城乡医疗卫生机构建设迅速发展，卫生人员队伍迅速壮大，医疗卫生技术迅速提高，医疗卫生服务深入到人民群众生活的方方面面，群众看病难、看病贵得到一定程度缓解。常德市人民健康水平迅速提高，进入湖南省发达地区行列。

1988—2012年，常德市卫生基础设施建设规模空前扩大，硬件档次大幅提高。1988年，各级政府给予常德市医疗卫生单位拨款为2754.2万元，其中预防保健、药政药检和卫生教育经费占31.70%。2012年，各级政府给予常德市医疗卫生单位拨款达75339万元，其中预防保健和卫生监督经费占23.50%。与1988年比较，增长26.35倍，尤以2004年后增长迅速。医疗卫生机构业务收入也从1988年的1183.8万元增长到2012年的370446万元，增长311.93倍，90年代以后增速加快，进入21世纪后增长迅速。在此前提下，常德市卫生系统基础设施建设规模逐步扩大，档次逐渐提高，进入21世纪后发展十分迅速。1988年，常德市卫生系统固定资产总值1.26亿元，2003年突破10亿元大关，2012年达到37.18亿元。其中房屋固定资产总值增长5.46倍，设备固定资产总值增长86.89倍。乡镇卫生院先后进行三轮改造扩建，县级以上医疗卫生机构普遍进行两轮改造扩建，有的迁址新建。市一中医医院迁址新建后，规模扩大5倍，与市一医院先后成为三级甲等医院。市二医院扩建后占地面积扩大两倍多，建筑面积增加近3倍，建设新病房楼，建立肿瘤治疗中心、传染病隔离病栋。市妇幼保健院也迁址新建。CT、核磁共振、彩超等先进医疗设备纷纷落户县以上医疗机构，乡镇卫生院均配齐X光机、心电图、B超、显微镜、尿分析仪、分光光度计、床头监护设备、洗胃机等基本检查治疗设备，中心卫生院普遍有500毫安X光机、彩超，个别中心卫生院拥有CT。

1988—2012年，常德市医疗卫生队伍迅速壮大，人员素质显著提高。1988年，常德市卫生队伍人员（下简称卫生人员）总计19613人，其中卫生技术人员16731人，占85.3%。每千人口有卫生技术人员2.7人。卫生技术人员中，初级技术职称多，中专毕业者多，无学历者多，以中级技术职称为骨干，高级技术职称人员占3.61%。25年间，常德市通过学历培养、从外地招聘和引进、在职培训提高等多种方式，努力提高卫生人员学历水平和专业技术职称等次，下大力气加强基层卫生技术人员的培训和提高。随着就业人口增多，卫生人员总数也不断增加。到2012年，常德市卫生人员总数达27847人，增加41.98%，其中卫生技术人员增加37.58%。每千人口有卫生技术人员3.7人。卫生技术人员中，有研究生学历106人、大学本科学历1296人、大学专科学历625人、中专及以下学历299人，大学专科以上学历成为卫生技术人员主体，大学本科以上学历占60.28%，高级技术职称人员占3.91%，中级以上技术职称占20.64%，初级技术职称人员中大专以上学历为主体，形成了较为合理的技术结构，显著提升了卫生服务的整体技术水准。

1988—2012年，常德市公共卫生服务不断深入发展，普惠程度大大提高。常德市始终坚持预防为主的卫生工作方针，针对严重危害人民身体健康的疾病坚持不懈地采取免疫控制、环节阻断、综合防控等多种措施，使传染性疾病发病率逐年下降，危害妇女儿童身心健康疾病逐年减少，严重损害中老年人健康的重大疾病得到管控。继天花在常德绝迹后，1998年，省卫生厅确认常德市基本消灭麻风；2001年，经省级评审证实，常德市已消灭脊髓灰质炎（俗称小儿麻痹症）；2002年，经省级评审确认，常德市基本消灭疟疾。25年间，以往常见多发的百日咳、白喉、水痘、乙脑、痢疾、伤寒等10余种传染病基本绝迹或仅为零星散发，新出现的传染病如艾滋病、甲型流感、禽流感、手足口病等得到有效管控，杜绝了非典传入；长期危害人民身体健康的血吸虫病，急性感染显著减少，慢性感染得到有效控制，血吸虫病疫区人群感染率降至1.55%，家畜感染率降至2.27%；孕产妇年死亡率从1988年的55.39/10万降至2012年的22.90/10万，婴儿死亡率从1988年的10.83‰降至2012年5.66‰，新生儿破伤风基本绝迹，免费的妇科病和乳腺癌、宫颈癌普查普治普及到广大城乡，65岁以上老年人健康管理深入到城市社区，多种形式的健康教育普及到全市各个角落，居民自我保健意识明显提高，践行健康生活方式逐渐成为大多数居民的自觉行动。

1988—2012年，常德市医疗卫生技术快速崛起，医疗救治水平不断提高。以常德市第一人民医院和第一中医医院为代表的城乡医疗卫生机构，在硬件装备水平和人员技术素质大幅度提高后，医疗技术出现了突飞猛进的发展。20世纪80年代，常德市乡镇卫生院尚只有少数能进行急症救治和开展下腹部手术，个别能开展中上腹部手术。到2012年，多数乡镇卫生院能进行急症救治和开展下腹部手术，中心卫生院均能开展上腹部手术，可进行心力衰竭、呼吸衰竭处理；县以上医院分科越来越细，普遍能开展各种急危重症救治，可做颅脑手术、骨折内固定及人工关节置换，部分能做心胸手术。1991年，临澧县人民医院成功施行一例非对称性腹腔联体畸形婴儿分离术，为当时国内县级医院第一家。1994年，市一医院成功开展2例肾移植。2002年，市三医院成功开展肾移植，至2006年，共完成肾移植239例，成功率98%，为省内县级医院之最。2001年，市一医院完成省内地市级医院第一例肝移植；2004年，市一医院完成省内地市级医院第一例心脏移植，肾移植、心肌梗塞和脑血管病的救治达国内先进水平，非结核分枝杆菌感染的治疗达国际先进水平，成为科技部推广项目。中医药事业也获得长足发展，临澧县、澧县、石门县、安乡县先后成为全国农村中医药工作先进单位，市一中医医院的骨伤科、痔瘘科成为国家级重点中医专科。

25年来，常德市人民健康水平显著提高。1982年，常德地区人均期望寿命为62.05岁，低于当年全国人均67.9岁的水平。到2012年，常德市人均期望寿命提高到79.87岁，其中男性77.14岁、女性82.98岁，处于湖南省发达地区的水平，接近同年北京市的水平（2012年北京市居民平均期望寿命81.35岁，男79.35岁、女83.43岁）。常德市卫生事业整体水平已经位居全省前列，并向国内发达地区迈进。

大 事 记

1988 年

1 月，澧县人民医院开展纤维支气管镜检查，患者为该院职工梁庆美，操作顺利完成，为常德市支气管镜检查首例。

4 月 5 日，临澧县被列为全省农村初级卫生保健工作试点县。1992 年 11 月，该县成为全国农村初级卫生保健达标先进县。

4 月 18 日，根据国务院批复，湖南省人民政府通知撤销常德地区，建立省辖常德市。7 月，常德地区卫生局更名常德市卫生局。

6 月，武陵区、安乡县、临澧县和澧县经省卫生防疫站考核，计划免疫工作达到部颁标准。

10 月 14—18 日，中国卫生政策与卫生发展管理程序研讨会代表和世界卫生组织规划处官员、全国各省、市、自治区分管卫生工作的副省长、副市长及卫生厅厅长 100 多人，由卫生部副部长何界生、湖南省副省长王向天带领，专程到常德参观考察常德市一医院、鼎城区丁家港乡卫生院、临澧县人民医院、临澧县中等卫生职业技术学校、临澧县卫生防疫站、临澧县妇幼保健站及该县修梅乡卫生院、新安镇卫生院、合口镇卫生院、群丰村、芭茅村卫生室以及慈利县中等卫生职业技术学校。省教委副主任曾繁友、常德市副市长李江陪同。

10 月，常德地区人民医院更名为常德市第一人民医院。

10—11 月，安乡县航运公司、汉寿县罐头嘴乡、周文庙乡各报告 1 例输入性霍乱。

12 月，全市冷链全面运转。武陵区、津市市每月运转一次，澧县、临澧县、安乡县、桃源县、汉寿县和鼎城区每两月运转一次，石门县每季度运转一次。

是年，鼎城区灌溪乡乐富村及乐富村中心小学肝炎流行，血清学检查 573 人，查出传染性肝炎患者 124 人。

是年，艾滋病防治工作启动。

是年，市一医院骨科孙贤德施行全市首例游离第二足趾再造拇指成功。

是年，市一医院放射科主任姚罗章等开展放射介入疗法，开常德市放射介入先河。

是年，临澧县中医院吴家清著《中国历代名医学术经验荟萃丛书——荟萃温病学说的王士雄》一书由中国科技出版社出版。

是年11月至次年2月，桃源县城关镇甲型肝炎流行，数百人患病。

1989年

3月，临澧县代表湖南省接受卫生部、联合国儿童基金会、世界卫生组织的计划免疫考核评审，“四苗”（卡介苗、百白破疫苗、麻疹疫苗、小儿麻痹糖丸）全程免疫接种率为99.52%，达到国家规定标准，实现第一个85%目标，即以省为单位“四苗”覆盖率达85%。

是年，全国血吸虫病流行病学抽样调查，常德市湖区五县（市）和西湖农场居民血吸虫病粪检阳性率10.71%。全市急性发病1266人。

是年，世界银行贷款血吸虫病控制项目、国家血吸虫病综合治理试点在常德市立项。

是年，全市推广桃源县收缴保健基金时预收住院分娩费的办法，住院分娩率达40.07%。全市孕产妇系统管理建卡率达92.18%，孕产妇死亡率降至51.93/10万，达到省卫生厅要求。

是年，在全市卫生系统开展“最佳奉献奖”评选，评选出津市市人民医院主管护师郑传玲等24名“最佳奉献奖”先进个人。

1990年

1月，原常德市中医院更名为常德市第一中医院（以下简称市一中医院），为正科级事业单位，上收市管。1993年1月14日，升格为副处级事业单位。1995年5月，湖南省中医医院评审委员会确认市一中医院达到二级甲等中医医院标准。6月，升格为正处级事业单位。2007年7月16日，省中医药管理局确认市一中医院达到三级甲等中医医院标准。

11月，全省首届中医医院管理研讨会在常德市召开，市一中医院介绍经验，100多位与会代表参观市一中医院。

是年，全市4083个行政村建卫生室3438个，3334个达到“六有”*建设标准，占村卫生室的96.97%。有乡村医生和卫生员5312人，村均1.55人，农村接生员3488人。

是年，安乡县列为全省农村初级卫生保健试点县。1992年，经卫生部评审，达到初级卫生保健低限标准，成为农村初级卫生保健合格县。

是年，市妇幼保健院开展高危儿生长发育监测管理。1991年起在全市逐步推行。

---

*诊断室有诊断床1张、诊断桌椅2套、资料柜1个和必备急救、诊疗用医用仪器设备；观察室（健康教育室）设2~4张观察床，配备基本床单元设施；至少有1名乡村医生；要求严格执行村卫生室基本用药目录；卫生美化，种树栽花，地面平整无杂草等；制定有各种规章制度、人员岗位责任制及国家制定认可的医疗护理技术操作规程，并成册可用。

是年起，儿童健康检查纳入妇幼保健工作常规，由各区县（市）妇幼保健院组织，以各乡镇卫生院为主体进行。

1991 年

3 月 15—16 日，卫生部部长陈敏章在湖南省人民政府副省长潘贵玉、省卫生厅厅长游沛和常德市副市长刘昌进等陪同下考察安乡县、鼎城区和西湖农场卫生与血防工作，并到市五医院看望血吸虫病人。

3 月，市卫生局组织市、县两级计划免疫人员 21 人，配合省计划免疫审评组对安乡县进行审评。该县“四苗”单苗接种率和“四苗”全程接种率均达 100%，卡痕率为 99.5%，名列全省前茅，实现第二个 85%目标，即以县为单位“四苗”覆盖率达 85%。

3 月，国家科委、卫生部在武汉召开全国血防新技术、新成果评估会，《常德市大面积人畜同步化疗防治血吸虫病》项目经专家评审，认为技术先进、实用性较强，列为二类推广项目，建议在全国血吸虫病疫区扩大范围应用。

3 月 30 日至 5 月 3 日，石门县磨岗隘乡中心小学 345 名学生、渡水乡泽滋塔小学 47 名学生患甲型肝炎。

5 月 4 日，中共常德市委常发干〔1991〕67 号文任命蒋祖建为中共常德市卫生局党组书记。9 月，市卫生局局长龙淼泉调省肿瘤医院，蒋祖建接任。

5 月 18 日，市政府第四次常务会议决定，石门县剩头医疗站搬迁至常德市城区，更名为常德市皮肤病性病防治所。

7 月初，沅、澧流域洪水暴涨，263 个乡镇 3525 个村被淹，受灾人口 313.5 万人，重灾区 80.9 万人。市卫生局、市红十字会联合组织红十字会员 1500 多人，组成 248 个救灾医疗队和 89 个防病督导队深入灾区，免费治疗灾民 110 多万人次，发放救灾药品价值 10 余万元、救灾衣物价值 50 余万元，帮助灾民打手压泵井 8890 口，搭建简易厕所 12680 个。

8 月 1—27 日，全市发生钩体病 558 例，死亡 16 例。其中澧县发病 308 例，死亡 7 例，占全市钩体病疫情总数的 55.20%。临澧县发病 232 例，死亡 9 例，占全市钩体病疫情总数的 41.58%。

10 月 9 日，常德市首获“全省灭鼠先进市”称号。

10—12 月，根据《湖南省 1990 年妇幼卫生基础调查实施方案》，市卫生局组织 3700 多人对除安乡县以外的 8 个区县（市）53 个抽样乡进行妇幼卫生工作基础调查，调查涉及 948416 人，占全市总人口的 18.29%。

11 月 30 日，临澧县人民医院刘菊炎、谌泽民等为 7 个月大非对称性腹腔联体畸形婴儿施行分体手术获得成功。

12 月 17—18 日，中共中央政治局委员、国务委员李铁映，卫生部副部长何界生等考察常德市妇幼保健院、常德市血防办、常德市血防院、鼎城区蒿子港血防站、中河口乡王家垱水利结合灭螺现场，听取常德市血防工作情况汇报。

是年，市委宣传部、市文联、市血防办组织编写反映全市血防战线先进人物事迹的报告文学集《红雨青山》出版，全书22万余字。

1992年

1月7—11日，澧县经省卫生厅考核确认为基本消除疟疾达标县。

1月，世界银行贷款血吸虫病控制项目在常德市启动，至2000年结束，常德市项目贷款总投资2660万元。

2月23日，市卫生局制定《常德市血源组织管理暂行办法》，规定常德市血源由卫生行政部门统一开发、管理和应用，其他单位和个人不得组织献血、采血、买卖血液、以血牟利。

2月，市委、市政府作出《关于进一步加强农村卫生工作的决定》。

4月21日，湖南省政府作出《关于进一步加强和改革农村卫生工作的决定》。常德市对乡镇卫生院实行“县乡共管，以乡为主”，将卫生院人权、财权、物权下放乡镇政府管理。

4月，世界银行贷款中国结核病控制项目首先在澧县实施，随后各区县（市）和德山开发区全面铺开。

5月22—27日，全省农村卫生工作会议在临澧县召开。省委常委、副省长王向天主持会议，省委常委、常务副省长董志文，副省长曹伯纯出席会议并讲话。

7月21日，市卫生局、市公安局发出《关于统一启用常德市婴儿出生证的通知》，自当年12月1日起全市统一使用新的婴儿出生证。婴儿出生证由接生医院签发，到当地公安机关上报户口并备案。

7月22日，省卫生厅公布全省医院分级管理首批试点单位评审结果，市一医院成为全省首批二级甲等医院。1997年10月，通过三级甲等医院评审。

8月12日，市三医院冯建华、周瑜珍、陈炼等成功抢救一例急性下壁心梗心脏停搏38分钟、呼吸停止20分钟患者。

11月，市编委同意成立常德市中心血站，为正科级事业单位，归口市卫生局管理。

是年，市卫生局举办4期乡镇卫生院院长管理培训班，历时20天。培训乡镇卫生院院长294名，占卫生院长总数的91.1%。

是年，市一医院心血管内科刘喜林首次成功开展床旁经锁骨下静脉穿刺安置临时体外心脏起搏器，抢救急性下壁心肌梗塞合并Ⅲ°房室传导阻滞5例。

是年，常德卫校经省教育厅组织的中等专业学校评估，被评为A类学校。次年，省教委、省计委将该校定为A类学校，并定为省部级重点学校。

1993 年

1 月 2 日，市卫生局发出《关于深化卫生改革的意见》。

2 月，成立常德市公民义务献血办公室，开始在全市宣传、推行义务献血。

3 月上、中旬，石门县南镇乡中学、中心小学发生麻疹暴发流行。两校中、小学生发病 70 例，其中确诊 20 例、疑似 50 例，两校停课一周。

3 月，澧县城关镇卫生院通过一级甲等医院评审，为常德市第一家一级甲等医院。至 1999 年 9 月，共有 62 家区、乡镇医院通过一级甲等医院评审，占区、乡镇医院总数的 29.52%。另有 34 所达到一级乙等医院标准，3 所达到一级丙等医院标准。

5 月，《常德地区志·卫生志》由中国科学技术出版社出版，全书 30 万字，印刷 1000 册，全面记述 1840—1987 年常德地区卫生事业发展情况。

6 月 30 日，石门县官渡桥乡西周村在海南省东方县打工返乡的 13 名村民中，有 1 人发生恶性疟，为常德市首例输入性恶性疟。

8 月 1—17 日，安乡县发生钩体病 310 例，病死 15 人。8—10 月，石门县发生钩体病 484 例，病死 27 人。

10 月 18 日，市卫生系列职改领导小组通知，为解决长期参加医疗卫生工作而不具备医疗卫生专业学历的人员技术职称晋升问题，凡不具备规定学历的药剂、护理、医技人员可以通过基础知识和专业理论考试获得专业技术职务评审资格。

12 月，桃源县人民医院通过二级甲等医院评审，为常德市县级医院第一家。至 2011 年 12 月，常德市 8 家县人民医院、5 家县中医医院通过二级甲等医院评审。

是年，市妇幼保健院制定妇科病普查普治操作规范。全市应查妇女 946255 人，实查 314630 人，普查率为 33.25%。

是年起，全市开展创建爱婴医院活动。到 2012 年底，全市共有爱婴医院 56 家。

1993 年至 2000 年，全市连续开展 7 次脊髓灰质炎糖丸强化免疫。2001 年 10 月 23—25 日，常德市率先在湖南省通过无脊灰证实工作审评，确认消灭脊髓灰质炎。2002—2012 年，继续开展脊髓灰质炎糖丸查漏补种。上报急性弛缓性麻痹病例 13 例，均经省疾控中心检测排除脊髓灰质炎。

1994 年

3 月 4 日，石门县人民医院妇产科为一合并阑尾炎肠粘连的足月孕妇龚玉霞实施肠粘连松解术时，手术取出一体重 3.9 千克的卵巢女婴。卵巢婴儿足月成活，此前国内无报道。

4 月 24 日，市政府与省卫生厅签署《“加强中国基层妇幼卫生/计划生育服务”过渡周期项目（1994—1995）协议书》。

8 月 11 日，澧县王家厂镇居民刘启晓 (53 岁) 赴厦门探亲，在厦门市开元区患病，确诊为霍乱（小川型）。9月24—28日，津市市、鼎城区、澧县发生霍乱3例、疑似霍乱1例。9月23日至10月14日，全市共发生霍乱13例，死亡1例，经鉴定均为小川型。

8月19日，市政府制定《常德市“加强中国基层妇幼卫生/计划生育服务”过渡周期项目实施方案（1994—1995)》。

10月19日，市五医院张扬、陈昌荣成功为常德市公路总段邓姓男患者实施腹腔镜胆囊摘除术，系常德市第一例腹腔镜手术。

10月，省政府设立湖南省晚期血吸虫病治疗基金，每年向贫困的晚期血吸虫病人补助住院医疗费500元。1994—2001年，全市收治晚期血吸虫病病人6533人次，治愈1518例。救济贫困危重晚期病人3365人，救济补助经费140.96万元。

是年，常德市开始进行护士执业资格考试。

是年，市卫生局在全市推行儿童急性呼吸道感染（ARI）管理。市妇幼保健院制定《常德市1994—1995年儿童急性呼吸道感染防治规划》，全市绝大部分县、乡、村医生掌握了儿童ARI的分型分级治疗、抗生素使用原则、氧疗等理论知识和实际操作技能，降低了5岁以下儿童肺炎死亡率。

是年，常德市各县级卫校停止社会招生，连续3年突击培训乡镇卫生院无专业学历的人员，同时系统培训乡村医生和村妇幼保健员。

是年，市一医院雷光前、周建辉成功进行2例同种异体肾移植，开创常德市肾移植先河。

是年，市一医院心内科娄彩云为1例先天性心内膜垫缺损合并Ⅲ°房室传导阻滞、尖端扭转型室速致心脏反复停跳4次的女性病人成功安置体内永久型心脏起搏器。

1992—1994年，武陵区、西洞庭农场、涔澹农场在基本消灭血吸虫病基础上，坚持螺情、病情监测，开展查螺、灭螺，查病、治病，先后达到卫生部颁布的消灭血吸虫病标准。

1993—1994年，全市完成乡镇卫生院“一无三配套”（无危房，房屋、人员、设备三配套）建设。

1995年

1月3日，石门县人民医院骨科张作欣等为湖北患者沈真太实施双髋关节成型、肌肉松解、肌腱延长及双下肢牵引系列手术，患者10年来不能直立、靠四肢爬行的生活终于结束。

3月，安乡县流行性出血热暴发流行，发病305例，死亡3例。

5月13日，世界卫生组织官员波顿一行到常德市考核计划免疫工作。

7月2—3日，桃源县城、汉寿县围堤湖乡等地溃决，16.5万余人受灾。全市卫生系统抽调2525名医务人员组成333支医疗防疫队，日夜在灾区巡回医疗，治疗病人288885人次，应急注射钩体疫苗和伤寒菌苗27.76万人份，免费发放30多万元医疗防疫药品和

160 多万元救灾物资。1—11 月，桃源县、汉寿县传染病发病率比上年同期分别下降 44.13%、8.14%。

7 月，国家中医药管理局确认市一中医院为全国示范中医医院。

10 月，市三医院购进全市第一台血液透析机，开展血液透析。

12 月，省爱卫会命名临澧县城为省级卫生县城，为常德市第一个省级卫生县城。

是年，在全市推行强制性婚前医学检查，凡登记结婚人员必须持有婚检合格证才能进行登记，全市婚前医学检查率 62.08%。1996—2002 年，全市婚前医学检查率一直保持在 100%。

是年，从桃源县卫生职业中专选拔 100 名学生代表湖南省参加全国十省、市乡村医士中专水平测试，及格率 96%，居全国第二。从卫生职业技术学校选拔 30 名学生参加竞争全省百名升大专考试，21 人中榜，居全省第一。

1996 年

2 月，澧县大坪乡、桃源县盘塘乡、鼎城区雷公庙镇代表常德市接受全国计划免疫第三个 85%评审。澧县大坪乡建卡率、建证率、“四苗”接种率、卡证相符率、糖丸强化免疫投服率均为 100%，卡介苗卡痕率 88.80%，乙肝疫苗接种率 65.5%。桃源县盘塘乡、鼎城区雷公庙镇也达到评审目标，实现计划免疫第三个 85%目标，即以乡为单位“四苗”覆盖率达 85%。

5 月，石门县防疫站在该县二都乡对有偿献血人员进行流行病学调查时发现 1 例艾滋病人，为常德市首例。

7 月 3 日，市卫生局、市教委发出通知，停止执行安乡县、汉寿县、临澧县、石门县、澧县、桃源县 6 所县级卫校 1996 年招生计划 750 人。

7 月 20 日上午，国务院总理李鹏到桃源县、鼎城区慰问灾民，并到河洑山看望在那里为灾民巡回医疗的市一医院医疗队。

8 月 19 日，市卫生局发出通知，除常德市卫生职工中专、桃源县卫生职业中专外，其他县级卫校一律停办。

9 月，桃源县架桥村 1 名 10 岁学生在常德市血防院确诊为急性血吸虫病，是桃源县首次发现血吸虫病。

9 月 6 日，市卫生局发布《常德市母婴保健许可制度实施方案》。

9 月 17 日，省血防办、市血防办、市血防院专家前往桃源县首次发现血吸虫病患者所在地追踪调查，在患者居所附近灌溉干渠发现光壳钉螺。省、市、县随即组成联合调查组，在该县架桥乡、盘塘镇、马鬃岭乡发现钉螺。在架桥村查病 1109 人，查出血吸虫病人 173 人，阳性率 15.6%。

10 月 22 日，常德市首获“全省灭蟑先进市”称号。

是年，市妇幼保健院和石门县妇幼保健院开展优生促进与出生缺陷干预工作。

是年，开始在全市推行儿童系统管理。

是年，市血防院田子英与中国预防医学科学院寄生虫病研究所肖树华等开展《口服蒿甲醚预防洲垸型血吸虫病流行区人群感染血吸虫的效果研究》，获得世界银行贷款中国血吸虫病控制项目联合管理委员会血吸虫病应用科研招标课题8万元资助。

是年，市一医院麻醉科潘道波等开展“控制性冷液输注加大血管裹冰低温用于颅脑手术研究”通过有关专家鉴定，达国内先进水平。

1997年

4月，成立常德市卫生局执法监察大队，为正科级，是市卫生局的行政执法监察机构，与常德市药政管理处实行两块牌子、一套人员，合署办公。1999年9月，常德市药品监督体制调整，市卫生局执法监察大队担负的药品监管职能及原市药政管理处人员、编制全部划归常德市药品监督管理局。2003年9月，市卫生局执法监察大队更名为市卫生监督所。2005年11月，升格为副处级事业单位。2007年7月，市卫生监督所更名为常德市卫生局卫生监督局，简称常德市卫监局。

8月5日，经市卫生局批准，市一中医院设立市级“120”急救中心。

10月，世界卫生组织官员马克、安迪到临澧县调查环境改造灭螺工程。

是年，全省地市级医院显微下首例脑干肿瘤切除术在市一医院获得成功。

是年，石门县、临澧县经省血防领导小组组织专家和技术人员考核验收，达到国家血吸虫病传播阻断标准，西湖农场达到国家血吸虫病传播控制标准。

是年，市一医院心内科黄怡开展左心导管检查术与射频消融术治疗室上性心动过速，射频消融12例，成功率91.7%，达到国内先进水平。

是年，汉寿县血防站医生邓威特获卫生部颁发的白求恩奖章，享受国务院津贴。

1995—1997年，卫生部、水利部、农业部、财政部、林业部、国家计委在常德市进行国家血防综合治理试点。

1998年

1月3日，市三医院在广州中山眼科医院郭海科教授协助下，成功实施白内障超声乳化摘除人工晶体植入术，为常德市首例。

3月，市卫生局局长、局党委书记蒋祖建调任市人大常委会秘书长，张湘林接任市卫生局局长、局党委书记。

7月下旬，常德发生超历史洪涝灾害。全市有48个堤垸漫溃，2个县城进水，20个集镇积水，69.5万人困于洪水中。全市卫生系统2600余名医务人员组成355支医疗队、防疫队深入灾区，一边巡回医疗一边组织群众进行环境消毒和除四害，共免费治疗灾民和抗洪军民 69 万人次，预防接种和预防服药 130 万人次，发放卫生宣传资料 40 多万份，消毒水井 5 万多口。上海市卫生局、广东中山医科大学、湖南医科大学、解放军 163 医院、二炮医院、湖南省肿瘤医院、衡阳医学院均派出医疗队到常德各灾区巡回医疗，捐款捐物。全市各级政府投入、社会捐赠、市外及境外、国外捐赠款项和药品累计价值 2100 万元。

8 月 5 日，被洪水围困数天的澧县澧南乡徐湖村 7 组和官垸乡东兴村 5 组各发生 1 例小川型霍乱。15 日，石门县城关镇发生 1 例小川型霍乱。全市检索重点人群 57529 人，搜索出病人 10 例、健康带菌者 63 例。

9 月 3 日，中共中央总书记、国家主席、中央军委主席江泽民，中共中央政治局委员、国务院副总理温家宝，政治局候补委员、中共中央办公厅主任曾庆红，中央军委委员、解放军总参谋长傅全有在省、市领导王茂林、杨正午、郑培民、庞道沐、吴定宪、程海波等陪同下考察安乡县书院洲溃垸堵口现场、安障乡沙湖口村帐篷小学和村党支部活动室、沙湖口灾民安置点和救灾医疗点及治安执勤点，看望堵口复堤的解放军官兵和公安干警，询问灾民防病防疫情况、师生教学情况、党组织工作情况和军民衣食住行情况。

9 月 17 日，市卫生防疫站被省卫生厅批准为 HIV（艾滋病病毒）血清学初筛实验室，为常德市首个 HIV 血清学初筛实验室。

11 月 8 日，世界卫生组织官员斯诺等到常德市考核脊髓灰质炎控制工作。

是年，经省、市血防部门调查确认，桃源县盘塘、架桥、马鬃岭、陬市、枫树 5 个乡镇、48 个村为血吸虫病疫区，有钉螺面积 132332 平方米，疫区人口 5.92 万人。

1997—1998 年，全市共投入乡镇卫生院产科建设资金 635 万元，其中省级投入 67 万元、市财政投入 80 万元、县级配套 130 万元、乡镇自筹 358 万元。其中 427 万元用于改造产科用房，改造面积 23380 平方米；208 万元用于装备器械设备共 1560 台件。

1999 年

1 月 16 日，日本 JICA 考察团荒井大三、仁科竹一和山下智子在国务院外事办、卫生部及省外事办、省卫生厅等部门负责人陪同下到常德市考察救灾补损工作。

5 月 13—16 日，世界卫生组织驻华官员汤尼·波腾和中国预防医学科学院计划免疫专家杨克伟、安徽省卫生防疫站计免科主任沈家刚组成的全国计划免疫综合审评组对常德市近三年的计划免疫工作进行全面评审，给予较高评价。

5 月 16 日，市卫生局发出《关于在县、乡医疗机构开展产科建设达标活动的通知》，随文下发《县级医疗机构产科建设标准》《乡镇卫生院产科建设标准》。

6 月 29 日，市政府制定《常德市公民献血管理暂行办法》，开始在全市大力推行无偿献血，并向各区县（市）、各市直单位下达无偿献血任务。是年，全市无偿献血 2386 人次、61.1 万毫升，占市中心血站采血量的 11.04%。至 2006 年，全市无偿献血比例首次达到 100%。

8月6日，常德市首获“全省灭蝇先进市”称号。

8月11日，市卫生局发出《关于做好1999年度执业医师资格认定及考试考务工作的通知》，一年一度的执业医师资格考试工作启动。

12月15日，常德市行政事业单位实行医疗保险制度，公费医疗停止运行，公费医疗办成建制移交给市劳动和社会保障局，成立市医疗保险管理中心。

是年，世界银行贷款卫生九项目在汉寿县、鼎城区开始实施。

1998—1999年，根据国家政策，常德市集体所有制乡镇卫生院全部转为全民所有制。

1998年7月至1999年4月，市一医院普外科文尚武等采用外科手术与抗生素、抗痨药联合治疗本市及广东深圳、福建南平、河北辛集三地因医院内感染发生的非结核分枝杆菌感染获得成功，被国内外专家认为居世界先进、国内领先，获得2000年湖南省科技进步三等奖，列入科技部二类推广项目。

1999—2002年，全市县级卫校完成已经招收的学生培训后陆续停办。

1999—2011年，常德市对口支援湘西古丈县医疗卫生工作，常德市政府、市卫生局和市直医疗卫生单位向古丈县捐赠资金280万元，市卫生局先后派出医疗卫生技术人员和管理人员33人次到古丈县各县级医疗卫生单位帮助工作，指导技术，培训人员。市直各医疗单位免费接收古丈县各科医务人员44人次进修学习，并由接收进修学习单位为古丈县进修学习人员补助生活费。

2000年

3月13日，市政府办转发市卫生局、市妇女儿童工作委员会、市财政局制定的《常德市降低孕产妇死亡率和消除新生儿破伤风项目实施方案》，确定石门县、津市市为省级实施“降消”项目加强县（市）。

4月5日，全国爱卫会授予常德市“全国卫生先进城市”称号。

5月，市卫生局下发《关于在全市农村开展妇女病普查普治工作的通知》，规定妇女病普查普治对象是全市辖区内农村20～65岁已婚妇女。至12月底，全市普查350886名已婚妇女，查出妇科病134016人，患病率为38.19%。

8月23日，市卫生局《关于做好基层卫生与妇幼安全保健服务的通知》决定禁止村级卫生机构和个体诊所从事母婴保健技术服务，取消村接生员。2003年，全市全面取消家庭接生员。

是年，省教育厅批准常德卫校设置高等职业技术教育专业，首期招生5个班、248人，包括医疗专业4个班、护理专业1个班。护理专业开始招收五年制大专生。

是年，常德市代表湖南省接受卫生部碘缺乏病消除工作评估，达到基本消除标准。

是年，全市全面开展优生促进与出生缺陷干预科普宣教、出生缺陷早发现、早治疗工作。

2001 年

1 月，全市疫情网络报告系统正式启动，市防疫站和 9 个区县（市）防疫站联网。

3 月 16 日，市一医院张宏伟、章光明、吴吉明完成全市首例心脏二尖瓣置换术。2002 年，又完成首例心脏双瓣膜置换术。

3 月 21—28 日，安乡县安生乡安仁中心小学学生发生猩红热 59 例，均治愈。

5 月，市卫生局、市广播电视局、市妇联少儿工委主办“常德市首届新世纪健美儿童评选和电视颁奖活动”，共评选出 100 名新世纪健美儿童。“六一”儿童节，市电视台现场直播颁奖晚会。

9 月 30 日，根据市委、市政府关于市一医院帮带市二医院决策，常德市第一人民医院德山分院举行挂牌仪式，德山分院开始运作。市一医院党委副书记、副院长魏尚典兼任德山分院院长。2007 年 12 月 16 日，市政府常务扩大会议决定恢复常德市第二人民医院建制。2008 年 5 月，常编发〔2008〕29 号文批准常德市第一人民医院德山分院更名为常德市第二人民医院。

12 月，省爱卫会授予石门县太平镇“湖南省卫生镇”称号，系常德市首个、湖南省第二个省级卫生镇。

12 月 29 日，市一医院普外科黎有典为主的专家团队为患巨块型肝肿瘤患者张某施行“血型不合改良背驮式原位肝移植”术成功，省级鉴定认为达到国内多种器官移植先进水平。

2002 年

3 月 25—26 日，市一中医院从市城区人民中路整体搬迁至滨湖中路新址。

5 月 18 日，市中心血站从市城区高山街市卫生局院内整体搬迁至市城区长庚路新址。

6 月 10 日，石门县人民医院口腔科施行髂骨移植替代坏死下颌骨手术成功，为常德市首例。

7 月，常德卫校整体并入新组建的常德职业技术学院，在校学生转入常德职业技术学院护理系、基础医学部和临床医学系。撤销常德卫生学校。

8 月 2 日，市政府发出《关于进一步加快农村卫生改革与发展的意见》，决定将乡镇卫生院“人员、业务、经费等上划到县级人民政府卫生行政部门统一管理”。至 2005 年，全市乡镇卫生院上划县管工作全部完成。

9 月 1 日，根据国务院 2 月 2 日发布的《医疗事故处理条例》，常德市医学会设立常德市医疗事故技术鉴定办公室，原由市卫生局医政科负责的医疗事故技术鉴定工作移交常德市医学会市医疗事故技术鉴定办公室，各区县（市）卫生局亦仿效实行。

9 月 3 日，世界银行贷款/英国赠款结核病控制项目在常德市全面实施。

10 月，首例试管婴儿在市一医院生殖遗传中心受孕成功，为宫内双胎妊娠。次年 5 月 18 日，该双胞胎在市一医院出生，母子平安。

11 月 11 日上午 8 时许，常德市一中、鼎城区牛鼻滩中学三分校共 231 名师生毒鼠强中毒。市委、市政府、市卫生局组织医疗力量全力抢救，至 12 月 8 日，中毒师生全部康复出院。

11 月 21 日，全国爱卫会命名常德市为“国家卫生城市”，系湖南省首个国家卫生城市。

12 月，市一医院心内科开展冠状动脉造影术及冠状动脉内支架置入术成功。

是年起，全市初、中级技术职务任职资格评定由考评结合改为以考代评。

1992—2002 年，经省卫生厅考核，常德市 2 区 6 县 1 市先后达到消灭疟疾标准。

2003 年

2 月 18 日，湖南省血防工作会议在澧县召开，省血防工作领导小组成员、全省各疫区市、县血防领导小组正、副组长、血防办主任及农业、畜牧、财政、水利、卫生等部门负责人 160 多人与会。省委副书记文选德、副省长甘霖与会并讲话。

2 月，市卫生局局长、党委书记张湘林卸任，郑家火任市卫生局局长、局党委书记。

4 月，湖南报告 6 例非典型肺炎（SARS，以下简称“非典”）。4 月 15 日，市政府召开全市紧急电视电话会议部署防治“非典”工作。16 日，市卫生局制定防治“非典”预案。4 月 23 日、5 月 12 日，省委副书记孙载夫两次到常德市检查指导“非典”防治工作。至 8 月底，市、县两级财政累计投入资金 1725 万元，卫生部门自筹资金 1879 万元，并投入大量人力，追踪外归、外来、外出人员，严控入境的“非典”密切接触者，全面消毒环境和公共交通工具，全市无“非典”病例发生。

4 月，市一医院与徐州医学院签订建立麻醉学研究生培养基地协议书，徐州医学院麻醉学硕士研究生培养基地在市一医院挂牌，市一医院麻醉科主任潘道波被聘为徐州医学院麻醉学硕士生导师。至 2008 年，先后有 4 名徐州医学院麻醉专业硕士研究生在该院临床培养，并通过毕业论文答辩。

5 月 15—16 日，中共中央政治局常委、国家副主席曾庆红考察农村党员保持先进性教育活动、防治非典和防汛工作，期间考察了桃源县桃花源中心卫生院，并与职工合影。

7 月 30 日，新生儿乙肝疫苗接种纳入儿童计划免疫，“四苗防六病”扩展到“五苗防七病”*。

7 月，市卫生局下文，全市全面取消家庭接生员。

* “四苗防六病”指儿童基础免疫程序要求接种卡介苗、麻疹疫苗、脊髓灰质炎活疫苗和百白破混合制剂以预防结核、麻疹、脊髓灰质炎、百日咳、白喉和破伤风。“五苗防七病”接种疫苗增加乙肝疫苗，所预防疾病增加乙肝。

8月11—12日，卫生部副部长马晓伟率领卫生部、农业部、水利部、国家林业局组成的国务院血防工作检查组考察汉寿县血防工作，湖南省副省长甘霖、常德市委副书记刘本之、副市长张元英陪同。

10月，第一轮FIDELIS结核病控制项目在常德市启动。2005年6月，第二轮FIDELIS结核病控制项目在常德市启动。

11月5日，市一医院选送的“肝移植”等10个项目在全省新技术、新产品交易会上获8金1银9项大奖。

是年，市一医院感染科李德辉为主采用“人工肝”治疗重症肝炎、高胆红素血症、全身炎症反应综合症、多器官功能衰竭、高脂血症等获得良好效果。

是年，市一医院骨科毛坤祥、王劲等完成全市首例人工骨关节肱骨头置换术。

2004年

1月，常德职业技术学院护理专业通过省教育厅改革试点专业评估，被确定为“国家技能型紧缺人才”重点建设专业。2月27日，该院被教育部、卫生部确定为护理专业领域技能型紧缺人才培养培训院校。

4月23日，年轻妈妈陈章红在市妇幼保健院采取水中分娩方式顺利产下一名3.15千克重男婴，市妇幼保健院成为全国继上海长宁区妇幼保健院之后第二家掌握该项技术的医院。

5月12日，市委、市政府印发《常德市血吸虫病防治机构改革方案》，将血防工作纳入“大卫生”管理，市、区县（市）血防办与同级卫生局合并。

6月17—18日，农业部副部长齐景发率领由农业部、卫生部、水利部、科技部、民政部、林业部、复旦大学等7个部门组成的国务院血防“春查”组到安乡县黄家台实地察看“沟渠硬化灭螺”“水改旱灭螺”“开挖精养鱼池灭螺”现场，并深入农户家中询问人群血吸虫病感染与化疗情况。湖南省副省长杨泰波、省卫生厅厅长刘家望、常德市市长陈君文等陪同。

7月，湖南省爱卫会授予石门县楚江镇黄泥岗村“省级卫生村”称号，为全省第一批省级卫生村。

8月10日，市长陈君文考察城区血防工作，到市五医院慰问晚期血吸虫病人余红英，考察鼎城区灌溪镇中心村灭螺现场。

9月29日，市一医院成功为29岁四川籍女子李敏实施心脏移植术，为省内第四例，省内地市级医院首例。

11月2日，副省长甘霖考察澧县澧州医院，启动湖南省晚期血吸虫病患者救助国家项目，并慰问晚期血吸虫病人。

11月，澧县开始新型农村合作医疗（简称新农合）试点。2005年，鼎城区、临澧县、石门县列入新农合试点县。2007 年，桃源县、安乡县、汉寿县、津市市纳入新农合试点县（市）。2008 年，武陵区列入新农合试点，新农合覆盖全市农村。

12 月 21 日 7 时许，鼎城区武陵镇桥南市场发生大火灾。市卫生局紧急组织市一医院、市一中医院、市一医院德山分院、市第三、第四、第五、第六医院、市妇幼保健院、市疾控中心、鼎城区人民医院、桃源县人民医院等 13 家医疗卫生单位投入救护，市一医院与市一中医院联手抢救在废墟中掩埋 6 个多小时的消防战士叶虎，湘雅医院烧伤科专家组抵达常德指导救治，使叶虎转危为安。

12 月，全国爱卫会命名石门县城、澧县县城为国家卫生县城，为常德市第一批国家卫生县城。

是年，利用国债资金和省政府专项资金，加上市、县政府补助，共投资 1016 万元，其中国债资金 600 万元、省专项资金 180 万元，安乡县、石门县、临澧县、澧县、汉寿县、桃源县、鼎城区、津市市疾控中心和市疾控中心新建或维修改造业务用房共 20680 平方米。

是年，市一医院德山分院利用国债资金 1170 万元新建独立传染病区 11400 平方米。临澧县、安乡县、石门县、澧县、汉寿县、桃源县、津市市利用国债资金 616 万元新建或维修改造传染病区 8000 平方米。

2005 年

1 月，卫生部将安乡县列为血吸虫病综合治理重点项目联系点，实施以“淘汰牛羊、封洲禁牧”为重点的传染源控制策略。

3 月，市卫生局组织评选出全市十佳医学专家、十佳医务工作者、十佳护理工作者、十佳防保工作者、十佳卫生监督工作者、十佳血防工作者、十佳卫生管理工作者、十佳乡镇卫生院院长。

3 月，澧县人民医院建立湖南省第三家、常德市第一家县级医院心血管、肿瘤、周围血管介入治疗中心。

5 月 10 日，南华大学预防医学常德实习基地在常德市疾控中心挂牌，市政府副市长张元英、市卫生局局长郑家火等出席庆典并讲话。

5 月 21 日，一名罕见的巨大腹主动脉瘤患者在市一医院普外科接受腹主动脉瘤切除术获得成功，为湖南地市级医院首例。

5 月，市卫生局下文撤销安乡、临澧、桃源三县中心血库，其血液采集、制备、检测、供应随即终止。

6 月，市中心血站实现采供血 100%来源于无偿献血。

8 月 22 日，中瑞 SIDA100%使用安全套项目在常德市启动。

9 月 5—8 日，省人大常委会副主任唐之享偕省人大教科文卫委员会、省卫生厅等领导组成的省人大《血防条例》执法调研组一行10人考察汉寿县蒋家嘴血防站、沧港血防站、县血吸虫病专科医院、沧港乡卫生院、鼎城区蒿子港血防站、蒿子港乡卫生院、牛鼻滩血防站等单位，看望住院的血吸虫病人，向住院手术的8名晚期血吸虫病患者各赠送500元慰问金，并决定省、市按6∶4的比例拿出经费40万元用于解决北拐村居民饮用水问题。

9月28日，市一医院为一患有风湿性心脏病二尖瓣狭窄、主动脉关闭不全的女性患者行心脏手术前心跳骤停，经胸外按压73分钟、7次电击除颤后心脏复苏，顺利实施心脏双瓣置换手术，术后患者恢复良好。

10月25日，鼎城区斗姆湖镇南沅村一农户饲养的鸭子突然死亡5只，尔后几天周围农户相继出现鸡鸭死亡情况，经市疾控中心确定为疑似禽流感疫情，系常德市首次禽类禽流感流行。

11月，市疾控中心实验室首次分离出2株甲1型流感病毒。

是年，市一医院外科吴吉明、张骥等完成首例冠状动脉搭桥手术。

是年，市一医院外科吴吉明、胡剑鹏等分别为母子两人成功进行升主动脉置换+主动脉瓣置换+冠状动脉移植术，属国内罕见。

1988—2005年，全市共投入资金16970.06万元，其中国家投入3511.92万元、集体投入4680.36万元、农民自筹8420.31万元、其他渠道投入（主要是捐赠）357.47万元，新建农村自来水工程903处，新增改水受益人口210.13万人，占2005年全市农村总人口的48.19%；打手压泵井16.4万口，新增受益人口65.81万人，占农村总人口的15.09%。

1988—2005年，常德卫校先后举办的21个专业共毕业学生21205人，为该校1951年建校至1987年毕业人数的3倍。

2006年

4月14日，常德市疾控中心“潲水油鉴别检验方法研究”科研项目通过专家鉴定，达到国内领先水平。

5月12日，常德市公共卫生紧急救援指挥中心正式运行。

5月15日，市编委常编发〔2006〕10号文件同意市三医院由武陵区整体移交常德职业技术学院，改称常德职业技术学院附属第一医院，原学院附属医院改称附属第二医院。

9月4日，常德市疾控中心流感监测实验室通过国家疾控中心专家组评估验收，成为国家流感监测网络实验室。

11月9日，市卫生局党委印发《关于开展向黄绍华同志学习的决定》。次年1月，中共常德市委作出决定，号召全市各级党组织和广大干部群众向黄绍华学习。

12月中、下旬，市政府、市卫生局争取中央补助资金300万元，在全市血吸虫病疫区一、二类村改造卫生厕所1.2万座。

是年，澧县人民医院报告1例输入性登革热。2009年，澧县报告第2例输入性登革热。2011 年 9 月 7 日，广州市新海医院报告 2 例输入性登革热，均为澧县人，均自印度打工回国后直接从白云机场入住当地新海医院。

2007 年

1 月 6 日，中英艾滋病项目在澧县启动实施。

1 月，全市乡镇卫生院传染病和死亡病例网络直报工作全面启动。

5 月 17 日，中共中央政治局常委李长春到常德市考察农村工作时，在武陵区芦荻山乡芦山村卫生室了解村卫生室建设和农民就医情况，市委书记武吉海等陪同。

5 月 18 日，常德市疾控中心被国家疾控中心确定为全国城市生活饮用水监测网络试点单位。

上半年，常德市多家医院发现有一批外省患者在医院就医时点名要开二氢埃托啡，怀疑其套取麻醉药品。市卫生局与市禁毒部门联系后，由此追踪到一起全国性套取、贩卖麻醉药品大案，受到禁毒部门表扬。

8 月 17 日，副市长张元英在临澧县主持召开澧县、临澧、石门三县血防联防联控工作会议，市血防办主任皮辉、三县分管副县长及县血防办主任参加。

10 月 10 日，市政府出台《关于加强新型农村合作医疗管理的意见》。

10 月，市委、市政府确定的新农村示范片 65 个村卫生室建设全部达标。

10 月，市爱卫会争取中央补助资金 1900 万元，改造农村卫生厕所 4.37 万座。

是年，市政府将社区卫生服务机构建设纳入为民办实事的内容。武陵区、鼎城区和津市市建成 15 个社区卫生服务中心、64 个社区卫生服务站。

是年，市卫生局争取省政府专项资金 1445 万元，为全市乡镇卫生院装备医疗器械 X 光机、B 超、心电监护仪等 729 台件。

2008 年

1 月 12 日至 2 月 5 日，中国南方发生特大冰灾。常德市卫生局发出《关于做好冰雪灾害天气医疗救护工作的紧急通知》，利用各种媒体广泛开展防冻防滑防伤病健康教育。各医疗机构制定应对紧急预案，组建救护医疗队，救护车 24 小时待命。期间，市紧急救援中心救护病人 1002 人次。

2 月 22 日，中央电视台财经频道“讲述”栏目报道市一医院医护人员克服重重困难，竭尽全力救治鼎城区中河口乡一名危重新生儿的事迹。

5 月 1 日，安乡县陈家嘴镇发生首例手足口病。是年，全市发生手足口病 2414 例，死亡 3 例。

5 月 12 日，四川省汶川地震发生后，常德市先后派出 2 支救护车队、8 支医疗队赴四川省都江堰、彭州市、理县灾区转运、救护伤员，进行灾区消毒和帮助当地医疗卫生单位重建。

5月13日，中南大学批准市一医院为中南大学临床医学研究生培养基地，并从2009年1月开始招收、培养硕士研究生。至2012年，培养硕士研究生计有：普外科4人、神经外科4人、神经内科5人、心血管内科3人、内分泌专业4人。

8月25日，常德市首次开展区县（市）集中空调通风系统卫生监测，查出嗜肺军团菌4份。

9月17—18日，全国政协常委、教科文卫体委员会副主任、宋庆龄基金会副主席张文康带队的全国政协教科文卫体委员会农村卫生工作专题调研组到汉寿县、安乡县考察。

9月21—24日，澧县代表常德市接受国家血吸虫病疫情控制达标考核验收，顺利通过国家2004—2008年血吸虫病综合治理疫情达标考核验收。是年，全市血吸虫病疫情达到国家血吸虫病疫情控制标准（居民粪检阳性率5%以下）。

11月27日，劳动和社会保障部专家到市职业病防治所调研职业病旧病复发医疗管理工作。

11月30日至12月2日，省卫生厅副厅长黄顺玲一行5人到常德市检查卫生系统为民办实事落实情况和卫生目标管理工作。

11月25—30日，中医中药中国行大型科普宣传活动在常德市举行。

是年起，中央和地方各级财政为城市社区卫生服务机构安排公共卫生服务专项补助资金，按服务人口每人每年15元补助，由各地根据社区卫生服务机构服务人口及所提供的公共卫生服务绩效考核下拨。

是年，全市完成10个社区卫生服务中心的改造建设，改造维修房屋13374.1平方米。

是年，培训农村卫生技术人员3717人，其中乡镇卫生院卫生管理干部、护士长、中医人员621人，乡村医生3096人，培训社区卫生技术人员589人。

1988—2008年，常德市共向西藏派出援藏医疗队员36人。

2004—2008年，全市累计投资8000多万元，新建、改建、扩建乡镇卫生院业务用房23.7万平方米。

2009年

2月12日，常德市正式实施《中国结核病防治规划实施工作指南（新）》。

2月23日，卫生部副部长尹力、湖南省副省长郭开朗一行到安乡县考察血防工作，调研启动“卫生部与湖南省联合防控血吸虫病防治项目”，常德市委副书记曹儒国、副市长万成贞陪同。

3月4日，常德职业技术学院附二医院朱家万施行湖南省首例单孔腹腔镜胆囊切除手术成功。至2012年，该院施行单孔腹腔镜手术500余例，患者术后恢复良好。

3月16日，卫生部正式批准常德市疾控中心流感监测网络实验室为国家级流感监测网络实验室，市一医院和市妇幼保健院为国家级流感监测哨点医院。

3 月 25 日，常德市启动麻疹疫苗强化免疫。全市接种儿童 68.97 万人，接种率 98.05%，通过国家和省级评估。

4 月 1 日起，国家对农村孕产妇住院分娩实行补助，全市住院分娩率逐年上升，2011 年、2012 年均为 100%，无新生儿破伤风发生。

7—9 月，市卫生局、市人事局在全市评选十大名老中医、十佳医生、十佳护士、十佳公卫人员、十佳乡镇卫生院院长。11 月 13 日，市卫生局、市人事局公示十大名老中医、十佳医生、十佳护士、十佳公卫人员、十佳乡镇卫生院院长评选结果。

8 月 18 日，省委、省政府下发《关于在全省免费开展婚前医学检查的通知》。9 月 1 日起在全市推行免费婚前医学检查，检查费用由政府承担。2011—2012 年，全市婚检率保持在 60%以上。

9 月 28 日，市中心血站在全省率先建立 HRZK 储血冷库，年储血量从 9 吨增至 25 吨。

12 月，市妇幼保健院按《中国 7 岁以下儿童生长发育参照标准》对 2008 年新生儿健康状况进行回顾性调查。

是年，全市散发手足口病 4478 例，无死亡。散发甲型 H1N1 流感 758 例，死亡 1 例。

是年，世界银行顾问、经济学家阿尔伯特·帕克、国家人口计生委人事司巡视员李春敏一行到临澧县进行人口早期教育情况考察。

是年起，中央和各级财政按村卫生室服务人口每人每年 15 元标准发放村卫生室劳务补助。

2005—2009 年，全市总投资 11728.3 万元，其中国债资金 4691 万元、省专项资金 420 万元、市、县配套资金 1933.9 万元、单位自筹 4683.4 万元，为全市 218 所乡镇卫生院新建业务用房 54389.4 平方米，改扩建 61987.4 平方米，维修改造 163202 平方米，乡镇卫生院面貌焕然一新。

2010 年

1 月 29 日，武陵区、安乡县 32 家基层医疗机构正式启动基本药物制度，同时启动以省为单位基本药物网上统一招标采购，中标企业统一配送，统一进药台账，统一销售台账，统一零差率销售。12 月 31 日前，津市市、汉寿县、石门县、鼎城区启动实施基本药物制度。

3 月 3 日，市卫生局机关被市政府评为“十佳人民满意机关”，局疾控科科长、应急办主任徐春华被评为“十佳人民满意公仆”。

4 月 19 日，在省人民医院心内科专家宁忠平指导下，石门县人民医院范良军、梁传亮成功为一例急性广泛前壁心肌梗死患者经股动脉入路行主动脉球囊反搏术，系常德市第二例，常德市县级医院第一例。

4月20日，中国全球基金艾滋病项目在湖南正式启动。常德市及所辖鼎城区、石门县、临澧县、澧县、桃源县、安乡县、津市市被列为国家艾滋病国际合作项目综合示范区。

5月30日，中共常德市委、常德市人民政府印发《关于加快中医药发展的实施意见》。

7月1日，国家儿童免疫规划扩展至14种疫苗预防15种疾病。

8月6—7日，全市中医药发展大会在芷园宾馆芷园会堂召开。市长陈文浩主持会议，市委书记卿渐伟讲话，副市长万成贞作工作报告。

8月11日，澧县、津市市各报告霍乱1例，另发现1例霍乱弧菌无症状携带者。3例均确诊为O_{139}型，经查与进食带有霍乱弧菌的甲鱼相关。

10月16日，市卫生局印发《常德市2010年基本公共卫生服务项目管理实施方案》及《常德市2010年基本公共卫生服务项目绩效考核方案》，9项基本公共卫生服务项目全面启动。

10月，郑家火任局党委书记，主持全面工作。马慧任常德市卫生局局长，负责卫生行政工作。

12月14—15日，省卫生厅党组副书记、常务副厅长陈小春带队到常德市武陵区、石门县、澧县等地考察公共卫生、项目建设、医院管理、基本药物制度实施等工作。

是年，全市共发生手足口病9641例，其中重症病例263例，死亡3例。

是年起，向计划怀孕者和孕妇免费发放叶酸以预防胎儿神经管畸形。2012年，计划怀孕者和孕妇叶酸服用率95.86%。

2011年

3月9日，市疾控中心检测市城区、桃源县、临澧县62份食品样品的化学污染物、食源性致病菌，标志食品安全风险监测工作在常德市全面启动。

3月15日，在全市建设人民满意政府工作会议上，市卫生局再次被评为“常德市十佳人民满意机关”。

3月22日，市卫生局、市药监局、市经委、市畜牧水产局联合制定《全市抗菌药物联合整治工作实施方案》，要求严格执行卫生部发出的《关于进一步加强抗菌药物临床应用管理的通知》，针对人用和兽用抗菌药物的生产、流通、使用各环节中存在的问题开展专项治理。

3月23日，全省血防工作现场会在安乡县召开。副市长万成贞参加会议并讲话，安乡县政府作典型发言。

4月15日，市卫生局制定《常德市医疗卫生单位住院医师规范化培训实施方案》，凡各类医疗机构具有临床医学专科及以上学历者均须参加住院医师规范化培训。

5月17—20日，省政协副主席龚建明、省卫生厅党组书记肖策群到常德市调研医改工作。

6月20日，全市9个区县（市）所有乡镇卫生院和社区卫生服务中心全部启动实施国家基本药物制度。实施基本药物制度后，基层医疗机构门急诊次均费用从实施前39元降至25.8元，住院日均费用从80元降至40.5元。随后，全市3699家村卫生室全部实行基本药物制度。

7月15日，省卫生厅纪检组长陈明松带队到常德市卫生系统进行绩效评估与为民办实事工作督查。

8月28日，市疾控中心首次在婴儿奶粉中分离出1株阪崎杆菌，对于加强婴幼儿配方奶粉安全监管具有实际意义。

8月22日至9月6日，鼎城区、桃源县完成湖南省“中国老年健康影响因素跟踪调查2011年现场调查项目”。

10月9日至12月上旬，武陵区开展“湖南省2011年中国居民营养与健康状况监测调查”，完成6个居委会450户1334人的调查任务。

是年，全市农民新农合参合率达98.03%，筹资水平提高到每人200元，个人缴费提高到30元，一、二、三级医院补偿比例分别提高到80%、70%、65%，市外医院60%，市级医院起付线降至500元。全市均实现门诊统筹，按照“总量控制，按月预付，超支不补，结余滚存”原则进行管理。各级医院新农合实际平均补偿率达到63.18%。

是年，乳腺癌、宫颈癌、重症精神病、终末期肾病以及耐多药结核病、聋儿人工耳蜗植入列入农村重大疾病医疗救治范围，新农合住院补偿比例提高到70%。扩大先心病救治范围，提高先心病、白血病住院补偿比例。

是年，根据国务院文件和省政府关于清理化解基层医疗机构债务有关精神，常德市全面清理乡镇卫生院和城市社区卫生服务中心房屋维修改造和设备购置上发生的债务，截至2011年7月5日，全市基层医疗机构债务33743.62万元，自2012年起由中央和各级政府拨款逐步清偿。

2007—2011年，临澧县、石门县、澧县、鼎城区、桃源县、安乡县先后成为全省乡镇卫生院产科建设合格县。

1989—2011年，全市累计普查宫颈癌、乳腺癌5195766人次，相当于每位成年已婚女性平均检查6.63次。查出宫颈癌1670人、乳腺癌561人。

2012年

2月，经国家中医药管理局复评，临澧县再次被确认为全国农村中医药工作先进县。

3月21日，在全市建设人民满意工作会议上，市卫生局获“人民满意标兵单位”称号，局党委副书记、常务副局长陈寿林获“2011年度十佳人民满意公仆”称号。

6月11—13日，全国政协提案委员会副主任王瑞祥，卫生部副部长、国家中医药管理局局长王国强带队到常德市调研基层中医药服务能力建设。12 日，看望汉寿县中医医院名老中医曾宪贵。

7 月，全市儿童保健门诊规范化建设现场会在临澧县召开。

8 月 2—3 日，全市公共卫生服务项目推进会在临澧县召开，各区县（市）卫生局分管副局长、疾控股长参加会议，省卫生厅副厅长黄顺玲出席会议并讲话。

11 月 12 日，中央电视台“寻找最美乡村医生”栏目组到桃源县黄石镇寨坡村采访乡村医生张碧银。

12 月 5 日，国家中医药管理局命名石门县、澧县、安乡县为全国农村中医药工作先进县，澧县人民医院为全国综合医院中医药工作示范单位。

12 月 19 日，俄罗斯国家环境卫生研究所一行 6 人到常德考察常德市城市供水监测工作。

12 月 20—21 日，卫生部部长陈竺到常德市考察卫生工作，实地查看市疾控中心和安乡县血防工作情况，给予常德市血防工作高度肯定。湖南省副省长李友志、常德市委书记卿渐伟、市长陈文浩陪同。

12 月，石门县妇幼保健院通过二级甲等专科医院评审，为常德市妇幼保健院中第一家。

是年，市中心血站血液检测实验室被卫生部认定为核酸检测试点单位，为湖南省地级市中心血站首家。

2008—2012 年，全市按照省卫生厅制定的村卫生室建设标准，完成村卫生室建设 3397 个，占村卫生室总数的 91.10%。

12 月 31 日零时，石门县人民医院、中医医院、妇幼保健院同步启动除中药饮片外所有药品零差率销售，同时部分治疗费、手术费、中医类项目在原基础上分别增加 30%、30%和 50%，护理费按护理等级、床位费按病床数也分别调增，CT、核磁共振等大型检查费用则降低 10%。运行一个月，门诊人均药品费同比下降 24.6%，出院者平均药品费同比下降 28.4%，药品收入占医疗收入的比重同比下降 8%，药品让利 200 多万元，门诊诊查费让利 15 万元。

1990—2012 年，常德市农村改厕共投入 38905.24 万元，其中国家投入 12914.7 万元、集体投入 2226.53 万元、农民自筹 23249.51 万元、其他渠道投入 514.5 万元，改三格式卫生厕所 38.16 万座、三联沼气池式厕所 22.36 万座、其他各类厕所（二格式、完整下水道等）25.12 万座，累计改厕 85.64 万座，农村卫生厕所普及率 59.25%，无害化卫生厕所普及率 41.87%。

2006—2012 年，全市投入 74969.56 万元，其中国家投入 56532.83 万元、集体投入 5358.68 万元、农民自筹 10751.38 万元、其他渠道投入 2326.67 万元，新建自来水工程 367 处，新增改水受益人口 121.54 万人。

第一篇《

机构、队伍与经费

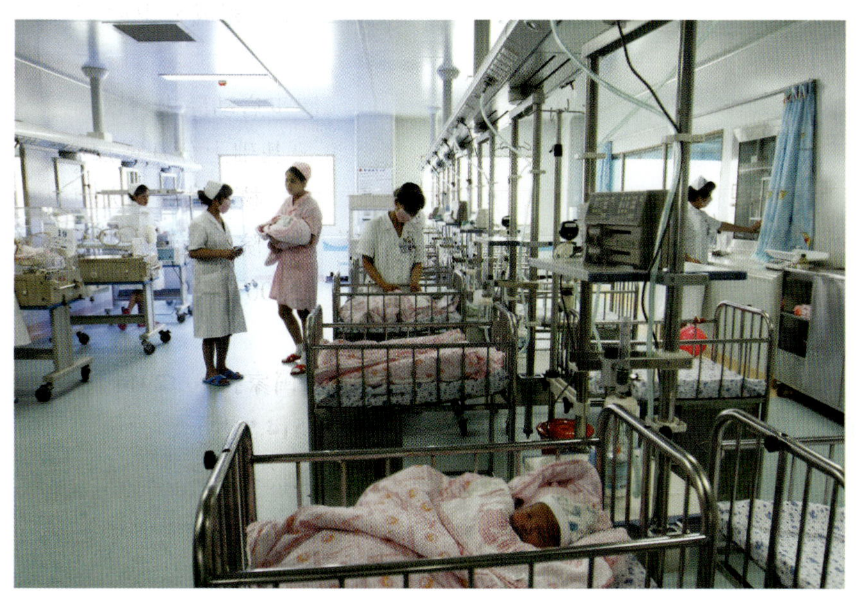

第一章　卫生行政机构

第一节　市级卫生行政机构

一　常德市卫生局

（一）机构编制

1988 年 4 月 18 日，湖南省政府通知撤销常德地区，建省辖常德市。7 月，常德地区卫生局更名为常德市卫生局，仍为正处级。人员编制 31 人，设局长 1 人、副局长 3 人。承担全市卫生工作计划、组织、指导、协调、控制等职能；对市直医疗卫生单位用人、安全保卫、职工教育、思想政治工作、劳动工资、计财及各项医疗、防疫等业务工作进行直接管理。办公地址设在市城区高山街。

1995 年 10 月 22 日，市编委常编发〔1995〕32 号文《常德市卫生局职能配置、内设机构和人员编制方案》明确常德市卫生局为市人民政府组成机构。核定市卫生局机关行政编制 22 人，其中局长 1 人、副局长 3 人、纪委书记 1 人、正副科长（主任）11 人、其他工作人员 6 人，另有机关后勤服务人员事业编制 2 人。明确其主要职责是：按照国民经济和社会发展总体规划以及卫生工作方针，强化对全市卫生工作的宏观管理与业务指导及职业道德建设。根据国民经济和社会发展的统一要求，制订全市卫生工作方针、政策，全市卫生事业发展总体规划和战略目标及重大疾病防治规划，并督促实施。围绕卫生工作的战略重点，统筹兼顾，实施行业管理，协调发展全市卫生事业，防病治病，提高人民健康素质。起草、制订地方性卫生技术标准和全市卫生部门规章制度，对全市各行业和单位卫生实施监督检查，负责全市医疗行政管理工作，制订全市医学科研计划，组织科研课题协作攻关和科技成果、新技术推广应用，负责全市卫生系统医药卫生人员培训。制订中医事业发展规划，对中医、中西医结合和民族医学实施管理。主管全市药政工作，保障人民用药安全。组织调度好重大突发事件、自然灾害中的医疗抢救和疫情防制、扑灭工作。负责全市卫生统计、会计年报、大型设备配置等有关工作。协同有关部门研究制订社会医疗保险制度和管理公费医疗工作。负责卫生行业精神文明建设。开展全民健康教育，普及卫生科普知识。重点加强政策法规、综合规划、监督执法、信息服务、目标管理和国际合作等工作。弱化对直属事业单位的直接管理，把专业技术性和服务性强的工作转移到学会、协会和下属单位承办。宏观管理指导全市爱国卫生工作和血防工作，管理市爱卫办和市血防办；承办市人民政府和上级卫生部门交办的其他事项。

2001年上半年，市卫生局从市城区高山街搬迁至长庚路中段28号市中心血站院内办公。

12月6日，市政府常政办发〔2001〕71号文批准《常德市卫生局职能配置、内设机构和人员编制规定》，明确市卫生局是主管全市卫生工作的市人民政府工作部门，保留常德市爱国卫生运动委员会办公室牌子（简称市爱卫办）。核定市卫生局行政编制为27人(其中市爱卫办5人)，包括局长1人、副局长4人（含市爱卫办专职领导1人)、纪委书记1人、工会主席1人、正副科级领导职数13人、其他工作人员7人。另有机关后勤服务事业编制3人(其中市爱卫办1人)。并对其职能作如下调整：

1.将药政、药检、药品监督管理职能划给市药品监督管理局，将公费医疗管理职能划给市劳动和社会保障局。

2.将市劳动和社会保障局职业卫生安全监察职能划入市卫生局。

3.将卫生建设项目的具体实施、质量控制规范的认证、专业技术培训及考试、卫生信息网络的建设与服务、卫生专业技术人才流动与下岗分流人员的培训和卫生机构、科研成果、相关产品的评审等辅助性与技术性的具体工作交给事业单位和社会团体。

4.增加负责制订社区卫生服务发展规划和服务标准，指导卫生规划的实施；实施农村卫生、妇幼卫生工作规划和政策措施；研究指导医疗机构改革，监督实施医务人员执业标准、医疗质量标准和服务规范；依法监督管理采供血机构的采供血及临床用血质量；组织实施农村改水改厕；组织协调开展创建卫生城市、卫生县城、卫生镇、卫生村和创建省、市级文明卫生单位的工作；负责管理全市除“四害”工作；按照规定管理有关干部的医疗工作；管理市血吸虫病防治领导小组办公室等职能。

2003年下半年，市卫生局从长庚路市中心血站院内搬迁至市城区柳叶大道中段新建成的办公大楼内。

2010年12月21日，市政府常政办发〔2010〕50号文规定市卫生局机关编制为37人(行政编制35人、血防办事业编制2人)，其中：局长1人、副局长3人（含市爱卫办专职领导1人)、纪委书记1人、工会主席1人、总会计师1人、血防办主任1人、正科级领导职数12人（含机关党委专职副书记、团委书记、正科级党风廉政建设联络员各1人)，副科级领导职数4人、其他工作人员13人。血防办全额拨款事业编制实行动态管理，人员只出不进，编制相应核减。另有机关后勤服务事业编制4人（其中市爱卫办、市血防办各1人)。再次调整市卫生局职责：取消已由市人民政府公布取消的行政审批事项；将医药卫生行业科技成果鉴定工作、医疗事故、医疗纠纷、预防接种的技术鉴定等职责交给有关中介组织；将食品卫生许可、餐饮业、食堂等消费环节食品安全监管和保健食品、化妆品卫生监督管理的职责划给市食品药品监督管理局；增加组织实施基本药物制度职责；增加食品安全风险评估、食品安全标准制定、食品安全信息发布有关职责；深化医药卫生体制改革，坚持公共医疗卫生的公益性质，坚持预防为主、以农村为重点、中西医并重的方针，坚持为人民健康服务方向。明确其他事项有：市卫生局保留市爱卫办牌子；管理市一医院、市一中医医院、市卫生监督局、市二医院、市疾病预防控制中心、市妇幼保健院、市血吸虫病专科医院；负责受理重大食品安全事故报告，开展应急救援工作，调查并提出处理报告；负责对国家制定的食品生产、流通环节的卫生规范和条件等实施监督；与市安全生产监督管理局、市煤炭生产安全管理局按照职责分工，加强配合，共同做好职业病预防、保健、检查和救治及化学品毒性鉴定工作等。

（二）内设机构

1988 年 10 月 13 日，常编发〔1988〕72 号文同意市卫生局内设办公室、人事教育科、医政科、卫生防疫科、科技科、中医科、血防科、计财科、监察室。

1991 年 5 月，卫生防疫科更名为预防保健科。7 月，在局办公室加挂法制科牌子。常编办直〔1991〕58 号文同意成立常德市医药卫生科技成果推广站，正科级，归口市卫生局领导，核定事业编制 6 人。

1995 年 10 月，市卫生局内设职能科室 7 个：其中人事教育科更名人事科（加挂党委办公室牌子）、计财科更名计划财务科、科技科更名科技教育科；新设纪委（含监察室），不再设血防科。时市卫生局直属事业机构市公费医疗管理委员会办公室维持事业编制 6 人，市医药卫生科技成果推广站维持事业编制 6 人。

1997 年 4 月，法制科与办公室分开，独立设置。

2001 年 12 月，市政府常政办发〔2001〕71 号文明确市卫生局内设办公室等 8 个职能科室，其中计划财务科更名规划财务科，医政科加挂中医科牌子，原中医科职责同时合并到医政科；预防保健科更名疾病控制科；新设基层卫生与妇幼保健科；人事科更名组织人事科，不再加挂党委办公室牌子；法制科更名卫生法制与监督科、监察室（与纪委合署办公）。另常德市医药卫生科技成果推广站更名为常德市医药卫生科技教育管理办公室（简称科教办），正科级，由市卫生局管理，核定全额拨款事业编制 5 人，管理人员实行公务员制度。

2002 年 11 月，成立常德市干部保健委员会，下设办公室，挂靠市卫生局。2003 年 11 月，成立干部保健科。

2005 年 8 月 30 日，设立市公共卫生紧急救援指挥中心（呼号 120），核定全额拨款事业编制 2 名。2012 年 3 月，加挂“卫生应急办”牌子（市编委未下文），原属疾病预防控制科的公共卫生应急职能划归应急办，其办公地点设在市卫生局办公楼 7 楼。

2007 年 1 月 29 日，常编办〔2007〕8 号文同意设立市城镇社区卫生管理办公室，为具有行政职能的正科级事业单位，归口市卫生局管理。

2008 年 1 月，常编发〔2008〕1 号文同意市卫生局加挂市中医药管理局牌子，但一直未正式挂牌。2010 年 3 月，市编委批复单独设立常德市中医药管理处，为市卫生局管理的具有行政职能的正科级事业单位，核定全额拨款事业编制 3 人，医政科不再加挂中医科牌子，并于 12 月通知市卫生局不再保留市中医药管理局牌子。2012 年 12 月，常编发〔2012〕32 号文同意市中医药管理处更名市中医药管理局，升格为副处级事业单位，仍归口市卫生局管理。

2008 年 12 月 8 日，常编办〔2008〕147 号文同意基层卫生与妇幼保健科更名为农村卫生科；市城镇社区卫生管理办公室更名为市妇幼保健与城镇社区卫生管理办公室。两机构更名后其机构级别、人员编制等维持不变。

2010 年 10 月，市编委批复设立市基本药物监督管理办公室，为市卫生局管理的正科级事业单位，核定全额拨款事业编制 3 人。12 月，市政府常政办发〔2010〕50 号文批准市卫生局内设 8 个机构。组织人事科更名人事科，农村卫生科并入医政科；疾病控制科更名疾病预防控制科，取消原赋予的统筹协调健康教育工作职能；市血防办又划为市卫生局内设机构；增设机关党委和行政许可办公室。

2011 年 9 月 20 日，市编委常编办〔2011〕183 号文同意设立市卫生局统计信息中心，为市卫生局管理的正科级事业单位。11 月 17 日，市基本药物监督管理办公室加挂市药品集中采购管理办公室牌子，并增加全额拨款事业编制 2 人。

2012 年年底，市卫生局共设办公室等 19 个内设机构，行政编制 35 人，另有机关后勤服务全额拨款事业编制 4 人。

表 1-1-1-1　1988—2012 年常德市卫生局历届领导班子一览表

姓　名	性别	出生年月	籍贯	任　职	任职时间
龙森泉	男	1938	长沙市	局长 党组书记	1984.10—1991.9 1990.3—1991.9
李宗政	男	1946.5	慈利县	副局长、副书记	1986.8—1988.11
蔡国华	男	1946.4	武陵区	副局长 党组成员 党委委员	1983.9—2001.8 1990.3—1993.7 1993.7—2001.8
陈兴祥	男	1944.8	安乡县	纪检组长 副局长 党组成员 党委副书记、常务副局长	1987.12—1989.1 1989.1—2001.1 1990.3—1993.7 1993.7—2001.1

续上表

姓　名	性别	出生年月	籍贯	任　职	任职时间
漆作全	男	1947.5	澧县	党组成员 工会主席 党委委员 纪委书记	1990.10—1993.7 1990.10—1991.9 1993.7—2002.12 1991.10—2002.12
熊昌本	男	1951.6	常德市	副局长 党组成员 党委委员	1991.1—1997.10 1991.5—1993.7 1993.7—1997.10
蒋祖建	女	1946.12	临澧县	副局长、党组成员 局长、党组书记 局长、党委书记	1990.1—1991.9 1991.9—1993.7 1993.7—1998.3
钱雪峰	男	1944.3	津市市	工会主席、党组成员 工会主席、党委委员	1991.9—1993.7 1993.7—2001.1
俞长林	男	1952.7	澧县	党组成员 市爱卫办主任 党委委员	1991.9—1993.7 1991.9—1995.8 1993.7—1995.8
杨其芳	女	1951.12	安乡县	党委委员 市爱卫办主任	1995.8—1998.5
张湘林	男	1947.12	武陵区	局长、党委书记	1998.3—2003.2
赵娜莲	女	1951.12	武陵区	党委委员 爱卫办主任	1998.5—2004.9
刘云霞	女	1951.11	津市市	副局长 党委副书记、常务副局长	1998.12—2004.9 2003.2—2004.9
周德生	男	1958.12	安乡县	副局长 党委副书记	2001.8— 2012.8—
刘庆达	男	1953.9	鼎城区	副局长 党委副书记、常务副局长	2001.8—2009.6 2004.9—2009.6
罗先樵	男	1951.7	鼎城区	副局长	2001.8—2004.8
易建平	女	1961.9	鼎城区	党委委员 工会主席	2001.10—
郑家火	男	1963.2	津市市	局长、党委书记 党委书记	2003.2—2010.10 2010.10—
石瑞来	男	1957.2	鼎城区	纪委书记 党委委员	2003.6—
蒋　琼	男	1958.7	安徽省 天长县	副局长、市爱卫办主任 党委委员	2004.9—

续上表

姓　名	性别	出生年月	籍贯	任　职	任职时间
符中智	男	1961.12	桃源县	副局长、党委委员	2004.9—
皮　辉	男	1952.6	澧县	党委委员、副局长、市血防办主任	2004.9—2007.8
彭元军	男	1960.1	澧县	党委委员、副局长	2006.8—
杨定波	男	1970.9	澧县	局党委委员 市血防办主任	2008.4—
陈寿林	男	1962.10	鼎城区	党委副书记 常务副局长	2009.9—
卢赐清	女	1962.12	澧县	党委委员、总会计师	2009.9—
马　慧	女	1963.1	鼎城区	局长	2010.10—
刘保湘	男	1968.7	鼎城区	副局长	2010.12—
彭　进	男	1962.11	澧县	局党委委员 市疾控中心主任	2012.3—

二　常德市血吸虫病防治领导小组办公室

常德市血吸虫病防治领导小组办公室（简称市血防办），担负全市血吸虫病预防、治疗、疫情监测、血防科研等工作的规划、实施、督导、考核、验收等工作。

（一）机构编制

1988年10月，市编委常编发〔1988〕72号文同意中共常德地委血防领导小组在市卫生局内设血防科（对外称血防办）。

1989年10月31日，根据市委、市政府常发〔1989〕20号文件精神，市编委同意市血防办升格为副处级事业单位，归口市卫生局领导，同时撤销常德市卫生局血防科。人员编制在原有7名事业编制基础上增加3人，经费由地方财政列支。

1990年4月，中共常德地委血防领导小组更名为常德市血吸虫病防治领导小组，由市委副书记吴定宪任组长，副市长刘昌进任副组长，成员18人，贺迪生任市血防办主任。12月13日，常编办批复从市血防院划拨2名事业编制给市血防办，市血防办事业编制增加到12人。

1993年4月20日，调整常德市血防领导小组，市委副书记彭孟芝任组长，刘昌进、莫道宏任副组长，成员 18 人，贺迪生任市血防办主任。10 月 20 日，市委常办通字〔1993〕56 号文同意增补李丰茂、王德盛为市血防领导小组副组长。

1995 年 11 月，市编委常编发〔1995〕59 号文同意市血防办改为市政府直属事业机构，副局级，归口市卫生局管理，仍内设综合科、预防科，核定事业编制 11 人。

1996 年 5 月，根据省委办公厅、省政府办公厅〔1995〕8 号文件精神，市委常办通字〔1996〕25 号文决定将原市血防领导小组调整为市血吸虫病地方病防治工作领导小组，组长由市委副书记王孝忠担任，副组长由副市长刘昌进、市委副书记洪明祥担任，成员 26 人，贺迪生任办公室主任。另增设市地方病防治办公室，市卫生局副局长熊昌本兼任市地方病办公室主任，王兴立、罗先樵任办公室副主任。市地方病防治办公室设在市卫生局。

2001 年 11 月，市政府明确市血防办为市卫生局管理的具有行政职能的副处级事业单位。

2004 年 6 月 18 日，根据湘政办发〔2004〕10 号和常办通字〔2004〕23 号文件精神，将血防工作纳入“大卫生”管理和疾病预防控制体系，突出预防为主职能，建立健全血吸虫病预防控制网络。市编委常编发〔2004〕12 号文决定将市血吸虫病防治领导小组办公室与市卫生局合并。在市卫生局内设市血防办公室，对外称市血吸虫病防治领导小组办公室，是市血吸虫病防治领导小组常设办事机构，对内为市卫生局内设机构。市血吸虫病防治领导小组办公室与市卫生局合并后，原全额拨款事业编制 9 人不变，并实行动态管理，人员编制逐步核减为 5 人。合并后市血防办公室主任进市卫生局领导班子。

2004 年 9 月 8 日，市委常办〔2004〕37 号文决定调整市血吸虫病防治工作领导小组，市委副书记刘本之任组长，副市长张元英、徐万发任副组长，成员 17 人，皮辉任市血防办主任。

2008 年 7 月，市委常办〔2008〕41 号文决定调整市血吸虫病防治工作领导小组，市委副书记曹儒国任组长，副市长万成贞以及贺丽君、陈智慧、郑家火任副组长。杨定波任办公室主任。

2012 年 12 月，市血防办有行政编制 5 人。

1988 年至 2012 年年底，市血防办一直在常德市武陵区洞庭大道西段 77 号办公。

（二）内设机构

1990 年 5 月 25 日，常编办直〔1990〕36 号文同意市血防办内设综合科、预防科。

2004 年 6 月，在市疾病预防控制中心设立血防科，核定全额拨款事业编制 10 人，全部从市五医院连人带编划转。

表 1-1-1-2　1988—2012 年常德市血防领导小组历届组长、副组长一览表

姓名	性别	出生年月	籍　贯	任　　职	任职时间
吴定宪	男	1944	福建省福清市	血防领导小组组长	1990.4—1993.4
刘昌进	男	1942	汉寿县	血防领导小组副组长	1990.4—2004.
彭孟芝	女	1943	汉寿县	血防领导小组组长	1993.4—1996.5
莫道宏	男	1948	鼎城区	血防领导小组副组长	1993.4—1996.5
李丰茂	男	1933	鼎城区	血防领导小组副组长	1993.10—1996.4
王德盛	男	1941.3	武陵区	血防领导小组副组长	1993.10—1996.4
王孝忠	男	1946.9	鼎城区	血防领导小组组长	1996.5—2004.
洪明祥	男	1943	澧　县	血防领导小组副组长	1996.5—2004.
刘本之	男	1950.12	桃源县	血防领导小组组长	2004—2008.7
张元英	女	1954.10	临澧县	血防领导小组副组长	2004—2008.7
徐万发	男	1954.1	鼎城区	血防领导小组副组长	2004—2008.7
曹儒国	男	1954.8	慈利县	血防领导小组组长	2008.7—
万成贞	女	1955.12	澧　县	血防领导小组副组长	2008.7—
贺丽君	男	1964.3	澧　县	血防领导小组副组长	2008.7—
陈智慧	男	1955.11	桃源县	血防领导小组副组长	2008.7—
郑家火	男	1963.2	津　市	血防领导小组副组长	2008.7—

表 1-1-1-3　1988—2012 年常德市血防领导小组办公室历届主任一览表

姓名	性别	出生年月	籍贯	任职	任职时间
蔡汝栋	男	1935	益　阳	血防办主任	1987.2—1990.1
贺迪生	男	1938.6	邵阳市隆回县	血防办主任	1990.1—1996.7
皮　辉	男	1952.6	澧　县	血防办副主任 血防办主任	1990.7—1996.8 1996.8—2008.4
杨定波	男	1970.9	澧　县	血防办主任	2008.4—

三　常德市爱国卫生运动委员会办公室

1988 年 12 月，常德地区爱国卫生运动委员会更名为常德市爱国卫生运动委员会（简称市爱卫会），市委副书记庞道沐任主任委员，委员部门 29 个。下设市爱国卫生运动委员会办公室（简称市爱卫办），副主任贺迪生兼任办公室主任，办公地点设市卫生局内，核定人员编制 5 人。

1990 年 3 月，常德市委调整市爱卫会成员，市委副书记庞道沐续任主任，委员部门 26 个。蒋祖建任市爱卫办主任，办公地点设市卫生局内。8 月，又调整市爱卫会成员，市委副书记吴定宪任主任。是月，市编委下文明确市爱卫办为副处级，核定行政编制 7 人。

1991 年 9 月，俞长林任市爱卫办主任。1992 年 8 月，调整市爱卫会成员，委员部门减至 22 个。

1993 年 6 月，市委、市政府调整常德市创建文明卫生城市委员会和市爱卫会，实行两块牌子、一套人员。吴定宪任主任，委员会下设办公室，副主任袁松阶兼任办公室主任，市爱卫办主任俞长林任专职副主任。对外保留市爱卫办牌子，经费及其渠道、人员及其编制均不变。

1995 年 8 月，杨其芳任市爱卫办主任。9 月，市编委下文，市爱卫办从市卫生局析出，作为市爱卫会常设副处级独立办事机构。10 月，市编委核定市爱卫办机构级别为副局级，复归口市卫生局管理，明确市爱卫办是协助市人民政府主管全市爱国卫生工作的职能部门，核定其行政编制 6 人。

1995 年 10 月，常编委〔1995〕31 号文同意市爱卫办内设综合协调科和检查监督科。核定综合协调科人员编制 3 人（含事业编制 1 人）、检查监督科 2 人。

1996 年 5 月，常编办直〔1996〕28 号文同意成立常德市爱国卫生服务中心，正科级事业单位，归口市爱卫办管理。

1997 年 8 月 26 日，市爱卫办从市城区高山街市卫生局内搬迁至市城区滨湖中路常德市城管大楼内，与市文明办、市城管办合署办公。2003 年下半年又迁回市城区柳叶大道中段市卫生局办公楼内办公。

1998 年 3 月，赵娜莲任市爱卫办主任。5 月，调整市爱卫会组成人员，市长程海波任主任。

2001 年 8 月，市爱卫办并入市卫生局，对外保留市爱卫办牌子，有行政编制 5 人。

2003 年 5 月，市爱卫会调整组成人员，市长陈君文任主任，赵娜莲续任市爱卫办主任。

2009 年 5 月，调整市爱卫会组成人员，市长陈文浩任主任，有副主任 10 人、委员 39 人，蒋琼任市爱卫办主任，办公地点设市卫生局内。

表 1-1-1-4 1988—2012 年常德市爱国卫生运动委员会历届主任、副主任一览表

姓 名	性别	出生年月	籍 贯	职 务	任职时间
庞道沐	男	1942.10	临澧县	主 任	1988.12—1990.8
李 江	男	1950.12	山西省吉县	副主任	1988.12—1990.3
张家界	男	1943.9	武陵区	副主任	1988.12—1992.8
范自立	男	1945.10	长沙县	副主任	1988.12—1990.3
熊继恩	男	1933.9	澧 县	副主任	1988.12—1990.3
龙森泉	男	1938	长沙市	副主任	1988.12—1990.3
贺迪生	男	1938.6	邵阳市隆回县	副主任	1988.11—1990.3
彭孟芝	女	1943	汉寿县	主 任	1990.3—1998.5
李丰茂	男	1933	鼎城区	副主任	1990.3—1998.5
刘昌进	男	1942.9	汉寿县	副主任	1990.3—1993.6
杨功裕	男	1941.11	石门县	副主任	1990.3—1992.8
吴定宪	男	1944	福建省福清市	主 任	1990.8—1998.5
杨万柱	男	1947.5	湖北省松滋县	副主任	1990.8—1998.6
马桂迟	男	1940.9	长沙市	副主任	1990.8—2003.5
蔡长松	男	1941.12	望城县	主 任	1991.6—1993.6
蒯定勋	男	1944.10	桃源县	副主任	1993.6—1998.5
钦时中	男	1941	安乡县	副主任	1993.6—1998.5
楚文学	男	1951	河南省南召县	副主任	1993.6—1996.5
袁松阶	男	1932.6	桃江县	副主任	1993.6—1998.5
程海波	男	1952.12	岳阳市	主 任	1998.5—2003.5
莫道宏	男	1948.2	鼎城区	副主任	1998.5—2003.5
周用金	男	1956.4	安乡县	副主任	1998.5—2009.5
邹克忠	男	1944	江西省	副主任	1998.5—2009.5
杨光宏	男	1947	鼎城区	副主任	1998.5—2003.5
何佑民	男	1951.5	长沙县	副主任	1998.5—2003.5
陈君文	男	1954.7	鼎城区	主 任	2003.5—2009.5
戴军勇	男	1953.6	常德市	副主任	2003.5—2009.5

续上表

姓　名	性别	出生年月	籍　贯	职　务	任职时间
覃清香	女	1954.12	石门县	副主任	2003.5—2009.5
蒋祖建	女	1946.12	临澧县	副主任	2003.5—2009.5
张元英	女	1954.10	临澧县	副主任	2003.5—2009.5
刘剑英	男	1953.3	武冈县	副主任	2003.5—2009.5
李金城	男	1949.1	安乡县	副主任	2003.5—2009.5
朱文良	男	1953.2	平江县	副主任	2003.5—2009.5
陈文浩	男	1961.12	广东省大埔县	主　任	2009.5—2012.12
刘　明	男	1956.9	鼎城区	副主任	2009.5—
欧运崇	男	1954.3	泸溪县	副主任	2009.5—
宋冬春	男	1964.4	安乡县	副主任	2009.5—
张启祥	男	1952.8	江西省丰城市	副主任	2009.5—
文承保	男	1955.6	桃源县	副主任	2009.5—
万成贞	女	1955.12	澧　县	副主任	2009.5—
张新民	男	1952.10	安乡县	副主任	2009.5—
敖建斌	男	1955.7	江西省清江县	副主任	2009.5—
贺小坤	男	1963.3	汉寿县	副主任	2009.5—
覃清香	女	1954.12	石门县	副主任	2009.5—

表 1-1-1-5　1988—2012 年常德市爱国卫生运动委员会办公室历届主任一览表

姓　名	性别	出生年月	籍　贯	职　务	任职时间
贺迪生	男	1938.6	隆回县	主任	1988.11—1990.3
蒋祖建	女	1946.12	临澧县	主任	1990.3—1991.8
俞长林	男	1952.7	澧　县	主任	1991.9—1995.8
杨其芳	女	1951.12	安乡县	主任	1995.8—1998.5
赵娜莲	女	1951.12	武陵区	主任	1998.5—2004.9
蒋　琼	男	1958.7	安徽省天长县	主任	2004.9—

四　常德市卫生局卫生监督局

1997年4月，市编委常编办〔1997〕27号文同意成立常德市卫生局执法监察大队，级别为正科级，为市卫生局行政执法监察机构，与市药政管理处实行两块牌子、一套人员。将原由多家卫生事业单位承担的卫生法律法规执法任务转交给市卫生局执法监察大队。核定市卫生局执法监察大队（市药政管理处）事业编制18人，设大队长1人、副大队长3人。人员经费由市财政全额拨付，办公地点设在市城区高山街市卫生局办公楼四楼。市卫生局执法监察大队成立后，市卫生局预防保健科、市卫生防疫站、市劳动卫生职业病防治所、市妇幼保健院原相关监督职能一并移交。市卫生局执法监察大队内设3个中队：一中队定编8人，二中队定编4人，三中队定编6人（即原市药政处）。

1999年9月，常德市药品监督体制调整，市卫生局执法监察大队担负的药品监管职能及原市药政管理处人员编制全部划归常德市药品监督管理局，市卫生局执法监察大队人员编制减至12人。

2003年9月，常编办〔2003〕76号文批复市卫生局执法监察大队更名为市卫生监督所，属市卫生局管理的执法机构，正科级，核定全额拨款事业编制12人。11月，常编办〔2003〕102号文批复增编6人，共有全额拨款事业编制18人。12月，根据常编办〔2003〕76号文，市卫生局常卫发〔2003〕65号文决定市卫生监督所内设5个职能科室：办公室、综合监督室、产品监督室、场所监督室、现场稽查室。

2005年8月，常编办〔2005〕90号文批准市卫生监督所从卫生系统相关单位连人带编划转15人，全额拨款事业编制增至35名，均为执法人员。11月，常编发〔2005〕29号文明确市卫生监督所升格为具有行政职能的副处级事业单位，仍归口市卫生局管理。

2006年10月，常编发〔2006〕32号文再次明确市卫生监督所为市卫生局管理的副处级行政执法机构（事业单位性质），核定市卫生监督所全额拨款事业编制37人。核准内设9个职能科室，均为副科级。保留办公室，新设人事科（监察室与其合署办公）、法制科（加挂卫生执法稽查科牌子）、场所卫生监督一科、场所卫生监督二科（加挂柳叶湖卫生监督科牌子）、市场卫生监督科、生产企业卫生监督科、传染病与职业病防治监督科、医疗卫生监督科。12月，市编委同意增编到38人（其中办公室5人）。

2007年7月，市编委下文同意市卫生监督所更名为常德市卫生局卫生监督局（简称市卫生监督局），其机构性质、级别、隶属关系等均不变。成春初任局长，付宏伟任书记。

2009年年底，市卫生监督所事业编制增至42名。

2010年11月，常政办发〔2010〕37号文明确将市卫生监督局食品卫生许可、餐饮业、食堂等消费环节食品安全监管和保健食品、化妆品卫生监督管理职责划给市食品药品监督管理局。核定市卫生监督局全额拨款事业编制29人。批准市卫生监督局内设6个机构，级别均为副科级。保留办公室、法制科（卫生执法稽查科）、医疗卫生监督科，新设公共场所卫生监督科、职业卫生监督科、学校卫生监督科（传染病防治监督科）。

2011年1月，市编委同意按人随事走原则，将市卫生监督局10人划转到市食品药品监督管理局食品稽查支队。4月，市卫生监督局樊柯等3人连人带编划入市基本药物监督管理办公室。8月，核销机关后勤服务岗位编制1名。12月，常德市人力资源和社会保障局同意市卫生监督局配备非领导职务主任科员2人、副主任科员3人。

2011年8月，常编办〔2011〕135号文同意市卫生监督局增设稽查科，级别为副科级，核定稽查科全额拨款事业编制3名。法制科不再加挂卫生执法稽查科牌子。

2012年年底，市卫生监督局有人员编制30人，内设办公室、法制科、稽查科、医疗卫生监督科、公共场所卫生监督科、职业卫生监督科、学校卫生监督科（传染病防治监督科）。

2005年6月至2012年，市卫生监督局在市城区柳叶大道中段市卫生局办公楼内办公。

表1-1-1-6　1997—2012年常德市卫生局卫生监督局历届领导班子成员一览表

姓名	性别	出生年月	籍贯	任职	任职时间
童政清	男	1957.7	汉寿县	大队长	1997.4—1999.3
张　洪	男	1963.10	澧　县	副大队长 大队长	1997.4—2000.7 2000.7—2005.9
成春初	男	1963.6	鼎城区	副大队长 党支部书记 所长 局长	1997.4—2005.4 2000.7—2005.9 2005.5—2007.6 2007.7—
周尚悟	男	1962.10	澧　县	副大队长	1999.3—1999.9
曾　明	男	1964.11	澧　县	工会主席 副所长 副局长	2002.5—2005.4 2005.5—2007.6 2007.11—
郑　利	女	1971	鼎城区	纪检员	2005.5—2008.6
肖庭华	男	1966.5	汉寿县	副所长 副局长	2005.5—2007.7 2007.11—2011.1
王兴立	男	1951.12	汉寿县	党支部书记	2005.9—2006.2
付宏伟	男	1967.11	桃源县	党支部书记 副所长 副局长	2007.2— 2007.2—2007.6 2007.7—

五　常德市中医药管理局

1988 年 10 月 13 日，常编发〔1988〕72 号文同意市卫生局内设中医科。

2001 年 12 月，市政府常政办发〔2001〕71 号文明确市卫生局医政科加挂中医科牌子，原中医科职责同时合并到医政科。

2008 年 1 月，常编发〔2008〕1 号文同意市卫生局加挂市中医药管理局牌子，但一直未正式挂牌。

2010 年 3 月，常编办〔2010〕78 号文批复单独设立常德市中医药管理处，为市卫生局管理的具有行政职能的正科级事业单位，核定全额拨款事业编制 3 人，李传淑任主任，另有工作人员 2 人。明确其主要职责是负责中医医疗、预防、保健、康复、护理及临床用药等监督和业务指导；负责审查、认可中医人员和中医行业中药人员执业资格；负责加强中医药人才培养，管理指导中医药继续教育和师承教育；贯彻执行国家有关中医药行业的管理规范和技术标准；指导和协调中医药学术交流和技术合作，联系相关中医药社会团体；负责全市中医专项补助经费和中医药建设项目的管理以及全市中医行业统计信息工作等。

2012 年 12 月，常编发〔2012〕32 号文同意市中医药管理处更名为市中医药管理局，升格为副处级事业单位，仍归口市卫生局管理。核定市中医药管理局全额拨款事业编制 3 人，李传淑任局长（副处级），另有工作人员 2 人。

第二节　县级卫生行政机构

1988 年，常德市所辖各区、县（市）分别设置卫生局。西湖农场设计划生育卫生科，西洞庭农场设教育卫生科，省属贺家山原种场设文教卫办公室。12 月，慈利县划归省辖大庸市。

1992 年 5 月，成立德山经济技术开发区。11 月，其卫生工作由开发区社会事务部负责。1993 年，成立柳叶湖旅游度假区，设卫生计划生育局。1998 年 12 月，西湖农场改为西湖管理区，设教科文卫局。2000 年 8 月，西洞庭农场改为西洞庭管理区，设教科文卫局。2011 年 3 月，成立桃花源旅游管理区（筹），设卫生计划生育局。

各区县（市）卫生行政机构的职能及其调整与市卫生局基本同步，主要职能有：负责推进医药卫生体制改革；组织实施国家、省、市卫生技术规范，制定本地区卫生事业发展规划和战略目标并组织实施；负责组织实施国家基本药物制度和药物采购、配送、使用的政策措施；负责食品安全风险监测有关工作；负责统筹规划与协调所辖区域内卫生资源配置；负责农村卫生服务体系的建设和管理，组织制定并实施新型农村合作医疗的政策和措施；规划并指导社区卫生服务体系建设，负责妇幼保健的综合管理和监督；负责疾病预防控制工作，组织落实国家免疫规划及政策措施，协调有关部门对重大疾病实施防控与干预；负责突发公共卫生事件监测预警和风险评估，指导实施突发公共卫生事件预防控制与应急处置，发布突发公共卫生事件应急处置信息；贯彻中西医并重方针，制定促进中医药事业发展政策和中医药中长期发展规划，促进中医药事业发展；负责卫生行政执法与卫生监督管理工作；负责医疗机构全行业监督管理；组织制定医药卫生科技发展规划和实施重点医药卫生科研攻关项目，参与制定医学教育发展规划，组织开展继续医学教育；指导卫生人才队伍建设工作，拟订卫生人才发展规划；负责区县级保健对象的医疗保健工作，按照规定负责有关干部医疗管理工作，负责重要会议与重大活动的医疗卫生保障工作；承担区县（市）爱国卫生运动委员会的具体工作；承办区县（市）党委、政府交办的其他事项。

2002 年，各区县（市）卫生行政机构职能调整：将药政、药检、药品监督职能划给区县（市）药品监督管理局；将医疗保险（公费医疗）职能划给区县（市）劳动和社会保障局；将区县（市）劳动和社会保障局职业卫生安全监察职能划归区县（市）卫生局；将卫生建设项目具体实施、质量控制规范认证、专业技术培训及考试、卫生信息网络建设与服务、卫生专业技术人才流动与下岗分流人员培训和卫生机构、科研成果、相关产品评审等辅助性与技术性的具体工作交给事业单位和社会团体。

2011 年，又调整各区县（市）卫生行政机构职能：将医药卫生行业科技成果鉴定工作、医疗事故、医疗纠纷、预防接种技术鉴定等职责交给有关中介组织；将食品卫生许可、餐饮业、食堂等消费环节食品安全监管和保健食品、化妆品卫生监督管理职责划给区县（市）食品药品监督管理局；增加组织实施基本药物制度职责；增加食品安全风险评估、食品安全标准制定、食品安全信息发布有关职责；深化医药卫生体制改革，坚持公共医疗卫生公益性质，坚持预防为主、以农村为重点、中西医并重方针，坚持为人民健康服务方向；将县改水办、改水职能划归区、县（市）水利局。

一　武陵区卫生局

1988 年 6 月，原常德市（县级）卫生局更名武陵区卫生局，在编人员 28 人。同月，原常德市爱国卫生运动委员会及其办公室更名常德市武陵区爱国卫生运动委员会暨办公室(简称区爱卫会和区爱卫办)，办公地点在市城区原滨湖中路（后改称洞庭大道）原市政府院内。

1988 年底，全区有医疗卫生机构 19 个，在职职工 1418 人，其中卫生技术人员 1229 人。开放床位 1305 张，固定资产 176 万元；年门诊诊治 293543 人次，住院收治 2655 人次。

1991 年 10 月，区卫生局从原滨湖中路迁回高山街 51 号原址办公，在编在职 16 人。

1993 年 8 月，德山医院（原德山乡卫生院）划归德山经济开发区管辖。全区城乡卫生院减至 5 所。

1995 年 8 月，南坪岗乡、丹洲乡、芦荻山乡、河洑乡、河洑镇卫生院和河洑区卫生所从鼎城区划归武陵区卫生局管理，全区城乡卫生院共计 10 所。

2000 年 11 月，武陵区公费医疗管理委员会办公室（简称区公费医疗办）被撤销，并入武陵区劳动局所属医疗保险基金管理服务中心。

2004 年 3 月，区爱卫办与区卫生局防保股分开设置，为区爱卫会常设办事机构，正科级，核定行政编制 3 人，其中正科级主任 1 人、副科级副主任 1 人、股级专干 1 人，事业编制 1 人，归口区政府办管理。

2005 年 6 月，从原武陵区防疫站划转编制 59 人，人员划转 60 人，单独设立武陵区卫生监督所，副科级，隶属区卫生局。2011 年，区卫监所从市城区国土巷搬迁至市城区人民路 550 号 6 层新办公楼内办公。

2007 年 6 月，常武编办复〔2007〕5 号文同意成立常德市武陵区新型农村合作医疗管理办公室（简称区新农合办公室），加挂常德市武陵区社区卫生服务管理办公室牌子，为全额拨款事业单位，共核定全额拨款事业编制 12 人。9 月 24 日，新农合办公室 9 名工作人员移交到区劳动与社会保障局管理的区城镇居民基本医疗保险管理服务中心。10 月 1 日，区卫生局从高山街原址迁入新建的武陵区政府机关大院（位于市城区柳叶大道与皂果路交叉之东北角）1 号楼内办公，共有房间 15 间，办公用房面积 357 平方米，在编人员 11 人。

2008 年 8 月，常武编办复〔2008〕4 号文批复武陵区城镇居民基本医疗保险管理服务中心连人带编划转 9 人到区新农合办公室。

2011 年 3 月 21 日，区政府办〔2011〕14 号文印发《常德市武陵区卫生局主要职责内设机构和人员编制规定》，设立常德市武陵区卫生局（简称区卫生局），正科级，为区人民政府工作部门。人员编制 11 人，其中领导职数 5 人（局长 1 人、副局长 3 人、纪委书记 1 人，工会主席由一位副局长兼任），股级职数 5 人，机关后勤事业编制 1 人。内设办公室（加挂卫生法制监督股、规划财务股牌子）、人事股、医政股、疾病预防控制股（加挂行政许可办公室牌子）。区卫生局保留区爱卫办牌子，管理市老年病医院、市红十字会医院、区卫生监督所、区疾控中心、区红十字会备灾中心、区合管办、区社管办，城东、城南、城西、城北、三岔路 5 家社区卫生服务中心和河洑、护城、南坪、丹洲、东郊、东江、芦山 7 家乡镇卫生院。

2012 年，全区有医疗卫生机构 26 个，固定资产总值 3186 万元，开放病床 430 张，在职职工 683 人，其中卫生技术人员 603 人；执业医师 146 人，执业助理医师 73 人，注册护士 160 人；有高级技术职称 14 人、中级 85 人、初级 37 人。年门诊诊治 103292 人次，住院收治 5106 人次。

表 1-1-2-1　1988—2012 年武陵区卫生局党政正职一览表

姓名	性别	出生年月	籍贯	任职	任职时间
张宏炎	男	1943.1	武陵区	党委书记 局长 党委书记	1984.9—1993.12 1984.9—1997.9 1997.9—2001.2
赵娜莲	女	1951.12	武陵区	党委书记	1993.12—1997.8
孙克珍	女	1954.9	武陵区	局长 党委书记、局长	1997.9—2001.2 2001.2—2002.2
向学高	男	1953.6	武陵区	党委书记	2002.2—2008.9
罗承玉	男	1963.4	武陵区	党委副书记、局长	2002.2—2008.9
谢明阳	男	1964.11	武陵区	党委书记、局长	2008.10—

二　鼎城区卫生局

1988 年 7 月，原常德县卫生局更名常德市鼎城区卫生局，为正科级行政机构。内设办公室、人事股、医政股、计财股。局机关设武陵镇隆阳路 128 号。年底，全区有医疗卫生机构 50 个，职工总人数 1950 人，其中卫生技术人员 1630 人。卫生技术人员中，有高级技术职称 16 人、中级技术职称 323 人、初级技术职称 1069 人；开放病床 1035 张，固定资产 8560 万元；年门诊诊治 159.35 万人次，住院收治 15496 人次，业务收入 2502.3 万元。

1989 年 10 月，成立防保股，后又增设监察室、审计股、法制股。

1994 年 12 月，撤销中共常德市鼎城区卫生局党组，成立中共常德市鼎城区卫生局委员会。

1995 年 11 月，区爱卫办并入区卫生局。

2002 年，区血防办并入区卫生局。区卫生局内设办公室（加挂计财审计股牌子）、政工人事股（监察室与其合署办公）、医政股、防保股、区爱卫办、区血防办。

2005 年 4 月，鼎城区编委办公室行文同意区卫生局增设农村卫生管理股。8 月，成立鼎城区卫生监督所，鼎城区卫生防疫站更名鼎城区疾病预防控制中心。11 月，成立鼎城区新型农村合作医疗管理委员会办公室（简称区农合办）。

2011 年 10 月，石门桥镇卫生院与常德市肿瘤医院划归常德经济技术开发区。

2012 年，区卫生局内设办公室（督查室）、政工人事股、计财审计股、疾病预防与妇幼保健股（法制监督股）、医政股（农村卫生股）、区血防办；保留区爱卫办牌子。区卫生局机关行政编制18名（含区血防办5名），机关后勤服务全额拨款事业编制1名。具有行政管理职能的事业单位有区中医药管理站、区无偿献血管理委员会办公室、区卫生监督所、区农合办。年底，全区有10个区直医疗卫生单位、29个乡镇卫生院、561个村卫生室、10家民营医院、66家个体诊所，每村有防保医生1~2人。开放病床1989张。固定资产35213万元。卫生技术人员2339人，其中执业医师353人、执业护士581人。年门诊诊治216.39万人次，住院收治116795人次，业务收入41074.8万元。

表1-1-2-2　1988—2012年鼎城区卫生局党政正职一览表

姓　名	性别	出生年月	籍　　贯	任　　职	任职时间
朱金球	男	1952.5	鼎城区	局长、党组书记	1984.7—1995.1
张传洪	男	1948.10	鼎城区石门桥镇	局长、党组书记	1995.2—1998.1
杨成凯	男	1952.10	鼎城区石公桥镇	局长	1998.2—2006.2
张传洪	男	1948.10	鼎城区石门桥镇	党委书记	1998.2—2001.10
杨启儒	男	1950.2	鼎城区白鹤山乡	党委书记	2001.10—2006.2
李占坤	男	1959.12	鼎城区钱家坪乡	局长、党委书记	2006.3—

三　汉寿县卫生局

1988年，汉寿县卫生局内设办公室、政工股、医政股、计财股、预防股和科教股。全县有医疗卫生机构60个，在职职工1956人，其中卫生技术人员1710人；有高级技术职称11人、中级331人、初级503人。开放病床1735张，固定资产总值473.6万元；年门诊诊治99.74万人次，住院收治2.39万人次，业务收入371.5万元。每千人口有卫生技术人员2.7人。

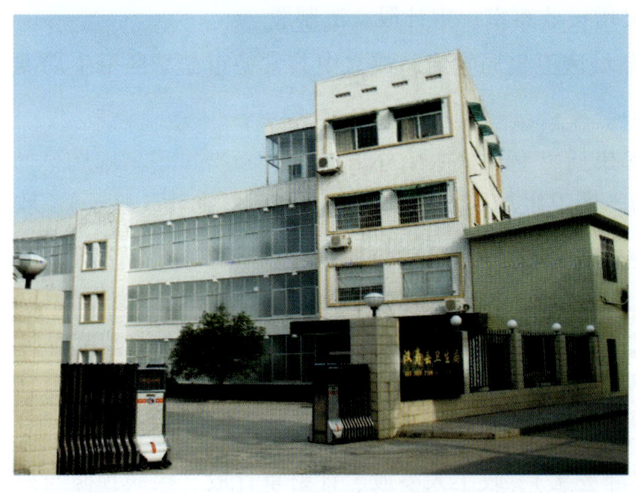

汉寿县卫生局机关院落

1988—1989年，县卫生局机关办公地址在县城小南门张家巷。1990年，迁至县城大南门茶叶山新建办公楼。

2002年，县政府办〔2002〕19号文件印发《汉寿县卫生局职能配置、内设机构和人员编制规定》，县卫生局内设办公室、规划财务股、医政股（加挂中医股、卫生法制与监督股牌子）、防保股更名为疾病控制股（加挂基层卫生与妇幼保健股牌子）、组织人事股，原科教股合并到组织人事股，汉寿县医药卫生科技成果推广站更名为汉寿县医药卫生科技教育管理办公室，保留汉寿县爱国卫生运动委员会办公室（县爱卫办）牌子。另设县红十字会办公室、汉寿县农村改水项目办公室。

2004 年 7 月，成立汉寿县卫生监督所，属县卫生局管理的副科级事业单位，办公地址在县城区龙阳中路（原县血防办地址）。同月，血吸虫病防治工作纳入“大卫生”管理，县血防办从县城花木兰巷搬迁至县卫生局办公大楼内，与县卫生局正式合并，统一办公。县血防办对外称县血防领导小组办公室，对内为县卫生局内设机构，县血防办主任进县卫生局领导班子。改革初期，实行高配，即县卫生局党委书记兼血防办主任，卫生局一名副局长兼血防办常务副主任，卫生局一名党委委员兼血防办副主任，同时在县疾控中心设血防股。

2006 年 12 月，汉寿县新型农村合作医疗管理办公室（简称县农合办）成立，为全额拨款副科级事业单位，隶属县卫生局管理。人员编制 23 人，办公地址设县卫生局旁原服务楼内。

2011 年，汉寿县政府办公室汉政办发〔2011〕20 号文件印发《汉寿县卫生局主要职责、内设机构和人员编制规定》，县卫生局设办公室、规划财务股、医政股（中医股、卫生法制与监督股）、疾病控制股（基层卫生与妇幼保健股）、组织人事股、县血防办。另设农卫办、献血办、基妇法监股、内审股、县爱卫办和财务集中核算中心。县卫生局机关编制 23 人（行政编制 16 人、县血防办事业编制 7 人），其中局长 1 人、副局长 3 人（含县血防办专职领导 1 人）、纪委书记 1 人、工会主席 1 人、其他工作人员 17 人。又设汉寿县医药卫生科学技术教育管理办公室（简称县医药卫生科技管理办），正股级事业单位，核定全额拨款事业编制 4 人，其中股长 1 人，其他工作人员 3 人；汉寿县卫生信息管理中心为正股级事业单位，核定全额拨款事业编制 3 人，其中股长 1 人、工作人员 2 人；汉寿县红十字会办公室为社会团体，核定全额拨款事业编 3 人，其中秘书长 1 人、支部书记 1 人、其他工作人员 1 人。1988—2012 年，汉寿县红十字会办公室一直设在县卫生局机关内，是县卫生局直属副科级单位。

2012 年，汉寿县卫生局内设办公室、组织人事股、规划财务股、医政股、疾病控制股、县血防办、财务集中核算中心；另设汉寿县医药卫生科技管理办、汉寿县卫生信息管理中心（县卫生局直属事业单位），以及县红十字会办公室。全县有 685 个卫生医疗机构（含民营医院、村卫生室），在职职工 3951 人，其中卫生技术人员 2762 人；有高级技术职称 71 人、中级 465 人、初级 843 人，执业医师 894 人、执业护士 968 人。每千人口有卫生技术人员 3.3 人。开放病床 2512 张，固定资产 35946.4 万元。年门诊诊治 92.47 万人次，住院收治 7.45 万人次，业务收入 34397.3 万元。

表 1-1-2-3 1988—2012 年汉寿县卫生局党政正职一览表

姓名	性别	出生年月	籍贯	任职	任职时间
常以阳	男	1945.8	衡阳	党委书记、局长	1984.8—1989.8
周太云	男	1948.1	汉寿县	党委书记、局长 局长	1989.9—1994.8 1994.9—1995.3
彭顺春	男	1945.3	汉寿县	党委书记	1994.9—1999.3
李亚成	男	1947.10	汉寿县	局长	1995.3—1999.3
肖庭贵	男	1948.4	汉寿县	局长	1999.3—2001.9
龚玉文	男	1954.12	汉寿县	党委书记	1999.3—2002.3
肖冬保	男	1954.1	汉寿县	局长 党委书记、局长	2001.9—2002.3 2002.4—2004.6
龚玉明	男	1953.8	汉寿县	党委书记	2004.7—2006.3
肖冬保	男	1954.1	汉寿县	局长	2004.7—2006.3
李波安	男	1962.9	汉寿县	党委书记、局长	2006.3—

四 桃源县卫生局

1988 年，桃源县卫生局办公地址在县城区黄花中路，占地面积 5000 平方米，有工作用房 970 平方米。内设办公室、医政股（含预防保健）、人事股、计财股，与县防疫站、县妇幼保健所共用办公楼。是年人员编制 20 人，其中局长 1 人、副局长 4 人、股级职数 7 人。全县医疗卫生机构 140 个，开放病床 1569 张，固定资产 964 万元。职工人数 1476 人，其中卫生技术人员 1252 人。有高级技术职称 19 人、中级技术职称 196 人、初级技术职称 839 人，每千人口有卫生技术人员 1.35 人。年门诊诊治 239.8 万人次，住院收治 44577 人次，业务收入 1668 万元。

1990 年 7 月，设桃源县红十字会办公室，为县卫生局下属二级事业单位，核定编制 2 人，办公地址设县卫生局内。是年，成立桃源县医疗器械维修管理所，隶属县卫生局管理，股级事业单位，核定全额拨款事业编制 7 人。

1992 年，在县城漳江镇漳江南路 53 号征地 12000 平方米，新建 2000 平方米办公楼，县卫生局迁至该处办公。是年，新设防保股，预防保健职能从医政股析出，划归防保股。

1995 年 12 月，设县爱卫办和县公费医疗办。

1997 年，经常德市委编委办批准，成立桃源县血吸虫病地方病防治工作领导小组，下设办公室（简称县血防办），为副科级事业单位，归口县卫生局管理，县卫生局局长熊惠民兼任办公室主任，办公地点设在县卫生局内。核定行政编制 3 人、后勤事业编制 1 人。

1999 年 12 月，县编委批复组建桃源县卫生局执法监察大队，隶属县卫生局管理，为股级事业单位，是卫生局依法行使卫生监督执法职能的具体执行机构。核定差额拨款事业编制 16 人，卫生局副局长于家主兼任大队长，刘东范任党支部书记、副大队长。

2002 年，桃源县血吸虫病地方病防治工作领导小组办公室更名为桃源县血吸虫病领导小组办公室（简称县血防办），为县卫生局管理的具有行政职能的副科级事业单位，负责全县血吸虫病防治工作，不再负责地方病防治，刘兴胜任县血防办主任。4 月，县卫生局执法监察大队更名桃源县卫生监督所，核定编制 18 人，余波任所长。办公地点设县卫生局内。原防保股更名为疾病预防控制与妇幼保健股，撤销县公费医疗办。

2006 年 9 月，设桃源县新型农村合作医疗管理办公室（简称县合管办），副科级事业单位，核定全额拨款事业编制 50 人，具体负责辖区内新型农村合作医疗业务管理工作，副局长姜丽斌兼任县合管办主任。12 月，县卫生监督所升格为副科级事业单位。

2008 年 2 月，县红十字会办公室调整为县红十字会机关内设机构，不再隶属县卫生局管理。

2010 年 4 月，成立桃源县无偿献血管理委员会办公室（简称县献血办），隶属县卫生局管理，股级事业单位，核定全额拨款事业编制 3 人，主要负责《中华人民共和国献血法》的贯彻实施工作。又设桃源县卫生信息中心，隶属县卫生局管理，股级事业单位，核定全额拨款事业编制 3 人。同月，县医疗器械维修管理所因原有职能萎缩而撤销，工作人员分流到县卫生局有关股室。12 月，根据国家《食品安全法》规定，县卫生监督所连人带编划转 8 人至县食品药品监督管理局，其食品、保健品监管职能一并移交。

2011 年 5 月，县卫生局内设机构和人员编制再次调整，内设办公室、组织人事股（监察室）、规划财务股、卫生法制与监督股（行政许可办公室，设县政务中心卫生窗口）、疾病预防控制股（含农村卫生）、医政股、爱卫办和血防办。人员编制 20 人，其中局长 1 人、副局长 3 人、股级职数 7 人。

2012 年年底，全县共有医疗卫生机构 118 家，开放病床 2559 张，固定资产 25987 万元。职工 2735 人，其中卫生技术人员 2153 人；有执业医师 1100 人、执业助理医师 778 人、执业护士 253 人，高级技术职称 51 人、中级技术职称 494 人、初级技术职称 1602 人，年门诊诊治 125.95 万人次，住院收治 117891 人次，业务收入 39028.8 万元。

表 1-1-2-4 1988—2012 年桃源县卫生局党政正职一览表

姓名	性别	出生年月	籍贯	任职	任职起止时间
何新国	男	1952.5	桃源县	党委书记、局长	1984.2—1994.1
熊惠明	男	1951.9	桃源县	党委书记、局长	1994.1—2003.1
郑佳峰	男	1954.10	桃源县	党委书记、局长	2003.1—2008.1
朱　皓	男	1962.2	津市市	党委书记、局长	2008.2—2011.12
商　均	男	1965.6	桃源县	党委书记、局长	2012—

五　临澧县卫生局

1988 年，临澧县卫生局内设办公室、人事股、医政股、防疫股、中医股、计财股（县编委未下文）以及县爱卫办、县血防办。

1989 年 3 月，设立监察室。8 月，成立临澧县初级卫生保健委员会，下设办公室于县卫生局内。12 月，成立改水项目工作领导小组，下设办公室（简称县改水办）于县卫生局内，核定事业编制 8 人。

1995 年 12 月，县委机构编制委员会、县机构改革领导小组印发《临澧县卫生局职能配置内设机构和人员编制方案的通知》，核定县卫生局内设办公室、政工股、计划财务股、医政股、预防保健股、爱卫办，机关行政编制 13 人、事业编制 1 人。独立股级二级机构县初保办、县血防办各有事业编制 3 人。

2002 年 4 月，县政府办印发《临澧县卫生局主要职能内设机构和人员编制规定的通知》，将药政、药检、药品监督职能划给县药品监督管理局，将公费医疗职能划给县劳动和社会保障局。核定县卫生局内设机构 4 个（办公室、计划财务股、业务股、政工人事股），核定机关行政编制 10 人（含县爱卫办 1 人）、机关后勤服务编制 1 人。独立股级二级机构初保办、血防办编制各 3 人。同月，撤销改水办。

2006 年 4 月，恢复县改水办，并加挂爱国卫生服务中心牌子，核定事业编制 9 人。同月，设立临澧县无偿献血管理委员会办公室（简称县献血办），核定事业编制 3 人；设立红十字会办公室，为县卫生局下设股级事业单位，核定行政编制 2 人。

2011 年 6 月，临澧县政府办印发《临澧县卫生局主要职能内设机构和人员编制规定的通知》，核定内设机构 5 个（办公室、政工人事股、规划财务股、业务股、行政审批股），核定机关行政编制 11 人（含县爱卫办 1 人）、机关后勤服务编制 1 人。有独立股级二级机构 4 个（初保办、县血防办、县红十字会办公室、县献血办），其中，核定初保办、血防办、献血办事业编制各 3 人、红十字会办公室行政编制 2 人。

2012 年 2 月，设立卫生会计核算中心，负责全县乡镇卫生院的财务管理，核定事业编制 9 人；5 月，设立基本用药监督管理办公室，核定事业编制 4 人。年底，县卫生局下属县人民医院、县中医医院、县疾控中心、县妇幼保健院、县血防院、县卫生监督所、县爱卫服务中心、县健康教育所、县农村合作医疗管理办公室。全县有乡镇卫生院 17 所、村卫生室 339 家、民营医疗机构 48 家，共计医疗卫生机构 413 家。有医疗卫生人员 1955 人，其中乡村医生 386 人、个体医生 66 人、乡镇卫生院职工 650 人、县直医疗卫生单位职工 853 人；有高级技术职称 77 人、中级技术职称 346 人、初级技术职称 853 人。共有执业医师、执业助理医师 582 人，从事中医医疗工作人员 76 人。

1985—2012 年，县卫生局始终在县城区兴隆街 29 号办公，有一栋三层办公楼，一间食堂。机关院内另有县卫生监督所办公楼（四层）。

表 1-1-2-5　1988—2012 年临澧县卫生局党政正职一览表

姓 名	性别	出生年月	籍　贯	任　职	任职时间
周鹏林	男	1936.11	常德市	党委书记	1984.10—1993.1
汪鼎林	男	1948.12	临澧县	局长	1984.12—1989.11
袁长津	男	1946.12	津市市	局长	1989.12—1993.9
彭德初	男	1944.2	常德市	党委书记	1993.10—1998.12
乔光泉	男	1958.3	临澧县	局长	1994.3—2005.1
钟朝来	男	1947.6	临澧县	党委书记	1998.12—2001.8
唐世浩	男	1966.3	邵阳市	党委书记 局长	2001.9—2005.1 2005.1—2009.5
谭　平	男	1962.11	临澧县	党委书记	2005.3—2006.12
杨　杰	男	1968.9	临澧县	党委书记、局长	2009.10—2012.3
朱国财	男	1968.6	临澧县	党委书记	2012.3—
蒋谟全	男	1969.10	临澧县	局长	2012.3—

六　石门县卫生局

1988 年 12 月，石门县卫生局内设人事股、业务股、办公室、计财股，县血防办改为卫生局内设股室，但编制独立。下属医疗卫生机构 60 个，职工总数 1439 人，其中卫生技术人员 1204 人，有高级技术职称 7 人、中级 166 人、初级 1037 人。编制病床 1024 张，固定资产总值 743 万元。年门诊诊治 135.4 万人次，住院收治 17309 人次，业务收入 1399.9 万元。

1989 年，增设监察股。9 月，石门县红十字会成立。

1995 年，石门县委编委印发《石门县卫生局职能配置、内设机构和人员编制方案的通知》，同意县卫生局内设办公室、业务股、政工股、计财股，核定行政和机关后勤服务编制 13 人。县爱卫办、血防办挂靠在县卫生局，编制独立，爱卫办人员编制 3 人、血防办 4 人。

2002 年 4 月 10 日，石门县政府印发《石门县卫生局职能配置内设机构和人员编制规定的通知》，原内设 4 个职能股室不变，核定机关行政编制 12 人（含爱卫办 3 人）、离退休人员管理服务编制 1 人、机关后勤服务编制 1 人。县爱卫办、县血防办继续挂靠县卫生局。

2008 年，增设疾病预防控制股、基层卫生与妇幼保健股、中医管理股，核定行政编制 14 人、机关后勤服务全额拨款事业编制 1 人。保留县爱卫办、县血防办牌子。增设石门县红十字会办公室和基本药物管理制度办公室，为县卫生局管理的股级事业单位。核定县红十字会办公室、县基本药物管理办公室全额拨款事业编制各 3 人。

2009 年 1 月，石委干〔2009〕17 号文批准成立中共石门县卫生局委员会。4 月，中共石门县纪律检查委员会设立县监察局驻县卫生局监察室，撤销县纪委驻县卫生局纪检组，配备监察室主任、副主任各 1 人。

2010 年 4 月，经县编委同意设立中医医政管理股，人员编制 2 人。6 月 24 日，撤销监察室。2012 年，复设监察室。

2011 年，县卫生局内设机构和人员编制再次调整，内设办公室、政工股、计划发展股、医政股、疾病预防控制股、基层卫生与妇幼保健股、中医药政管理股，核定行政编制 14 人，其中局长 1 人、副局长 3 人（含爱卫办专职领导 1 人）、纪委书记 1 人、工会主席 1 人、总会计师 1 人、股级领导职数 7 人、机关后勤服务全额拨款事业编制 1 人。保留县爱卫办、县血防办，为县卫生局管理的股级事业单位。核定县血防办全额拨款事业编制 4 人，其中主任 1 人、其他工作人员 3 人。核定县红十字会办公室全额拨款事业编制 3 人，其中秘书长 1 人、其他工作人员 2 人。核定县基本药物管理制度办公室全额拨款事业编制 3 人，其中主任 1 人、其他工作人员 2 人。

2012 年 8 月，增设会计核算中心，负责全县乡镇卫生院的财务管理，核算中心工作人员 9 人。卫生局机关有在编职工 26 人、借调人员 22 人。年底，全县共有医疗卫生机构 488 家，职工 2956 人，其中卫生技术人员 2215 人；包括执业医师 538 人、执业助理医师 410 人、执业护士 1058 人；有高级技术职称 155 人（其中正高 4 人）、中级技术职称 512 人、初级技术职称 1630 人；开放病床位 2336 张。有固定资产 53638.8 万元；年门诊诊治 107.64 万人次，住院收治 112264 人次，业务收入 54009.9 万元。

1988 年至 1999 年 1 月，县卫生局办公地址在县城区方顶山澧阳路 25 号。1999 年 1 月 25 日，迁至县城区宝峰开发区宝峰路。原址办公楼交与县药品监督管理局。

表 1-1-2-6　1988—2012 年石门县卫生局党政正职一览表

姓　名	性别	出生年月	籍 贯	任　　职	任职时间
李基顺	男	1948.12	鼎城区	党委书记 局长	1985.3—1998.3 1985.3—1994.12
张传才	男	1946.2	鼎城区	党委书记	1998.3—2003.2
张清年	男	1955.1	石门县	局长	1995.1—2003.2
马攸君	男	1962.12	石门县	党委书记、局长	2003.2—2007.12
范晓军	男	1961.7	石门县	党委书记、局长	2007.12—

七　澧县卫生局

1988 年至 1989 年年底，澧县卫生局内设人事股、医政股、财务股、卫生防疫股、纪检组、办公室，共有工作人员 26 人。下属医疗卫生机构 57 个，卫生技术人员 644 人；有高级技术职称 5 人、中级技术职称 87 人、初级技术职称 552 人；开放病床 1089 张，固定资产 886 万元；年门诊诊治 106.3 万人次，住院收治 16500 人次。

1995 年，县编办印发县卫生局职能配置、内设机构和人员编制方案，核定内设股室有：办公室、人事股、计划财务股、医政股（加挂中医股牌子）、预防保健股、纪检（监察）组。核定行政编制 16 人，其中局长 1 人、副局长 3 人、纪检书记 1 人、股长（主任）5 人、工作人员 6 人。

1996 年 6 月，县卫生局由澧阳镇人民路 610 号搬迁至解放路 122 号，新址办公区占地面积 2062 平方米，建筑面积 1420 平方米。

2001 年 8 月，在县药品监督检验所基础上组建县药品监督管理局，不再隶属于县卫生局。

2002 年，县政府重新核定县卫生局职能配置、内设机构和人员编制，将县血防办划入县卫生局管理。内设办公室（加挂计财股牌子）、政工股、医政股（加挂中医股牌子）、预防保健股、卫生法制与监督股，县卫生局加挂县爱卫办和县红十字会牌子，核定行政编制 12 人，其中局长 1 人、副局长 3 人、纪委书记 1 人、工会主席 1 人，工作人员 6 人。

2004 年 11 月，成立县新农合管理办公室。2005 年 1 月 5 日，成立县卫生监督所，为独立二级事业单位，由县卫生执法大队和县防疫站部分人员共 34 人组成，借县防疫站房屋办公。县防疫站改称县疾控中心，尚有工作人员 86 人。

2008 年，县卫生监督所升格为副科级。

2009 年，县妇幼保健院、县新农合管理办公室升格为副科级。

2011年，县政府再次调整县卫生局职能配置、内设机构和人员编制，核定内设机构办公室（突发公共卫生事件应急办公室）、人事股、规划财务股、卫生法制与监督股、医政股（中医股）、疾病预防控制股、基层卫生与妇幼保健股、血防办公室，县卫生局加挂县爱卫办牌子；核定行政编制23人，其中局长1人、副局长3人、纪委书记1人（编制计入县纪委）、工会主席1人，工作人员18人。11月，县编委同意设立财务集中核算中心和药品（器械）管理办公室（均为股级）。

2012年，石门县卫生局下辖县直医疗卫生单位8个、乡镇卫生院32个。全县有456个村卫生室，每村有防保医生1～2人。有4家民营医院、63家个体诊所。编制病床1800张，实际开放病床2075张，固定资产34329.9万元。卫生技术人员2378人，其中有执业医师1028人、执业护士1105人；高级技术职称82人、中级技术职称558人、初级技术职称1102人。年门诊诊治142.32万人次，住院收治75017人次，业务收入56841万元。

表1-1-2-7　1988—2012年澧县卫生局党政正职一览表

姓　名	性别	出生年月	籍　贯	任　　职	任职时间
戴晰本	男	1935.1	武陵区	党委书记、局长	1984.9—1992.9
高家云	男	1957.7	澧县	党委书记、局长	1992.9—1994.12
肖厚铁	男	1951.8	澧县	党委书记、局长	1995.2—1998.1
黄清海	男	1955.8	澧县	党委书记、局长 局长 党委书记、局长	1998.1—2000.1 2000.1—2005.12 2006.1—2010.1
陈新民	男	1956.6	鼎城区	党委书记	2001.1—2006.1
孟令军	男	1963.10	澧县	党委书记、局长	2010.2—

八　安乡县卫生局

1988年，安乡县卫生局内设办公室、人保股、医政股（含药政）、计财股、防保股、县爱卫办、纪检组。有局长1人、副局长2人、纪检组长1人、联合工会主席1人，共有工作人员26人。办公地址在县城关镇下东门街与文艺路交叉处。下属医疗卫生机构26个，卫生技术人员1542人；有高级技术职称15人、中级285人、初级1063人；开放病床1200张，固定资产1029.3万元；年住院收治15977人次，业务收入1057.4万元。

1993年3月，县血防办并入县卫生局，增设血防股，撤销县爱卫办，防保股与医政股合并。1994年4月，县血防办析出，人保股更名政工股。10月，恢复县爱卫办，原职能不变。

2002年，安乡县委、县政府印发《安乡县县直党群机构改革方案实施意见》，明确县卫生局是县人民政府主管全县卫生工作的部门，并在县卫生局加挂县爱卫办牌子。

2004年，县卫生局设办公室、政工股、医政股（加挂中医股牌子）、防保股、计财股、医监办、基层卫生管理股。实有工作人员26人，其中局长1人、党委书记兼副局长1人、副局长3人、纪委书记1人、联合工会主席1人。

2005年1月1日，县卫生监督所和县疾控中心正式运行。2月，医监办撤销，其工作职能划归县卫生监督所；同年，撤销县医疗器械管理所，将该所全体人员并入县卫生监督所。又成立法监股，由卫生局管理。年底，具有行政职能的全额拨款事业单位有县农村改水改厕办公室、县卫生监督所、县疾控中心、县红十字会办公室，差额拨款事业单位有县人民医院、县第二人民医院、潺陵医院（加挂第三人民医院牌子）、县血吸虫病专科医院（加挂第四人民医院牌子）、县中医院、县妇幼保健院及5所中心卫生院、14所乡镇卫生院。

2011年，安乡县委、县政府印发《安乡县卫生局主要职责、内设机构和人员编制规定》，安乡县卫生局为正科级，内设办公室、政工人事股、规划财务股、公共卫生股、医政股、农村卫生股。县卫生局机关行政编制19人，其中局长兼党委书记1人、副局长5人、纪委书记1人、工会主席1人；股级领导职数6人，其他工作人员7人；实有工作人员30人。

2012年年底，安乡县卫生局机关实有工作人员33人。下属医疗卫生机构29个，开放病床2183张，固定资产34030万元。卫生技术人员2153人，其中执业医师400人、执业助理医师116人、执业护士473人。年门诊诊治66.42万人次，住院收治95896人次，业务收入25701万元。

表1-1-2-8 1988—2012年安乡县卫生局党政正职一览表

姓　名	性别	出生年月	籍　贯	任　职	任职时间
江远明	男	1937.11	湖南衡阳	党委书记、局长	1984.1—1993.3
刘宏炎	男	1944.3	安乡县	局长	1993.3—1997.10
陈寿林	男	1962.1	鼎城区	党委书记	1993.4—1994.2
周章林	男	1951.2	安乡县	局长	1997.10—2002.3
陈遵义	男	1952.5	安乡县	党委书记 局长 党委书记、局长	1997.10—2002.3 2002.3—2006.10 2006.10—2008.3
裴泽焕	男	1962.2	安乡县	党委书记	2002.3—2006.10
高荣华	男	1962.8	安乡县	党委书记、局长	2008.3—

九　津市市卫生局

津市市卫生局坐落在津市市城区车胤大道 377 号，办公楼建筑面积 2590 平方米，占地面积 1618 平方米。

1988 年，津市市卫生局内设办公室、人事股、计财股、医政股、爱卫办，机关人员 16 人。市药品检验所设市卫生局内，有工作人员 3 人。全市有医疗卫生机构 19 个，在职职工 885 人，其中卫生技术人员 752 人；有高级技术职称 19 人、中级技术职称 139 人、初级技术职称 417 人；每千人口有卫生技术人员 2.78 人。开放病床 666 张，固定资产总值 565 万元；年门诊诊治 47.9 万人次，住院收治 10144 人次，业务收入 138.3 万元。

1990 年 7 月，市政府常务会议同意设中医股，编制由市卫生局内部调剂。

1994 年 6 月前，市卫生局设党组，7 月起改设市卫生局党委。

1995 年 10 月，核定市卫生局行政编制 12 人、后勤事业编制 1 人。内设办公室（加挂爱卫办牌子）、政工股、计财股、业务股。

2001 年 9 月，组建常德市药品监督管理局津市市分局（简称津市市药监分局），津市市药品检验所工作人员连人带编划入市药监分局。时市药监分局租借市卫生局内原市药检所办公用房办公。2002 年 3 月，市药监分局搬迁新址。

2002 年 4 月，市政府对市卫生局内设机构和人员编制进行调整，内设办公室、政工股、业务股，核定行政编制 9 人、机关后勤服务编制 1 人。

2011 年 6 月，市卫生局内设机构和人员编制再次调整，内设办公室、人事股、规划财务股、医政股、血防办，核定行政编制 14 人，其中局长 1 人、副局长 3 人、纪委书记 1 人、工会主席 1 人、股级领导职数 5 人（其中人事股长由局领导班子成员兼任）；其他工作人员 4 人，核定机关后勤服务全额拨款事业编制 1 人。另外，市卫生局保留市爱卫办牌子。

2012 年底，市卫生局内设办公室、政工股、医政股、规划财务股、会计核算中心、防疫股、卫生法监股、市血防办、市爱卫办，有工作人员 28 人。全市有医疗卫生机构 216 个，在职职工 1504 人，其中卫生技术人员 1126 人；有执业医师 371 人、助理医师 131 人、执业护士 429 人；高级技术职称 50 人、中级 279 人、初级 414 人，每千人口有卫生技术人员 3.07 人。开放病床 958 张，固定资产总值 21908 万元；年门诊诊治 95.08 万人次，住院收治 30896 人次，业务收入 15977.3 万元。

表 1-1-2-9　1988—2012 年津市市卫生局党政正职一览表

姓 名	性别	出生年月	籍 贯	任　职	任职时间
路世兴	男	1941.7	津市市	党组书记 局长	1988.1—1990.2 1988.1—1990.3
王协枝	男	1950.10	津市市	党组书记、局长 党委书记、局长	1990.3—1994.6 1994.7—1997.12
贺　炯	男	1952.10	津市市	党委书记 局长	1998.1—2000.12 1998.1—2002.2
刘连胜	男	1955.7	津市市	党委书记	2001.1—2002.11
卜中华	男	1964.7	津市市	局长	2002.3—2006.12
辜建校	男	1955.1	澧县	党委书记	2002.12—2006.10
卜中华	男	1964.7	津市市	党委书记、局长	2006.12—

十　常德经济技术开发区社会事务管理局

1992 年 11 月，德山经济科技开发区（简称德山开发区）内设科室增加社会事务部，卫生行政管理工作由社会事务部负责，部长为冯红十。

1994 年 11 月，德山开发区人事劳务部德人劳〔1994〕8 号文批准德山街道卫生所更名德山经济开发区卫生防疫所，机构级别不变，人员编制 5 人。

1996 年 12 月至 2001 年 3 月，德山开发区卫生行政管理工作改由德山开发区宣传统战部负责。2001 年 4 月，改由德山开发区宣传教育局负责。

1997 年 3 月，成立德山开发区爱国卫生运动委员会，下设办公室，周仁智任办公室主任。

2006 年 5 月，常德市德山经济科技开发区更名湖南常德德山经济开发区。10 月，德编办〔2006〕4 号文批准开发区卫生防疫所更名常德德山经济开发区疾病预防控制中心，人员编制 5 人，实有工作人员 9 人。主要职责是履行卫生部《关于疾病预防控制体系建设的若干规定》规定的职责，同时也根据区工委、管委及其宣传教育局要求承担部分卫生监督职能。德工委干〔2009〕1 号文决定张建勇任开发区疾控中心主任。

2007 年 12 月，依托市二医院成立开发区德山街道社区卫生服务中心。

2010 年 6 月，经国务院批准，德山开发区升格为国家级经济技术开发区，并更名为常德经济技术开发区。

2011 年 7 月，常德市肿瘤医院从鼎城区划归常德经济技术开发区。常德经济技术开发区卫生行政管理工作复由开发区社会事务管理局负责，谭志华任局长，副局长周仁智分管医疗卫生工作。11 月，常德市肿瘤医院管理权和人事关系移交常德经济技术开发区。2014 年 11 月，鼎城区国资经营公司所占常德市肿瘤医院 30%的股份移交给常德经济技术开发区财政局后，移交工作完成。

2012 年 4 月，德编办发〔2012〕1 号文同意德山开发区疾病预防控制中心更名为常德经济技术开发区疾病预防控制中心。年底，常德经济技术开发区社会事务管理局下辖开发区疾病预防控制中心、德山镇卫生院、石门桥镇卫生院、常德市肿瘤医院。

表 1-1-2-10　1992—2012 年常德经济技术开发区卫生行政机构党政正职一览表

姓名	性别	出生年月	籍贯	职　务	任职时间
冯红十	男	1959.10	鼎城区	社会事务部部长	1992.7—1994.3
龚群武	男	1964.9	鼎城区	教卫文部部长	1994.4—1998.3
龚诗初	男	1965.4	汉寿县	宣传统战部部长	1998.4—2002.3
莫众茗	男	1962.11	鼎城区	宣传教育局局长	2002.3—2006.3
龚诗初	男	1965.4	汉寿县	宣传教育局局长	2006.4—2008.4
熊　政	男	1970.12	南县	宣传教育局局长	2008.4—2011.7
谭志华	男	1969.9	鼎城区	社会事务管理局局长	2011.7—
周仁智	男	1963.5	澧县	社会事务管理局副局长	2011.7—

十一　常德柳叶湖旅游度假管理区卫生和计划生育局

1993 年 11 月，常德市鼎城区常鼎通〔1993〕33 号文决定成立柳叶湖风景旅游区，按区直部办级管理。1994 年 6 月，柳叶湖风景旅游区更名常德柳叶湖旅游度假区。期间卫生行政管理由鼎城区卫生局负责。1995 年 12 月，市政府常政函〔1995〕39 号文件确定将常德柳叶湖旅游度假区划归市建设委员会管理。1999 年 9 月，市编委、市机构改革领导小组发文明确“中共常德市柳叶湖旅游度假区工作委员会与湖南省常德柳叶湖旅游度假区管理委员会分别为中共常德市委、常德市人民政府的派出机构”。至此，柳叶湖旅游度假区管理委员会成为常德市人民政府领导的具有政府职能的综合管理机构。1994 年至 2008 年 10 月，旅游度假区设区社会事业局，负责协助市卫生局开展卫生工作，无固定负责人。

2008 年 10 月，柳叶湖区划调整，仍设旅游度假区社会事业局，负责全区卫生行政管理工作。毛国平任局长，文进喜任副局长，分管卫生工作。内设区新型农村合作医疗管理办公室，人员定编 4 名。

2010 年 5 月，旅游度假区社会事业局被撤销，成立旅游度假区卫生和计划生育局，人员定编 13 人。曾云燕任局长。

2012年，旅游度假区有医疗卫生机构44个（含30个村卫生室），其中白鹤山乡卫生院是度假区唯一一所建制乡镇卫生院，有职工40人，其中西医师16人（3人不在编）、中医师1人；执业医师3人、执业护士3人，中级技术职称6人、初级技术职称17人（6人不在编）。固定资产总值190.6万元，开放病床28张，年门诊诊治13047人次，住院收治823人次，业务收入199.2万元。

表1-1-2-11　1994—2012年常德柳叶湖旅游度假区卫生行政机构党政正职一览表

姓名	性别	出生年月	籍贯	职　务	任职时间
毛国平	男	1962.12	鼎城区	区社会事业局局长	2008.4—2009.4
文进喜	男	1966.3	临澧县	副局长，分管卫生工作	2008.9—
宗　锴	男	1963.12	澧县	区社会事业局局长	2009.5—2010.4
曾云燕	女	1976.9	安乡县	区卫生和计划生育局局长	2010.5—

十二　西湖管理区卫生局

1984年1月至2002年9月，西湖农场设计划生育卫生科（简称计卫科）。1990年1月前，与西湖农场防疫站一套人员、两块牌子。

1998年12月，成立西湖管理区。2002年10月，西湖管理区撤销计卫科，设教科文卫局（加挂计划生育局牌子），医疗卫生机构改由教科文卫局管理。

2005年8月，常编办〔2005〕48号文同意成立西湖管理区人口和计划生育局、区卫生局，承担人口和计划生育、卫生行政职能，为西湖管理区管委会工作机构，实行一个机构、两块牌子，正科级，核定编制4名，正副科级领导职数2名。9月23日，常卫函字〔2005〕85号文同意成立常德市卫生监督所西湖管理区分所，业务上接受市卫生监督所和区卫生行政部门双重管理和指导；2007年1月，更名为西湖管理区卫生监督所。

2007年3月10日，成立西湖管理区农村合作医疗管理办公室，为具有行政职能的副科级事业单位，归口西湖管理区卫生局管理。

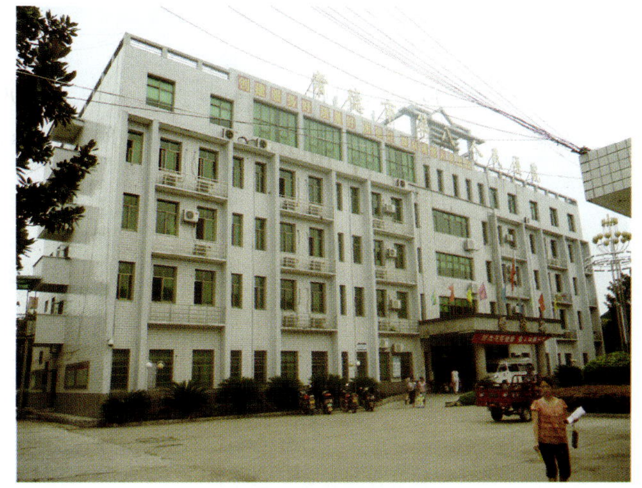

西湖管理区人民医院

2012 年，全区有区人民医院、区疾控中心、区血防站、区卫生监督所、区农村合作医疗管理办公室、区计划生育服务站（设西湖人民医院内），共有职工 242 人。

表 1-1-2-12　1988—2012 年常德市西湖管理区卫生行政机构党政正职一览表

姓名	性别	出生年月	籍贯	任职	任职时间
沈宇明	男	1952.6	安乡县	计卫科科长	1984.1—1986.12
周昌远	男	1935.8	南　县	计卫科党支部书记	1986.7—1989.7
胡同福	男	1948.8	安化县	计卫科科长	1989.3—1990.1
邓　纯	男	1949.12	安化县	计卫科科长	1990.2—1993.12
洪晚娥	女	1948.1	新化县	计卫科科长	1993.12—1998.12
阳立群	男	1954.11	新化县	计卫科科长	1999.1—2001.1
胡先明	男	1947.4	澧　县	计卫科党支部书记	2000.1—2001.3
朱建平	男	1963.5	新化县	计卫科科长	2001.1—2002.9
杨明太	男	1956.2	新化县	计卫科党支部书记 教科文卫局局长	2001.3—2002.9 2002.10—2005.2
吴鹏伟	男	1971.9	新化县	计卫局局长	2007.6—2010.4
谌永长	男	1966.2	新化县	计卫局局长	2010.5—

十三　西洞庭管理区卫生局

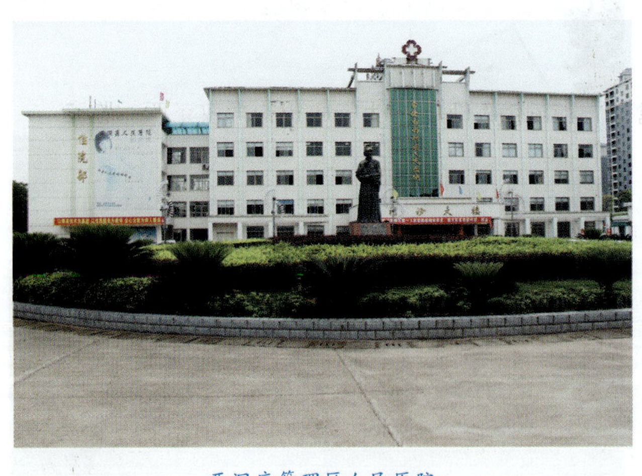

西洞庭管理区人民医院

1988 年至 1989 年 2 月，西洞庭农场设教育卫生科，内设农场血防办、爱卫办。1989 年 3 月，成立西洞庭农场卫生科，与农场职工医院合署办公。农场卫生科下设卫生防疫站（副科级）、血防站、爱卫办和计生办，有专职人员 4 人。防疫站成立前，农场卫生防疫工作由农场职工医院兼管，有 1 名医务人员专职负责全场的卫生防疫工作；防疫站成立后，设专职防疫人员 3 人，负责全场的疫苗接种、卫生防疫监测和食品抽样检查等工作，在职工医院门诊部三楼有办公室两间，面积约40平方米。

1994年，农场卫生科与农场职工医院分离，仍与计生办合署办公。

1995年4月，成立西洞庭农场妇幼保健站，与计划生育服务站合署办公。

2000年8月，湖南省国营西洞庭农场改制为常德市西洞庭管理区。2001年，西发〔2001〕18号文决定设区教科文卫局（加挂计划生育局牌子）。同时设公共卫生检测检验中心、区卫生防疫站、区血防办，4部门合署办公，无单独办公场所，隶属于区教科文卫局。10月，区防疫站升格为副科级事业单位，与公共卫生检测检验中心合署办公；区妇幼保健站、计划生育服务站合署办公，隶属于区计划生育局。

2002年，区卫生防疫站、区公共卫生检测检验中心、区血防办重新组建为区疾控中心，区计划生育技术服务站、区妇幼保健站组建为区计划生育技术服务所。

2004年9月，西洞庭管理区管委会投资25万元，修建计划生育综合服务楼，10月动工，2005年底竣工，建筑面积440平方米。

2005年10月，市编办〔2005〕149号文同意设立西洞庭管理区人口和计划生育局、区卫生局，实行一个机构、两块牌子（简称计卫局），为区管委会工作机构，机构级别为正科级。11月1日，据常卫函字〔2005〕83号文，西洞庭管理区西政发〔2005〕15号文批准成立常德市卫生监督所西洞庭分所，与区疾控中心分设，为股级全额拨款事业单位。是年，区疾控中心搬迁至区教科文局院内办公。

2007年3月，市编委常编办〔2007〕28号文同意设立西洞庭管理区农村合作医疗管理办公室（简称区农合办），为具有行政职能的副科级事业单位，归口西洞庭管理区教科文局管理。

2008年7月，常德市卫生监督所西洞庭分所更名为常德市西洞庭管理区卫生监督所。

2012年7月，西洞庭管理区卫生局设有综合办公室、医政股、财务室和基层卫生与妇幼保健股（简称基妇股），实有人员5人。又辖具有卫生行政职能的事业单位区农合办和区卫生监督所，共有人员7人。

表1-1-2-13　1988—2012年常德市西洞庭管理区卫生行政机构党政正职一览表

姓名	性别	出生年月	籍贯	任职	任职时间
冯国友	男	1937.9	常德	教育卫生科科长	1987.12—1989.2
李美玉	女	1941.2	祁阳	卫生科科长	1989.3—1992.12
唐年春	男	1950.2	益阳	卫生科科长	1993.1—2001.8
王运宏	男	1947.9	安乡	教科文卫局局长	2001.9—2005.8
吴力广	男	1960.7	常德	教科文卫局局长	2005.9—2012.6
蒋莲香	女	1964.7	南县	卫生局局长	2012.7—

十四　桃花源旅游管理区卫生计划生育局

2011 年 2 月 14 日，中共常德市委、市政府制定《桃花源管理体制调整实施方案》。3 月 28 日，桃花源旅游管理区（筹）挂牌成立，属正处级行政管理单位。同时成立桃花源旅游管理区卫生计划生育局，高一评任局长。下设区新型农村合作医疗管理办公室，负责全区新农合管理工作。下辖桃花源中心卫生院，并在该卫生院设公共卫生管理办公室，承担管理区的公共卫生管理工作。

2012 年年底，管理区有医疗卫生机构 37 个：桃花源镇中心卫生院、桃源县第二中学医务室、行政村卫生室 32 个和诊所 3 个（含桃花源镇中心卫生院下设诊所 2 个）。在职职工 57 人，其中卫生技术人员 53 人；包括西医师 21 人、中医师 5 人、中药师 4 人；执业医师 26 人、执业护士 12 人；高级技术职称 2 人、中级技术职称 8 人、初级技术职称 43 人。开放病床 120 张，固定资产总值 776 万元。年门诊诊治 37718 人次，住院收治 3056 人次，业务收入 736 万元。

表 1-1-2-14　2011—2012 年桃花源旅游管理区卫生计划生育局党政正职一览表

姓　名	性别	出生年月	籍贯	职　务	任职时间
高一评	女	1969.1	桃源县	卫生计划生育局局长	2011.6—

十五　贺家山原种场卫生科

1988 年，贺家山原种场设场文教卫办，人员编制 3 人。下属单位有场卫生防疫站、场血防办、场职工医院及设在场职工医院的场血防站。

1999 年，设贺家山原种场卫生科。

2001 年 2 月，场卫生科下属场职工医院、场血防办、场爱卫办、场血防站、场卫生防疫站及大洲、乐兴、苏家吉3 所卫生所，负责全场医疗卫生、卫生防疫和血吸虫病的防治与控制工作，人员编制 48 人，固定资产 130 万元。

2002 年 10 月，场卫生防疫站更名为场疾病预防控制中心，有人员 7 人。

2003 年 10 月 17 日，成立贺家山原种场卫生监督所，负责全场食品安全、生活饮用水卫生、公共场所卫生、学校卫生、传染病防治和医疗服务等监督。

2005 年 11 月 23 日，成立贺家山原种场新型农村合作医疗管理办公室，与场职工医院合署办公。

2012年，场卫生科下属场疾控中心、场卫生监督所、场爱卫办、场血防办和场职工医院及大洲、乐兴、苏家吉3所卫生所。场卫生科及下属单位人员编制共47人。医疗卫生机构编制病床20张，固定资产总值177万元，职工37人，其中卫生技术人员25人。有中级技术职称6人、初级技术职称13人，执业护士4人。年门诊诊治8325人次，住院收治1922人次，业务收入近120万元。

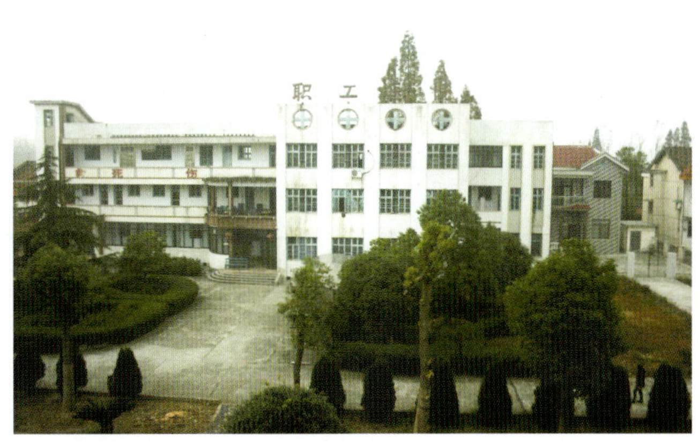

贺家山原种场职工医院

表1-1-2-15 1988—2012年贺家山原种场卫生科党政正职一览表

姓名	性别	出生年月	籍贯	职 务	任职时间
印立勋	男	1949.10	桃源县	文教卫办公室主任	1988.1—1993.4
张树焕	男	1949.2	石门县	厂政治部副主任	1993.5—1996.12
杨开立	男	1957.2	常德市	卫生科科长	1997.1—1999.12
杨凤华	女	1948.10	常德市	卫生科科长	2000.1—2003.5
聂美桥	男	1956.12	常德市	卫生科科长	2003.5—2009.4
周国喜	男	1973.2	常德市	卫生科科长、党支部书记	2009.4—

第二章　卫生事业机构

第一节　市级医疗卫生机构

一　常德市第一人民医院

常德市第一人民医院（简称市一医院）坐落在市城区人民路818号，是一所集医疗、科研、教学和康复于一体的综合性三级甲等医院，也是湖南医科大学广德临床学院。

1988年10月，常德地区人民医院更名为常德市第一人民医院。其时医院占地面积64413平方米，房屋建筑面积60011平方米，其中业务用房26198平方米，住宅、辅助用房33813平方米。固定资产总值1326万元，其中房屋总值1017万元，设备总值214万元，实际开放病床550张。有职工832人，其中卫生技术人员597人。卫生技术人员中有高级技术职称38人、中级技术职称120人、初级技术职称439人。年门急诊43.49万人次，收住院11138人次。管理科室设有院办公室、人事监察科、医务科、护理部等10个。医疗科室设门诊部、急诊科、内科、外科、妇产科、儿科、传染科等16个。医技科室设药剂科、检验科、放射科、病理室等10个。

1992年，门诊楼扩建急诊科（2002年拆除），放射科加层（2004年拆除），增加建筑面积1094平方米。5月，通过全省医院分级管理委员会评审，达到二级甲等医院标准。

1993—1998年，成立广德科工贸公司（1994年8月停办），为独立法人。科技信息科更名科教科，功能检查科更名物理诊断科，放射科更名影像诊断科，增设审计科、质量控制科、营养科、输血科等科室。

1996年2月，经市经济体制改革委员会批准，组建广德股份制肿瘤治疗中心，共有本院职工1108人入股，筹资405万元。

1997年，新建急诊楼和供应室。10月6日，经省医院分级管理委员会评审，达到三级甲等医院标准。

2000年3月，成为湖南医科大学广德临床学院。

2001年，购买紧邻医院的常德市橡胶厂土地6521平方米，占地面积达到72801平方米。4月，新建外科住院大楼竣工。9月，市卫生局批准该院急救中心开通运行，呼号为7788120。

2003年9月，成立信息资源管理办公室，将医疗市场资源开发部更名为医疗开发协调办公室，又设基建办公室（医院新建门诊、急诊、医技大楼竣工后，该机构被撤销）。

2004年3月，医院体检中心挂牌运行。是年，拆除原门诊、急诊楼、老办公楼和放射科楼，在原址新建门诊急诊医技大楼，地下1层，地上16层，2007年5月12日竣工。

2005年11月，成立医院感染管理科，与传染科一套人员、两块牌子。

2007年1月5日，常卫发〔2007〕4号文同意终止“广德股份制肿瘤治疗中心”，肿瘤治疗中心纳入医院统一管理。

2008年5月，原医院急诊大楼改建为三住院大楼，增加病床246张。中南大学批准医院为中南大学临床医学院研究生培养基地，于2009年1月开始招生。

2010年12月，拆除原肿瘤治疗中心及其周边建筑物，新建住院大楼，地下1层，地上20层，楼高85米。其中，地下1层建筑面积7200平方米，地上每层建筑面积8300平方米。为建新住院大楼，收购紧邻新住院大楼的市水利局培训部宿舍区，面积4618平方米。

2012年，医院设有院办公室、党委办公室、宣传科、组织人事科、经营管理办公室、医务科、医疗安全管理办公室、病案室、科教科、护理部、院感科（传染病管理科）、预防保健科、社区医疗办公室、信息资源管理办公室、保卫科、计财科、医保（农合）办公室、物价管理办公室、设备科、总务科、门诊办公室、劳动服务公司、规划建设办公室、监察室、审计科、老干办等管理科室。医疗科室有耳鼻喉科、眼科、骨一科、骨二科、移植科、肾病内科、呼吸内科、心内科、神经内科、烧伤整形科、神经外科、妇科、产科、泌尿外科、胸外科、老干科、普外一科、普外二科、儿科、中西医结合科、消化内科、内分泌科、新生儿科、感染科、血液肿瘤科、麻醉科、中心手术室、门诊手术室、介入手术室、急诊科、ICU、120急救中心、皮肤性病科、口腔科、康复医学科、生殖医学中心、门诊部各专业门诊、老专家门诊。医技科室有营养科、药剂科、体检中心、输血科、影像诊断科、核医学科、病理室、检验科、中心实验室、物理诊断科、高压氧科、消毒供应室、内镜室。还设有中共纪律检查委员会、工会、共青团团委。

2012年，全院有正式职工1591名，其中正高级技术职称78名、副高级技术职称265名、中级技术职称410名，临时合同工233人。医院占地面积78944.32平方米，比1988年增加31.55%。房屋建筑面积100942.9平方米，比1988年增加68.21%；其中业务用房87341.5平方米、行政办公及生活用房13601.4平方米。固定资产总值6.61亿元，比1988年增长48.86%；其中房屋总值28293.06万元、专业设备35299.69万元。编制床位1200张，实际开放1600余张，比1988年增长191.00%。接诊门诊病人83.95万人次，接诊急诊病人70842人次，出院病人48058人次，病床使用率135.3%，平均住院日10.5天。

表 1-2-1-1　1988—2012 年常德市第一人民医院历届领导班子成员一览表

姓名	性别	出生年月	籍贯	职　务	任职时间
余四君	女	1931.2	津市市	院长	1986.8—1990.1
马加林	男	1944.5	武陵区	副院长 院长	1984.4—1990.1 1990.2—2000.1
李良俊	男	1941.12	桃江县	副院长 副书记	1984.11—1987.8 1987.9—2000.1
熊昌本	男	1951.6	鼎城区	副院长	1985.8—1991.6
余文章	男	1945.9	桃源县	院长助理	1986.4—2002.6
车世友	男	1943.1	津市市	副院长	1987.8—2003.6
涂华堂	男	1947.2	桃源县	副院长 工会主席 纪委书记	1990.2—1993.1 1993.1—1999.12 2000.2—2003.6
赖冰泉	男	1943.7	常德市	副院长	1991.9—2000.1
皮作清	男	1951.12	常德市	副院长 工会主席	1994.10—2000.1 2000.1—2006.12
曾昭华	男	1943.4	安乡县	副院长、党委书记 党委书记	1994.12—1998.12 1999.1—2000.1
杨连翠	女	1942.5	洪江市	纪委书记	1996.1—2000.1
周国忠	男	1951.8	汉寿县	党委书记	2000.1—2003.6
计绍云	男	1949.11	澧县	副院长	2000.2—2006.12
邓利民	男	1960.1	汉寿县	副院长 党委副书记、工会主席	2000.2—2012.7 2012.8—
易华文	男	1958.3	桃源县	副院长、党委副书记 院长、党委书记	2000.6—2003.5 2003.6—2005.8
魏尚典	男	1952.9	鼎城区	副院长 党委副书记 院长、党委副书记	2000.2—2006.5 2001.9—2006.5 2006.6—2009.7
屈晶华	女	1962.12	江华县	党委副书记 纪委书记 党委书记	2001.2—2006.6 2003.6—2007.4 2006.6—
向绪林	男	1957.3	津市市	副院长 院长、党委副书记	2003.6—2009.6 2009.7—
罗昌华	男	1948.3	澧县	总会计师	2004.11—2006.12

续上表

姓名	性别	出生年月	籍贯	职　务	任职时间
刘靖祥	男	1953.7	汉寿县	总经济师 总会计师	2004.11—2006.11 2006.12—2009.7
潘道波	男	1958.6	安乡县	副院长	2006.6—
钟发平	男	1963.1	石门县	副院长	2006.6—
陈能志	男	1962.3	常　德	副院长 党委副书记、副院长	2006.6—2009.6 2009.7—
刘　艳	女	1961.12	常　德	纪委书记	2007.4—
曹正清	男	1969.2	鼎城区	工会主席 总会计师	2009.7—2011.6 2011.6—
邓志明	男	1965.6	鼎城区	工会主席 副院长	2011.6—2012.7 2012.8—

二　常德市第一中医医院

常德市第一中医医院坐落在市城区滨湖路，占地面积29333.5平方米，是一所集医疗、科研和教学于一体的三级甲等中医医院，系湖南中医药大学附属常德医院。

1988年，原常德市中医院位于市城区人民中路，占地面积6000余平方米，建筑面积1万余平方米，固定资产173万元。全院共有干部职工253人，其中卫生技术人员215人，有副高级技术职称5人、中级技术职称63人。设有内科、骨伤一、二科、肛肠科和眼科4个病室，开放病床250张。年门诊诊治20余万人次，住院收治2000余人次。是年，设立病理室。另在市区战备桥（三闾桥）设立第二门诊部。

1990年1月，市政府办常政办通〔1990〕5号文通知原常德市中医院更名为常德市第一中医院（简称市一中医院），正科级事业单位。5月，因常德建市后市级无中医机构，遂将该院成建制上收至市卫生局管辖，由集体所有制转为全民所有制。11月，中共常德市第一中医院党支部改设为党总支。

1991年2月23日，设中西医结合科。

1992年11月，根据中国农村卫生协会蛇伤防治与蛇类资源医用研究会文件精神，市卫生局同意在常德市组建中国蛇协血栓病防治研究所，挂靠市一中医院，曾昭华任所长，樊方桂、曹清明任副所长。其科研活动接受中国蛇协和市卫生局指导与领导，编制、经费由市一中医院调剂解决。

1993年1月14日，常编发〔1993〕1号文将市一中医院升格为副处级事业单位。11月，市一中医院党总支升格为党委会。

1994年9月28日，湖南中医学院行文确认市一中医院为其教学医院。10月13日，挂“湖南中医学院实习医院”牌。

1995年5月，湖南省中医医院评审委员会确认市一中医院达到二级甲等中医医院标准。6月，根据常政函〔1995〕18号和常编发〔1995〕8号文件精神，市一中医院升格为正处级事业单位。是年，被国家中医药管理局确认为全国示范中医院。

1996年，市城区修建防洪大堤，占去医院土地面积2000余平方米，拆除医院生活用房4000多平方米。

1997年8月，市卫生局批准市一中医院成立常德市120急救中心。

2000年1月，共投资3900多万元，在滨湖中路动工兴建十层住院楼、三层门诊楼、两层急诊楼和医疗辅助用房共24200平方米，次年底竣工。

2002年3月25—26日，市一中医院整体从市城区人民路（上南门）搬迁至滨湖中路，增添各种设施设备价值3000多万元。老院址及房屋作价1000万元转让给市七医院。

2003年4月，省卫生厅同意确认市一中医院为湖南中医药大学附属医院，使用第二名称“湖南中医药大学附属常德医院”，医院原有隶属关系及经费渠道不变。

2006年11月，在市城区洞庭大道西段170号开设白马湖分院。

2007年7月16日，省中医药管理局确认市一中医院达到三级甲等中医医院标准。

2008年，骨伤科被国家中医药管理局列入国家级中医重点建设专科，肺病科和肛肠科被省中医药管理局列入省级中医重点建设专科。

2009年，投资30多万元将燃煤锅炉改成燃气锅炉。4月12日，投资6400多万元的21层国医楼破土动工。

2010年，投资600多万元，将原中央空调（烧煤）改造为地温空调。投资100多万元建设中药制剂室、中药加工炮制室和购买中药制剂设备。

2011年9月3日，新建的21层国医楼竣工。2001年竣工的十层病房楼命名为济生楼。投资600多万元购置直线加速器。病床增加到800张，职工712人。同月，国家中医药管理局对市一中医医院重点中医专科建设科室骨伤科进行评审，确认合格，时为常德市唯一一个国家级中医重点专科。

2012年7月23—24日，通过国家中医药管理局对三级甲等中医医院的等级复评。肛肠科成为国家中医药管理局“十二五”重点中医建设专科。

2000—2012年，共新建房屋7栋，购置超导核磁共振、16排螺旋CT、C型臂血管造影机、直线加速器等单价10万元以上的设备110台件，万元以上的设备439台件。

2012年年底，市一中医医院内设办公室、组织人事科、监察室、医务科、护理部、财务科、设备科、保卫科、总务科、门诊部、宣传拓展部、老干科、审计科、经管办等行政管理科室，业务管理科室有医疗安全办、信息科、医保办、医院感染管理科、预防保健科、质控科、科教科、农合办。党群组织有党委办公室、行政党支部、外科党支部、内科党支部、门诊党支部、药剂党支部、老干党支部、纪律检查委员会、工会、共青团。业务科室有内科（肺病科、心血管病科、脑病科、脾胃肝病科、内分泌风湿病科、肾病科）、外科（外一科、外二科、外三科）、妇产科（妇科、产科）、儿科、骨伤科（创伤一病区、创伤二病区、手足病区、脊柱病区、关节病区）、肛肠科、眼耳鼻喉科、口腔科、皮肤科、血液肿瘤科、重症医学科、麻醉科、医学检验科、输血管理科、病理科、供应室、高压氧疗科、介入治疗中心、治未病中心、中医养发中心、二门诊部、白马湖分院、门诊部（含国医馆）、医学影像科、药剂科。共有医疗及辅助用房48900平方米，固定资产3亿元，其中设备总值7000万元。在职职工771人，其中正高级技术职称21人、副高级技术职称90人、中级技术职称220人。年门诊诊治32.2万人次，出院病人2.4万人次，病床使用率120%，业务收入2.52亿元。

表 1-2-1-2　1988—2012年常德市第一中医医院历届领导班子成员一览表

姓名	性别	出生年月	籍贯	职　务	任职时间
舒德儒	男	1945.4	武陵区	党支部书记	1986—1990.8
曹清明	女	1942.4	益阳	党支部副书记、院长 副院长	1986—1990.8 1990.8—2001
徐　斌	女	1946.3	武陵区	工会主席	1986—1989.2
曾昭华	男	1943.4	安乡县	党支部书记、院长	1990.8—1992.9
莫家齐	男	1944.2	武陵区	党支部副书记	1990.8—1996.3
柳树果	男	1953.11	武陵区	副院长 工会主席 副院长	1990.10—1996.8 1996.8—2000.1 2000.1—2009.7
樊方桂	男	1948.7	鼎城区	党总支书记、院长 党委副书记、院长 院长、党委书记	1992.9—1993.3 1993.11—2001.8 2001.9—2006.6
刘庆达	男	1953.9	鼎城区	党支部书记 党委书记	1993.3—1993.11 1993.11—2001.8
邵先舫	男	1958.10	临澧县	副院长 常务副院长 党委书记、院长 院长	1993.11—2001 2002—2006.6 2006.6—2012.1 2012.2—
刘开明	男	1952.11	桃源县	副院长 党委副书记、工会主席 党委副书记 党委副书记、副院长	1996.4—2001 2002—2004.4 2004.4—2006.6 2006.6—2009.6

续上表

姓名	性别	出生年月	籍贯	职　务	任职时间
刘志军	男	1958.12	安乡县	副院长 党委副书记、副院长 副书记、常务副院长	2002—2009.6 2009.7—2011.6 2011.7—
周吉祥	男	1953.9	鼎城区	纪委书记	2002—2009.6
肖燕芳	女	1958.12	桃江县	副院长	2004.4—2011.6
李银和	男	1954.9	临澧县	工会主席 党委副书记	2004.4—2009.6 2009.7—2011.6
熊　辉	男	1963.10	益　阳	副院长	2006.6—2009.6
周定久	男	1960.9	汉寿县	纪委书记	2009.7—
叶拥军	男	1963.9	澧　县	副院长	2009.7—
刘开英	女	1963.9	鼎城区	副院长	2009.7—
陈　颖	女	1976.11	武陵区	工会主席	2009.7—
熊　焰	男	1963.8	长　沙	副院长	2009.7—2011.6
车雄宇	男	1972.9	安乡县	副院长	2011.6—
丁　青	女	1960.9	岳　阳	副院长	2011.6—
陈寿林	男	1962.10	鼎城区	党委书记	2012.2—

三　常德市第二人民医院

常德市第二人民医院坐落在常德市经济技术开发区德山大道中段，是一所集医疗、教学、科研、预防为一体的二级甲等综合医院，系中南大学湘雅医院定点指导、双向转诊医院。

1988年10月，常德地区德山防治院更名为常德市第二人民医院，位于德山莲花路20号，占地面积39294平方米，建筑面积6920平方米，其中业务用房4960平方米、办公用房1960平方米。设有办公室、人保股、财务股、医务股、护理部和后勤行政等管理科室；医疗科室有内科、外科等9个；医技科室有检验、放射等5个。人员编制294人，实有202人，其中卫生技术人员179人、行政后勤人员23人；有高级技术职称4人、中级技术职称34人、初级技术职称144人。编制病床210张，年门诊诊治48502人次，急诊诊治1804人次。

1989年，拆除原医技用房300平方米，新建医技楼1470平方米。

1992年，设立设备科。11月，从人事保卫科析出保卫科，独立办公。

1993 年 5 月 22 日，市二医院众利实业公司开业。5 月 26 日，外科、儿科联合组建樟木桥门诊所。1994 年 1 月，内科樟木桥门诊部、中医科新马路门诊部开业。

1995 年 4 月，设急诊科。7 月 1 日，常编发〔1995〕8 号文批复市二医院升格为副处级事业单位，归口市卫生局管理。8 月，设儿科。9 月，急诊楼装修完工，急诊科迁入。10 月 6 日，新建住院大楼 6500 平方米落成。12 月 13—15 日，省医院分级管理评审委员会确认该院达到二级甲等医院标准。是年，为在新病房大楼东侧修建挡土墙，征用农村集体用地 867 平方米。是年，撤销中医科。

1997 年 9 月，设医院经济管理办公室。9 月 10 日，撤除新马路门诊点。1998 年，拆除老办公楼。

1998 年，在医院北面征用水塘 3333.4 平方米以备新建门诊大楼。时医院占地面积扩展到 43334 平方米。

2000 年，撤销传染科。11 月，设医保办。

2001 年 9 月 30 日，根据市委、市政府关于市一医院帮带市二医院的决策，常德市第一人民医院德山分院挂牌。时任市一医院党委副书记、副院长魏尚典兼任德山分院院长。10 月 30 日，开通急救电话，呼号为 7307120。

2003 年 1 月 8 日，市一医院德山分院挂湖南师范大学医学院临床教学医院牌。是年，耗资 400 万元从一私人老板手中购得原常德市高中压阀门厂的土地 66667 平方米。10 月 20 日，在德山中路开设临时门诊部。

2003—2006 年，先后设医疗开发协调办、社区服务中心、医院共青团委员会，复设设备科。2003 年 12 月，新建传染病门诊楼、传染病病房，2005 年竣工。

2006 年 10 月，农村卫生人才培训基地在市一医院德山分院挂牌。

2007 年 12 月 16 日，市政府常务扩大会议决定恢复常德市第二人民医院建制。2008 年 5 月，常编发〔2008〕29 号文批准更名为常德市第二人民医院。

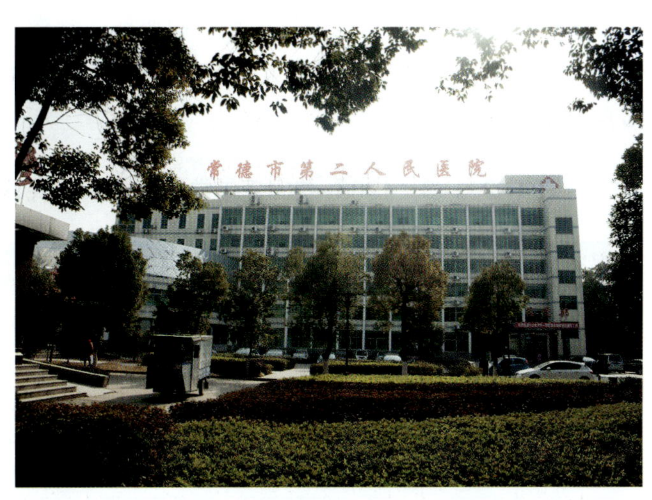

2005 年竣工的市二医院住院楼

2007—2010 年，先后组建体检中心、德山街道社区卫生服务中心。

2008 年，为打通医院老区与医院新区（前购原市高中压阀门厂区）之间的通道，征用莲花池村 9 组农用地 25333.5 平方米，时医院占地面积达 133334 平方米。5 月 5 日，被确定为常德市甲型 H1N1 流感诊治定点医院。12 月，设内三科，设在医院新区病房楼2楼，主要收治传染病人。

2010年，拆除老门诊楼920平方米。5月1日，医院新区修缮、维护工程全部竣工，主体医疗服务区整体东迁。新区位于德山大道中段，临街。8月，设监察室。

2011年4月13日，举行中南大学湘雅医院定点指导、双向转诊医院挂牌仪式。5月24日，与珠海和佳公司合作建立的常德市肿瘤中心开业。11月12日，市二医院肿瘤中心暨常德市肿瘤靶向综合治疗中心开业，国家肿瘤微创综合治疗高技术产业化示范工程和佳临床示范基地挂牌。是年，新建德山街道社区卫生服务中心大楼3层共1176平方米竣工。

1994年9月，市卫生局常卫委〔1994〕18号文决定成立中共常德市第二人民医院党委。因医院主要领导多次异动，虽多次向市委组织部申请召开党员大会，均未获批。2012年6月27日，市委组织部常组函〔2012〕83号文批复同意召开中国共产党常德市第二人民医院全体党员大会。6月28日，中共市二医院全体党员大会选举吴海燕为党委书记，张勇为副书记，周后龙为纪委书记。

2012年，医院占地面积133200平方米，建筑面积27000平方米，其中业务用房23410平方米、办公用房3590平方米。行政管理科室设有办公室、组织人事科、医务科、护理部、财务科、设备科、保卫科、监察室、院团委、工会办、医保办、经管审计科、后勤科、院感与传染病管理科、开发协调办、规建办（8月设立）；医疗业务科室设有内一科、内二科、儿科、外科、妇产科、神经外科、骨科、肿瘤科、门诊部、急诊科、麻醉手术室、重症医学科、检验科、放射科、药剂科、供应室、功能科、体检中心、德山街道社区卫生服务中心、五官科（7月设立）、内三科（9月设立）。人员编制298人，实有381人，其中卫生技术人员222人、行政后勤人员63人；有高级技术职称31人、中级技术职称96人、初级技术职称95人。编制床位330张，年门诊诊治37721人次，急诊诊治4795人次。拥有GE 16排高速螺旋CT、1.5 T核磁共振、飞利浦DR（数字化医用X线摄影系统）、四维彩超、电子胃肠镜、腹腔镜、钬激光、前列腺电切镜、输尿管镜、胆道镜、支气管镜、血液透析机、大C臂X光机、高压氧舱和放疗设备等大型医疗设备200多台（件）。

表1-2-1-3　1988—2012年常德市第二人民医院历届领导班子成员一览表

姓名	性别	出生年月	籍贯	职务	任职时间
宁秀锦	男	1940.1	慈利县	党总支书记	1988—1989.3
祝帮国	男	1944.8	常德市	副院长 党总支书记 党总支书记、院长 院长	1988—1989 1990—1991 1992.10—1995 1996.4—1997.3
陈卫民	男	1934.4	长　沙	副院长	1988—1989.3

续上表

姓名	性别	出生年月	籍贯	职 务	任职时间
向都全	男	1934.1	永顺县	工会主席	1988—1992.10
郭 罗	男	1937.11	桂东县	院长	1989.3—1992.10
刘祖富	男	1952.1	安化县	副院长	1989—2004
邱表孝	男	1950.8	常德市	副科级纪检员 副书记、纪检员 副书记、工会主席	1989.4—1993 1994—2000 2001—2004
高绍庆	男	1952.5	澧 县	副院长	1990.12—2002.4
陈银桥	男	1952.2	桃源县	副院长、工会主席 副院长	1992.10—1993 1994—2002.4
李明英	女	1944.12	桃源县	工会主席	1994.3—1999.10
余兵清	男	1942.8	常 德	党总支书记	1996.4—2001.9
李基顺	男	1949.12	常 德	院长 党总支书记	1997.7—2001.9 2001—2002.6
魏尚典	男	1952.8	鼎城区	院长（兼） 院长	2001.9—2003.6 2006—2007
刘靖祥	男	1953	汉寿县	副院长	2001—2002
刘晓明	女	1958.10	常 德	副院长	2001—2004
贵建平	男	1963.11	津市市	副院长	2002.12—2007
易华文	男	1958.4	桃源县	书记、院长（兼）	2003.7—2005.9
向绪林	男	1957.5	津市市	副院长（执行院长） 院长	2003—2004 2005—2006
刘建国	男	1964.11	汉寿县	副院长	2004.11—
周后龙	男	1963.5	常德市	副书记	2004.11—
李 刚	男	1966.4	临澧县	工会主席	2004.11—
卢赐清	女	1963.1	澧 县	党委书记	2005.9—2009.8
潘道波	男	1958.5	安乡县	副院长（执行院长）	2006—2007
张 勇	男	1964.10	临澧县	院长	2008.4—
张丕胜	男	1969.8	常德市	副院长	2008.9—
吴海燕	女	1968.7	桃源县	党委书记	2009.9—
谭大林	男	1966.11	临澧县	副院长	2011.11—

四　常德市妇幼保健院

常德市妇幼保健院坐落在市城区洞庭大道中段1058号，是集妇幼保健和临床医疗于一体的市直妇幼保健机构。

1988年10月，根据市委、市政府《关于实施市、区职能调整方案的通知》，原常德地区妇幼保健站与原县级常德市妇幼保健院合并组成常德市妇幼保健院。行政科室设办公室、人保科、医务科、护理部、行政科、保健科，业务科室设门诊部、妇产科、内儿科和检验科。时有在职职工111人，其中卫生技术人员74人；有中级技术职称6人、初级技术职称68人。

1995年，常编发〔1995〕8号文件批复市妇幼保健院升格为副处级事业单位，归口市卫生局管理。8月，通过5省创建爱婴医院专家考核组评估，确认为“爱婴医院”。

1999年10月，成立常德市不孕症优生优育研究所，主要承担全市不孕症的规范诊治科研活动，开展生殖科学研究，指导优生优育等工作任务。

2000年1月，被省卫生厅确认为涉外婚前医学检查单位。是年，成立城区保健科，聘用武陵区街道办事处和乡镇妇幼专干，所聘专干由市妇幼保健院管理。

2001年3月8日，新建儿童保健中心开业。

2005年8月，市编委常编发〔2005〕19号文同意市妇幼保健院加挂常德市妇女儿童医院牌。是年，被确定为全国儿童流感监测哨点医院，是常德市产前诊断中心、新生儿疾病筛查中心；新生儿科、儿童保健中心是常德市临床特色专科，遗传优生科是全市医学重点学科。

2012年，市妇幼保健院占地面积20000余平方米，建筑面积18000余平方米。行政科室设办公室、人事科、财务科、医务科、护理部、行保科、保健科，业务科室设妇科、产科、儿科、儿保科。在职职工343人，其中卫生技术人员283人。有高级技术职称41人、中级技术职称83人、初级技术职称199人；执业医师136人、执业护士156人。固定资产总值7200万元，万元以上医疗仪器设备68台（件），拥有四维彩色B超、腹腔镜、LEEP刀、多功能产床、美国产听力筛查仪、视力筛查仪等高精尖医疗仪器设备。开设病床200张，设有妇科、产科、儿科、儿童保健科、不孕不育等专科，年门诊诊治14.4万人次，住院收治9865人次，业务收入7500多万元。

表 1-2-1-4 1988—2012 年常德市妇幼保健院历届领导班子成员一览表

姓名	性别	出生年月	籍贯	职 务	任职时间
周文珺	女	1941.11	鼎城区	院长	1984.5—1988.10
唐培珍	女	1942.9	华容县	党总支书记	1988.10—2000.1
肖明丽	女	1938.10	武陵区	院长	1989.3—1991.5
吴丽源	女	1950.2	桃源县	副院长 院长	1989.3—1991.6 1991.6—1994.12
莫家齐	男	1944.2	鼎城区	副院长	1989.3—1990.9
蔡盛枝	男	1947.12	临澧县	副院长	1989.8—1991.12
刘佳才	男	1945.6	鼎城区	副院长	1991.12—1995.12
王 沛	女	1954.12	安化县	副院长	1991.10—2003.7
陈翔英	女	1956.7	鼎城区	副院长	1991.10—2011.10
娄子元	男	1940.12	鼎城区	副院长	1992.9—1995.2
毛自治	男	1951.8	澧 县	院长	1995.1—2002.12
黄富华	男	1951.11	汉寿县	副院长	1996.4—2003.9
王文华	女	1956.1	津市市	党总支书记	2000.1—2003.2
刘新菊	女	1952.9	汉寿县	工会主席	2000.8—2003.9
侯国弘	男	1963.8	安乡县	党总支书记、院长	2003.2—2007.11
卜 隆	男	1967.3	临澧县	党总支副书记、副院长 党委书记	2003.7—2008.2 2008.3—
刘清平	男	1965.12	澧 县	副院长 副书记、副院长	2003.7—2011.12 2012.1—
胡旭红	女	1962.3	临澧县	工会主席 副院长、纪检书记	2003.7—2011.12 2012.1—
袁隆建	男	1963.2	鼎城区	纪检员 副院长	2006.4—2011.10 2008.4—2011.10
邓湘政	男	1955.9	汉寿县	院长	2008.4—
余任秀	女	1964.4	临澧县	副院长	2012.1—
姚宏智	女	1965.8	澧 县	副院长、工会主席	2012.1—

五　常德市疾病预防控制中心

常德市疾病预防控制中心（简称市疾控中心）位于市城区朗州路633号。

1988年，市编委常编发〔1988〕91号文通知常德地区卫生防疫站更名为常德市卫生防疫站，其内设的常德地区结核病防治所、常德地区健康教育所同时更名为常德市结核病防治所、常德市健康教育所。时内设业务科（办公室）、行政科、卫生宣传科、计划免疫科、流行病防治科、地方病慢性病防治科、寄生虫病防治科、肿瘤防治科、食品卫生科、环境卫生科、学校卫生科、卫生检验科，有在职职工86人，其中本科4人、大专17人、中专46人，高级技术职称5人、中级技术职称18人、初级技术职称44人。

1991年8月，常卫字〔1991〕43号文批复成立常德市性病防治监测站。是年，内设计财科、人事教育科、消杀灭科。有房屋面积4000平方米，固定资产总值84万元，其中设备总值34万元。

1993年1月，常编发〔1993〕1号文批复市防疫站升格为副处级事业单位，人员编制、经费渠道、隶属关系不变。2月，市编委常编工直〔1993〕33号文同意内设办公室、组织人事科、财务科和行政科。4月17日，市卫生局常卫字〔1993〕20号文批复设卫生监测科、疾病监测科、学校卫生宣传科、寄生虫病地方病慢性病防治科、消杀灭科、中心检验室、预防医学综合门诊部。

1994年4月，撤销行政科，增设结核病防治科。

1995年3月，撤销学校卫生宣传科，增设学校卫生科和卫生宣传科。8月30日，市编委常编办直〔1995〕30号文同意市健康教育所从市防疫站析出，作为正科级机构管理的事业单位单独设置，归口市卫生局管理。核定事业编制5名，其编制、人员及经费均从市防疫站连人带编划转。是年，复设行政科。

1996年3月，市编委核定市防疫站人员编制77人。6月10日，市卫生局同意增设工地卫生科。

1997年4月，市卫生局同意将卫生监测科分为卫生监测一科和卫生监测二科；新设生物制品科和计划免疫科。11月20日，省卫生厅湘卫防发〔1997〕32号文确认市防疫站达到地市级一等卫生防疫站标准。

1998年，市防疫站占地面积11348.9平方米，有办公用房6089.37平方米、职工住房5713平方米。

2002年，市防疫站检验检测中心经省卫生厅考核确认为合格艾滋病抗体检测初筛实验室。

2003年9月，市编委常编发〔2003〕9号文通知常德市卫生防疫站更名为常德市疾病预防控制中心。12月15日，常编发〔2003〕36号文印发《常德市疾病预防控制中心机构编制方案》，常德市疾病预防控制中心加挂市公共卫生检测检验中心牌子，不再保留原加挂的市结核病防治所、市肿瘤防治办公室牌子。内设办公室、人事科、财务科、后勤保卫科、科技教育科5个职能科室，机构级别为副科级。核定全额拨款事业编制80名，其中主任（副处级）1名、副主任（正科级）3名、纪检员（正科级）1名、工会主席由副职兼任；正副科长（主任）职数5名（均为副科级领导职务），其他管理人员4名，卫生专业技术人员62名，后勤服务人员4名。时占地面积12000平方米，有检验楼、预防医学门诊楼、体检楼和4栋职工宿舍，建筑面积14800平方米。

2004年12月，市五医院从事血防工作的10名专业人员连人带编划入市疾控中心，次年2月，设血防科。

2005年4月，南华大学将市疾控中心确定为南华大学预防医学专业实习基地。

2006年9月，新建100级净化实验室正式投入使用；流感监测实验室通过国家疾病预防控制中心专家评估验收，成为国家流感监测网络实验室。

2012年，市疾控中心占地面积9357.96平方米，固定资产总值2226.8万元，其中设备总值1079.3万元。在职职工87人，其中高级技术职称15人、中级技术职称28人、初级技术职称22人。行政科室设办公室、人事科、财务科、后勤保卫科和科技教育科，业务科室设性病艾滋病防治科、流行病防治科、血吸虫病防治科、结核病防治科、学校卫生与慢性病及非传染性疾病干预科、免疫规划科、消杀灭科、卫生监测与技术服务科、检验检测科、公共卫生体检科、质量管理科、预防医学门诊。

表1-2-1-5 1988—2012年常德市疾病预防控制中心历届领导班子成员一览表

姓名	性别	出生年月	籍贯	职　务	任职时间
丁阳春	男	1938.6	安化县	党支部书记 站长	1988.1—1988.10 1989.4—1992.12
呙升武	男	1939.12	湖北公安县	站长	1988.1—1988.12
罗先樵	男	1951.7	鼎城区	副站长 党支部书记 党支部书记、副站长 党支部书记、站长 站长 站长、党支部副书记	1989.1—1989.12 1990.1—1990.12 1991.1—1992.12 1993.1—1994.12 1995.1—1999.12 2000.1—2001.9
王承光	男	1939.5	韶山区	副站长 工会主席	1988.1—1992.12 1993.1—1998.12
李丕才	男	1950.2	桃源县	党支部书记	1989.4—1990.2

续上表

姓名	性别	出生年月	籍贯	职　务	任职时间
罗秉立	女	1944.12	桃源县	纪检员 党支部副书记 党支部副书记、副站长 党支部书记、副站长	1990.1—1990.12 1991.1—1992.12 1993.1—1994.12 1995.1—2000.12
陈杰之	男	1950.1	长沙市	副站长	1991.1—2005.12
沈宇明	男	1952.6	安乡县	副站长	1996.1—2007.12
刘吉星	男	1952.8	桃源县	工会主席	1999.1—2007.12
彭　进	男	1962.11	澧　县	党总支书记 站长 党总支书记、主任 局党委委员、主任	2001.2—2002.12 2001.9—2002.12 2003.1—2011.12 2012.3—
王　沛	女	1954.12	安化县	党总支副书记、副主任	2003.9—2007.12
袁家新	男	1957.11	鼎城区	党总支书记	2005.1—
郭志忠	男	1963.4	桃源县	副主任	2006.1—
辜宏胜	男	1975.3	临澧县	副主任	2008.6—
刘素念	女	1977.9	武陵区	工会主席	2008.6—
周应育	男	1965.6	鼎城区	党总支副书记、副主任	2008.6—

六　常德市血吸虫病专科医院

常德市血吸虫病专科医院（常德市第五人民医院，简称市血防院、市五医院）坐落在市城区洞庭大道西段1739号，以治疗血吸虫病为主，同时也提供综合医疗服务，是滥用阿片类物质成瘾者社区药物维持治疗单位。

1988年10月12日，根据市委〔1988〕13号文件，原常德市血防站并入原常德地区血吸虫病防治院，移交人员24名、房屋建筑面积940.9平方米，移交财产折款72.4万元。10月19日，市编委常编发〔1988〕91号文将常德地区血吸虫病防治院更名为常德市血吸虫病防治院，同时加挂常德市第五人民医院牌子。内设办公室、预防科、门诊部、内科、外科、药械科、行政科，编制床位100张，实际开放床位110张；核定事业编制130人，实有职工144人，其中卫生技术人员113人、其他技术人员2人、管理人员11人、工勤人员19人；有高级技术职称6人、中级技术职称33人、初级技术职称82人。年门诊诊治7743人次，住院收治575人次，年业务收入15.9万元。

1990 年 11 月，投资 60 万元新建 6 层门诊楼开工，建筑面积 2080 平方米。

1993 年春，成立常德市血防院工贸公司，将医院所属滨湖雪糕厂、招待所、商店和门面归口公司管理。

1998 年 6 月，市卫生局批复将市五医院二门诊部（原常德市血防站）更名为常德市第五人民医院创伤分院。

1999 年 9 月，市卫生局认定市血防院符合二级医院基本标准。

2002 年 4 月，湖南省禁毒委员会湘禁毒复字〔2002〕2 号文同意市血防院设立常德市自愿戒毒所，时为湘西北地区首家自愿戒毒脱瘾医疗机构。

2003 年，常编办〔2003〕76 号文核定市五医院差额拨款事业编制 150 名。

2004 年 6 月，市编委常编发〔2004〕12 号文《关于市血吸虫病防治机构改革有关机构编制事项的批复》，将血防工作实行防治分开，从市血防院抽调 10 名血防专业技术人员到市疾控中心从事血防预防工作。市血防院更名为常德市血吸虫病专科医院，以治疗血吸虫病为主，保留市五医院牌子，其机构性质、级别不变，由市卫生局管理。核定差额拨款事业编制 140 人。

2006 年 9 月，卫生部办公厅卫办疾控发〔2006〕170 号文确定市五医院为滥用阿片类物质成瘾者社区药物维持治疗单位。

2008 年 3 月，市卫生局确认市五医院微创外科、自愿戒毒脱瘾专科为常德市临床特色专科。

2010 年 9 月，在保证市血防专科医院公立性质不变，公共服务职能不变，医务人员身份不变，财产属性不变，财政拨款在原有基数上略有增加的基础上，与北京志洲伟业科技有限公司签订《医院经营合同书》，医院除血防专科、戒毒所以外的所有业务科室交由北京志洲伟业科技有限公司经营，合作期限自 2010 年 9 月 1 日至 2020 年 8 月 31 日止。

2010 年，改造住院楼、手术室、产科、供应室和门诊大楼，购买国产 C 臂 X 光机和 500 毫安 X 光机等仪器设备。

2011 年 8 月，设在武陵镇常南汽车总站对面的市五医院滥用阿片类物质成瘾者社区药物维持治疗门诊试营业，抽调医、护、药、司机和保安等 8 人从事该项工作。

2012 年年底，市血防院内设办公室、医务科、护理部，内科、外科、妇产科、门急诊科等 19 个科室。有职工 146 人，其中卫生技术人员 126 人；有高级技术职称 10 人、中级技术职称 55 人、初级技术职称 50 人；执业医师 37 人、执业护士 51 人。固定资产总值 1176 万元。开放病床 120 张，年门诊诊治 79259 人次，住院收治 3711 人次。

表 1-2-1-6　1988—2012 年常德市血吸虫病专科医院历届领导班子成员一览表

姓名	性别	出生年月	籍贯	职　务	任职时间
方明武	男	1947.4	鼎城区	院长 党总支书记	1986.2—1990.8 1990.8—1993.9
杨开敬	男	1944.3	汉寿县	党支部副书记 党总支副书记、纪检员	1987.7—1990.8 1990.8—1993.12
刘朗新	男	1949.3	汉寿县	副院长 党总支副书记、院长	1987.6—1993 1993.12—2000.7
丁敬亮	男	1945.10	鼎城区	副院长 工会主席	1989.3—1993.12 1994.1—2000.7
曹鸣魁	男	1936.9	益阳市	院长	1990.8—1992
朱小学	男	1936.11	澧　县	工会主席	1990.1—1994.1
孙荣群	女	1947.9	河北省	党总支书记、副院长	1993.12—2002.5
张　扬	男	1948.3	常德市	副院长	1995.2—2001
童政清	男	1957.7	汉寿县	副院长、纪检员	1995.2—1996
邓湘政	男	1956.3	汉寿县	副院长 党总支书记 党总支书记、院长	1999.11—2003.2 2002.5—2003.2 2003.3—2008.6
杨瑞环	男	1956.9	汉寿县	工会主席 党总支副书记、工会主席 党总支副书记 党总支副书记、副院长 党总支书记、院长	2000.7—2003.2 2003.3—2005.8 2005.9—2006 2007—2008.6 2008.6—2009.12
侯国弘	男	1963.8	安乡县	院长	2000.7—2003.2
胡季平	男	1948.2	桃源县	副院长	2002.5—2004.3
丁建忠	男	1969.12	鼎城区	副院长	2004.3—
罗新安	男	1965.5	安乡县	副院长 党总支副书记、副院长 党总支书记、副院长	2004.3—2008.6 2008.6—2009.12 2009.12—
李志坚	男	1967.4	益阳市	副院长、纪检员	2005.9—
沈旭平	女	1964.2	临澧县	工会主席	2005.9—
陈克平	男	1967.8	安乡县	党总支副书记、院长	2009.12—

七　常德市劳动卫生职业病防治所

常德市劳动卫生职业病防治所坐落在市城区洞庭大道 1199 号，占地面积 5032.5 平方米，建筑面积 2570 平方米，其中业务用房 2070 平方米。主要职能是为职业卫生监管部门提供职业技术支撑，为全市有职业病危害的用人单位、接触职业病危害的劳动者和职业病患者提供职业卫生技术服务。

1988 年，常德地区劳动卫生职业病防治所更名为常德市劳动卫生职业病防治所（简称市职防所），有工作人员 35 名，一栋简易平房约 300 平方米作职业病门诊和住院治疗用房，一栋简易平房约 250 平方米作办公用房，一栋四层二十四户约 1300 平方米的宿舍楼；一台 200 毫安旧 X 光机安装在一栋偏僻的民房内，只能勉强应付职业卫生各项工作。

1990 年，市政府投资 90 万元，拆除市职防所临街原有平房，修建六层综合办公楼。以后又陆续投资近百万元购置 300 毫安 X 光机、B 超、气相色谱分析仪以及其他检验、检测和体检设备。是年，根据市卫生局常卫字〔1990〕第 17 号文件，成立有卫生、公安、环保等部门参与的常德市放射同位素与射线装置放射防护管理办公室。

1992 年，新建办公楼竣工，所有科室均迁入。新建立微机室、电测听室、气相色谱分析室、图书室、档案室和行政物资仓库，添置电脑、气相色谱仪、溶出分析仪等仪器设备。是年，市编办核定该所全额拨款事业编制 42 名。

1995 年，复设检验科，新设劳动卫生监督科（又称劳动卫生监督站），樊国华任监督站站长。将监督与监测分开，监督站专门负责全市劳动卫生监督工作。

2004 年 4 月，市政府成立常德市职业病防治工作领导小组，副市长张元英任组长，19 个政府部门单位为成员。投资 120 万元加强市职防所建设。6 月，市职防所职业病门诊住院楼维修改造工程竣工，职业病门诊、职业健康监护、职业病住院治疗等业务用房全部投入使用。是年，成立常德市职业病诊断鉴定委员会，负责全市职业病诊断争议的首次鉴定工作。主任罗先樵，副主任周定久、徐春华。市职业病诊断鉴定委员会办公室设在市卫生局卫生法制与监督科，周定久兼任办公室主任。

2008 年 12 月 4 日，经省卫生厅专家组现场评审，确认市职防所职业病危害评价乙 A 级资质和放射危害预评价乙 B 级资质合格。是年，调整市职业病劳动能力鉴定委员会，樊国华任鉴定委员会主任，张国清任副主任；调整市职业病诊断小组成员，樊国华任尘肺诊断小组组长，张国清任职业中毒和物理因素所致职业病诊断小组组长。

2009 年 3 月 23 日，调整市职业病防治工作领导小组，副市长万成贞任组长，市政府副秘书长陈智慧、市卫生局局长郑家火任副组长，市发改委、市卫生局等 23 个单位为成员。

2010 年，市职防所在省内各级职防机构纷纷撤并之际依然保留，成为省内仅存的两个独立的地市级职防机构之一。有在编职工 35 人，工作用房约 2000 平方米。

2012年，市职防所内设办公室、质量管理科、业务科、职业卫生监督科、健康监护科、放射卫生监测科、检验科和住院部。在职职工35人，其中卫生技术人员31人；有高级技术职称2人、中级技术职称13名、初级技术职称15名。有500毫安X光机、原子吸收光谱仪、气相色谱仪、全自动生化分析仪等大型贵重精密仪器设备9台件。

表1-2-1-7　1988—2012年常德市劳动卫生职业病防治所历届领导班子成员一览表

姓名	性别	出生年月	籍贯	职　务	任职时间
刘维高	男	1952.12	澧　县	党支部书记	1988—1989
丁阳春	男	1938.6	安化县	所长	1988—1989
温国球	男	1941.11	桃江县	副所长 工会主席	1988—1996 1996—2001
宁秀锦	男	1940.1	慈利县	党支部书记、所长 党支部书记	1989—1990 1990—1995
王兴立	男	1951.12	汉寿县	副所长 所长	1989—1990 1990—1996
文定友	男	1945.9	澧　县	副所长 所长	1990—1995 1995—2003
吴丽源	女	1950.2	桃源县	党支部书记	1995—2003
张　红	男	1963.10	澧　县	副所长	1996—1997
周应育	男	1965.7	鼎城区	副所长 所长	1996—2003 2003—2008
樊国华	男	1964.12	临澧县	副所长 党支部书记 所长	1998—2003 2003—2008 2008—
周德贵	男	1953.8	武陵区	工会主席	2001—2003
张星瑜	男	1975.10	临澧县	工会主席	2004.3—2006
张国清	男	1963.2	桃源县	副所长	2004—
戴　俊	男	1966.10	汉寿县	工会主席	2008—
郑　利	女	1971.10	鼎城区	党支部书记	2008—2010

八　常德市药政管理处、药品检验所

1988年秋，常德地区药政管理处、常德地区药品检验所更名为常德市药政管理处、常德市药品检验所，仍为两块牌子、一套人员。办公地址在市城区战备桥。10月，据市委〔1988〕13号文件精神，武陵区药品检验所并入常德市药品检验所，时区药检所人员编制9名，实有干部职工7名并入地区药检所。是年底，共有在职职工36人、离退休人员2人。

1990年11月，市卫生局批复市药政管理处内设办公室、药品监督科、药品检测科。

1995年10月，市编委常编发〔1995〕32号文批准市药政管理处与市药品检验所分设，机构级别正科级，属市卫生局直属事业单位，负责全市药政管理工作。核定事业编制6名，连人带编从市药检所划转。

1997年4月，常德市卫生局执法监察大队成立，与市药政管理处两块牌子、一套人员。

1999年9月，市药政管理处和市药检所由市卫生局成建制移交市药品监督管理局。时市药政管理处周尚吾等6人、市药检所贺定钧、童正清等46人（含离、退休人员12人）连人带编一并移交。

表1-2-1-8　1988—2001年常德市药政管理处、药品检验所历届领导班子成员一览表

姓名	性别	出生年月	籍贯	职　务	任职时间
贺定均	男	1948.3	鼎城区	党支部书记	1990.5—1999.9
赵宗先	男	1945.7	天津市	副主任、副所长	1990.12—1999.9
何烈湘	男	1951.8	汉寿县	纪检员	1994.2—1999.9
罗忠镛	男	1948.2	鼎城区	工会主席	1995.8—1999.9
童政清	男	1980.3	汉寿县	所长	1999.3—1999.9

九　常德市中心血站

常德市中心血站位于市城区长庚路中段28号，占地面积8466.7平方米，建筑面积6350平方米，其中业务用房5080平方米，是专职负责采集、提供临床用血和战备储血的公共卫生事业单位。

1992年11月，常编办直〔1992〕30号文同意成立常德市中心血站，为正科级事业单

位，归口市卫生局管理。核定事业编制 8 名。人员经费在不新增市财政拨款的前提下，从市直卫生系统卫生事业费中调剂解决。

1993 年 4 月，省卫生厅湘卫函〔1993〕105 号文批复同意成立常德市中心血站，属市卫生局设置的卫生事业单位，人员编制、经费、设备等纳入常德市卫生事业发展计划。市卫生局腾出车库和食堂、会议室共 800 平方米作为市中心血站办公用房。内设办公室、护理部、血源管理科、质控科、检验科、成份科。实有工作人员 11 人，其中卫生技术人员 8 人，有中级技术职称 5 人、初级技术职称 6 人。

1995 年 1 月，省卫生厅湘卫医发〔1995〕1 号《关于公布中心血站评审结果的通知》确认市中心血站为合法采供血机构，实现血液统一管理、统一采血、统一供血。

1996 年 12 月，市政府常政办函〔1996〕80 号文同意在市城区长庚路地段行政划拨 8000 平方米土地给市中心血站。1997 年 4 月，新建办公楼 4430 平方米。2002 年 1 月，新建科技楼 1575 平方米。5 月 18 日，市中心血站从武陵区高山街市卫生局院内整体搬迁至市城区长庚路新址。

2004 年 4 月，常德市首个爱心献血屋在市城区金钻广场启用。

2007 年 5 月，设立澧县献血屋，时为湖南省湘西北首个县级采血点。

2008 年 3 月，市中心血站集全血采集、机采血小板采集与血费报销于一体的献血服务中心正式运营。

2012 年，市中心血站血液检测实验室被卫生部认定为核酸检测试点单位，是湖南省地级市中心血站首家开展核酸检测的血液检测实验室。

2012 年年底，市中心血站内设办公室、财务科、后勤科、质量管理科、献血招募办、献血服务科、机采科、检验科、成分制备科、供血服务科。在编职工 51 人，其中卫技人员 34 人，有高级技术职称 6 人、中级技术职称 21 人、初级技术职称 54 人；在岗员工 116 人，其中卫生专业技术人员 81 人。年采供血量约 13.96 吨。固定资产 4108.4 万元，拥有采血车和送血车 9 台，全自动酶免血液检测系统、血细胞分离机、低温离心机等先进采供血仪器设备 162 台件。引进先进的冷链监控系统，建有整体血库和符合国家二级生物安全标准与血

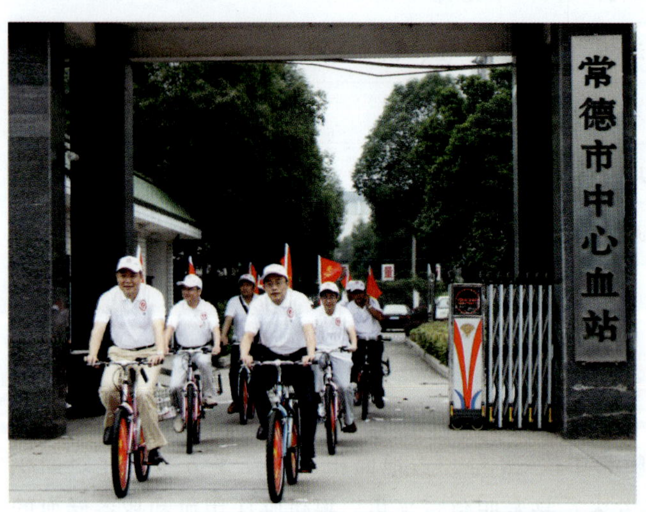

2010 年 6 月 20 日，市中心血站站长屈贵顺（前右）、副站长李建华（前左）带领志愿者举行自行车献血宣传活动。（市中心血站供稿）

液集中化检测标准的中心实验室。建立计算机联网管理的中心储血点9个。在市城区、澧县、临澧县、安乡、桃源、汉寿设立8个爱心献血屋以及全市首台房车式爱心献血屋。

表 1-2-1-9　1992—2012 年常德市中心血站历届领导班子成员一览表

姓名	性别	出生年月	籍贯	任职	任职时间
谭广军	女	1957.8	沅江县	站长	1992.11—1995.3
夏建国	男	1964.4	长沙市	副站长	1993.1—1995.11
马卫华	女	1949.10	沈阳市	副站长	1995.11—2004.10
周继玲	女	1953.5	澧　县	站长 党支部书记	1995.3—2004.5 1995.3—2008
王美芳	女	1956.11	桃源县	副站长	1996.2—2008.5
陈集中	男	1964.4	石门县	站长	2004.5—2007.3
屈贵顺	男	1969.12	石门县	站长	2007.3—
钱　兵	男	1973.6	安乡县	副书记	2008.6—
黄申忠	男	1964.9	临澧县	副站长	2010.10—
朱志斌	男	1975.10	武陵区	副站长	2010.10—

十　常德市皮肤病性病防治所

常德市皮肤病性病防治所（简称市皮防所）坐落在常德市武陵区陵西巷38号，是全额拨款的全民所有制事业单位，前身为石门县剩头医疗站，主要负责全市麻风病防治及监测、皮肤病性病防治、艾滋病的治疗与救助关怀。

1988年，石门县剩头医疗站占地2204公顷，建筑面积15326平方米，其中业务用房7460平方米，有固定资产40万元。内设办公室、医务科和后勤科。有工作人员20人，其中卫生技术人员11人，包括医生7人、护士1人。主要诊治麻风病，年业务收入24.9万元。

1989年，在石门县城建700平方米皮肤病门诊部，共有房屋面积18000平方米。为麻风村修筑12公里简易盘山公路，铺设电话专线。

1991年5月18日，市政府第四次常务会议决定，石门县剩头医疗站搬迁至常德市城区，更名为常德市皮肤病性病防治所。

1992年10月，在武陵开发区征地2666.7平方米。1993年10月，动工修建办公用房

1100 平方米和职工住房 1200 平方米。1994 年 5 月，工程竣工。8 月 8 日，市皮防所整体迁入新址。设有社防科、后勤科，门诊部、住院部、化验室、药房、制剂室；开放病床 15 张。

1994 年 12 月，市编委办下文批复成立常德市皮肤病性病防治所，为正科级事业单位，归口市卫生局管理。核定事业编制 20 人，人员经费由市财政局全额拨款。

2004 年 5 月，成立艾滋病治疗关怀救助工作小组。7 月，被省中医药管理局选定为中药治疗艾滋病定点医院；市卫生局亦指定市皮防所为市艾滋病抗病毒治疗定点医院。12 月，成立常德市红丝带关爱中心，负责全市艾滋病感染者及患者的治疗和关怀救助，并参与艾滋病控制工作，市皮防所所长袁大军兼任中心主任。

2008 年 8 月，市政协残疾人工作委员会将市皮防所作为市麻风畸残康复定点医院。

2011 年 5 月，红丝带关爱中心大楼 4500 平方米破土动工。2012 年 1 月，大楼主体工程封顶。

2012 年年底，市皮防所占地 693.34 平方米，建筑面积 4798 平方米，其中业务用房 3731 平方米。固定资产 1650 万元。内设办公室、医务科、社防科、剩头管理科。在职职工 33 人，其中卫生技术人员 20 人；有高级技术职称 4 人、中级技术职称 9 人、初级技术职称 7 人。

表 1-2-1-10　1988—2012 年常德市皮肤病性病防治所历届领导班子成员一览表

姓名	性别	出生年月	籍贯	职　务	任职时间
赵庆远	男	1940.8	汉寿县	党支部书记、所长	1980.7—2000.7
何志均	男	1937.4	益阳市	副所长	1980.8—1997.7
徐宗汉	男	1940.6	石门县	党支部副书记	1984.9—1996.4
张大友	男	1944.12	鼎城区	工会主席	1988.8—1994.8
白佑林	男	1953.12	石门县	副所长	1995.8—2008.7
袁大军	男	1953.12	鼎城区	党支部书记、所长	2000.8—2010.12
丁蒙狄	男	1960.9	石门县	工会主席 副所长 党支部书记	2001.3—2008.7 2008.8—2010.12 2011.1—
何益华	男	1966.12	益阳市	副所长	2004.4—2010.8
龙薇薇	女	1978.10	桃源县	工会主席	2008.8—
邬松涛	女	1970.5	益阳市	副所长	2009.3—
郑　利	女	1971.10	常德市	所长	2011.1—

十一　常德市医疗器械管理站

1988 年，市编委常编发〔1988〕91 号文同意常德市医疗器械修理部更名为常德市医疗器械管理站（简称市医管站），内设办公室、业务办公室、财务室、医疗器械管理办公室、常德市医用器具计量检定二站以及医疗器械安装维修专业理化设备组、放射设备组、冷冻设备组、机械设备组和电子仪器组。

1992 年，建 5 层 1 单元住房 12 套宿舍楼 1 幢，建筑面积 800 平方米。

1988—2003 年，市医管站办公地址在市城区人民东路 56 号。2004 年，在常德市旧城改造中，市医管站办公楼和 2 栋宿舍楼共 3164 平方米被征用作商业开发。此后，市医管站一直租房办公。

2012 年，市医管站有在职职工 40 人，其中工程师 6 人、助理工程师 2 人、技师 2 人。

表 1-2-1-11　1988—2012 年常德市医疗器械管理站历届领导班子成员一览表

姓名	性别	出生年月	籍贯	职　务	任职时间
李柏林	男	1942.9	桃源县	主任	1982—1989
徐崇璋	女	1936.6	澧　县	副主任	1989—1995
杨明珍	女	1936.8	桃源县	党支部书记	1990—1993
谭际湘	男	1951.10	长沙市	站长 党支部书记	1989—2000.6 1993—
曹　伟	男	1957.9	桃江县	副站长 站长	1998—2000.7 2000.7—
黄　伟	男	1958.12	武陵区	党支部副书记	2007—
沈克风	男	1962.9	武陵区	工会主席	2007—

十二　常德市健康教育所

1988 年，市编委〔1988〕91 号文通知，常德地区健康教育所更名为常德市健康教育所，与市防疫站健康教育宣传科实行两块牌子、一套人员，负责全市健康教育工作。

1995 年 8 月，常编办〔1995〕30 号文件《关于市健康教育所机构调整设置的批复》，同意常德市健康教育所从市防疫站析出单独设置，作为正科级机构管理的事业单位，归口市卫生局管理。核定事业编制5名，其编制、人员及经费均从市防疫站连人带编划转。但财、物并未和市防疫站分开，对外是常德市健康教育所，对内仍为市防疫站健康教育宣传科。

2003年9月，常编办〔2003〕76号文批复市健康教育所为市卫生局管理的事业单位，正科级，核定全额拨款事业编制5名。明确其主要工作任务是，围绕卫生工作及疾病预防与控制的重点工作和中心任务，有计划、有组织地搞好经常性健康教育活动；与有关部门合作，有计划地宣传卫生知识，举办卫生科普专栏和卫生专题节目；开展对成瘾行为如吸烟、酗酒、吸毒等的健康教育；充分利用现有卫生服务，开展对传染病、性病、艾滋病、慢性病等疾病高危人群的健康教育，以提高生活质量；培训下级机构的健康教育专干和兼职人员等。是年，市健康教育所迁入市卫生局内。

至2012年，市健康教育所有在编人员4名。拥有健康教育设备9台（件），其中佳能5D、佳能20D照相机各1部，索尼摄像机1台，多媒体投影仪1台，台式电脑2台、笔记本电脑1台，打印机2台。

表1-2-1-12　1993—2012年常德市健康教育所历届负责人一览表

姓名	性别	出生年月	籍贯	任职	任职时间
罗先樵	男	1951.7	鼎城区	所长	1993.3—2002.4
刘寿德	男	1952.12	临澧县	副所长	1995.9—2003.9
王兴立	男	1951.12	汉寿县	所长	2003.9—2006.1
王光华	男	1964.2	汉寿县	所长	2006.1—2008.5
彭洪伟	男	1971.2	慈利县	副所长 所长（代理） 所长	2005.9—2010.3 2008.5—2010.3 2010.3—
熊　敏	男	1981.11	澧　县	副所长	2010.3—

十三　常德市第三人民医院

常德市第三人民医院（又名常德职业技术学院附属第一医院）是一家集医疗、预防、教学和科研为一体的二级甲等综合性医院。坐落在市城区高山街56号，占地面积12028平方米。

1988年，医院占地面积11292平方米，房屋建筑面积19214平方米，固定资产249.8万元。在职职工376人，其中卫生技术人员273人；有高级技术职称9人、中级技术职称

59 人、初级技术职称 205 人。行政后勤科室有办公室、政工股、工会、医务科、护理部、财务股、行政股、设备修理组、病案室；业务科室有内科、外科、妇产科、儿科、放射科、检验科、药剂科等 13 个科室。开设床位 284 张。年门诊诊治 21.11 万人次，住院收治 6536 人次，业务收入 423.77 万元。

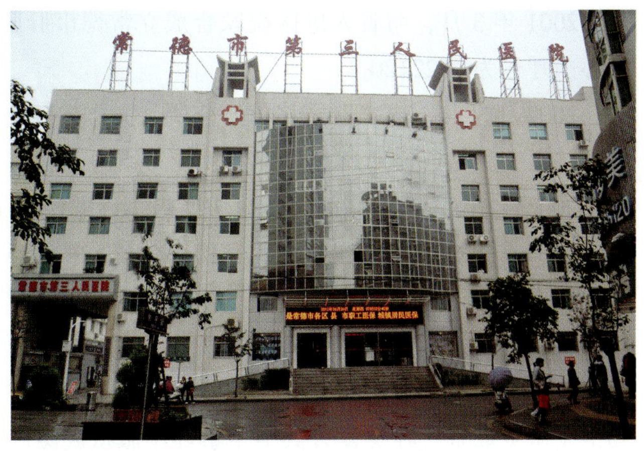

常德市第三人民医院门诊楼

1990 年 1 月，市政府办常政办通〔1990〕5 号文通知，原常德市（县级）人民医院更名为常德市第三人民医院，隶属武陵区卫生局。3 月 20 日，开设战备桥第二门诊部。

1991 年 11 月，投资 400 万元，新建 7 层住院大楼奠基，建筑面积 7000 平方米。

1993 年 4 月，常德市交通警察支队确认市三医院为市交通事故抢救中心。5 月 8 日，新建 7 层住院大楼落成。

1994 年 4 月 8 日，全国政协委员、慈善家侯希贵先后为市三医院捐款 30 万元，购置血液透析机，建立血透室。

1995 年 1 月，湖南医科大学授牌市三医院为湖南医科大学教学基地。时医院占地面积 13960 平方米，建筑面积 36850 平方米，其中业务用房 29850 平方米。5 月 10 日，投资 170 万元在原武陵区妇幼保健站旧址重新改建急诊科，设急诊观察床 13 张。10 月，医院编制床位 400 张，病室 10 个，卫生技术人员 427 人，其中高级技术职称 29 人、中级技术职称 199 人。固定资产 6300 万元，大中型诊疗设备 1200 台（件）。

1996 年 2 月，省医院分级管理评审委员会确认市三医院符合二级甲等医院基本标准。

1997 年 1 月，省卫生厅授予市三医院爱婴医院称号。是年，修建 7 层职工宿舍 2 栋，建筑面积 11000 平方米。

1999 年 3 月，在 9 号宿舍楼南面新建锅炉房。7 月 18 日，将医院制剂室改为医用消毒剂厂，注册资金 18 万元。2008 年初停办。

2000 年 5 月，武陵区编委办公室常武编办复〔2000〕1 号文批复，将城西卫生院并入市三医院，其财政拨款和 16 名编制全部划入市三医院，14 名在职人员和 15 名离退休人员由市三医院分配安置。将城西卫生院改建为常德市武陵口腔医院和常德市医疗美容按摩中心，隶属市三医院管理。12 月，与深圳耀升集团乐城公司订立房产开发协议，拆除 3 层旧门诊楼和烈士街的 2 层旧宿舍楼，修建商住楼 15000 平方米。又收购“九三”商店，投资 2800 万元，修建 7 层门诊大楼，建筑面积 6666.7 平方米。

2001 年 3 月，与省人民医院联合成立常德市肝胆疾病研究中心。9 月 1 日，设立急救中心，呼号为 7222120。

2002 年 9 月，成立器官移植研究所，文志向任所长，汤发琪为名誉所长，聘请武汉同济医院器官移植研究所所长夏穗生教授为顾问。后因未获卫生部批准而终止。

2003 年 6 月 18 日，医院新建 7 层门急诊大楼竣工。

2004 年 8 月，中南大学湘雅移植医学研究院确认市三医院为其分院。

2005 年 5 月 8 日，市政府第 5 次市长办公会决定将市三医院划为常德职业技术学院附属第一医院，7 月 31 日前，市三医院整体移交给常德职业技术学院，8 月 1 日按新的管理体制运作。转为常德市属机构后，继续保留“常德市第三人民医院”名称，承担武陵区公共卫生服务职责，在突发公共卫生事件中服从武陵区委、区政府的调度。2006 年 6 月，市编委常编发〔2006〕17 号文批复，常德职业技术学院附属第一医院定为副处级事业单位。11 月 18 日，常德职业技术学院附属第一医院正式挂牌。

2007 年 3 月，城南社区卫生服务中心在市三医院成立，办公地点设门诊四楼。2008 年 12 月，经省卫生厅、市卫生局考核，城南社区卫生服务中心被定为常德市全科医师培训基地。

2009 年 6 月，市三医院被确认为中华医学会疼痛学分会定点指导医院。9 月 29 日，城南社区卫生服务中心迁至常德职业技术学院附属第二医院。是年，市卫生局批准市三医院为武陵区医师考核机构，并负责武陵区乡村医生培训工作。

2012 年，新建血液净化科，开放透析床位 30 张。

2012 年年底，市三医院占地面积 12028 平方米，内设办公室、医教科、护理部、院感科、人事科、信息质控科、经管科、财务科、工会、纪检监察室、医保办、采购中心、设备科、后勤公司；业务科室有急诊科、门诊部、内一科、内二科、内三科、外一科、外二科、骨科、疼痛科、儿科、妇产科、五官科、肛肠科、口腔科、皮肤泌尿科、中医科、康复理疗科、肝病科、手术室、体检中心和血液净化科；医技科室有放射科（含CT 室）、检验科、特诊科（含 B 超室、彩超室、心电图室、胃镜室、经颅多普勒室、肺功能室、碎石室）、药剂科、供应室。在职职工 436 人，其中卫生技术人员 344 人；有高级技术职称 34 人、中级技术职称 179 人、初级技术职称 131 人；执业医师 119 人、执业护士 230 人。开放床位 300 张，年门诊诊治 55.89 万人次，住院收治 9238 人次，业务收入 6185.92 万元，固定资产总值 8435.64 万元。

表 1-2-1-13　1988—2012 年常德市第三人民医院历届领导班子成员一览表

姓名	性别	出生年月	籍贯	职　务	任职时间
李绍斌	男	1940.12	鼎城区	副院长 工会主席	1979-1993.7 1993.6-2001.1

续上表

姓名	性别	出生年月	籍贯	职　务	任职时间
万树清	男	1931.11	辽宁省	工会主席	1985.3—1989.12
冯建华	男	1946.10	常德市	院长 党委副书记、院长	1985.11—1989.2 1989.2—1997.12
孙荣群	女	1947.9	河北省	党委书记 副院长 党委书记 副院长	1986.4—1989.1 1986—1988 1990.7—1993.6 1990—1993
陈绍瑜	男	1935.8	广东汕头市	副院长	1986—1993.7
袁双喜	男	1949.10	鼎城区	纪检委员 副院长 纪检书记 副书记 工会主席	1986—1994 1997—1998.3 1995.5—2001.1 1998.3—2001.2 2001.2—2006.12
刘德胜	男	1950.2	慈利县	党委书记 副书记	1989.2—1990.6 1990.7—1996.12
石服云	女	1949.6	鼎城区	副院长	1990—1997
孙喜元	女	1948.1	宁乡县	工会主席	1991.3—1993.6
赵娜莲	女	1951.12	鼎城区	党委书记 副院长	1993.6—1996.2 1993.8—1996
傅儒沐	男	1944.8	澧　县	副院长	1993.8—1996
李玉枝	女	1953.8	鼎城区	党委书记	1996.2—1997.9
孙克珍	女	1954.9	常德市	党委书记	1997.9—1998.3
周柯龙	男	1957.5	鼎城区	副院长	1997—2007.2
汤发琪	男	1956.2	安乡县	院长 党委书记	1997.12—2007.1 1998.3—2007.1
何俊杰	女	1964.6	鼎城区	副院长	1998—2002
胡　翔	男	1955.4	鼎城区	副院长	1998—2002
杨轶群	女	1964.6	鼎城区	副书记、纪检书记	2001.2—2008.6
戴桂祥	男	1954.10	桃源县	党委书记、院长	2007.1—2007.6
张　钠	男	1964.4	株洲市	院长 党委书记	2007.6—2011.3 2007.6—2008.12
杨亚群	男	1963.1	安乡县	副院长 院长、副书记	2007.2—2008.7 2011.4—

续上表

姓名	性别	出生年月	籍贯	职　务	任职时间
王　强	男	1969.12	安乡县	副院长 党委副书记、副院长	2006.3—2012.5 2012.6—
范　波	男	1963.2	澧　县	副院长	2006.3—
史开垠	男	1965.2	澧　县	副院长 党委副书记	2008.6—2009.12 2008.7—2009.12
肖国球	男	1967.1	安乡县	副院长 工会主席	2008.7— 2011.1—
康兴建	男	1954.9	山东省	党委书记	2008.12—2010.12
侯保强	男	1969.5	石门县	党委副书记 副院长 党委书记	2008.3—2012.5 2008.3— 2012.6—
曾　军	男	1968.1	澧　县	副院长	2011.1—2012.6
易法云	男	1964.4	石门县	副院长	2012.7—
顾艳英	女	1965.2	鼎城区	纪委书记	2012.7—

十四　常德职业技术学院附属第二医院

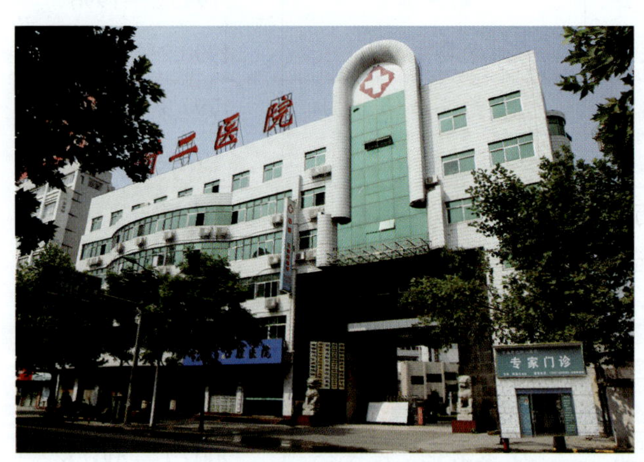

常德职业技术学院附属第二医院门诊住院楼
（常德职业技术学院附二医院供稿）

常德职业技术学院附属第二医院位于市城区人民路1280号，占地面积6455平方米，是一所集医疗、科研、预防、教学为一体的综合性二级医院。

1988年至1998年8月，常德卫校设有门诊部。

1998年8月，市卫生局批准常德卫校门诊部更名为常德卫校附属医院。时占地面积800平方米。在职职工93人，其中卫生技术人员77人；有高级技术职称27人、中级技术职称20人、初级技术职称30人。固定资产总值451.8万元，开放床位100张。年门诊诊治25837人次，住院收治298人次。是年，新建成6层门诊住院大楼1栋，建筑面积 4800 平方米。1～3 层设门诊科室、4～5 层设住院部，第 6 层为手术室和办公用房。

2000 年，常德卫校附属医院设有内科、外科、男性病专科、肝病专科、中医科、眼科、妇产科、皮肤科等。市劳动局指定该院为其伤残鉴定定点医院。

2001 年 7 月，省卫生厅、省司法厅批准在常德卫校附属医院设立常德市司法鉴定中心，时为湖南省首家市级司法鉴定中心。

2003 年，省编委湘编〔2003〕23 号文批复，常德农业学校、常德卫生学校、常德机电工程学校合并成立常德职业技术学院。常德卫生学校附属医院随之成为常德职业技术学院附属医院。

2004 年 9 月，学院拨给附属医院 6 层楼房 1 栋，增加医疗用房面积 1800 平方米。

2005 年 3 月，市编委下文确认常德职业技术学院附属医院人员编制 68 人。9 月 27 日，市卫生局常卫发〔2005〕77 号文批复同意该院成立常德市雅尔前列腺疾病研究所。增设体检中心，开展市直高考学生体检，教师资格、医师资格、护士资格体检及公务员体检业务。

2006 年 5 月，市编委常编发〔2006〕10 号文通知，常德职业技术学院附属医院更名为常德职业技术学院附属第二医院。

2009 年 9 月，武陵区卫生局批准城南社区卫生服务中心从常德职业技术学院附属第一医院迁至常德职业技术学院附属第二医院。

2011 年 4 月，常德市科技局常科通〔2011〕10 号文批复，同意成立常德市湘西北微创腔镜研究所。

2012 年 7 月，该院体检中心升级改造。11 月 3 日，体检中心迁入新址。

2012 年年底，该院内设行政职能科室 15 个，设内科、外科、妇产科、儿科、五官科、中医科、口腔科、肩颈科、男性科、肛肠科等临床科室以及病理科等医技科室和体检中心。业务用房面积 3800.6 平方米。有员工 100 人，其中在编人员 53 人、聘用人员 47 人；高级技术职称 16 人、中级技术职称 34 人、初级技术职称 40 人；执业医师 39 人、执业护士 32 人。固定资产总值 1401.5 万元，开放床位 100 张，年门诊诊治 60916 人次，住院收治 1200 人次，业务收入 1900 万元。

表 1-2-1-14　1998—2012 年常德职业技术学院附属第二医院历届领导班子成员一览表

姓名	性别	出生年月	籍贯	职务	任职时间
袁大军	男	1953.12	鼎城区	院长	1998.10—2000.2
孙际平	男	1953.7	澧县	党支部书记 党支部副书记、副院长 党总支副书记、副院长	1998.10—2003.12 2004.1—2005.9 2005.9—2006.12

续上表

姓 名	性别	出生年月	籍 贯	职 务	任职时间
侯宏锦	男	1956.8	澧 县	副院长 院长 党支部书记、院长 党总支副书记、院长	1998.10—2000.2 2000.3—2003.12 2004.1—2005.9 2005.9—2007.10
廖可育	男	1952.5	津市市	副院长 党总支书记、副院长	2000.3—2002.12 2005.9—2007.8
胡开生	男	1952.12	汉寿县	副院长	2003.3—2003.12
彭志高	男	1964.8	汉寿县	副院长 主持医院全面工作 党总支书记、院长	2004.1—2008.12 2011.4—2012.6 2012.6—
康兴建	男	1954.4	常德市	党党支书记	2007.9—2010.12
王武林	男	1953.8	岳阳市	副院长	2005.9—2006.12.
张 钠	男	1964.5	株洲市	院 长	2007.10—2011.4
史开垠	男	1966.	澧 县	副院长	2007.3—2008.7
杨亚群	男	1963.2	安乡县	副院长	2008.7—2009.2
范 波	男	1963.2	澧 县	副院长	2008.7—
曾 军	男	1968.2	临澧县	党总支副书记、副院长	2012.10—

十五 常德市康复医院

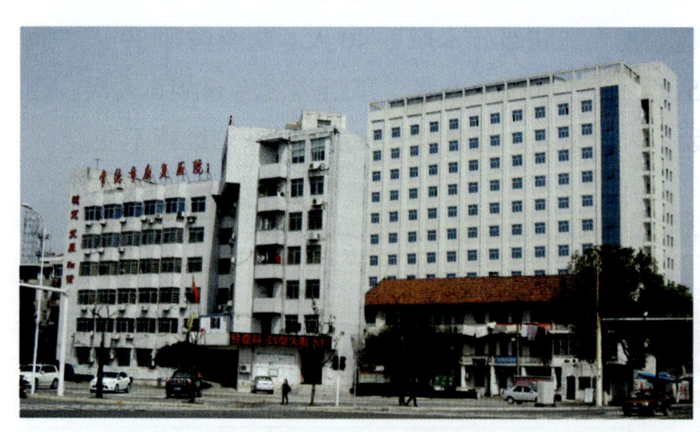

常德市康复医院门诊楼（前）与住院楼（后）
（常德市康复医院供稿）

常德市康复医院（又名常德市神经精神病医院）坐落在常德市武陵区城西常澧路124号，隶属市民政局管辖，是具有公益性质的副处级事业单位，是集精神卫生的预防、医疗、教学、科研于一体的二级专科医院。

1988年6月，常德地区精神病院占地面积30000平方米，固定资产总值240万元；编制床位150张，高峰期开放260张。编制人员

150人，其中副高级技术职称2人、中级技术职称29人、初级技术职称38人，其他医务人员18人、行政工勤人员37人。是年秋，常德地区精神病医院更名为常德市神经精神病医院（简称市精神病医院）。内设行政管理科室人秘股、医务股、行政股、财务室、门诊部、住院部；医疗业务科室设精神科病室3个、门诊简易病室1个、神经科病室1个；医技科室设有检验室、X光室等7个。

1989年2月，设在市精神病医院的常德地区精神病司法医学鉴定小组更名为常德市精神病司法医学鉴定小组。1990年5月14日，又更名为常德市精神疾病司法鉴定委员会鉴定组。

1990年10月，省民政厅湘民优字〔1990〕第29号文件《民政系统精神病医院归优抚部门管理等问题的通知》，明确常德市精神病医院的业务工作由优抚部门统一管理，但仍坚持办院宗旨不变，经费来源渠道不变。

1991年2月，省民政厅同意市精神病医院编制床位由150张增加到180张。3月9日，省民政厅同意市精神病医院内设的股室改名科室，职级不变。5月23日，市编委常编办直〔1991〕39号文批复同意市精神病医院编制床位180张，核定事业编制198人，新增48人。新增人员编制所需经费自理。10月，主体为6层、总面积达6000平方米的新门诊大楼竣工投入使用。

1992年4月，省民政厅湘民福发〔1992〕第20号文明确市精神病医院归属社会福利处管理。12月，常德市政建设规划的滨湖大道西段、长庚路及常澧公路皆穿过市精神病医院，占去医院土地面积10533平方米，并将医院一分为二，门诊大楼、部分医疗用房及职工宿舍区分布在长庚路西侧，住院部则分布在长庚路东侧。后市人民政府决定医院在原址北移。1993—1998年，先后于医院原址北面征用同等面积土地用于市精神病医院基本建设。

1993年工资制度改革中，市精神病医院未与市编委和市财政正常衔接，在办理编制相关手续时，将“经费来源”误填为“差额拨款”，医院机构性质遂变成差额拨款事业单位。8月18日，市编委常编办直〔1993〕51号文同意市精神病医院加挂常德市康复医院（简称市康复医院）牌子，其机构性质、级别、人员编制、经费渠道及隶属关系均维持不变。

1994年5月，市民政局常民字〔1994〕33号文同意市精神病医院开展戒毒治疗工作，加挂常德市戒毒中心牌子，神经科同时收治药物成瘾患者。又加挂交通事故治疗中心牌子。

1998年4月，市编委常编发〔1998〕8号文通知，将市精神病医院定为副处级机构管理的事业单位，其隶属关系不变。

2001年4月，市编委常编发〔2001〕5号文通知，市精神病医院作为副处级事业单位归口市民政局管理。核定差额拨款事业编制197名。内设办公室、人事教育科（含纪检、监察）、医务科、护理部、总务科、财务科，级别均为正科级。

2002 年 7 月，中共常德市神经精神病医院党支部升格为总支委员会。

2003 年 10 月，市编委常编发〔2003〕19 号文核定市精神病医院差额拨款事业编制 197 人。内设办公室、人事教育科（监察室与其合署办公）、医务科、财务科、总务科、护理部。内设科室级别均为副科级。

2006 年，湖南省慈善总会指定市精神病医院为慈善医疗金叶卡定点医院。

2007 年 11 月，美国微笑列车基金会北京代表处、中华慈善总会联合下文同意市精神病医院为微笑列车唇腭裂修复慈善项目合作医院。12 月 15 日，市慈善总会常慈字〔2007〕1 号文批复，同意市精神病医院加挂市慈善医疗机构名称。是年，在医院门诊大楼北面新建精神病住院大楼，建设规模为 1.69 万平方米，共 13 层（含地下 1 层）。

2008 年 3 月，市卫生局同意市精神病医院增加编制床位 300 张，编制床位达到 480 张。3 月 27 日，省民政局湘民办函〔2008〕52 号文批准市精神病医院加挂常德市荣誉军人精神病医院牌子，并视为优抚医院。2009 年 6 月，市编委亦下发常编发〔2009〕5 号文予以确认，其机构性质、级别、隶属关系等维持不变。

2008 年，中华慈善总会健行项目办公室经过考察筛选，确定市精神病医院为湖南省首家股骨头坏死患者援助中心。2009 年 5 月 20 日，中华慈善总会健行天下——股骨头坏死患者大型医疗援助公益项目启动暨常德市援助中心授牌仪式在市精神病医院举行。

2009 年 10 月，筹建常德市神经精神病医院残疾人康复中心。中心占地面积近 2000 平方米，内设脑瘫康复部、自闭症康复部、家长培训学校、工疗站、精神病防治科，可同时容纳 200 名患者进行康复训练。12 月 2 日，市卫生局、市发改委和市财政局联合行文核定市康复医院编制床位数为 480 张。

2010 年 3 月，市康复医院成立康复医学科，同时成立残疾人康复中心，有病房 24 间，面积近 3000 平方米，设脑瘫治疗康复部、自闭症特殊教育康复部、成人康复部、针灸理疗室、社区康复室。购置电脑中频治疗仪、脑循环治疗仪、痉挛肌治疗仪、水疗机、恒温蜡疗仪、脊柱梳理床、CPM、减重步态训练器、电动起立床等康复设备，开展以运动及中医传统康复为主的脑性瘫痪、自闭症、脑中风、脑外伤、脊髓损伤、慢性疼痛等的康复治疗。至 2012 年，共收治脑瘫患儿 400 余名，治疗有效率达 98%，显效率达 86%。

2011 年 3 月，市编委常编发〔2011〕17 号文同意市精神病医院增加定额拨款事业编制 30 人。调整后，其定额拨款事业编制总额为 227 人。9 月 27 日，市卫生局常卫函〔2011〕88 号文同意成立常德市精神疾病防治工作领导小组，并确定市精神病医院为市级精神卫生防治技术管理和指导机构。领导小组下设办公室和精神疾病防治技术专家指导组，具体负责全市精神疾病治疗和管理、协调工作。是年年底，市精神病医院精神病住院大楼主体工程建设完成，医院占地面积达 3.5 万平方米。

2012 年 3 月，医院新征地 1.53 万平方米用作综合住院大楼的建设用地。至 2012 年年底，市神经精神病医院占地面积达 5 万平方米，建筑面积 3.5 万平方米。编制床位 480

张，人员编制227人，实有337人，其中卫生技术人员233人；高级技术职称12人、中级技术职称55人、初级技术职称166人；执业医师51人、执业护士129人。医院固定资产总值4888万元。年门诊诊治人次19001人次，住院收治2890人次，业务收入3063.6万元。内设办公室、人事教育科（监察室与其合署办公）、医务科、财务科、总务科、护理部6个职能科室；设精神科、神经症科、心理咨询科、内科、普外科、骨外科、妇产科、常德市残疾人医疗康复中心等11个医疗业务科室。

表1-2-1-15 1988—2012年常德市康复医院历届领导班子成员一览表

姓名	性别	出生年月	籍贯	职　务	任职时间
彭跃堂	男	1947.10	常德市	党支部书记	1984.6—1994.2
周海滨	男	1954.5	常德市	副院长 院长 副院长	1984.6—1990.5 1990.5—2000.12 2000.12—2003.12
刘玉衡	男	1935.5	汉寿县	副院长	1984.6—1991.12
陈培贞	女	1941.8	广东省	副院长	1984.6—1989.8
周昭渠	男	1951.12	澧　县	副院长	1986.11—2003.12
文国忠	男	1947.3	桃源县	工会主席	1988.7—2004.1
高建平	男	1959.5	桃源县	党支部书记 党总支书记	1994.2—2002.7 2002.7—2005.8
李玉明	男	1953.3	汉寿县	副院长	1997.6—2000.3
杜元中	男	1952.11	常德市	副院长	2000.12—2009.6
李南璋	男	1957.5	常德市	院长 党总支书记、院长 院长	2003.6—2005.8 2005.8—2008.3 2008.3—
王丽群	女	1972.1	慈利县	副院长	2004.1—
刘桂华	女	1951.10	桃源县	工会主席	2004.1—2008.2
黄　俊	男	1969.11	澧　县	副院长	2002.4—
胡国平	男	1963.1	澧　县	工会主席	2008.2—
彭先友	男	1963.7	澧　县	党总支书记	2008.3—
周先勇	男	1972.7	安乡县	副院长	2009.7—

十六　常德市中医药研究所

2010 年 5 月 30 日，市委办公室常发〔2010〕7 号文明确设立市中医药研究所。

2011 年 8 月 3 日，常编办〔2011〕115 号文同意设立市中医药研究所，为正科级差额拨款事业单位，挂靠市第一中医医院，行政、人事、后勤工作由市一中医医院承担，业务工作接受市中医药管理处指导。时为湖南省首家地市级中医药研究所，全国十余所地市级中医药研究所之一。核定其差额拨款事业编制 8 人，其中所长 1 人、副所长 2 人、其他专业技术人员 5 人，均从市一中医医院连人带编划转。办公地点设市一中医医院国医楼。第一所长胡宗清，所长邵先舫，副所长刘志军、李传淑；内设办公室、中医学术研究组、中医科研管理组、中医养生研究组、名验方药整理组、中草药植物研究组、《常德中医》杂志社、信息中心等部门。有特邀研究员 20 名、特别顾问 5 名、学术顾问 20 名。其主要工作任务是：负责开展中医药相关理论和临床科学研究；参与国家、省中医药科研课题研究；开展中医药独特疗法、单验方挖掘整理及继承推广；开展中药新药、中药制剂研究及推广；负责对全市中医药科研成果进行鉴定与评审。8 月 12 日，《常德中医》杂志社编委会成立，胡宗清任主任，郑家火、马慧、符中智、李传淑、邵先舫、向绪林任副主任；成立《常德中医》杂志编辑部，邵先舫任主编，刘志军、刘少先、汪鼎林、赵海林任副主编。12 月 29 日，《常德中医》杂志通过了湖南省新闻出版局的准印审批。

2012 年 8 月，常德市首批名老中医传承工作室成立。

第二节　区、县（市）医疗卫生机构

1988 年 12 月，常德市各区县（市）共有政府办医疗机构 341 所，其中县级综合医院 10 所、中医医院 10 所；政府办卫生事业机构 119 所，其中县级防疫机构 10 所、血防及其他专科防治机构 32 所、妇幼保健机构 10 所、药品检验机构 9 所。12 月，慈利县从常德市划归省辖大庸市（1994 年更名张家界市）。1989 年，常德市区县（市）政府办医疗机构减至 303 所，其中县级综合医院 9 所、中医医院 9 所。政府办卫生事业机构 95 所，其中县级防疫机构 9 所、血防机构及其他专科防治机构 30 所、妇幼保健机构 8 所、药品检验机构 8 所。

1988 年，常德市有 8 所县级卫校，其中卫生职工中专 3 所、卫生职业技术学校 3 所、卫生职业中专 1 所和中医职业技术学校 1 所。20 世纪 90 年代后期，国家决定逐步萎缩中等医学教育。至 1998 年 8 月，除保留常德市卫生职工中专（属鼎城区）和桃源县卫生职业中专外，安乡、汉寿、临澧、澧县、石门等 6 所县办卫校被撤销。鼎城区和桃源县两所卫校从 1996 年起亦不再招生。

1999—2001 年，常德各区县（市）共 8 个药品检验机构先后划归药品监督管理部门。

1997 年 4 月前，常德市无独立的卫生监督执法机构。1997 年 4 月，常德市卫生局执法监察大队成立，原分散于防疫站、妇幼保健站、药政管理处及市卫生局防保科、医政科的卫生监督执法职能归集到执法监察大队。之后，各区县（市）卫生局陆续成立卫生执法监察大队。2002 年起，卫生执法监察大队陆续更名为卫生监督所。2003 年起，各区县（市）卫生防疫站先后更名为疾病预防控制中心。

2004 年 6 月，根据市卫生局《市本级血吸虫病防治机构改革方案》，市血防医院担负的血吸虫病预防工作转移给市疾控中心，市血防医院改称市血防专科医院，只负责血吸虫病治疗及其他医疗业务。之后，各区县（市）血防机构亦进行类似改革，设在农村的血防站亦进行防、治分设，有的将血吸虫病治疗任务移交给当地卫生院，血防站只开展血吸虫病预防，农村血防机构相应减少。

至 2012 年，各区县（市）共有政府办医疗卫生机构 333 个，其中医疗机构 252 个，县级综合医院 14 所、中医医院 8 所；政府办卫生事业机构 81 所，县级疾病预防控制机构 9 所、血防及其他专业防治机构 28 所、妇幼保健机构 8 所、卫生监督机构 8 所，其他卫生机构 25 所。

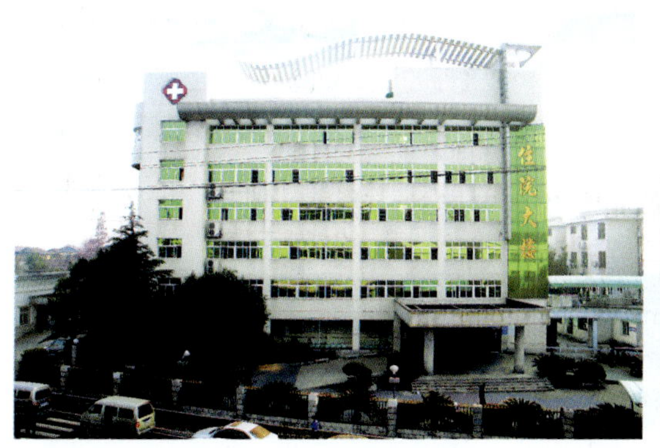

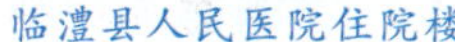
临澧县人民医院住院楼

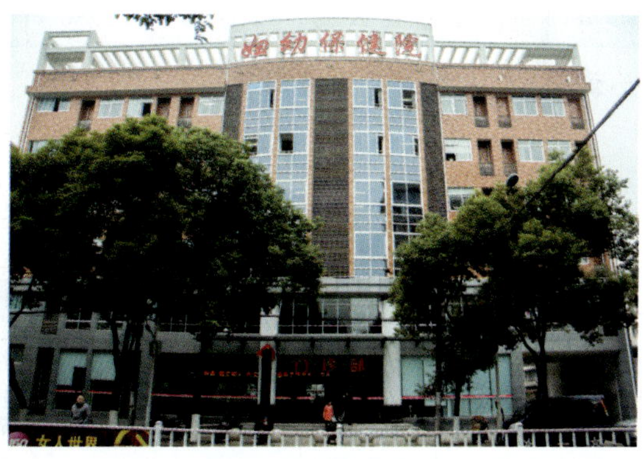

桃源县妇幼保健院

表 1-2-2-1 2012 年常德市县级综合医院一览表

单位名称	占地面积（平方米）	建筑面积（平方米）	职工人数	编制床位（张）	单位地址
常德市第四人民医院	28000	30000*	798	499	武陵区朝阳路 69 号
常德市第六人民医院	8667	21800	477	298	鼎城区武陵镇鼎城路 8 号
常德市老年病医院	4200	11000	175	200	武陵区人民中路 261 号
汉寿县人民医院	26000	38124.8	680	600	汉寿县龙阳镇东正街 60 号

续上表

单位名称	占地面积（平方米）	建筑面积（平方米）	职工人数	编制床位（张）	单位地址
桃源县人民医院	45580	55711	908	550	桃源县漳江镇横东街2号
临澧县人民医院	28240	30736	480	380	临澧县安福镇人民街231号
石门县人民医院	53334	121710	1263	900	石门县楚江镇澧阳路47号
澧县人民医院	23333	53676	911	506	澧县澧阳镇人民路682号
安乡县人民医院	23413	33000	982	614	安乡县深柳镇健康路1号
津市市人民医院	40000	32000	462	300	津市市孟姜女大道438号
西湖管理区人民医院	10637	8476	152	100	西湖区西湖镇西湖东路
西洞庭管理区人民医院	37334	8200	168	120	西洞庭区祝丰镇迎风南路
贺家山原种场职工医院	6667	1740	22	20	贺家山原种场
常德市红十字会医院	470	1700	42	30	武陵区人民东路958号
桃源县红十字会医院	66667	16500	194	150	桃源县城漳江中路38号
石门县红十字会医院	5126	2986	140	50	石门县经开区曹家棚居委会

说明：*仅指业务用房面积

表 1-2-2-2　2012 年常德市县级中医医院一览表

单位名称	占地面积（平方米）	建筑面积（平方米）	职工人数	编制床位（张）	单位地址
常德市第二中医医院	5067	6189	210	150	武陵区朝阳路288号
汉寿县中医医院	9184	11218	186	120	汉寿县龙阳镇沧浪西路79号
桃源县中医医院	11280	21278	363	220	桃源县漳江镇渔父南路14号
临澧县中医医院	18852	21865	447	298	临澧县安福镇迎宾中路269号
石门县中医医院	30796	23970	756	300	石门县楚江镇澧阳中路35号
澧县中医医院	28000	20000	396	220	澧县澧阳镇澧阳路308号
安乡县中医医院	66700	40000	416	260	安乡县深柳镇书院洲居委会9组
津市市中医医院	8639	7521	150	100	津市市建设路59号

表 1-2-2-3　2012 年常德市县级疾控中心一览表

单位名称	占地面积（平方米）	建筑面积（平方米）	职工人数	单位地址
武陵区疾病预防控制中心	5700	2700	59	武陵区茉莉路 48 号
鼎城区疾病预防控制中心	7330	3236	65	武陵镇临沅路 37 号
汉寿县疾病预防控制中心	2800	2410	92	汉寿县龙阳镇保健巷 18 号
桃源县疾病预防控制中心	6734	4379	85	桃源县漳江镇黄花中路 2 号
临澧县疾病预防控制中心	4615	1780	67	临澧县安福镇朝阳街
石门县疾病预防控制中心	4667	5610	91	石门县楚江镇澧阳路 10 号
澧县疾病预防控制中心	6285	3400	87	澧县澧阳镇人民路 610 号
安乡县疾病预防控制中心	3667	6000	57	安乡县深柳镇下东门街
津市市疾病预防控制中心	2541	2784	30	津市市车胤大道 376 号
西洞庭区疾病预防控制中心	80	450	7	西洞庭区祝丰镇迎丰南路
西湖区疾病预防控制中心	1700	1500	11	西湖镇教育路
常德经济技术开发区疾控中心	—	—	7	德山大道中段 377 号

表 1-2-2-4　2012 年常德市县级妇幼保健院一览表

单位名称	占地面积（平方米）	建筑面积（平方米）	职工人数	编制床位（张）	单位地址
鼎城区妇幼保健院	6000	4000*	132	99	鼎城区武陵镇大湖路 191 号
汉寿县妇幼保健院	3320	4542	80	50	汉寿县龙阳镇龙阳中路 422 号
桃源县妇幼保健院	8000	11320	135	90	桃源县漳江镇漳江南路 20 号
临澧县妇幼保健院	486	2880	57	49	临澧县安福镇人民街 188 号
石门县计划生育和妇幼保健院	5293	4833	120	100	石门县楚江镇澧阳路 43 号
澧县妇幼保健院	3333	7300	92	86	澧县澧阳镇解放路 25 号
安乡县妇幼保健院	2480	2800	59	60	安乡县深柳镇文艺中路 590 号
津市市妇幼保健院	1985	3489	82	50	津市市万寿路 48 号
西洞庭管理区妇幼保健站	110	440	7	—	西洞庭区祝丰镇迎风南路

说明：*仅指业务用房面积

表 1-2-2-5　2012 年常德市县级血防机构与其他专科医院一览表

单位名称	占地面积（平方米）	建筑面积（平方米）	职工人数	编制床位（张）	单位地址
鼎城区血吸虫病专科医院	3905	1721	176	110	鼎城区武陵镇鼎城路 58 号
鼎城区蒿子港医院（血防院）	3867	4710	42	68	鼎城区蒿子港镇
鼎城区石公桥医院（血防院）	7000	3499	58	70	鼎城区石公桥镇
汉寿县血防医院	15341	13000	95	120	汉寿县龙阳镇杨泗路 5 号
临澧县血吸虫病防治院	4880	2508	75	70	临澧县新安镇新木巷 18 号
石门县血吸虫病防治院	1998	4437	65	30	石门县楚江镇梯云东路
澧县血吸虫病专科医院	34000	29000	319	228	澧县澧阳镇澧阳北路 511 号
安乡县血吸虫病防治院	8000	5800	139	99	安乡县深柳镇血防巷 115 号
津市市血吸虫病防治院	6572	1962	19	15	津市市城区万寿路
常德市肿瘤医院	48000	21600	320	300	德山开发区石门桥镇
澧县结核病防治所	10000	10000	90	75	澧县澧阳镇龙潭寺 431 号

表 1-2-2-6　2012 年常德市县级卫生监督所一览表

单位名称	占地面积（平方米）	建筑面积（平方米）	职工人数	单位地址
武陵区卫生监督所	1891*	1840	21	武陵区人民路 550 号
鼎城区卫生监督所	—	—	22	鼎城区武陵镇临沅路 37 号
汉寿县卫生监督所	—	—	16	汉寿县龙阳镇龙阳中路花木兰社区
桃源县卫生监督所	—	—	22	桃源县漳江镇漳江南路 53 号
临澧县卫生监督所	—	—	20	临澧县安福镇兴隆街县卫生局内
石门县卫生监督所	—	—	23	石门县楚江镇澧阳路 10 号
澧县卫生监督所	—	—	28	澧县澧阳镇人民西路（县人民医院附近）
安乡县卫生监督所	—	—	22	安乡县深柳镇下东门街
津市市卫生监督所	—	—	18	津市市车胤路 376 号
西洞庭管理区卫生监督所	467	720	8	西洞庭管理区祝丰镇育才居委会
西湖管理区卫生监督所	1333**	300	5	西湖管理区西湖镇教育路东

注：*和武陵区东郊乡卫生院合用。**和西湖管理区疾病预防控制中心合用。

表 1-2-2-7　2012 年常德市基层血防机构一览表

区、县（市）	单位名称	负责人	职工人数	编制床位
鼎城区	牛鼻滩血防站	罗英利	17	–
	武陵镇血防站	张　利	17	–
汉寿县	坡头血防站	胡　毅	31	36
	沧港血防站	周　晖	27	30
	蒋家嘴血防站	郭　斌	27	35
桃源县	盘塘血防站	罗云昭	3	–
	马鬃岭血防站	龚建军	2	–
	架桥镇血防站	钟昌伟	2	–
	陬市镇血防站	文爱国	3	–
	枫树乡血防站	文爱平	2	–
安乡县	北河口血吸虫病防治站	陈克舜	22	–
	出口洲血吸虫病防治站	李秋平	19	–
	黄山头血吸虫病防治站	李召庆	30	–
澧县	澧县澧阳血吸虫病预防控制站	程克满	35	0
	澧县小渡口血吸虫病防治站	张祥华	40	60
津市市	津市市血吸虫病预防站	杨尚刚	16	–
西湖管理区	西湖管理区血吸虫病防治站	黄志伟	6	–

说明：基层血防机构指设在乡镇及以下专业从事血吸虫病预防、治疗的血防机构，不包括已经和乡镇卫生院合并的。

第三节　基层医疗卫生机构

一　乡镇卫生院

常德市基层卫生院包括农村乡镇卫生院和城市街道卫生院。2001 年起，城市街道卫生院逐渐改建为社区卫生服务中心。

1987 年，汉寿县以株木山乡卫生院外科医师戴正春为主在城关镇茶叶山路建立矫形医院，1988 年 3 月 18 日开业，因其机构性质未得到正式明确，财政未增加卫生事业费拨款基数，故仍列入集体卫生院范畴。是年，津市市原有 2 所街道卫生院因设备简陋，效益差，又有其他医疗机构毗邻，故撤并 1 所。桃源县将陬市镇医院由集体所有制转为全民所有制中心卫生院。根据省卫生厅 1988 年财务决算编制口径，5 所城关镇卫生院从原集体农村卫生院调入城市卫生院。至 1988 年年底，全市共有卫生院 285 所，其中武陵区、津市市有城市街道卫生院 6 所，其他区县县城有城关镇卫生院 8 所，全市农村有乡镇卫生院 271 所。乡镇卫生院中，全民所有制卫生院 32 所、集体所有制卫生院 239 所，其中中心卫生院 12 所。

1989 年，因慈利县划归大庸市，常德市乡镇卫生院减少 32 所，县城城关镇卫生院减少 1 所。其中，中心卫生院减少 1 所，全民所有制卫生院减少 5 所，集体所有制卫生院减少 28 所。

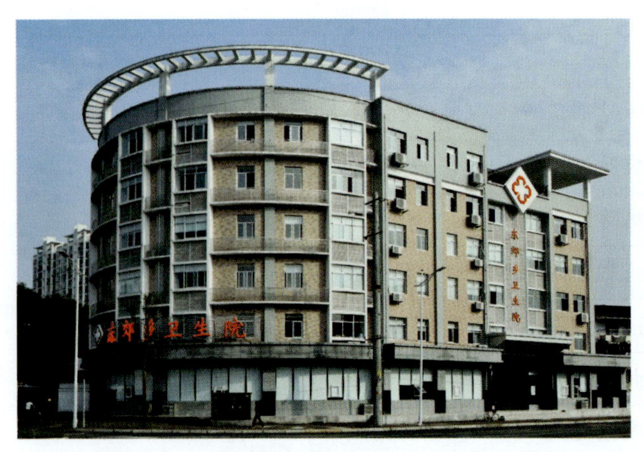

武陵区东郊乡卫生院门诊住院楼
（武陵区卫生局供稿）

1995 年，石门县完成撤区并乡建镇农村卫生机构配套工作试点。该县原有 7 个区、43 个乡镇，撤区并乡建镇后合并成 19 个乡镇，设中心卫生院 7 所，开放床位 184 张，有工作人员 347 人；设乡镇卫生院 12 所，开放床位 116 张，工作人员 147 人；设卫生院分院（含卫生所）28 所，开放床位 209 张，工作人员 279 人。随后在鼎城区、澧县和桃源县推广石门县经验。至 1996 年，全市原有 279 所区医院、乡镇卫生院调整、合并为 211 所中心卫生院或乡镇卫生院。是年 10 月底，全市有基层卫生院 213 所，其中城市街道卫生院 1 所、农村中心卫生院 15 所。

1998—1999 年，根据国家政策，全市集体所有制卫生院全部转为全民所有制。

2001—2005 年，根据国务院办公厅转发国务院体改办等 5 部委办《关于农村卫生改革与发展的指导意见》，将乡镇卫生院上划到县级人民政府管理，经费预算指标相应上划到县级财政，对政府举办的乡镇卫生机构给予定额和定项补助。通过整顿，2001 年年底，全市有政府办城市街道卫生院 1 所、农村卫生院 207 所（其中中心卫生院 37 所）。武陵区将 3 所城市街道卫生院改建成社区卫生服务中心。2002 年年底，卫生院增加到 217 所，其中街道卫生院 2 所、乡镇卫生院 215 所（其中中心卫生院 47 所）。

2006 年，武陵区、鼎城区、津市市和德山开发区建成 8 所社区卫生服务中心。全市有社区卫生服务站 64 所，其中市区 22 所、县城 42 所。

2012年，全市共有乡镇卫生院212所，其中中心卫生院53所；城市社区卫生服务中心12所、社区卫生服务站57所。

表 1-2-3-1　2012 年常德市乡镇卫生院情况统计表

区县（市）	卫生院数			开设病床数			在职职工数		
	中心卫生院	卫生院	小计	中心卫生院	卫生院	小计	中心卫生院	卫生院	小计
武陵区	—	7	7	—	164	164	—	261	261
鼎城区	10	23	33	370	632	1002	380	608	988
汉寿县	7	22	29	337	640	977	262	388	650
桃源县	9	30	39	740	819	1559	905	782	1687
临澧县	5	12	17	476	265	741	476	396	872
石门县	8	12	20	315	390	705	508	598	1106
澧　县	5	27	32	403	849	1252	230	1056	1286
安乡县	5	15	20	205	484	689	201	459	660
津市市	3	4	7	150	78	228	107	85	192
西洞庭管理区	—	4	4	—	—	—	—	52	52
常德经济技术开发区	—	2	2	—	90	90	—	84	84
柳叶湖旅游度假区	—	1	1	—	20	20	—	20	20
桃花源旅游管理区	1	—	1	60	—	60	57	—	57
合　计	53	159	212	3056	4431	7487	3126	4789	7915

二　城市社区卫生服务机构

2001年前，武陵区、津市市均设有街道卫生院，体制、规模与乡镇卫生院相当。

1997年，《中共中央、国务院关于卫生改革与发展的决定》指出，要“改革城市卫生服务体系，发展社区卫生服务”。1998年10月，常德市武陵区政府办公室发布《武陵区社区卫生服务实施方案》等文件。1999年5月，城东街道社区卫生服务中心成立，设在市红十字会医院内。2000年5月，城南、城西街道社区卫生服务中心成立，分别设在市三医院和市老年病医院（市七医院）内。2001年10月，城北卫生院改建成城北街道社区卫生服务中心。2004年10月，护城卫生院改建成三岔路街道社区卫生服务中心。同时，陆续建立10个居委会社区卫生服务站，皆为民营。

2004年4月，市一医院德山分院为拓展业务，经市卫生局批准，成立社区医疗服务办公室。

2007年，市政府将社区卫生服务机构建设纳入为民办实事的内容。市城区规划设置12个社区卫生服务中心、38个社区卫生服务站。12月，常德经济技术开发区成立德山街道社区卫生服务中心，设在市二医院；津市市也于12月先后组建三洲驿、汪家桥、襄阳街、金鱼岭4所社区卫生服务中心，分别设在市中医院、市妇幼保健院、市人民医院和南区医院。市卫生局制定社区基本医疗服务、公共卫生服务、基本用药目录等社区卫生服务管理制度，建立社区卫生服务考核办法，实行社区卫生服务机构拨付经费与工作成绩挂钩。疾控与妇幼保健单位将社区工作移交给社区卫生服务机构，促进社区卫生服务机构“六位一体”（集社区预防、保健、医疗、康复、健康教育及计划生育技术指导六位于一体）功能的落实。

自2008年起，中央和地方各级财政为城市社区卫生服务机构安排国债专项补助资金，采取以奖代投的方式，加上省、市投入196.11万元，区（市）政府投入49.5万元，单位自筹115.21万元，按照省卫生厅社区卫生服务中心建设标准，完成10个社区卫生服务中心的改造建设，改造维修房屋13374.1平方米。

2009年，全市12个社区卫生服务中心国债建设项目全部完成。武陵区华南等9个社区卫生服务站纳入全省城市社区卫生服务站规范化建设项目，其标识、标牌、布局、颜色、服装实行“五统一”规范化建设。对社区卫生服务机构进行一次“地毯式”清理整顿，取缔无证挂牌的社区卫生服务站。是年，全市社区卫生服务专项补助1748.04万元，按社区服务人口人均15元补助。其中，中央补助60%，省补助20%，市及区县补助20%。

2012年，武陵区、鼎城区、常德经经济技术开发区、津市市共有社区卫生服务中心12所，开放病床250张，有在职职工368人。常德市城市社区卫生服务机构数量、分布见表1-2-3-2。

表1-2-3-2　2012年常德市城市社区卫生服务中心（站）分布情况统计表

单　　位	武陵区	鼎城区	津市市	常德经济技术开发区	小计
街道社区卫生服务中心	5	2	4	1	12
街道社区卫生服务站	41	6	4	6	57
合　　计	46	8	8	7	69

三　村卫生室

1988年，常德市共有4804个行政村，其中946个村无医疗点，占19.69%。有村卫生室或医疗点4596个，其中村或群众集体办1502个，乡村医生或卫生员联合办528个，乡镇卫生院设点554个，个体办1886个，其他126个。有乡村医生3118人、卫生员3582人、接生员4131人。个别村有2个或多个医疗点。详见表1-2-3-3、表1-2-3-4。

1989年，因慈利县于上年12月划出，常德市减少行政村691个，村卫生室相应减少。

1990年，全市4083个行政村建立卫生室3438个，3334个达到“六有”建设标准，占村卫生室的96.97%。有乡村医生和接生员5627人，村均1.64人。

1993年，农村合作医疗保健制度的推行促进了村卫生室建设，全市行政村卫生室覆盖率95%，甲级村卫生室达60%。有乡村医生、接生员6937人，村均1.63人。

1994年，通过农村合作医疗保健制度或按人口每人每年1～2元提取预防保健基金，全市3746个村落实了乡村医生从事预防保健工作的报酬，占94%。

1995年，常德市各区县（市）开始撤区并乡建镇，村卫生室及乡村医生数量相应减少。年底有行政村4078个，无医疗点的村457个，占11.2%。有村卫生室4057个，其中村或群众集体办1399个，占34.5%；乡村医生或卫生员联合办691个，占17%；乡卫生院设点518个，占12.8%；个体办1151个，占28.4%；乡村医生和卫生员共5629人，村均1.55人。

1998年，全市推行乡镇卫生院、村卫生室一体化管理（人员统一调配、工作统一布置、财务统一建账、药品统一调拨、工资统一发放），一体化管理率一度达80%以上，临澧、桃源达90%以上。到2000年，全市乡村一体化管理率降至30%。2001年，又在临澧、桃源办乡村一体化试点，随后在全市推广。至2007年，全市有67所乡镇卫生院、1308个村卫生室实行以公共卫生服务管理为重点的乡村卫生服务管理一体化。

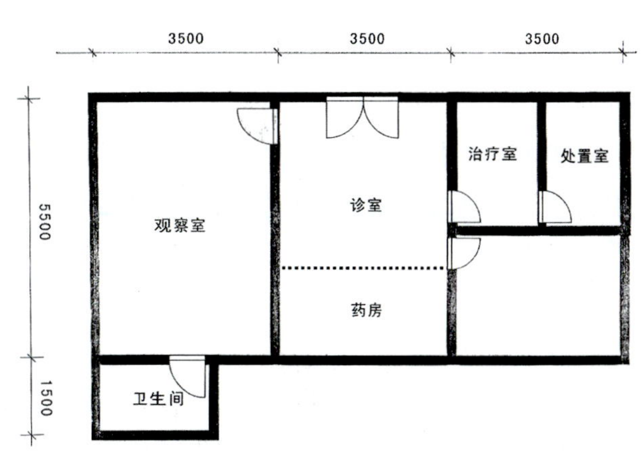

图2-2-1　临澧县真武村卫生室建筑平面图

2008年起，各级政府投资村卫生室建设，要求每村一个村卫生室。当年，全市217个乡镇4281个行政村有3817个村卫生室，尚有539个村无卫生室，占12.59%。村卫生室有注册乡村医生4158人，平均每个村卫生室1.09人。

汉寿县从2008年起对乡村医

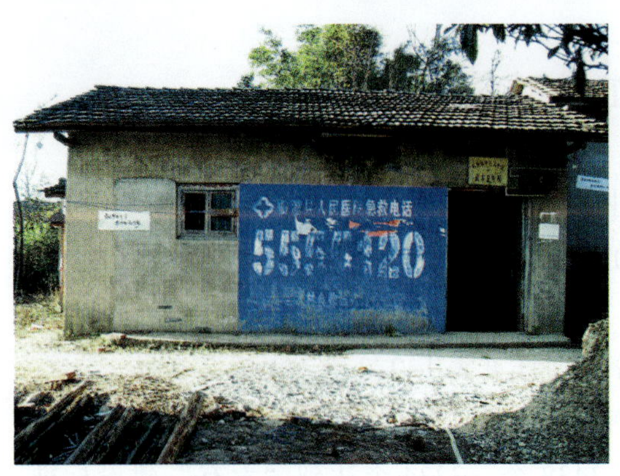

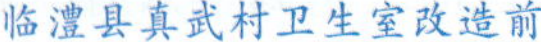
临澧县真武村卫生室改造前

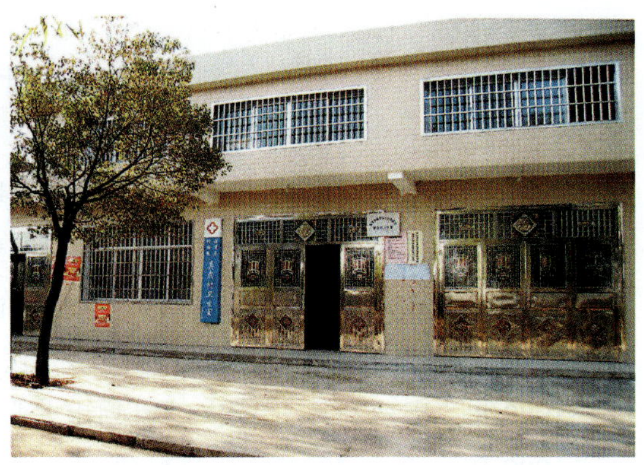
临澧县真武村卫生室改造后

生实行劳务补贴，建立乡村医生补偿机制。根据省公安厅统计的上年度农业人口数，按照服务农业人口每人每年1元的标准对乡村医生从事公共卫生服务给予补助，服务人口不足1000人的行政村，按1000人补助。并决定随着经济发展及各级财力的增长逐步提高补助标准。其他区、县（市）亦对乡村医生给予不同标准的劳务补助。2010年起实施基本药物制度后，对乡村医生从以下三个方面补助：一是按基本公共卫生服务经费20%的标准，实行绩效考核；二是按照每门诊人次5元补助一般诊疗费；三是财政预算基本药物专项补助。

2009年10月，市卫生局制定《常德市村卫生室管理办法（试行）》，对村卫生室建设管理进行规范。全市完成842个村卫生室的升级改造。其中，市、县以奖代投各建设400个，国债建设项目42个。在石门县试点建立农民健康档案。当年，全市农村居民健康档案建档人数688846人，建档率14.8%，其中规范化建档人数519474人，规范化建档率11.16%。临澧县利用国债投入24万元，自筹62万元，新建8个村卫生室，总建筑面积838平方米。鼎城区建设的8个村卫生室均与村部建在一起，每村中央预算投入3万元，其余各村自筹，统一按照省卫生厅村卫生室建设标准不少于60平方米，诊断室、治疗室、药房、观察室四室独立的要求设计，全部在当年5月完成。是年，全市农村公共卫生专项补助5197.64万元，按服务人口人均15元补助给村卫生室，资金来源同上述社区公共卫生补助。

2010年始，按照新的村卫生室“六有”标准进行村卫生室的标准化建设，即：每个村卫生室占地面积不少于200平方米，建筑面积不少于60平方米；诊断室有诊断床1张、诊断桌椅2套、资料柜1个和必备急救、诊疗用医用仪器设备，观察室（健康教育室）设2~4张观察床，配备基本床单元设施；至少有1名乡村医生；要求严格执行村卫生室基本用药目录；卫生美化，种树栽花，地面平整无杂草等；制定有各种规章制度、人员岗位责任制及国家制定认可的医疗护理技术操作规程，并成册可用。

2008—2012年，全市完成村卫生室建设3397个，占村卫生室总数的91.10%。2012年底，全市共有村卫生室3819个，其中村办3340个、卫生院设点62个、联合办20个、私人办256个，共有从业人员4944人。

表1-2-3-3　1988年常德市村级卫生机构情况统计表

区县（市）	行政村		村医疗点（卫生室）					接生员人数
	总数	无医疗点村数	总数	人员数	其中			
					乡村医生	卫生员	其中女性	
武陵区	30	–	30	44	34	10	29	14
鼎城区	661	22	831	1120	519	601	401	631
汉寿县	481	41	554	698	90	608	408	211
桃源县	845	82	837	1510	660	850	981	492
临澧县	325	14	430	514	263	251	80	333
石门县	865	327	499	796	424	372	88	771
澧　县	525	85	580	746	497	249	209	616
安乡县	266	17	341	410	257	153	111	277
津市市	115	7	130	172	115	57	56	108
慈利县	691	351	364	690	259	431	83	678
合计	4804	946	4596	6700	3118	3582	2446	4131

表1-2-3-4　1988年常德市村卫生室“六有”达标情况统计表

区县市	行政村数	应建村卫生室数	已建村卫生室数	达标数	达标率%
武陵	30	30	30	30	100
鼎城	645	625	625	625	100
汉寿	473	459	459	426	92.81
安乡	264	256	256	256	100
临澧	326	306	306	306	100
澧县	525	488	488	488	100
石门	756	568	568	512	90.14
桃源	841	747	747	741	99.20
津市	115	115	115	115	100
合计	3975	3594	3594	3499	97.36

第四节　民营医疗机构

一　民营医院、门诊部、检验中心

1996 年 10 月 14 日，原常德市肿瘤防治研究领导小组办公室主任陈启志注册成立陈启志肿瘤防治所，设在市城区朗州路北堤居委会 5 组，开放病床 10 张，以志芬保健茶为主治疗多种恶性肿瘤，效果良好。2005 年 4 月，扩大规模，更名常德志芬医院。以中医脉象诊断、中药秘方治疗为主，同时也用相关专用医疗仪器设备配合治疗。拥有 30 毫安 X 光机、B 超仪、微电脑化学治癌仪、电离手术治疗机、721 分光光度计、双桶中药煎药机、中药打粉机、志芬保健茶生产设施等专用仪器设备。2012 年，开放病床 35 张，年门诊诊治 2318 人次，住院收治 371 人，体检 754 人次，业务收入 243.5 万元。

1998 年 10 月，澧县原县城关医院副院长、常德市政协委员、中医副主任医师周书望自筹资金 300 万元建成澧县中西医结合骨内科医院和骨结核研究治疗所。是澧县城镇职工医疗保险、城镇居民医疗保险、新型农村合作医疗保险、常德市工伤保险、湖北省松滋市新农合定点医院。拥有 500 毫安 X 光机、进口黑白 B 超、生化分析仪、椎间孔镜、膝关节镜、万能手术床等仪器设备 51 台件，其中万元以上设备 42 台件。2002 年 10 月，省红十字会湘红字〔2002〕8 号文批复其更名澧县红十字会医院。周书望《以骨痨丸为主非手术治疗骨与关节结核》科研项目获 1995 年中国国际新技术新产品科技创新金奖、常德市科技进步一等奖。2012 年，开放病床 50 张。年门诊诊治 3584 人次，住院收治 1528 人次，业务收入 506 万元。

2000 年，常德棉纺织厂职工医院改建为集体所有制，更名常德市德山莲池医院。2002 年 9 月 22 日，经市政府及市产权改制办批准，德山莲池医院转为民营医院。

2001 年，原桃源县桃源棉纺织厂职工医院注册为民营医院。

2002 年 4 月，以治疗小儿麻痹症为主的汉寿县矫形外科医院改制成民营股份制非营利性综合医院，更名为汉寿矫形医院，坐落在汉寿县龙阳镇血防路 30 号。设有骨科、内科、普外科、泌尿外科、妇科、产科、急诊医学科、B 超心电图室、中医科、口腔科、麻醉科、康复医学科、放射科、检验科等业务科室，拥有 500 毫安 X 光机、计算机放射成像系统、彩色多普勒诊断仪、全自动血细胞分析仪、生化分析仪、血凝仪、电解质分析仪、全自动牙科综合椅、气压腔内碎石机、心电监护仪、膀胱镜、骨密度检测仪、手术显微镜、多功能麻醉机、德国西门子螺旋 CT 机、德国 VDW 根冠测量仪、腹腔镜、肾镜、法国 P5 洁牙机、中心供氧系统等医疗仪器设备。2012 年，开放病床 220 张，年门急诊诊治 21949 人次，住院收治 3919 人次，体检 620 人，业务收入 1670 万元。

2004 年 5 月，爱尔眼科医院集团首期投资 800 万元，建立常德爱尔眼科医院。拥有瑞士达·芬奇飞秒将手术系统、罗兰多焦点眼电生理仪、日本尼德克第二代准分子激光手术系统、拓普康免散瞳眼底照相机、尼德克电脑验光仪、尼德克眼科激光电凝仪、美国爱尔康智能超声乳化仪、博士伦玻切机、GE 麻醉机、睐特美 YAG 激光治疗仪、德国海德堡激光眼科诊断仪、蔡司高端手术显微镜、视野计、法国光太眼用 A/B 超检查仪等贵重精密仪器设备，专业提供眼科诊疗、保健和医学验光配镜服务，能开展青光眼、眼底病、屈光不正（近视、远视、散光）、白内障、斜弱视、角膜病、眼外伤、眼整形等医疗业务。2012 年，开放病床 67 张，年门急诊诊治 42581 人次，住院收治 2591 人次，体检 30000 人次，业务收入 2744 万元。

2004 年 11 月，常德正健生殖健康专科医院成立，是一家民营专业生殖健康医疗机构。拥有彩色 B 超仪、腔道介入仪、盆腔治疗仪、激光治疗机、微波治疗机、阴道镜、利普刀等医用仪器设备。2012 年，门急诊诊治 6258 人次，体检 498 人次，业务收入 509 万元。同年，常德工程公司职工医院改制重组，开设常德市家家康医院，属股份制民营医疗机构。

2005 年，民营华夏医院成立。2007 年，民营常德东方女子医院、常德男科医院、常德中韩医院成立（常德中韩医院先后更名为常德微创医院、常德中肤医院）。

2006 年 7 月，常德力源医学检验中心成立，是一家专业医学检验和健康体检卫生机构。配有健康体检快车，车内配置有数码 X 光机、多导心电图机、B 超、妇科阴道镜、骨密度检测仪、经颅多普勒仪等检测设备，能提供专业化流动性健康体检。其中心实验室按照三级甲等医院标准设置，可开展 1000 项普通和特殊医学检测项目。2012 年，体检 11000 人次，业务收入 2000 万元。

2009—2012 年，市城区民营医疗机构相继有常德阳光妇产医院、常德丽人妇产医院、长庚医院、红十字会博爱医院、常德肛肠医院、常德大众医院、仁爱医院、常德惠民交通医院（常德肾友肾病医院）、常德民生医院、武陵区中和医院、武陵区天和医院、常德九龙医院、常德维多利亚妇产医院成立。2012 年 8 月，湖南省柴油机厂医院并入市德山莲池医院。是年，全市有民营医院 76 家。

表 1-2-4-1　2012 年常德市民营医疗机构一览表

名　称	单位地址	法人代表	开业时间
汉寿矫形医院	汉寿县龙阳镇血防路 30 号	马永珍	1988.3.8
武陵区中医骨伤科医院	常德市人民路 2450 号	向爱珍	1990.12
芦山乡卫生院第一分院	芦山乡武家坪村	姚选林	1994.9
澧县红十字会医院	澧县澧阳镇澧洲路 789 号	郑涛涛	1998.10

续上表

名　称	单位地址	法人代表	开业时间
石门磺厂医院	石门县白云乡磺厂社区	龚　绵	2001.12
石门县秀坪医院	石门县秀坪园艺场	佘　彪	2002.4
桃源县沅水局医院	桃源县陬市镇	贵爱军	2002.6
德山莲池医院	德山莲池路棉纺厂附近	黄　玲	2002.9.22
石门县广福煤矿医院	石门县夹山镇青山社区	吴国兵	2004.6
常德爱尔眼科医院	武陵区育才路478号	陈小明	2004.6.11
武陵区家家康医院	武陵区育才路759号	周清华	2004.11
常德正健生殖健康专科医院	武陵区建设西路米罗咖啡东50米	刘开泰	2004.11.28
常德志芬医院	常德市朗州路503号	陈启志	2005.4.15
汉寿县太子庙中心医院	汉寿太子庙经开区康善路	张双喜	2005.8.1
澧县湘北医院	澧县澧阳镇澧洲大道汽车东站对面	符耀光	2005.10
常德男科医院	武陵区武陵大道253号	吴元兵	2006.3.4
常德德星医院	德山莲池凤滩路1号	彭伟思	2006.4.24
常德力源医学检验中心	常德市武陵大道840号	张佑国	2006.7.8
常德市武陵区华夏医院	常德市武陵大道698号	丁文杰	2006.12
常德莲心医院	德山莲池路	许光辉	2006.12.18
常德东方女子医院	常德市人民路1118号	饶德明 陈文发	2007.1.8
芷兰社区卫生服务站	武陵区紫桥小区	戴全本	2007.5.1
临澧县老科协卫生分会专家门诊部	临澧县安福镇朝阳广场旁	徐　旭	2007.8
桃源纺织厂职工医院	桃源县漳江镇西苑区文昌西路17号	刘清文	2007.8.16
石门县阳光医院	石门县火车站旁	陈亦周	2007.10
汉寿县百信医院	汉寿县龙阳镇西正街劳动大院	何国良	2008.8
汉寿南康医院	汉寿县龙阳镇	赵朝辉	2008.8.16
澧县协和医院	澧县澧阳镇澧阳北路738号	陈金平	2008.10
常德椎间盘专科医院	鼎城区玉霞路燕家巷	徐运枝	2009.4.13
武陵区红十字会博爱医院	武陵区育才路鸿鑫花园门面	谭恒元	2009.4.16
桃源县鸿德医院	桃源县漳江镇武陵西路	雷占明	2009.5.14

续上表

名　称	单位地址	法人代表	开业时间
津市市康复医院	津市市双济路322号	张　韬	2009.5.20
常德颐生源中医养生保健医院	常德市人民路武陵阁商厦2楼	陈立伟	2009.7
常德市武陵中西医门诊部	武陵区芙蓉路烟厂三区斜对面	梁孝弟	2009.7
常德德山五一医院	德山五一村	胡　军	2009.9
汉寿西竺山医院	汉寿县银水路	冯跃刚	2009.10
德山民惠康医院	德山五一村桃花山	龚伦澧	2009.11.28
临澧县书美妇科门诊部	临澧县安福镇河街小区	周　红	2009
常德东君颈腰痛医院	武陵区皂果路康桥尚都1号楼1号门面	易　戎	2010.1.1
常德肛肠医院	常德市人民路1722号	游秀容	2010.1.8
常德丽人妇产医院	常德市人民路2300号	梁　华	2010.3.8
常德中西结合医院	武陵区青年北路常武医院对面	铁小菊	2010.4.22
常德汇华堂中医治未病医院	人民路屈原公园西侧临江雅苑	金　平	2010.5.8
常德长庚医院	武陵区长庚路739号	李和明	2010.5.12
武陵区常武医院	常德市青年路985号	张国友	2010.6
汉寿普安医院	汉寿县龙阳镇圆盘路	张良才	2010.6
澧县凤凰医院	澧县澧洲大道四段1099号	胡良安	2010.6
澧县现代妇产医院	澧县澧洲大道西段	卢伟洪	2010.6.18
汉寿现代医院	汉寿县南岳路	林开松	2010.10
汉寿永兴医院	汉寿县坡头镇	帅先军	2010.10
常德市湘三和推拿保健医院	常德市柳叶大道2508号	陈理明	2010.10.19
汉寿广源医院	汉寿县蒋家嘴镇二房湾村	曹立辉	2010.12
常德口腔医院	常德市人民路2589号	饶德明	2011.2.4
桃源县仁爱医院	桃源县漳江镇桃花大道汽车总站旁	游金灶	2011.3.22
常德骨伤专科医院	鼎城区武陵镇临江路	高绍球	2011.5.10
常德仁爱医院	武陵区朝阳路与紫菱路交界处	马文艳	2011.6.9
常德大众医院	常德市朗州路1560号	黄开成	2011.6.9
常德民生医院	常德市人民东路2号	杨宏忠	2011.7
常德心理医院	武陵区洞庭大道东段北引桥	雷碧玲	2011.10.18

续上表

名　称	单位地址	法人代表	开业时间
常德惠民医院	常德市人民路3598号	周小华	2011.10.22
常德亚太耳鼻喉医院	朗州路滨湖公园北200米	胡良安	2011.11
常德柳叶湖新城医院	常德大道2729号	王大军	2011.11
桃源县玛丽医院	桃源县漳江镇漳江南路	谢正江	2012.3.18
常德维多利亚妇产医院	常德市丹阳路168号	卢志农	2012.5
安乡县仁爱医院	安乡县深柳镇洞庭大道	吴国强	2012.5
常德市红十字会中心医院	常德市朝阳路1288号	毛自治	2012.5.18
德山和平医院	德山镇枫树岗村村部	钟业昌	2012.6.1
临澧县瑞德门诊部	临澧县合口镇白鹤小区	杨瑞德	2012.6
常德市武陵区中和医院	武陵区高车路370号	龙生勇	2012.6.30
常德市武陵区天和医院	武陵区高坪头社区	李汉清	2012.8.1
常德中肤医院	武陵区滨湖路358号	黄庆贤	2012.8.27
常德百姓医院	德山棉纺厂大门附近	李鸿军	2012.9.26

二　个体诊所

1988年，全市有个体行医人员1169人，其中市城区261人，各区县（市）及各农场908人。

1990年6月，市卫生局制定《常德市贯彻执行〈医师（士）、中医师（士）个体开业暂行管理办法〉实施细则》，对全市个体行医人员进行整顿，除符合免试条件者均组织参加全省统一进行的医师（士）、中医师（士）个体行医资格考试，重新核发行医执照450人，停业整顿142人，取缔不符合资质者373人。之后，连续3年进行个体行医整顿，取缔不符合个体开业资质的行医人员。桃源县卫生局对127名个体行医人员进行资质审查和考试，对其中资质符合、考试及格的26人核发“医疗机构执业许可证”，责令53人停业整改，取缔资质不符、无证行医者48人。1992—1993年，全市个体行医人员降至537人。

1994年2月26日，国务院颁布《医疗机构管理条例》，全市开始第二轮医疗机构治理整顿。至1996年，累计取缔1319家不符合开业资格和条件的个体医疗机构。1995年10月，临澧县成立“临澧县医疗机构管理办公室”。1997年7月，临澧县卫生执法监察大队成立。通过治理整顿，至1997年底，全县个体诊所仅存67家，其中仅30家取得“医疗机构执业许可证”。

1999 年，常德市开始执业医师考试，个体行医须取得执业医师资格，执业助理医师不能单独执业。卫生监督机构加强行医资格的监督管理，个体行医逐渐规范。至 2004 年，全市有私立诊所 877 家。有执业医师 699 人、执业助理医师 353 人、注册护士 141 人、药剂人员 72 人，完成诊疗人次 1573164 人次，业务收入 1711.4 万元。

2012 年，全市有私立诊所 890 家，其分布情况见表 1-2-4-2。

表 1-2-4-2　2012 年常德市个体诊所区县（市）分布情况统计表

区县市	武陵	鼎城	汉寿	临澧	安乡	桃源	石门	澧县	津市	合计
个体诊所数	318	195	67	42	44	58	40	63	63	890

第五节　其他社会医疗机构

1988 年，常德市工业及其他企业事业部门有医疗机构（含单位职工医院、门诊部、医务室）407 家，市级有 220 家，县级有 187 家；其中职工医院 61 家。1990 年，工业及其他部门医疗机构数减至 382 家，其中职工医院减至 32 家。1997 年，工业及其他部门医疗机构减至 59 家，其中市级 22 家、县级 7 家，职工医院 30 家。2000 年，常德市开始全面进行企业改制，企业所属职工医院多数先后改制为民营医疗机构。2004 年，工业及其他部门有卫生所、医务室 229 家，其中国有 82 家、集体办 85 家、民营 60 家；有从业人员 444 人，其中执业医师 148 人、执业助理医师 115 人。至 2012 年，常德市企业单位举办的职工医院仅剩 8 家，其余均已转为民营。

表 1-2-5-1　2012 年常德市企业单位职工医院一览表

名　称	单位地址	开放床位（张）	法人代表
常德华南职工医院	常德市河洑镇	40	章曼云
常德卷烟厂职工医院	武陵区洞庭大道西段 199 号	27	朱　斌
常德浦沅职工医院	常德鼎城区灌溪工业园	60	谢　菲

续上表

名　称	单位地址	开放床位(张)	法人代表
常德纺机职工医院	德山镇德山南路1号	60	石建平
澧县赤峰煤矿职工医院	澧县方石坪乡	22	邓　杰
石门青峰煤矿职工医院	石门县青峰煤矿	28	范　江
石门县403队职工医院	石门县澧阳中路4号	30	伍朝枝
湖南省武陵监狱医院	鼎城区白鹤山乡万鹤居委会	50	—
常德烟草机械有限公司职工医院	常德市长庚路99号	—	刘建华

第三章　党群组织与社会团体

第一节　中国共产党常德市卫生局委员会

一　组织沿革

中国共产党常德市卫生局党组织属中共常德市委组织部和中共常德市直机关工作委员会双重管理，市委组织部管理组织机构和班子建设，市直机关工委管理党员政治思想建设和开展党内活动。

1988 年 7 月，中共常德地区卫生局党组更名为常德市卫生局党组，由李宗政、蔡国华、陈兴祥、贺迪生 4 人组成，李宗政仍为党组副书记，陈兴祥任纪检组组长。11 月，市委组织部批准撤销市卫生局党组，成立市卫生局直属机关党委，由龙森泉、陈兴祥、黄云林、胡定杰、刘庆达 5 人组成，龙森泉任书记。

1990 年 3 月，市委常发干〔1990〕64 号文通知成立市卫生局党组。由龙森泉、陈兴祥、蔡国华、蒋祖建 4 人组成，龙森泉任书记。同时撤销原市卫生局直属机关党委。常发干〔1990〕150 号文通知漆作全任市卫生局纪检组组长、党组成员。

1991 年，常发干〔1991〕41 号文通知熊昌本任市卫生局党组成员。5 月，市卫生局党组书记龙森泉调湖南省肿瘤医院。5 月 4 日，常发干〔1991〕67 号文通知蒋祖建任市卫生局党组书记，免除龙森泉市卫生局党组书记职务。9 月 16 日，常委干〔1991〕21 号文通知钱雪峰、俞长林任市卫生局党组成员。至 1993 年 7 月 8 日，市卫生局党组由蒋祖建、陈兴祥、蔡国华、熊昌本、漆作全、俞长林、钱雪峰 7 人组成，蒋祖建任书记，陈兴祥任副书记，漆作全任纪检组长。

1993 年 7 月 9 日，市委常委干〔1993〕85 号文通知撤销市卫生局党组，成立市卫生局党委。党委由蒋祖建、陈兴祥、蔡国华、熊昌本、漆作全、俞长林、钱雪峰 7 人组成，蒋祖建任书记，陈兴祥任副书记，漆作全任纪委书记。

1998 年 1 月，市卫生局党委书记蒋祖建调常德市人大常委会任职。3 月 11 日，常委干〔1998〕18 号文通知张湘林任市卫生局党委书记。5 月，党委成员熊昌本调出，市爱卫办主任赵娜莲任党委委员。10 月，刘云霞从常德市妇联调市卫生局任党委委员。

2001 年 8 月至 2003 年 1 月，刘庆达、罗先樵、易建平先后任市卫生局党委委员。

2003 年 2 月，市卫生局党委书记张湘林到龄退二线。2 月 27 日，常委干〔2003〕27

号文通知郑家火任市卫生局党委书记。6月15日，常委干〔2003〕62号文通知石瑞来任市卫生局党委委员、纪委书记。市卫生局新一届党委由郑家火、刘云霞、刘庆达、罗先樵、周德生、赵娜莲、石瑞来、易建平8人组成，书记郑家火，副书记刘云霞，纪委书记石瑞来。

2004年9月8日，常委干〔2003〕25号文通知刘庆达任市卫生局党委副书记，皮辉、蒋琼、符中智任党委委员，免除刘云霞的党委副书记职务，免除罗先樵、赵娜莲的党委委员职务。

2004年9月至2009年8月，市卫生局党委由郑家火、刘庆达、周德生、皮辉、符中智、蒋琼、易建平、石瑞来、彭元军、陈仕平10人组成，郑家火任党委书记，刘庆达任党委副书记，石瑞来任纪委书记。

2009年9月至2012年年底，市卫生局党委由郑家火、陈寿林、周德生、蒋琼、符中智、彭元军、石瑞来、易建平、杨定波、卢赐清等11人组成，郑家火任书记，陈寿林、周德生任副书记，石瑞来任纪委书记。

二　基层组织建设

1988年，市卫生局设有局机关生活党支部，有支部委员7人，赵修元任党支部书记，刘庆达任党支部副书记。

1989年10月，市卫生局直属机关党委常卫字〔1989〕第9号文同意成立中共常德市卫生局机关第一届党支部委员会，支部委员5人，黄云林任党支部书记，钱雪峰任副书记。

1992年3月，市卫生局机关党支部改选。中共常德市直机关工作委员会常直组〔1992〕4号文同意陈兴祥任局机关支部委员会书记，黄云林任副书记。

1994年6月24日，市卫生局党委〔1994〕11号文同意成立中共常德市卫生局直管事业单位支部委员会，由蔡盛枝、谭广军、杨明3人组成，蔡盛枝任书记。

1995年12月12日，市卫生局党委常卫委〔1995〕23号文同意成立常德市公费医疗管理委员会办公室党支部，设书记1人，刘梓清任书记。

1998年7月6日，常卫委〔1998〕04号文同意成立中共常德市卫生局执法监察大队支部委员会，设书记1人、委员2人。

2010年10月，市卫生局增设机关党委，负责局机关和市直单位的党群工作。设党委书记1人、副书记1人。

2011年8月16日，成立中共常德市民营医疗机构委员会，由周德生、曾庆森、李传淑、宋曙光、陈小明、袁宏开、戴文权组成，周德生任书记。

2012年6月11日，成立中共常德市卫生系统社会组织委员会，由周德生、曾庆森、李传淑、宋曙光、陈小明、任芳、戴文权组成，周德生任书记。

2012年，市卫生局党委辖市卫生局机关党委，机关党委下设一、二、三支部和老干支部。

三　重大决策

改革开放后，中共党的一元化领导改变为党领导下的厂长经理负责制，在卫生系统则为党领导下的院（所、站、校）长负责制，（见本志第十九章）行政领导负责单位日常工作的具体领导与组织，党委（党总支、党支部）以重大决策和思想政治保障为主，凡卫生工作与单位工作的重大决策、重要事项特别是人事问题仍需党委（党总支、党支部）研究决定，由行政机构贯彻实施。

1990年，市卫生局党组书记、局长龙森泉组织对全市259个乡镇卫生院进行业务经济情况调查，4月20日，龙森泉、胡定杰、陈杰之写成《常德市259所乡镇卫生院盈亏研究及思考》的调查报告，并在湖南省卫生事业管理学会成立大会上宣读，由此启动常德市长达15年的乡镇卫生院改造建设工作，促成常德市委、市政府于1992年2月作出《关于进一步加强农村卫生工作的决定》，并影响到全省的乡镇卫生院建设。1992年5月，全省农村卫生工作会议在临澧县召开。

1993年1月，经市卫生局党组研究决定，市卫生局发出《关于深化卫生改革的意见》，决定在全市卫生系统实行干部全员聘用制、工人全员合同制，并建立包括数量、质量和效益的考核体系。该决策成为全市卫生系统人事管理、工作运行主要方法并一直延续下来。之后，常德市卫生系统兴办第三产业、实行联合办医、一院两制等内部管理改革皆由此肇端。

卫生系统推行内部管理改革后，有些单位出现重经济效益、轻社会效益的倾向。市卫生局《关于深化卫生改革的意见》提出在单位经济管理体制改革中必须坚持统一组织、统一收费、统一分配。是年，市卫生局党委纪检组主持制定《常德市市直卫生系统职业道德建设试点方案》，在市直卫生系统由各级党组织组织施行与监督。

1995年4月15日，市卫生局党委印发《常德市直卫生系统反腐纠风工作方案》，提出要坚决纠正少数医务人员收受红包、礼金和贵重礼品等不正之风，坚决杜绝药品购销中个人收取回扣的现象，克服不合理用药、检查、收费等问题，彻底解决卫生、药品监督中执法不严和索、拿、卡、要问题。之后反腐纠风成为党委纪检工作重头任务，每年制定工作方案，纳入单位卫生工作目标管理责任制，反复督促、检查，并处理一批违反规定的人和事。（详见本志第十六章第一节行风建设）

1999年，市卫生局纪委被卫生部授予全国卫生系统纪检工作先进集体称号。2000年，又被卫生部授予全国纪检监察工作先进单位称号。

2004—2008年，市卫生局党委根据中央加强基层卫生机构建设的部署，每年将乡、村卫生机构建设纳入市政府为民办实事内容，党委分工具体抓，每位党委委员具体负责一家纳入建设计划单位的落实，频繁下基层检查督导，使常德市基层卫生机构建设始终处于全省先进水平。

2005年起，在逐年普及新农合、基本公共卫生服务的工作中，市卫生局党委常年深入基层调查研究，及时掌握情况，研究出现的新问题，及时作出决策。2005年3月2日，市卫生局发出《关于全面加强农村卫生服务体系建设和农村公共卫生工作的实施意见》。2006年11月10日，又发出《关于认真做好新型农村合作医疗试点工作的指导意见》。

在市卫生局党委经过深入调查研究和多次向市委、市政府汇报全市卫生工作和中医药工作情况后，1997年6月17日，市委、市政府作出《关于加快卫生改革与发展的决定》；2002年8月5日，市政府发出《关于进一步加快农村卫生改革与发展的意见》；2010年5月30日，市委、市政府发出《关于加快中医药发展的实施意见》，并于当年8月召开高规格的全市中医药事业发展大会。

四　党员教育管理

（一）思想教育

在不同时期，市卫生局党委根据党中央和市委的统一部署，结合实际对党员进行思想教育。1989年政治风波、东欧剧变等情况发生前后，针对资产阶级自由化的影响，在市直卫生系统党员中进行“四项基本原则”（坚持社会主义道路，坚持人民民主专政，坚持中国共产党的领导，坚持马克思列宁主义、毛泽东思想）教育和爱国主义教育。按照市直工委《关于深入开展“三基本”教育的安排意见》，在市直卫生系统党员中开展“党的基本理论、基本路线、基本知识”教育，要求各市直卫生单位党组织定任务、有重点、列专题、分层次地进行学习，理论联系实际，解决思想理论和认识上的突出问题。组织观看《大决战》《毛泽东和他的儿子》等影片。1988年，市卫生局局长、党组书记龙森泉被卫生部授予全国文明卫生先进工作者称号。

1992年，在市直卫生系统开展“生产力标准”的讨论，进行“有利于发展社会主义社会生产力、有利于增强社会主义国家的综合国力、有利于提高人民的生活水平”标准的教育。

1997年1月17日，市卫生局党委发出《关于开展向邓威特同志学习活动的通知》，决定在全市卫生系统广泛开展向全国先进工作者，全国血防先进工作者，“白求恩奖章”获得者，第七届、第八届全国人大代表，汉寿县血吸虫病防治站主任医师邓威特学习的活动。1998年5月19日，市卫生局党委、市卫生局和市卫生联合工会联合发文授予安乡县安德乡卫生院院长徐利用等9名同志为“常德市卫生系统学习邓威特活动标兵”荣誉称号。

1998年6月，常德市遭受罕见的洪涝灾害。澧县人民医院身患血小板减小症（血小板仅为正常人的1/4）的急诊科护师赵丛菊在灾区连续9天9夜坚持为灾民防病治病，因过度劳累导致蛛网膜下腔出血，经全力抢救无效，献出了年仅35岁的宝贵生命。9月8日，市卫生局党委作出《关于开展向赵丛菊同志学习的决定》，号召全市卫生系统全体党员和医务人员学习她不怕疲劳、舍生忘死、生命不息、战斗不止、默默奉献的革命精神。

2002年，市卫生局被卫生部评为全国卫生系统“三五”普法先进集体。

2003年4月，在抗击“非典”的斗争中，市卫生局办公室主任龙一全强撑着虚弱的身体，在市防治“非典”指挥部综合信息组顽强战斗，常常通宵达旦地伏案工作，与同志们一起度过了38个日日夜夜，平均每天工作15小时以上。因为过度劳累，他双腿浮肿，走路胀痛不已；5月3日，他出现耳鸣，并一天天加重，他就用棉花塞住耳孔坚持工作；继而出现鼻涕带血，他仍然坚持撰写抗击“非典”的材料。直到无法再坚持，才悄悄到医院检查，发现已患鼻咽癌。市卫生局领导知道后强行把他送到医院治疗。6月26日，市卫生局党委作出在全市卫生系统开展学习龙一全活动的决定。2004年，龙一全被卫生部、人事部、国家中医药管理局授予全国卫生系统先进工作者称号。

2004年，按照市委统一部署，认真抓好市直卫生系统“保持共产党员先进性教育”活动。

2008年，牵头抓好市直卫生系统“深入学习实践科学发展观”活动。是年，市卫生局机关干部徐春华被卫生部授予全国卫生系统先进工作者称号，徐春华及市疾控中心主任彭进被卫生部、国家食品药品监督管理局、国家中医药管理局授予全国医药卫生系统先进个人称号。

2009年3月，中共常德市委干部教育工作领导小组授予市卫生局党委“全市干部教育工作先进单位”称号。

2012年，市卫生局党委书记郑家火、中医药管理处主任李传淑被湖南省人民政府授予全省卫生系统先进个人称号。

（二）作风建设

1988—2012年，市卫生局党委（党组）始终把作风建设作为改变机关形象、提高机关党员干部服务基层、服务群众能力的重要抓手，在不同时期，针对不同问题，采取不同措施，加强机关党员干部作风建设，先后开展“做人民公仆、办改革实事、创廉洁机关”活动，满意在常德标准化服务活动，“创建优质服务、优良秩序、优美环境”等活动，以达到增强服务意识，提高服务水平，改变“门难进、脸难看、事难办”问题的目的。1991年，常德市卫生局被卫生部授予全国卫生系统救灾防病先进单位。

2000年7月25日，常卫委〔2000〕08号文印发《关于加强机关作风建设的若干规定》，要求进一步改进机关工作作风，建设“勤政、廉洁、高效、文明”机关，更好地服务基层和广大人民群众。

2002 年 1 月 8 日，市卫生局党委印发《市卫生局党委领导班子成员党风廉政建设责任分解与责任追究办法》，并明确每位党委委员具体联系负责的市直卫生单位。单位廉政建设出问题，所联系的党委委员要一并追责。

2003 年，市卫生局被省政府授予湖南省抗击“非典”先进集体。

2008 年，四川省汶川大地震后，市卫生局党委响应中组部号召，发动共产党员交纳“特殊党费”，市卫生局机关 71 名党员交纳“特殊党费”20500 元。是年，卫生部授予常德市卫生局全国抗震救灾卫生监督检测工作先进单位。6 月，中共常德市直属机关工作委员会授予市卫生局机关党总支“先进基层党组织”。

2009 年 3 月 9 日，市卫生局党委印发《2009 年市直卫生系统干部作风建设实施方案》，主题为“践行科学发展观、促进全民创业”。按照建设人民满意机关的总体要求，以学习实践科学发展观活动为契机，紧紧围绕建设卫生强市、和谐常德，全面推进亲民机关、法治机关、诚信机关、高效机关、节约机关、廉洁机关建设。

2010 年，开展“争十佳、创百优”活动，评选“作风建设满意单位”和“作风建设优秀科室”。组织党员、干部观看《越轨行动》《胡长清案件警示录》等警示教育片和《焦裕禄》《故园秋色》等影片。

2012 年，印发《常德市卫生系统开展“廉洁文化进医院”活动方案》，在全市卫生系统开展廉洁文化建设活动，教育广大党员、干部、医务人员不断加强学习，改进工作作风，树立正确的世界观、人生观、价值观，提高廉洁自律的自觉性。3 月，在全市建设人民满意工作会议上，市卫生局获“人民满意标兵单位”称号，局党委副书记、常务副局长陈寿林获“2011 年度十佳人民满意公仆”称号。

2012 年 12 月，中共中央政治局会议审议通过“关于改进工作作风、密切联系群众的八项规定”。2013 年，市卫生局党委和行政领导围绕“改作风、树形象、创满意”，组织学习并严格执行中央“八项规定”、省委“九项规定”和市委“十项规定”精神，先后印发《关于改进工作作风密切联系群众的实施办法》《2013 年常德市卫生系统纪检监察纠风工作要点》《2013 年常德市卫生系统创新廉洁卫生工作方案》《2013 年整治医药购销和医疗服务不正之风工作要点》等文件。大力改进文风会风，精简会议，建立会议审批制度；压缩文件简报，发文一般不超过 5 页纸；规范出访活动，杜绝变相公费旅游；规范公务接待，减少接待陪同人员；改进新闻宣传报道，局领导出席一般性会议不作报道；加强督导检查，把贯彻执行中央“八项规定”、省委“九项规定”和市委“十项规定”的情况纳入党风廉政建设责任制检查考核，组织开展“为民务实转作风，勤廉办事树形象”主题活动。印发《关于进一步严明工作纪律，改进机关作风的暂行规定》，成立以局纪委牵头的督查小组，进行定期或不定期的督导和检查，确保《暂行规定》在机关内部真正落实到位。认真执行厉行节约各项规定，制定厉行节约压减行政支出管控目标，公务招待费、会议费、出国（境）及国内学习考察费较上年分别压减15%、10%、10%，交通运输费实现零增长。召开学习落实市政府《关于党政机关停止新建楼堂馆所和清理办公用房的实施意见》专题会议，自清自查市卫生局领导干部和干部职工办公用房，共清理出超标面积300多平方米，腾出办公用房9间。局处级以上领导干部人均办公用房面积为12平方米，干部职工办公用房面积为6平方米。

第二节　常德市卫生局工会联合会

常德市卫生局工会联合会（下简称卫生联合工会）隶属于常德市总工会，在中共常德市卫生局党委领导下，与卫生行政工作密切配合，履行维护、参与、建设、教育四项职能，组织动员广大职工参与民主管理，维护职工合法权益。

1988年前，常德市市直卫生单位均各建有工会组织。1988年11月 26日，市卫生局向市总工会申请成立常德市卫生局工会联合工作委员会。1990年8月5日，市编委办常编办直〔1990〕57号文同意常德市卫生工会联合工作委员会配备专干事业编制1名，专干编制独立，人员经费由市总工会负责。10月5日，中共常德市委常发干〔1990〕137号文同意漆作全任市卫生局行业工会主席。11月5日，常德市总工会常工组字〔1990〕83号文批复市卫生局1988年11月26日的“请示”，同意成立常德市卫生局工会联合工作委员会。1991年9月16日，中共常德市委常委干〔1991〕28号文，同意钱雪峰任市卫生局行业工会主席，免去漆作全的市卫生局行业工会主席职务。

1991—1998年，市卫生联合工会统一部署和组织市直卫生单位工会开展各种宣教娱乐文体活动138次、10158人次参加。市直卫生单位召开职工大会或职工代表大会14次，共审议改革方案和重大决策17件，收到职工代表提案160件，提出合理化建议441条。

1991年5月21日，在常德卫校操场举办市直卫生系统第一届“健康杯”篮球比赛，市一医院篮球队获A组冠军。

1992年，市卫生联合工会对10家市直卫生单位的职工民主管理进行全面调查，撰写《事业单位的民主管理有待于进一步加强》的调查报告，向上级工会和中共党组织提出四点建议。9月12日，举办全市各区县（市）和市直卫生单位工会参加的社会主义基本理论知识有奖竞赛，评出优胜奖48名。9月28日，在市工人文化宫举办市直卫生系统迎国庆文艺晚会，评选出一等奖2名、二等奖3名、三等奖4名。

1993年，市卫生联合工会主席钱雪峰撰写的《适应医疗市场，探求生存之路——对安乡县潺陵医院的调查》和市一医院工会撰写的《履行工会职能，增强医院凝聚力》被全省卫生工会工作研讨会评为优秀论文。4月，市卫生联合工会根据省工会“十一大”精神，大力发展工会经济实体，组织基层工会主席赴外地考察兴办经济实业的经验，先后办起了餐馆和医疗门诊，6个市直卫生工会办实体9个，当年营业额52.7万元，实现利润13.2万元。

1994年6月15日，全省卫生工会工作经验交流会在常德召开，钱雪峰在会上作题为《适应新形势要求，搞好工会工作》的发言。9月21日，市卫生联合工会在桃林宾馆举办贯彻中央、省、市职工民主管理工作会议精神学习班，市直卫生单位工会主席、副主席及专干参加学习。

1995年，市一医院常德丝弦《护花情》进京参加全国卫生系统文艺会演，获卫生部优秀节目奖。1998年，市一医院工会女职工委员会被中华全国总工会授予"全国工会女职工先进集体"称号，工会主席涂华堂被中华全国总工会授予"全国优秀工会工作者"称号。

2001年10月29日，中共常德市委常委干〔2001〕8号文同意易建平任市卫生局联合工会主席，免去钱雪锋工会主席职务。11月24日、12月10日，分别召开市卫生局党委扩大会议和市直医疗卫生单位及各区县（市）卫生局负责人会议，专题学习新《工会法》，传达中共湖南省委湘发〔2001〕23号文件精神，贯彻落实省卫生厅、省卫生工会《关于建立和推行院（所、站、中心、校）务公开制度的意见》。

2002年1月28日，市卫生联合工会在华都大酒店三楼会议厅举办学习新《工会法》知识竞赛暨迎新春文艺联欢晚会，200多人参加。工会主席易建平致辞。闭幕时，省卫生工会主席莫春华、省卫生工会办公室主任张辉、市卫生局领导张湘林、刘云霞、刘庆达、漆作全等人为获奖单位、个人颁奖。4月12日，市一医院女工委员会主任帅先凤参加省总工会女工委三届四次全会暨第三轮"芙蓉杯"竞赛总结表彰大会，市一医院女工委员会被授予"先进女职工集体"称号。6月，市卫生联合工会通过座谈、个案访谈等方式调查全市卫生系统贯彻执行新《工会法》和湖南省委湘发〔2001〕23号文件的情况，写出《常德市卫生工会工作调查报告》，送交各级各单位党政领导参考。7月25日，市卫生联合工会召开市直医疗卫生单位工会主席会议，学习中共中央办公厅、国务院办公厅《关于在国有企业、集体企业及其控股企业深入实行厂务公开制度的通知》，按照市总工会下达的目标管理任务指标，加大推行院（所、站）务公开工作的力度和职工民主管理、民主监督的力度。同月，市卫生联合工会成立由工会主席易建平任主任，王定会、周吉祥任副主任，15人组成的常德市卫生行业劳动争议调解委员会。5个市直卫生单位成立劳动争议调解委员会，均由工会主席担任主任，劳动人事、办公室、工会专干和职工代表组成，为职工劳动争议获得仲裁和法律援助提供帮助。

2002年，市直医疗卫生单位工会共看望住院职工215人次，直接或间接操办死亡职工及直系亲属丧葬事宜78次，登门走访慰问职工劳模、孤寡老人、优抚对象51人次。

2003年2月28日，市一医院召开职代会审议《关于门急诊医技楼建设方案的议案》《关于医院人事制度改革的议案》《关于修改经管方案的议案》，提出意见和建议106条，并整理成《职工会员代表大会提案建议意见汇编》。10月，院工会对提案进行督办。是年，中共中央纪律检查委员会、中共中央组织部、国务院国有资产监督管理委员会、监察部、中华全国总工会授予市一医院“全国厂务公开工作先进单位”称号。11月14日，市一医院获“全国模范职工之家”称号。

2005年各区县（市）医疗卫生单位院（所、站、中心、校）务公开率100%。4月15日至5月15日，市卫生联合工会组织市直卫生单位工会开展“工人阶级宣传月”活动。悬挂横幅标语520条（幅），邀请市卫生局党委书记郑家火宣讲工人阶级活动课5堂，听众4500人次。11月28—29日，市卫生局、市总工会、市妇联联合组织全市卫生系统护理人员操作技能竞赛活动。蒋亚芸（澧县人民医院）、易剑霞（常德职业技术学院附属医院）获一等奖；张慧彬（市四医院）、陈湘（石门县人民医院）获二等奖；刘慧（市一中医院）、罗儒英（汉寿县人民医院）获三等奖。蒋亚芸、易剑霞被授予“常德市芙蓉百岗明星”荣誉称号。蒋亚芸、易剑霞、张慧彬、陈湘、刘慧、罗儒英被授予“常德市卫生系统技术能手”荣誉称号。

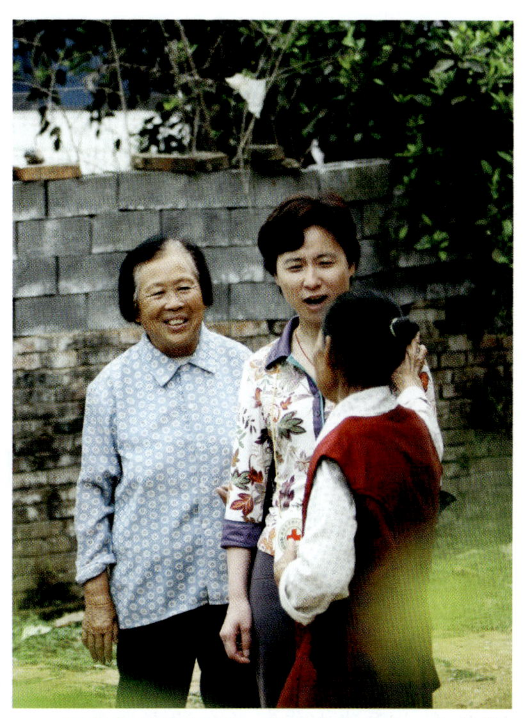

2007年5月10日，市卫生局联合工会主席、市红十字会常务副会长易建平（中）下乡慰问贫困村民 （彭洪伟 摄）

2006年9月15—28日，市直卫生单位工会派出91人的运动员队伍，参加全市第二届市直机关运动会的十大项目（全部为十一项）比赛，取得女子篮球和女子排球第一名、中国象棋男子个人第一名、中国象棋女子个人第二名、围棋团体第二名、女子乒乓球团体第二名、男子篮球第四名、拔河第五名、健美操团体第五名等好成绩，市卫生局代表团获得团体总分二等奖。

2006年，市一医院医生黄绍华因途经车祸现场参与抢救而身负重伤，住院期间医药费用未能全部报销。市一医院工会多方联系，积极维权，最终通过法院执行报销全部医药费。

2010年，市卫生联合工会为认真落实劳动合同法，督促各单位与职工签订劳动合同，是年，劳动合同签订率100%，80%的单位召开年度职代会。

2010年9月30日，常德市总工会发文，常德市卫生局联合工会工作委员会更名为常德市卫生局工会联合会。

2001—2010年，市卫生联合工会组织各级卫生工会举行学习宣传新《工会法》专题活动317场次，225个医疗卫生单位召开职代会450次，204个单位实行院（所、站、校、中心）务公开制度。各区县（市）卫生单位工会开展各类球赛、拔河、运动会、卡拉OK

大赛、歌舞晚会等文体活动210场次。

2011年，市卫生联合工会组织“女性素质工程”“家庭文明工程”建设活动。成立市直卫生系统篮球队、排球队、乒乓球队、合唱队等文体团队，各文体团体分别挂靠在各医疗卫生单位基层工会。7月1日，市卫生联合工会组织市直卫生系统“颂歌献给党红歌大赛”，市二医院合唱团获第一名，并代表市直卫生系统参加全市红歌比赛。

2012年，市卫生联合工会组织督导市直各卫生单位开展科研论文撰写，鼓励职工接受专业知识继续教育，共组织培训或外派培训学习2000多人次。5月12日护士节，举行“法治常德卫生”系列活动，在常德市步行街组织文艺演出，展出130块宣传牌。7月12日，市总工会、市卫生联合工会联合举办全市卫生监督技能竞赛活动，鼎城区卫生监督所获得团体一等奖，被授予常德市“工人先锋号”；王跃元获个人一等奖，被授予常德市“五一先锋”称号。是年，市卫生联合工会协助市直卫生单位工会解决困难职工生产、生活问题，看望住院职工，对困难职工进行补贴，逐年形成制度。看望慰问职工人次从2002年的200人次增加到500人次，补贴及慰问金从5万元增加到30万元。

第三节　卫生学术团体

一　常德市医学会

常德市医学会前身为常德专区医药卫生学会，成立于1963年3月28日。1979年5月26日，重建中华医学会湖南省常德分会。1985年2月5日，换届选举49人组成中华医学会常德分会第三届理事会，办公地点设在市卫生局科技科。1987年年底，会员发展到800人。

1985—1990年，市医学会各专科学会主办各种学术讲座、专题学术报告、病案分析、知识更新、技术现场观摩表演、大型学术经验交流会共137场次，11200人次参加学习。派出716人次参加省级以上学术活动。请省级以上专家、教授、博士到常德讲学27人次，3281人次参加学习。举办医学基础理论、老年病防治、传染病、慢性病、性病防治、食品卫生监测、鼠疫监测、儿童计划免疫、艾滋病防治、超声诊断新方法、检验快速诊断技术、低温麻醉、体外循环、显微外科、妇女儿童保健、新技术引进、专业专题技术培训等学习班共75期，4976人次参加学习。共收集各类学术论文2322篇，其中在全国性学术会议交流317篇，在省内学术交流476篇，在本市学术交流1527篇。向省、市科协推荐优秀论文553篇，8篇被评为省级优秀论文，17篇被评为市级优秀论文，分别颁发优秀论文证书和奖金。其中全国杂志录用发表116篇、省级杂志录用发表176篇、国外医学杂志发表6篇。编印出版《常德医药》第5期、第6期，印发5000多册。

1991 年 6 月 20 日，中华医学会湖南省常德分会第三届理事会换届选举。7 月 20 日，市科协《关于中华医学会常德分会第四届理事会的批复》同意由常务理事 21 人、理事 38 人组成中华医学会常德分会第四届理事会，顾问蒋祖建，名誉会长万钰峰、余四君，会长陈兴祥，副会长刘泉水，秘书长黄永刚，副秘书长邓克猛、马加林、盛赛君、郭罗、方明武。

1991 年 11 月 5 日，根据国办发〔1990〕32 号文件和湘政办发〔1990〕50 号文件精神，中华医学会常德分会进行清理整顿，报常德市民政局批准，中华医学会常德分会更名为常德市医学会。所属 21 个专科学会、学组，更名合并为内科、妇产科、外科、儿科、五官科、传染科、麻醉科、心电、放射科、检验科、超声波、工矿卫生、医院管理 13 个专业委员会。

是年，编辑出版 3 期《常德医药》。共产生科技成果 19 项，其中通过专家评审并报市科委申报科技进步奖 12 项。配合卫生主管部门各类街头宣传咨询和深入灾区义诊，先后派出医务人员 150 名，义诊 6621 人次。

1996 年 12 月 24 日，市医学会接待以吴金术教授为团长的 7 名省医学专家巡回学术报告团，在市一医院举行 3 天学术报告会，讲授输血传播疾病、抗菌素合理应用、肝胆管结石复杂情况处理、子宫内膜异位症、冠状动脉粥样硬化心脏病外科治疗等 10 个方面的专业知识，并进行讨论、会诊、查房和手术示教。是年，《常德医药》终止出版，共出刊 10 期，所出版刊物与周边省份地市医学会进行了广泛交流。

1998 年，市医学会儿科、心电、传染、超声专业委员会举行学术活动 11 场次，参加活动的 980 多人次；妇产科、内科专业委员会举办学习班 6 期，参加学习的 317 人次；共交流各类学术论文 739 篇。

2001 年，市医学会被市民政局社团管理局评为先进社团组织。时有会员 1279 人。

2002 年 8 月 9 日，常德市医学会召开第五次会员代表大会进行换届选举，市科协《关于常德市医学会第五届理事会选举结果的批复》同意由常务理事 35 人、理事 45 人组成常德市医学会第五届理事会，会长张湘林，副会长刘庆达、周德生、蔡国华、易华文、樊方桂、魏尚典、计绍云、毛自治、彭进、侯宏锦，秘书长叶拥军，副秘书长陈仕平、钟发平。9 月 1 日，根据国务院颁布的《医疗事故处理条例》，设立常德市医学会医疗事故技术鉴定办公室，具体承担本行政区域内医疗事故技术鉴定工作。11 月 28 日，常德市医学会增补袁大军为副秘书长。

2002—2008 年，市医学会共开展各类学术讲座、专题讲座、疑难病例分析、技术表演、论文交流等学术活动 200 场次。请省级、国家级专家学者讲学、传授新知识、新技术 60 场次，参加学习人员 5000 人次。发表论文 3169 篇，其中在国际杂志上发表论文 90 篇（含译文），国家级杂志上发表 300 篇，省级杂志上发表 2000 多篇。被市科协评为一等奖的论文 6 篇、二等奖 12 篇、三等奖 35 篇。共引进国内外先进技术、科技成果 231 项次，开展科研 366 项，国家、省、市级科研立项 59 项，评选科研成果 20 项。

2003年，市医学会被市委、市政府授予“常德市十佳学会”，被中华医学会评为学会先进单位。

2005年11月14日，常德市医学会增补张朝辉为常德市医学会副会长。

2007年，市医学会推荐16名专家参加全省农村适宜技术师资力量培训，组织17名医学专家参加全省的科研管理培训班，协助市卫生局开展农村卫生技术人员培训，对乡村医生进行12项农村适宜技术培训，办班18期，3288人参加。培训全科医师95人、社区护士85人、乡镇卫生院各类医护人员600多人次。

2008年9月11日，常德市医学会第六次会员代表大会进行换届选举，经报市科协审批，同意由常务理事34人、理事69人组成常德市医学会第六届理事会，荣誉会长张湘林，会长周德生，副会长魏尚典、邵先舫、彭进、邓湘政、张勇、张钠、李南璋、胡文波（兼秘书长），副秘书长叶拥军、覃长青。

2008—2012年，市医学会承办学术会议及学习班22场次，参会人数1万余人次，交流学术论文300余篇。聘请省内及上海、北京、广东及台湾的专家和教授30多人到常德市讲课。参与组织和管理实施国家级继续教育项目525项、省级项目201项，共颁发学分证书1800余份。

2012年，市医学会下设专业委员会18个，有团体会员单位43个、个人会员2437人。

二　常德市中医药学会

常德市中医药学会前身为中华全国中医学会湖南省常德分会（下简称市中医学会），成立于1980年5月20日。1987年年底，有会员187人。

1991年4月26日，在市卫生局举行第三届会员代表大会暨第四次学术年会，23个会员单位80余人参加会议，大会进行换届选举。省中医药研究院副研究员、省中医杂志副主编朱佑武作学术报告，并将本次学术年会论文汇编成册。6月13日，市科协《关于中华全国中医学会湖南省常德分会第三届理事会成员的批复》同意由常务理事13人、理事23人组成中华全国中医学会常德分会第三届理事会，蔡国华任理事长，皮华南、李伟成、曾昭华任副理事长，刘开明任秘书长，卜英任副秘书长，李玉龙任秘书。团体会员单位23个，个人会员217人，设内儿妇科、外伤痔瘘科、针灸推拿科及学术组四个分科学组。本届学会任期长达10多年，学会工作人员多次异动。

2002—2005年，市中医学会协助市卫生局开展农村中医中专学历教育。先后组织大型学术会议3次，组织中医药治疗艾滋病、心血管病及中医论文写作专题学术讲座各1次。

2006年6月3—5日，在常德市国际大酒店举行通心络胶囊治疗心血管疾病临床研讨会，邀请省中医学院附一医院、省人民医院及本市专家教授作学术报告。

2007年11月16日，市中医学会召开第六届理事会进行换届选举，由常务理事35

人，理事 36 人组成中医学会常德分会第六届理事会，名誉会长文承保、郑家火，会长符中智，副会长邵先舫、刘开明、刘志军、肖燕芳、周尚悟、叶拥军，秘书长叶拥军（兼），副秘书长刘钦、洪智林、孔祥建。

2008 年 4 月 8 日，根据全国、全省中医药大会精神和实际工作需要，参照上级对口学会名称，经向常德市民间组织管理局请示后将中华全国中医学会湖南常德分会更名为常德市中医药学会（下简称市中医药学会）。

2009—2012 年，市中医药学会组织大型学术会议 4 次，参会 1400 余人次；义诊 7 次，接待 1000 余人次，免费发放中医药健康养身、中医药防治甲型流感宣传单 5000 份。协助市卫生局完成全市“十大名中医”“十大名老中医”评选工作。参与基层中医药适宜技术推广活动，进行 3 次培训、2 次督查。

2010 年 11 月 4 日，举行全市中医病历书写和中医护理知识及技能竞赛活动，共有 10 个单位、45 名护理选手和 36 份中医病历参加竞赛活动，常德市电视台、报纸、网站媒体广泛宣传报道。

2012 年，常德市中医药学会被省中医药学会、省中西医结合学会评为学会工作先进集体，李传淑被评为学会工作先进个人。

三　常德市护理学会

常德市护理学会成立于 1981 年 5 月 8 日。1985 年第二届理事会由 23 人组成。

2003 年，举办全省护理科研知识培训班，共收集论文 128 篇，均颁发论文证书。组织护理专业人员编写《传染性非典型肺炎护理操作程序》一书，由湖南省科技出版社出版，在全国发行 5000 册。发放《护士长工作记录》《科室护理工作记录》《护理部工作记录》580 套在全市使用。组织“非典”知识、“非典”防护演练学习班 4 期，100 多名护理人员参加培训。5 项护理科研分别荣获市科技进步二等奖及三等奖。8 人参加全省第六届护理学会改选工作，市护理学会常务副理事长、秘书长李传淑当选为省护理学会理事，胡淑元、诸明春等 3 人被评为省护理学会优秀会员。市科协授予市护理学会先进单位称号。

2006 年，市护理学会组织护士演讲比赛、护理人员文明用语竞赛、护士行为规范表演、“5·12”护士节文艺会演、护士操作技能比武、评选“十佳护士”“十佳护理管理工作者”等活动。

2007 年 11 月 16 日，召开常德市护理学会第六届会员代表大会进行理事会换届选举。市科协《关于常德市护理学会第六届理事会组成人员批复》同意由常务理事 15 人、理事 25 人组成常德市护理学会第六届理事会，理事长符中智，常务副理事长赵绪兰，副理事长胡淑元、刘开英、朱明瑶、苏春花、王娟、孙友桃、孙立红、李传淑，秘书长赵绪兰（兼）。

四　常德市卫生经济学会

常德市卫生经济学会前身为常德地区卫生经济学会。1982 年 12 月，由 15 人组成筹委会。1986 年 9 月 14 日，经常德地区科协批准，成立常德地区卫生经济学会，由 24 人组成首届理事会，李宗政任理事长，有会员 301 人。

1991 年 11 月，市卫生经济学会挂靠市卫生局。

2005 年，市卫生经济学会法定代表人、会长卢赐清，秘书长曹正清，常务理事 5 人，有团体会员单位 40 个、个人会员 230 人。

2005—2010 年，由学会牵头组织会员单位和学会骨干前往各区及外省考察、学习、交流卫生经济管理经验 90 余人次，组织召开卫生经济工作、学术会议 8 次，收到学术论文 28 篇，其中 18 篇推荐给省卫生经济学会。

2010 年 7 月，第七届会员代表大会选举理事会，卢赐清继任会长，官潇任秘书长。

2011 年 6 月，在常德市财经学校组织全市医院及基层医疗卫生机构新财务会计制度培训，420 人参加。对市直会员单位的卫生经济管理情况进行交叉检查。

五　常德市预防医学会

常德市预防医学会原名中华预防医学会常德市分会，成立于 1989 年。

1990 年 6 月 19 日，市科协下发《关于对中华预防医学会常德市分会增补理事会成员的批复》，同意蒋祖建任会长，常以阳任秘书长，刘信复任副秘书长。之后，学会先后两次换届。

2004 年 7 月，市预防医学会选举产生第四届理事会和常务理事会，理事长彭元军，副理事长彭进、成春初、樊国华、袁大军，代理秘书长江永平。设学会专业委员会 9 个，团体会员单位 55 个、个人会员 920 人。

2005—2010 年，市预防医学会组织各专业委员会举办全市性学术交流会 3 次、学术年会 6 次，交流学术论文 86 篇。各专业委员会组织学术交流会 72 次，与会者 5000 多人次，交流论文 438 篇，同时还编辑论文 4 卷，收入论文 100 余篇。组织专家进行学术讨论、学术讲座、学术报告 12 次，听众 3600 余人次。委派会员到省内外参加学术交流、重点学术课题考察，学术会上宣读论文 20 余篇。组织 2 次优秀论文评审，评出优秀论文 30 篇；2 次向市科协推荐优秀论文，有 4 篇获得三等奖，3 篇获得二等奖。组织开展科普活动 6 次，编辑科普报 4 次，印发资料近 13 万余份，开展艾滋病/性病电视科普讲座 6 次。分别在 2005 年、2007 年、2008 年、2009 年被市科协评为先进学会、“十佳学会”、先进社团、科普先进单位。

2009年，进行手足口病流行病学调查1500余人次，承担全球艾滋病基金、省级流感监测、消除麻疹行动、结核病流行普查等5个项目课题研究，其中麻疹强化免疫工作、艾滋病病毒载量检测率均达到并超过国家要求，经过评估考核合格。

2010年11月23日，在市卫生局六楼会议室召开市预防医学会第五次会员代表大会，换届选举产生第五届理事会、常务理事会，由68人组成理事会，理事长彭元军，副理事长彭进、成春初、樊国华、袁大军，秘书长江永平，副秘书长吕进新、周应育、刘素念。修改学会章程，重新制订民主决策制度。湖南省预防医学会秘书长李时习、市卫生局党委书记郑家火、市卫生局局长马慧、市民间组织管理局副局长李云峰、市科协副主席胡新华与会，有27个会员单位参加，到会代表86人。

2011年，有团体会员单位60个、个人会员1374人。

六　常德市中西医结合学会

1989年9月召开第一届学术经验交流会，收集论文20余篇，8篇在大会上发言，并编辑论文资料汇编。9月19日，市科学技术协会下发《关于同意成立“中国中西医结合研究会常德分会”的批复》，同意成立中国中西医结合研究会常德分会，隶属常德市科学技术协会，挂靠常德市卫生局，理事长龙淼泉，副理事长马加林、刘殿元、刘智壶、刘开明，秘书长刘开明（兼），副秘书长黄永刚、曹仕虎。1991年有会员237人。

1990年5月，举办中西医结合学术报告会，聘请省中医药研究院副院长、研究员张En姿等三位专家教授讲授“活血化瘀法在临床的运用”及中西医结合科研新进展、新技术，听众50余人。

1991年5月7日，根据省科协字〔1991〕第9号文件精神，经请示市科学技术协会同意，中国中西医结合研究会常德市分会更名为常德市中西医结合学会，其性质和隶属关系、挂靠单位等均不变。

1991年7月，编辑《常德医药》第八期（中西医结合专辑），收入论文13篇。

第四节　红十字会及其他社会团体

一　常德市红十字会

（一）组织沿革

1989 年 3 月 21 日，常德市红十字会成立，许成林、蔡国华、樊长富、刘泉水任副会长，陈昌清、卢嫦娥、王国权、梁久华、杨万松、徐世清、余学文、覃素鑫、唐振球、彭运球、张春仙、陈建平、涂贤怀、张宏圣任理事，刘泉水兼任秘书长，王定会任专职副秘书长。市红十字会下设办公室，归口市卫生局管理，在高山街市卫生局办公楼内办公。

1990 年 2 月 14 日，调整市红十字会理事会成员，副市长刘昌进兼任市红十字会会长，王德盛、刘志卫任副会长，文吉泉、马盛武、沈兆兴、陶明庆、张先春、张宜红、杨昌新、黄定华、沈大军、孙际松、杨传银、管峰、伍长庆、田敬川为理事。

1990—1992 年，市卫生局调研员刘泉水任常务副会长兼秘书长，王定会任副秘书长兼办公室主任。1992 年 4 月，市红十字会与市教委联合发文成立常德市红十字青少年工作委员会，指导全市学校的红十字青少年活动。

1993—1995 年，市卫生局党委委员、副局长蔡国华任常务副会长，王定会任秘书长兼办公室主任。1995—2002 年，市卫生局党委委员、卫生联合工会主席钱雪峰任常务副会长，王定会任秘书长兼办公室主任。

1997 年 10 月 4 日，市编办〔1997〕89 号《关于设立常德市红十字会备灾救灾培训中心的通知》确定该中心定编 3 人，中心主任由市红十字会办公室主任兼任。

1998—1999 年，副市长刘春林兼任会长。

1999 年，中共常德市委组织部批复，市红十字会办公室工作人员参照公务员管理。

2002 年 7 月至 2008 年 8 月，市卫生局党委委员、卫生联合工会主席易建平任常务副会长，王定会任秘书长兼办公室主任。

1999—2007 年，副市长张元英兼任会长。

2005 年 3 月起，在湖南文理学院、市五中等 17 所大、中学校建立学校红十字会。

2007 年 7 月，经市编委全会研究，将市红十字会列入群众团体序列，为行政机关性质，市红十字会办公室调整为市红十字会机关内设机构，核定市红十字会全额拨款事业编制 4 名。

2008—2012 年，副市长万成贞兼任会长。

2008 年 5 月，张洪任市红十字会秘书长和法人代表。8 月，市红十字会召开第四次会员代表大会，选举张洪为市红十字会常务副会长。

2008 年，临澧县新安镇红十字会被中国红十字会总会评为优秀乡镇红十字会。2008 年、2011 年，常德市五中两次被中国红十字会总会评为“红十字示范校”。

2009 年 6 月，根据《中共中央办公厅、国务院办公厅关于印发〈21 个群众团体机关机构改革意见〉的通知》和省委关于群众团体机关机构改革精神，经市委机构编制委员会办公室审核，报市委、市政府领导同意，市红十字会是依照《中华人民共和国红十字会法》从事人道主义工作的社会救助团体，其管理体制由挂靠市卫生局调整为市政府有关领导联系，归口市政府办公室管理。市红十字会的主要职责有：宣传、执行《中华人民共和国红十字会法》《湖南省实施〈中华人民共和国红十字会法〉办法》等法律法规；开展备灾救灾工作，在自然灾害和突发事件中开展救援救护和救助，及时向灾区群众和受难者提供急需的人道主义援助；开展卫生救护和防病知识宣传普及和培训工作，并组织动员群众参加意外伤害和自然灾害现场救护；参与组织、宣传、动员输血献血工作，推动无偿献血事业发展；组织和管理会员、志愿工作者开展符合红十字会宗旨的社会服务工作；依法开展社会募捐活动；组织红十字青少年开展社会主义精神文明和弘扬人道主义活动；按照国家有关规定开展与国内、境外、国外红十字会的交流与合作；承办市人民政府委托的其他有关事项。市红十字会内设办公室，正科级，主要负责处理市红十字会日常工作。市红十字会机关核定全额拨款事业编制 5 名。2010 年，增加事业编制 1 名。

2011 年 5 月，市红十字会从市卫生局办公大楼迁至市城区洞庭大道 410 号市政府第三办公楼 5 楼。2012 年 2 月，王光华任秘书长兼办公室主任。

2012 年，全市实现乡镇红十字会组织全覆盖，9 个区县（市）共有 207 个乡镇红十字会组织，临澧县 1/3 的村建起红十字会。汉寿县村级也有红十字会基层组织。汉寿县 391 个村卫生室全部挂牌成立基层红十字会小组。全市共有红十字会基层组织 117 个，会员 11 万人、志愿工作者 230 人。

（二）主要活动

1. 宣传红十字精神　1989—2012 年，市红十字会每年开展多种形式的宣传活动，传播红十字会人道、博爱、奉献精神和理念。每年 5 月 8 日世界红十字日前后均开展“5·8”红十字博爱周主题宣传活动。24 年间，共开展宣传一条街活动、社会救助、义诊义检、无偿献血、救灾募捐和志愿服务活动等 3800 次，散发各类宣传资料 24 万份（册），受众和受益人数 34.6 万人次。相继在《中国红十字报》《湖南日报》《常德日报》《常德晚报》《常德民生报》、常德电视台、常德人民广播电台、鼎城广播电视台等各类新闻媒体刊登和播放红十字新闻稿件 710 篇。1994 年 5 月，组织万名会员参加全国红会法律法规知识竞赛活动，获全省、全国红十字知识竞赛集体奖。1995 年 9 月 23 日，市红十字会常务副会长钱雪峰出席全国红十字会工作经验交流会，并在大会发言。1997 年，组织红十

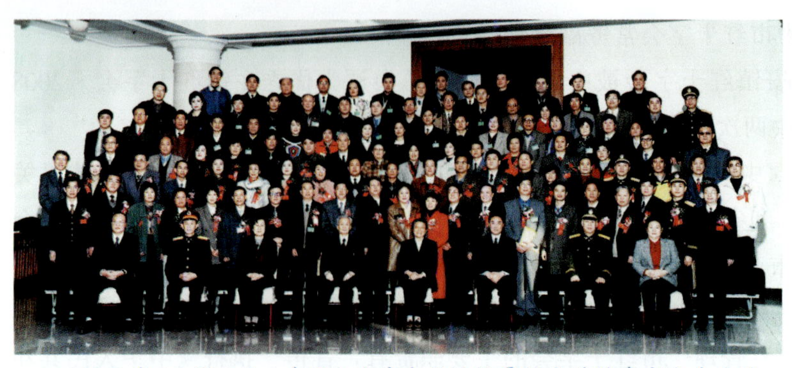

1998 年 12 月 1 日，中国红十字会抗洪抗震救灾总结表彰大会全体代表合影。前排右起第 4 人为全国政协副主席钱正英，第二排左起第 6 人为常德市红十字会常务副会长钱雪峰 （钱雪峰供稿）

字会法律法规知识竞赛。1997 年、1998 年举办红十字运动理论研讨会。1998 年、1999 年举行红十字青少年夏令营。1999 年举办慈善演唱会。2000 年、2001 年、2003 年举办世界红十字日报告会。2005 年，举行红十字青少年会务知识抢答赛。2007 年，举办“博爱、人道”创意摄影比赛等。2012 年 8 月，开通常德市红十字会网站，向社会各界广泛宣传红十字运动知识和红十字会工作动态。

2. 救灾与灾后重建　1991 年 6—7 月，常德市遭受严重洪涝灾害。市红十字会接收省红十字会下拨药品、大米等救灾物资价值 130 万元。9 月，香港红十字会捐赠 23 万元，购买大米 34.33 吨。11 月，台湾红十字会援助大米 500 吨，发至澧县 100 吨、石门县 80 吨、临澧县、桃源县、汉寿县各 60 吨、安乡县、鼎城区各 50 吨、津市市 40 吨。1992 年，先后接收省红十字会下拨常德市 7 批救灾物资，折合人民币 457460 元，均及时分发到灾区。

1996 年 7 月，常德市发生特大洪灾，市红十字会将省红十字会下拨的 73 万元药品及时分发到灾区。9 月，争取到 80 万元药品发放到桃源、汉寿等县。10 月，将 67 吨价值 21 万元的大米发放到桃源、汉寿、石门等县。11 月，将红十字会与红新月会国际联合会捐赠的 1520 件价值 10 万元的棉被、军大衣和毛毯发放给桃源、石门、武陵等县区。

1997 年 4 月，将红十字会与红新月会国际联合会捐赠的价值 75.27 万元的大米 35 吨发放给汉寿、桃源两县灾民。是年，共争取到救灾款物 923.72 万元。

1998 年，常德市发生特大洪涝灾害。市红十字会共争取到救灾大米、衣被、药品等物资价值 705.54 万元，及时下发到各灾区，数十万灾民受益。经过积极争取，德国红十字会戴姆乐·克莱斯勒公司提供水灾建房项目资金 449.7 万元，为安乡县沙湖口、会子庙和澧县乔家河 1499 户灾民紧急建房。12 月 1 日，钱雪峰出席中国红十字会抗洪抗震救灾总结表彰大会，并大会发言。

1999 年 5 月，市红十字会争取到红十字会与红新月会国际联合会为安乡县安障乡沙湖口村捐赠救灾大米 160 吨。10 月 21 日，红十字会与红新月会国际联合会救灾代表史伊戈先生到常德，将捐赠给汉寿县重灾区的 32.72 吨大米分发到蒋家嘴镇 4 个村 2182 名灾民家中。1999 年，市红十字会共争取到红十字会与红新月会国际联合会、德国红十字会、中国红十字会总会、香港红十字会、省红十字会援助的价值230万元救灾物资（药品、大米、医疗器械、衣被和其他物品），及时下发到灾区。上海红十字会和香港红十字会援建安乡县受灾乡镇卫生院80万元。是年，完成1499户灾民建房。援建16所水毁受灾的乡镇卫生院和卫生室、3处水利设施、2所学校和汉寿县图书馆红十字博爱书库。

2000年1月和4月，国际红十字会与红新月会国际联合会捐赠救灾大米274吨，用于救助常德市1999年夏天遭受严重洪涝灾害的灾民。

2002年1月14日，市红十字会将省红十字会调拨的20吨救灾大米运送到澧县火连坡镇三元村，用于救助2001年遭受严重旱灾的当地村民。

2003年，市红十字会将香港红十字会捐赠的119吨救灾大米分发到石门、临澧、澧县、津市和桃源的灾民。

2006年，市红十字会接收救灾物资24.8万元，发放到澧县和石门县灾区。

2007年6—7月，石门、临澧和桃源等县局部地区发生龙卷风和洪涝灾害。市、县红十字会组织24支医疗队救助各类伤病人员620人次，发放粮食等救灾物资近100万元。

2008年初冰灾期间，市红十字会共争取到价值130万元的大米、衣被、药品等救灾物资救助灾民。争取到省红十字会170万元，维修武陵区、临澧县、汉寿县、桃源县、石门县、澧县因冰灾毁损的乡卫生院、村卫生室、水利工程、道路、图书馆等农村设施。争取到北京和香港红十字会农村冰灾毁损维修经费57.5万元。

2009年，市红十字会争取大米、药品、衣被等救灾物资50万元，救助受灾群众近万人。

2010年，市红十字会共争取上级红十字会拨发300万元救灾物资救助市内水灾灾民。

2011年12月，市红十字会向上级红十字会争取到100吨救灾大米发放到石门、澧县和临澧三县6600户灾民手中。

2012年6—8月，市红十字会争取中国红十字总会、省红十字会援助价值85万元的大米、棉被、家庭包、药品等救灾物资，及时下发到临澧县、汉寿县、桃源县、澧县等洪灾受灾地区。12月，市红十字会紧急向临澧县、澧县和汉寿县灾区有关乡镇发放92吨救灾大米，近2万灾民得到救助。

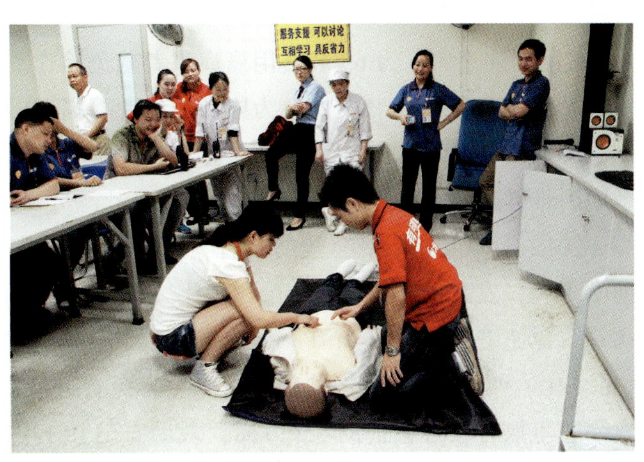

市红十字会进社区开展应急救护培训（市健教所供稿）

3. 卫生救护　1992年起，市红十字会在319国道和207省道常德市路段主要交通沿线建立红十字会交通救护站，完善交通救护网络。红十字会交通救护站基本达到“七有”，即有组织、有牌子、有救护室、有救护设施、有登记本、有公章、有工作制度。至1997年，共建立117个红十字会交通救护站，救护受伤人员8900人。先后成立常德市红十字会中心医院、常德市红十字会医院、澧县红十字会医院、桃源县红十字会医院、汉寿县红十字会医院、临澧县红十字会医院、石门县红十字会医院等红十字会冠名医疗救护机构。

1989—2012年，市红十字会先后派出50人参加总会和省红十字会组织的卫生救护师资培训。共培训本市宾馆服务员、学校学生、建筑工人、出租车驾驶员、导游、消防武警战士、机场地勤人员1.6万人。

4. 社会救助与捐赠　1996年，市红十字会向社会各界募得捐款11万元，资助安乡县患肾衰竭的学生左泽勇行肾移植手术。

1997年，市红十字会救助两位品学兼优、身患重病的学生姚文（鼎城区）、覃道猛（石门县），救助津市市白衣乡一位身患绝症、长期坚持在计划生育第一线的妇女干部施春枝。通过募捐建立红十字会备灾救灾基金。自1998年开始，相继在宾馆、超市设立红十字募捐箱。

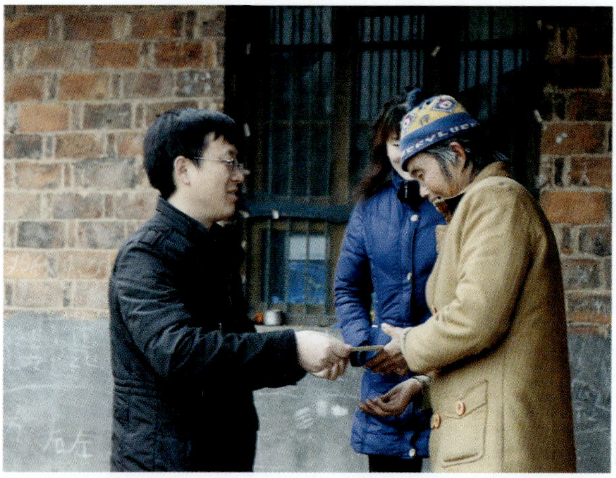

2004年4月2日，市卫生局副局长刘保湘到鼎城区白鹤山乡肖伍铺村慰问五保户老人　（彭洪伟　摄）

2003年9月，帮助美国原常德籍白血病患者小凯丽的母亲琳达到常德寻求“救命骨髓”。2004年，市红十字会和市一医院联合，为在市一医院进行手术的家庭经济困难的各种脑肿瘤、先天性心脏病患者每人减免医疗费2000元。

2006年5月，协助省政协、省红十字会在常德市开展“湖湘抗癌公益大行动——走进常德市爱心义诊”，诊治245名常德癌症患者，全额救助4名贫困癌症患者，为63名贫困癌症患者减免治疗费60万元。

2007年，会同市肾友协会为尿毒症患者募捐10万元现金和药品，资助34人换肾。

2010年7月21日，市红十字会开展“博爱一日捐”活动，募集救灾资金73万元，救助困难群众3000人。

2012年，市红十字会救助数名零星上门求助的特困人员5人，发放助医款5530元；助学1人，发放助学款2000元。10月，引进台湾爱盲协会“曙光计划”（湖南省首个高端白内障免费复明手术项目）落户常德，获得该会捐赠高端人工软晶体300枚（总价值150万元），为本市300例贫困白内障患者免费进行复明手术。11月，与省人大代表陈建教一起争取各级红会捐助5.2万元，救助石门县14岁重症肌无力患者刘锴。12月，与常德爱心联盟向石门县三圣乡贫困山区群众送去50大箱过冬衣物。协助中国红十字基金会和省红十字会开展“小天使”救助活动，为常德市 8 名先天性心脏病患儿争取医疗救助款 24 万元。

2012 年，市红十字会开展“博爱满人间”活动和“安全知识进校园，我为孩子捐本书”募捐，募集爱心款 48 万元，援建 3 所乡镇卫生院和 1 处乡镇水利设施建设；资助贫困白内障患者 1 万元（50 名，每名 200 元）。

1989—2012 年，市红十字会每于元旦、春节期间开展“红十字博爱送万家活动”，向贫困户发放大米、棉被、家庭包等物资价值 412 万元，慰问困难群众 24000 人次。

5. 造血干细胞无偿捐献和人体器官（组织）捐献　2005 年，市红十字会与市中心血站联合启动大规模造血干细胞捐献者招募、动员和组织工作。2007 年 8 月，石门县人杨杨（化名）在北京为一名韩国白血病患者捐献造血干细胞成功，为湖南省首例、全国第二例向韩国白血病患者捐献造血干细胞者，为常德市第一例造血干细胞捐献者。2010 年，志愿者李波造血干细胞捐献成功。2011 年，与市政府办、市文明办、市一医院、市二医院、市一中医医院等单位联合开展“白衣天使再筑生命长城”为主题的大型招募造血干细胞志愿捐献者活动，当年新增造血干细胞捐献者血样资料入库 800 份。至 2012 年 12 月，已向省红十字会造血干细胞捐献者资料库管理中心上传造血干细胞捐献样本 4000 人份。组织李波（常德在外经商人员）、郑芹（市图书馆工会主席）、周密（市一医院医生）、王业锋（汉寿县人民医院医生）、李晓婕（市一医院医生）、黄艳芬（市一医院医生）、王郭锐（澧县个体从业人员）、向丹（市二医院医生）等人成功捐献造血干细胞，挽救市外白血病患者生命。

2012 年起，启动人体器官捐献程序，完成 3 例人体器官（肾脏、角膜组织）无偿捐献，给予捐赠家庭人道救助金 4 万元。

二　常德市医疗卫生老科技工作者协会

（一）机构情况

2003 年 1 月 23 日，常德市老科技工作者协会（简称老科协）卫生分会举行第一届会员代表大会，选举产生常德市老科协卫生分会第一届理事会理事 20 人，并通过决议，市卫生局分管副局长周德生为第一会长，钱雪峰为会长，车世友、郭罗、唐培珍、丁阳春、彭仕泉为副会长，市卫生局科长叶拥军为秘书长，常以阳、任振玲、李正华为副秘书长。办公地点设高山街市卫生局办公楼三楼。此前，市直卫生系统已有 63 名离退休医务人员先期加入市老科协，钱雪峰并任市老科协理事。是年，市老科协卫生分会注册为独立社团，又名常德市医疗卫生老科技工作者协会（简称常德市卫生老科协）。年底，有会员 128 人。5 月 1 日，成立医疗保健专家咨询中心，并开通咨询电话，10 名副主任医师以上技术职称的老专家轮流值班。同月，会员曹泰康在朗州北路领办市卫生老科协专家门诊。

2005 年，市卫生局高山街办公楼拆迁，市卫生老科协迁至体育路市老干部活动中心办公楼二楼办公。会员徐利用在武陵大道鸿泰小区领办鸿泰小区医疗站。2007 年撤销。2006 年，会员刘湘涛在龙港路领办龙港路社区医疗站。

2009 年 1 月 15 日，市卫生老科协举行第二届会员代表大会，选举产生理事 25 人，钱雪峰继任会长，周德生不再任第一会长。第一届理事会 5 位副会长仍留任。常以阳任秘书长，李正华、徐纯忠任副秘书长。是年年底，有会员 202 人。2011 年，徐纯忠因工作异动不再任副秘书长。2012 年，有会员 213 人。

（二）主要活动

1. 组织义诊咨询　2003—2012 年，每年在“三八”妇女节、“六一”儿童节、重阳节或科普宣传周在街头、社区组织老专家免费为市民看病、诊疗并接受咨询，10 年间累计免费看病、诊疗、咨询 3000 余人次，并发放健康科普资料 5 万余份。

2. 设立高血压监测点　2005 年，在 3 所社区医疗点和老专家咨询门诊设立高血压监测点，免费为高血压病人测血压，指导用药。市卫生老科协专家门诊直接管理的高血压病人 50 多人，6 年间血压均控制理想，无一人发生心脑血管病事件。

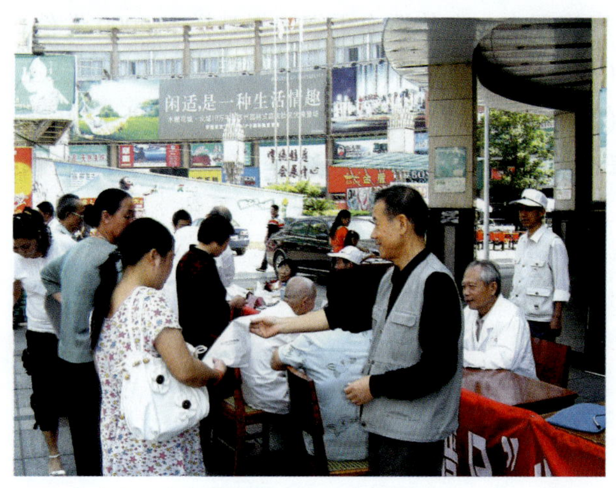

常德市卫生老科协会长钱雪峰（右前一）在义诊现场发放卫生科普宣传资料　（刘雷中　摄）

3. 组建自我保健科普宣讲团　2006 年 5 月，根据市老科协安排，组建自我保健知识宣讲团，钱雪峰任团长，车世友、常以阳任副团长，熊桂珍、陈振仑、郐绍夫、李正华、柳小年、刘雷中为成员。2007 年增补罗隆明、2012 年增补王如茂为成员。宣讲团应市老科协各分会邀请上门为会员举行医疗保健知识讲座，也应各区县（市）老科协以及卫生分会邀请上门讲课。至 2012 年，共举办讲座 40 多次，听众 5000 余人次。2010 年后增加自然疗法宣讲内容，包括穴位按摩、艾灸、气功等。

4. 举办市老年大学家庭保健班　2006 年下学期起，与市老年大学联合举办家庭保健班，常年由 7～10 位专家轮流讲授家庭医疗保健常识，每期 17 堂课，学员 30 多人至 50 多人不等。经常开设课程有心脑血管病自我保健、糖尿病自我保健、食品卫生与安全、上呼吸道感染的家庭处理、家庭药箱的管理、高血压病新疗法、推拿按摩、足疗、老年心理问题、老年妇科病查治、小儿呼吸道感染、中医常识、气功疗法等 50 多门。

5. 编辑发行医疗保健科普资料　2005—2010 年，每年编辑出版医疗保健科普小报《健康指南》，视经费情况每年出版 1 ~ 4 期不等，每期印刷 3000 ~ 5000 份，6 年间累计发行近 4 万份，全部免费发给老科协会员和中老年市民。2011 年因经费不继停办。2010 年，钱雪峰选编《科学养生文摘》一书，分为养生有道、心理牧场、吃出健康、运动健身、防病有术、健康技巧、治病有方、知癌防癌、验方验法 9 大专题，近 10 万字，印刷 2000 册。2011 年，又选编《科学养生文摘（续集）》，10 万字，印刷 1800 册。两书部分免费赠送，部分以成本价销售给市老科协各分会。

6. 办理会员技术职称晋升　2005 年，省老科协商省人事厅同意，为解决离退休老同志在职时因多种客观原因未能晋升高级技术职务，决定在老科协会员中办理高级技术职务晋升工作，不考试，根据工作业绩和论文水平，经省老科协高级技术职称评审委员会评审通过，由省老科协授予高级技术职称，不与工资挂钩。2005—2012 年，市卫生老科协陆续为会员办理高级技术职称晋升 53 人，其中晋升正高级技术职称 9 人、副高级技术职称 44 人。同期办理中级技术职称晋升 2 人。

7. 开展调查研究　2007 年 6 月，市卫生局抽调市卫生老科协钱雪峰、刘雷中参加市一医院德山分院走向问题的调查研究。经过一周的走访座谈和实地考察后，由钱雪峰主持，刘雷中执笔完成《市一医院德山分院调查报告》，对市委、市政府决策起到了重要作用。2008 年 1—2 月，钱雪峰受命组成全市中医药现状调研组，历时一月余，深入各区县（市），入户调查 34 家市、县、乡、村医疗卫生和药品生产经营单位，听取了 156 人的座谈发言，搜集了数十万字资料，经过反复讨论，由刘雷中执笔撰写成一万多字的《常德市中医药现状调研报告》，分析了全市中医药现状，提出了今后发展思路和主要措施，对市委、市政府和市卫生局作出中医药工作决策起了重要作用。

2010 年 11 月 4 日，市委组织部召开的全市市直单位老科协工作现场经验交流会在市卫生局举行。10 年中，市卫生老科协 3 次获得全市老科协先进单位称号，1 次获得全省老科协先进集体称号。2008 年 3 月，会长钱雪峰被市委组织部授予有突出贡献的老科技工作者称号。

三　常德市农村卫生协会

1992 年 10 月 14 日，市卫生局发出《关于对市农村卫生协会资格审查的意见》，同意成立常德市农村卫生协会。12 月 22 日，召开第一次会员代表大会，制定通过常德市农村卫生协会章程，选举产生理事会、常务理事会。12 月 29 日，市卫生局发出《关于对常德市农村卫生协会第一届理事会人员组成的批复》，同意由常务理事 9 人、理事 33 人组成常德市农村卫生协会第一届理事会，会长蒋祖建，副会长蔡国华、熊昌本，秘书长刘开明，副秘书长常以阳。

四　常德市乡村医疗协会

2008 年 8 月 8 日，市卫生局局长办公会研究同意筹建常德市乡村医生协会，由刘云霞、杨亚群、彭志高、蔡红霞等具体承担筹备工作。2009 年 1 月 9 日，在常德市凯悦大酒店召开常德市乡村医疗协会成立大会暨第一次会员代表大会。各区县（市）卫生局局长、副局长，德山经济技术开发区宣教局、西湖、西洞庭管理区教科文卫局局长，贺家山农场卫生科科长，全市中心卫生院院长，乡村医生代表，市直有关单位负责人参加会议，选出理事 67 人（常务理事 18 人），名誉会长郑家火、陈仕平，会长刘云霞，副会长张钠、康新建、陈炬光、伍云，秘书长蔡红霞。

五　常德志芬抗癌康复协会

常德志芬抗癌康复协会前身为常德志芬医院抗癌康复俱乐部，始建于 1993 年 10 月，会员 43 名，意在为癌症患者消除精神上的压力、提高治疗效果提供一个进行精神思想交流联谊活动的平台。2007 年 12 月，有会员 231 人。

2008 年 1 月 8 日，常德志芬抗癌康复协会在常德市民间组织管理局正式注册。11 月 8 日，召开常德志芬抗癌康复协会成立大会，选举产生会长陈启志，副会长陈其军、周泽猛、高建军、阙思静、唐英、彭枚桃，秘书长周志成及理事 22 人。市政协副主席张新民、市民间组织管理局局长李云峰、市委党史办、武陵区卫生局等 12 家党政机关负责人和 9 家民营企业派人出席会议表示祝贺，《常德日报》《常德晚报》《常德民生报》、常德电视新闻频道、都市频道、《潇湘晨报》等新闻媒体都派记者采访、报道。

2009 年 1 月，常德志芬医院为志芬抗癌康复协会提供 150 多平方米的房屋，购置电脑、音响、桌椅、空调、娱乐设施、教学用具、学习资料，报纸杂志，建立“志芬抗癌康复协会会员之家”，全天开放，并制定活动制度。规定每月第一个星期六下午为协会固定活动日，每年春季和年终组织一次野外春游和年终总结联谊活动。建立理事义务电话值班制度，开展电话随访和关爱病友活动，及时掌握本协会会员的思想、病情和家庭情况动态，并开设常态电话随访。至 2012 年，电话随访服务 6000 人次。

2010 年 3 月，增设 1 名常务副会长，时有常务副秘书长 1 人、副秘书长 2 人、理事 11 人。

2009—2012 年，共主办 16 期“志芬保健茶”抗癌防癌抗复发基本知识讲座，癌症患者及会员 600 人次参加。2012 年，会员 323 人中康复生存 5～20 年以上的有 160 多人，部分癌症患者康复后又重新走上工作岗位。

第四章　卫生队伍

常德市卫生队伍由卫生技术人员、其他技术人员、管理人员和工勤人员组成。1988年，常德市卫生队伍人员（以下简称卫生人员）总计19613人，其中卫生技术人员16731人，占85.3%；其他技术人员216人，占1.1%；管理人员971人，工勤人员1695人，管理和工勤人员占13.6%。人员分布：市级有卫生人员7539人、卫生技术人员6234人，县级有卫生人员12074人、卫生技术人员10497人，分别占全市的38.4%、37.3%和61.6%、62.7%；按部门分，卫生部门10273人，工业及其他部门2375人，其中有集体所有制5796人。另有私人开业者1169人。12月，慈利县划归省辖大庸市，卫生人员随之减少1421人，减少7.2%。

1988年，常德卫校和县（市）卫生进修学校共有卫生人员271人，其中卫生技术人员174人。12月，慈利县卫校33人随慈利县划出。1996年，县级卫校均停止招收新生，至2002年全部停办。1999年9月，市卫生执法监察大队药政管理人员6人和市药检所35人以及离退休人员12人划归常德市药品监督管理局。随后，各区、县（市）药政、药检人员亦全部划出。2003年，常德卫校并入常德职业技术学院，常德市卫生系统已无专职医学卫生教学人员。

1988年年底，全市卫生人员中经卫生系列各级评委评审通过并被各级职称改革领导小组下文认定的卫生技术职称人员6965人。其中主任医师1人，仅占0.01%；副主任医师248人，占3.6%；中级技术职称2517人，占36.1%；初级技术职称占60.3%。

1998年10月底，全市卫生人员19700人，其中卫生技术人员16501人。卫生技术人员中获得中级及以上技术职称者3453人，其中正高24人、副高320人、中级3109人，正高和副高所占比例由1988年的3.61%升至10%。获得中级及以上技术职称人员中，卫生部门2804人，占81.2%。

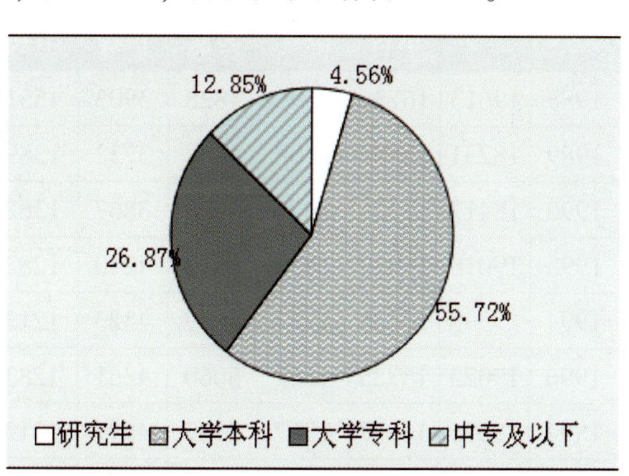

图1-4-1　2012年常德市市直卫生单位专业技术人员学历构成图

1999年5月1日，《中华人民共和国执业医师法》实施。常德市医生管理进一步规范，取得医师执业证书人数逐年增加。2002年底，全市卫生技术人员16686人，取得执业医师资格的5095人，占30.5%，执业助理医师2271人，占13.6%。2012年，全市卫生技术人员23019人，其中执业医师7051人，占30.6%，执业助理医师2848人，占12.4%，见习医师388人，仅占1.7%。执业医师、执业助理医师比2002年分别增加38.4%、25.4%。

2000年7月21日，中组部、人事部发布《关于加强推进事业单位人事制度改革意见》。常德市卫生系统开始建立以聘用制为基础的用人制度，单位人事管理由身份管理向岗位管理转变，由国家用人向单位用人转变。同时建立解聘辞聘制度，选人用人实行公开招聘和考试制度，把优秀人才吸引到卫生单位中来。之后，按照老人老办法、新人新政策的原则，逐步实行合同制和人事代理制管理。

随着医疗卫生事业的发展，各种高、精、尖医疗仪器设备应用于各个医疗领域，医疗技术不断提高，卫生队伍人员的年龄结构和学历结构渐趋合理。2001年12月底，市卫生局直属事业单位有各类人员1972人，其中35岁及以下人员853人，占43.3%；本科及以上学历人员472人（其中研究生7人），占23.9%。各类专业技术人员1915人，其中35岁及以下人员835人，占43.6%。2008年，市卫生局直属事业单位专业技术人员总计2168人，其中35岁及以下1060人，占48.9%，比2001年提高5.6个百分点。本科及以上学历人员1101人（其中研究生60人），占50.8%，大专及中专学历人员943人，占43.5%，无专业学历者仍占5.7%。2012年12月，市直卫生事业单位专业技术人员共计2326人，其中，35岁及以下的1217人，占52.3%；研究生106人，大学本科1296人，大学专科625人，中专及以下299人。大学本科及以上学历人员占60.3%，比2001年提高36.4个百分点。

表1-4-0-1　1988—1999年常德市卫生队伍人数统计表

年度	总人数	其中：卫生技术人员数								其他技术人员	管理人员	工勤人员
		小计	中医	西医	护理	中药	西药	检验	其他			
1988	19613	16731	2596	4828	3903	1551	711	737	2405	216	971	1695
1989	18231	15609	2188	4487	3732	1389	603	646	2564	255	868	1499
1990	18417	15736	2071	4901	3867	1362	536	644	2355	213	1045	1423
1993	19018	16029	1836	4842	4240	1282	655	793	2381	273	1209	1507
1994	19398	16428	1783	4979	4323	1212	595	798	2738	318	1021	1631
1996	19023	15985	1669	5060	4361	1283	618	806	2188	286	1228	1524
1997	19575	16277	1517	5383	4597	1312	710	881	1877	389	1350	1559
1998	19700	16501	1548	5412	4784	1265	697	888	1907	375	1239	1585
1999	19822	16638	1516	5651	4804	1231	715	876	1845	516	1219	1449

表 1-4-0-2　2002—2012 年常德市卫生队伍人数统计表

年度	总数	其中：卫生技术人员								其他技术人员	管理人员	工勤人员
		小计	执业医师	执业助理医师	注册护士	药剂人员	技师（士）	检验人员	其他人员			
2002	19397	16686	5095	2271	4596	1615	—	738	2371	492	857	1362
2003	18669	15551	4581	2224	4252	1588	—	841	2065	587	1039	1492
2004	21024	17441	5743	2533	4437	1649	—	808	2271	1355	1304	924
2005	21461	17598	5514	2726	4389	1755	—	751	2463	1450	1235	1178
2006	20130	16567	5828	2560	4495	1438	—	726	1520	1416	1210	937
2007	21776	18115	6160	2145	5475	1367	387	777	1804	1030	1143	1488
2008	22232	18575	6219	2201	5642	1354	409	810	1940	1069	1154	1434
2009	24536	20474	6393	2524	6874	1348	417	846	2072	1317	1127	1618
2010	25424	21284	6550	2768	7209	1370	484	840	2063	1246	1118	1776
2011	26448	22069	6667	2761	7720	1429	519	878	2095	1331	1111	1937
2012	27847	23019	7051	2848	8350	1430	1466	886	1911	1363	1137	2324

20 世纪 90 年代初至 2003 年，对个体行医人员进行整顿，取缔不符合开业资格和条件的个体医疗机构，个体行医逐渐规范。至 2012 年，全市个体行医人员 3086 人，其中卫生技术人员 2130 人，比 1988 年分别增长 164%、82.2%。

2012 年 1 月，全市卫生技术人员中正高级技术职称 120 人、副高级技术职称 779 人、中级技术职称 3851 人、初级技术职称 14358 人。正高、副高、中级人数比 1998 年分别增加 119 人、531 人、1334 人。

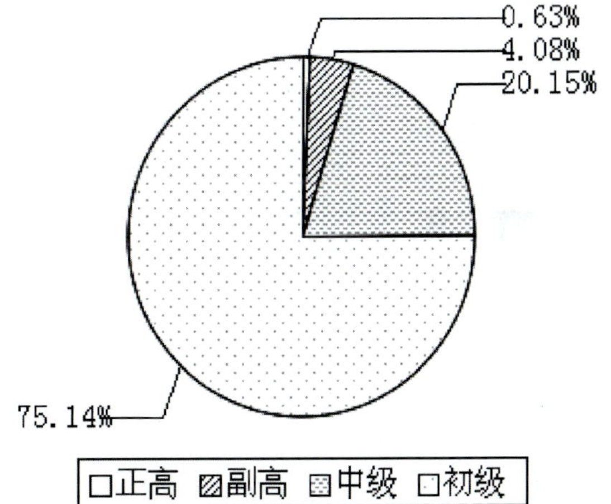

图 1-4-2　2012 年常德市各级卫生技术职称分布图

2012 年年底，全市卫生人员 32149 人，其中城市占 26.8%，农村占 73.2%；卫生技术人员 23019 人，其中城市占 30.9%；农村占 69.1%。农村卫生人员比例、卫生技术人员比例分别比 2009 年提高 13.2 和 11.6 个百分点，分别比 1988 年提高 11.6 和 6.4 个百分点。

2012年，全市每千人口享有卫生人员由1988年的3.18人增加到2012年的5.16人，每千人口享有卫生技术人员由1988年的2.7人增加到2012年的3.7人。

表1-4-0-3　1988—2012年常德市卫生系统在职职工、离退休人员数

年度	在职职工		离退休人员	
	人数	环比%	人数	环比%
1988	16351	—	2951	—
1989	15192	−7.09	3099	+5.02
1990	15505	+20.60	3487	+12.52
1991	15833	+2.12	3690	+5.82
1992	16416	+3.68	3935	+6.64
1993	16931	+3.14	4202	+6.79
1994	17127	+1.16	4371	+4.02
1995	17427	+1.75	4484	+2.59
1996	17942	+2.96	4691	+4.62
1997	18432	+2.73	4835	+3.07
1998	18583	+0.82	5051	+4.47
1999	18751	+0.90	5151	+1.98
2000	19026	+1.47	5306	+3.01
2001	19016	−0.05	5494	+3.54
2002	19340	+1.70	5777	+5.15
2003	18389	−4.92	5563	−3.70
2004	18688	+1.63	6183	+11.15
2005	19108	+2.25	7261	+17.43
2006	18010	−5.75	6173	−14.98
2007	18897	+4.93	6766	+9.61
2008	19437	+2.86	6697	−1.02
2009	20777	+6.89	6350	−5.18
2010	21590	+3.91	7866	+23.87
2011	22041	+2.09	7953	+1.11
2012	23173	+5.14	8589	+8.00

第一节　公共卫生队伍

一　疾病预防控制队伍

疾病预防控制队伍含从事疾病预防与控制（卫生防疫）、职业病防治、皮肤病与性病防治的人员。从事血防工作人员另述。

1988 年，全市卫生防疫人员 637 人，其中卫生技术人员 523 人，占 82.1%。占全市卫生人员和卫生技术人员的比例分别为 3.2%和 3.1%。时市防疫站有工作人员 86 人，其中卫生技术人员 61 人，占 70.9%，其中副主任医师 6 人、中级技术职称 89 人；市职防所有工作人员 34 人，其中卫生技术人员 30 人，占 88.2%；石门剩头医疗站有职工 18 人，其中卫生技术人员 13 人，占 72.2%。

1988 年 12 月，慈利县防疫站 58 人（其中卫生技术人员 47 人）划出常德市。1989 年，常德市卫生防疫机构人员总数 614 人,，其中卫生技术人员 498 人，分别占全市卫生人员、卫生技术人员的 3.4%、3.2%。

1993 年年末，全市卫生防疫机构总人数 680 人，其中卫生技术人员 556 人，占 81.8%。

1997 年 4 月，市防疫站 7 人划归市卫生局执法监察大队。全市卫生防疫机构人员共计 723 人，其中卫生技术人员 591 人，分别占全市卫生人员、卫生技术人员的 3.7%、3.6%，比 1988 年分别提高 0.5 个百分点。时市职防所有工作人员 37 人，其中卫生技术人员 33 人，占 89.2%；市皮防所有职工 17 人，其中卫生技术人员 13 人，占 76.5%。

1998—2002 年，常德市、县两级卫生防疫机构陆续划出部分人员进入各地卫生监督机构，但卫生防疫机构人员总数仍增加。2003 年 10 月，全市疾病预防控制中心有人员 849 人，其中卫生技术人员 654 人，分别占全市卫生人员、卫生技术人员的 4.5%、4.2%。卫生技术人员中，执业医师 294 人、执业助理医师 154 人、注册护士 27 人。时市职防所有职工 36 人，其中卫生技术人员 28 人；市皮防所有职工 21 人，其中卫生技术人员 17 人。

2004—2012 年，因机构人员不断调整、离退休人员增加和新招聘人员等因素，全市疾病预防控制队伍人员总数时有增减。2009 年，全市疾病预防控制机构人员 763 人，其中卫生技术人员 576 人，分别占全市卫生人员和卫生技术人员的 2.7%和 2.8%，分别比 1988 年下降 0.5、0.3 个百分点。卫生技术人员中，执业医师 289 人、执业助理医师 66 人、注册护士 38 人。至 2012 年，全市疾病预防控制机构 774 人，其中卫生技术人员 498 人，分别占全市卫生人员和卫生技术人员的 2.4%、2.2%。卫生技术人员中，执业医师 205 人、执业助理医师 79 人、注册护士 50 人。时市职防所有工作人员 35 人，其中卫生技术人员 21 人；市皮防所有职工 30 人，其中卫生技术人员 21 人。

表 1-4-1-1　1988—1999 年常德市卫生防疫机构人员分类统计表

年度	总数	其中：卫生技术人员								其他技术人员	管理人员	工勤人员
		小计	中医	西医	护理	中药	西药	检验	其他			
1988	637	523	7	377	12	5	5	89	28	18	46	50
1989	614	498	8	340	18	2	15	69	46	18	53	45
1990	601	493	4	346	13	2	2	69	57	23	35	50
1993	680	556	6	351	19	2	3	94	81	18	52	54
1994	674	547	10	364	20	4	2	85	62	30	47	50
1996	720	566	9	398	21	3	3	84	48	47	52	55
1997	723	591	6	401	22	1	2	83	76	24	52	56
1998	735	573	6	402	26	3	—	80	56	35	61	66
1999	737	567	5	401	30	3	—	87	41	53	58	59

表 1-4-1-2　2002—2012 年常德市卫生防疫机构人员分类统计表

年度	总数	其中：卫生技术人员								其他技术人员	管理人员	工勤人员
		小计	执业医师	执业助理医师	注册护士	药剂	技师（士）	检验	其他			
2002	834	650	258	82	21	11	—	95	183	69	52	63
2003	849	654	294	154	27	8	—	89	82	50	70	75
2004	828	614	302	78	33	7	—	74	120	73	112	29
2005	802	597	270	122	36	11	—	56	102	72	101	32
2006	747	548	282	94	38	11	—	59	64	90	83	26
2009	763	576	289	66	38	10	5	75	97	66	65	56
2010	753	536	241	97	37	11	6	58	86	82	71	64
2011	759	545	240	95	43	7	5	70	85	73	54	87
2012	774	498	205	79	50	9	10	78	104	66	63	147

二 血吸虫病防治队伍

20 世纪 80 年代，常德地区血吸虫病疫情得到最大限度的压缩，群众性查螺灭螺工作基本停顿，血防机构、专业人员数量有所减少。1988 年，常德市共有血防人员 985 人，其中卫生专业技术人员 771 人，占人员总数的 78.3%，分别占全市卫生人员、卫生技术人员的 5.0%、4.6%。其中国家干部职工 899 人，占 91.3%，集体职工 86 人。同时期全市市、县两级血防办有工作人员 80 人，占血防人员总数的 8.1%。

1989—1999 年，全市血防人员总量逐年增加。1999 年，全市血防人员达 1280 人，占全市卫生人员的 6.5%。血防人员中卫生专业技术人员 1047 人，占血防人员总数的 81.8%，占全市卫生技术人员总数的 6.3%。与 1988 年相比，占全市卫生人员、卫生技术人员、血防人员的比例分别提高 1.5、1.7、3.5 个百分点。

2004 年，湖南省湘政办发〔2004〕10 号文件决定，血防工作实行预防、治疗分开管理。是年，全市血防人员总数 1314 人，占全市卫生人员的 6.3%。其中防疫人员 334 人，占 25.4%。血防专业防治机构 35 个，人员总数 1250 人，其中专业人员 997 人，分别占血防人员的 95.1%、75.9%。血防专业防治机构人员中，卫生专业技术人员 1086 人，其中高级技术职称 14 人、中级技术职称 255 人、初级技术职称 817 人，分别占血防专业机构人员的 86.88%、1.12%、20.4%、65.36%。时全市市、县两级血防办工作人员 64 人，占血防人员总数的 4.9%，比 1988 年下降 3.2 个百分点。

2008 年 2 月 1 日，新的《湖南省血吸虫病防治条例》实施后，常德市血防预防人员缓慢增加。2009 年，全市血防预防人员 352 人，比 2004 年增长 5.39%；2012 年，增加到 355 人，比 2004 年增长 6.29%。时全市有血防（预防、治疗）人员 1268 人，其中卫生技术人员 907 人，占全市卫生人员、卫生技术人员的比例均为 3.9%。29 个血防专业机构有人员 1207 人，其中高级技术职称 25 人、中级技术职称 344 人、初级技术职称 677 人，占血防专业机构人员的比例分别为 2.1%、28.5%、56.1%。与 2004 年比，高级和中级技术职称分别上升 1.0、8.1 个百分点。

2012 年，全市市、县两级血防办有工作人员 61 人，占血防人员总数的 4.8%。

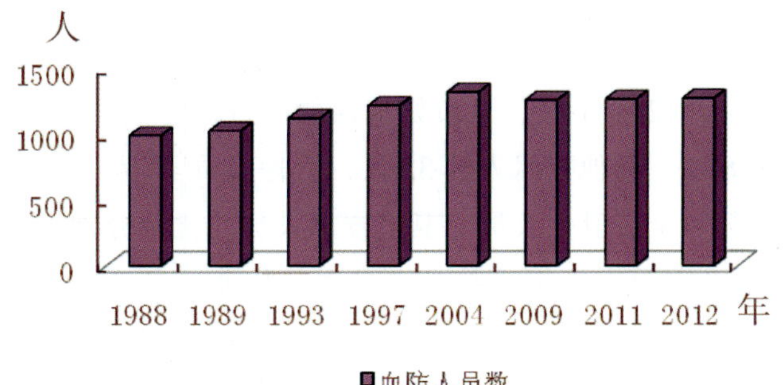

图 1-4-3 1988—2012 年常德市血防人员数增长图

三　妇幼卫生专业队伍

1988 年 10 月，武陵区妇幼保健院在职干部、职工 92 人，退休干部 3 人并入原常德地区妇幼保健站，组成常德市妇幼保健院。时全市妇幼保健人员总数 354 人，其中卫生技术人员 303 人，占全市卫生人员和卫生技术人员的比例均为 1.8%。

1988 年 12 月，慈利县妇幼保健院 17 人（其中卫生技术人员 15 名）随慈利县划归大庸市。1989 年，常德市妇幼保健人员仍增加到 358 人，其中卫生技术人员 312 人，占 87.2%。

1991 年 4 月，全市有妇幼保健人员 536 人，其中本科及以上学历 5 人，占 0.9%；大专 23 人，占 4.3%；中专 308 人，占 57.5%；无正规学历 200 人，占 37.3%。年龄在 40 岁以下（含 40 岁）的 342 人，占 63.8%。

1994 年 10 月，全市妇幼保健人员 433 人，其中卫生技术人员 355 人，占 82%。获得主治医师及以上技术职称的 80 人，占全市妇幼保健人员、妇幼保健卫生技术人员的比例分别为 18.5%、22.5%；其中副高级技术职称 6 人、主治（主管）医师 74 人。其他技术人员及管理人员中获得专业技术职务的 8 人。其中副高级技术职称 1 人、中级技术职称 7 人。

2001 年 10 月，临澧县妇幼保健院划归该县人口计划生育委员会管理，全市卫生系统的妇幼保健机构减至 8 个，人员总数 580 人。其中卫生技术人员 466 人、其他技术人员 4 人、管理人员 56 人、工勤人员 54 人。卫生技术人员中，执业医师 157 人、执业助理医师 66 人、注册护士 136 人，药剂人员 21 人，检验人员 24 人，其他人员 62 人，分别占卫生技术人员的 33.7%、14.2%、29.2%、4.5%、5.1%、13.3%。

2005 年，临澧县妇幼保健院复纳入市卫生系统统计。西洞庭管理区设有妇幼保健站，全市共有妇幼保健机构 10 个，人员总数 634 人。其中卫生技术人员 455 人、其他技术人员 68 人、管理人员 53 人、工勤人员 58 人。卫生技术人员中，执业医师 155 人、执业助理医师 59 人、注册（执业）护士 136 人，药剂人员 23 人，检验人员 31 人，其他人员 51 人。

2012 年年底，全市妇幼保健院（站）人员总数 1080 人，其中卫生技术人员 880 人，占 81%；其他技术人员 33 人、管理人员 42 人、工勤人员 125 人。人员总数、卫生技术人员数占全市卫生人员、卫生技术人员的比例分别为 3.3%、3.8%，比 1988 年分别提高 1.5、2.0 个百分点。卫生技术人员中，执业医师 295 人、执业助理医师 69 人、注册护士 360 人，药师（士）32 人，技师（士）76 人（含检验人员 52 人），其他 48 人（含见习医师 18 人），分别占 33.5%、7.8%、41.0%、3.6%、8.6%、5.5%。与 2002 年相比，注册护士、检验人员分别上升 11.8、0.8 个百分点，执业医师、执业助理医师、药剂人员及其他人员分别下降 0.2、6.4、0.9、7.8 个百分点。全市妇幼人员中，武陵区、鼎城区、津市市共 426 人，其中卫生技术人员 350 人、其他技术人员 13 人、管理人员 11 人、工勤人员 52 人。

卫生技术人员中，执业医师132人、执业助理医师17人、注册护士159人，药师（士）13人，技师（士）24人（含检验人员20人），其他人员5人。安乡、汉寿、临澧、澧县、桃源、石门6县654人，其中卫生技术人员530人、其他技术人员20人、管理人员31人、工勤人员73人。卫生技术人员中，执业医师163人、执业助理医师52人、注册护士201人，药师（士）19人、技师（士）52人（含检验人员32人），其他人员43人。执业（助理）医师中取得全科医生培训合格证书、注册为全科医学专业的5人。

表1-4-1-3　1988—1999年常德市妇幼保健机构人员分类统计表

年度	总数	其中：卫生技术人员								其他技术人员	管理人员	工勤人员
		小计	中医	西医	护理	中药	西药	检验	其他			
1988	354	303	2	192	79	2	7	13	8	3	22	26
1989	358	312	1	194	85	5	8	10	9	1	25	20
1990	375	318	3	198	79	6	10	12	10	—	35	22
1993	411	332	4	163	105	8	14	16	22	2	36	41
1994	433	355	3	177	96	8	13	20	38	—	40	38
1996	464	367	7	161	111	4	16	26	42	16	39	42
1997	509	409	4	196	123	5	11	22	48	8	47	45
1998	523	419	13	191	126	6	20	31	32	8	49	47
1999	542	441	7	202	127	7	20	30	48	9	43	49

表1-4-1-4　2002—2012年常德市妇幼保健机构人员分类统计表

年度	总数	其中：卫生技术人员								其他技术人员	管理人员	工勤人员
		小计	执业医师	执业助理医师	注册护士	药剂人员	技师（士）	检验人员	其他人员			
2002	580	466	157	66	136	21	—	24	62	4	56	54
2003	598	492	178	55	135	27	—	30	67	9	47	50
2004	580	444	158	52	144	23	—	31	36	41	66	29
2005	634	455	155	59	136	23	—	31	51	68	53	58
2006	681	558	202	66	194	25	—	29	42	40	55	28
2009	828	674	246	43	271	24	17	37	36	33	32	89
2010	960	787	278	58	310	26	18	36	61	38	35	100
2011	999	805	282	64	325	27	19	45	43	28	45	121
2012	1080	880	295	69	360	32	24	52	48	33	42	125

第二节　医疗卫生队伍

1980年，国务院批转卫生部《关于允许个体医生开业行医问题的请示报告》，打破了公立医院在医疗卫生领域一统天下的局面，常德市亦随之出现私人开业行医。至1988年，私人开业行医人员达到1169人。2000年，卫生部《关于城镇医疗机构分类管理的实施意见》颁布实施，社会资本逐步进入医疗卫生行业，民营医疗机构应运而生。至2012年，常德市各类非公立医疗机构有从业人员3125人，比1988年增长62.6%。

20世纪80年代初，随着农村“家庭联产承包责任制”的实施，常德市绝大多数行政村集体经济解体，农村合作医疗失去依托，向农民提供初级卫生保健服务的“赤脚医生”有的转为个体行医人员，有的离开了医疗卫生队伍。同时卫生部门也采取措施控制乡村医生数量，提高质量，淘汰一批不合格乡村医生。80年代中期，常德市乡村医生队伍进入平稳发展期。通过反复培训，使大量卫生员通过乡村医生资格考试取得乡村医生证书。1988年，全市乡村医生和卫生员6700人；1998年，5070人。其间村卫生员从3582人减至1227人，减少65.7%；而乡村医生数逐年增加，至1996年10月，全市乡村医生人数达到高峰，有4623人，是1988年的1.48倍。

20世纪90年代始，乡村医生人数稳步增长，学历层次提高。常德市卫生行政主管部门采取鼓励医科院校毕业生到农村服务、加强农村卫生人员在职在岗培训、建立农村卫生人员定期进修学习制度、鼓励农村卫生人员参加自学考试、利用远程教育等多种形式，拓宽农村卫生人员的培训渠道，提高农村卫生人员的学历水平和职称结构。至2012年，常德市村卫生室从业人员6001人，其中乡村医生3669人，比1988年增长17.7%；卫生员633人，比1988年减少82.3%。村卫生室人员中，有执业（助理）医师1467人、注册护士232人，分别占村卫生室人员数的24.45%、3.87%。

2000年前，常德市乡镇卫生院的卫生专业技术队伍主要以各区县（市）卫生学校毕业生为主，亦有少量跟师学徒人员，少有国家分配的大中专医学院校毕业生；市直和各区县（市）直属医疗卫生单位的卫生技术人员主要以国家分配的大中专医学院校毕业生为主。2000年后，面向社会招聘具有专业学历的人员成为医疗卫生单位主要的人力来源，乡镇卫生院卫生专业队伍学历结构改善，中级技术职称比例提高，开始有高级技术职称。

1997年，中共中央、国务院《关于卫生改革与发展的决定》指出，要“改革城市卫生服务体系，发展社区卫生服务”。1999年5月，由市红十字会医院承办的常德市城东街道社区卫生服务中心成立。之后，城市社区卫生服务机构逐渐增多。2005年底，全市城市社区卫生服务人员总数149人，其中卫生技术人员148人，占99%。卫生技术人员中，执业（助理）医师74人，占卫生技术人员的50%；注册护士64人，占43.2%；其他技术人员5人，占3.4%。

2006年，国务院《关于发展城市社区卫生服务的指导意见》颁布后，常德市城市社区卫生服务工作发展较快，社区卫生服务网络基本形成。至2012年，全市城市社区卫生服务机构人员总数639人，其中有卫生技术人员559人，占87.5%；其他技术人员35人，占5.5%；管理及工勤人员45人，占7.0%。卫生技术人员中，执业（助理）医师270人，占48.3%；注册护士187人，占33.5%；其他人员102人，占18.2%。与2005年相比，城市社区卫生服务人员总数增加328.9%，卫生技术人员增加277.7%，执业医师增加264.9%，注册护士增加192.2%。

表1-4-2-1 1989—2012年常德市区县（市）医生统计表

年度	总人数	按技术职务分					按执业管理分	
		主任医师	副主任医师	主治（主管）医师	医师	医士	执业医师	执业助理医师
1989	4609	3	48	793	2225	1540	—	—
1994	5229	5	97	985	2367	1775	—	—
2000	6066	10	167	1262	2418	1956	2529	1590
2003	6438	14	229	1450	2226	2051	3135	1851
2005	6828	24	273	1562	2650	2028	3345	2014
2008	7342	34	307	1622	2719	2293	3540	2145
2012	8094	41	452	1861	2888	2515	4023	2617

一 西医卫生队伍

1988年，全市西医人员总数12584人，占全市卫生人员、卫生技术人员的比例分别为64.2%、75.2%。其中医生4828人、护理人员3903人、医技检验人员737人，其他初级卫生技术人员2405人。人员总数中，卫生部门西医人员6715人，占53.4%；工业及其他部门西医人员1815人，占14.4%；集体所有制西医人员3272人，占26%；私人开业西医人员782人，占6.2%。西医人员中，综合医院3999人，占31.8%，乡镇卫生院4045人，占32.1%。

1988年12月，慈利县划归大庸市。1989年，全市西医人员总数减至12032人，占全市卫生人员、卫生技术人员的比例分别为66%、77.1%。其中医生4487人、护理人员3732人。西医人员中，卫生部门6623人，占55%；工业及其他部门1797人，占15%；集体所有制2976人，占24.7%；私人开业636人，占5.3%。西医人员中获得主治医师及

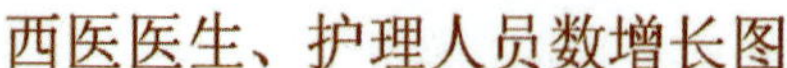

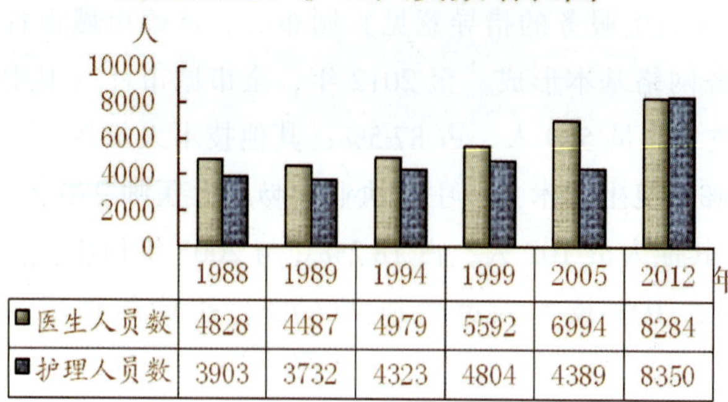

图 1-4-4　1988-2012 年常德市西医、护理人员数增长图

以上技术职称的 2146 人，其中主任医师 1 人、副主任医师 173 人，高级技术职称仅占西医人员的 1.45%。主治（主管）医师 1972 人，占全市西医人员的 16.39%。卫生部门西医人员中获得中级及以上技术职称的 1654 人，占全市西医人员中级及以上技术职称的 77.1%。其中高级技术职称 156 人，占全市西医人员高级职称的 89.66%；中级技术职称 1497 人，占全市西医人员中级职称的 75.91%。

1994 年 10 月，全市西医人员总数 13433 人，占全市卫生人员、卫生技术人员的比例分别为 69.2%、81.8%。其中卫生部门 7304 人、工业及其他部门 1772 人、集体所有制 3839 人、私人开业者 518 人，分别占 54.4%、13.2%、28.6%、3.9%。医生 4979 人、护理人员 4323 人。西医人员中，综合医院 4201 人，占 31.3%。卫生部门西医人员中获得主治医师及以上技术职称的 1837 人，其中高技术职称 196 人（正高级技术职称 14 人、副高级技术职称 182 人），中级技术职称 1641 人，分别比 1988 年增加 25.64%、9.62%。

1999 年 10 月，全市西医人员 13891 人，占全市卫生人员、卫生技术人员的比例分别为 70.1%、83.5%。其中，卫生部门 8586 人、工业及其他部门 981 人、集体所有制 4324 人，分别占 61.8%、7.1%、31.1%。医生 5592 人、护理人员 4804 人。西医人员中，综合

表 1-4-2-2　1988—1999 年常德市综合医院人员数统计表

年度	总数	其中：卫生技术人员数						其他技术人员	管理人员	工勤人员
		小计	西医	护理	西药	检验	其他			
1988	5628	4341	1489	1822	273	216	199	65	348	874
1989	5412	4308	1411	1823	277	211	243	78	283	743
1990	5512	4346	1389	1878	261	201	279	59	423	684
1993	5725	4454	1369	1972	287	229	271	79	489	703
1994	5966	4648	1408	2063	282	237	325	132	395	791
1996	6521	5107	1505	2238	339	279	392	128	565	721
1997	6475	5079	1574	2122	341	298	383	78	554	764
1998	6451	5061	1469	2222	334	288	403	134	486	770
1999	6678	5261	1544	2274	346	283	437	155	510	752

表 1-4-2-3　2002—2012 年常德市综合医院人员数统计表

年度	总数	其中：卫生技术人员数								其他技术人员	管理人员	工勤人员
		小计	执业医师	执业助理医师	注册护士	药剂人员	技师（士）	检验人员	其他人员			
2002	6722	5395	1784	261	2290	508	—	267	285	184	392	751
2003	6874	5492	1760	295	2337	520	—	278	302	215	383	784
2004	7301	5589	1913	298	2246	521	—	291	320	601	579	532
2005	7294	5437	1794	279	2125	504	—	252	483	654	495	708
2006	7354	5760	2151	394	2306	403	—	227	279	425	627	542
2009	7885	6307	2031	144	2968	413	154	286	321	423	474	681
2010	8034	6552	2096	131	3159	386	192	272	316	306	446	730
2011	8024	6684	2085	108	3287	394	186	274	350	281	382	677
2012	8872	7294	2351	118	3630	388	189	285	333	314	410	854

说明：总计和小计数中含有中医、中药人员数

医院 4884 人，占 34.9%；乡镇卫生院 5477 人，占 39.4%；其中正高级技术职称 24 人、副高级技术职称 220 人，中级技术职称 2426 人。卫生部门西医人员中有正高级技术职称 21 人、副高级技术职称 220 人，占全市西医人员高级技术职称的 98.77%；有中级技术职称 2076 人，占全市西医人员中级技术职称的 85.57%。

2005 年，全市执业（助理）医师 8240 人，其中西医执业（助理）医师 6994 人，占 84.9%。注册护士 4389 人、检验人员 751 人、其他卫生技术人员 2463 人。西医执业（助理）医师、注册护士、检验人员和其他卫生技术人员共计 14597 人。

2012 年，全市西医执业（助理）医师、注册护士、检验人员和其他卫生技术人员共计 19431 人，比 2005 年增加 4834 人。占全市卫生人员、卫生技术人员的比例分别为 60.4%、84.4%。和 1988 年相比，分别下降 3.8 个百分点和提高 9.2 个百分点。其中西医执业（助理）医师 8284 人，占执业（助理）医师的 83.7%。注册护士 8350 人、检验人员 886 人、其他技师 580 人、其他卫生技术人员 1911 人。

二　中医卫生队伍

常德市中医卫生队伍含中医人员和中药人员。

1988 年，全市中医卫生队伍共计 4147 人，占全市卫生人员和卫生技术人员的比例分别为 21.1%、24.8%。其中中医人员 2596 人、中药人员 1551 人，分别占 62.6%、37.4%。

全市西医卫生队伍人员数、中医卫生队伍人员数的比例为 3.03∶1。人员分布，卫生部门 1395 人、工业及其他部门 251 人、集体所有制 2114 人、私人开业者 387 人，分别占 33.6%、6.1%、51%、9.3%。时全市 10 所中医院中医、中药人员总数 665 人，占职工总数的 16%；316 家乡镇卫生院中医、中药人员总数 1449 人，占职工总数的 34.9%。

1988 年 12 月，慈利县中医院随慈利县划归大庸市。1989 年，全市中医队伍卫生技术人员减至 3577 人，减少 13.7%。其中中医人员 2188 人、中药人员 1389 人，分别占 61.2%、38.8%。中医卫生队伍中获得中级及以上技术职称者 678 人，占全市卫生技术人员中级及以上技术职称人数的 24%。其中中医副主任医师 57 人、副主任中药师 1 人、中医主治医师 474 人、主管中药师 146 人。卫生部门中医卫生队伍中获得中级及以上技术职称的 436 人，占 64.3%。

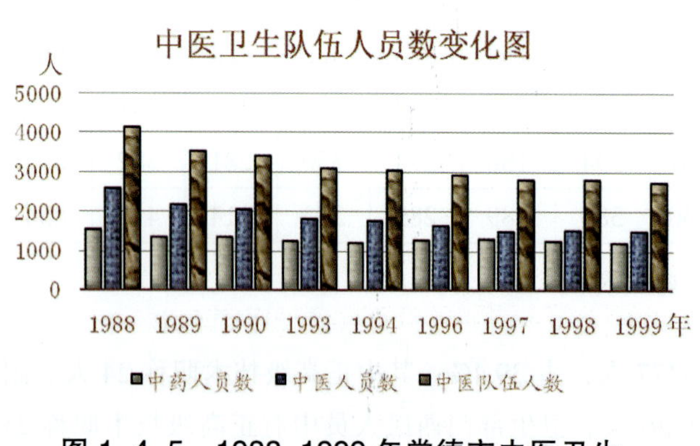

图 1-4-5　1988-1999 年常德市中医卫生队伍人员数变化图

20 世纪 90 年代初，各级中医院为拓展业务，满足人民群众医疗保健的需要，解决自身生存和发展问题，大力开展中西医结合，引进西医医疗技术，大量西医技术人员进入到原本以中医医疗技术为主的中医院。老中医渐次退休，年轻中医后继乏人。中药加工逐步机械化，中药加工人员数量萎缩。全市中医卫生队伍总量减少。至 1999 年，全市中医卫生队伍 2747 人，其中中医人员 1516 人、中药人员 1231 人，分别比 1988 年减少 33.8%、41.6%、20.6%。全市西医卫生队伍人员数、中医卫生队伍人员数的比例由 1988 年的 3.03∶1 上升到 5.06∶1。中医卫生队伍数量分布，卫生部门 1444 人、工业及其他部门 136 人、集体所有制 1167 人，分别占 52.6%、5%、42.4%。时全市中医院中医队伍人员 607 人，占 22.1%；210 家乡卫生院 359 人，占 13.1%。乡镇卫生院中医队伍人员数比 1988 年减少 1090 人，锐减 75.22%。全市获得中级以上技术职称的中医、中药人员 818 人（中医高级 112 人、中药高级 3 人；中医中级 537 人、中药中级 166 人），占全市中级以上技术职称人数的 23.5%，比 1989 年下降 0.5 个百分点。卫生部门中医卫生队伍中获得中级以上技术职称的 539 人，占全市中医卫生队伍中级以上技术职称人数的 65.9%。

2002 年，全市各区县（市）诊所共有执业医师 452 人，其中中医执业医师 122 人，占 27%；执业助理医师 239 人，其中中医执业助理医师 31 人，占 13%。各区县（市）卫生所、医务室共有执业医师 114 人，其中中医执业医师 18 人，占 15.8%；执业助理医师 31 人，其中中医执业助理医师 5 人，占 16.1%。各区县（市）村卫生室有执业医师 286 人，其中中医执业医师 50 人，占 17.5%。

2005 年，全市各科执业医师 4711 人、执业助理医师 1515 人，其中中医科和中西医结合科执业医师 652 人、执业助理医师 244 人，分别占 13.84%、16.11%。

2012 年，全市各科执业医师 7051 人、执业助理医师 2848 人，其中中医科执业医师 994 人、执业助理医师 229 人，分别占 14.17%、8.04%。中医执业医师分布，各类医院 619 人（执业医师 586 人、执业助理医师 33 人），基层医疗卫生机构 568 人（执业医师 378 人、执业助理医师 190 人），专业公共卫生机构 36 人（执业医师 30 人、执业助理医师 6 人），分别占 50.6%、46.4%、2.9%。

三　护理专业卫生队伍

1988 年，常德市有护理专业人员 3903 人，分别占全市卫生人员和卫生技术人员的 19.9%、23.3%。医护比例为 1.9∶1。其中卫生部门护理人员总数 2517 人，占全市护理人员的 64.5%。市级医疗卫生单位 1135 人，县级医疗卫生单位 1382 人，各占 45.1%、54.9%。工业及其他部门护理人员总数 558 人，占全市护理人员的 14.3%。

1989 年，因慈利县划归大庸市管辖，全市护理人员减至 3732 人，减少 4.4%。其中卫生部门护理人员总数 2553 人，占全市护理人员的 68.4%。工业及其他部门护理人员总数 590 人，占全市护理人员的 15.8%。

1994 年 10 月，全市护理人员总数 4323 人，其中取得护士执业资格的 3042 人，占 70.4%。护理人员占全市卫生人员的 15.7%，注册护士占全市卫生技术人员的 18.5%。全市获得主管护师及以上技术职称的护理人员 553 人，占全市护理人员的 12.8%。按部门性质分，卫生部门 465 人，占 84.1%；工业及其他部门 72 人，占 13%。其中主任护师 1 人、副主任护师 1 人、主管护师 551 人。

1999 年 10 月底，全市共有护理人员 4804 人，占全市卫生人员和卫生技术人员的比例分别为 24.2%、28.9%，分别比 1988 年提高 4.3 个百分点、5.6 个百分点，医护比例为 1.49∶1。按部门性质分，卫生部门 3384 人，工业及其他部门 385 人，集体所有制卫生机构 1035 人，分别占 70.4%、8.0%、21.6%。全市护理人员中获得中级及以上技术职称的 789 人，占全市护理人员的 16.4%，其中副主任护师 2 人、主管护师 787 人。其中卫生部门 730 人，工业及其他部门 44 人，集体所有制 15 人。

2003—2006 年，全市执业护士数量随护理人员总量的增长而稳步增长。2009 年起，执业护士总量增长速度加快。2009 年，全市执业护士 6874 人，占全市卫生人员和卫生技术人员的比例分别为 24.2%、33.6%，比 1994 年分别提高 8.5、15.1 个百分点。

2002 年 12 月底，全市有执业护士 4276 人，执业（助理）医师和执业护士的比例为 1.61∶1。其中，市属 1813 人、县属 2463 人，分别占 42.4%、57.6%。按卫生机构类型分，48 家医院 2928 人，217 家卫生院 936 人，8 家妇幼保健院（站）136 人，25 家专科疾病防治院（所、站）249 人，11 家防疫站 21 人，采、供血等其他机构 6 人，所占比例依次为 68.5%、21.9%、3.2%、5.8%、0.5%、0.1%。

表 1-4-2-4 1988—1999 年常德市护理人员数统计表

年度	总人数	其中				占全市卫生人员%	占全市卫生技术人员%
		护师	护士	助产士	护理员		
1988	3903	1529	1224	258	892	19.9	23.3
1989	3732	1698	1289	196	549	20.5	23.9
1990	3867	1725	1560	175	407	21.0	24.6
1992	4140	1707	1738	217	478	22.1	23.7
1993	4240	1831	1661	200	548	22.3	26.5
1994	4323	1905	1774	189	455	22.3	26.3
1996	4566	2037	2003	220	306	24.2	29.1
1997	4597	2159	1969	212	257	23.5	28.2
1998	4829	2889	1685	142	113	24.1	28.6
1999	4804	2539	1837	233	195	24.2	28.9

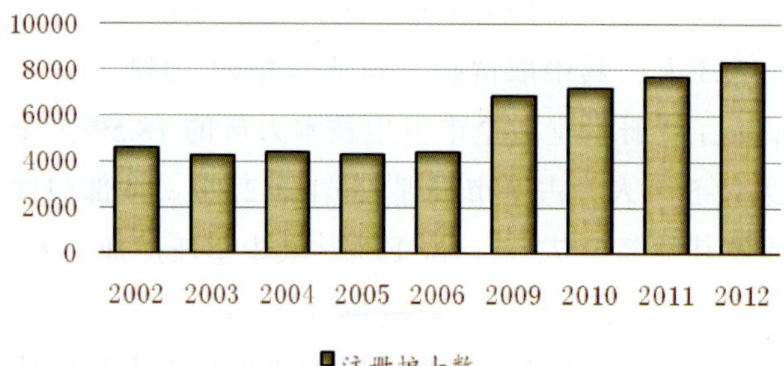

图 1-4-6 2002-2012 年常德市注册护士数增长图

2012 年，各类医疗卫生机构共有执业护士 8350 人，占全市卫生人员和卫生技术人员的比例分别为 26.0%、36.3%，比 1994 年分别提高 10.3、17.8 个百分点。其中，医院 5081 人、基层医疗卫生机构 2423 人、专业公共卫生机构 846 人，分别占 61%、29%、10%。区域分布：城市 3119 人、农村 5231 人，分别占 37.4%、62.6%。按机构经济类型分，公立卫生机构 7573 人（其中国有 7022 人、集体 551 人），非公立卫生机构 777 人，公立卫生机构占 90.7%。执业（助理）医师和执业护士的比例 1.191∶1。与 2002 年比，医生比例下降 0.42 个百分点。

第三节 卫生监督队伍

1997 年 3 月前，常德市公共卫生监督工作分别由市卫生局预防保健科、市防疫站、市职防所和市妇幼保健院按职能分工负责，卫生监督人员由相关单位的相关人员兼任，不十分稳定，各区县（市）亦同。随着卫生法制建设的发展，国家卫生监督制度的建立，至

2012年，常德市已经形成一支专职的卫生监督队伍，涵盖劳动卫生、环境卫生、学校卫生、放射卫生、妇幼保健及传染病等方面的监督监测。

1997年4月，市卫生局执法监察大队成立，时为常德市首个专业卫生监督机构，核定事业编制18名，有卫生监督人员14名，其中医生12人、主管护师1人，医生和护理人员占72.2%；医生和护理人员的学历结构，大学专科及以上学历6人、中专7人，分别占46.2%、53.8%。7月，临澧县卫生局成立执法监察大队，编制人员11人，其中大学本科1人、大专3人、中专3人、中专以下4人。有副主任医师3人、主治（主管）医师1人。是年，全市专职卫生监督队伍人员29人。

1999年9月，因职能调整，市卫生局执法监察大队人员编制减至12名。其中主治（主管）医师6人、医师2人、医士2人。医生按学历分，有大专5人、中专5人；按执业管理分，有执业医师8人、执业助理医师2人。12月，桃源县卫生局组建执法监察大队，核定差额拨款事业编制16名。年底，全市专职卫生监督机构人员39人。

2000年10月至2004年，先后有津市市卫生局组建执法监察大队，汉寿县、安乡县卫生局设卫生监督所。2004年年底，全市专职卫生监督人员共计130人。

2005年，武陵区、鼎城区和石门县先后设立卫生监督所。武陵区卫生监督所人员编制24人，有大学本科学历3人、大专15人、中专3人、中专以下3人。按技术职称分，有主治（主管）医师8人、医师7人、医士3人。鼎城区卫生监督所人员编制数24名。石门县卫生监督所在职人员25人，其中大学本科3人、大专4人、中专18人。按技术职称分，主治（主管）医师6人、医师5人、检验师2人。9月，西湖管理区设常德市卫生监督所西湖管理区分所。11月，该所有工作人员4人。同月，西洞庭管理区设常德市卫生监督所西洞庭分所。是年，市卫生监督所编制人员35名。其中主治（主管）医师6人、医师4人、医士2人。医生按学历分，有大专5人、中专5人；按执业管理分，有执业医师10人、执业助理医师2人。年底，全市专职卫生监督机构人员共计223人，比1997年增长669.0%。

2006年1月4日，澧县卫生局卫生监督所正式成立，编制人员38名。其中大学专科18人、中专16人、中专以下4人。按技术职称分，主治（主管）医师5人、医师6人、医士7人。年底，全市卫生监督机构人员增至273人。

2007年1月，市卫生监督所西湖管理区分所更名为西湖管理区卫生监督所，人员编制4人。是年，市卫生监督局有主管护师1人，中专学历；医生12人，其中主治（主管）医师6人、医师4人、医士2人。医生按学历分，有大学本科1人、大专6人、中专5人。按执业管理分，有执业医师10人、执业助理医师2人。

2008年7月，市卫生监督所西洞庭管理区分所更名为西洞庭管理区卫生监督所。至此，全市共有专职卫生监督机构12个，包括市卫生监督局、区县（市）卫生监督所9个、管理区卫生监督所2个，人员283人。

2009年，市卫生监督局在编人员42名，其中卫生技术人员19人、其他技术人员14人、管理人员8人、工勤人员1人。澧县卫生监督所达到43人，为全市卫生监督机构人员最多者。全市卫生监督机构人员总数304人，比2005年增加36.32%，是1997年的10.48倍。

2010年，市卫生监督局职能调整，2011年连人带编划转10人至市食品药品监督管理局，划转3人至市基本药物政策办公室，人员编制减少为29人。全市卫生监督机构人员减至291人。2011年和2012年，各区县（市）卫生监督所职能亦相继调整，人员相应减少。

2012年， 市卫生监督局在编职工30人，有大学本科学历21人、大专5人、中专4人。其中主治（主管）医师8人、主管护师1人、医师1人、医士2人。有执业医师10人、执业助理医师1人。人员总数比1997年增加66.7%，学历和职称结构变化不大。全市卫生监督机构12个，人员232人，是1997年的8倍。市和区县（市）卫生监督机构223人中，卫生技术人员179人(卫生监督员175人、其他人员4人)、其他技术人员12人、管理人员13人、工勤人员19人，分别占80.3%、5.4%、5.8%、8.5%。人员分布，武陵区、鼎城区、津市市共89人，其中卫生技术人员76人，占卫生人员总数、卫生技术人员的比例分别为39.9%、42.5%；安乡、汉寿、澧县、临澧、桃源、石门6县共134人，其中卫生技术人员103人，分别占60.1%、57.5%。另外，西湖管理区卫生监督所有职工5人，其中大学本科4人、大专1人；有主治医师2人、医师3人。西洞庭管理区卫生监督所有职工4人，其中大学本科1人、大专2人、中专1人；有中级技术职称3人、初级技术职称1人。

表1-4-3-1　2012年常德市各级卫生监督机构人员数统计表

年度	人数	其中：卫生技术人员数			其他技术人员	管理人员	工勤人员
		小计	卫生监督员	其他人员			
武陵区	49	49	49	—	—	—	—
鼎城区	29	21	20	1	1	6	1
安乡县	20	20	20	—	—	—	—
汉寿县	20	20	17	3	—	—	—
澧　县	28	11	11	—	—	2	15
临澧县	21	21	21	—	—	—	—
桃源县	22	22	22	—	—	—	—
石门县	23	9	9	—	10	4	—
津市市	11	6	6	—	1	1	3
西洞庭管理区	5	5	5	—	—	—	—
西湖管理区	4	4	4	—	—	—	—
合　计	232	188	184	4	12	13	19

第五章　卫生经费

第一节　经费来源

一　政府经费投入

卫生经费投入历来以地方政府投入为主。在常德市，区县（市）政府投入是卫生经费的主要来源。区县（市）政府卫生经费投入侧重于首先保证卫生系统人员工资、各项政策规定的补贴和必需的工作经费，基本建设和设备添置所需经费则根据医疗卫生单位需要与经济条件可能，并结合政府财力情况确定，无长期的政策保证。新中国成立后，各地财政部门将医疗卫生单位分为全额拨款单位和差额拨款单位。以预防保健和卫生监督、管理为主的单位，自身无业务收入来源或来源很少，财政部门按其定编人员应发工资、补助和工作所需经费核定拨款额，基本或大部分保证其人员工资、补助和工作经费，谓之全额拨款。医疗机构及有较固定业务收入的卫生单位则根据其自身业务收入大小确定工资、补助和工作经费基数的一定比例作为拨款额，谓之差额拨款。此外，中央、省、市政府根据工作需要不定期地安排一些专项经费，或用于基本建设和房屋维修，或用于某些专项工作，谓之专项经费。1988年前，常德地区设专员公署，是省政府的派出机构，并非一级财政，常德地区各县（市）自己无法解决的专项经费则需通过地区专员公署卫生行政部门向省卫生厅或省财政厅报送计划。1988年常德地区撤区建市后，市级财政建立，有些专项经费直接由市级财政解决，但所占比重不大。建市10年以后，随着市级财力的增长，由市财政下拨的专项经费逐渐增加，省级财政下拨的专项卫生经费也逐渐增长。2003年以后，中央财政下拨的卫生专项经费项目迅速增多，数量迅速增加，2006年以后，农村合作医疗经费、公共卫生经费、中央预算内项目建设经费等逐年增加。2008年起，中央预算内项目建设经费重点用于县级医院建设。2009年，全市219家基层医疗单位实施基本药物制度，各级政府给予基本药物实施单位经费补助。在中央卫生投入政策的激励下，省、市、区县（市）政府卫生投入量逐渐增长。2012年，常德市卫生事业预算拨款总额达75339万元，为1988年的27.35倍。全市卫生系统职工（含离退休人员）人均享有卫生事业费（含专项经费），1988年为2681元，2012年为23719.8元，增长7.85倍。

1983年起，常德地区各县（市）实行财政预算包干的办法下拨卫生事业费，各县（市）以上一年实际拨款数为基数，根据工资调整、人员增加等情况逐年提高或追加，实际拨款额与各地财政收入及决策者关注焦点等情况有关，并无固定的增长比例。1988 年初，全市各级财政下达卫生事业费预算指标 1897 万元，比上年增加 2.15%。当年政策性新增副食品价格补贴、职改增资、工资微调三项合计 313.8 万元，财政实际追加拨款 157.8 万元，仅占实际支出数的 50.3%，缺口 156 万元。若加上省、市、县各级财政专项拨款，1988 年全市卫生事业费拨款 2725 万元，全市卫生系统职工个人工资、补贴部分支出 3686 万元，全部卫生事业费仅够支出职工工资补贴的 73.95%。1989 年，全市卫生事业费拨款出现负增长。2000 年，卫生事业费拨款亦出现负增长，则主要因汉寿县、鼎城区乡镇卫生院改制，在编人员大量减少所致。是年，卫生事业费拨款总额为卫生系统职工工资补助总额的 29.19%。1990—2002 年，卫生事业费年均增长速度为 9.71%，同期卫生人员经费年均增长速度为 17.28%。

2003—2012 年，卫生事业费年均增长速度为 24.95%，比前 13 年提高 15.24 个百分点。同期卫生人员经费年均增长速度为 17.61%，卫生事业费增长速度超过卫生人员经费增长速度 7.34 个百分点。2008 年，卫生事业费拨款总额为卫生系统职工工资补助总额的 40.63%。2012 年，该比例升至 53.95%。实行新农合后，乡镇卫生院业务量明显增长，业务收入大幅增加，乡镇卫生院和城市社区卫生服务中心职工待遇明显提高，外出个体开业行医和打工的人员逐渐回归单位，基层医疗卫生单位逐渐兴旺起来。

受各地财政情况和决策者关注点的影响，各区县（市）和市直卫生单位卫生事业费拨款差别较大。1989—1999 年，年均卫生事业费增长比例，澧县最高，为 22.92%；市直卫生单位最低，为 8.95%；其余依次为石门县、临澧县、武陵区、安乡县、桃源县、津市市、鼎城区、汉寿县。1996 年，按卫生系统职工人均享有卫生事业费计，市直卫生单位最高，人均 5970 元；桃源县最低，人均 1928 元；其余依次为德山开发区、临澧县、津市市、武陵区、石门县、安乡县、澧县、鼎城区、汉寿县。见表 1-5-1-3。2012 年，按机构类别分职工人均享有卫生事业费，卫生监督机构最高，年人均 85635 元；县医院最低，年人均 6689 元；其余依次为其他卫生机构、疾病控制机构、卫生院与社区卫生服务中心、妇幼保健机构、城市医院。见表 1-5-1-4。

表 1-5-1-1　1988—2004 年卫生事业费分项统计表

单位：万元

年度	合计	按机构类型分项							
		防治防疫	妇幼保健	药品检验	中等卫校	综合医院	乡镇卫生院	中医医院	其他机构
1988	2754.2	602.5	106.6	42.3	121.7	581.3	680.4	189.9	429.5
1989	2610.4	600.7	112.3	51.5	129.0	583.8	610.2	182.7	340.2
1990	3142.0	716.9	108.5	52.4	143.9	661.4	768.0	233.0	446.4

续上表

年度	合计	按机构类型分项							
		防治防疫	妇幼保健	药品检验	中等卫校	综合医院	乡镇卫生院	中医医院	其他机构
1991	3294.8	732.8	128.6	46.2	177.4	699.2	784.8	257.1	452.7
1992	3754.2	904.51	117.5	63.45	201.69	798.47	864.8	284.34	522.53
1993	4568.01	899.29	147.33	60.42	192.78	1222.74	930.25	356.47	754.73
1994	4868.47	1196.32	195.64	67.31	220	1015.34	1089.31	351.62	726.93
1995	5527.22	1372.75	225.97	82.17	229.30	1122.33	1152.17	—	901.53
1996	6178.44	1594.22	211.63	111.95	226.80	1100.14	1424.43	479.28	1030.19
1997	6590.06	1588.25	263.46	104.05	229.0	2593.41		669.63	1120.26
1998	6846.53	1681.74	270.19	95.75	237.60	1265.31	1461.01	582.72	1252.21
1999	7590.92	1770.78	334.33	—	—	1341.29	2090.47	542.23	1511.72
2000	7003.89	—	—	—	—	—	—	495.23	—
2001	7773.11	2068.95	401.08	—	—	1500.79	1871.14	479.12	1452.03
2002	8487.02	2366.58	405.40	—	—	1483.30	1849.74	788.13	1594.00
2003	9533.94	2795.04	412.14	—	—	1955.00	2081.90	545.48	1744.38
2004	10742.92	3577.74	464.75	—	—	1468.41	2329.20	1056.46	1846.36

说明：1999 年，药政管理与药检机构移交各级药品监督管理局，县级卫校撤销。2003 年，常德卫校并入常德职业技术学院，故自 1999 年起再无药检经费和卫校经费。

表 1-5-1-2　2005—2012 年卫生事业费分项统计表

单位：万元

年度	合计	按机构类型分项						
		疾病控制	妇幼保健	卫生监督	城市医院	县医院	乡镇卫生院	其他卫生机构
2005	13915.3	3595.6	550.4	348.2	1386	1091.7	2577.4	4365
2006	15175.8	4121.8	627	811.6	2088.3	1150.8	2902.8	3473.5
2007	20589	5378	819	1066	2092	1399	3185	6650
2008	24633	6654	1032	1269	2468	1850	5864	5496
2009	32951	7755	1375	1362	2522	5066	9616	5255

续上表

年度	合计	按机构类型分项						
		疾病控制	妇幼保健	卫生监督	城市医院	县医院	乡镇卫生院	其他卫生机构
2010	46051	8996	2450	1561	4901	5955	15579	6609
2011	65656	12690	3370	1809	4478	8768	26329	8212
2012	75339	12102	3442	2158	9242	5210	34417	8768

说明：城市医院、县医院均含中医医院，乡镇卫生院含独立的社区卫生服务中心。

表 1-5-1-3　1996 年各区县（市）及市直卫生单位人均享有卫生事业费统计表

单　位	卫生事业费（万元）	人数	人平（元）	排名
市　直	1659.96	2828	5870	1
石门县	637.27	1723	3699	2
德山开发区	18.60	56	3321	3
临澧县	570.70	1728	3303	4
津市市	374.18	1241	3015	5
武陵区	317.84	1197	2655	6
安乡县	556.54	2143	2597	7
澧县	643.34	2709	2375	8
鼎城区	777.76	3475	2238	9
汉寿县	507.50	2526	2009	10
桃源县	569.20	2953	1928	11
合计	6632.89	22579	3926	–

说明：人数含离退休人员

表 1-5-1-4　2012 年常德市卫生系统分机构类别人均享有卫生事业费统计表

项　目	卫生事业费（万元）	在职职工、离退休人员合计	人均卫生事业费（元）
城市医院（含中医机构）	9242	4874	18962
县医院（含中医机构）	5210	7789	6689
卫生院（含社区卫生机构）	34417	12207	28194
疾病控制机构	12102	2531	47815

续上表

项　　目	卫生事业费（万元）	在职职工、离退休人员合计	人均卫生事业费（元）
卫生监督机构	2158	252	85635*
妇幼保健机构	3442	1521	22630
其他卫生机构	8768	1175	74621
合　　计	75339	30349	24824

说明：*含当年国家拨入的建设资金

表 1-5-1-5　1989—2012 年卫生事业费与卫生人员经费统计表

年度	全市财政支出		卫生事业费		卫生人员经费	
	总额（万元）	增减%	总额（万元）	增减%	总额（万元）	增减%
1989	41145.5	—	3389.3	—	—	—
1990	44402.6	7.92	3142	+20.0	4320	+17.5
1991	55578.1	25.17	3295	+4.87	4570	+5.79
1992	55172	9.31	3754	+13.93	5755	+25.93
1993	65684	19.05	4568	+21.68	7449	+29.43
1994	89210	35.82	4868	+6.57	10048	+34.89
1995	110238	23.57	5527	+13.54	12208	+21.49
1996	136952	24.23	6178	+11.78	14134	+15.78
1997	142806	4.27	6590	+6.67	16582	+17.32
1998	154884	8.46	6847	+3.90	18956	+14.32
1999	179314	15.77	7591	+10.87	21885	+15.45
2000	193463	7.89	7004	−7.73	23911	+9.26
2001	233514	20.70	7773	+10.98	26440	+10.58
2002	308763	32.22	8487	+9.19	28268	+6.91
2003	358521	16.12	9534	+12.33	30629	+8.35
2004	417986	16.59	10743	+12.68	34615	+13.01
2005	510013	22.02	13915	+29.53	37300	+7.76
2006	646879	26.84	15176	+9.06	42488	+13.91
2007	889717	37.54	20589	+35.37	52753	+24.16
2008	1129767	26.98	24633	+19.64	60626	+14.92
2009	1368056	21.09	32951	+33.77	71784	+18.40
2010	1773011	29.60	46051	+39.75	84041	+17.07
2011	2192000	23.63	65656	+42.57	116508	+38.63
2012	2542000	15.97	75339	+14.75	139647	+19.86

二 单位业务收入

（一）医疗机构业务收入

医疗机构属于差额拨款单位，主要靠自身业务收入维持机构运行，财政拨款仅够弥补少部分人员工资、补贴和基本建设与设备添置所需，县以上医疗机构基本建设和设备添置主要经费来源仍是自身业务收入，故各级医疗机构均将增加业务收入作为单位运行和管理的主要任务，千方百计增加业务收入，一方面可增强单位发展实力，一方面可提高职工待遇尤其是技术骨干待遇以利吸引和留住人才。1988—1992 年，差额医疗单位业务收入与事业费拨款之比从 7.73∶1 扩大到 12.04∶1。1993—2002 年，差额医疗单位业务收入与事业费拨款之比从 10.13∶1 扩大到 18.16∶1。2003—2012 年，差额医疗单位业务收入与事业费拨款之比从 18.16∶1 缩小至 7.58∶1。

1988 年，常德市医疗机构药品收入占业务收入的比重均在 60%以上，乡镇卫生院尤为突出。常德市、县两级卫生行政部门强令控制药品收入比重，坚决取消药品回扣和开单提成，打击医疗领域的不正之风，经过十几年治理，药品收入比重降至 50.6%，县以上医院下降比较明显，乡镇卫生院仍在 55%上下徘徊，个别医疗技术力量薄弱的卫生院仍在 60%左右。2008 年，全市乡镇卫生院药品收入占比仍有 55.3%。2009 年，国家开始在基层医疗机构试点基本药物制度。2010 年，常德市试点乡镇卫生院患者住院日均药品费用由 80.4 元降至 40.5 元，下降 49.6%；门诊次均药品费用由 39 元降至 25.8 元，下降 33.9%。2011 年 7—11 月，全市乡镇卫生院和社区卫生服务中心全部实行基本药物制度后，门急诊次均费用降至 74.9 元，其中药品费用仅占 37.12%；住院次均费用 773.50 元，其中药品费用仅占 42.07%。2012 年，乡镇卫生院和社区卫生服务中心药品收入比重为 49.95%。

1988 年，常德市医疗机构医疗收入仅占业务收入的 23.58%。由于国家不断提高医疗收费标准，医疗机构不断添置新设备，引进新技术，医疗收入比重提高较快。至 2005 年，已与药品收入平分秋色。2011 年，超过药品收入 5.71 个百分点，县级以上综合医院更为突出。详见表 1-5-1-7。

表 1-5-1-6　1989—2010 年常德市卫生事业费支出统计表

单位：万元

年度	合计	卫生事业费	中医事业费	医疗保障经费	食品与药品监督与管理	其他卫生支出
1989	3389.3	2459.6	183.3	746.4	—	—
1990	3967.5	2893.5	231.2	842.8	—	—

续上表

年度	合计	卫生事业费	中医事业费	医疗保障经费	食品与药品监督与管理	其他卫生支出
1991	4259.8	3070.3	257.3	932.2	—	—
1992	4807	3525	281	1001	—	—
1993	5311	3815	343	1153	—	—
1994	6462	4666	359	1437	—	—
1995	7302	5180	436	1686	—	—
1996	8227	5843	483	1864	—	37
1997	9049	6205	693	2088	—	63
1998	7678	4917	482	2279	—	—
1999	9233	6072	445	2620	96	—
2000	8036	5735	476	1756	69	—
2001	8883	6053	489	2197	144	—
2002	10412	7500	918	1994	—	—
2003	12816	9471	919	2425	1	—
2004	2007	1848	159	3102	—	—
2005	20213	15104	1069	4039	1	—
2006	27622	20954	975	5570	123	—
2007	48532	23431	66	24276	—	759
2008	74067	33503	168	40022	—	374
2009	106473	42975	486	62149	—	544
2010	145277	49230	315	84509	595	707

说明：据《常德市财政志（1989—2010）》。2006年以前医疗保障经费即指公费医疗经费。

1988—1992年，全市卫生系统医疗机构门急诊人次始终徘徊在1000～1100万人次，1993年锐降至866.89万人次，此后逐年递减，2001年最少，仅547.84万人次，之后略有回升。2011年，升至975.41万人次，仍未达到1988年的水平。门急诊人次减少与个体诊所和药店的增加有关，其回升则因医疗保障制度的不断发展所致。在门急诊人次减少的同时，医疗机构实际占用床日也自1993年开始走低，1999年为1525688床日，仅为1988年的69.18%，多数乡镇卫生院住院病人明显减少，病床空置率高。2003年以后，全市医疗机构实际占用床日逐渐回升，2011年达5963047床日，为1988年的2.7倍，其主要原因是新农合普及后住院医药费个人起付点不断降低，报销比例不断提高，农民就医意愿明显增强。同时，城镇居民医疗保险的推行也提高了城市居民就医率。

表 1-5-1-7　1988—2012 年常德市医疗机构业务收入构成统计表

单位：万元

年度	业务收入总额	其中							
		医疗收入	占比%	药品收入	占比%	制剂收入	占比%	其他收入	占比%
1988	11183.8	2637.4	23.58	7222.9	64.58	255.7	2.29	1067.8	9.55
1989	11608	3134	27.00	7453	64.20	385	3.32	636	5.48
1990	13570.0	3661	26.98	8585	63.26	413	3.04	911	6.72
1991	15397	4080	26.50	9611	62.42	407	2.64	1299	8.44
1992	17820	4838	27.15	10857	60.93	489	2.74	1636	9.18
1993	21810.4	7187.3	32.95	11615.3	53.26	583.6	2.68	2424.2	11.11
1994	27485.0	8950.1	32.56	14734.6	53.61	804.3	2.93	2996.0	10.90
1995	36480.1	11557.1	31.68	19381.1	53.13	1080.4	2.96	4461.5	12.23
1996	44445.0	14404.9	32.41	23147.8	52.08	1145.8	2.58	5746.8	12.93
1997	49663.7	16899.7	34.03	25034.3	50.41	1261.3	2.54	6468.4	13.02
1998	56337.7	18789.7	33.35	28339.9	50.30	1468.7	2.61	7739.3	13.74
1999	55928.2	20844.8	37.27	30144.4	53.90	—	—	4939.0	8.83
2000	57989.8	22591.0	38.96	30717.1	52.97	—	—	4681.8	8.07
2001	64149.1	26502.5	41.31	34224.3	53.35	—	—	3422.4	5.34
2002	73031.9	31628.8	43.31	36376.9	49.81	—	—	5026.3	6.88
2003	82540.9	37867.3	45.87	41763.3	50.60	—	—	2910.2	3.53
2004	97386.7	45451.3	46.67	48275.2	49.57	—	—	3660.2	3.76
2005	109492	53042	48.45	52952	48.36	—	—	3498	3.19
2006	119784	59145	49.38	57026	47.61	—	—	3613	3.01
2007	149856	72987	48.70	72888	48.64	—	—	3981	2.66
2008	179537	88648	49.37	86963	48.44	—	—	3926	2.19
2009	222011	107447	48.40	110146	49.61	—	—	4418	1.99
2010	263773	128637	48.77	129448	49.07	—	—	5688	2.16
2011	302174	155370	51.42	139752	46.25	—	—	7052	2.33
2012	370446	197323	53.27	165162	44.58	—	—	7961	2.15

说明：1999 年起实行新医院会计制度，“制剂收入”列入“在加工材料”，不重复计算收入；药品折扣收入不计入“其他收入”，而在药品进销差价中核算，故药品收入增加而其他收入减少。

表 1-5-1-8 1988—2012 年常德市医疗机构门、急诊人次、住院床日一览表（1）

年度	门诊、急诊人次							实际占用住院床日						
	小计	城市医院	县医院	中医院	区乡医院	专科医院	其他部门医院	小计	城市医院	县医院	中医院	区乡医院	专科医院	其他部门医院
1988	11597038	971427	868898	906559	8666855	183302	—	2205504	544648	628094	233700	774138	24924	—
1989	10146219	920062	687156	787215	7594267	104486	881033	1665459	480356	527215	247571	641404	10244	6240
1990	11520513	942841	753966	793502	7923188	103222	1003794	2262906	521714	518030	236009	641518	48971	296664
1991	11492212	1008479	755800	839568	7755064	124781	1008520	2285464	514368	528851	267077	634700	55568	284830
1992	10713557	954870	708188	731683	7211542	163551	943723	2179212	482505	529680	255985	619904	64723	226415
1993	8668897	869870	559035	577843	6241214	126150	294785	1839252	485209	469862	187687	496157	100957	99380
1994	8490600	840900	637300	613000	6399400	—	—	1742200	499400	491800	209300	541700	—	—
1995	9505469	865300	655300	502943	6307800	130412	1043714	1903953	492200	494400	196737	578400	96998	45218
1996	8231342	756134	702913	655241	4966756	1045468	104830	1724800	480500	472100	208300	563900	—	—
1997	6996040	743547	724608	671807	4687854	168224	—	2024297	434163	478664	193613	484457	133400	—
1998	6494100	722700	783700	570000	4413700	—	—	1558300	449300	452300	171100	485600	—	—
1999	5983500	813596	781284	531611	3857009	—	—	1525688	463673	458613	171379	432023	—	—
2000	5696933	671282	819541	557647	3411489	111868	236974	1620592	416941	501387	151802	369342	135579	45541
2001	5478350	726045	845412	553370	3218226	111129	24168	1649614	431004	528727	180856	391558	109309	8160
2002	5858589	1770861*		552301	3064944	314306	—	1825884	1069130*		212515	314973	141900*	—
2003	5694277	1745034		585375	3046083	458262	—	1785052	461601	491889	234592	366449	230521	—
2004	6510782	2183668		654597	3106316	529209	—	2237259	1260991		273914	357614	261886	—
2005	6719325	2325844		707022	3255379	392325	—	2464893	1300857		303091	491802	279328	—
2006	6809897	2559498		684227	3110846	455326	—	2728347	1463390		321821	668528	274608	—

说明：*2002 年以后未分城市医院和县医院，专科医院含血防医疗机构的数据，其他部门医院均分别计入相应医院中。

表 1-5-1-8 1988—2012 年常德市医疗机构门、急诊人次、住院床日一览表（2）

年度	门诊、急诊人次						实际占用住院床日					
	小计	城市医院	县医院	中医院	区乡医院	专科医院	小计	城市医院	县医院	中医院	区乡医院	专科医院
2007	6230909	1189946	1099809	652073	3289081	—	3024012	663048	870309	387385	1103270	—
2008	7297071	2629745		732420	3401429	533477	3839441	1903734		416616	1110679	408412
2009	7687013	1273329	1214365	843828	3633667	721824	4716203	2179268		496499	1485457	554979
2010	8644417	3035564		993940	4029887	585026	—	—		—	—	—
2011	9754056	3230149		1183689	4641084	699134	5963047	2639486		734359	1911145	678057
2012	—	2001809	2351040	1265737	4710088	—	—	—		—	2238967	—

说明：门急诊人次、住院实际占用床日，个位、十位数为 0 的数据均因原表以万为统计单位，为统一本表数据格式，化为以个位为统计单位。表中—表示原始统计表无相关数据。

（二）全额单位创收

为弥补财政拨款不足，全额卫生单位积极开辟增收渠道，努力创收，20 世纪 90 年代尤为突出，创收方式主要有办工厂、办商业、办各种服务业、开展有偿卫生服务以及卫生执法罚没收入等，其后主要为罚没收入。详见表 1-5-1-9。

表 1-5-1-9　1989—2012 年常德市全额卫生单位创收情况统计表

年度	合计（万元）	其中				
		防治防疫机构	妇幼保健机构	药品检验机构	医学教育机构	其他机构
1989	180	80	24	9	6	61
1990	222	98	25	9	11	79
1991	286	182	27	9	20	48
1992	634.18	260.95	72.24	36.01	116.3	148.68
1993	2177.05	1059.68	292.71	72.18	183.84	568.64
1994	2659.37	1312.88	327.79	114.78	258.12	545.8
1995	3512.75	1723.03	437.46	150.37	214.67	987.22
1996	4475.89	2276.97	550.21	183.15	667.90	797.66
1997	5396.46	2564.03	917.78	203.98	614.50	1096.17
1998	6338.24	3139.96	1070.12	230.67	714.26	1183.23
1999	5661.09	3337.75	1210.45	—	—	1112.89
2000	6389.11	3689.61	1560.27	—	—	1139.23
2001	6846.04	3915.63	1720.49	—	—	1209.92
2002	8082.08	4490.39	2268.13	—	—	1323.55
2003	9635.23	5786.09	2842.02	—	—	1007.12
2004	12228.58	7510.60	3653.46	卫监机构	—	1064.52
2005	13022	6554	4709	227	—	1532
2006	14818	6958	5438	349	—	2073
2007	17846	8987	6729	394	—	1754
2008	20897	10612	8226	285	—	1774
2009	24598	11825	10208	130	—	2435
2010	27879	12630	12813	132	—	2304
2011	32223	13188	16776	205	—	2054
2012	38115	14590	20514	200	—	2811

说明：1999—2003 年，药品检验机构、常德卫校分别移交给市药监局、常德职业技术学院。2004 年，市本级及各区县（市）卫生监督机构成立。

第二节　经费支出

一　人员经费支出

人员经费包括卫生系统人员工资、国家政策规定的各项补贴、福利费以及离退休人员工资补贴。实行社会保险后，参加社会保险的单位须按月向社会保险机构缴纳养老保险金、医疗保险金和失业保险金，离退休人员养老金由社会保险机构支付，但仍有国家规定的离退休人员生活补贴须由单位支付。人员经费支出是医疗卫生单位经费支出主要部分。1989—1997 年，全额卫生单位人员经费支出占总支出的比例，1994 年最高，占 53.64%；1992 年最低，占 44.83%；平均 49.34%。1998—2002 年，平均占 40.60%。2003—2010 年，除 2007 年占 41.88%外，均在 33%～36%之间，平均 35.35%。2011 年、2012 年均占 38%以上。1989—1998 年，差额医疗单位人员经费支出占总支出的比例绝大多数年度在 30%以下，仅 1994 年占 34.45%；1990 年最低，占 20.40%；平均 25.22%。1999—2012 年，平均占 30.91%，其中 2010 年仅占 28.16%，2011 年则达 34.39%。乡镇卫生院人员经费占总支出的比例高于县以上医疗卫生单位。1995 年，乡镇卫生院人员经费支出 4297.59 万元，为当年总支出的 30.71%。同年，县以上医疗卫生单位人员经费占总支出的比例为 23.84%。2004 年，乡镇卫生院人员经费支出 6616.3 万元，占当年总支出的 36.89%。同年，县以上医疗卫生单位人员经费支出 23235.3 万元，占当年总支出的 29.23%。2012 年，乡镇卫生院和城市社区卫生服务机构人员经费占总支出的比例已与县以上医疗卫生单位接近，为 28.08%；同年县以上医疗卫生单位为 26.77%。1989—2012 年，常德市卫生系统年均人员经费增长幅度为 17.78%。全额卫生单位年均增长 17.40%，差额医疗单位年均增长 17.91%。详见表 1-5-2-1。人员经费增长因素一是职工人数不断增长，二是工资和各种补助标准不断提高。1988 年，常德市卫生系统在职职工 16351 人，离退休人员 2951 人；2012 年，常德市卫生系统在职职工 23173 人，离退休人员 8589 人；分别增长 41.72%和 1.91 倍。1988 年，常德市卫生系统人员经费支出人均（含离退休人员）1909.64 元，2012 年则达 43966.69 元，增长 22 倍。

表 1-5-2-1　1989—2012 年常德市卫生经费总支出与人员经费支出统计表

单位：万元

年度	全额卫生单位			差额卫生单位		
	总支出	人员经费支出	人员经费支出占比%	总支出	人员经费支出	人员经费支出占比%
1989	1241	642	51.73	13515	2769	20.49
1990	1664	753	45.25	15960	3256	20.40
1991	1844	842	45.66	18213	3728	20.47
1992	2320	1040	44.83	21301	4666	21.91
1993	2800	1376	49.14	22139	6072	27.43
1994	3449	1850	53.64	23803	8199	34.45
1995	4006	2029	50.65	37558	10179	27.10
1996	4578	2332	50.94	45257	11802	26.08
1997	5452	2845	52.18	51002	13737	26.93
1998	8626	3549	41.14	57257	15407	26.91
1999	9697	3749	38.66	58673	18136	30.39
2000	10160	4174	41.08	58739	19737	33.60
2001	10985	4582	41.71	65907	21859	33.17
2002	12093	4884	40.39	73948	23384	31.62
2003	14959	5161	34.50	83807	25468	30.39
2004	18046	6248	34.62	94753	28367	29.94
2005	17782	6101	34.31	105919	31713	29.94
2006	20188	6995	34.65	116882	35493	30.37
2007	22364	9365	41.88	142737	43388	30.40
2008	29404	10393	35.35	170921	50233	29.39
2009	34477	11757	34.10	210979	60027	28.45
2010	41091	13721	33.39	249719	70320	28.16
2011	53394	20573	38.53	278953	95935	34.39
2012	60341	23130	38.33	358583	116517	32.49

表 1-5-2-2　1989—2012 年常德市卫生系统人员经费支出增长情况统计表

单位：万元

年度	全额卫生单位		差额卫生单位		合　计	
	人员经费	年增长%	人员经费	年增长%	人员经费	年增长%
1989	642	—	2769	—	3411	—
1990	753	17.29	3256	17.59	4009	17.53
1991	842	11.82	3728	14.50	4570	13.99
1992	1040	23.52	4666	25.16	5706	24.86
1993	1376	32.31	6072	30.13	7448	30.53
1994	1850	34.45	8199	35.03	10049	34.92
1995	2029	9.68	10179	24.15	12208	21.48
1996	2332	14.93	11802	15.94	14131	15.75
1997	2845	22.00	13737	16.40	16582	17.34
1998	3549	24.75	15407	12.16	18956	14.32
1999	3749	5.64	18136	17.71	21885	15.45
2000	4174	11.34	19737	8.83	23911	9.26
2001	4582	9.77	21859	10.75	26441	10.58
2002	4884	6.59	23384	6.98	28268	6.91
2003	5161	5.67	25468	8.91	30629	8.35
2004	6248	21.06	28367	11.38	34615	13.01
2005	6101	−2.35	31713	11.80	37814	9.24
2006	6995	14.65	35493	11.92	42488	12.36
2007	9365	33.88	43388	22.24	52753	24.16
2008	10393	10.98	50233	15.78	60626	14.92
2009	11757	13.12	60027	19.50	71784	18.40
2010	13721	16.70	70320	17.15	84041	17.07
2011	20573	49.94	95935	36.43	116508	38.63
2012	23130	12.43	116517	21.45	139647	19.86

表 1-5-2-3　2012 年基本公共卫生服务经费补助统计表

单位：万元

区县（市）	基本公共卫生服务补助经费	人均公共卫生服务补助经费	其中		城乡居民健康档案建档人数	建档率%	其中规范化电子化建档人数	规范化电子化建档率%
			上级财政补助	本级财政补助				
武陵区	1107.5	25	22.1	2.9	458132	62.45	362868	49.45
鼎城区	2002.5	25	21.1	3.9	624393	72.59	596004	69.29
安乡县	837	25	22	3	413064	69.06	393357	65.77
汉寿县	905.8	25	20.8	4.2	684210	85.09	638642	79.42
澧　县	1567	25	22.3	2.7	566869	60.47	553770	59.07
临澧县	1033.8	25	22.3	2.7	312211	68.43	288210	63.17
桃源县	1000	25	20.8	4.2	591425	60.44	580291	59.30
石门县	1487.76	25	20.8	4.2	537787	79.16	514731	75.71
津市市	658.3	25	20	5	198320	71.06	152211	54.54
合　计	10599.66	25	21.36	3.64	4386411	79.43	4080084	73.88

说明：建档率均按 2011 年末常住人口数计算。第三栏经费单位为元。

二　专项经费支出

（一）房屋、设备经费

1988—1998 年，各级政府下拨的专项经费主要是房屋建设和维修经费、设备购置经费、科教科研经费、防疫防治经费、妇幼保健经费、血防经费、中医经费以及农村改水改厕经费等，其中血防经费数额最大，其次是房屋建设和维修经费。专项经费中县、乡医疗机构装备经费、房屋维修经费连续下拨，乡镇卫生院普遍更换了 20 世纪 70 年代装备的老旧小型 X 光机、显微镜等，添置心电图机、便携式 B 超、手术床、产床、无影灯、冰箱等，进行业务用房维修改造，就医条件有所改善。县医院开始添置台式 B 超、大型 X 光机、麻醉机、呼吸机等，有的引进 CT 和彩超，开始建设高层门诊楼、住院楼，县级预防保健机构也完成了一轮房屋改造和设备更新换代，卫生机构环境陈旧破乱、设备落后情况开始改观。20 世纪 90 年代中期，按照国家要求进行乡镇卫生院、县级防疫站和妇幼保健站建设，县、乡医疗卫生机构条件进一步改善。期间，常德市建立市级中医院并迁址新建，市妇幼保健站与武陵区妇幼保健院合并成立市妇幼保健院并迁址新建，石门剩头麻风医疗站人员迁入市内，成立市皮肤病性病防治研究所。市一医院先后新建住院楼、门诊楼、急诊楼。市、区县（市）和大部分乡镇医疗卫生机构完成建市以后第一轮基本建设和设备更新换代。2000年，全市医疗机构实际开放病床3350张，每千人口有病床0.56张。

2003—2012年，在中央卫生改革政策推动下，各级政府卫生专项经费投入力度逐渐加大，基本建设经费、设备购置经费、人员培训经费和预防保健工作经费成为投入重点，血防经费仍然是预防保健工作经费重头。2003年，各级政府投入常德市县、乡医疗机构基本建设资金上千万元。乡镇卫生院重点进行房屋改造、维修与医疗设备更新，全市216所乡镇卫生院先后列入建设计划，或新建，或改造，或维修，个别整体迁建，完成第二轮房屋建设和设备更新。市、区县（市）医疗卫生机构也同步进行第二轮建设和装备，CT、彩超、磁共振等大型医疗设备迅速普及，第一代CT、彩超几乎全部更新换代，治疗肿瘤的直线加速器进入常德。2004年，国家投入大量资金启动传染病区建设。市级传染病区建在市二医院。除武陵区、鼎城区，各县（市）均选择一家救治能力强、有独立病栋便于隔离的医院建设传染病区。随后又投入资金加强县级医院急诊急救能力建设，添置多台呼吸机、救护车。2007年，启动社区卫生服务中心建设。2009年，启动村卫生室改造建设。2008年，开始对社区卫生服务机构按辖区服务人口拨付社区卫生服务劳务费；2009年，对农村卫生院按辖区服务人口拨付公共卫生服务劳务费；2010年，扩展到村卫生室。辖区人口每人每年卫生服务劳务费从最初的4元提高到20元，2012年增至25元。实行基本药物制度后，自2011年起，中央和各级财政向实行基本药物制度的医疗机构包括村卫生室下拨药价补贴。2012年，全市村卫生室实施基本药物制度补偿经费达296万元。是年，全市医疗机构实有病床9981张，每千人口有病床1.62张，比2000年增加1.89倍。

（二）农村改水、改厕经费

1988年，全市开始农村改水工作。省、市、县三级政府投入资金资助农民建立小型集中式供水站，居住分散的农户打手压泵井。1993年，启动世界银行农村供水与环境卫生项目，利用世界银行提供的低息贷款推广农村集中式供水，省、市、县政府财政提供还贷保证。1996年，启动农村改厕试点，纳入世界银行农村供水与环境卫生项目。2004年，农村改厕纳入血防工作内容，血防与改厕同步进行。中央每年下拨改水改厕经费，地方各级政府相应配套资金。2009年，中央和省下达农村改厕经费660万元，改厕14万座。2011—2012年，中央补助常德市农村改厕项目任务资金1455万元，改厕29100座。

（三）晚期血吸虫病人救助经费

1990年起，省血防办、省财政厅为生活困难的农村晚期血吸虫病病人资助医疗救济费。1994 年，省政府建立晚期血吸虫病人救助基金，资助晚期血吸虫病人做脾切除手术。2004 年起，国家下拨专款资助晚期血吸虫病人进行脾切除。2009 年，中央下拨常德市晚期血吸虫病救治救助经费 603.7 万元。之后，陆续启动儿童先天性心脏病、视力残疾、唇腭裂、白血病、再生障碍性贫血等重大疾病救助项目和白内障、子宫癌、乳腺癌、慢性肾衰等救助项目，上述项目有的获得国际慈善基金赞助，有的获得国际低息贷款支持，资金拨付给救治医院或所在地农合办，在结算医疗费用时一并减免。

1992—2000 年，世界银行贷款血吸虫病控制项目在常德实施。1993 年，常德市启动由联合国人口基金会、联合国儿童基金会提供资金支持的加强中国基层妇幼卫生/计划生育项目，项目试点县在桃源县。同期，世界银行贷款中国结核病控制项目在常德实施。2000 年，国家降低孕产妇死亡率和消除新生儿破伤风项目在石门、津市实施。2002—2007 年，世界银行贷款/英国赠款结核病控制项目、中瑞 SIDA 项目、中英艾滋病防治项目先后在常德启动。

三　房屋建设

（一）乡镇卫生院房屋建设

1987 年，湖南省卫生厅开始在全省推行乡镇卫生院“三管三有”（管预防保健，管医疗工作，管计划生育技术指导；有基本的工作用房，有相应的医疗设备，有为病人服务的必要的生活设施）建设。1988 年，常德市 17 所乡镇卫生院投资 147.8 万元（其中上级拨款改贷款 5 万元、银行贷款 12 万元、单位自筹 94 万元、其他投资 36.8 万元），维修改建房屋面积 10850 平方米。12 月 19—21 日，全省乡镇卫生院“三管三有”建设现场会在安乡县卫生局召开。来自全省各地州市卫生局的医政科长和部分农村卫生工作先进县（市）的县（市）长、乡（镇）长共约 70 人参加会议。安乡县政府在会上发言，省卫生厅副厅长王蔚文在会上讲话。

1990 年，全市乡镇卫生院共投资 316.1 万元，维修改建房屋 12164 平方米，装备器械 309 台（件）。

1991 年，全市区医院、乡镇卫生院共投资 899.56 万元，维修改建房屋 47426 平方米。216 所乡镇卫生院达到“三管三有”建设标准。

1992 年，卫生部、财政部提出在“八五”计划、“九五”计划期间，使全国乡镇卫生院逐步实现“一无三配套”（无危房，房屋、设备、人员配套）的目标。2 月，常德市委、市政府《关于进一步加强农村卫生工作的决定》指出：“乡（镇）政府要真正担起本地卫生事业发展的担子，采取多渠道筹措资金的办法尽快消灭卫生院的现有危房，‘八五’期末完善其房屋、设备、人员、技术、管理五配套。”市卫生局多方争取，市人大同意向农民集资建设乡镇卫生院。是年，全市 126 所乡镇卫生院共投入 1672.75 万元，其中省政府 42 万元、市政府 49 万元、县（市）政府 256.8 万元、乡镇政府 232.5 万元、农民集资 472.5 万元、单位自筹 619.65 万元，改造房屋 107510 平方米，当年竣工面积 74549 平方米。

1992—1993 年，桃源县通过加大政府投入、积极向上争取、发动农民集资、鼓励单位自筹等措施，投入资金 2312 万元，新建、改建乡镇卫生院房屋 68320 平方米。1994 年，桃源县投入 1133 万元，为 28 所乡镇卫生院新建、改建房屋 29000 平方米。全市 38 所乡镇卫生院多渠道投入资金 1600 万元，改造、扩建房屋 41265 平方米。

1995 年，全市有 30 个乡镇卫生院多渠道筹资 1128.2 万元，新建、改造房屋 26172 平方米。

1996 年，全市有 3 个县防疫站、1 个县妇幼保健站、44 个乡镇卫生院多渠道筹措资金 1865.5 万元，新建和改扩建房屋 43132 平方米。全市 211 所乡镇卫生院基本完成“一无三配套”建设任务，连续 4 年被评为全省“农村卫生三项建设”先进单位。

1997 年，全市投入 1200 多万元，新建、改建、扩建乡镇卫生院房屋 16000 平方米，消灭了乡镇卫生院危房。全市乡镇卫生院房屋面积 48.48 万平方米，其中业务用房 27.26 万平方米，分别比 1991 年减少 4.62 万平方米、2.24 万平方米。实际开放病床 4149 张，比 1991 年减少 1012 张。

2004 年，中央启动乡镇卫生院国债建设项目。当年，常德 10 所乡镇卫生院纳入国债建设项目，投入 335.88 万元，其中国债资金 25 万元，省投 80 万元，市投 60 万元，区县（市）投入 111 万元，新建、改建房屋 12066 平方米。

2005 年，125 所乡镇卫生院纳入国债建设项目，3 所纳入省投项目，合计投资 4274 万元，其中国债投入 1760 万元。到 11 月底，全部竣工并投入使用。

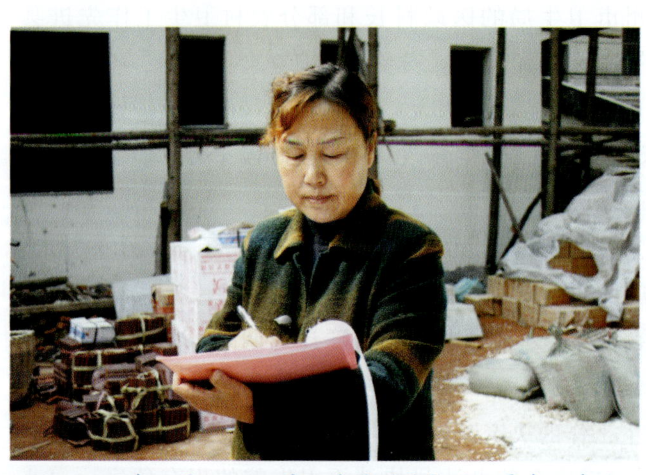
2005 年 7 月 15 日，市卫生局副局长刘云霞在汉寿县督查农村公共卫生体系建设工程进度（彭洪伟　摄）

2006—2007 年，常德市有 60 所乡镇卫生院纳入建设计划，其中国债项目 14 个、省投项目 11 个、市以奖代投项目 35 个，新建、改建房屋面积 9860 平方米。

2004—2008 年，乡镇卫生院建设纳入各级政府为民办实事项目，市、区县（市）卫生局均成立专门领导班子，逐级签订责任状，逐级督导，限期完成并公示。常德市累计投资 8000 多万元，其中国债、省投专项资金 4000 万元，市政府和县级政府投入1900余万元，单位自筹2100余万元，新建、改建、扩建乡镇卫生院业务用房23.7万平方米，完成又一轮乡镇卫生院改造。

2009年，常德市48所乡镇卫生院纳入建设计划，总投资3002.74万元，其中国债和各级财政投入资金2344.9万元，单位自筹657.84万元，建设面积50866平方米，当年竣工面积14529平方米。

2010—2012年，国家投资为乡镇卫生院建设职工宿舍公转房*。2010年，7所乡镇卫生院获得国债建设项目款700万元、县级政府拨款170万元，竣工房屋面积7900平方米；争取省政府投入320万元、县级政府配套资金160万元，完成16所乡镇卫生院的公转房建设。2011年，完成12所乡镇卫生院公转房建设。2012年，全市乡镇卫生院房屋面积133.06万平方米，其中业务用房53.22万平方米，分别比2007年增加71.45平方米、14.2万平方米；危房率5.58%。实际开放病床8213张，比2007年增加3349张，增长68.85%。

（二）县级以上医疗卫生机构房屋建设

20世纪80年代中期，常德市县级医疗卫生机构陆续开始以自筹资金为主进行基本建设。1988年，11所县级医院（其中4所县中医院）投入444.8万元，其中自筹240.8万元、贷款75万元、上级拨款改贷款21万元、其他投入108万元，新建和改建房屋20984平方米。县级卫生防疫、妇幼保健及血防等卫生医疗机构也投入213万元，其中自筹114万元、贷款16万元、上级拨款改贷款40万元、其他投入43万元，新建和改建房屋9378平方米。1991年，卫生部提出加强县级防疫站和妇幼保健站建设。

1992—1995年，县级防疫站和妇幼保健站（所）全面开始改造房屋和添置设备。常德市县以上医疗卫生机构建设逐步进入快速发展期。

1990年，5个市直卫生单位获得省、市政府专项拨款549万元，自筹资金159万元，建设教学楼、门诊楼、住院楼及职工宿舍等19100平方米。

1992年起推行医院分级管理，常德市县及县以上综合医院纷纷新建、改建门诊楼、住院楼、急诊楼、医技楼及供应室等配套设施，升级病房设施，美化环境。市、县中医院也大兴土木，更新设备。1992年，县及县以上医疗机构基本建设投资955.5万元。常德市县级综合医院固定资产总值2784.96万元，其中房屋1972.71万元、专业设备613.86万元，有房屋面积13.28万平方米；县级中医院固定资产总值1499.41万元，其中房屋1972.71万元、专业设备251.33万元，有房屋面积6.08万平方米；1999年，仅县级综合医院和中医院基本建设投资就达5624万元。县级医院固定资产总值达14147.49万元，其中房屋7485.57万元、专业设备768.48万元，有房屋23.54万平方米；分别比1992年增

* 国家为农村卫生院、学校投资建设的职工住房，职工入住需缴纳住房保证金，职工离开单位，住房由单位收回，住房保证金退回本人，其利息作为住房租金。

长4.08倍、2.79倍、25.19%和77.26%。县级中医院固定资产总值达5384.38万元，其中房屋3505.39万元、专业设备1616.42万元，有房屋面积8.71万平方米；分别比1992年增长2.59倍、77.69%、5.43倍和43.26%。

1. 市一医院房屋建设　1991—1992年，市一医院投入56.34万元扩建门诊楼1094平方米。1995—1997年，投入940万元新建急诊楼和供应室7784平方米。2000—2001年，投入101.3万元扩建肿瘤中心2193平方米。2001年，投资3500万元新建外科大楼17650平方米竣工。2002年，投入624万元改造维修内科住院楼12675平方米，投资550万元新建生活服务大楼竣工，医院行政办公系统、职工食堂、病人食堂迁入。2003年，投入50.79万元新建高压氧室562平方米。2004年，投资1.35亿元新建门诊急诊医技楼34960平方米，2007年竣工投入使用。2008年5月，将原医院急诊大楼改造为三住院大楼工程完工。2010年12月29日，市一医院新建地上20层地下1层的新住院楼奠基，楼高85米，设计建筑面积90515平方米，预算总投资3.32亿元，于2012年11月20日封顶。1988—2012年，市一医院占地面积从64413平方米增至78944平方米，房屋建筑面积从60011平方米增至100943平方米，开放病床从550张增至1600张。

2. 市一中医医院房屋建设　1991年，市一中医院投入170万元新建门诊楼3793平方米，于1992年12月竣工。1992年8月，市计划委员会〔1992〕333号文件批复在市城区柏沿路以西、农民街（后称兴民街）以南、市邮电局建设工地以东地段（滨湖中路）迁建市一中医院。1993年，在上述地段征地29333.5平方米。11月，投资248万元，在新址新建职工住宅楼2栋共5603平方米，1994年下半年竣工。1999年12月，在新址动工修建门诊住院楼，建筑面积19020平方米，工程造价1722万元。至2002年，新建宿舍楼、门诊楼、住院楼及设备房、锅炉房、食堂等辅助房屋34172平方米，完成第一期建设。2004年至2005年7月，投资480万元，修建4层办公教学大楼1栋，面积2000平方米；急诊楼加层扩建190平方米。2005年，市一中医院急诊楼、办公教学楼等3054平方米建成投入使用。2011年，高21层、建筑面积22300平方米、工程造价7717万元的国医楼建成投入使用。1988—2012年，市一中医院占地面积从6000多平方米增至29333平方米，房屋建筑面积从万余平方米增至63326平方米，开放病床从250张增至800张。

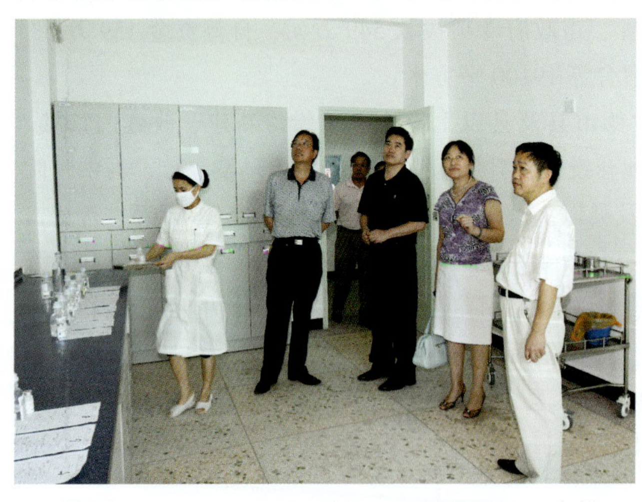

市政府副秘书长陈智慧（左二）在市二医院查看房屋改造情况，市卫生局局长郑家火（右三）、总会计师卢赐清（右二）陪同　（彭洪伟摄）

3. 市二医院房屋建设　1989 年 5 月，市二医院投资 65 万元新建医技楼 1470 平方米，1990 年 4 月竣工。1993 年 3 月，投资 650 万元新建住院楼 6500 平方米，1995 年 8 月竣工。2004 年 8 月，投资 1170 万元新建传染病区 11470 平方米，2005 年 7 月竣工。2010 年 12 月，投资 187 万元新建社区卫生服务中心 1170 平方米，2011 年 10 月竣工。是年，投资 1200 多万元重新装修老住院楼、急诊楼、门诊楼，改造手术室和供应室，新建 ICU 病房。2012 年 12 月，投资 220 万元新建直线加速器房 537 平方米，2013 年 5 月竣工。1988—2012 年，市二医院占地面积从 39294 平方米猛增至 133200 平方米，房屋建筑面积从 6920 平方米增至 27000 平方米，开放病床从 220 张增至 330 张。

4. 市妇幼保健院房屋建设　1992 年，市妇幼保健院投资 130 万元，新建 2 栋职工宿舍 4080 平方米。1997 年，投资 160 万元，新建 2 栋职工宿舍 2640 平方米。2007 年，分别投资 1355 万元、145 万元，新建住院楼 6748 平方米、门诊楼 1748 平方米。

表 1-5-2-4　1988—2012 年常德市卫生系统在建房屋面积与投资统计表

年度	总　计		其中：县及县以上医院	
	投资额（万元）	在建面积（平方米）	投资额（万元）	在建面积（平方米）
1988	872.6	41542	444.8	20984
1989	275.1	17921	133.5	7825
1990	287.6	18491	51	3594
1991	1618.7	65456	708	22296
1992	1989.62	84679	955.5	31263
1994	2466.98	89608	1587.78	42526
1997	6489	71314	5966	61384
2001	4729	3713	2650	35393
2002	6115	39782	5472	36901
2003	7358.24	81800	4492.70	49781
2004	6152.04	96220	5536.96	70194
2005	6666.21	162023	3286.29	49709
2007	13497.46	64159	12811.06	52780
2009	7862.70	106931	4779.96	54458
2012	37616.44	339252	37616.44	339252

说明：投资额指当年基本建设投入资金或到位资金。在建面积指正在建设的房屋面积，含上一年开工尚未竣工面积。

5. 市五医院房屋建设　1994 年，市五医院投资 160 万元，新建宿舍楼，建筑面积 3500 平方米。2010 年，市政府投资 100 万元改造住院楼、手术室、产科、供应室和门诊大楼。

6. 市皮防所房屋建设　1993 年 10 月，市皮肤病性病防治所在武陵开发区征地约 0.27 公顷，动工新建办公楼 1100 平方米、宿舍楼 1200 平方米，总投资 113 万元，1994 年 5 月竣工。2010 年 10 月，拆除旧办公楼。2011 年 5 月，动工新建办公楼 4798 平方米，总投资 1500 万元，2013 年 3 月竣工。

7. 市中心血站房屋建设　1997 年 4 月，市中心血站投资 552.37 万元，新建办公楼 4430 平方米，1999 年 12 月竣工。2002 年 1 月，投资 194.94 万元新建科技楼 1575 平方米，2002 年 11 月竣工。

8. 市康复医院房屋建设　1991 年 10 月，市康复医院新建 6000 平方米门诊楼竣工。2007 年，市精神病医院住院大楼经市发改委批准立项，2011 年底主体工程完工，建筑面积 1.69 万平方米。

9. 市职防所房屋建设　1990 年，市职防所新建业务综合楼 2100 平方米。1992 年，全所干部职工集资 8 万余元，新建传达室和临街门面 11 间共 270 平方米。2004 年，市政府投资 120 万元维修改造市职防所职业病门诊住院楼，6 月竣工。

10. 市疾控中心房屋建设　2010 年 11 月至 2011 年 6 月，市政府投资 403 万元，为市疾控中心改建预防医学楼 3538 平方米。

到 2012 年，全市医疗卫生单位固定资产总值达 294143.7 万元，其中房屋总值 118991.34 万元，分别比 1990 年增加 20.85 倍、10.68 倍。

四　设备购置

（一）乡镇卫生院设备购置

20 世纪 80 年代初，常德市大多数乡镇卫生院医疗设备一般仅有 15～30 毫安 X 光机、显微镜和手提式高压消毒锅，个别甚至还停留在“三个指头一根针”* 的状况。20 世纪 80 年代中期起，省卫生厅开始为部分乡镇卫生院装备医疗器械，多为显微镜、心电图机、四孔无影灯、简易手术床、产床、立式高压消毒锅、简易手术刀包、冰箱、恒温箱、分光光度计等小型器械。1988—1994 年，省卫生厅每年下达常德市乡镇卫生院装备经费 20～50 万元不等。

1992—1994 年，为乡镇卫生院装备医疗器械近千台件。绝大部分乡镇卫生院可开展

* 指中医看病用三个指头号脉，用针灸治病以及西医注射用药。

血、尿、粪常规检查（俗称三大常规）和肝功能、二氧化碳结合率、血电解质等简单生化检查，部分乡镇卫生院可进行下腹部手术和一般急诊抢救。部分业务开展好的乡镇卫生院自筹资金购置100毫安或200毫安X光机、万能手术床、A超或便携式B超等。至1990年，全市乡镇卫生院专业设备总值达681.3万元，平均每所卫生院有专业设备2.43万元。1995年，乡镇卫生院专业设备总值1434.64万元，比1990年增加1.1倍，平均每所乡镇卫生院有专业设备价值5.41万元。90年代中期到2003年，乡镇卫生院经济状况两极分化，约1/3乡镇卫生院自我发展能力较强，不断更新设备，X光机普遍更新为200毫安规格，多有两台X光机，并购置台式B超、尿分析仪、生化分析仪、麻醉机，建设较高标准手术室；约1/3乡镇卫生院在上级拨款支持下更新部分设备；约1/3乡镇卫生院渐趋衰落，设备老化甚至报废。1999年，全市乡镇卫生院专业设备总值2450.80万元，平均每所乡镇卫生院有设备11.62万元。2003年，全市乡镇卫生院专业设备总值3725.98万元，平均每所乡镇卫生院有设备16.34万元，分别比1995年增加1.60倍、2.02倍。2004年起，国家大量投资建设乡镇卫生院，常德市所有乡镇卫生院均配齐十大件（100毫安X光机、便携式B超、心电图机、尿分析仪、生化分析仪、洗胃机、医用冰箱、灭菌设备、乳腺诊断仪、救护车等），有的乡镇卫生院趁机升级医疗设备，购置200毫安甚至500毫安X光机、进口台式B超、彩超甚至CT。2012年，全市乡镇卫生院有CT机16台、200毫安以上X光机214台、台式B超304台、救护车135台。乡镇卫生院专业设备总值达22558.80万元，平均每所乡镇卫生院有设备101.16万元，分别是1990年的33.11倍、41.63倍，2003年的6.05倍、6.19倍。

（二）县以上医疗卫生机构设备购置

县以上医院设备购置主要靠自筹资金，全额卫生单位主要靠政府拨款。随着医疗技术快速发展，县以上医院作为各自地区的医疗中心不断更新设备，提高医疗水平。20世纪90年代后进入高速发展期。1993年6月，市一中医院购入1台二手英国产CT，为全市首台。8月，市一医院耗资369万元购进上海西门子CT一台。12月，市一医院耗资171万元购进美国产彩超一台。2000年8月，市一医院耗资993万元购进美国GE产核磁共振一台。11月，又耗资223.5万元购进北京产直线加速器一台。之后，市、县两级医院纷纷购入进口彩超、CT、核磁共振。2005年，全市县以上医院有800毫安以上X光机6台，其中进口5台、国产1台；500毫安X光机27台，其中进口6台、国产21台；普通CT机19台、超高速CT机3台；磁共振7台，其中进口6台、国产1台；彩超20台，其中进口12台、国产8台；直线加速器3台，其中进口1台、国产2台。是年，全市疾控部门实验室有气相色谱仪6台、荧光分光光度计3台、原子吸收分光光度计4台、电子天平5台、电子显微镜1台、荧光显微镜2台。全市万元以上设备有5808台件，其中单价百万元以上的54台件，设备总值39194.91万元，是1991年的36.98倍。2012年，全市县以上医院有 CT 26 台、磁共振 11 台、800 毫安以上数字减影 X 光机 27 台、直线加速器 4 台。万元以上设备总值 116050.65 万元，是 2005 年的 2.96 倍。

五 基层医疗机构债务

1988 年，全市卫生系统公立医疗机构欠债 1270 万元，相当于当年医疗机构财政补助的 87.83%。2012 年，全市卫生系统县以上医疗机构负债 56974.33 万元，全额卫生单位长期借款 162.71 万元，乡镇卫生院负债 837.14 万元，全市医疗卫生单位合计负债 57974.18 万元。县以上医疗卫生机构资产负债率 17.52%，乡镇卫生院资产负债率 38.58%。

2011 年 7 月 5 日，《国务院办公厅转发国家发改委、财政部、卫生部关于清理化解基层医疗卫生机构债务意见的通知》提出“制止新债、锁定旧债、明确责任、分类处理、逐步化解”要求，明确“各省（区、市）人民政府对本省（区、市）基层医疗卫生机构债务清理化解工作负总责，县级人民政府具体实施”“在全面摸清基层医疗卫生机构债务底数的基础上锁定债务，由各地结合实际情况确定化债的先后顺序，逐步化解”“在两年左右时间内全部完成基层医疗卫生机构债务化解任务”。基层医疗卫生机构指政府举办的乡镇卫生院和城市社区卫生服务机构，“主要包括发生于业务用房、辅助用房建设维修和医疗设备购置等与基层医疗卫生机构发展建设直接相关的债务。债务计算时间原则上截至 2009 年 12 月 31 日。2010 年 1 月 1 日至本通知印发之日形成的债务，各地参照本意见进行化解，不纳入中央财政补助计算范围。”2011 年 9 月 17 日，湖南省发改委、财政厅、卫生厅、监察厅、审计厅下发《关于清理化解基层医疗卫生机构债务实施方案》，规定各地以卫生年报为依据，按截至 2009 年 12 月 31 日、2010 年 12 月 31 日和 2011 年 7 月 5 日三个时段进行债务统计清理。截至 2011 年 7 月 5 日，常德市基层医疗卫生机构债务总计 33743.62 万元，其中房屋建设维修债务 22502.02 万元，设备购置债务 5680.27 万元。2012 年 6 月 27 日，常德市深化医药卫生体制改革领导小组办公室、市财政局、市卫生局下达鼎城区、武陵区、常德经济技术开发区、西洞庭管理区、柳叶湖管理区化解基层医疗卫生机构债务专项补助资金 405 万元。其余各县（市）化解基层医疗卫生机构债务专项补助资金由省财政厅直接下达。

表 1-5-2-5 1988—2012 年常德市医疗卫生单位固定资产总值统计表

单位：万元

年度	固定资产总值	其中			年末开放病床(张)
		房屋		设备	
		总值	平方米	总值	
1988	12582	9924	1086308	1707	8830
1990	13465	10185	1031526	2562	8765
1991	16708	12354	1154000	3324	10188
1993	22508	15187	1299600	5674	9815
1994	27976	19742	1379200	5999	9562
1996	51807	29781	1484400	10197	9443
1998	61115	39454	1580700	17950	9111
1999	60287	39459	1546002	19527	9119
2002	75701	40330	1454933	29934	9538
2003	110836	47826	1507846	56476	9151
2004	173922	59129	1829759	45954	9158
2005	155250	67057	1541300	—	10002
2007	175300	70347	1550880	65028	14031
2008	247124	—	1929627	66628	14738
2011	411341	—	2255146	112954	20667
2012	371801	64117	1681854	150023	9981

表 1-5-2-6　常德市基层医疗卫生机构债务统计表

单位：万元

区县（市）	2009 年 12 月 31 日债务余额				2010 年产生的债务				2011 年 1 月 1 日至 7 月 5 日产生的债务				合计
	小计	房屋债务	设备债务	其他	小计	房屋债务	设备债务	其他	小计	房屋债务	设备债务	其他	
武陵区	530.92	349.32	123.28	58.32	276.79	276.79	—	—	0	—	—	—	807.71
鼎城区	6995.9	5603.6	717.9	674.4	1052.1	833	36.8	182.3	452.1	295.6	21.6	134.9	8500.1
汉寿县	2569.14	1378.06	126.11	1064.97	512.8	283.74	214.91	14.15	134.09	9.15	90.12	34.82	3216.03
桃源县	1689.9	1305	354.6	30.3	0	—	—	—	0	—	—	—	—1689.9
石门县	4870.27	3988.56	512.51	369.2	1015.03	764.41	102.22	148.4	0	—	—	—	5885.3
临澧县	1141.76	687.96	389.69	64.11	1522.44	1069.46	181.98	271	1127.25	909	82.57	135.68	3791.45
澧　县	2185.37	611.55	179.45	1394.37	1320.04	−49.91	615.14	754.81	796.35	244.43	337.47	214.45	4301.76
津市市	2021.98	1426.58	595.4	—	71.34	56.63	14.71	—	101.19	80.35	20.84	—	2194.51
安乡县	1930.85	1375.72	555.13	—	1482.1	954.56	564.48	−36.94	−56.09	48.56	−156.64	51.99	3356.86
合　计	23936.09	16726.35	3554.07	3655.67	7252.64	4188.68	1730.24	1333.72	2554.89	1587.09	395.96	571.84	33743.62

说明：武陵区含柳叶湖管理区、常德经济技术开发区数据，鼎城区含西洞庭管理区数据，汉寿县含西湖管理区数据。

第二篇《

公共卫生服务

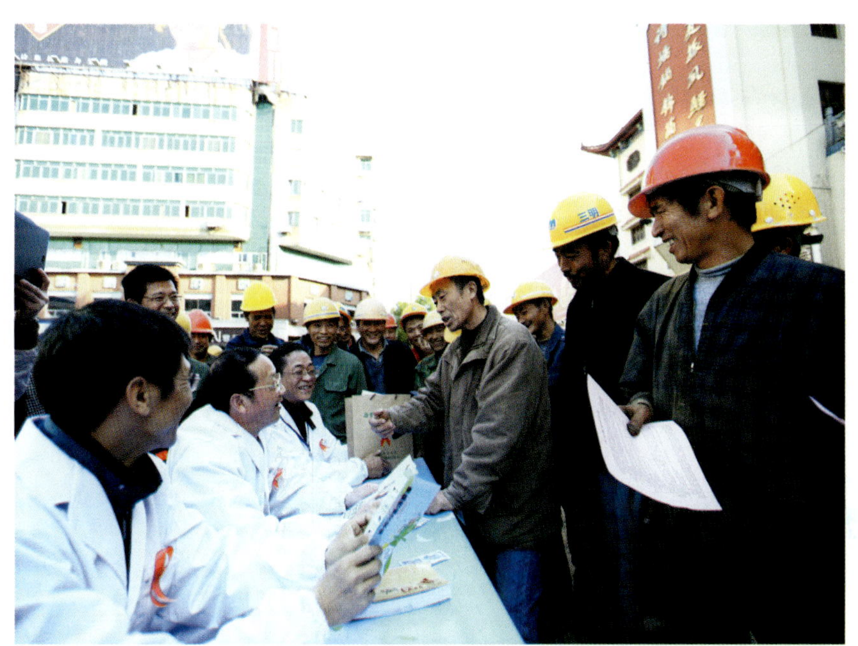

第六章　疾病预防与控制

第一节　疫情报告与管理

1988 年，常德市市、县、乡三级疫情报告制度日趋完善。村卫生室和医疗点用传染病报告卡向乡镇卫生院报告疫情，卫生院及各医疗单位按旬报、月报、年报制度向县级防疫站报表，县级防疫站按旬报、月报、年报制度向市防疫站报表。市防疫站流病科收集、核实全市疫情并上报省防疫站。

1991 年 6 月 30 日，全省地市级疫情微机网络试运行。1992 年，实行特殊病种、特殊情况下的“零病例报告”及“日报”“周报”制度。

2001 年 1 月，市防疫站疫情信息报告系统与本市 9 个区县（市）防疫站联网。

2002 年 1 月 1 日，卫生部在全国推广应用国家疾病报告管理信息系统。常德市于 2002 年 1 月 20 日正式启动，各区县（市）疫情按以下时间通过网络传输至市防疫站：旬报为 11 日、21 日、次月 1 日；月报为次月 3 日前；年报为次年 1 月 10 日前（遇节假日顺延）。同时完成相应的疫情报表报同级卫生行政部门。因全国疫情软件升级，德山经济技术开发区暂未列入全国县级国标编码中，该区疫情报告暂由武陵区作为乡级编码代管。西湖区、西洞庭区、贺家山原种场也作为乡级单位向所在地县级防疫站报送疫情。

2003 年，建立传染病疫情预警数据库，包括甲肝、痢疾、伤寒副伤寒、麻疹、流脑、出血热、疟疾、肺结核 8 个病种。

2004 年 1 月 1 日，全市各区县（市）疾控中心和各疫情网络直报单位正式通过国家疫情网络直报 VPN（虚拟专用网络）系统传送信息。

2005 年 1 月，启动“国家疾病监测个案专报信息系统”，进行传染病疫情与突发公共卫生事件信息报告与管理。是年，共监测传染病疫情与突发公共卫生事件信息 8 起。

2006 年下半年，省卫生厅为全省所有建制乡镇卫生院配备计算机等疫情网络直报设备，进行人员培训，要求乡镇卫生院于 2007 年 1 月 1 日正式启动疫情网络直报工作。常德同步进行。2006 年 8 月 1 日，澧县启动全国传染病监测网络预警试点，为全国首批。

2007 年 1 月起，全市乡镇卫生院传染病和死亡病例网络直报工作全面启动。西湖管理区、西洞庭管理区、贺家山原种场、德山开发区升格为县级报告单位。各乡镇卫生院均配备专用电脑，安排接受过专门培训的业务人员负责网络直报工作。在全省网络直报质量信息排名中，常德市死因直报工作继续保持全省第一，传染病疫情直报位居全省前列。

2010 年，常德市通过救灾防病信息报告系统共报告各类灾害事件 5 起，均为水灾事件，分布在鼎城、汉寿、桃源、石门、津市 5 个区县（市）。

2011 年，“传染病自动预警信息系统”共发出各种重点传染病预警信号 1169 次，涉及全市 13 个区县（市）及管理区。其中初步判断排除 902 次，判断为疑似事件启动调查 267 次，现场调查后确认为疫情暴发/流行 96 起。预警病种共 13 种，预警信息数据居前五位的病种依次为：手足口病（452 次）、麻疹（194 次）、流行性腮腺炎（183 次）、痢疾（79 次）、感染性腹泻（170 次）。

表 2-6-1-1　1988—2012 年常德市甲、乙类传染病疫情统计表

年度	发病数	死亡数	发病率（1/10 万）	死亡率（1/10 万）	病死率（%）
1988	14097	174	230.33	2.84	1.23
1989	12635	89	226.92	1.60	0.7
1990	21351	126	375.22	2.21	0.59
1991	15805	78	276.50	1.36	0.49
1992	10362	40	180.48	0.70	0.39
1993	10355	80	179.21	1.38	0.77
1994	12142	33	208.58	0.57	0.27
1995	10951	51	186.92	0.87	0.51
1996	10081	13	173.20	0.22	0.13
1997	11301	5	189.49	0.08	0.04
1998	11170	24	190.95	0.41	0.21
1999	9858	14	166.59	0.24	0.14
2000	8429	13	141.07	0.22	0.15
2001	7603	10	128.15	0.17	0.13
2002	6838	6	116.80	0.10	0.09
2003	8066	25	137.25	0.43	0.31
2004	6685	39	111.26	0.65	0.58
2005	10032	57	176.10	1.00	0.57
2006	10615	51	185.70	0.89	0.48
2007	11503	42	201.20	0.73	0.37
2008	10986	34	192.25	0.60	0.31
2009	12541	62	219.18	1.08	0.49
2010	11037	37	192.62	0.65	0.34
2011	12462	52	217.97	0.91	0.42
2012	12780	59	222.77	1.03	0.46

表 2-6-1-2 1990—2012 年常德市丙类传染病疫情统计表

年度	发病数	死亡数	发病率 1/10 万)	死亡率 (1/10 万)	病死率 (%)
1990	3202	7	56.27	0.12	0.22
1991	4846	25	84.78	0.44	0.52
1992	3124	17	54.41	0.30	0.54
1993	2951	6	51.07	0.10	0.20
1994	3610	2	62.01	0.03	0.06
1995	4369	1	74.58	0.02	0.02
1996	3934	2	67.59	0.03	0.05
1997	1756	0	29.44	0	0
1998	1415	1	24.19	0.02	0.07
1999	1463	0	24.72	0	0
2000	971	0	16.25	0	0
2001	1588	0	26.77	0	0
2002	1523	0	26.01	0	0
2003	1301	1	22.14	0.02	0.08
2004	1304	0	21.70	0	0
2005	1229	0	21.57	0	0
2006	1294	0	22.64	0	0
2007	1132	0	19.80	0	0
2008	4549	5	79.60	0.09	0.11
2009	8418	0	147.12	0	0
2010	13587	3	237.13	0.05	0.02
2011	9512	0	166.37	0	0
2012	11341	1	197.69	0.01	0.01

说明：1989 年 9 月 1 日起实施的《传染病防治法》始分出丙类传染病。

表 2-6-1-3　1988—2012 年常德市甲、乙类传染病地区分布统计表

年度	武陵区	鼎城区	安乡县	汉寿县	澧县	临澧县	桃源县	石门县	津市市	德山开发区	西湖管理区	西洞庭管理区	贺家山原种场	地区不详
1988	1371	2079	1188	1799	1937	527	1392	1114	746	—	72	147	—	—
1989	1170	1238	1060	2218	1922	1434	1568	1112	791	—	15	107	—	—
1990	1326	2297	1851	2300	5587	1833	1974	2984	919	—	61	183	36	—
1991	1077	1772	1720	1601	3012	1404	2035	2061	773	—	136	187	27	—
1992	729	1037	1015	1337	1825	791	1453	1395	586	—	76	118	0	—
1993	1049	892	1380	1324	1565	657	1387	1462	603	—	36	—	—	—
1994	1032	1693	1171	1557	2209	799	1645	1045	564	218	22	174	13	—
1995	829	1335	804	1111	2481	797	1555	1215	537	276	5	—	6	—
1996	885	1215	706	782	2022	612	1531	1661	531	136	—	—	—	—
1997	927	1561	746	1788	1888	811	1452	1421	518	189	—	—	—	—
1998	795	1326	752	1823	2147	655	1559	1378	541	194	—	—	—	—
1999	622	856	686	1527	2028	743	1440	1361	459	136	—	—	—	—
2000	628	1070	595	1250	1515	443	1238	1260	338	92	—	—	—	—
2001	547	936	527	1164	1526	390	909	1224	280	100	—	—	—	—
2002	682	884	516	649	1209	333	918	1265	382	—	—	—	—	—
2003	535	859	495	662	1636	800	1386	1265	428	—	—	—	—	—
2004	602	1182	531	607	1090	539	1103	744	281	—	—	—	—	6
2005	1054	1430	712	958	1853	1075	1602	920	382	—	—	—	—	46
2006	905	1652	732	1038	1509	1181	1613	1321	285	243	47	24	14	51
2007	1004	1703	916	1256	1698	1002	1815	1238	466	212	54	51	25	63
2008	993	1416	907	1177	1599	1002	1666	1306	560	162	48	48	26	76
2009	1373	1778	1039	1537	1595	865	2006	1385	497	198	70	70	25	103
2010	955	1456	737	1496	1230	744	2320	1472	367	145	56	31	28	0
2011	1016	1506	888	1751	1482	803	2414	1776	386	296	75	52	17	0
2012	1019	1525	931	1674	1642	798	2456	1821	454	248	116	50	25	21

说明：1988 年常德市行政区划包含慈利县。慈利县 1988 年传染病发病数 1725，死亡数 33。

表 2-6-1-4　1988—2012 年常德市各区县（市）甲、乙类传染病发病率统计表（1/10 万）

年度	武陵区	鼎城区	安乡县	汉寿县	澧县	临澧县	桃源县	石门县	津市市	德山开发区	西湖管理区	西洞庭管理区	贺家山原种场
1988	562.12	230.02	227.67	257.65	230.79	127.36	150.15	166.54	326.33	—	179.73	497.51	—
1989	468.00	135.60	200.87	314.04	227.86	344.05	168.15	164.72	339.34	—	37.12	361.22	—
1990	497.05	248.51	341.61	312.18	651.19	438.83	208.39	441.20	381.87	—	152.00	600.89	360.00
1991	413.91	190.85	311.48	216.27	351.38	333.57	213.58	302.60	321.82	—	337.18	597.73	268.66
1992	271.81	110.99	182.88	179.38	213.20	187.44	152.07	204.37	243.96	—	187.81	373.81	0.00
1993	355.63	96.37	247.05	176.96	181.96	154.85	144.78	213.68	249.48	—	88.32	—	—
1994	462.15	181.78	208.22	206.96	255.27	187.32	170.36	151.74	230.99	279.49	53.79	534.37	127.45
1995	256.66	158.13	141.98	146.97	285.33	185.75	160.86	175.14	217.08	351.73	12.14	—	58.79
1996	251.13	147.06	123.67	103.19	230.83	141.84	156.16	238.52	212.14	173.20	—	—	—
1997	257.29	163.13	129.88	235.50	215.13	186.74	149.71	203.28	204.32	240.33	—	—	—
1998	217.06	153.32	130.52	240.11	244.74	150.06	166.10	197.74	212.41	244.30	—	—	—
1999	167.40	98.24	118.81	201.08	231.15	169.33	146.80	193.30	178.83	170.03	—	—	—
2000	166.95	115.22	103.04	164.07	172.63	101.79	126.81	178.71	131.68	114.83	—	—	—
2001	143.30	105.53	91.21	152.66	173.81	89.54	93.58	174.73	108.46	124.62	—	—	—
2002	176.29	99.57	89.22	84.93	137.68	76.73	94.69	182.09	146.32	—	—	—	—
2003	135.09	96.57	85.47	86.32	186.27	183.65	142.56	182.21	161.51	—	—	—	—
2004	149.39	130.67	91.38	79.43	123.81	123.50	113.57	107.50	108.84	—	—	—	—
2005	204.16	173.76	131.57	126.00	226.16	262.30	174.16	137.69	159.97	—	—	—	—
2006	204.82	214.05	134.68	145.04	183.66	287.21	174.99	197.15	119.29	295.83	98.47	60.53	133.69
2007	226.22	220.66	168.35	175.28	206.88	243.73	197.06	184.84	195.56	258.09	113.13	128.62	238.73
2008	220.12	181.15	166.57	163.18	195.15	243.97	181.17	195.28	235.86	210.18	110.18	121.74	248.28
2009	303.77	229.58	190.30	212.46	194.67	210.49	218.11	207.10	209.77	256.26	160.36	179.19	241.01
2010	211.13	187.20	134.58	206.09	150.11	180.94	252.22	220.14	155.25	187.53	127.87	79.02	268.59
2011	191.58	191.29	168.94	232.23	179.20	200.21	282.36	296.26	153.75	326.52	164.86	130.95	161.15
2012	192.15	193.70	176.66	222.02	197.81	198.02	286.45	303.06	181.16	273.57	254.98	125.91	236.99

表 2-6-1-5　1990—2012 年常德市各区县（市）丙类传染病地区分布统计表

年度	武陵区	鼎城区	安乡县	汉寿县	澧县	临澧县	桃源县	石门县	津市市	德山开发区	西湖管理区	西洞庭管理区	贺家山原种场	地区不详
1990	199	255	323	480	944	158	341	303	153	—	46	0	0	—
1991	483	374	346	559	1860	418	296	289	179	—	42	0	0	—
1992	329	302	263	529	672	174	344	333	160	—	18	0	0	—
1993	197	262	268	481	725	163	408	252	185	—	10	—	—	—
1994	233	430	368	630	486	334	398	518	117	84	12	—	—	—
1995	345	411	217	635	767	435	300	1032	110	117	—	—	—	—
1996	301	471	269	658	606	257	383	782	129	78	—	—	—	—
1997	148	239	132	347	489	14	74	259	38	16	—	—	—	—
1998	190	114	133	94	429	55	112	258	12	18	—	—	—	—
1999	184	278	94	38	540	34	125	139	2	29	—	—	—	—
2000	98	78	104	30	342	53	131	129	4	2	—	—	—	—
2001	127	115	112	185	677	50	146	103	63	10	—	—	—	—
2002	206	127	89	129	593	76	186	114	3	—	—	—	—	—
2003	111	85	181	45	511	147	97	81	43	—	—	—	—	—
2004	175	264	9	140	529	7	64	103	13	—	—	—	—	0
2005	221	96	44	208	428	30	71	107	20	—	—	—	—	4
2006	174	114	26	210	332	94	141	115	19	60	1	2	0	6
2007	106	107	69	135	292	84	95	136	20	36	1	2	43	6
2008	604	624	471	307	800	248	868	302	84	177	5	40	13	6
2009	1330	1490	743	639	1337	688	713	803	284	265	41	44	20	21
2010	2565	2504	1111	1596	1340	800	1840	1067	271	366	57	41	29	0
2011	818	893	720	1472	1359	825	1765	938	333	282	64	27	16	0
2012	1439	1269	766	1697	1193	961	1721	1317	477	379	55	51	14	2

表 2-6-1-6　1988—2012 年常德市丙类传染病地区发病率统计表 (1/10 万)

年份	武陵区	鼎城区	安乡县	汉寿县	澧县	临澧县	桃源县	石门县	津市市	德山开发区	西湖管理区	西洞庭管理区	贺家山原种场
1990	74.60	27.59	59.61	65.15	110.03	37.83	36.00	44.80	63.58	—	114.62	0	0
1991	185.63	40.28	62.66	75.51	216.99	99.31	31.07	42.43	74.52	—	104.13	0	0
1992	122.67	32.32	47.39	70.97	78.50	41.23	36.00	48.78	66.61	—	44.48	0	0
1993	66.79	28.31	47.98	64.29	84.29	38.42	42.59	36.83	76.54	—	24.53	—	—
1994	104.34	46.17	65.43	83.74	56.16	78.30	41.22	75.22	47.92	107.69	29.34	—	—
1995	106.81	48.68	38.32	84.00	88.21	101.38	31.03	148.76	44.47	149.10	—	—	—
1996	85.41	57.01	47.12	86.83	69.18	59.56	39.07	112.29	51.54	99.34	—	—	—
1997	41.08	24.98	22.98	45.70	55.72	3.22	7.63	37.05	14.99	20.35	—	—	—
1998	51.88	13.18	23.08	12.38	48.90	12.60	11.93	37.02	4.71	22.67	—	—	—
1999	49.52	31.91	16.28	5.00	61.55	7.75	12.74	19.74	0.78	36.26	—	—	—
2000	26.05	8.40	18.01	3.94	38.97	12.18	13.42	18.30	1.56	2.50	—	—	—
2001	33.27	12.97	19.38	24.26	77.11	11.48	15.03	14.70	24.40	12.46	—	—	—
2002	53.25	14.30	15.39	16.88	67.53	17.51	19.19	16.41	1.15	—	—	—	—
2003	28.03	9.56	31.25	5.87	58.18	33.75	9.98	11.67	16.23	—	—	—	—
2004	43.43	29.18	1.55	18.32	60.09	1.60	6.59	14.88	5.04	—	—	—	—
2005	42.81	11.66	8.13	27.36	52.24	7.32	7.72	16.01	8.38	—	—	—	—
2006	39.38	14.77	4.78	29.34	40.41	22.86	15.30	17.16	7.95	73.04	2.10	5.04	0.00
2007	23.88	13.86	12.68	18.84	35.58	20.43	10.31	20.31	8.39	43.83	2.10	5.04	410.62
2008	133.89	79.83	86.50	42.56	97.63	60.38	94.39	45.16	35.38	229.64	11.48	101.45	124.14
2009	294.26	192.39	136.08	88.33	163.18	167.42	77.53	120.07	119.87	342.98	93.92	112.64	192.81
2010	567.06	321.95	202.88	219.87	163.54	194.56	200.04	159.57	114.64	473.34	130.15	104.51	278.18
2011	154.25	113.43	136.98	195.23	164.32	205.70	206.45	156.47	132.64	311.08	140.68	67.99	151.67
2012	271.35	161.18	145.35	225.07	143.72	238.47	200.73	219.18	190.34	418.08	120.90	128.43	132.71

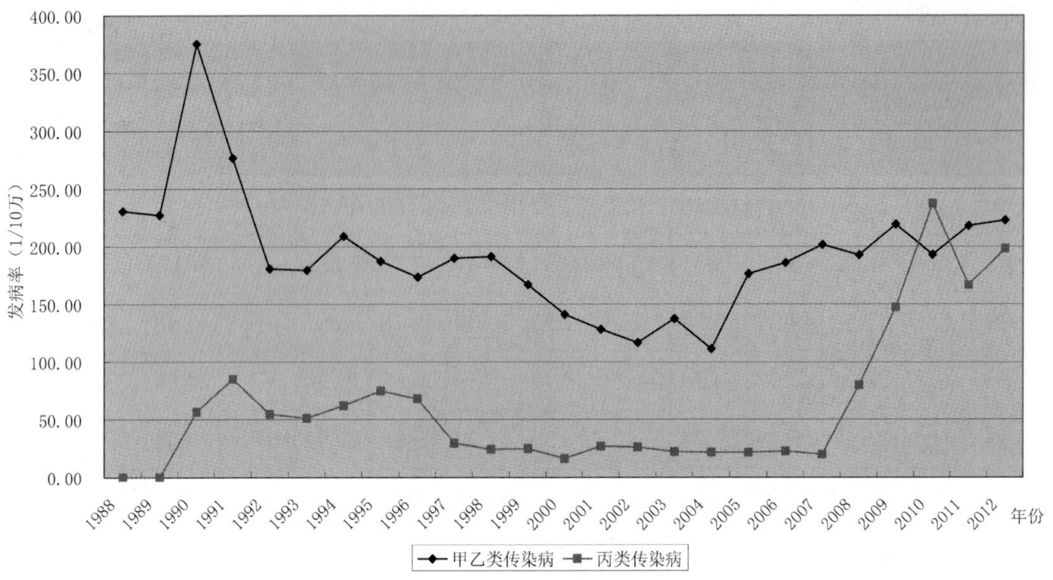

图 2-6-1　1988-2012 年常德市甲乙、丙类传染病分年度发病率示意图

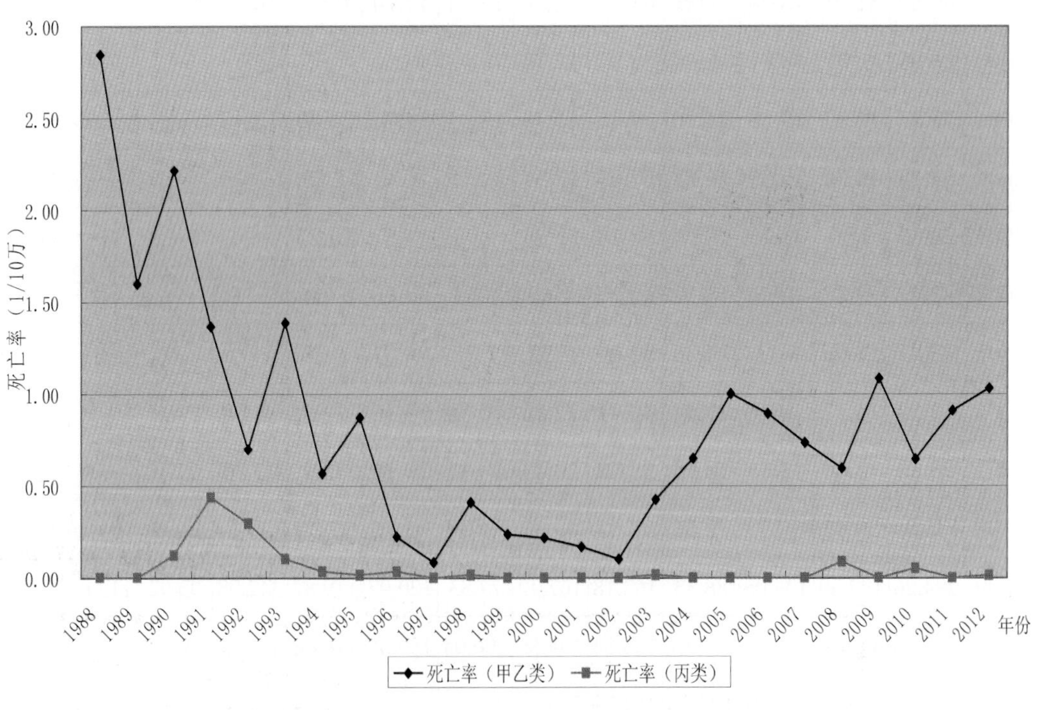

图 2-6-2　1988-2012 年常德市甲乙、丙类传染病分年度死亡率示意图

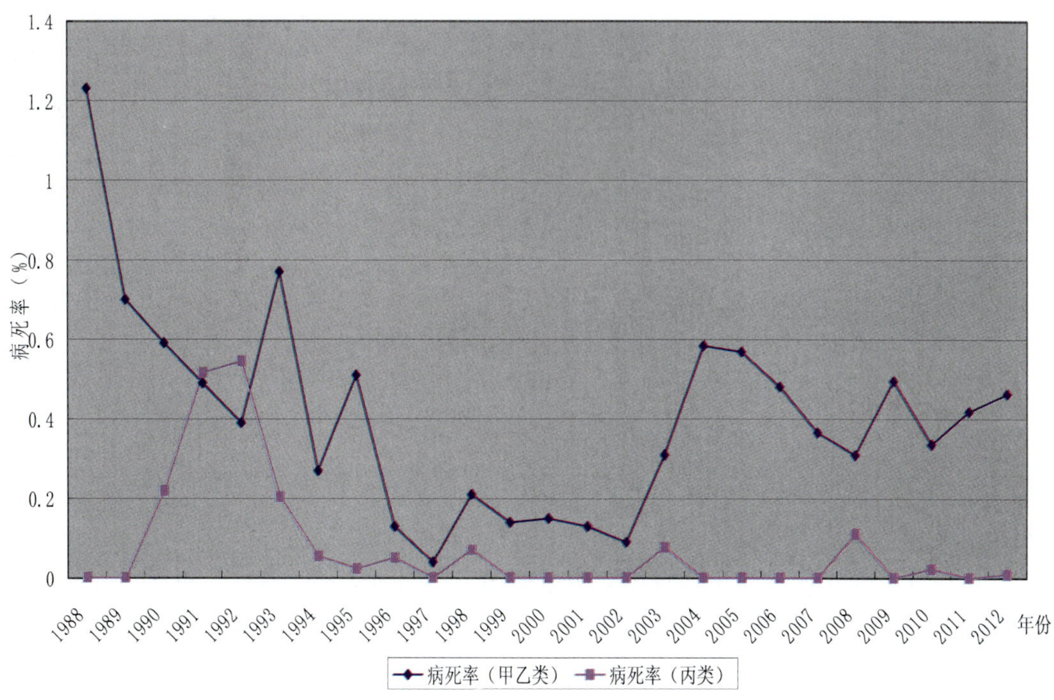

图 2-6-3 1988-2012 年常德市甲乙、丙类传染病分年度病死率示意图

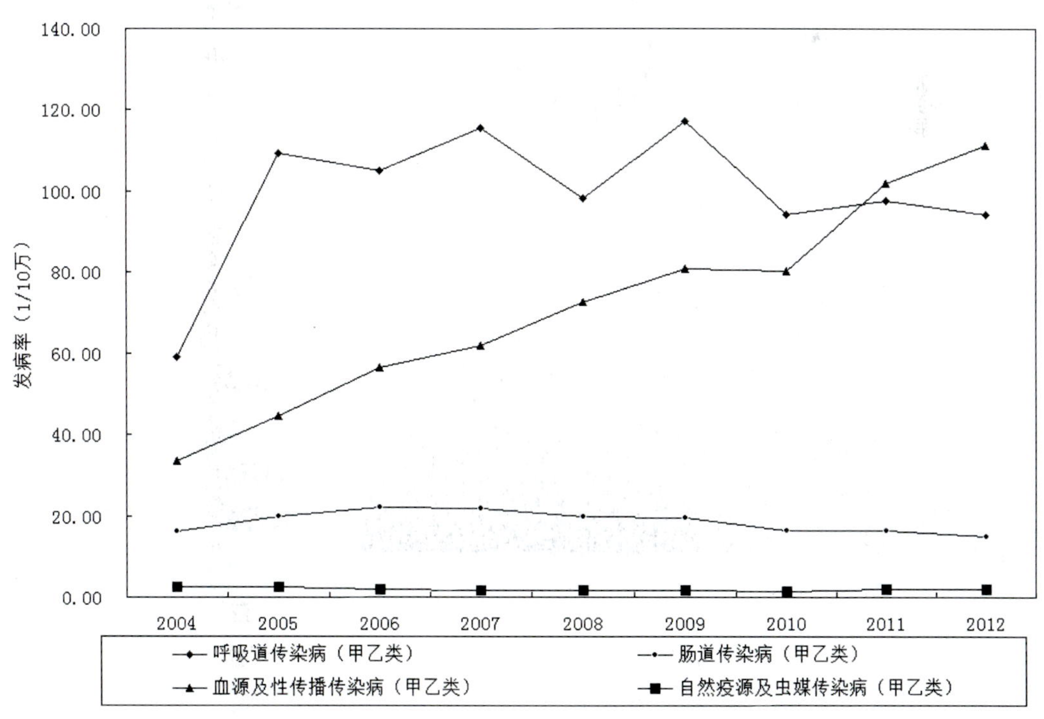

图 2-6-4　1988-2012 年常德市甲乙类传染病分类发病趋势示意图

第二节　免疫规划

一　冷链运转

常德市冷链*建设始于1984年，经历准备、试运转及全面运转三阶段。1988年年底，全市冷链全面运转。为完善和维持冷链运转，市政府每年拨款2万元作为冷链运转维持经费。1988—1989年，石门县政府拨款2.5万元，安乡、临澧、桃源、鼎城等县区政府也为冷链建设拨出专款。到1990年年底，全市已装备低温冷柜17台、疫苗运输车10辆、低温冷库1座、普通冷库6座、速冻器72台、普通冰箱350台、冷藏箱188只、冷藏包4494只、冰排22314个。市、县、乡、村各环节冷链运转正常。

1991年，市卫生局、市物价局、市财政局下发《关于统一收取全市疫苗冷链运转维持费的通知》，自1991年7月1日起执行。

1992年，按照全省统一要求，各地每年冷链运转均不少于6次，每次运转后以区县（市）为单位于次月5日前上报双月基础免疫接种情况统计表。

1994年，全市每两月冷链运转一次，冷链设备完好率在95%以上。

2000年，全市冷链运转6次，运转各类疫苗516.46万人份。城市及有条件的乡镇开设常年预防接种门诊，实行按日、按周、按旬或按月接种，农村每两个月冷链运转一次，石门、津市等县（市）实行以乡镇为单位定时定点接种。

2002年，市防疫站有冷链设备22台件，其中疫苗运输车1台、低温冷库1座、普通冷库1座、低温冰箱2台、疫苗运输箱16台。冷链设备均有专人负责每天上、下午各测量一次温度，并记录。

2000—2002年，全市共投入计划免疫、冷链装备经费925.06万元，其中60%用于计划免疫工作经费，40%用作冷链装备更新和维护。

表2-6-2-1　2012年常德市各疾控中心冷链设备统计表

单位	冷藏车	疫苗运输车	普通冷库		低温冷库		普通冰箱		冰衬冰箱		低温冰箱		冷藏箱	冷藏包	发电机
			座	容积（M^3）	座	容积（M^3）	台	容积（L）	台	容积（L）	台	容积（L）	台	只	台
市本级	1	0	3	44	1	8	0	—	0	—	4	1200	0	0	0

* 冷链是预防用、医用生物制品出厂、贮藏、运输、使用过程中，其各个环节始终处于产品所必需的低温环境下，以保证产品质量安全，减少损耗，防止污染的低温供应链系统，包括贮藏用冷库、冰箱，运输、使用时使用的冷藏箱、冰包等。

续上表

单位	冷藏车	疫苗运输车	普通冷库		低温冷库		普通冰箱		冰衬冰箱		低温冰箱		冷藏箱	冷藏包	发电机
			座	容积（M^3）	座	容积（M^3）	台	容积（L）	台	容积（L）	台	容积（L）	台	只	台
武陵	0	0	1	8	—	—	6	1746	2	536	5	700	4	0	1
鼎城	0	0	2	16	—	—	0	0	4	1072	3	540	0	0	1
汉寿	0	0	2	30	—	—	4	615	0	0	2	200	2	6	1
桃源	0	1	4	32	—	—	1	326	0	0	5	2136	0	30	1
临澧	0	1	2	16	—	—	5	1075	0	0	5	1148	6	3	1
石门	0	0	2	16	—	—	0	0	0	0	0	0	0	0	1
澧县	0	0	2	24	2	40	0	0	0	0	4	1280	4	90	1
津市	0	0	1	8	—	—	5	2095	4	1072	2	480	10	19	1
安乡	0	1	4	32	—	—	0	0	3	804	10	2002	1	0	1
德山	0	0	1	10	—	—	10	2618	0	0	2	480	3	26	1
柳叶湖	0	0	0	0	—	—	0	0	2	536	0	0	0	2	0
西湖	0	0	1	10	—	—	1	256	0	0	8	1208	1	0	0
西洞庭	0	0	0	0	—	—	6	1393	0	0	1	198	4	6	0
贺家山	0	0	0	0	—	—	6	505	0	0	1	4	2	10	0
合计	1	3	25	246	3	48	44	10629	15	4020	52	11576	37	192	10

表 2-6-2-2 2012 年常德市乡镇、街道（社区）接种点冷链设备统计表

单位	接种单位数	普通冰箱		冰衬冰箱		低温冰箱		冷藏箱	冷藏包
		台	容积（升）	台	容积（升）	台	容积（升）	台	只
武陵	31	37	7335	0	0	4	649	25	65
鼎城	43	73	10485	4	1072	31	9880	0	565
汉寿	39	58	11823	10	2680	30	3000	3	1002
桃源	49	111	23585	10	2680	0	0	1	219
临澧	23	63	13347	10	2680	4	560	4	220

续上表

单位	接种单位数	普通冰箱		冰衬冰箱		低温冰箱		冷藏箱	冷藏包
		台	容积（升）	台	容积（升）	台	容积（升）	台	只
石门	23	134	25354	13	3484	4	640	20	398
澧县	38	114	19021	13	3334	0	0	0	1081
津市	14	20	4528	0	0	0	0	13	59
安乡	26	44	8740	4	936	0	0	40	30
德山	7	16	3051	2	536	4	626	0	32
柳叶湖	2	4	882	0	0	1	100	1	38
西湖	8	9	2079	5	1340	8	1208	7	0
西洞庭	6	5	1280	0	0	0	0	4	11
贺家山	2	3	768	0	0	0	0	3	0
合计	311	691	132278	71	18742	86	16663	121	3720

二　计划免疫

常德市的计划免疫始于1976年下半年。1988年，各区县（市）防疫站均设有计划免疫科，专业人员稳定。各区乡或办事处卫生院均有一名防疫专干，各村均有一名乡村医生从事计划免疫工作。

1988年5月，配合省防疫站完成“四苗”（卡介苗、百白破疫苗、麻疹疫苗、小儿麻痹糖丸）血清学调查400人，对针对性疾病全部进行个案调查。6月，武陵区、安乡县、临澧县和澧县经省防疫站考核，省卫生厅认定，计划免疫工作已达部颁标准。

1989年3月，临澧县被抽样代表湖南省接受卫生部、联合国儿童基金会、世界卫生组织计划免疫考核评审，麻疹疫苗、脊髓灰质炎糖丸、百白破三联混合制剂和卡介苗的接种率分别为99.52%、99.52%、99.52%和100%，四苗全程免疫接种率为99.52%，四种主要传染病已控制在部颁标准以下，计划免疫工作达到国家规定标准，实现第一个85%目标，即以省为单位“四苗”覆盖率达85%。

1990年，为迎接计划免疫第二个85%审评，市政府成立计划免疫迎接审评领导小组，副市长刘昌进任组长，市政府副秘书长王德胜、市卫生局局长龙森泉任副组长。领导小组办公室设市卫生局，市卫生局副局长蒋祖建兼办公室主任。根据卫生部《计划免疫工作考核办法》及其《补充规定》，市卫生局和市防疫站组成考核小组，于4月16日至5月11

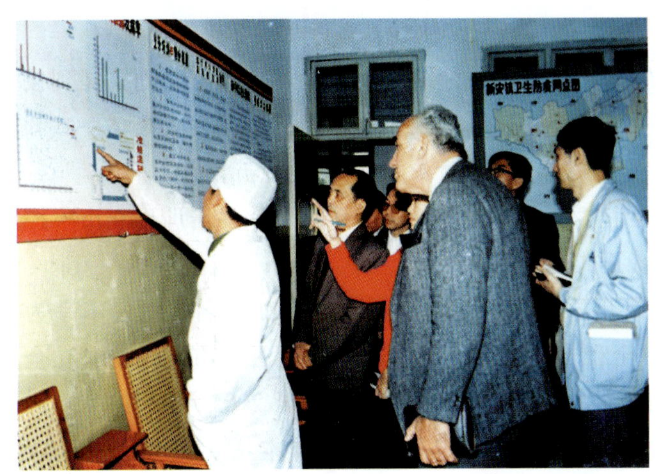
1988 年 10 月 14 日，世界卫生组织总部规划处官员费克曼·诺维奇（前右）在临澧县新安镇卫生院检查计划免疫工作情况。左二为时任湖南省卫生厅厅长王蔚文

（临澧县卫生局供稿）

日对桃源县、石门县及鼎城区的计划免疫工作进行考核，认为三区县计划免疫工作达到部颁标准。

1991 年，全市针对计划免疫第二个 85%达标迎审进行 4 轮督导检查，并对石门县进行计划免疫迎审模拟考核。1 月 20—26 日，市卫生局抽查石门县 30 个村 210 名儿童进行“四苗”接种考核，并对 2 个乡 4 个村进行全面审评，结果：总建卡率 100%，“四苗”全程覆盖率 96.19%，其中单苗接种：卡介苗、糖丸疫苗各为 99.52%，麻疹疫苗为 99.05%，百白破为 97.62%。3 月，市卫生局组织计免人员配合省审评组对安乡县进行审评。该县计划免疫队伍建设、科学管理、监督监测、社会动员等方面成效显著，“四苗”单苗接种率和“四苗”全程接种率均达 100%，卡痕率为 99.5%，名列全省前茅，实现第二个 85%目标，即以县为单位“四苗”覆盖率达 85%。

1992 年起进行以乡为单位的第三个 85%目标建设。1996 年 2 月，澧县大坪乡、桃源县盘塘乡、鼎城区雷公庙镇代表常德市接受全国计划免疫第三个 85%审评。澧县大坪乡建卡率、建证率、“四苗”接种率、卡证相符率、糖丸强化免疫投服率均为 100%，卡介苗卡痕率 88.80%，乙肝疫苗接种率 65.5%。桃源县盘塘乡、鼎城区雷公庙镇也达到审评目标，实现第三个 85%目标，即以乡为单位“四苗”覆盖率达 85%。

2001 年 5 月，常德市每个区县（市）随机抽取 30 个村（居委会）为调查点，每个点随机抽取 7 名 12 ~ 24 月龄儿童为调查对象，结果：全市共调查 2100 名儿童，建卡率为 99.48%；建证率为 99.57%；1260 名儿童卡介苗卡痕率为 95.79%。单苗接种率，卡介苗为 98.43%，脊灰糖丸为 98.57%，百白破为 97.24%，麻疹

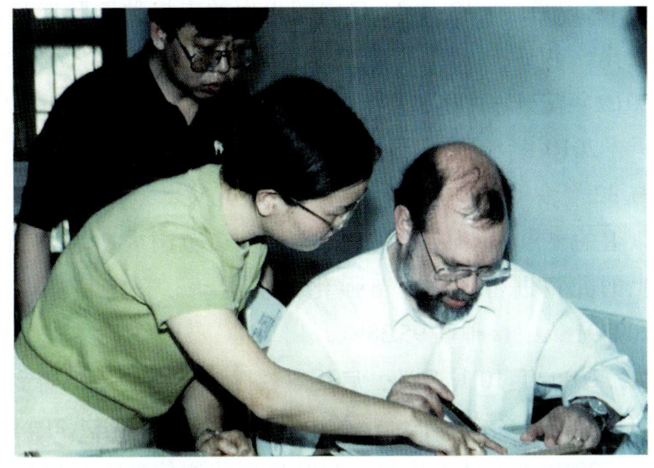
世界卫生组织代表（右一）检查常德市计划免疫卡册系统

（市疾控中心供稿）

疫苗为96.95%，乙肝疫苗为92.52%。“四苗”全程接种覆盖率为95.24%。

2003年7月30日，常德市将新生儿乙肝疫苗接种纳入免疫规划，免疫规划扩展到接种5种疫苗预防7种疾病（卡介苗—结核病，乙肝疫苗—乙型肝炎，百白破疫苗—百日咳、白喉、破伤风，麻疹疫苗—麻疹，脊灰糖丸—脊髓灰质炎），称“五苗防七病”。

2004年9月22日，历时两天的全市“免疫规划信息管理系统”软件培训班在市疾控中心结束，全市免疫规划信息管理系统正式运行。

2006年5—6月，市疾控中心开展儿童“五苗”接种率调查。2114名儿童建卡率为99.48%，建证率为98.91%。“五苗”全程合格接种率为95.60%。8月，市疾控中心在全市进行流动儿童免疫接种率调查。调查对象：凡2004年7月1日至2005年6月30日出生已满1周岁的流动儿童及在辖区内连续居住3个月7岁以下的非本乡（镇）户籍儿童，结果“五苗”全程合格接种率为81.63%。

2008年10月1日，常德市启动扩大国家免疫规划工作。至2010年7月1日，免疫规划扩展至14苗预防15种疾病，包括乙肝疫苗、卡介苗、脊灰减毒活疫苗、百白破疫苗、白破二联疫苗、麻腮风疫苗、麻风（麻疹、风疹）疫苗、A群流脑疫苗、A+C群流脑疫苗、乙脑减毒活疫苗、甲肝减毒活疫苗等，以预防乙型肝炎、结核病、脊髓灰质炎、百日咳、白喉、破伤风、麻疹、甲型肝炎、流行性脑脊髓膜炎、流行性乙型脑炎、风疹、流行性腮腺炎、流行性出血热、炭疽和钩端螺旋体病等15种传染病。

2009年5月15—16日，省卫生厅麻疹疫苗强化免疫评估小组按照《湖南省2009年麻疹疫苗强化免疫接种率省级评估方案》对常德市进行评估，随机抽查桃源县桃花源镇、郑家驿乡和漳江镇。经过认真核对，确认100名调查儿童中有97名及时进行接种，接种率为97%，达到以县为单位接种率不低于95%的要求。6—7月，各区县（市）组织“七苗”接种率调查，“七苗”全程接种合格率95.23%。10月15日，全市完成1994年1月1日至2001年12月31日之间出生的未接种乙肝疫苗或未完成全程接种目标儿童的摸底工作，共调查395126人，应补种257231人。12月，对上述对象进行乙肝疫苗补种。2010年7月，乙肝疫苗补种工作全面完成，实际补种24.19万人，接种率为98.33% 。

2010年8月，按照《湖南省2009—2010年补种乙肝疫苗项目评估方案》，全市共抽查32个乡镇（办事处）996名适龄儿童，调查接种率99.29%，达到国家规定接种率90%以上的要求。9月11—20日，对全市范围内2005年10月10日至2010年12月31日出生的儿童进行麻疹疫苗强化免疫活动。全市目标儿童摸底数为219736人，实际接种209591人，接种率95.38%。

2011年10月8日，启用急性弛缓性麻痹病例监测信息报告管理系统。“中国疾病预防控制信息系统”平台建立“急性迟缓性麻痹（AFP）病例监测信息报告管理系统”。

2012年1月1日起，AFP病例监测信息不再通过中国免疫规划监测信息管理系统报告。市疾控中心自筹资金启动常德市免疫规划信息管理平台，接收各产科医院及接种单位录入上传的儿童预防接种个案信息，实现产科和预防接种门诊预防接种信息共享。

三　预防接种异常反应监测与处理

2004年，调整常德市预防接种异常反应（AEFI）诊断处理领导小组及专家库成员。领导小组组长罗先樵，副组长彭进、向绪林，成员4人，专家库成员向绪林、陈杰之等13人。对2起预防接种异常反应进行调查和鉴定诊断。

2005年，妥善调查处理15起预防接种反应和纠纷。

2008年，全市报告疑似预防接种异常反应共21例。

2010年，成立市预防接种异常反应调查诊断小组。组长彭进，副组长江永平、郭志忠、辜宏胜，成员17人。2010—2012年，全市报告AEFI 501例。其中2012年231例，其中一般反应201例，异常反应24例，偶合症6例。一般反应中发热、红肿、硬结201例，异常反应中过敏性皮疹9例、荨麻疹5例、卡介苗淋巴结炎3例、血管性水肿2例、过敏性休克1例、其他4例。48小时报告率为99.57%，48小时调查率为100%，3日内调查表报告率93.33%，AEFI个案完整率100%。

第三节　传染病监测与控制

1988—2012年，常德市先后发生甲、乙、丙类传染病共31种，其中甲类1种（霍乱），乙类22种（艾滋病、病毒性肝炎、甲型H1N1流感、麻疹、出血热、狂犬病、乙脑、登革热、炭疽、痢疾、肺结核、伤寒+副伤寒、流脑、百日咳、新生儿破伤风、猩红热、布鲁氏菌病、淋病、梅毒、钩体病、血吸虫病、疟疾），丙类8种（流行性感冒、流行性腮腺炎、风疹、急性出血性结膜炎、麻风、斑疹伤寒、其他感染性腹泻病、手足口病）。20世纪80年代中期，随着改革开放，人口大量流动，已被消灭几十年的性病又死灰复燃，淋病、梅毒等性传播疾病年发病率逐年上升。1996年以后，艾滋病和HIV（人类免疫缺陷病毒）感染者逐渐被发现。

一　鼠　疫

1942年，常德因日寇人为传播人间鼠疫导致流行后，至2012年已70年未见发病。根据《全国鼠疫监测工作方案》要求，1988—2002年，常德市和桃源县卫生防疫站分别在武陵区、鼎城区石公桥镇和桃源县城关镇设立固定监测点，继续在三个历史疫源点布笼捕鼠，进行鼠间鼠疫监测。

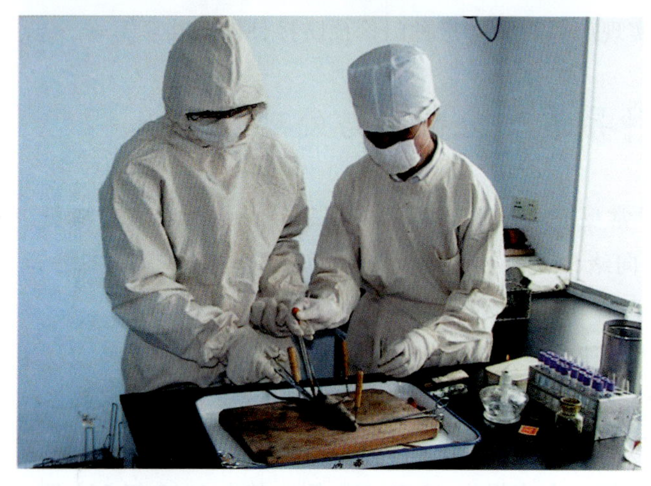

市疾控中心工作人员检测捕获的老鼠

1990 年，在武陵区茉莉村、桃源县人民医院周边捕获 2 只褐家鼠，应用放射免疫法检出 2 份阳性血清，经全国鼠布基地复核认可，其滴度分别为 1∶160 和 1∶640。1991 年，在桃源县人民医院周边捕获 1 只阳性鼠，检出阳性血清 1 份，其抗体滴度为 1∶160。

2003 年，湖南省鼠间鼠疫监测方案确定常德市、桃源县分别为省级监测点，监测工作从此分开。常德市监测点定在鼎城区石公桥镇。

2010 年 12 月 11 日，召开常德市鼠疫监测工作总结表彰暨鼠疫监测历年资料整理汇编研讨会。

二 霍 乱

1988 年 10—11 月，安乡县航运公司、汉寿县罐头嘴乡、周文庙乡各报告 1 例输入性霍乱。市、县防疫站负责人和专业人员及时赶到病人所在地进行追踪调查和疫点处理，对可疑对象进行疫源检索，对密切接触者采取预防服药等措施，未出现续发病例。

1989—1991 年，各区县（市）医院坚持开设肠道门诊，大多数县级以上医院做到肠道门诊“四专”（专人、专室、专设备、专登记）。调整充实霍乱防治机动队。1991 年，全市共有机动队 18 个、队员 574 人，培训办班 32 期，受训 687 人。常年开设肠道门诊 32 个，季节性开放 76 个。5—10 月，全市医院肠道门诊共登记腹泻病人 12760 人次，可疑者及时由当地防疫站调查处理。做到“逢疑必检、逢泻必检”，全市共完成肠道腹泻患者大便检测 4133 人份，均阴性。全市共确立水源监测点 52 处。5—10 月，采水样 1138 份进行检索，未检出阳性。各区县（市）在流动人员较多的车站、码头、招待所、旅社等设立义务疫情报告员 46 名，并对其进行卫生知识培训。义务报告员严格登记来往疫区的人员，及时报告可疑腹泻病人 4 例，均由当地防疫站进行了处理。汉寿县、安乡县、鼎城区还对水上作业人员进行摸底调查，造册登记，进行卫生宣传，定期进行访视，督促其搞好饮水消毒以及饮食、粪便的管理。

1994 年 6 月，澧县王家厂镇刘启晓（53 岁）赴厦门市探亲，8 月 11 日发病，当地防疫站确诊为霍乱（小川型）。9 月 24—28 日，津市市、鼎城区、澧县共发生霍乱 3 例，疑似 1 例。9 月 28 日上午 10 时，澧县采水样 11 份，其中 4 份检出小川型霍乱弧菌，阳性水

表 2-6-2-3 1988-2012 年常德市儿童计划免疫/免疫规划疫苗接种统计表

单位：人份

年度	卡介苗			脊灰疫苗			百白破疫苗			麻疹疫苗			乙肝疫苗			乙脑疫苗			流脑疫苗			甲肝疫苗		
	应种	实种	接种率%	应种	实种	接种率%	应种	实种	接种率%	应种	实种	接种率%	应种	实种	接种率%	应种	实种	接种率%	应种	实种	接种率%	应种	实种	接种率%
1988	34596	31936	92.31	96798	91813	94.85	90816	84077	92.58	21520	19740	91.73	—	—	—	—	—	—	—	—	—	—	—	—
1989	33570	33107	98.62	98346	94363	95.95	92537	86901	93.91	25560	24727	96.74	—	—	—	—	—	—	—	—	—	—	—	—
1990	34018	33586	98.73	99402	94561	95.13	90796	86138	94.87	24806	23060	92.96	—	—	—	—	—	—	—	—	—	—	—	—
1991	29960	28648	95.62	105432	101826	96.58	96372	91920	95.38	28930	27055	93.52	—	—	—	—	—	—	—	—	—	—	—	—
1992	30852	30034	97.35	106528	104206	97.82	95481	91289	95.61	29460	27784	94.31	—	—	—	—	—	—	—	—	—	—	—	—
1993	31576	31008	98.20	109764	108008	98.40	97654	94822	97.10	30820	29803	96.70	76890	60682	78.92	—	—	—	—	—	—	—	—	—
1994	32764	31643	96.58	110256	108878	98.75	99082	96427	97.32	31562	30148	95.52	80590	64520	80.06	—	—	—	—	—	—	—	—	—
1995	34890	34318	98.36	113562	111995	98.62	97265	94123	96.77	32284	31309	96.98	83652	69205	82.73	—	—	—	—	—	—	—	—	—
1996	35026	34473	98.42	118567	115745	97.62	98391	96581	98.16	32685	31142	95.28	86937	74192	85.34	—	—	—	—	—	—	—	—	—
1997	35867	35053	97.73	119468	118166	98.91	100365	98047	97.69	35564	34266	96.35	91586	78874	86.12	—	—	—	—	—	—	—	—	—
1998	36290	35579	98.04	120376	118655	98.57	101648	99066	97.46	36820	35944	97.62	96250	83718	86.98	—	—	—	—	—	—	—	—	—
1999	37042	36631	98.89	125890	124014	98.51	112694	110068	97.67	38590	37567	97.35	98739	87818	88.94	—	—	—	—	—	—	—	—	—
2000	37892	37513	99.00	126158	124291	98.52	124260	120470	96.95	40627	39368	96.90	99850	88198	88.33	—	—	—	—	—	—	—	—	—
2001	37040	36796	99.34	124107	123549	99.55	123537	122833	99.43	39962	39709	99.37	101750	101075	99.34	—	—	—	—	—	—	—	—	—
2002	36260	35749	98.59	119820	117807	98.32	120167	117692	97.94	39082	37624	96.27	102590	99543	97.03	—	—	—	—	—	—	—	—	—
2003	36803	35369	96.10	116277	113260	97.41	117230	114679	97.82	38854	37855	97.43	105342	103999	98.73	—	—	—	—	—	—	—	—	—
2004	37850	36468	96.35	117908	115738	98.16	125640	121657	96.83	39980	38237	95.64	107365	105347	98.12	—	—	—	—	—	—	—	—	—
2005	38290	37386	97.64	128650	125279	97.38	138560	135401	97.72	40026	38581	96.39	112568	109472	97.25	—	—	—	—	—	—	—	—	—
2006	38857	37994	97.78	129825	127670	98.34	132561	130665	98.57	43950	42829	97.45	113580	112626	99.16	—	—	—	—	—	—	—	—	—
2007	39685	39137	98.62	135614	134461	99.15	140920	139764	99.18	47802	46975	98.27	120960	120029	99.23	—	—	—	—	—	—	—	—	—
2008	41366	41212	99.63	180272	179588	99.62	215966	215066	99.58	72684	70438	96.91	126564	126324	99.81	35819	35114	98.03	110374	108998	98.75	22	22	100
2009	40757	40735	99.95	186184	185950	99.87	226911	226556	99.84	79222	77156	97.39	131259	131145	99.91	81624	81523	99.88	133269	133102	99.87	846	846	100
2010	45604	45570	99.93	194973	194761	99.89	229362	229130	99.90	92493	92391	99.89	147498	147398	99.93	87591	87495	99.89	161147	161005	99.91	28498	28463	99.88
2011	46800	46780	99.96	191554	191393	99.92	231217	230974	99.89	96092	96003	99.91	144502	144424	99.95	95361	95248	99.88	170537	170366	99.90	45063	45015	99.89
2012	52985	52977	99.98	207410	207280	99.94	245244	245076	99.93	97126	97053	99.92	156574	156508	99.96	94553	94470	99.91	166554	166413	99.92	46762	46736	99.94

表 2-6-3-1　1988—2012 年常德市鼠疫监测啮齿动物密度及分类统计表

年度	布笼（笼）	捕鼠（只）	捕鼠率（%）	分　类（只）					
				褐家鼠	小家鼠	黄胸鼠	黑线姬鼠	罗赛鼠	鼩鼱
1988	17738	1529	8.62	1444	73	10	0	0	2
1989	14148	1562	11.04	1537	24	0	0	0	1
1990	9197	1616	17.57	1558	47	11	0	0	0
1991	39359	4054	10.30	3814	159	69	10	0	2
1992	20700	2015	9.73	1951	44	16	0	2	2
1993	12390	1218	9.83	1186	29	1	0	0	2
1994	5374	588	10.94	554	25	1	3	2	3
1995	22380	1968	8.79	1853	27	74	6	0	8
1996	22698	2174	9.58	2040	78	26	30	0	0
1997	15680	1416	9.03	1337	50	23	6	0	0
1998	23636	2013	8.52	1971	29	10	3	0	0
1999	31600	2223	7.03	2096	61	23	43	0	0
2000	29900	1208	4.04	1107	39	43	19	0	0
2001	42800	2024	4.73	2007	12	3	2	0	0
2002	4320	312	7.22	279	19	13	1	0	0
2003	2537	124	4.89	96	20	7	1	0	0
2004	2633	117	4.44	106	10	1	0	0	0
2005	2494	180	7.22	164	15	0	1	0	0
2006	3278	234	7.14	227	3	3	1	0	0
2007	4400	263	5.98	247	4	12	0	0	0
2008	4800	260	5.42	234	5	16	5	0	0
2009	4800	279	5.81	254	23	2	0	0	0
2010	4800	265	5.52	240	25	0	0	0	0
2011	4800	304	6.33	265	39	0	0	0	0
2012	5000	275	5.50	240	26	9	0	0	0
合　计	351462	28221	8.03	26807	886	373	131	4	20

表 2-6-3-2　常德市 1988-2012 年鼠疫 F1 抗体检验统计

年度	鼠血清			人血清		
	份数	阳性数	阳性率（‰）	份数	阳性数	阳性率（‰）
1988	1529	0	0.00	0	0	—
1989	1562	0	0.00	0	0	—
1990	1616	2	1.24	0	0	—
1991	4054	1	0.25	336	0	0.00
1992	2015	0	0.00	0	0	—
1993	1218	0	0.00	0	0	—
1994	588	0	0.00	0	0	—
1995	1968	0	0.00	0	0	—
1996	2174	0	0.00	0	0	—
1997	1416	0	0.00	0	0	—
1998	2013	0	0.00	0	0	—
1999	2223	0	0.00	0	0	—
2000	1208	0	0.00	0	0	—
2001	2024	0	0.00	0	0	—
2002	312	0	0.00	0	0	—
2003	123	0	0.00	0	0	—
2004	117	0	0.00	0	0	—
2005	180	0	0.00	452	0	0.00
2006	234	0	0.00	400	0	0.00
2007	249	0	0.00	400	0	0.00
2008	260	0	0.00	400	0	0.00
2009	279	0	0.00	402	0	0.00
2010	265	0	0.00	409	0	0.00
2011	304	0	0.00	309	0	0.00
2012	275	0	0.00	0	0	—
合计	28206	3	0.11	3108	0	0.00

说明：1988-2004 年使用放射免疫法，2005-2012 年使用微量间接血凝法

样处于九垸乡甘家湾水上渔场和羊湖口段。疫情发生后，市政府下发紧急通知，要求市直各有关单位加强饮水卫生管理，各水厂要强化饮水消毒，要在原有消毒药投放量的基础上再加大50%；要求出厂水氯的含量在0.6毫克/升、管网末梢水在0.1毫克/升以上。城、乡自备集中式生活饮用水也要严格进行饮水消毒。卫生监督机构要对所有集中式生活饮用水进行卫生监测。市、区县（市）卫生局、防疫站坚持24小时值班制，发现疫情随时上报，并组织机动队员350多人次深入疫区开展防治。全市共下发漂白粉9.5吨，漂白精片、“84”消毒液3952瓶，四环素等药物143.2万片，对重点人群进行预防服药，疫情未继续扩散。9月23日至10月14日，全市共发生霍乱13例，死亡1人；全市总发病率为0.22/10万，病死率为7.69%；查出带菌者8例，带菌率为0.14/10万。病人及带菌者粪便培养查出霍乱弧菌21株，经血清学分型均确定为小川型。检测地面水和水产品，霍乱弧菌培养阳性19份，也属小川型。

1998年，常德市发生特大洪涝灾害。8月4日、5日，被洪水围困数天的澧县澧南乡徐湖村7组村民张如元和官垸乡东兴村5组村民简常桂因腹泻先后入院治疗，被确诊为小川型霍乱。截至8月7日18时，经对58份内环境检索发现3例健康带菌者。8月6日，桃源县防疫站根据怀化洪江市防疫站提供的疫情线索，在该县陬市镇发现一例霍乱病人，立即进行疫点处理，防止了疫情扩散。8月15日上午9时20分，石门县人民医院报告一例可疑霍乱病人。患者女，23岁，系县城关兰园宾馆点菜厅工作人员。市防疫站接到疫情报告后，于当日下午15时30分确认患者为小川型霍乱。全市发放漂白精片1672万片、明矾120吨，发放漂白粉200吨、生石灰300吨。共检索重点人群57529人，搜索出病人10例、健康带菌者63例。在沅、澧两大水系各地段进行科学布点，共采水样9903份，发现霍乱阳性水点61处，对疫点和水点阳性处进行严密封锁和消毒。组织卫生宣传教育，动员群众大搞以除害灭病为中心的爱国卫生运动，加强食品卫生和饮用水卫生管理，取缔露天饮食摊担，各疫区疫点均未发生霍乱二代病例。

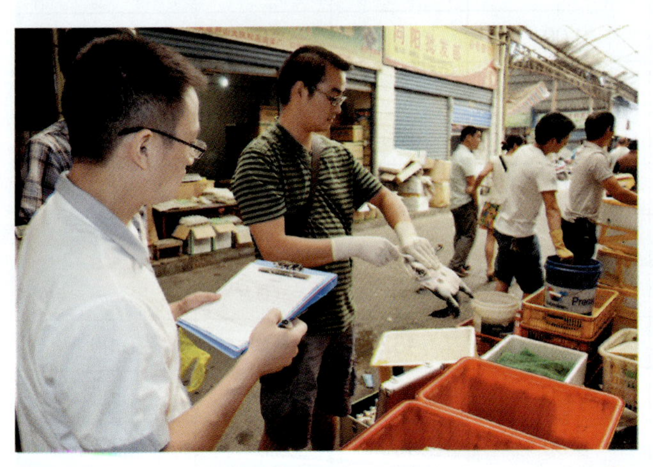

市疾控中心工作人员在水产品市场抽检甲鱼是否携带霍乱弧菌

2010年8月11日，澧县、津市分别报告霍乱患者各1例。经省、市、县全面调查，确定为一起聚餐引起的食源性霍乱暴发。主要与进食带有霍乱弧菌的甲鱼相关，病人排泄物和甲鱼均检测出O_{139}型霍乱弧菌。截至9月4日，分别从甲鱼、牛蛙以及储存甲鱼和牛

表 2-6-3-3 1988—2012 年常德市霍乱内、外环境检索统计表

年度	内环境			外环境		
	检索数	阳性数	阳性率（1/万）	检索数	阳性数	阳性率（1/万）
1988	3524	4	11.35	720	0	0.00
1989	3500	0	0.00	830	0	0.00
1990	4081	0	0.00	1048	0	0.00
1991	4133	0	0.00	1138	0	0.00
1992	3869	0	0.00	1227	0	0.00
1993	3670	0	0.00	0	0	—
1994	3551	21	59.14	926	19	205.18
1995	3826	0	0.00	1238	0	0.00
1996	4125	0	0.00	1620	0	0.00
1997	3812	0	0.00	1216	0	0.00
1998	57529	73	12.69	9903	61	61.60
1999	12012	8	6.66	10798	29	26.86
2000	8967	0	0.00	4989	0	0.00
2001	8264	0	0.00	4408	0	0.00
2002	9981	0	0.00	4681	0	0.00
2003	8653	0	0.00	3972	0	0.00
2004	9061	0	0.00	3968	0	0.00
2005	6398	0	0.00	3376	0	0.00
2006	7691	0	0.00	3357	0	0.00
2007	9816	0	0.00	3682	0	0.00
2008	8859	0	0.00	4132	0	0.00
2009	8880	0	0.00	3654	0	0.00
2010	7876	3	3.81	5104	39	76.41
2011	6543	0	0.00	4234	12	28.34
2012	5957	0	0.00	4166	13	31.20
合计	214578	109	5.08	84387	173	20.50

蛙的容器中检出 21 株霍乱弧菌，其中武陵区检出 18 份（O_{139} 霍乱弧菌 11 份、O_1 群霍乱弧菌 7 份）、津市检出 2 份（O_{139} 型霍乱弧菌）、澧县检出 1 份（O_{139} 型霍乱弧菌）。经市场追踪查明，带菌水产品均来自武陵区美江综合大市场的 12 个水产行，其进货渠道主要来自湖北应城、沙市、浙江杭州和江苏南京四地，未发现本地带菌水产品。31 株霍乱弧菌（O_1 群 13 株、O_{139} 群 18 株）送省疾控中心进行霍乱毒素基因检测，结果 13 株 O_1 稻叶型霍乱弧菌 CT 基因检测均为阴性；18 株 O_{139} 霍乱弧菌检测均为阳性，表明其有致病性。

2011 年 5—10 月，按照《湖南省 2011 年霍乱弧菌实时荧光 PCR 法监测海水产品方案》，对常德市最大的甲鱼批发销售市场美江综合大市场的市售甲鱼每月监测 2 次，每次采样 15 份，全年共采集标本 180 份，检出阳性标本 8 份，阳性率为 4.4%。8 份阳性标本中，O_{139} 群 4 份、O_1 群稻叶型 1 份、小川型 3 份。

2012 年，全市无霍乱疫情报告。共登记腹泻病人 8182 例，检索 5957 例，未发现霍乱病例。5—10 月，全市采集并检测食品和外环境样品 4166 份，从甲鱼样本中分离出霍乱弧菌 13 株，其中 O_{139} 群 5 株、O_1 群 8 株。

三　病毒性肝炎

1988 年，鼎城区灌溪乡乐富村及乐富村中心小学肝炎流行，血清学检查 573 人，查出传染性肝炎患者 124 人，及时进行隔离治疗，控制了疫情蔓延。

1989 年，桃源县城关镇甲型肝炎流行，首例病人发生在 1988 年 11 月中旬。2 月 13—21 日，桃源县人民医院门诊和县防疫站抽血化验 2220 人份，肝功能异常者 500 人，占 22.5%。

1991 年 3 月 30 日至 5 月 3 日，石门县磨岗隘乡中心小学 345 名学生中发生“甲肝”暴发流行，经化验有肝功能损害的 137 人，其中发病 111 人。杜水乡泽滋塔小学 122 名学生，有肝功能损害的 47 人，其中发病 43 人。

1992 年，全市接种甲肝疫苗 2 万人份、乙肝疫苗 6 万人份（不含基层自行组织疫苗）。

1993 年，农村新生儿乙肝疫苗接种工作在德山乡试点。全市接种乙肝疫苗 2 万余人份。

1996 年 5 月，开展乙肝疫苗接种率调查。全市城镇共调查 1260 人，合格接种率 92.22%；农村共调查 1381 人，合格接种率 76.90%。

1998 年，配合省防疫站开展甲肝免疫策略研究，对武陵区北正街小学、武陵镇常沅小学 10 岁以下学生分别采血 852 份和 621 份进行甲肝免疫抗体检测。北正街小学筛查出无甲肝抗体的学生 563 人，阴性率为 66.08%；常沅小学筛查出无甲肝抗体的学生 307 人，阴性率为 50.25%；均注射不同剂量的甲肝疫苗和乙肝疫苗进行免疫效果观察。

2012 年，全市共抽取 1～59 岁年龄组人群 827 人检测乙肝表面抗原，乙肝表面抗原阳性率为 7.50%，乙肝保护性抗体阳性率为 64.81%。其中 4 岁以下儿童乙肝表面抗原阳性率为 4.73%，保护性抗体阳性率为 72.3%。四岁以下儿童乙肝表面抗原阳性率，基础免疫工作较扎实的区县较低。

自推广普及甲肝、乙肝疫苗接种后，常德市未再发生肝炎流行。

四　脊髓灰质炎

1983 年，常德市发生 1 例脊髓灰质炎（简称脊灰），后未再发生。1990 年 2—4 月，石门县、临澧县各发生一例原因不明的下肢肌力减退并出现跛行的患儿，均经市一医院临床诊断为“疑似脊髓灰质炎”。3—5 月，汉寿县、桃源县各发生 1 例原因不明的下肢肌力减退并出现跛行的患儿，分别经汉寿县人民医院、市一医院临床诊断为“疑似脊髓灰质炎”。市防疫站在追溯传染源、疫点处理和以糖丸疫苗应急投服为主的综合性措施的同时，对疑似病例采集血、粪标本，进行跟踪随访和流行病学调查，结果 4 例均排除脊灰。

1993 年 10 月至 1994 年 1 月，全市开始第 1 轮消灭脊灰强化免疫活动。全市 9 个区县（市）1～4 岁投服对象 380640 人，实际投服 362213 人，投服率为 95.16%。投服结束后，市卫生局、省防疫站对临澧、澧县、桃源三县进行复查，投服率均达到 95%以上。

1994 年，全市开展第 2 轮消灭脊灰强化免疫活动，3 万人参加投服工作，298455 名儿童口服糖丸疫苗，投服率为 99.94%。全市建立脊灰疫情哨点医院 11 所，对 AFP 病例进行监测。7 月、9 月两次调查县级以上医院 AFP 病例发病及报告情况，查出 1990 年以来的 AFP 病例 60 例。1—11 月，全市无脊灰报告。

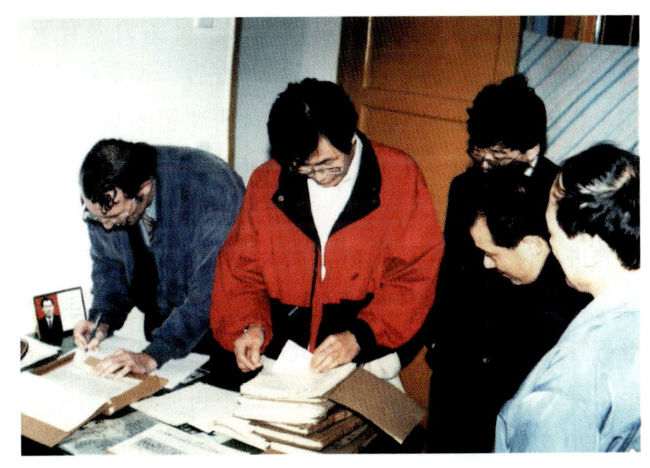

1998 年 11 月 18 日，WTO 官员斯诺先生一行检查常德市脊灰控制情况　（市疾控中心供稿）

1995 年 12 月至 1996 年 1 月，进行第 3 轮消灭脊灰强化免疫。党政、卫生双线层层签订责任状。市包县，县包乡，乡镇党政负责人包村。市、县、乡财政局共安排专项经费 30 多万元。12 月 5 日，市委、市人大、市政府、市政协的主要领导分别在不同的投服点为 4 岁以下儿童喂服糖丸，此日全市糖丸投服率达 90%以上。

1998 年 12 月 5 日至 1999 年 1 月 5 日，全市开展第 6 轮消灭脊灰强化免疫活动。由党政领导和专业人员 625 人组成 168 个督导组，设立固定投服点 6158 个，安排巡回接种队 205 个，重点加强边远地区和流动人口集居地的强化免疫工作，做到送苗到手，看服到肚，服了再走。开展“五苗”接种率调查，脊灰糖丸接种率为 98.57%。

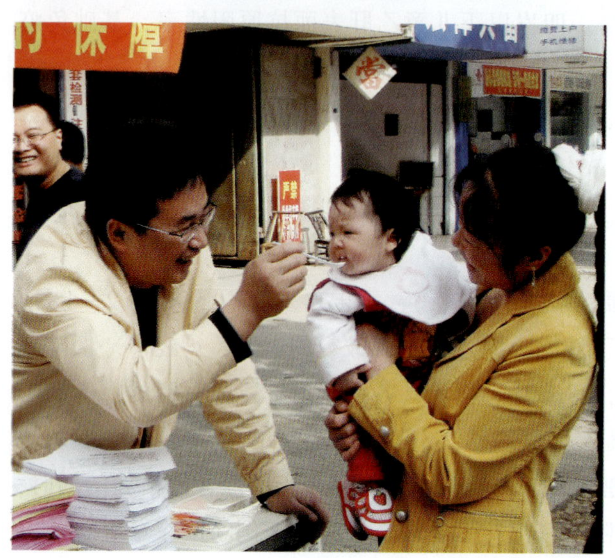

2008年4月24日，在脊髓灰质炎强化免疫活动中，汉寿县副县长马志列（左）为儿童喂服脊髓灰质炎糖丸疫苗糖丸 （彭洪伟摄）

1999年，9个区县（市）报告AFP病例18例，48小时内调查18例，双份合格标本采集15例，粪便标本7天内送达省站14例，75天内省站收到随访表数15例，未证实有脊灰。

2000年，开展第7轮消灭脊灰强化免疫活动。全市登记应种儿童179971名，实种178972名，接种率为99.44%。全市经过7轮14次消灭脊灰强化免疫活动，连续14年未发现脊髓灰质炎野病毒病例，进入消灭脊髓灰质炎证实阶段。3月底，向湖南省消灭脊灰证实准备工作小组递交《常德市消灭脊灰证实手册》。

2001年10月23—25日，湖南省证实消灭脊灰工作准备小组对常德市消灭脊灰工作进行评审。对武陵区、澧县现场调查后，评审组认为，常德市率先在湖南省通过无脊灰证实工作评审。当年完成消灭脊灰科研课题的鉴定申报工作，获市科技成果三等奖。

2002年开始，全市脊灰常规免疫与强化免疫相结合，加强AFP病例监测。市卫生局、市防疫站、桃源县、澧县、临澧县和武陵区防疫站被省卫生厅授予全省消灭脊髓灰质炎工作先进集体，张湘林等30人被授予先进个人称号。

2011年，“中国疾病预防控制信息系统”平台建立“急性迟缓性麻痹病例监测信息报告管理系统”（简称AFP监测信息报告管理系统），10月8日起在常德正式启用。2012年1月1日起，AFP病例监测信息不再通过中国免疫规划监测信息管理系统报告。

2012年，完成全市脊灰疫苗两轮查漏补种工作。共调查摸底儿童622462人次（含流动儿童22440人次），需补种儿童33704人（含流动儿童2896人），实际补种33109人（含流动儿童2851人），补种率98.23%。至11月30日，全市通过国家疾病预防控制信息系统共报告AFP病例13例，经省疾控中心检测均为阴性，继续保持无脊灰状态。

五 流行性感冒

（一）流行情况

常德市1990年开始报告流行性感冒（简称流感）疫情，每年均有发病，发病率波动在 0.1931/10 万至 14.051/10 万之间。

1998 年 3 月中旬，德山开发区部分学校先后有数十名学生出现发热、头痛、头晕、恶心、咳嗽、呕吐、腹泻、乏力、咽喉痛等症状。疫情发生后，进行空气消毒，对重症病人隔离治疗，开展卫生宣传教育等，使疫情得到控制。

2002 年 11 月 5—6 日凌晨，鼎城区石公桥镇中学在校学生 296 人患流感，发病率为 20.3%。患者分别送往市一医院、市一中医院住院治疗。疫情发生后，常德市、鼎城区、石公桥镇三级政府领导赶赴现场处理，省卫生厅、省疾控中心、省卫生监督所、市卫生局和市、区防疫站派出 30 余名业务人员到现场进行流行病学个案调查。经临床诊治和流行病学调查分析及实验室检测结果，排除食物中毒，初步诊断为上呼吸道感染，不排除流感。到 11 月 8 日，住院治疗的患者先后康复出院。

2009 年 8 月 2—19 日，津市监狱 66 名服刑人员陆续出现发热、咳嗽、头痛、流涕等上呼吸道症状。经市疾控中心对 10 名服刑人员病例的鼻咽拭子样本进行 PCR 快速试剂盒检测，分离结果 4 例为甲型 H_3 型流感病毒。全市报告流感发病 804 例，无死亡病例。全年报告暴发疫情 19 起，报告发病 289 例，共采集检测流感病例咽拭子 98 份，其中 PCR 阳性 68 份，鉴定结果为：H_1 亚型 24 份、H_3 亚型 41 份、B 型 3 份。

2010—2012 年，报告流感 1217 例，发病率分别为 4.56/10 万、6.61/10 万和 10.08/10 万，其中实验室诊断病例 233 例，临床诊断病例 984 例，无死亡病例。2 月、8 月和 12 月为发病高峰。人群分布以农民最多，其次为散居儿童、幼托儿童和学生。

（二）监测情况

2003 年，常德市与郴州市、长沙市被确定为湖南省流感监测网络试点单位。市一医院、市妇幼保健院为常德市流感监测哨点医院，市疾控中心为全省流感监测网络实验室，11 月份试运行，2004 年正式开展工作。

2005 年，市疾控中心首次分离出 2 株甲 1 型流感病毒。

2006 年第 1 至第 25 周，市一医院报告流感样病例 859 例，占同期门急诊就诊总数的 1.28%；市妇幼保健院报告流感样病例 92 例，占同期门急诊就诊总数的 1.70%。

2007 年第 1 至第 39 周，两哨点医院共采集流感样病例鼻咽拭子标本 534 份，阳性 31 份，阳性率 5.81%。市疾控中心收集区县（市）流感暴发病例鼻咽拭子标本 11 份，阳性 7 份，阳性率 63.64%。流感阳性标本经省疾控中心复核鉴定 22 份，其中 A 型流感毒株 15 份（均为 H_3），B 型流感毒株 2 份，5 份未分型。

2009 年 3 月 16 日，卫生部正式批复常德市疾控中心为国家级流感监测网络实验室。

2010 年，市疾控中心实验室连续分离出 4 株 B 型流感病毒毒株。流感样病例监测哨点医院通过“中国流感监测信息系统”完成 2009 年流行病学监测数据报告工作，各哨点医院周次报告率、完整报告率均为 100%。全年两家哨点医院采集流感样病例鼻咽拭子标本1693份，实验室检测1693份，阳性68份，病毒分离阳性率为4.02%。阳性标本鉴定结果为：新甲H_1型12株（占17.64%）、季节性H_1亚型37株（占54.41%）、季节性H_3亚型9株（占13.24%）、B型6株（占8.82%）、未分型4株（占5.88%）。2009年6月2日至2010年1月3日，开展流感病毒核酸检测，共检测哨点监测标本1283份，检出流感病毒核酸阳性标本528份，其中甲型H1N1流感病毒核酸阳性标本293份，占55.49%。

2012年，全市共采集流感样病例咽拭子标本846份，阳性毒株150株，阳性率17.73%。阳性标本鉴定结果为：季节性H_3亚型113株、B型37株。全年流感样病例监测结果表现为：第1～6周阳性毒株以B型毒株为主，之后逐渐淡出，15周后全为H_3型流感病毒。1—2月中旬阳性毒株以B型毒株为主，占绝对优势；之后B型毒株淡出，阳性毒株检出率呈下降趋势，4月中旬之后全为H_3型毒株，成为之后的流感优势菌株。

附：人禽流感、甲型H1N1流感

1. 人禽流感

2005年10月25日，鼎城区斗姆湖镇南沅村一农户饲养的鸭子突然死亡5只，之后几天周围农户相继出现鸡鸭死亡。10月29日，市、区畜牧站及市、区疾控中心组织调查处理，确定为疑似禽流感疫情。鼎城区人禽流感防控指挥部组织人力在该农户周边3千米范围内共捕杀鸡鸭等家禽850只，进行消毒处理后全部深埋。对参加捕杀行动者进行预防服药及医学观察，未发现发热、咳嗽、咽痛等症状及其他异常情况。

2010年，在武陵区丹洲乡和南坪乡进行禽流感职业暴露人群血清流行病学监测调查，在采集的200份血清标本中，丹洲乡家禽散养户集中地区的一70岁女性黄果英检出阳性(H5N1型)。黄果英家中散养2只鸡，未采取个人防护措施。自述近一月家中无家禽死亡，未接触过病死禽，本人和家人无发热症状，近一年内没有接种过禽流感疫苗。感染来源可能是曾经接触过携带H5N1病毒的禽类或粪便。

2011年，在武陵区河洑镇和南坪乡进行禽流感职业暴露人群血清流行病学调查，采集并检测血清标本100份，其中男性32人、女性68人。用anhui抗原检测出3份阳性标本，均为女性；用hubei抗原检测出6份阳性标本，2份为男性，4份为女性。

2012年，在武陵区贺童泰味酱板鸭厂宰杀清洗车间监测50份从业人员血清标本，H5N1抗体均呈阴性。监测40份环境标本，17份A型流感阳性，其中H_5阳性10份，其他A型阳性7份。

2. 甲型H1N1流感

2009年，常德市报告甲型H1N1流感760例（实验室诊断病例），死亡1例，发病率为16.93/10万。4月30日，召开全市甲型H1N1流感防控工作紧急会议。5月初，市政府成立以副市长万成贞为指挥长，市政府副秘书长陈智慧、市卫生局局长郑家火为副指挥长，卫生、教育、文化、工商、财政、公安、宣传、劳动、民政等有关部门为成员单位的市甲型H1N1流感联防联控工作指挥部，下设办公室，设疫情控制、医疗救治、宣传教育、后勤保障、综合协调、督导检查等6个专业组，统一协调和指挥全市防控工作。各区县（市）也成立防控指挥部。5月6日，市防控指挥部制定《常德市甲型H1N1流感防控工作方案》，下发《甲型H1N1流感感染诊疗指南》，明确防控工作要求、程序和标准。5月8日，市卫生局印发《常德市防控甲型H1N1流感卫生应急预案（试行）》。5月14日，首次接省疾控中心协查函，追踪甲型流感接触者杜秀。之后，市疾控中心陆续接省疾控中心下发或者转发的协查函，组织协查23名接触者信息，对15名甲型H1N1流感确诊病例接触者实行医学观察，对6名疑似甲型H1N1流感患者进流行病学调查和采样，均排除。6月13日，市疾控中心值班室接报，市一医院发热门诊接诊一名从美国探亲归国的发热患者，即组织市、区两级防控人员前往市一医院开展流行病学调查和采样。当日下午，该病例标本检测结果为甲型H1N1流感病毒核酸阳性。当日晚，市疾控中心消杀灭科工作人员对患者进出的公用通道及电梯进行消毒处理，将4名与患者密切接触者隔离并实施医学观察，后对该4人进行采样检测，结果均阴性。14日上午，经省级专家组会诊判定为甲型流感确诊病例，为常德市首例输入性甲型H1N1流感确诊病例，湖南省第三例。

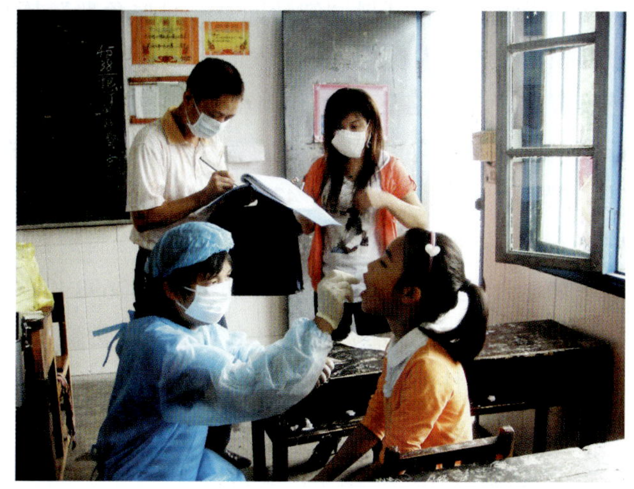
2009年9月15日，市疾控中心流调人员在德山乾明小学流感暴发现场调查采样　　（市疾控中心供稿）

6月22日，该患者在市二医院痊愈出院，其密切接触者也全部解除隔离，未出现二代病例。4—9月，全市广泛组织预防甲型流感的宣传活动，开展相关培训4次，培训504人次。10月27日，全市甲型H1N1流感疫苗接种动员暨技术培训工作会议在市卫生局召开。各区县（市）卫生局分管局长及疾控中心主任、免疫规划科科长、免疫接种信息系统管理和异常反应监测的人员，武陵、鼎城、德山、柳叶湖等城区预防接种单位工作人员共95

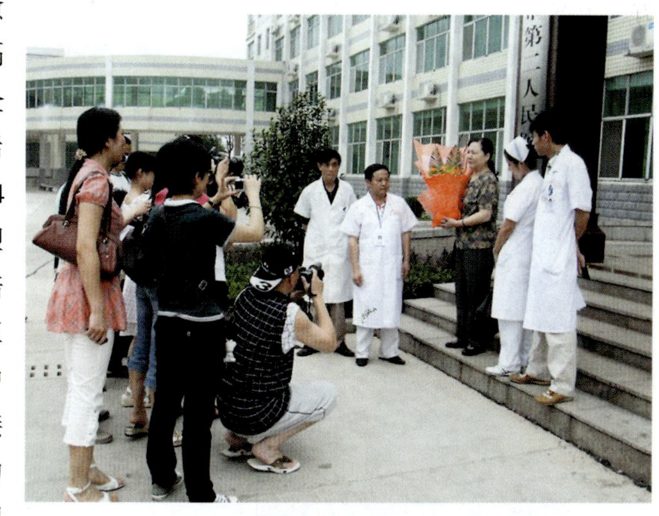
2009年6月22日，首例H1N1甲型流感患者在市二医院痊愈出院　　（市二医院供稿）

人参加会议。全市开展“知情同意，自愿免费”接种甲型 H1N1 流感疫苗。10 月 28 日，市疾控中心收到省疾控中心下发的第一批甲型 H1N1 流感疫苗。全年共收到甲型 H1N1 流感疫苗 22 万支，各区县（市）累计接种 164844 人。全市累计报告疑似接种甲型 H1N1 流感疫苗后异常反应 12 例，发生率为 7/10 万。全年报告甲型 H1N1 流感确诊病例 760 例，其中男性占 57.5%，女性占 42.5%，发病最大年龄 75 岁，最小出生后 13 天，病例主要集中在 6–19 岁年龄组学生，共 581 例，占总病例数的 76.4%。发病高峰在 10 月中旬至 11 月下旬。全市共采样检测流感样病例标本 2698 份，PCR 阳性 1119 份，阳性率为 41.48%，其中甲型 H1N1 流感 771 份（包括 13 份复检阳性），甲型 H1N1 流感阳性检出率为 28.58%，占阳性标本总数的 68.90%。

2010 年、2011 年分别报告甲型 H1N1 流感 14 例、59 例，无死亡。2012 年无病例报告。

六　麻　疹

1988—2012 年，常德市每年都有麻疹病例报告，发病率波动在 0.07/10 万至 9.54/10 万之间，仅 2008 年死亡 1 例。

1991 年 1—4 月，汉寿县发生麻疹 110 例，发病率为 14.15/10 万，

1993 年 3 月上、中旬，石门县南镇乡中学、中心小学发生麻疹暴发流行。两校共有中小学生 444 人，发病 70 例，其中确诊 20 例，疑似 50 例，两校被迫停课一周。

2005 年，市卫生局下发关于加强麻疹控制工作的紧急通知，在做好基础免疫的同时，要在家长知情、自愿的前提下，推广使用麻风二联疫苗。

2006 年、2007 年，报告疑似麻疹病例 444 例，报告发病率分别为 3.69/10 万、4.03/10 万，个案调查率 100%，实验室检测率分别为 76.9%、76.27%，超过省疾控中心麻疹散发疫情 50%的采样要求。

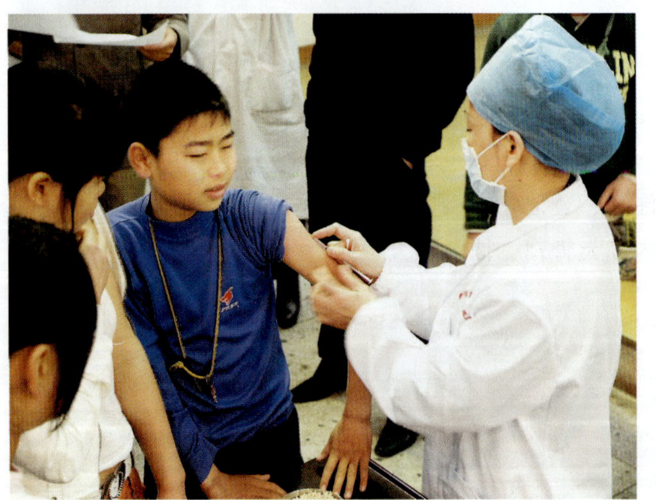

医务人员进社区进行麻疹强化免疫（市疾控中心供稿）

2009 年，随机抽查桃源县桃花源镇、郑家驿乡和漳江镇。经过认真核对，确认 100 名调查儿童中有 97 名及时进行了接种，接种率为 97%，达到以县为单位接种率不低于 95%的要求，顺利通过省级评估。

2012 年，全市摸底有需补种麻疹疫苗适龄儿童 8451 人，实际补种 8340 人，补种率 98.69%。1—11 月，全市累计报告疑似麻疹

病例 133 例，经实验室检测，确诊麻疹 7 例、风疹 12 例，排除 114 例。

七 流行性出血热

1995 年，安乡县因工地民工睡地铺致流行性出血热（简称出血热）暴发流行，发病 305 人，死亡 3 人。

1988—2002 年，常德市共发生出血热 9129 例，死亡 139 例，发病率波动在 3.42 ~ 24.39/10 万之间。通过持续几年坚持春秋两季大面积突击和经常性灭鼠，开展重点疫区和重点人群出血热疫苗预防接种，1997 年起，出血热发病率呈阶梯下降。

2009 年 12 月 24 日起，澧县芦苇场部分工人陆续出现发热、头痛、腰痛、关节痛，至 12 月 30 日，累计发病 7 例，死亡 1 例。首例病例陈北方，男，56 岁，12 月 24 日 10 时开始出现发热、头痛、腰痛等症，12 月 26 日前往津市人民医院住院治疗。之后 6 名工人相继出现类似症状，在当地卫生室以感冒治疗，症状无明显改善。12 月 28 日下午，6 人一同前往澧县人民医院住院治疗，临床诊断为出血热。采集陈北方、吴冬刚（已死亡）血样送省疾控中心检测 IgG、IgM 抗体均为阳性。

2003—2012 年，常德市共发生出血热 319 例，死亡 1 例，发病率波动在 0.175 ~ 1.52/10 万之间。

八 狂犬病

1988 年，常德市发生狂犬病 67 例，均死亡，发病率 1.09/10 万。

1990 年，市公安局、市卫生局颁布《关于城区捕杀犬只的通告》。1991 年，狂犬病发病率降至 0.21/10 万。

1995 年，各级政府认真贯彻国务院办公厅《关于加强狂犬病预防控制工作的意见的通知》。公安部门加强养犬审批，组织捕杀野犬；卫生部门组织人用狂犬疫苗和抗狂犬病毒血清供应和预防接种、病人抢救、伤口处理以及疫情监测工作；畜牧部门组织兽用狂犬病疫苗供应，对城乡养犬进行预防注射、登记、挂牌、发放家犬免疫证，负责犬类狂犬病疫情监测工作；乡镇政府负责辖区内养犬管理，捕杀狂犬、野犬。全市狂犬病疫情逐年下降。1995—2002 年，仅发生狂犬病 2 例。

2003 年，狂犬病疫情急剧回升，全市共发病 14 例，均死亡。主要为居住在农村的中小学生和农民，年龄在 7 ~ 68 岁之间。养犬数目增加是导致狂犬病疫情急剧回升的主要原因。调查 9 例死亡病例，均未注射抗狂犬病毒血清，8 例未接种人用狂犬疫苗，仅有 1 例接种人用狂犬疫苗，但该疫苗为某社区诊所从某药材公司购西药时搭配销售，疫苗质量难以保证。

2005 年，桃源县三阳港镇丛桂山村邓家坪组刘凤仙，女，69 岁，4 月 23 日下午 3 时被野犬咬伤左上臂及左手掌、手背，随即在三阳镇中心卫生院门诊对伤口进行清创处理，并在伤口周围皮下注射人狂犬病免疫血清 3 支，右上臂注射狂犬病疫苗 1 支。5 月 31 日第 5 针疫苗注射完毕后，晚 8 时许患者开始出现全身乏力、双手肢体阵发性抽搐，随即到三阳镇中心卫生院就诊观察治疗。6 月 1 日早上，患者病情加重，晚 8 时死亡。桃源县卫生局事后调查发现，三阳镇中心卫生院预防接种管理工作极混乱。推测该病例使用的是过期疫苗，无法建立起有效的免疫保护。县卫生局三阳镇中心卫生院负责人和相关人员予以处罚，市卫生局向全市发出通报。

2007 年 1 月 21 日，安乡县安全乡安仁村在江西新余市读书的陈剑在父母租住处被一观赏犬咬伤右手中、小指，当时仅用盐水冲洗而未接种狂犬疫苗。3 月 15 日，患者身感不适，烦躁不安、恐水、流涎。16 日在江西新余市人民医院就诊，怀疑为狂犬病。18 日，在父母陪同回家途中出现狂躁，就诊于长沙市六医院，诊断为狂犬病，21 日死亡。3 月 19 日，安乡县政府召开狂犬病防治紧急会议，部署全县狂犬病防治工作。至 4 月 14 日，免疫家犬 18326 只，捕杀野犬 692 只。广泛宣传狂犬病防治知识，组织乡、村医务人员进行狂犬病防治知识培训。县药监局对全县人用狂犬疫苗及抗狂犬病血清进行一次拉网式清查，共查出非法途径购进的狂犬疫苗 130 余人份，全部没收销毁。

2010 年，全市报告狂犬病 8 例，均为犬伤，其中上肢伤 4 例，下肢伤 2 例，头面部伤 2 例。全市共报告 20562 例狂犬病暴露者，占全市总人口的 0.36%。暴露后全程接种疫苗的 19939 人，占 96.97%，未全程接种疫苗的 599 人，占 2.91%；仅 8.02%的暴露者注射抗狂犬病血清或免疫球蛋白。暴露者接种狂犬疫苗后进行抗体检测的 3633 人，占 18.22%，其中抗体阳性人数 3613 例，阳性率 99.45%。

2012 年，全市共报告狂犬病 11 例，报告发病率 0.19/10 万，发病率较上年下降 26.94%，死亡 11 例，病死率 100%。

九　流行性乙型脑炎

乙脑在常德市散在发生，流行于夏秋季，病例主要集中在 10 岁以下儿童，发病率波动在 0.035～7.54/10 万之间。

1990 年，汉寿县发生乙脑流行。6 月 12 日报告首例病人，至 7 月 31 日止，全县共发生乙脑 123 例，病死 3 例，发病率 16.4/10 万，病死率 2.44%。全县 34 个乡镇（场）29 个乡镇有病例发生，呈高度散在分布。发病年龄最小 8 个月，最大 10 岁，其中 5 岁以下年龄组发病 116 例，占 94.31%，1～3 岁组发病 93 例，占 75.61%；男性发病 75 例，女性发病 48 例。流行主要因素是高温持续时间长，蚊子密度大，双抢期间小儿护理差，易被蚊子叮咬而感染；疫苗严重不足（只能接种应种儿童的 35.41%），易感儿童没有得到乙脑疫苗的保护。

2011 年，全市报告乙脑病例 5 例，发病率 0.087/10 万，发病时间集中在 7—8 月。3 例 IgM 检测阳性，2 例 IgM 检测阴性。

2012 年，全市报告乙脑病例 2 例（临床诊断与实验室诊断各 1 例），发病率 0.033/10 万，无死亡病例。

十 登革热

2006 年，澧县人民医院报告 1 例输入性登革热病例。患者金庆林，男，24 岁，澧县澧南乡人，在广东省清远市打工。9 月 13 日发病，17 日自清远回到澧县人民医院住院治疗，经省疾控中心血清学检测确诊为登革热。2009 年，澧县报告 1 例输入性登革热病例。2011 年 9 月 7 日，广州新海医院报告两例输入性登革热病例，病人江某与戴某均为澧县人，一起自印度打工回国后直接从白云机场入住新海医院，市疾控中心检测 IgM 阳性。

2008 年，常德市首次开展登革热监测。至 2012 年，在市城区各监测点每年布放诱蚊灯 108 个，共捕蚊 14866 只，其中库蚊 12753 只（占 85.79%）、中华按蚊 1299 只（占 8.74%）、白纹伊蚊 814 只（占 5.47%）。伊蚊密度以居民区和公园最高，医院最低；7 月份伊蚊密度最高，5 月、9 月、10 月份伊蚊密度较低。每年放置诱蚊诱卵器 1200 个，各年蚊卵阳性率分别为 20.25%、11. 71%、23.01%、22.65％和 18.06%。蚊卵阳性率以废品收购站最高，居民区最低。5 年共检查各种积水容器 15843 个，阳性 8666 个，总容器指数为 54.70%，容器指数以工地和废品收购站最高，公园最低。监测期间，每月将上月的登革热监测数据上报省疾控中心流病科，每两月送一次伊蚊鉴定标本至省疾控中心微生物检验科检测。2009 年送伊蚊成蚊标本 188 只，2011 年送伊蚊成蚊标本 129 只，结果全为阴性。

十一 细菌性痢疾

1988—2000 年，常德市共报告菌痢 44308 例，死亡 69 例，发病率波动在 24.2～117.2/10 万之间。2001—2012 年，共报告菌痢 7936 例，死亡 2 例，发病率波动在 7.30～17.45/10 万之间。常德市各级政府加大农村改水改厕力度，加强食品卫生监督监测，肠道传染病发病率逐年稳步下降。

1996 年 5 月 6—8 日，西洞庭农场一中高中部寄宿生中陆续出现腹痛腹泻、脓血便，大便镜检有脓球，先后 15 人入院隔离治疗。经流行病学调查，证实为一起痢疾局部暴发流行。遂广泛进行卫生宣传，搞好“三管一灭”（管水、管饮食、管粪便，灭苍蝇），根治和追踪病人，控制传染源。

2004 年，在全市推广使用口服痢疾活疫苗。

2008 年，湖南文理学院芙蓉学院细菌性痢疾暴发流行。26 人发病（其中女生 5 人），发病时间集中在 10 月 31 日至 11 月 2 日。现场采集患病学生肛门拭子样 5 个，其中 2 个检测结果为志贺氏痢疾杆菌阳性。检测水样 4 份，大肠菌群检测结果为阴性。

十二　伤寒、副伤寒

1988—2012 年，常德市共发生伤寒 10312 例，死亡 7 例，其中 1988—1996 年发病 8406 例，占 25 年总发病数的 81.5%；死亡 5 例，占总死亡数的 71.4%。发病率波动在 7.17～20.69/10 万之间。在报告的甲、乙类传染病中，发病率仅次于肝炎、痢疾。1997—2012 年，全市无伤寒、副伤寒暴发疫情，发病率波动在 0.018～6.7/10 万之间。

十三　流行性脑脊髓膜炎

1988 年，全市报告流行性脑脊髓膜炎（简称流脑）118 例，病死 3 例，年发病率为 1.94/10 万，病死率 2.54%。与 1987 年比较，发病率下降 56.78%。病例以鼎城区（37 例）、汉寿县（24 例）、桃源县（23 例）报告为多，均呈高度散在分布。男性患者 70 例，女性 48 例，年龄以 0～4 岁、10～20 岁两个年龄组病例为多，15 岁组为发病高峰。1 月份病例增多，3 月达高峰，4 月逐渐下降。

1998 年，全市流脑发病率降至 0.07/10 万，呈高度散发状态。

2003 年，在适龄儿童中使用 A+C 群双价流脑疫苗。

2007 年 6 月 1 日起，将适龄儿童流脑疫苗预防接种纳入免疫规划。

2011 年，全市报告流脑 2 例，发病率为 0.035/10 万。2 例均为西湖管理区中心小学学生。一例李某，男，五年级学生，1 月 13 日 1 点左右因发烧、头疼、呕吐、颈部稍强直伴轻度意识模糊住进市一医院儿科。1 月 14 日，省疾控中心复查患者血液，流脑菌株培养阳性（C 群），为实验室诊断病例。另一例扶某，男，六年级学生，与李某接触密切，1 月 13 日出现发烧、头疼、呕吐、颈部稍强直伴轻度意识模糊，住进市一医院儿科。1 月 18 日，省疾控中心咽拭子双抗平板培养结果阴性，为临床诊断病例。

2012 年，全市报告疑似病例 2 例，经调查诊断后排除。

十四　猩红热

1988—2012 年，常德市除 1990 年未报告猩红热病例外，其他各年均有发生，且发病率呈上升趋势。1988—2000 年，共报告猩红热 54 例，占总发病数的 16.62%，发病率波动在 0.02～0.29/10 万之间；2001—2012 年，共报告猩红热 271 例，占总发病数的 83.38%，发病率波动在 0.087 ~ 1.17/10 万之间。发病最多的是 2001 年，全年报告 70 例，无病死报告，发病率为 1.17/10 万。3 月 21—28 日，安乡县安生乡安仁中心小学发病 59 例，主要临床症状为发热、头痛、呕吐、腹泻和皮疹，细菌培养结果为乙型溶血性链球菌。疫情发生后，市、县两级卫生局、防疫站派员速赴发病地开展流行病学调查，隔离治疗患儿，宣传教育儿童避免到公共场所活动。疫情在较短时间内得到控制，流行持续时间仅 8 天。

十五 钩端螺旋体病

1990 年 7 月中旬至 8 月 14 日，澧县发生钩端螺旋体病（简称钩体病）145 例，分布在 17 个乡镇，发病率 17.19/10 万，死亡 9 例，病死率为 6.2%。临澧县发病 140 例，分布在 4 个乡镇，发病率为 33.73/10 万，死亡 3 例，病死率为 2.14%。经及时调查处理疫点，对重点人群采取注射钩体菌苗等应急措施，两县疫情趋于平稳，8 月 11 日后再无新发病例出现。

1991 年 8 月 1—27 日，全市共发生钩体病 558 例，死亡 16 例。其中澧县发病 308 例，死亡 7 例，占全市钩体病疫情总数的 55.20%，王家厂乡发病最多（127 例）。临澧县发病 232 例，死亡 9 例，占全市钩体疫情总数的 41.58%，其中合口镇发病 128 例，死亡 2 例，九里乡发病 97 例，死亡 4 例。

1993 年 8 月 1—17 日，安乡县发生钩体病 310 例，病死 15 人，发病率为 55.86/10 万，病死率为 4.84%，疫情波及 16 个乡镇、69 个村，发病年龄最大 71 岁，最小 6 岁，青壮年占发病人数的 90%以上。9 月下旬，石门县泥沙、太平、苏市三地发生钩体病 133 例，死亡 14 人，病死率为 10.53%。

1996 年 7 月 11 日至 8 月 5 日，鼎城区发生 8 例钩体病，死亡 1 例。疫情波及蒿子港镇、洞庭乡、中河口乡、钱家坪乡。

2000 年，全市 9 个区县（市）钩体苗应接种 19.5 万人，实接种 13.8 万人，接种率 70.77%。

2001—2012 年，常德市未发现经实验室确诊的钩体病病例。

十六 流行性腮腺炎

常德市 1990 年起报告流行性腮腺炎疫情，每年都有发病，发病率波动在 2.1 ~ 35.99/10 万之间。发病最多的是 2010 年，年报告 2062 例，无死亡病例。报告发病数居前 5 位的为汉寿（532 例）、武陵（440 例）、鼎城（383 例）、桃源（226 例）和安乡（196 例）。

十七　风　疹

常德市 1990 年起报告风疹疫情，每年均有病例发生，发病率波动在 0.23～17.62/10 万之间。

2009 年，全市发生 3 起风疹暴发疫情。3 月 14 日，桃源县凌津滩镇中学风疹暴发，经实验室检测确诊，11 例为风疹，3 例为麻疹，排除 2 例。4 月 9 日至 5 月 5 日，鼎城区黑山嘴中学累计报告 28 例。对症状典型病例采样 6 份送市疾控中心检验，结果有 3 例风疹血清 IgM 抗体阳性。5 月 2 日至 6 月 19 日，鼎城区斗姆湖中心小学 27 名学生陆续出现咽痛、皮疹、卡他鼻炎和结膜炎症状，对典型症状病例采样 7 份送市疾控中心检验，结果有 4 例风疹血清 IgM 抗体阳性。

十八　感染性腹泻

常德市每年均有感染性腹泻发病，报告发病率波动在 4.81～18.65/10 万之间。1991 年，市卫生局成立腹泻病控制领导小组办公室，设在市防疫站。

1999 年，鼎城区港二口中学先后发生两次感染性腹泻暴发。5 月 20 日至 6 月 2 日、9 月 8 日至 13 日，先后共计发病 280 人，各班均有病例，性别无差异，其中少数人因病缺课。第一次暴发时现场采集未消毒的缸水（水井中抽取）、校内个体饮食店剩余米粉、患者肛拭子作细菌培养，缸水中检出粪大肠杆菌，米粉中检出福氏痢疾杆菌。第二次暴发时井水中检出大肠菌群 2380 个/升。两次均未从病人肛拭子中检出致病菌。判定两次腹泻暴发均为生活饮用水严重污染所致。防疫部门建议学校彻底改造水井或另选水源，搞好食堂卫生，给学生提供充足的开水，加强对学生卫生防病知识教育。

2005 年 5 月 25 日，澧县职业中专 45 名学生出现头晕、恶心、腹痛、腹泻等消化道症状。市、县疾控中心经流行病学调查和实验室检查确认感染性腹泻 29 例。11 月 27 日，桃源县杨溪桥中心小学 26 名学生出现恶心、呕吐、腹痛、腹泻等消化道症状。经流行病学调查、实验室检测，确诊为感染性腹泻。

2006 年 1—11 月，全市报告感染性腹泻 564 例，以澧县最多，占 44.86%，其次为石门县，占 13. 29%，安乡县最少，仅占 1.95%。男性占 61.52%，女性占 38.48%。年龄以周岁以内婴儿最多，占 26.06%，其次为 1 岁儿童，占 8.69%。发病时间以 8 月、9 月、10 月最多，占 37.23%。

2011—2012 年，全市报告感染性腹泻 2035 例，发病率分别为 18.00/10 万和 17.54/10 万，无死亡病例。

十九　手足口病

2008 年，常德市出现手足口病疫情，至 2012 年，全市共报告 32779 例，死亡 9 例，发病率波动在 45.29/10 万至 174.54/10 万之间。

2008 年 5 月 2 日，全市启动手足口病网络直报。5 月 4 日下午，市一医院报告第 1 例手足口病病例。市卫生局局长郑家火立即组织在市一医院召开防控工作紧急调度会，要求各单位启动应急预案，成立流调组和医疗救治组，落实 24 小时疫情报告和零报告制度。5 月 6 日 5 时 20 分，市一医院第一例手足口病患儿死亡。当天 14 时，市卫生局在市一医院召开有各区县（市）卫生局局长、疾控中心主任、儿科主任、感染科主任及市直医疗卫生单位负责人共 200 余人参加的全市手足口病防控紧急会，部署全市防控工作，同时对与会人员进行防控知识业务培训。16 时，市长卿渐伟主持召开有关部门参加的手足口病防控调度会，确定启动市三级公共卫生应急预案，设立以副市长万成贞为指挥长，市政府副秘书长陈智慧、市卫生局局长郑家火为副指挥长，由有关部门组成的市手足口病防控工作指挥部。5 月 12 日 20 时，市委书记武吉海主持召开市委常委会，专题研究全市手足口病防控工作。5 月 14 日 12 点 45 分，第二例手足口病患儿死亡。5 月 16 日下午，市卫生局、市财政局召开市二医院传染病区建设专项资金落实联席会，会议决定先期拨款 600 万元，立即投入传染病区项目建设。5 月 17 日 9 时 55 分，第三例手足口病患儿死亡。5 月 3 日至 6 月 2 日，市疾控中心共派出 137 人次调查处置手足口病疫情 46 起，参与全市知识培训授课 4 期，收集分析全市疫情动态。截至 11 月 30 日 24 时，全市通过网络共报告病例 2414 例，死亡 5 例，其中桃源 2 例、武陵、安乡、石门各 1 例。全市共采集咽拭子、组织液等标本 115 份，阳性 62 份，阳性率 53.91%，其中肠道病毒 EV71 型阳性 50 份，占 80.65%，CoxA16 型阳性 7 份，占 11.29%，其他肠道病毒 5 份，占 8.06%。

2009 年 4 月 12 日，市疾控中心成立手足口病防控工作领导小组和疫情现场处置机动队。4—6 月，市疾控中心派员赴澧县、石门县、鼎城区等地现场督导手足口病防控工作，要求进一步规范病例诊治，严格疫情报告，加强疫情监测，做好暴发疫情处置，强化预检分诊，做好病人隔离救治，落实消毒隔离措施，防止交叉感染；各托幼机构要落实消毒制度、晨检制度、缺席原因追踪制度、传染病报告制度、责任追究制度，防止托幼机构疫情暴发；开展健康教育，提高群众防病知识水平，以各种形式正面介绍肠道传染病防病知识；对儿童玩具、餐具、衣物、用品要经常消毒，家长要注意小孩个人卫生，养成良好的卫生习惯，做到“洗净手、喝开水、吃熟食、勤通风、晒衣被”等。对所有重症病例进行流行病学调查和采样。1—11 月，全市共报告手足口病 4647 例，其中重症病例 12 例，无死亡。

2010 年 3 月下旬，全市手足口病病例逐渐增多，4 月份出现较多重症病例，并有 1 例死亡。全市共报告手足口病9641例，比2009年同期（4647例）增加107.47%，其中重症病例263例，死亡3例。共采标本678份，检测678份，阳性434份，其中肠道病毒EV71型阳性284份，CoxA16型阳性60份，其他肠道病毒阳性90份。

2011—2012年，全市网络报告手足口病15390例（临床诊断14386例、实验室诊断992例），报告发病率分别为117.77/10万和150.90/10万。发病水平位居全市法定丙类传染病首位。报告重症283例，死亡1例。实验室检测结果显示，CoxA16型肠道病毒成为2011年全市手足口病的优势病原体，重症病例检出的病毒型别仍以CoxA16型为主。2012年，EV71型肠道病毒成为全市手足口病优势病原体。

二十　麻　风

1986年，全国推广采用利福平+氨苯砜联合疗法治疗麻风病人。1987年起，麻风病不再收入麻风村隔离治疗，改为在家由防疫人员督促治疗，各地防疫专干与患者签订治疗责任合同，送药上门，服药过程严格执行“送药到手、看服到口、签字再走”原则，使联合化疗覆盖率达到100%，规则治疗率达96%以上。严格执行痊愈判定标准，防止病人愈后复发。单药治疗治愈病人巩固治疗2～5年，联合化疗治愈病人每年进行监测，多菌型连续监测10年，少菌型连续监测5年。

1988年，石门剩头医疗站累计收治麻风病人1422人，其中常德市有878人，占61.7%。治愈出村1115人，治愈率75%。是年年底，尚有病人138人，其中常德市109人。

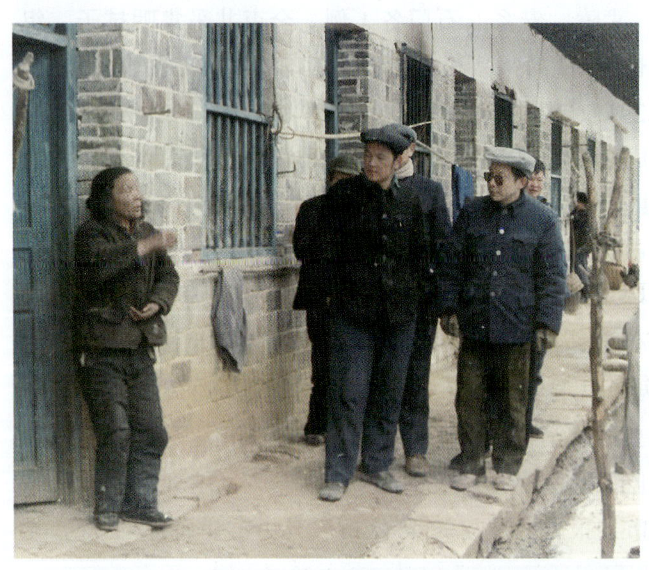

1989年冬，市卫生局局长龙森泉（右一）到石门县麻风防治站检查工作。

1995年，桃源县麻风患病率仅为0.9/10万，石门县仅为0.06/10万。各区县（市）均达到卫生部基本消灭麻风病标准。

1996年年底，剩头麻风村累计收治病人1437人，其中常德市661人。治愈1156人，治愈率80.45%。除死亡与外迁者，仅余在村病人3人。

1997年后，麻风病防治工作转为社会防治、畸残预防与康复。

1998年4月20日，省卫生厅下文确认常德市以县为单位基本消灭麻风病。

2000 年起，市皮防所每年组织人员对疫源地人群、密切接触者进行普查，累计在 125 个村中普查 4600 余人次，发现疑似病人 8 例，另在皮肤科门诊和乡村义诊中发现 5 例。对于集中管理和散居的病人，市皮防所坚持每月派医护、后勤人员值班，保证病人医疗和生活需要，对畸残病人进行康复治疗。2008—2012 年，连续 5 年举办不同层次医务人员麻风病防治知识培训班，累计培训 260 余人次。

2002 年 4 月 15 日，市残联、市卫生局、市民政局印发《常德市残疾人麻风畸残康复“十五”实施方案》。12 月，国家麻风病控制中心教授张国诚、严良斌首次到常德市皮防所为 40 例次麻风畸残病人进行畸残矫治、康复手术。之后每年市皮防所都开展麻风畸残病人的康复手术治疗。

2008 年 8 月，市残疾人联合会确定市皮防所为常德市麻风畸残康复治疗定点医院，为湖南省市级定点医院首家。至 2012 年，在国家麻风病控制中心专家指导下累计实施麻风畸残矫治手术 223 例，发放辅助用具、防护用品 1400 件，装配假肢 20 例，康复训练指导 680 人次。2010 年 5 月，袁大军、徐超广被中国残疾人联合会、卫生部评为“十一五”全国麻风畸残康复工作先进个人。

2010 年底，剩头麻风村尚有老弱患者 81 人。

2012 年集中管理 79 人，散居 319 人，平均年龄 60 岁以上，人均 2 个残疾部位。

二十一　结核病

1990—1996 年，常德市肺结核发病一直处于丙类传染病首位。1997 年起，肺结核纳入乙类传染病报告管理，其发病率一直处于甲乙类传染病前二位。1990—2012 年，肺结核发病率波动在 25.6～111/10 万之间。

1990 年 4—5 月，在全国第三次结核病流行病学抽样调查中，在武陵区城北办事处、桃源县马石乡、石门县三板桥乡调查 4466 人，查出活动性肺结核 81 人，其中痰菌阳性病人 13 人，活动性肺结核患病率 1814/10 万，菌阳患病率 291/10 万。患者中 64%是青壮年劳动力，主要在农村，67%以上的患者不同程度丧失劳动能力。

1991 年，常德各区县（市）人民政府向世界银行提出控制结核病贷款申请。

1992 年 2 月 26 日，市政府成立世界银行贷款常德市结核病控制项目领导小组，副市长刘昌进任组长，市卫生局局长蒋祖建等三人任副组长。4 月，率先在澧县启动世界银行贷款中国结核病控制项目（卫Ⅴ项目），继有武陵区、鼎城区、桃源县、石门县、汉寿县、临澧县、安乡县、津市市和常德经济开发区启动卫Ⅴ项目。12 月，市结核病控制项目领导小组在澧县召开现场会，各区县（市）计委、财政、卫生部门相关领导参加会议，市长吴定宪代表市政府向省政府签署转贷协定，并要求各区县（市）认真实施。

1994 年 6 月 15 日，市政府颁布《常德市实施世界银行贷款结核病控制项目工作规

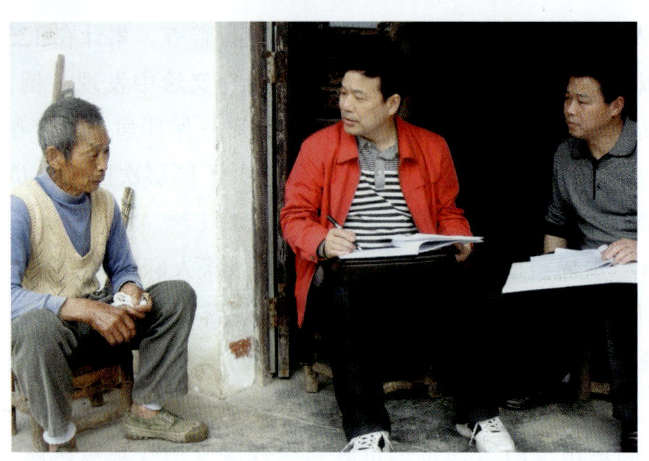

市疾控中心流行病学专家华伟湘（中）访视肺结核病人
（市疾控中心供稿）

划》。各区县（市）及各乡镇成立结核病控制项目领导小组。9月，常德市世界银行贷款结核病控制项目启动，全市每年应配套资金71.8万元，当时已到位34.7万元，占应配套经费的48.33%。全年共接诊5092例可疑病人，胸透5035例，胸透异常率为88.66%；痰检4143例，阳性检出率19.62%，居全省平均水平以上。确定符合国家免费政策的结核病人1283例，仅为应发现病人3146例的40.78%，治愈率90%，高于全省平均水平。

1996年，市卫生局、市财政局授予石门县、桃源县、临澧县防疫站“常德市结核病控制项目先进集体”称号，授予卢常娥等24人“常德市结核病控制项目先进工作者”称号。

2000年3月，武陵区敖家巷居委会1～10组被卫生部随机抽样确定为全国第四次结核病流行病学调查点。抽样调查1218人，查出活动性肺结核病人7例。

自1992年卫Ⅴ项目启动到2000年底，全市累计应配套资金412.4万元，实际到位343.228万元。全市活动性肺结核患病率从1990年的1814/10万下降至2000年的598.29/10万。石门、桃源两县代表常德市接受省卫生厅组织的卫Ⅴ项目终期审评考核，顺利通过达标验收。

2002年9月3日，常德市世界银行贷款/英国赠款结核病控制项目（卫Ⅹ项目）工作会议暨澧县项目启动现场会在澧县召开。市政府分管副市长张元英、省卫生厅疾控处副处长彭再之、省结核病防治所所长何新国、市卫生局局长张湘林、副局长刘云霞、各区县（市）政府、计委、财政、防疫站等单位149人参加会议，各级政府递交《利用世界银行贷款承诺书》。年底，除贺家山原种场外，全市12个县级财政均将结核病控制项目专项经费纳入年度预算。

2003年10月，常德市启动第一轮FIDELIS（肺得里司）结核病控制项目，经费由加拿大国际发展部通过国际抗结核和肺部疾病联合会向全球结核病控制项目提供，项目实施时间为2003年10月至2004年9月。石门县除上述项目外，还启动全球基金项目，实施国家及省扶贫工作重点县的痰菌涂阴活动性肺结核病人免费检查治疗和管理。

2004年，全市开展“3·24”世界结核病宣传日活动，共出动宣传车21台次，利用广播和电视宣传27场次，发放宣传张贴画10500张，散发各种宣传单85000份。组织分发结控项目免费药品、注射器和注射用水、X光片等380余件。澧县结防所、石门县疾控中心被评为省结核病防治工作先进集体。

2005年1月5日，全省对初治涂阴肺结核病人全部实施免费检查与治疗。5月16日，常德市成立在艾滋病病毒感染者和艾滋病病人中筛查结核病协调小组和技术小组。6月，全市实施第二轮FIDELIS项目，执行周期为1年。

表2-6-3-4　1988—2012年常德市结核病查治情况统计

单位：人

年度	可疑者	胸透	痰检	拍片	涂阳			涂阴	结核性胸膜炎	其它肺外结核
					新涂阳	复治涂阳	合计			
1988	—	—	—	—	1112	1064	2176	710	—	—
1989	—	—	—	—	—	—	1122	—	—	—
1990	—	—	—	—	774	271	1045	266	—	—
1991	—	—	—	—	—	—	910	—	—	—
1992	7324	6370	2167	690	157	508	665	4	—	—
1993	756	754	756	362	83	219	302	11	—	—
1994	3876	3853	3423	2609	120	384	504	44	—	—
1995	7019	6848	6488	5295	856	1702	2558	831	—	—
1996	5461	5416	5145	4914	950	1121	2071	1264	—	—
1997	5777	5707	5374	4999	1167	1162	2329	1462	—	—
1998	5663	5652	5384	5262	1222	1010	2232	1326	—	—
1999	6917	6889	6532	6380	1427	832	2259	1242	—	—
2000	5659	5557	5302	5283	1299	729	2028	1359	—	—
2001	5870	5860	5444	5673	1186	645	1831	989	—	—
2002	6970	—	6578	—	7882	8061	15943	7755	—	—
2003	9159	—	8332	—	1837	560	2397	1344	28	1
2004	13977	—	12043	—	3669	767	4436	1247	—	—
2005	13219	—	13046	—	2457	388	2845	1423	—	—
2006	15461	—	14648	—	2579	317	2896	1462	35	6
2007	18550	—	18471	—	2662	300	2962	2339	—	—
2008	19650	—	21148	—	2609	250	2859	3070	—	—
2009	19689	—	18566	18592	2470	796	3266	2183	—	—
2010	20429	—	19848	19239	2106	194	2300	2990	51	0
2011	20432	—	19925	19068	2253	185	2438	2779	22	5
2012	16040	—	6307	15993	2208	171	2379	2815	16	5

2005年3月至2006年4月，湖南文理学院共有45名学生先后到武陵区疾控中心结核病防治科就诊，确诊结核病人29例，其中活动性肺结核27例、结核性胸膜炎2例。29例结核病人有10例完成免费抗结核治疗，基本痊愈，其余的病情进入稳定期或转外地治疗或拒绝治疗，定期观察。

2007年10月，市结核病控制项目办公室召开第四轮全球基金结核病第二期项目启动会议，同时召开全市结核病控烟项目启动会议，并将结核病控烟项目工作纳入结核病防治健康促进工作的考核内容。11月，市卫生局印发《常德市结核病控烟项目实施方案》，要求各疾控中心及澧县结核病防治所按方案要求成立结核病控烟项目工作小组。建立乡镇卫生院查痰点68个。对2896例登记在册的肺结核涂阳病人进行规范系统治疗，治愈2672例。

2010年6月，常德市开展全国第五次结核病流行病学抽样调查。在桃源县三阳镇株木桥村抽样调查1317人，新发现肺结核病9人。7月，市疾控中心与各区县（市）疾控中心签订《常德市结核病控制项目办中国全球基金结核病项目一期项目执行协议书》。中国全球基金结核病项目自2010年7月1日启动，项目一期三年。10月12日，市卫生局成立常德市全球基金结核病整合项目领导小组，副局长彭元军任组长，市疾控中心主任彭进、市卫生局疾控科科长江永平为副组长，下设办公室于市疾控中心。是年，卫生部表彰临澧县疾控中心为世界银行贷款/英国赠款中国结核病控制项目先进集体，市疾控中心杨小红、桃源县疾控中心庄敏芳、澧县结核病防治所倪伯伦、汉寿县丰家铺乡李艳芳为先进个人。

2011年，全市启用《结核病管理信息系统》。围绕“遏制结核，共享健康”主题，市、县开展“3·24”宣传活动，共播放电视、广播节目86天次，发放宣传材料200917份，现场宣传82次。

2012年1—11月，全市共发现结核病患者5215例，其中涂阳2379例、涂阴2815例、结核性胸膜炎16例、其他肺外结核5例。

二十二　性病、艾滋病

1990年，全市共报告性病250例，其中梅毒5例、尖锐湿疣 14例、非淋病性尿道炎16例、其他性传播疾病215例。患病年龄最大57岁，最小14岁。

1990—1994年，全市对公共场所从业人员、机动车驾驶员进行性病普查，共体检31467人，检出性病患者2697例。对卖淫、嫖娼等重点人群609人进行艾滋病血清学监测，全部为阴性。

1995年9月，澧县人民医院在有偿献血人员中发现首例艾滋病病毒（HIV）感染者。随后，卫生防疫部门展开大规模调查，共查12个乡29.43万人，其中有偿献血人员1545人中HIV初筛阳性19人，确认HIV阳性7人。

1998年3月，常德市发现首例艾滋病人（AIDS）。患者男，28岁，重庆市綦江县人。

1994年到深圳打工，有不洁性交史。1997年8月发病，反复发热、咳嗽，进行性消瘦。先在市一医院诊断为肺结核，经治疗后症状缓解。1998年3月1日，患者住进市一医院，检查发现有明显的肺部病变和免疫缺陷症，该院皮肤科高度怀疑为艾滋病，即采血送市防疫站进行HIV抗体检测，初筛结果为阳性，患者于3月5日死亡。3月11日，省性病监测中心确认其为艾滋病。9月17日，市防疫站被省卫生厅批准为全省7个HIV血清学初筛实验室之一。

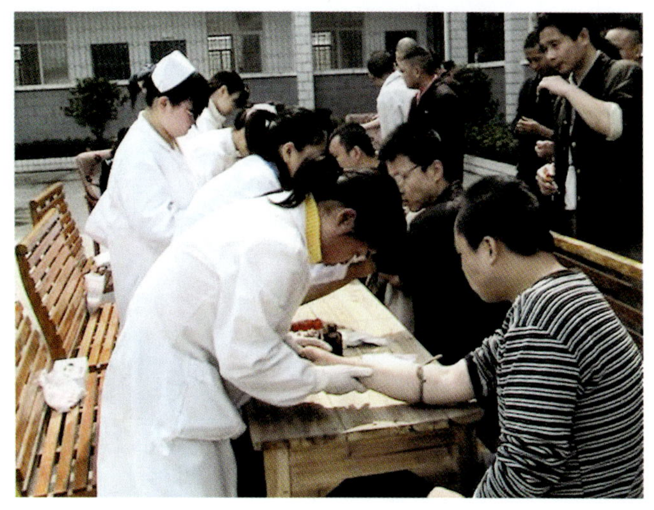

市疾控中心工作人员为吸毒人员采血进行HIV抗体检测
（市疾控中心供稿）

1999年7月21日，市妇幼保健院在一起涉外婚姻体检中发现一对婚检者HIV检测呈阳性，经市防疫站艾滋病初筛实验室初检HIV抗体呈阳性，送省防疫站性病监测中心确诊为HIV-I型感染。

2000年2月，3例HIV感染者先后死亡（澧县2例，汉寿1例）。4月，市政府办颁布《常德市艾滋病预防控制实施方案》。市财政每年列支5万元，个别县财政每年列支1~2万元用于艾滋病防控。12月23日，澧县防疫站实验室被省卫生厅批准为HIV初筛实验室。

2001年，澧县作为卫生部确定的第二批娱乐场所100%推广使用安全套综合试点项目单位，由世界卫生组织提供技术与经费支持，11月正式启动。是年，省防疫站确认常德市首例因吸毒而感染HIV-I型病毒的HIV感染者，系安乡县官垱镇一名男性吸毒青年。

2001—2002年，全市共报告性病4991例，HIV感染14例，其中确诊为艾滋病6例。截至2002年12月31日，全市累计检出HIV感染者42例，发病13例，死亡10例。

2003年1月，省卫生厅批准武陵区、鼎城区、石门县、桃源县、汉寿县防疫站、市中心血站、桃源县中心血库实验室为HIV初筛实验室。3月，市疾控中心设立性病艾滋病防治科，配备5名专业人员。各区县（市）疾控中心亦设立相应科室。全市市、县两级疾控机构共有性病、艾滋病防治专职或兼职人员85人。

2004年，常德市建立5个艾滋病监测哨点，分别是澧县娱乐场所、常德市戒毒所、常德市性病门诊、常德市妇幼保健院及全国母婴传播阻断艾滋病综合防治示范点石门县。另外，桃源、临澧、安乡、汉寿4县为全省艾滋病宣传教育项目点，鼎城区、澧县、武陵区为安全套推广项目点，武陵区为针具交换项目点。5月，常德市皮防所经市政府批准设立艾滋病治疗关怀救助办公室，成立常德市红丝带关爱中心。7月，市皮防所被省中医药

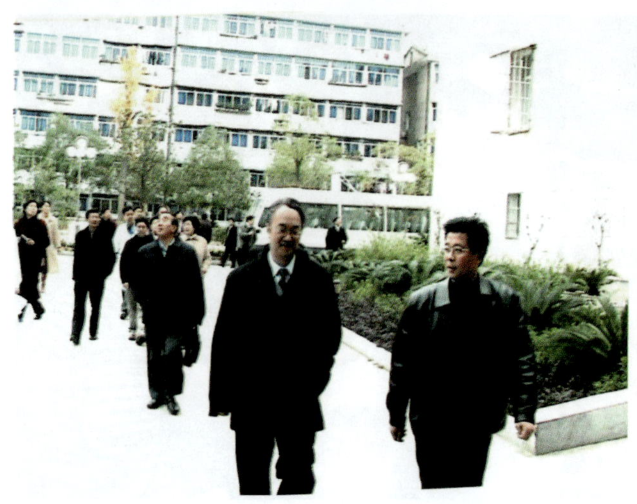

2004 年 11 月 25 日，全国人大教科文卫委员会副主任桑国卫（前右二）一行九人到常德市进行艾滋病中期评估检查。市疾控中心主任彭进（右一）陪同　　（聂俊雄摄）

管理局选定为中药治疗艾滋病定点医院，并开始对 15 例 HIV 感染者进行中药治疗。津市市、安乡县、临澧县疾控中心、市一医院、市一中医院、市妇幼保健院及各区县（市）人民医院、中医院、妇幼保健院、石门单采血浆站 HIV 初筛实验室相继通过审批。

2005 年 1 月 4 日，市卫生局召开既往有偿献血（浆）艾滋病病毒抗体筛查工作启动会议，认真贯彻落实国家“四免一关怀”* 政策。8 月 22 日，中瑞 SIDA100%使用安全套项目启动。项目由瑞典国际发展署提供总金额达 3140666 美元资金支持，期限为 3 年，项目执行机构是世界卫生组织，实施机构为中华人民共和国卫生部，整个项目分国家和省级两部分，湖南省是该项目全国唯一受援省份，项目资金总数约 1/3（1086000 美元）用于湖南。常德市为该项目 5 个受援市之一。

2006 年，中瑞 SIDA100%使用安全套项目在武陵区实施，市、区两级大力开展宣传和健康教育，发放和张贴画册、折页等资料 19.8 万份、防艾滋病知识扑克牌 1 万副、安全套 100120 只；办各类培训班 42 期，培训工作人员、同伴宣传员和娱乐场所从业人员共 2975 人；与 132 家娱乐场所业主签订防治性病艾滋病责任状；出动高危干预队员 2300 人次，接触访谈女性性工作者千余人次，开展行为监测 471 人，免费体检 355 人。女性性工作者艾滋病防治知识知晓率由 52.90%上升至 89.81%，一般人群知晓率由 46.88%上升至 86.67%。女性性工作者末次商业性性行为安全套使用率由 34.56%上升至 91.98%。在市城区所有宾馆招待所的客房、娱乐场所前台等处常规放置安全套和各种防治艾滋病的宣传资料。项目实施中，武陵区疾控中心贵蔷等在国内首创“业主自治管理委员会”工作模式，得到省项目办的嘉许并在全省推广，后又推广至全国。是年春，全市启动艾滋病自愿咨询监测项目，各疾控中心开放自愿咨询检测门诊，全市共完成自愿咨询检测任务 3481 人，检出艾滋病病毒感染者 16 人。有 43 名艾滋病病毒感染者在市皮防所接受治疗。

---

* 向未参加基本医疗保险的艾滋病人提供免费抗病毒药物，免费艾滋病咨询与检测，免费向感染艾滋病的孕妇提供母婴阻断和婴儿检测，向艾滋病遗孤提供免费义务教育；向艾滋病病毒感染者和患者提供救治关怀。

2007年，中英艾滋病项目启动。英国政府向该项目提供总金额为2000万英镑的资金支持，帮助中国实施《中国预防与控制艾滋病中长期规划》，澧县纳入其中。项目自2007年1月1日实施，到2011年3月31日结束，其中2007年1月至6月为准备期，2007年7月至2011年3月为项目实施期。要求凭借美沙酮维持治疗、针具交换、妇女健康中心、自愿咨询检测和抗病毒治疗等5大干预平台为目标人群提供干预服务。2007年1月上旬，5名MSM（男男性行为）志愿者自发组成“爱心小组”，为MSM群体开展艾滋病防治服务，覆盖服务对象约500人。市疾控中心对“爱心小组”的艾滋病防治工作给予悉心指导和技术支持，向他们提供大量宣传资料和干预用品。6月下旬，组织举办MSM干预倡导会议暨疾控中心工作人员和MSM志愿者导向培训班，共培训MSM志愿者61名。7月20日，经卫生部专家组认真评审，市疾控中心HIV确认实验室已达国家标准，成为湘西北第一家艾滋病确认实验室。

2008年，市政府成立防治艾滋病工作委员会，副市长万成贞任主任，市政府副秘书长陈智慧、市卫生局局长郑家火任副主任，成员有市直30个单位主要负责人和各区县（市）副区县（市）长。设办公室在市卫生局。常德市被确定为全国首批男男性行为人群艾滋病综合防治工作试点城市之一。

2009年5月，常德市采取五项措施“防艾”，一是在市城区所有星级以上宾馆放置以中英文双语提示的“预防艾滋病请用安全套”宣传牌，二是免费向全市30余家机关单位提供印有“防艾”标语的纸杯，三是在艾滋病体检中心、预防医学门诊部的电子屏上反复播出预防艾滋病宣传标语，四是向性服务、吸毒等高危人群免费发放润滑剂、安全套和宣传资料，并提供咨询服务，五是印制一批包装上印有防艾知识的餐巾纸免费向社会发放。9月2日，举办市城区学校艾滋病防治师资培训班，培训市城区大中专院校及中小学专兼职保健教师58人。2008年5月至2009年6月，共开展三轮MSM人群的行为学调查和血清检测，筛查出HIV阳性者10人、梅毒46人、丙肝3人。

2010年，中国全球艾滋病项目正式启动，常德市及所辖鼎城区、石门县、临澧县、澧县、桃源县、安乡县、津市市为项目合作单位，由全球基金提供项目管理经费和活动经费，首期预算资金101万元，其中市本级23万元。进行自愿咨询检测、被羁押人群和娱乐场所人员检测共11362人，国家哨点监测暗娼、吸毒人群共1200人，性病门诊男性就诊者169人，高危行为干预吸毒人群、男男性行为人群、外来务工人员、娱乐场所从业人员共36187人次；累计发放安全套23.53万只，发放宣传资料38363份。治疗艾滋病感染者180人（其中儿童2人）。5—6月，常德市先后有4名产妇在临产住院分娩时检测出HIV感染，其中3例经确认为艾滋病病毒感染者。鼎城区、澧县、石门县和市疾控中心对4名产妇进行调查后制定多项阻断措施。

2011年年初，市卫生局制定《常德市“十二五”艾滋病防治工作规划》，定出阶段性工作目标、防治策略和行动措施。4月，市卫生局印发《关于在全市综合医院开展艾滋病咨询检测工作的通知》。12 月 1 日，副市长、市防艾委主任万成贞与市卫生局局长马慧、副局长彭元军等到市疾控中心、市红丝带关爱中心等单位走访座谈，发放慰问金，慰问艾滋病防治工作第一线工作人员，看望正在接受治疗的艾滋病病人。常德市先后建立 51 家艾滋病初筛实验室和 1 家艾滋病确证实验室、1 家 CD4 细胞（与艾滋病有关的一种免疫细胞）检测实验室、5 个国家级艾滋病综合监测哨点，开设美沙酮服药点 3 家，开放针具交换工作点 7 家，新增津市监狱总医院免费抗病毒治疗点。

2012 年，全市共报告性传播疾病 1933 例，其中艾滋病 233 例（女性 66 例），比上年增长 41.2%，死亡 81 例。截至 2012 年 12 月 31 日，常德市累计报告 HIV/AIDS 1003 例，其中 AIDS 556 例，死亡 325 例。累计治疗 482 人（成人 479 人、儿童 3 人），正在治疗人数为 398 人（成人 395 人，儿童 3 人）。成功开展 2 例母婴阻断治疗。随访上万余次，职业暴露干预治疗 21 例，心理辅导咨询 1300 多人次，CD4 检测 1200 多人次，病毒载量检测 500 多人次，累计发放药品 17800 人次。

第四节　寄生虫病、地方病监测与控制

一　疟　疾

1988 年，全市共发生间日疟 183 例，年发病率为 0.03/10 万，占全年法定传染病报告总数的 1.30%，发病率比 1987 年下降 70.21%，病例呈高度散发，未报告死亡病例。7 月、8 月、9 月三个月发病 98 例，占全年病例总数的 51%。患者男性 112 例，女性 71 例。183 例血检疟原虫阳性 75 例，阳性率 40.98%。对 183 例疟疾病例进行个案调查和疫点处理，并全部给予全程足量现症根治。病家和周围人群血检或预防服药 22416 人。129 个乡对 718346 人的居住环境进行滞留喷洒灭蚊，各病灶点处理后均未出现续发病例。

1989 年，全市对疟疾、疑似疟疾、发热原因不明、流动人口中的发热病人进行疟原虫血检 11.29 万人，查出阳性 17 例，阳性率 0.015%。截至 11 月底，全市共发生疟疾 49 例，发病率为 0.84/10 万。全市连续三年将疟疾年发病率控制在万分之一以下，达到卫生部基本消灭疟疾标准。

1992 年 1 月 7—11 日，省卫生厅组织疟疾专业技术人员 6 人考核组，对澧县基本消灭疟疾进行全面考核后，确认澧县达到基本消灭疟疾标准。

1993 年 6 月 30 日，石门县官渡桥镇西洲村在海南省东方县打工返乡的一位民工发生输入性恶性疟，病情凶险，经石门县人民医院抢救脱离危险，为常德市首例输入性恶性疟。

1994—1995 年，全市加强疟疾传染源系统治管，对在海南、广东、湖北等地打工农民中的疟疾病人进行根治，共血检发热病人 5000 多人，其中澧县血检 1875 人，阳性率

0.48%。全市登记流动人口 13178 人，其中 7560 人行预防服药。

1998 年 12 月至 2002 年 10 月，湖南省基本消灭疟疾考核小组先后对临澧县、鼎城区、桃源县、武陵区、石门县、津市市、安乡县、汉寿县进行基本消灭疟疾考核，确认均达到基本消灭疟疾标准。

2010 年 6 月 28 日，市卫生局成立全市消除疟疾专家指导组，负责全市消除疟疾工作的技术指导及督导考核，推动《常德市 2010—2016 年消除疟疾行动计划》的实施。

2012 年，安乡县、汉寿县、澧县、石门县、津市市、常德经济技术开区、西洞庭管理区报告疟疾 8 例，均经实验室诊断确认。其中安乡县恶性疟 2 例、石门县恶性疟 1 例，余均为间日疟。恶性疟病例系从老挝、柬埔寨、缅甸、安哥拉、莫桑比克、塞拉利昂等国家输入。

二　丝虫病

1988 年 5 月，市防疫站配合湖南医科大学副教授伍象琼和省防疫站寄生虫病专家对桃源县、安乡县、临澧县报告的 4 例类似丝虫病性下肢象皮肿病人进行系统调查诊断，经血涂片、免疫学、流行病学、临床学方法，均排除该病寄生虫学性质。至 2012 年，常德市未报告丝虫病病例。

三　肠道寄生虫病

1989 年，市防疫站协助安乡、汉寿、澧县在 10 个点进行人体寄生虫现场调查。调查 5080 人，阳性 4419 人，阳性率为 87.38%。检出钩虫、蛔虫、鞭虫、蛲虫、姜片虫、肝吸虫、肺吸虫、血吸虫、棘口吸虫、痢疾阿米巴、微小内蜒阿米巴、布氏嗜碘阿米巴及疟原虫。

1992 年 12 月 12 日，市卫生局印发《常德市寄生虫病防治工作“八五”计划》。

1993 年，武陵区、常德经济开发区成立人群肠道驱虫领导小组及事故鉴定小组。市防疫站协助两区举办肠道驱虫技术骨干培训班。召开乡（办事处）、卫生院（所）驱虫负责人会议，与区、乡（办事处）签订责任合同书。全年两区两次投药 5 万余人次。

1994—1997 年，全市向农村居民和中小学生投放驱虫药物，发放宣传资料。仅澧县在 30 个乡镇就下发驱虫药 32 万人份。省防疫站粪检 677 人，阳性 71 人，阳性率 10.49%，比 1989 年下降 76.89%。

2004 年，市疾控中心配合省疾控中心对津市、澧县、临澧、武陵、鼎城、桃源等 6 个区县（市）进行为期 13 天的寄生虫病防治知识培训，开展咨询和义诊，450 名专业技术人员参加培训，2000 多名群众现场咨询。发放宣传资料 1200 份，播放常见肠道寄生虫

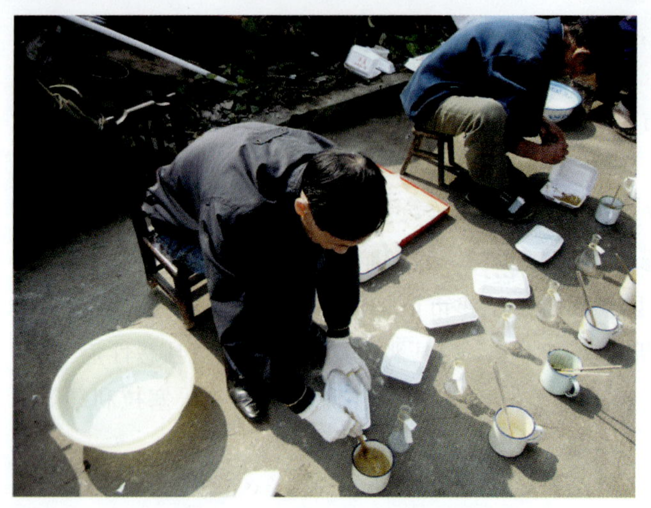
疾控工作人员采集粪便标本检测肠道寄生虫卵

病防治知识宣传片 40 多小时，检测粪便 272 人，检出蛔虫、钩虫等 5 种寄生虫感染者 37 例，感染率为 13.6%。

2005 年 8 月 9 日，市卫生局印发《关于开展土源性线虫（蛔虫、钩虫、鞭虫、蛲虫）病防治工作的通知》。

2009 年，安乡县被确定为省级寄生虫病综合防治试点县。安乡县疾控中心开展寄生虫病感染基线调查，在 5 个片区随机抽取 1500 人检查土源性线虫卵，同时观察其他寄生虫卵。调查发现土源性线虫总感染率为 5.87%，其中蛔虫感染率为 4.47%，鞭虫感染率为 1.40%，未发现其他土源性线虫。

2010 年，市疾控中心在汉寿县 5 个乡 6 个村、鼎城区 5 个乡镇 5 个村开展寄生虫感染调查，共粪检 5691 人，发现蛔虫、鞭虫、钩虫、姜片虫感染率分别为 8.08%、9.05%、0.4%、3.30%。儿童感染率高于成人，女性高于男性。2012 年，市疾控中心继续在上述 10 个乡镇 11 个行政村居民中进行寄生虫病调查，采集 5577 人的粪便样本镜检，蛔虫、鞭虫、钩虫、姜片虫 4 种肠道寄生虫的感染率分别是 1.60%、1.20%、0.04%、0.77%，较 2010 年分别下降 80.20%、86.74%、90%、76.67%。

四　碘缺乏病

1989 年 10 月，省、市卫生防疫部门对石门、澧县地甲病（地方性甲状腺肿）防治考核验收，其中澧县达标。

1990 年 4 月上旬，经省、市组织考核验收，石门县地甲病防治达标。9 月，省卫生厅组织地方病资料建档考核。澧县、石门和市防疫站分别获二、三、四等奖。

1992 年，市防疫站开展新生儿甲状腺机能减退筛查。

1995 年，为实现“1995 年基本普食碘盐，2000 年消除碘缺乏病”的目标，市防疫站与市盐业部门制定《常德市 2000 年消除碘缺乏病规划》，确定石门、桃源、澧县、临澧 4 个县 31 个乡 69 个村的 15493 人为免费供应碘盐和碘油丸的对象，并于 10 月 1 日起开始免费供应碘盐和碘油丸。

1996 年，全市共下发碘油丸 18 万人份。对津市湘澧盐矿和鼎城区蒿子港、黄土店等地进行碘盐联合执法检查，没收非碘盐 5 吨，查封一家制造废渣盐的地下工厂。配合省防疫站完成对武陵区、澧县等地576名儿童联合型瑞文测定（彩色型和标准型组成的非文字智力测验）标准化研究。

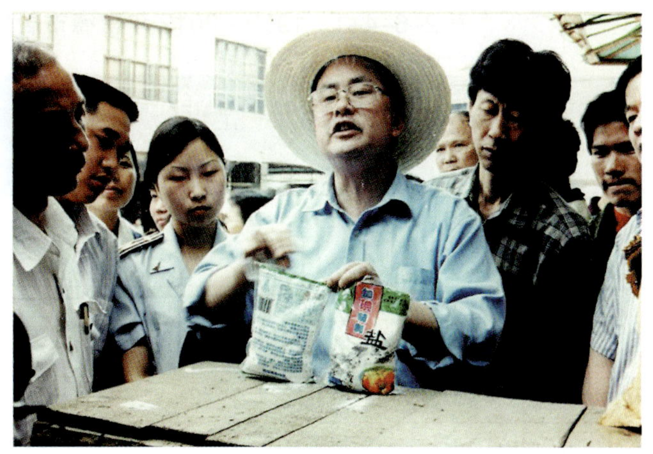

市盐务局李局长向市民介绍识别真假加碘盐的方法
（市健教所供稿）

1997年，市盐业监管部门加强执法检查，收缴劣质盐近22吨；开展“5·5”碘缺乏病宣传日活动，全市共设立宣传点62个，接受咨询宣传80余万人次。

1998年，调查石门县甲状腺肿大率11%，其余各区县（市）均在5%以下。全市家庭用盐合格率达90%以上，儿童尿碘水平达国家标准。对石门县之外的各区县（市）进行消除碘缺乏病考核验收，均获通过。对石门、桃源、澧县、临澧四县范围内特需人群投服碘油丸增加到35个乡、93个村的163220人。

1999—2005年，完成全国第三、第四、第五次碘缺乏病病情监测。1999年，完成鼎城区蔡家岗乡、澧县大坪乡、石门县白云乡三个省级监测点的监测。2002年，在澧县、安乡县检查农村、城镇育龄、孕龄、哺育期妇女共36人的尿碘。抽样两所学校检查80名8～10岁学生的甲状腺，无肿大现象。

2000年，常德市代表湖南省接受国家对碘缺乏病消除工作评估，达到基本消除标准。

2005年，对全市碘盐生产企业成品盐、盐业公司仓库储存碘盐以及居民户食用碘盐进行抽样监测。

2009年，全市9个区县（市）共随机抽取45个乡镇、45所中心小学900名8～10岁儿童（男、女各半）的尿样，检测结果尿碘含量中位数均大于100微克/升，且尿碘含量低于50微克/升的比例均低于20%，达到国家实现消除碘缺乏病目标县级考核技术指标。

2011年，在武陵区、澧县、石门县3个病情监测区县抽查8～10岁学生120名，其中5名学生甲状腺容积高于正常值标准，甲状腺肿大率为4.16%。分别采集检测8～10岁儿童尿样36份，孕妇尿样15份，哺乳期妇女尿样15份（孕妇和哺乳期妇女均未服用碘油丸），饮用水水样5份；儿童尿碘含量无小于100微克/升者，孕妇尿碘含量无低于50微克/升者，哺乳期妇女尿碘含量低于50微克/升的比例为2.22，水碘含量在14.0～62.4微克/升之间，符合国家饮用水碘含量标准（10～150微克/升）。

表 2-6-4-1　1999—2012 年常德市居民户食用盐碘检测结果

年份	检测样盐份数	合格碘盐份数	不合格碘盐份数	非碘盐份数	非碘盐率（%）	碘盐覆盖率（%）	合格碘盐食用率（%）
1999	1383	1291	92	10	0.72	99.28	93.35
2000	2592	2315	277	0	0	100	89.31
2001	2592	2373	196	23	0.89	99.11	91.55
2002	2592	2482	76	34	1.31	98.69	95.76
2003	2592	2414	176	2	0.08	99.92	93.13
2004	2592	2527	65	0	0	100	97.49
2005	2592	2499	93	0	0	100	96.41
2006	2592	2333	234	25	0.96	99.04	90.51
2007	2592	2270	259	63	2.43	97.57	87.58
2008	2592	2415	239	38	1.47	98.53	89.31
2009	2592	2480	101	11	0.42	99.58	95.68
2010	2592	2538	53	1	0.04	99.96	97.92
2011	2592	2536	55	1	0.04	99.96	97.84
2012	2592	2416	176	0	0	99.96	95.29

第五节　慢性非传染性疾病监测与控制

一　恶性肿瘤

1988 年，常德市居民死于肝癌、肺癌、胃癌、结直肠肛门癌、白血病、食管癌、乳腺癌、宫颈癌、鼻咽癌、膀胱癌、阴茎癌 2485 人。1988—2012 年，除阴茎癌外，其他恶性肿瘤各年均有死亡病例，其排位也发生一定变化。1988—1993 年，肝癌排第一位，胃癌第二，肺癌第三；1997—2007 年，肝癌第一，肺癌第二，胃癌第三；2008—2012 年，肺癌第一，肝癌第二，胃癌第三。2012 年，全市居民死于 10 种恶性肿瘤 4785 人，比 1988 年死亡人数增加 48.07%。

1988 年 4 月，市防疫站邀请湖南省肿瘤医院有关专家在桃源县陬市镇农村肿瘤防治点 5 个自然村进行癌症普查，共调查 5590 人，查出癌症病人 5 人，癌症患病率为 89.5/10 万，对查出的癌症病人进行登记和询访。

1990 年，成立市肿瘤防治研究领导小组，市卫生局局长龙淼泉任组长，副局长蒋祖建和市防疫站站长丁阳春任副组长，下设办公室于市防疫站，陈启志任办公室主任。

1991 年，鼎城区尧天坪乡新发肿瘤病人 24 人，死亡 14 人，肿瘤患病率为 79.91/10 万。创办武陵区护城乡肿瘤防治点，有 3 人参加全国电针化疗讲习班，引进一台电针化疗仪器，治疗 1 例晚期肺癌病人。

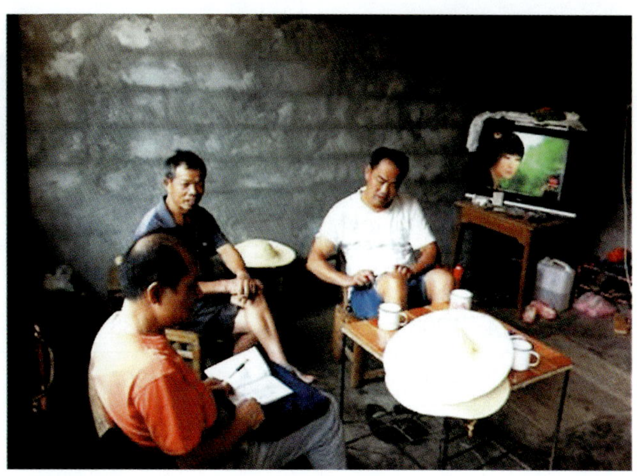

市疾控中心流行病学专家熊伯华（右）在癌症高发区进行入户调查

1995 年，调整市肿瘤防治研究领导小组，市卫生局副局长熊昌本任组长，市防疫站站长罗先樵、市一医院副院长车世友任副组长，陈杰之兼任办公室主任。

2009 年 8 月下旬，常德论坛市民留言，反映鼎城区石公桥镇芦茅岗村肿瘤病人数逐年增加，且呈区域性聚集分布。8 月 24—25 日，市、区两级疾控中心相关专业技术人员 10 余人到该村及邻近的芦花坪村开展肿瘤发病情况专题调研。共走访农户 50 多户，采集水质、大米、黄豆等样品 20 余份。2000—2008 年，芦茅岗村共有肿瘤病人 31 人，芦花坪村共有肿瘤病人 26 人，调查组将调查所得资料及采集的样品交相关科室进行分析、检测和评估，并写出专题调查报告。

2012 年 4 月，《常德日报内参》上刊载《关于西洞庭管理区大桥村 3 年近 40 人死于癌症》的消息，当地村民疑为该地造纸厂污染所致。市疾控中心组织相关人员进行流行病学调查，采集样品进行实验室检测，结果经统计学分析，发现和常德市癌症死亡率比较，并无统计学差别。

表 2-6-5-1 1988—2012 年常德市居民恶性肿瘤死亡人数统计及顺位表

年度	肝癌	肺癌	胃癌	结直肠肛门癌	白血病	食管癌	乳腺癌	宫颈癌	鼻咽癌	膀胱癌	死亡率前三位		
											1	2	3
1988	649	361	442	184	138	279	53	246	86	47	肝癌	胃癌	肺癌
1989	766	457	625	217	122	209	69	146	100	27	肝癌	胃癌	肺癌
1990	861	431	582	243	166	181	74	192	126	22	肝癌	胃癌	肺癌
1991	840	403	632	256	134	210	86	153	100	10	肝癌	胃癌	肺癌
1992	867	496	663	247	198	196	74	134	129	26	肝癌	胃癌	肺癌

续上表

年度	肝癌	肺癌	胃癌	结直肠肛门癌	白血病	食管癌	乳腺癌	宫颈癌	鼻咽癌	膀胱癌	死亡率前三位		
											1	2	3
1993	746	395	563	273	159	205	73	71	179	8	肝癌	胃癌	肺癌
1997	1089	748	744	266	140	213	86	323	146	18	肝癌	肺癌	胃癌
1998	1350	935	818	306	154	213	115	617	109	33	肝癌	肺癌	胃癌
1999	1514	1208	993	377	177	288	153	231	105	21	肝癌	肺癌	胃癌
2000	1732	1347	903	452	147	267	83	196	115	30	肝癌	肺癌	胃癌
2001	1684	1340	982	558	212	283	131	243	139	45	肝癌	肺癌	胃癌
2002	1469	1359	867	428	166	139	148	180	131	37	肝癌	肺癌	胃癌
2003	1696	2081	754	331	131	133	122	167	130	50	肺癌	肝癌	胃癌
2004	1646	1178	1125	327	142	130	132	342	500	55	肝癌	肺癌	胃癌
2005	1538	1497	794	345	169	99	129	130	123	56	肝癌	肺癌	胃癌
2006	1418	1735	761	389	208	140	170	127	110	54	肺癌	肝癌	胃癌
2007	1571	1539	649	333	166	125	125	105	93	51	肝癌	肺癌	胃癌
2008	1645	1918	782	366	155	125	161	134	112	53	肺癌	肝癌	胃癌
2009	1443	2076	826	416	172	143	149	136	147	64	肺癌	肝癌	胃癌
2010	1397	2053	816	401	183	154	175	144	137	64	肺癌	肝癌	胃癌
2011	1139	1932	692	429	195	153	163	118	99	46	肺癌	肝癌	胃癌
2012	1125	1932	644	367	185	134	122	113	116	47	肺癌	肝癌	胃癌

说明：1988年10例阴茎癌未列入表中

二　心脑血管病　糖尿病　慢性阻塞性肺疾病

2006年，武陵区盐关百姓社区被湖南省列为常德市慢性病综合防治示范点。社区先后派人赴省会长沙学习有关预防非传染性疾病的业务知识，到社区广泛宣传发动，建立高血压健康档案188份、糖尿病健康档案107份，与社区居民签订2000多份家庭就医合同、250多份《家庭医院保障合同书》，建立160多个家庭药箱，开设24小时免费咨询电话，实行“一个电话、医生到家”的服务。全市各区县（市）共设立慢性病监测点13个，建立健康档案4525份。11月15日，第六个世界慢阻肺（慢性阻塞性肺疾病）日，湖南省慢阻肺基层防治教育项目“为生命呼吸”启动。

2008 年，全市各疾控中心共有慢性病防控工作人员 28 人，其中专职 12 人，兼职 16 人。多数区县（市）慢病工作未单独设立科室，而与流病科或疾控科合署办公。

2010 年，武陵区作为全国 162 个慢病监测点之一，中国疾控中心慢病中心采用多阶段分层整群抽样的方法，在该区随机抽取 12 个村（居委会），每村（居委会）随机抽取 50 户，每户随机抽取 1 名 18 岁及以上常住居民开展慢病项目监测调查，共调查 600 人。澧县疾控中心开设糖尿病专科门诊，定期免费为居民测量血糖，解答医学上的疑惑，进行健康干预。2010 年 1 月，汉寿县慢性病综合防治工作启动，对全县居民进行全面摸底调查，为 3.2 万名居民建立健康档案。临澧县卫生局将慢病防治工作纳入 9 项公共卫生服务管理体系，制定实施方案。

2011 年 8 月 22 日至 9 月 6 日，鼎城区、桃源县各抽 4 个样本进行中国老年健康影响因素跟踪调查，填写全国老年（≥65 岁）健康影响因素跟踪调查问卷。10 月 9 日至 12 月上旬，武陵区开展居民营养与健康状况监测调查。共调查 6 个居委会 450 户、1334 人，完成国家下达任务。

2012 年 10 月 25 日，市卫生局和市党外知识分子联谊会联合召开全市慢性病防治工作座谈会。11 月上旬，市疾控中心牵头，先后派出 5 个调查组 30 余人，对 4 个区县（市）有关乡镇、社区以及 5 家行政企事业单位进行重点慢性病基本现状调查，共计调查 42880 人，撰写出《常德市重点慢性病现状及防控对策》。该文称，常德市行政企事业单位职工高血压患病率 31.00%，糖尿病患病率 3.72%。死因登记报告信息系统数据显示，恶性肿瘤死亡率已由 2007 年的 113.71/10 万升至 2011 年的 141.15/10 万，死亡绝对数五年间增长 24.13%。因糖尿病死亡人数增加 18.25%，因脑血管病死亡人数增加 9.05%，因高血压死亡人数增加 49.34%。其次是危险因素水平持续上升。据调查，2011 年，常德市居民人均肉类消费为 33.29 千克，较 2005 年人均消费量（28.04 千克）增加 18.72%，部分居民饮食结构呈现主副食比例倒置，形成吃菜多于吃饭的饮食习惯，造成长期摄盐过多、热能入超、营养失衡。抽样调查发现，全市行政企事业单位职工中有 64.39%的人血脂异常，47.02%的人超重或肥胖，28.26%的人患有脂肪肝。

三　精神性疾病

1997 年 6 月 20 日，市残联、市公安局、市民政局、市卫生局联合印发《常德市城区精神病防治康复“九五”实施方案》。武陵、鼎城两区对 6923 名重症精神病患者进行社会化、开放式、综合性的精神病防治康复，建立社会化精神病防治工作体系。一是建立组织管理网络。市、区两级建立精神病防治康复领导小组，由政府分管领导任组长，残联、公安、民政、卫生 4 部门负责人为成员，负责组织协调、规划、督导检查精神病防治工作。街道、乡镇、居委会和千人以上的企事业单位相应建立精神病防治工作领导小组，指定专

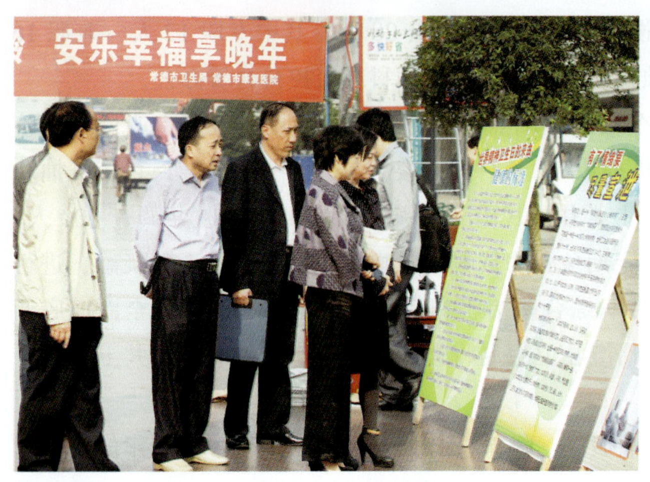

2012年10月10日，市卫生局副局长彭元军（前左二）与局长马慧（右二）在市区步行街督查精神卫生日现场宣传活动

人负责日常工作。二是建立技术指导网络。市精神病医院为全市精神病防治技术指导中心，成立专家技术指导小组，负责精神病康复的技术管理和业务指导、调查摸底、建档立卡、培训人员、开展心理咨询服务，制订规划和实施方案，并协助精神病防治办公室工作。街道、乡镇、村（居委会）及千人以上的企事业单位设立专职或兼职精神卫生技术人员，对社区、单位、家庭病床进行防治技术指导。三是建立治疗康复系统。充分利用三级卫生保健网，建立由精神病医院、区医院精神卫生科、乡镇（街道）卫生院、村（单位）卫生室、社区康复站、工疗站、福利工厂等各种机构与家庭看护组、家庭病床有机结合、分工协作的精神病治疗康复系统。对精神病患者的人数、类型、病因、患病程度进行一次全面调查，建立规范化的精神病人档案，针对不同病况提出相应的治疗、康复方案。重症患者治疗出院后建立家庭看护小组，由村（居委会）老干部、基层卫生人员、患者家庭成员等组成，其职责是定期随访、记录病情、监督按时服药，进行治疗康复指导、心理疏导、解决困难、防止自伤和危害他人及社会。当地公安派出所与看护小组密切配合，协助管理。开展工疗。每个街道利用福利厂条件至少建立一个工疗站，安排精神病人参加力所能及的劳动，开展社会适应能力训练和文化娱乐活动，同时进行医疗监护。精神病患者多的单位建立工疗站，组织患者参加适当劳动，并进行医疗监护。区、乡镇、街道办事处组织力量查清关锁病人状况，制定解决关锁的具体方案，逐步解除关锁，回归社会。对已治愈、病情轻或稳定控制的病人，创造条件使他们回归社会，参加正常社会生活、工作和学习。实施上述措施后，全市精神病患者监护率达90%，显好率60%，肇事率0.5%以下，回归社会率50%。

2001年4月19日，市残联、市公安局、市民政局、市卫生局制定《常德市精神疾病防治康复“十五”实施方案》，计划在武陵区、鼎城区和澧县215.8万人口中对精神病患者进行社会化、开放式、综合性精神病防治康复。

2006年4月，鼎城区被确定为全省癫痫防治管理项目区。6月28日，开展“关注癫痫，规范诊疗”国际癫痫关爱日宣传活动，利用电视、电台、宣传资料、横幅、盾牌、咨询台等形式开展宣传。

2008—2009年，鼎城区对786名癫痫对象进行初筛，经过专家复查有397名患者入组治疗，其中纳入非苯巴比妥治疗组的63人，有专人登记随访。

2009年3月，石门县残联工作人员会同县人民医院精神科主治医师深入全县19个乡镇、街道的294个村（居委会），为精神分裂症患者送去价值7.6万多元药品，使200名精神病患者得到免费治疗。

2011年，国家组织对精神病患病情况进行抽样调查。市卫生局举办重症精神疾病管理治疗工作规范暨重症精神疾病基本数据收集分析系统培训班。全市重症精神病人发病总人数8.8万人，重症患病率达到14.5‰，需要住院治疗的重症精神病人达到2.4万人，新发病人以每年300人左右幅度增长，精神致残累计达2.74万人。9月27日，市卫生局成立全市精神疾病防治工作领导小组，局长马慧任组长，副局长彭元军、市康复医院院长李南璋、市疾控中心主任彭进任副组长。市康复医院成立精神疾病防治技术专家指导组，具体负责全市精神疾病治疗和管理工作的组织领导与协调。

2012年10月，常德市列入中央补助地方公共卫生专项资金湖南省重症精神疾病管理治疗项目。11月21日，市卫生局印发《常德市2012年重性精神疾病管理治疗项目实施方案》，将武陵区、桃源县、澧县、临澧县列为全省重症精神疾病管理治疗项目示范区县，以精神卫生服务机构为技术主体，以社区（村）为服务基础，对有危险倾向的精神疾病患者进行综合预防、管理、控制，做到“病重治疗进医院，康复管理在社区”，并由中央到地方的各级政府和医疗保障制度提供资金支持。

表2-6-5-2 常德市2011年待确诊和已确诊重症精神疾病患者人数统计表

区县（市）	辖区人口数	待确诊可疑病人数	已确诊重症精神疾病人数						
			小计	精神分裂症	双向情感障碍	偏执性精神障碍	分裂性感性精神障碍	癫痫所致精神障碍	严重精神发育迟滞
武陵区	414439	648	1868	1647	159	12	11	26	13
鼎城区	825045	1760	3842	3165	32	18	16	5	5
桃源县	975501	2339	3842	3634	61	42	34	38	33
汉寿县	814542	231	3324	3236	36	24	13	8	7
澧　县	927807	800	2758	2680	14	20	24	11	9
临澧县	451435	424	1998	1812	51	41	9	2	—
石门县	684798	358	2945	2617	70	92	74	40	52
安乡县	598114	258	2415	2351	17	13	13	12	9
津市市	260487	307	1053	1032	2	10	2	5	2
合　计	5952168	7125	24045	22174	442	272	279	147	130

第六节 职业病预防与控制

一 尘肺病

1988年，全市发生职业病82例，其中尘肺30例、慢性职业中毒12例、电光性眼炎40例。

1988年4月至1989年12月，常德市开展尘肺流行病学调查，建立全市接尘工人数据库和尘肺病例数据库。尘肺病发病年龄平均为41.15岁，发病工龄平均为17.98年。行业分布集中在煤炭系统的主掘进工、纯掘进工、主采煤工。截至1989年底，全市累计发生尘肺病974例，其中死亡90例。尘肺种类包括矽肺、煤工尘肺、水泥工尘肺、电焊工尘肺、铸工尘肺、陶工尘肺、滑石尘肺、炭黑尘肺及其他尘肺（棉尘肺、谷物尘肺、碳酸钙尘肺等）共9种，其中矽肺和煤工尘肺占92.52%

1990年，为接触矽尘、煤尘、水泥尘等12种生产性粉尘的作业工人建立个人健康卡。

1991年，市职防所新增中性粒细胞碱性磷酸酶测定项目和B超检查项目。健康监护全市有害作业工人5200人次。

1992年12月8日，《湖南省尘肺病防治实施办法》正式实施。是年，常德开展市直属煤矿青峰、广福桥、赤峰、羊耳山煤矿劳动卫生调查，累计发现煤工尘肺病421人，其中Ⅰ期256人，Ⅱ期、Ⅲ期患者并发肺结核的渐多。

1993年，对市烟草机械厂等企业共110个作业工种的劳动强度按国家标准进行强度分级调查。1—11月，市职防所共检出各种职业病106例，其中新发尘肺病60例。

1994年，对全市71家厂矿中9100名从事有害作业人员进行职业病健康监护，其中监护接尘工人4150名，检出各类尘肺62例。在常德粮食机械厂、常德彩色印刷厂等单位进行劳动卫生建档工作试点，并经省劳动卫生职业病防治研究所考核验收合格。调查澧县乡镇煤矿15家，职工总数3167人，检出各期尘肺病21例，检出可疑尘肺28例。

1994—1995年，全市有存在职业病危害企业158家，其中市属企业54家，区、县属企业104家，主要分布在武陵区（占35.44%）和石门县（占15.82%）。粉尘危害主要是矽尘、煤尘和水泥尘。Ⅰ、Ⅱ级危害作业场所以武陵区最多。50%的Ⅲ级危害作业场所集中在石门县的煤炭企业。

1995年，完成全市县属以上148个工业企业劳动卫生建档，建档率100%，各项质量指标均达全省统一要求，并实行计算机管理。调整常德市职业病诊断鉴定委员会及所属诊断组成员，职业病诊断鉴定委员会主任熊昌本，劳动能力鉴定组组长文定友，职业中毒诊断组组长周应育，物理因素损伤（含放射病）组组长周德贵。规定职业病诊断结果报告必须有诊断组三人以上签名，否则无效。

1996 年 4 月，市政府首次召开全市劳动卫生、放射卫生工作会议。10 月，职业病报告工作开始实行计算机管理。全年对 63 家企业 2601 名从事有毒有害作业人员进行职业性健康检查，其中接尘人员 1584 名，共检出新发尘肺病人 19 例，对 194 例职业中毒观察对象和可疑尘肺病人发出调离尘毒作业岗位通知书。

1997 年 12 月 30 日，《湖南省尘肺病防治实施办法》修改后发布实施。1997—2001 年，对 45 家企业中从事有害作业的工人进行健康监护体检 13759 人次，检出新发慢性职业病 92 例，其中新发尘肺病 48 例。

2002 年 5 月 1 日，《中华人民共和国职业病防治法》正式实施。市职业病防治工作领导小组成员单位、市城区医疗卫生单位和市直调度企业在步行街举行《职业病防治法》宣传一条街活动，发放宣传资料近 2 万份，接受群众咨询 1000 多人次。

2003 年，市职防所添置一台 500 毫安 X 光机。市职防所与常德日报社记者组成调查组，对职业病危害严重的石门县新铺乡矽肺病危害现状进行调查，《常德日报》刊载《关注矽肺病矿工》的文章等 9 篇报道，引起社会各界强烈反响。

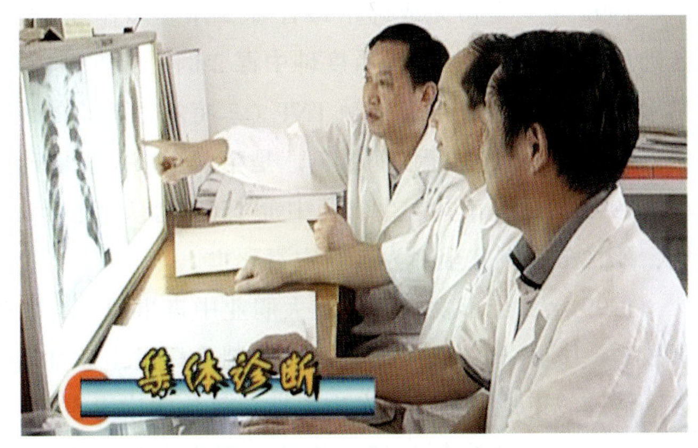

市职业病诊断小组集体阅片（市职防所供稿）

2004 年，市职防所职业卫生监督与技术服务分离。除澧县、石门、武陵区外，其他区县（市）都在卫生监督机构内部明确专人负责职业卫生监督。各区县（市）在疾控中心设置职业卫生科，安排 2～5 人从事职业病防治工作。市政府把加强职业病防治、落实职业病预防和救治措施列入为民办“十件实事”之一，投入资金 150 万元用于职业病救治基地改造以及仪器设备更新换代，添置进口 B 超仪、肺功能仪等。

2005 年，市政府建立散布于社会的职业病人救助机制，对达到Ⅱ期以上的社会散在尘肺病人给予生活补助和医疗救助。全年共诊断职业病 217 例，其中尘肺病 204 例。

2006 年，职业病病例、健康监护、职业病危害因素监测资料开始实行网络直报。

2006—2009 年，卫生部启动基本职业卫生服务试点工作，石门县成为试点之一，顺利完成各阶段工作并通过试点工作督导组初期、中期、终期验收。

2012 年，报告职业病诊断病例 358 例，其中尘肺 356 例、职业中毒 1 例、职业性噪声耳聋 1 例。

二　职业中毒

1988年，全市非工业农药中毒报告人数为3120人，其中生产性农药中毒195人、非生产性农药中毒2925人。2月，在生产农药的市化工厂体检接触毒物工人445名，检出慢性有机磷农药中毒6人，未发现急性职业中毒病人。

1989年，开展铅中毒普查工作。全市铅作业企业32家，铅接触人数422人，职业性体检376人，发现慢性中度铅中毒3例、慢性轻度铅中毒6例、铅吸收20例。中毒病例的行业及工种分布在印刷行业的铸字和排版工，汽车修理业的油漆工，船舶行业的电焊工、油漆工，机械行业的翻砂工。各区、县(市)各选择一个乡作为劳动卫生工作试点，调查发现全市使用农药的种类有甲胺磷、杀虫双、杀虫脒等15种，年使用量达560多吨，使用农药人员150多万人，全年发生农药中毒1975例。

1990年4月，举办全市苯中毒普查学习班，各区县（市）分别开展普查工作。普查121个单位，体检1244名苯接触工人，检出慢性轻度苯中毒12例、慢性中度苯中毒5例。

1992年，全市完成砷中毒普查工作。砷作业工人主要集中在石门雄磺矿。体检627名砷接触作业人员，诊断重度砷中毒2例、中度砷中毒8例、轻度砷中毒121例、砷吸收13例。体检全市216名接触TNT（三硝基甲苯）的作业工人，检出慢性TNT中毒及TNT白内障14例，其中新发病8例。是年，全市发生农药中毒1958例，比上年下降9.2%。

1993年，全市共发生农药中毒1568例，比上年减少390例，其中非生产性中毒1495例，死亡713例，全部为自服中毒死亡。

1999年，全市发生3起重大职业中毒事故。4月25日，津市纸厂发生急性氯气中毒事故。6月13日，武陵区一个体腌制品厂发生急性硫化氢气体中毒事故。6月15日，武陵区清理城市地下水井时发生急性二氧化碳中毒事故。

2003年，体检全市63家企业锰作业工人，实检594例，体检率88.13%。诊断慢性轻度锰中毒病人1例、观察对象4例。

2010年2月3日，澧县王家厂华峰锌业有限公司发生一起硫化氢职业中毒事故，5人中毒，2人死亡。调查认为，该厂废水处理过程中加草木灰、双飞粉量仅靠经验操作，可能导致含硫酸废水碱化不完全，从而生成大量硫化氢气体而致中毒。

2011年1月17日，常德经济技术开发区海利化工厂发生一起一甲胺泄漏事故。事故由一甲胺储罐发生泄漏引起。中毒病人均送市二医院救治，门诊治疗206人，住院收治136人，其中危重病例3人，无一例死亡。

2012年，全市报告农药中毒112例。

三　放射性疾病

1988年，全市开展县属以上医疗卫生单位放射工作人员剂量建档。应发放个人剂量计134台，实发放124台，发放率92.5%。应建剂量档案134份，实建档案124份，建档率92.5%。全市县属以上医疗单位共有X光机105台，需要进行防护改造的48台，均已改造。全市区、乡镇医院需进行防护改造的X光机294台，实际改造74台，均经验收合格。

1990年，成立常德市放射性同位素与射线装置放射防护管理办公室。市职防所添置一台β表面污染仪，为放射防护工作提供新的技术支持。全市有35个区、乡卫生院完成X光机防护改造，至此全市X光机防护改造工作基本完成。

1992年，全市开展放射从业人员健康监护，向全市X线从业人员发放健康证。

1994年，对全市使用射线装置和放射性同位素的从业人员进行职业性健康体检，检出放射性疾病与观察对象6人，按有关规定进行调离处理。对76个射线装置使用单位进行验收发证，发证28个、换证48个。

1999年，开展放射卫生综合监督管理达标工作，射线装置核发证率95%，同位素核发证率60%。

2003年，全市放射工作人员职业性体检39人，未检出放射性因素所致职业病。

2007—2008年，放射工作人员职业性体检372人次，检出疑似外照射放射性疾病2例。

2009年，市环保局、市卫生局联合下发《关于加强全市医疗系统射线装置使用单位辐射安全监督管理的通知》，规定环保部门对射线装置使用活动实施统一监督管理，卫生行政主管部门负责职业病防治、放射源诊疗技术和医用辐射机构的准入管理、放射性污染事故医疗应急救治等工作，医疗射线装置使用单位必须通过辐射安全许可审查，必须取得由环保行政主管部门统一核发的“辐射安全许可证”。

2010—2012年，全市开展放射工作人员职业性体检1185人次，未检出放射性因素所致职业病。

四　物理因素损伤职业病

1989年，全市开展纺织女工劳动卫生调查与职业性体检，发现全部纺织女工均暴露在95分贝以上噪声环境中作业，纺织工人高频听力损伤率高达11.7%，噪声性耳聋患病率为8.45%。

1991年，全市开展噪声性耳聋普查试点，职业性体检约400人次。市职防所购置一台丹麦产电测听仪。

1992年，完成全市56家有噪声危害厂矿企业噪声性耳聋普查。对3295名接触噪声作业人员中的3050人进行职业性健康体检，检出噪声性耳聋167例。噪声行业分布于纺织、机械、电工、烟草等行业，受噪声危害最严重的是纺织业。

1993—1998年，全市开展职业性体检2105人次，检出物理因素所致职业病2例。

2000年，市职防所首次开展微波作业职业危害调查，对市电业局、常德移动公司、常德电视台等7家单位现场进行劳动卫生调查。11月底，石门、鼎城、临澧、安乡、汉寿5个区县完成现场调查任务。2001年，各区县（市）全部完成微波作业人员职业性体检。

2003—2008年，全市物理因素作业工人职业性体检9856人次，检出物理因素所致职业病4例。

2011年，为避免物理因素人员监护过程中的谎报现象，添置新仪器，使物理因素监护更加客观、真实、可靠。

2011—2012年，在接触物理因素人员职业性体检中，先后检出物理因素所致职业病3例、职业性噪声聋1例。

表2-6-6-1 1988—2012年常德市厂矿企业职业病监测统计表

年度	厂矿企业数	主要危害	尘毒作业人数	从业体检人数	体检率（%）	查出职业禁忌人数	体检合格率（%）
1988	175	粉尘、毒物、物理因素、其他	34855	5743	16.48	70	98.78
1989	178	粉尘、毒物、物理因素、其他	35282	12186	34.54	109	99.11
1990	272	粉尘、毒物、物理因素、其他	36575	13415	38.02	114	99.15
1991	367	粉尘、毒物、物理因素、其他	37098	5200	17.7	90	98.27
1992	461	粉尘、毒物、物理因素、其他	35567	9100	19.09	97	98.97
1993	541	粉尘、毒物、物理因素、其他	43820	13564	30.83	60	99.56
1994	523	粉尘、毒物、物理因素、其他	31766	9100	36.3	73	91.54
1995	350	粉尘、毒物、物理因素、其他	19074	2853	41	271	90.5
1996	362	粉尘、毒物、物理因素、其他	32883	2601	7.90	222	91.46
1997	368	粉尘、毒物、物理因素、其他	33978	3410	10.04	77	97.74
1998	306	粉尘、毒物、物理因素、其他	47635	1853	38.9	86	95.36
1999	385	粉尘、毒物、物理因素、其他	38426	2108	5.49	25	98.81
2000	439	粉尘、毒物、物理因素、其他	40538	2458	6.06	28	98.86
2001	488	粉尘、毒物、物理因素、其他	37967	3930	10.40	41	98.96
2002	454	粉尘、毒物、物理因素、其他	45181	4700	10.40	43	99.09

续上表

年度	厂矿企业数	主要危害	尘毒作业人数	从业体检人数	体检率（%）	查出职业禁忌人数	体检合格率（%）
2003	457	粉尘、毒物、物理因素、其他	45825	2743	5.99	21	99.23
2004	553	粉尘、毒物、物理因素、其他	54153	32212	59.48	200	99.38
2005	604	粉尘、毒物、物理因素、其他	69136	19894	28.78	207	98.96
2006	698	粉尘、毒物、物理因素、其他	43496	5120	11.78	235	95.41
2007	801	粉尘、毒物、物理因素、其他	44501	5545	12.46	166	97.01
2008	981	粉尘、毒物、物理因素、其他	46553	5113	10.98	141	97.24
2009	981	粉尘、毒物、物理因素、其他	46553	5053	10.85	282	94.42
2010	981	粉尘、毒物、物理因素、其他	46553	5937	12.75	252	95.76
2011	981	粉尘、毒物、物理因素、其他	46553	6580	14.13	366	94.44
2012	988	粉尘、毒物、物理因素、其他	47158	7205	15.28	351	95.20

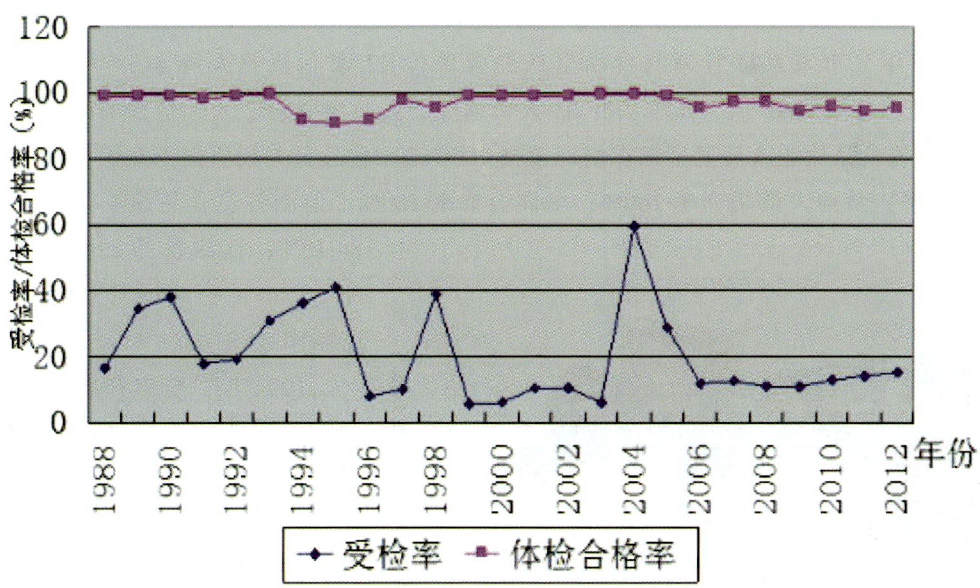

图 2-6-5　1988-2012 年常德市工厂企业职业健康检查统计图

第七章　公共卫生监测与检验

第一节　公共卫生监测

一　食品卫生监测

1988 年，全市共监测各类食品 2888 件，合格率为 79.33%。其中抽检 1843 件，合格率 78.62%；送检 1045 件，合格率 80.57%。

1989 年，全市食品从业人员健康体检 53259 人，体检率 98.91%。查出 5 种传染病 331 人，检出率 0.62%，全部调离接触直接入口食品工作。

1992 年，全市完成食品监测 2518 件，合格率 85.9%；其中抽检 1934 件，合格率 86.6%；送检 584 件，合格率为 83.2%。餐具监测 767 件，合格率 79.7%；抽检 767 件，合格率 79.7%。

1993 年，市直系统管理的食品生产经营单位 72 家有从业人员 4158 人，体检率 100%。查出传染病 90 人，其中乙肝 83 人、痢疾 5 人、皮肤病 2 人，全部调离原工作岗位。共发放食品从业人员卫生知识培训教材 1000 本、食品公共场所卫生知识培训考核试卷 4200 份，从业人员培训率 100%，培训合格率 100%。监测各类食品 504 件，合格率 84.13%；监测餐具 224 件，合格率 82.1%；公共场所监测 93 件，合格率 83.81%。

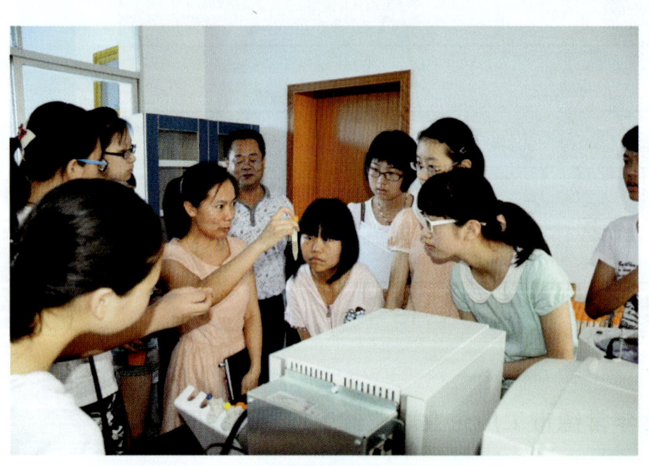

2012 年 6 月 21 日，在市疾控中心举办的食品安全风险监测开放日，市一中学生在食品检测实验室参观

（市疾控中心供稿）

1994 年，全市开展预防性卫生监督审查，应监督食品生产经营行业新建、改建、扩建项目 345 项，实际审查 211 项，合格 197 项，验收 187 项，合格 168 项。

1996 年，全市食品从业人员应体检 75186 人（其中个体经营户 56141 人），实际体检率 100%。检出患“五病”609 人（肝炎 572 人、伤寒 6 人、痢疾 2 人、活动性肺结核 1 人、化脓性渗出性皮肤病 28 人)，检出率 0.80%，全部调离。

1997 年，全市各类食品监测 5169 件，合格率 89.03%，其中生产加工业监测 3252 件，

表 2-7-1-1　1988—2012 年常德市食品与餐饮具监测统计表

年度	食品监测			餐饮具监测		
	监测件数	合格件数	合格率（%）	监测件数	合格件数	合格率（%）
1988	2888	2291	79.33	—	—	—
1989	2587	2208	85.34	—	—	—
1990	2938	2552	86.86	1539	1239	80.51
1991	3215	2895	90.04	1114	941	84.47
1992	2518	2162	85.9	767	613	79.92
1993	504	424	84.13	224	184	82.1
1994	5228	4331	82.84	271	229	84.5
1995	4136	3524	85.20	1721	1571	91.28
1996	5438	4761	87.55	1741	1411	81.05
1997	5169	4602	89.03	21875	16297	74.50
1998	4068	3742	91.98	4998	3747	74.97
1999	6958	6376	91.64	1099	523	47.60
2000	4796	4332	90.33	7337	4820	65.69
2001	4858	3734	76.86	103	76	73.79
2002	182	175	96.15	1929	1291	66.93
2003	87	77	88.51	1113	894	80.32
2004	7071	6457	91.32	4081	3707	90.84
2005	72	62	86.11	2918	2311	79.20
2006	138	123	89.13	3213	2776	86.40
2007	118	103	87.29	3613	3366	93.16
2008	6799	6676	98.19	3855	3424	88.82
2009	170	166	97.64	2166	2044	94.37
2010	42	42	100	1290	1218	94.42
2011	543	420	77.35	740	740	100
2012	658	611	92.86	1451	1451	100

合格率 88.93%；销售服务业监测 1917 件，合格率 89.20%；餐具监测 21875 件，合格率 74.46%。4 月，市卫生局成立执法监察大队，专门负责公共卫生监督执法。由于组建阶段，队伍力量与工作量不相适应，主要工作还由市防疫站进行，一直延续到 2000 年。

2001 年，根据分级管理原则，市防疫站负责市直管单位的监测管理，市卫生局执法监察大队负责市直管单位的卫生监督。全年完成从业人员体检 9350 人，查出“五病”患者 401 人，调离或辞退 401 人，调离率 100%。监测各类样品 4858 份（件），合格率 76.86%。

2004 年，市疾控中心卫生监测工作被评为全省先进。

2006 年起，按照《湖南省公共卫生监测工作规程》和《常德市年度公共卫生日常监测抽检计划》要求，认真开展各类公共卫生监测工作。2009 年，在 6 月 1 日《中华人民共和国食品安全法》实施之前，市疾控中心共监测城区所有市直食品生产经营单位各类食品 170 份，合格率 97.64%；监测餐饮具 2166 份，合格率 94.73%；监测各类生产环境 786 样，合格率 80. 53%。

2010 年，市疾控中心抽检市直管 83 家餐饮服务单位餐饮具样品 1290 份，合格率 94.42%；抽检各类食品 42 份，合格率 100%。

2011 年，常德市列入全国 77 个食品安全风险监测点。市疾控中心制定《食品安全风险监测方案》，定期在武陵区、桃源县、临澧县和津市市 4 个监测点共采集食品化学污染物及有害危险因素、食源性致病菌样品 543 份，其中食源性致病菌样品 198 份，合格率 50%；监测检验项目 1100 个，合格率 86.82%；其他不合格项目 91 个，其中菌落总数超标 18 个、大肠菌群超标 67 个、霉菌超标 6 个。化学污染物及有害危险因素监测检验样品 345 份，合格率 93.04%；监测检验项目 1574 个，合格率 98.41%，不合格项目是：农药残留量（三唑磷、克百威）超标 2 个，真菌毒素（黄曲霉毒素 B1）超标 1 个、有害元素（铝、镉、铅）超标 16 个，食品添加剂（甜蜜素）超标 6 个。

2012 年，市疾控中心制定《2012 年常德市食品安全风险监测计划实施细则》和《食品安全风险监测方案》。定期在武陵区、桃源县、临澧县和津市市四个监测点共采集食品监测样品 658 份（食源性致病菌监测样品 311 份、化学污染物及有害危险因素监测样品 347 份），监测检验项目 4180 项，其中食源性致病菌监测 1376 项，检出食源性致病菌阳性菌株 43 株，化学污染物及有害危险因素监测 2804 项。收集、整理各区县（市）疾控中心监测结果数据（样品 720 份、监测项目 1840 项）网络直报至省疾控中心。全市共网络直报食品安全风险监测样品信息及结果数据 8300 余条。每季度对全市监测结果按相关卫生标准进行评价，针对食品安全隐患问题，根据样品信息资料，提出合理化建议，共撰写食品安全风险监测信息 8 篇，上报市政府主要领导和食品安全监管部门（市政府食品安全办、市卫生局、市质监局、市工商局、市药监局、市农业局）。

二　环境卫生监测

（一）公共场所卫生监测

1988 年，全市各级防疫站利用广播、电视、宣传画等多种形式广泛宣传《公共场所卫生管理条例》，并摸清全市共有各类公共场所 10639 家，其中市区及各区县（市）所在镇 3064 家；从业人员 54083 人，其中直接为顾客服务人员 36521 人。常德市先在区县（市）所在镇以上范围内开展卫生审查发证、从业人员体检与卫生知识培训及卫生监督、监测工作。当年，全市共完成从业人员健康检体 13357 人，体检率 88.02%；查出“五病”171 人，全部调离；卫生知识培训 13780 人，培训率 90.81%，培训合格率 99.51%；发放卫生许可证 1541 家，发证率 20.33%；开展公共场所监测 352 家，监测覆盖率 15.46%。

1990 年，全市监测公共场所单位 416 家，监测合格率 77.64%；监测公共场所气温、气湿、气流、一氧化碳、二氧化碳、可吸入尘、细菌总数等 7 项卫生指标样品 2512 份，合格率 85.51%；监测游泳池余氯、pH 值、耗氧量、尿素、浑浊度、细菌总数、大肠菌群 7 项卫生指标样品 93 份，合格率 74.19%；监测理发用具细菌总数、大肠菌群、金黄色葡萄球菌 3 项卫生指标样品 30 份，合格率 100%；监测旅店客房噪声和照度样品 1034 份，合格率 65.18%。

1991—1999 年，全市公共场所监督率保持在 85%～97%，公共场所从业人员体检率保持在 95%～98%，体检查出的“五病”均全部调离。

2000 年，全市各类公共娱乐场所 1434 户，监督 1389 户；监测 1257 户次，监测覆盖率 87.66%；监测各类物品 6429 项次，合格率 90.40%。全市公共场所从业人员应体检 6423 人，实际体检 6242 人；检出“五病”患者 141 人，调离率 100%。

2003 年，市疾控中心对直管公共场所监测用品用具、微小气候、空气质量 4056 项次，合格率 96.55%。2005 年，监测公共场所微小气候、空气卫生质量、公共用品用具等样品 4033 份，合格率 85.37%。2008 年，监测公共场所微小气候、空气卫生质量、公共用品用具等样品 3994 份，合格率 89.96%。

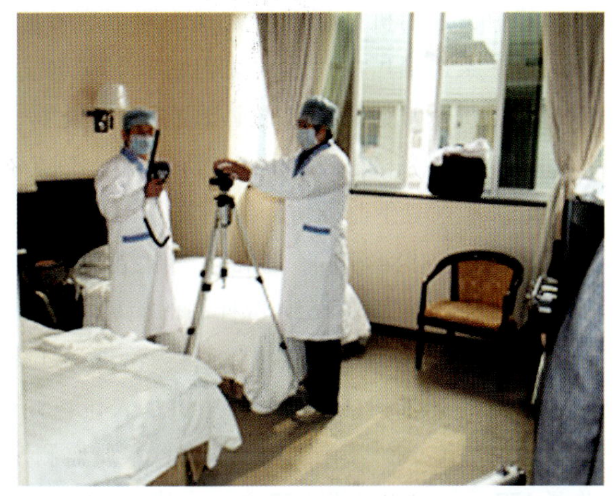

疾控工作人员在旅店检测环境质量

（市疾控中心供稿）

2009 年，监测公共场所微小气候、空气卫生质量、公共用品用具等样品

4331份，合格率84.69%。

2011年，市疾控中心对市直管公共场所用品卫生质量进行监测，所检项目合格率均100%。2012年，在市直管83家公共场所单位采集监测公共用品用具样品2794份，合格率99.96%，监测总项目数7180项，合格率99.99%；监测各类场所微小气候、空气质量、噪声、照度等598点次，合格率62.71%，监测总项目数4320项，合格率93.01%。

（二）饮水卫生监测

1988年，市防疫站对全市县城以上的全部18家水厂进行抽样监测，监测合格率85%以上。各区县（市）防疫站对农村集中式供水进行建档管理，对农村改水工作进行技术指导。市防疫站和石门县、津市市防疫站开展沅、澧两水丰水期和枯水期监测工作。1—11月，完成沅水常德段，澧水石门段、津市段27个点的监测任务，共采集水样108份，经检测，除大肠菌群超标外，其他均在允许范围内，无工业污染。

1989年，各地对辖区内自来水厂水质进行监测。19家水厂监测2195项次，符合卫生标准1472项次，四项指标（浊度、余氯、细菌总数、大肠菌群）合格率67.06%。全市检测自备供水单位219家，符合标准93家。根据全省统一规划，市防疫站、津市市防疫站、石门县防疫站继续坚持开展沅水、澧水丰水、枯水两期的水质监测，全年沅水段共采集水样486份。

1992年，沅水常德段自净断面社木铺的水质指数为4.55，属清洁水质；清洁断面丹洲水质指数为5.63，污染断面芷园水质指数为5.61，均属轻度污染；污染物主要是氨氮和大肠菌群有机物污染。清洁断面丹洲水质污染的主要原因是：在监测点上游100米处有两个污水排放口，一是丹洲乡政府所在地的生活污水（包括一个小型造纸厂），一是通用机械厂的污水，均未经任何处理直接排入沅江。沅江裴家码头至落路口段有小型造纸厂7家。其中，通用机械厂至裴家码头附近有6家，主要生产卫生纸；丹洲乡政府所在地1家。这7家造纸厂的污水均未经过任何处理直接排入沅江，影响市城区生活饮用水源。1993年，沅水常德段检出的主要物质有氟化物、六价铬、氨氮和大肠菌群。

1993年4月22—25日，市防疫站受省防疫站委托，组织沅水水系10年监测资料汇审。沅水水系卫生监测协作组由常德市、桃源、沅陵、辰溪、黔阳五个地（市）、县卫生防疫站组成，1984年起，常德市一直担任组长单位，10年间先后召开两次协作组联系会、三次工作会，共完成1620份样品的检验，掌握了18081个监测数据，摸清了沅水污染程度、污染来源、污染物质及指标，为治理沅江提供了可靠科学依据。

1996年7月9日，全市集中供水人口：城市120.22万人，农村128.02万人。城市应监督供水单位96个，实监督96个；水质监测96个，合格94个。农村应监督474个，实监督177个；水质监测177个，合格40个。监测到伤寒等水性疾病2244例，全部发生在农村。

1999 年 6 月 23 日，由于沅陵县黄磷厂向沅水排放含有黄磷的剧毒废弃物，造成沅水污染，常德市沅水水面出现死鱼现象。市防疫站立即开展沅水黄磷监测，并紧急起草上报监测方案。经过 48 小时连续监测，结果均为阴性，报请有关部门解除了污染警报。

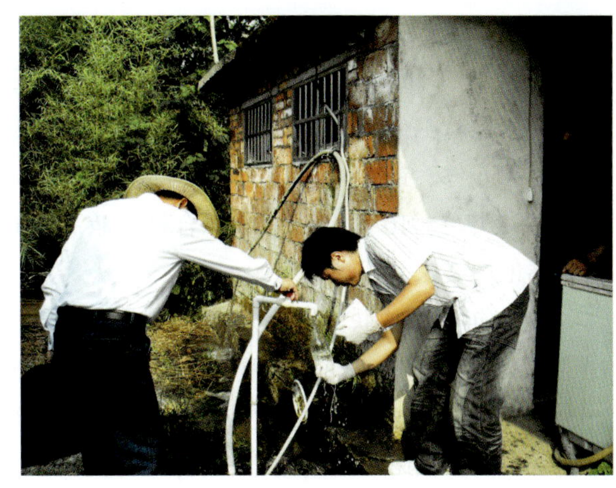

市疾控中心检验人员在农户家中采集饮用水样本
（市疾控中心供稿）

2000—2002 年，常德市城区 4 家水厂均采用二次加氯完全处理的制水工艺，所使用的消毒剂、净水剂均有合格的省级卫生许可批件，4 家水厂均有独立的化验室，公司有中心实验室，供水管网遍布全城，城市居民全部使用自来水。市防疫站设立 8 个自来水管网末梢水监测点，按月进行色度、浊度、肉眼可见物、余氯、细菌总数、大肠菌群、粪大肠菌群 7 项指标检测；其中 5—9 月每月监测 2 次，全年监测共 17 次。此外，每年在丰水期和枯水期对 4 家水厂的水源水和出厂水进行 2 次水质全分析，水质监测合格率为 100%。1999—2002 年，水质抽检合格率分别为 99.02%、100%、100%、100%。

2008 年 10 月 9 日，常德市被确定为湖南省城市饮用水卫生监测网络试点工作单位。市、县疾控中心负责水质监测采样、检验及检验结果的录入，收集、核对、整理、上报水性疾病监测信息，并及时将检验报告送同级卫生监督机构。各级卫生监督机构负责供水单位基本情况调查；负责水质监测结果的审核、汇总和上报；结合监测结果和供水单位卫生管理情况，加强监督管理，配合卫生行政部门开展饮用水卫生监督信息公示。

2010 年，市城区共设置 32 个水质监测点，其中出厂水 2 个、末梢水 20 个、二次供水 10 个。共监测各类水样 529 份，合格 482 份；其中出厂水 22 份，合格 22 份；末梢水 428 份，合格 411 份；二次供水 79 份，合格 49 份。不合格指标主要是二次供水余氯达不到卫生标准。以武陵区为水性疾病监测点，该区共有人口 410348 人，其中男性 210872 人，女性 199476 人。共监测到其他感染性腹泻 63 例，发病率为 4.99/10 万；细菌性痢疾 75 例，发病率为 6.03/10 万；各类肝炎 102 例，发病率为 1.97/10 万（其中甲肝 13 例，发病率为 1.00/10 万；戊肝 4 例，发病率为 0.31/10 万；未分型肝炎 85 例，发病率为 6.67 / 10 万）；所监测的疾病均无死亡，无饮水污染引发的突发公共卫生事件。网络上报相关死亡原因 4776 人，死亡率 3.63‰。主要高发病种为肝炎、细菌性痢疾、其他感染性腹泻病。

（三）化妆品卫生监测

1991 年 1 月 1 日，《化妆品卫生监督条例》在全国施行。全市有化妆品生产企业 3

家，已发证 3 家，从业人员 41 人，体检 41 人，合格 41 人。

1992 年，全市举办化妆品卫生监督人员学习班 15 次，培训 322 人次。对 6 个化妆品生产厂家进行卫生审查和监督，对化妆品批发和销售单位进行监督和执法检查，查封伪劣化妆品 166 件，销毁 4000 多瓶。

1993 年 1—10 月，共销毁不合格化妆品 100 余件，价值 4 万元。在武陵区捣毁地下化妆品工厂 2 家。

1994 年，对护肤类、毛发类、美容类、芳香类化妆品进行监测，共检验 27 件，合格 26 件。对 3 家生产企业进行监督，体检率、培训率、发证率均为 100%。

1995 年，应监督化妆品生产经营 283 户，实监督 78 户，合格 68 户，监督 177 户次，处罚 2 户次，预防性卫生监督 6 项，审查 6 项，合格 6 项；验收 6 项，合格 6 项。

1996 年、1997 年、2000 年，全市抽检各类化妆品分别为 203 件、294 件、181 件，合格 183 件、286 件、179 件。合格率 2000 年比 1996 年提高 8.75 个百分点。其中：1996 年行政处罚 14 户次（警告 12 户次，罚款 1300 元，没收销毁产品 29 种 2897 千克）。汉寿县防疫站取缔化妆品生产黑窝点 2 个，销毁变质化妆品 3421 瓶。2000 年，检验进口化妆品 11 件，均合格；国产化妆品 131 件，合格 129 件；特殊用途类国产化妆品 39 件，合格 39 件。

2001—2003 年，抽检化妆品 42 件，均合格。2004 年，化妆品监督监测划归食品药品监督管理局。

（四）工地卫生监测

1996 年 7 月，市防疫站成立工地卫生科，对市城区 11 个市级及以上建筑队和 13 个县级建筑队进行调查，发现各个工地垃圾成堆，工地食堂条件简陋，无防蝇、防鼠和消毒设施，从业人员均未健康检查，食堂均未办理卫生许可证；随机在 7 个工地食堂抽检 21 份餐具样品均不合格。10 月 10 日，市卫生局、市建委联合下发《关于加强建设工地卫生防病管理的通知》，要求按照“谁主管，谁负责，谁用工，谁落实”的原则，搞好建设工地的卫生防病工作。

1997 年 3—10 月，市防疫站监督审查建筑工地 45 处，通过整改，15 处达到卫生防病要求。5 月下旬，市卫生局组织开展全市工地卫生防病执法检查。检查市城区建筑工地 28 处，对卫生防病管理差、缺乏必要的卫生设施、未获得卫生许可等证件的 10 处工地在常德电视台曝光。

1998 年 3 月上旬，市防疫站召开各区县（市）防疫站工地卫生科负责人及市城区各施工单位主要负责人会议，进行工地卫生防病知识培训。至 10 月底，市防疫站审查在建工地 68 处，合格 42 处。

1999 年，市防疫站两次培训工地卫生防病管理人员 75 人。至 10 月底，市防疫站审查在建工地 58 处，合格 35 处。抽查 30 处工地食堂餐具样品 245 份，合格 62 份。对不合格问题下达卫生整改通知书。

表 2-7-1-2　1989-2012 年常德市公共场所监测统计表

年度	公共场所			水质			化妆品		
	监测份数	合格份数	合格率（%）	监测份数	合格份数	合格率（%）	监测份数	合格份数	合格率（%）
1989	—	—	—	2195	1472	67.06	—	—	—
1990	2635	2217	84.14	2587	1639	63.35	—	—	—
1991	7267	6401	88.08	2264	1711	75.57	14	8	57.14
1992	—	—	—	1028	781	76	—	—	—
1993	4184	4060	97.04	384	330	86	—	—	—
1994	1548	1418	91.6	448	391	87.28	27	26	96.3
1995	4391	3670	85.58	266	201	75.56	6	6	100
1996	—	—	—	—	—	—	239	199	83.26
1997	9399	7185	76.44	269	—	—	294	286	97.28
1998	—	—	—	660	535	81.06	132	129	97.73
1999	—	—	—	149	123	82.55	1	1	100
2000	6429	5812	90.40	514	251	48.83	—	—	—
2001	2003	1789	89.32	257	230	89.49	14	14	100
2002	2421	1972	81.45	280	257	91.79	14	14	100
2003	4056	3916	96.55	328	300	91.46	14	14	100
2004	7071	6457	91.32	268	262	97.76	—	—	—
2005	4033	3471	86.07	206	168	81.55	—	—	—
2006	4233	3673	86.77	347	316	91.07	—	—	—
2007	4331	3668	84.69	351	324	92.31	—	—	—
2008	3561	3301	92.70	441	393	89.12	—	—	—
2009	4331	3668	84.69	451	424	94.01	—	—	—
2010	2919	2887	98.9	529	482	91.12	—	—	—
2011	2451	2451	100	469	441	94.03	—	—	—
2012	2794	2793	99.96	436	317	72.71	—	—	—

2000 年初，继续开展建筑工地卫生防病监测管理和预防性卫生审查，开展卫生知识及法律法规的宣传普及，提高建筑工人的卫生防病意识。要求从业人员喝开水，施工单位抓好食堂卫生，在工地开展灭鼠、灭蚊、灭蝇、灭蟑工作，做好建筑工地生活垃圾、粪便无害化处理，改善建筑工人的生活居住环境条件，切断传染病的传播途径。工地食堂餐具监测合格率由 1996 年的不合格提高到合格率 89.8%，1996—2000 年，市城区工地未发生食物中毒和传染病疫情。

附：环境污染调查

1997 年 6 月，市防疫站配合省防疫站对鼎城区中河口镇进行环境污染流行病学调查。西洞庭造纸厂的工业废水直接排入白芷湖，使中河口镇的水土环境及农作物受到严重污染。根据造纸废水污染的特点，确定水体和土壤以 pH 值、硫化物、挥发酚为监测指标，以污染区、对照区的地面水和农田土壤采样分析。结果表明：污染区地面水挥发酚超标 13.5 倍，硫化物超排放标准 0.78 倍。

三　学校卫生监测

1988 年，开始建立学生健康档案。各区县（市）直属中学及各区县城关中、小学体检建档 8.1 万人。鼎城区对全区乡镇以上中学的 128 名学校食堂厨师进行食品卫生知识培训。

1990 年 6 月 4 日，《学校卫生工作条例》发布实施，全市各级各类学校进行广泛宣传贯彻。5 月下旬，市卫生局、市教委、市体委共同组织 18 名学校卫生专业人员完成市北正街、东升、育英等 6 所小学 400 名学生的体质调研追踪现场监测，完成全省统一布置的 5 年追踪观测工作。

1992 年，全面贯彻落实《学校卫生工作条例》，启动学生健康监测，全市对 37.41 万名学生进行体检和建档，体检建档率达 37.40%。

1995 年，开展学生体质调研、学生常见病、传染病防治及肠道驱虫等工作。全市共完成学生健康体检 581704 人，体检率达 85.48%；采取以健康教育、普及卫生知识、坚持做眼保健操等综合措施防治近视、沙眼，近视眼防治覆盖面为 85%，沙眼患病率控制在 15%以下。4 月，市防疫站配合市教委、市体委和市科委等对常德市一中等 9 所大、中、小学的 5000 余名学生进行形态、技能素质共 21 项现场监测，对监测资料进行全面系统的统计整理。在创建国家卫生城市中，与教育部门一道齐抓共管，在当年全省卫生城市迎检中，学校卫生单项全省第一名。

1997 年，市防疫站引进氟化泡沫防龋新技术，在市城区部分学校中推广应用，收到防治效果。与常德卫校联合对该校 15～18 岁在校学生 403 人采用问卷调查方式进行亚健康状态调查，罹患率为 42.68%，男、女生间无性别差异。

1998 年，全市共完成 275550 名学生健康体检。矫治沙眼 32306 人，治疗贫血

10213 人。

2001 年，在“9·20”爱牙日活动中，组织发放爱牙、护牙、防龋宣传资料 4 万份。市防疫站开设近视矫治中心，矫治以假性近视为主的各类视力不良学生患者 100 余人，有效率达 80%以上。

2003 年 9 月 18 日至 12 月 10 日，市疾控中心对市直 13 所中小学校 26745 名学生进行年度健康体检，共检出沙眼 1854 名，患病率 6.93%；贫血 2724 人，患病率 10.19%；肥胖 459 人，患病率 2.83%；屈光不正 12994 人，患病率 48.58%；龋齿 5092 名，龋患率 19.04%。经抽样粪检，市直学校学生蛔虫感染率为 30.9%。

2004 年，市疾控中心对 28 所学校开展教室采光及微小气候监测。

2009 年，监测学校 608 所，监测学生 307722 人，传染病患病人数 436 人，患病率 0.14%；心血管病患病人数 23 人，患病率 0.01%。监测点学生因病缺课 7952 天次，因病休学退学 613 人，其中传染病 436 人、心血管病 23 人、其他 134 人、疾病死亡 9 人、事故死亡 11 人（交通事故 6 人、溺水 5 人）。

2010 年 10 月 10—17 日，市疾控中心抽调 35 名医务人员和 16 名体育老师组成学生体质健康调研检测队，对武陵区北正街小学、市一中、市十一中、鼎城区一中、鼎城区斗姆湖镇中学、斗姆湖镇中心小学共 6 所学校 7～18 岁年龄组的 2880 名学生进行现场检测，并进行资料整理和上报，完成常德市全国第六次学生体质调研工作。

2011 年，全市 1090 所学校有在校学生 479878 人。在 858 所学校中体检学生 421772 人，身高上等（超过均值 1.96 个标准差上限值，下同）147108 人，下等（未达到下限值，下同）16832 人；体重上等 145626 人，下等 18784 人；营养不良 5579 人；肥胖 10398 人；屈光不正 95124 人；龋患人数 63184 人，活动龋牙 5792 人，龋失牙 3719 人，已补牙 4429 人；可疑沙眼 3165 人，沙眼 6698 人，矫治 4329 人；贫血检查 600 人，阳性 50 人，治疗 45 人；蛔虫检查 60400 人，阳性 98 人；服驱虫药 306960 人。

2012 年，完成国家 10 所试点学校的学校卫生监测和数据的网上直报工作。

表 2-7-1-3 2012 年常德市学校卫生情况统计表（1）

学校类别		学校数（所）	学生数（人）	体检学校数	体检学生数（人）	身高		体重		营养不良	肥胖	视力不良	恒牙龋齿				沙眼			贫血			蛔虫		
						上等	下等	上等	下等				龋患人数	活动龋牙数	龋失牙数	已补牙数	可疑沙眼	沙眼	矫治人数	实查人数	阳性人数	治疗人数	实查人数	阳性人数	服药人数
普通高校		10	25616	9	19391	5678	575	6141	112	3	1274	11242	967	0	0	0	48	0	0	0	0	0	0	0	6216
中专、技工学校		13	10103	5	4341	695	67	675	36	77	179	1338	162	40	18	21	68	81	40	0	0	0	0	0	4214
市	中学	3	2845	1	1945	584	292	428	263	0	15	985	197	0	0	0	0	16	0	0	0	0	0	0	0
	小学	15	17985	15	17927	5378	2689	3944	2330	0	60	3692	3259	0	0	0	0	41	0	0	0	0	0	0	0
县	中学	261	185825	251	172241	92135	9346	86046	11057	1924	7180	96239	11078	1655	1161	3670	2650	3519	2229	0	0	0	0	0	164362
	小学	788	230999	657	207014	107613	7542	99945	13173	1580	8424	38615	50326	9738	2590	6711	2232	2028	1111	200	24	20	41800	151	232397
总计		1090	473373	938	422859	212083	20511	197179	26971	3584	17132	152111	65989	11433	3769	10402	4998	5685	3380	400	45	34	69017	232	407189

表 2-7-1-3　2012 年常德市学校卫生情况统计表（2）

学校类别		监测学校数（所）	监测学生数（人）	监测点中小学生因病缺课天数	学生因病休退学情况				学生死亡情况				
					精神疾病	传染疾病	心血管病	其他	疾病死亡	意外死亡			
										自杀	交通事故	溺水	其他
普通高校		6	13138	0	0	0	0	25	0	0	0	0	0
中专、技工学校		3	3751	707	0	0	0	0	0	0	0	0	0
市	中学	1	2182	30	0	0	0	0	0	0	0	0	0
	小学	1	1322	38	0	0	0	0	0	0	0	0	0
县	中学	162	118960	10481	1	22	3	33	10	0	0	11	6
	小学	432	141979	8392	0	4	2	28	11	0	1	11	8
总计		605	281332	19648	1	26	5	86	21	0	1	22	14

表 2-7-1-4　2004—2012 年常德市学生健康体检及驱虫情况统计表

年度	体检学生人数	身高		体重		营养不良	肥胖	屈光不正	龋齿				沙眼			贫血			蛔虫		
		上等	下等	上等	下等				龋患人数	活动龋牙数	龋失牙数	已补牙数	可疑沙眼	沙眼	矫治人数	实查人数	阳性人数	治疗人数	实查人数	阳性人数	投药人数
2004	275484	24566	15154	27779	13655	12054	2849	54776	38072	16523	148	7742	11466	36880	21007	78500	4408	4390	172	58	275520
2006	525816	92571	5693	93237	3501	1575	8012	91991	55498	37927	16746	9413	6543	10704	3320	9456	2169	2001	100776	1197	181686
2008	432088	123272	28574	128506	19714	16750	6177	99354	58108	54156	8800	3572	3576	11012	10872	—	—	—	51300	284	139247
2009	477570	166144	33063	176972	19049	9847	6294	114397	65577	45909	3508	10735	4145	11899	7620	512	55	2900	50300	248	224332
2010	444306	143370	21789	146552	14588	8750	8677	102444	64291	50040	8518	6029	3450	10060	5613	400	45	34	58300	132	157149
2011	421772	147108	16832	145626	18784	5579	10398	95124	63184	5792	3719	4429	3165	6698	4329	600	50	45	60400	98	306960
2012	422859	212083	20511	197179	26971	3854	17132	152111	65989	11433	3769	10402	4998	5685	3380	400	45	34	69017	232	407185

表 2-7-1-5　2004—2012 年常德市学生疾病监测情况统计表

年度	监测学校数（所）	监测学生数（人）	监测点中小学生因病缺课天数	学生因病修退学情况				学生死亡情况				
				精神疾病	传染疾病	心血管病	其他	疾病死亡	意外死亡			
									自杀	交通事故	溺水	其他
2004	41	57644	3381	1	63	24	72	26	2	25	30	8
2008	371	247005	2103	0	158	6	46	2	1	9	13	0
2009	608	307722	7952	0	436	23	134	9	0	6	5	0
2010	622	297189	20781	0	416	12	25	9	0	2	3	2
2011	602	287839	8343	0	98	17	110	9	1	1	12	7
2012	605	281332	19648	1	26	5	86	21	0	1	22	14

四 消毒与病媒生物监测

20世纪80年代起，常德地区先后组织了鼠类、蚊、蝇、虻类的本底调查、全蚊相调查、蝇类调查、虻类调查，结果显示：全市鼠种有2目7属16种，以黑线姬鼠、褐家鼠为优势种，分别占66.30%、18.08%；蚊类有3亚科9属33种，其中1亚科1属6种为湖南新纪录种，以中华按蚊、致倦库蚊、为纹伊蚊、骚扰防蚊为优势种，未发现传疟高效媒介——雷氏按蚊嗜人亚种；蝇类有4科24属37种，其中1科3属3种为湖南新纪录种，以大头金蝇，丝光绿蝇为优势种；虻类有2亚科4属15种，其中11种为湖南新纪录种，以中华斑虻、中华麻虻为优势种。

1989年4月，市防疫站组建消杀灭科，统筹管理全市消杀灭工作。各区县（市）防疫站都固定1～2人专门负责。

1991年5月，省卫生厅组织对各地、市的医院消毒工作进行检查。每地、市抽查2所市级医院和2所其他部门与厂矿医院。省里检查结束后，市卫生局组织对各县（市）人民医院、中医院、厂矿医院进行检查。各医院均采用新型高压灭菌指示卡替代硫磺、苯甲酸指示剂监测高压锅灭菌效果；均采用高效碘伏消毒剂替代低效来苏、新洁尔灭消毒剂；均建立污水处理设施，开展医院污水处理。

1992年9月，市防疫站开始对市直医疗单位、厂（场）矿医疗单位以及各区县（市）人民医院、中医院、妇幼保健院、血防院等单位的医院消毒效果、消毒药（械）进行监测，对各类病房的物体表面和医护人员的手共采集样品539个，合格样品201个；手术室、产房、婴儿室空气样品110个，仅合格20个；消毒灭菌用品56个，合格37个；高压蒸汽灭菌容器生物指示菌（嗜热脂肪芽孢杆菌）监测38个，合格35个；消毒液微生物污染监测236个样品，无微生物污染的83个；紫外线灯管照射强度监测431只，合格286只。其中小于39微瓦/平方厘米的12只，占2.78%；40～69微瓦/平方厘米的133只，占30.86%；监测17家一次性注射器生产厂家的样品71个、21家输液管（器）生产厂家的样品50个，除邗江医疗器械厂生产的输液管的3个样品中1个有微生物生长外，其余样品均合格。

1995年，市卫生局下发《常德市消毒监督监测方案》，市防疫站下发《加强托幼机构卫生管理通知》，全市消毒监督监测工作逐步走上正轨。4月份起，市防疫站对市直及区县（市）医疗保健单位的消毒工作进行现场监督监测，共监督检查76家，监测各类样品3767份，合格2722份，监测样品数比1994年增加47.23%，合格率提高5.34%。根据监测和现场检查情况，分别对各单位存在的问题现场给予指导，书面提出改进意见278条。市防疫站对托幼机构开展消毒卫生管理，首次实施现场监督监测。共检查市直托幼机构14家，监测教室、寝室空气、幼儿用品、消毒液等样品930份，合格625份，对各单位提出书面整改意见44条。监测全市一次性医疗用品生产企业2家、较正规的卫生纸巾生产企业4家，其产品监测合格率为100%；对生产场地环境共监测样品242份，合格173份；对生产厂家共提出书面整改意见14条。

1996年10月，市防疫站对城区9家医疗单位进行专项检查，共查一次性医疗用品42种，不合格产品17种。当场收缴不合格一次性注射器1892支，收缴的产品报市卫生局备案销毁。

1997年以前，市、县防疫站负责病媒生物（主要指老鼠、蟑螂、蚊子、苍蝇）的调查和杀虫灭鼠工作。从创建国家卫生城市起，“四害”工作归爱卫办统管，卫生防疫站重点进行消毒监测。

1997年，全市共监测医疗保健单位各类样品6959份，合格率74.95%；监测托幼机构各类样品998份，合格率58.46%。查处一批不合格卫生用品。全年共收缴并销毁不合格一次性输液针44298支、一次性注射器2222支、输液器448支、扩宫止痛注入器635支、引流袋388只。

1998年，对全市10家卫生纸巾生产单位进行监督发证管理，监测4家生产车间环境质量，共采样45份，合格率为68.89%；抽检7个厂家的卫生纸巾产品12个，合格率为55.56%。共检查11家经营使用单位，抽检一次性卫生用品17个，合格率为82.35%。

1999年，全市共检查卫生杀虫剂生产经营单位116家167个产品，其中外埠产品133个，占79.6%；本市产品34个，占20.4%。所查产品包装标识均有品名、厂名、厂址，有卫生许可证批号的占95.6%，标有产品有效成份的占91.6%，标有产品有效期的占94.3%。全市共检查卫生纸（巾）经营单位154家489个产品，其中外埠产品343个，占70%；本市产品146个，占30%，通过包装标识检查，有品名的占98%，有厂名厂址的占93.5%，有生产日期的占73.6%，有有效期的占66.3%，有产品卫生许可证批号的占73.2%，包装标识检查总合格率为63.8%，其中外埠产品为68.2%，本市产品为53.4%。

2000年，加强流通领域一次性使用卫生用品监督监测。取缔泡沫塑料快餐盒，推行纸质一次性快餐盒。

2001年4—8月，市防疫站开展全市鼠药市场现状调查。结果显示，国家明令禁止的毒鼠强、氟乙酰胺占据鼠药市场83%的份额，其中毒鼠强占50.9%，氟乙酰胺占32.1%。

2003年，对市城区医院、商店、酒店、机关等5个类型单位已使用2—3年的空调进行监测调查，为公共场所预防“非典”开展空调消毒管理提供科学依据。

2006年，开展对病原微生物实验室进行消毒监测，市疾控中心抽查市直相关单位病原微生物实验室各类样品64份（含紫外线灯10盏），合格53份。

2007年，市疾控中心抽查市直公共场所单位28家的集中空调通风系统样品531份，合格183份，合格率在50%以上的6家，20%以上的24家，20%以下的4家。共监测各项样品898份，合格550份。其中细菌监测256份，合格86份；真菌监测249份，合格

表 2-7-1-6 2008 年不同行业集中空调通风系统抽检情况统计表

单位类别	抽检单位数	抽检样品数	合格样品数	合格率%
宾馆（酒店）	18	449	262	58.35
超　市	5	54	40	74.07
医　院	6	189	119	62.96
茶　楼	5	24	13	54.17
洁净厂房	1	20	18	90
KTV 歌厅	1	8	6	75
合　计	36	744	458	61.56

表 2-7-1-7 2008 年集中空调通风系统不同样品抽检情况统计表

样品名称	抽检样品数	合格样品数	合格率%
空调送风	198	188	94.95
风管内表面积尘量	192	109	56.77
风管内表面积尘中微生物	206	88	42.77
PM10	107	36	33.65
冷却水	24	23	95.83
冷凝水	17	14	82.35
合　计	744	458	61.56

111 份；积尘量监测 105 份，合格 65 份；监测溶血型链球菌 256 份，全部合格；监测嗜肺军团菌 32 份，全部合格。监测空调送风的细菌样品 145 份，真菌样品 138 份，均不合格；监测风管表面细菌样品 111 份，合格 86 份；真菌样品 111 份，合格 106 份。

2008 年，市疾控中心对 7 个区县（市）36 家集中空调使用单位进行抽样检测，共抽检样品 744 份，合格率仅为 61.56%。多数受检单位的集中空调通风系统均没有按规定进行清洗消毒，污染严重，并在澧县桃花滩宾馆、澧县人民医院、临澧县华能超市和津市兰苑宾馆集中空调的冷却水、冷凝水中检出嗜肺军团菌，为常德市首次检出嗜肺军团菌。

2012 年，市疾控中心监测市直管医疗保健机构 70 家次，监测各类消毒样品 937 份，合格 870 份。监测全市医院血液透析用水单位 20 家，监测样品 27 份，合格 25 份。监测一次性卫生用品生产企业 2 家、卫生用品 18 份，合格率 100%；监测生产环境样品 74 个，均合格；配合市卫生监督局抽查市场消毒产品 13 份，合格 11 份。监测托幼机构 1 家，监测各类样品 54 份，合格 43 份。监测集中空调使用单位 35 家，监测各类样品 1177 份，合格 920 份。

表 2-7-1-8 2006 年常德市医疗保健机构消毒监测统计表

监测单位（家）			物体表面		手表面		医疗用品		压力蒸汽灭菌		使用中消毒剂		紫外线灯		空气		样品总数	合格总数	合格率%
分级	应监测	已监测	样品数	合格率%	样品数	合格率%	样品数	合格率%	样品数	合格率%	样品数	合格率%	样品数	合格率%	样品数	合格率%			
市、县级医院	39	39	439	94.99	319	93.73	372	87.63	43	95.35	174	97.13	280	90.36	222	86.04	1857	1703	91.71
乡镇卫生院	152	152	256	86.33	171	89.47	304	87.17	21	100	151	91.39	34	100	38	86.84	975	865	88.72
职工医院	11	11	17	70.59	16	81.25	43	83.72	1	100	30	96.67	5	100	11	63.64	123	103	83.74
单位医务室	47	47	79	88.61	68	92.65	188	78.72	1	100	61	95.08	20	95	18	66.67	435	371	85.28
村卫生室	2464	2373	1442	84.81	784	86.35	2541	86.15	8	100	358	92.74	5	100	104	76.92	5242	4514	86.11
个体诊所	1006	1006	412	89.32	281	86.12	1322	75.42	17	100	591	95.09	77	88.31	55	87.27	2685	2282	84.99
合计	3719	3628	2645	87.37	1639	88.28	4770	83.04	91	97.80	1365	94.36	421	91.21	448	82.81	11317	9838	86.93

第二节 职业卫生监测

一 生产性有害因素监测

1988—2012 年，市职防所每年均对市直管企业进行劳动卫生监测。设立生产性有害因素监测点，监测粉尘、毒物、噪声、微波以及工频电场等物理有害因素，并进行职业卫生监测评价，与所监测企业交换监测结果，督促进行整改。1988—2012 年，市职防所对市直管企业生产性有害因素监测情况见表 2-7-2-1。各区县（市）职业病防治部门也对所属企业的生产性有害因素进行定期或不定期监测。

二 放射卫生监测

1988 年，全市区、乡镇医院有 30 毫安以上 X 光机 302 台，监测 98 台。监测点数为 2450 个，合格点数 1532 个。

1989 年，全市监测 102 台 X 光机，监测点数为 2553 个，合格点数为 1892 个。

1990 年，广泛宣传《放射防护条例》。对武陵区、津市市、安乡县、汉寿县 23 个单位的 43 台 X 射线装置进行监测，对全市 7 个单位的同位素使用管理情况进行调查，为 2 家同位素使用单位补办许可证。

1991—1994 年，持续监测全市 X 光机及射线装置，其中：1991 年、1992 年监测全市 X 光机 211 台，172 台合格。1993 年、1994 年监测全市 132 家单位的 X 光机及射线装置 4103 个监测点，合格点数 3277 个。4 年间共对 16 台防护不合格 X 光机及射线装置的单位发出限期整改通知书。

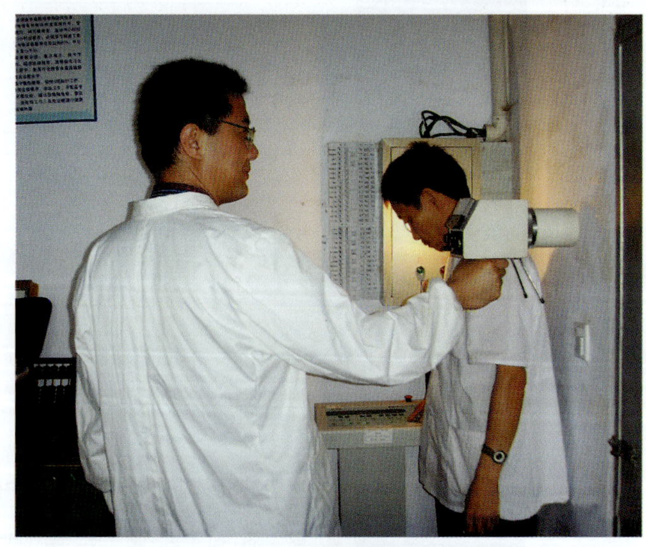
市职防所专业人员在进行检测。（樊国华摄）

1995 年，制定《常德市 X 线从业人员个人剂量监测工作方案》，开展 X 线从业人员个人剂量监测工作，全年个人剂量监测率 20%。

1996 年，对全市 160 家单位的 294 台射线装置进行防护条件监测，其中县属及以上单位 63 家，监测率 100%；县属以下单位 97 家，监测率 45.8%。对 104 名射线从业人员进行个人剂量监测。

1998 年，全市 26 家射线装置使用单位安装镅 241 烟雾报警器，安装使用含放射源的探头总数 2541 枚。对 22 家单位 2318 枚烟雾报警器进行现场放射性同位素 α、β、γ 射线外照射量率的测定，合格率为 96.5%。对全市乡镇卫生院以上医疗单位的 188 台 X 线机进行卫生监督与监测，监督监测率达 60%以上。其中防护合格的 182 台，合格率 96.8%。对 58 个单位的 2674 枚放射源进行监测，合格率为 89.53%。对全市 52 家建材生产厂家中的 31 家进行监督监测，监督监测率 59.6%。对其中合格的 17 家签发“建材生产放射卫生许可证”，发证率占监测单位的 54.8%，占生产厂家总数的 32.7%。对全市 87 家建材经销单位的建材进行监测，对其中 51 家合格单位签发“放射卫生许可证”，发证率为 58.6%。

1999 年，对全市 186 台 X 射线机进行监测工作，其中合格 154 台。同时开展医疗照射剂量调查。全市应调查单位 398 家，完成调查 223 家。对建材生产与经营实行放射许可登记制度。对建材生产与经营单位定期进行监督与监测。

2000 年，103 个县以上医疗单位 X 线机卫生监督监测率 100%，加强了新建、改建、扩建 X 线机房卫生防护的预防性卫生监督，对市一中医院、津市市人民医院保河堤分院等 6 个单位的 X 线机房、碎石机房、CT 机房等进行“三同时”（卫生安全与主体工程同时设计、同时施工、同时投入生产和使用）审查与验收。

2001 年，对常德卷烟厂、常德烟草机械厂、宏远核电仪器厂、石门电厂等几家单位重点进行监督监测，使这些单位的放射卫生防护合格率达到 100%。对 16 家建材市场的放射卫生进行了监测。

2003—2005 年，监测全市 X 射线使用单位 366 家次，监测率 88.62%。应监测 X 光机 569 台，实测 497 台，监测率 87.35%。全年监测放射性同位素工作单位 41 家次，审批新发年检放射工作许可证的单位 10 家。对全市 31 家新、改、扩建放射工作场所的医疗单位进行“三同时”审查。

2006 年以后，医疗单位放射防护意识逐渐增强，放射防护合格率逐年提高。市职防所每年对全市大多数医疗单位的射线设备进行经常性监督检测，情况见表 2-7-2-2。

表 2-7-2-1　1988—2012 年常德市职业卫生监测情况统计表

年度	监测作业点	监测率%	合格率%	其中							
				粉尘作业点		毒物作业点		物理因素点		噪声微波点	
				个	合格%	个	合格%	个	合格%	个	合格%
1988	989	—	48.23	358	49.16	243	62.55	388	38.4	—	—
1989	1013	37.88	45.77	343	45.77	268	53.73	183	45.52	—	—
1990	955	—	46.81	312	46.47	216	63.88	427	38.40	—	—
1991	1113	40.84	—	312	37.86	286	54.89	452	39.82	—	—
1992	1046	39.15	44.07	390	41.28	261	52.87	395	41.01	—	—
1993	1089	42.26	—	408	43.87	270	50.00	411	42.82	—	—
1994	1177	47.10	45.88	451	47.00	293	47.78	433	43.41	—	—
1995	1259	49.90	—	482	55.18	327	68.80	450	37.56	—	—
1996	1236	46.73	—	411	61.31	345	61.73	480	39.16	—	—
1997	1272	—	—	499	57.31	352	59.65	421	40.14	—	—
1998	1446	—	49.17	560	55.71	289	66.44	597	33.66	—	—
1999	1307	—	51.42	602	53.65	243	70.37	462	38.52	—	—
2000	1415	51.89	47.49	798	45.48	218	72.01	399	38.09	—	—
2001	2376	74.83	—	1137	75.73	333	74.77	—	—	906	75.38
2002	3630	77.76	—	1839	63.30	342	75.73	—	—	1449	54.45
2003	3403	7601	—	1727	67.34	413	84.50	1263	50.99	—	—
2004	5907	66.67	—	884	57.92	450	71.56	2604	64.67	—	—
2005	2626	96.3	—	949	89.00	401	75.10	1276	75.80	—	—
2006	3508	94.00	—	356	83.10	213	92.50	2939	89.80	2351	71.20
2007	3048	94.31	—	366	—	215	—	293	—	2174	—
2008	4268	99.46	96.32	251	—	3390	—	627	—	—	—
2009	2994	—	—	367	—	2045	—	582	—	—	—
2010	4465	—	—	263	—	3578	—	—	—	586	—
2011	2153	—	—	219	—	707	—	653	—	574	—
2012	1243	—	91.31	280	—	406	—	557	—	—	—

表 2-7-2-2　2006—2012 年医疗单位放射防护监测情况统计表

年度	监测单位数	应监测点数	实际监测点数	合格点数	合格率%
2006	86	3420	3400	2810	82.16
2007	66	3220	2985	2209	74.00
2008	51	2985	2776	2220	80.00
2009	115	—	2875	2361	82.12
2010	143	—	3340	3121	93.44
2011	87	—	2620	2501	95.82
2012	98	—	2450	2388	97.46

第三节　公共卫生监测检验技术及预防性健康体检

一　公共卫生监测检验技术

公共卫生监测，防疫机构最早使用现场检测饮用水中游离余氯的余氯测定仪、检测含氯消毒液有效氯含量的测试纸、检测液体酸碱度的 pH 值测试纸等。20 世纪 80 年代中期，常德地区防疫站花费 15 万元购入一台国产原子吸收仪，主要用于常见金属元素的检测。80 年代末期，常德市防疫站实验室检验设备相对落后，仅有一些老式恒温箱、烤箱和单孔显微镜，检验人员仅 6～7 人，均为中专学历。主要开展食品、环境、水质检验和鼠疫、霍乱、钩体病等传染病的监测。90 年代，市防疫站投资近 10 万元，添置公共场所监测使用的干湿温度计、CO 测定仪、CO_2 测定仪、风速仪、照度仪、噪声计、医院消毒监测使用的紫外线辐照计等多种仪器。

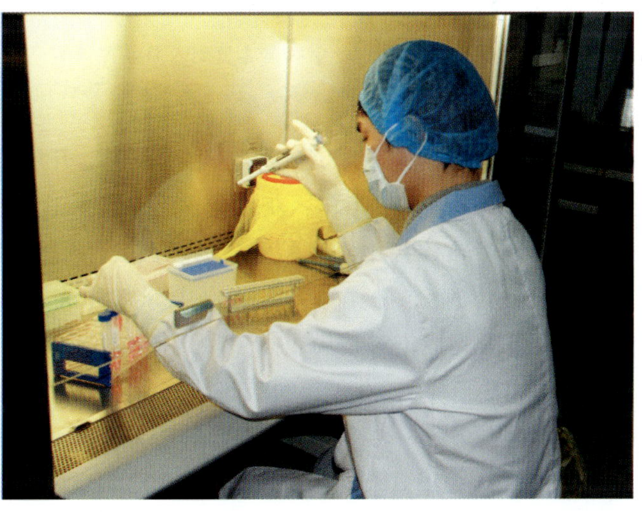

市疾控中心检验人员在进行甲型流感病毒检测
（市疾控中心供稿）

1999 年，省卫生厅按照《湖南省公共卫生监测检验单位认证考核标准》，对市防疫站实验室的检验能力及房屋、仪器、设备等进行全面综合考核，确认市防疫站为公共卫生监测检验认证合格单位。

2003年“非典”发生后，市疾控中心利用日元贷款添置全自动高压消毒锅、-70℃低温冰箱、1/10万电子天平、生物安全柜、荧光定量PCR仪等一系列高新设备，卫生检验技术迅速发展。

2004年，实验室采用隔水式恒温培养箱和生物安全柜等设备，开始做流感病毒分离。2005年，分离出第一株流感病毒株。

2007年，国家为市疾控中心装备一台流式细胞仪，主要用于艾滋病人的CD4细胞检测。

2008年，手足口病流行，市疾控中心实验室添置台式高速冷冻离心机、生物安全柜等设备，开展手足口病病毒核酸检测，全市手足口病疑似病例均送到市疾控中心实验室确证，成为全省重点分子生物学实验室。

2009年，甲型H1N1流感流行。市疾控中心添置全自动核酸提取仪，开展甲型H1N1流感、季节性流感、人禽流感、手足口病病毒核酸检测。3月16日，市疾控中心实验室被卫生部确定为国家流感网络实验室。6月13日，检出常德市首例甲型H1N1流感病人。

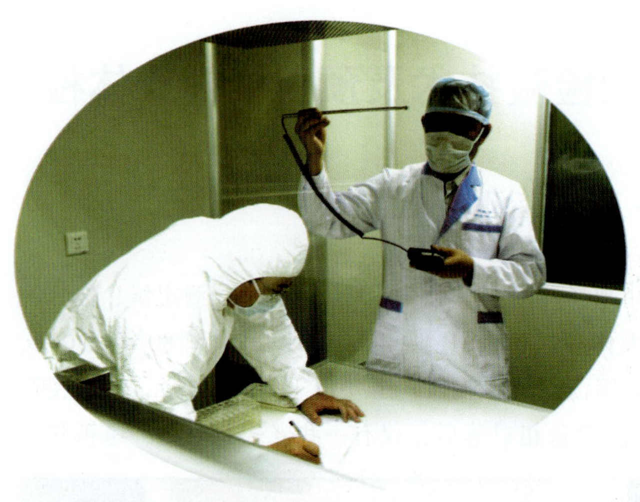

2006年7月4日，市疾控中心消毒监测人员在超净实验室进行空气检测　（市疾控中心供稿）

2010年，国家食品安全风险监测工作全面启动，市疾控中心实验室配备一台岛津气质联用仪，用于食品中农药残留、食品添加剂、塑化剂等化学毒物的检测。新开展食品中阪崎杆菌、单增李氏特菌等食源性致病菌的检测。首次在水产品中分离出13株霍乱弧菌，受到省卫生厅表彰。开展湖南省重点实验室开放基金课题“高致病性人禽流感监测”工作，获得全省流感监测工作第二名。

2011年，市疾控中心实验室成为全国食品安全风险监测网络实验室，新开展食品中35种农药残留的检测，在198份食品中分离出46株食源性致病菌。彭进、谢朝梅、谢燕湘、沈平等人完成市科技局重点项目《用GC-MS（气质联用仪）同时检测食品中多种常见毒物的方法研究》，获得市科技进步二等奖。市疾控中心实验室被评为全省实验室能力验证与生物安全第三名，获全省实验室能力验证活动三等奖。

2000—2012年，市疾控中心投资48.13万元添置公共卫生现场监测设备24项，如公共场所监测使用的空气质量监测仪，可同时检测CO、CO_2、温度、湿度4个项目；甲醛分析仪、氡子体检测仪检测室内空气中甲醛和氡子体含量；微电脑激光粉尘仪检测公共场所可吸入颗粒物，为公共场所空气质量评价提供依据。集中空调消毒监测使用的六级撞击式空气微生物采样器用于集中空调送风口微生物（细菌、真菌、致病菌）采样；定量采样机器人检测集中空调送、回风管中积尘量；数字式风量罩检测集中空调新风口、送风口的风量、风速、压力、温度、相对湿度5个指标，为集中空调清洗消毒质量和卫生状况提供评价依据；饮用水监测使用的浊度计、色度测定仪检测水的浊度和色度；便携式电导仪测定水的电导率；便携式二氧化氯检测仪检测水中二氧化氯含量等。

2012年，市疾控中心实验室添置一台原子吸收光谱仪，用于检测食品、水质中多种金属元素。是年，市疾控中心实验室有检验人员15人，均为本科以上学历，其中研究生2人、正高职称1人、副高职称3人，平均年龄38岁。实验室拥有各类检测设备173台，价值近800万元。8月，实验室第5次通过省计量认证复评和食品检验机构资质认证初评审。实验室能检测项目282项，获得全国流感网络实验室、全国食品安全风险监测实验室、全国城市饮用水监测实验室、国家级HIV确证实验室、国家碘缺乏病监测实验室、省级霍乱监测实验室、省级鼠疫监测实验室、省级分子生物学实验室等授牌称号。

二　预防性健康体检

常德市各级预防保健机构每年均对食品、化妆品、公共场所、饮用水、消毒产品等生产服务从业人员和有害作业人员、特殊工种人员、输血员、在校学生、新就业人员等进行预防性健康体检，凡患有职业禁忌疾病（痢疾、伤寒、病毒性肝炎、活动性肺结核、化脓性或渗出性皮肤病）的从业人员不予发放健康证，必须调离岗位。承担预防性健康体检的医疗卫生单位必须由市级卫生行政部门审查认证。

1996年5月3日，根据卫生部《预防性健康检查管理办法》的有关规定，市卫生局下发《关于确认第一批预防性健康检查合格单位的通知》，认定市防疫站、市职业病防治所等21家单位为预防性健康检查合格单位。

2004年，市疾控中心完成大中专院校新生入学体检1500多人、毕业实习体检1000余人、市直中学学生健康体检24689人，学生参检率达98%。对300多名贫困学生进行义务健康体检。

2005年，市妇幼保健院在妇保科的基础上组建妇女体检中心，专事城区机关单位、厂矿企业妇女体检工作。妇女体检中心有专业技术人员7人，购置专门检验、B超等设备，每年体检3000多人次。

2007年2月6日，市卫生局下发《关于确定市疾控中心等单位为预防性健康检查指定单位的通知》。各级疾控中心主要承担辖区内各有关单位的食品、饮用水生产经营人员、直接从事化妆品生产的人员、公共场所直接为顾客服务的人员以及在校学生等国家有关卫生法律、法规规定所进行的从业前、从业和就学期间的健康检查。市职业病防治所为市级各类职业病健康检查指定单位。市、县级妇幼保健院为该辖区内托幼机构工作人员、妇女儿童健康检查指定单位。

2009 年 3 月，市疾控中心设立公共卫生体检科，配备体检、办证人员 8 名。7 月 1 日，完成从业人员健康信息管理系统建设，成为常德市第一家预防性健康体检上网办理健康证的单位。9 月，添置安装一台 500 毫安高频 X 光机。11 月，添置一台万东 GX100 型电视透视诊断仪。

2010 年，根据人力资源和社会保障部、教育部、卫生部《关于进一步规范入学和就业体检项目维护乙肝表面抗原携带者入学和就业权利的通知》提出的用人单位不能将“乙肝五项”作为体检项目的精神，市疾控中心对从业人员申领健康证的体检项目进行调整，原则上不将乙肝病毒血清学指标作为从业人员健康体检的常规体检指标，取消乙肝“两对半”项目检测，增加甲、戊型病毒性肝炎的检查，乙肝病毒携带者也可取得健康证明。肝功能转氨酶异常的从业人员，排除甲型肝炎和戊型肝炎后可予以发证。甲型、戊型病毒性肝炎患者经治疗后临床症状消失，肝功能正常可恢复原工作。

2011—2012 年，市疾控中心完成从业人员体检 38484 人次，共查出职业禁忌疾病患者 183 人，其中指甲癣 60 人、手癣 52 人、活动性肺结核 71 人；未检出甲肝、戊肝、痢疾杆菌、伤寒和副伤寒杆菌阳性者，体检合格率 99.5%。将职业禁忌疾病患者名单提交市卫监局和市食品药品监督局。

表 2-7-3-1　2008—2012 年市疾控中心预防性健康体检情况统计表

年份	食品从业人员				公共场所从业人员				消毒产品生产从业人员			
	体检数	患病数	检出率%	调离率%	体检数	患病数	检出率%	调离率%	体检数	患病数	检出率%	调离率%
2008	5854	121	2.06	100	12735	217	1.70	100	1822	34	1.87	100
2009	5404	213	3.94	100	11040	312	2.83	100	725	6	0.82	100
2010	5128	13	0.25	100	11692	41	0.35	100	870	4	0.46	100
2011	6351	23	0.36	100	12504	61	0.49	100	492	1	0.20	100
2012	4981	23	0.46	100	14013	52	0.37	100	305	2	0.66	100

附：死因登记报告

1988 年 3 月，全国肿瘤防治办、卫生部统计处国际疾病死因分类研究合作中心在常德市防疫站召开《中国恶性肿瘤登记试行规范》审稿会和全国《国际疾病、死因分类》协作组第一次会议。

1991 年，市防疫站派员参加卫生部举办的专职统计干部学习班，对基层工作进行督导检查，至 11 月份，全市共收集死亡报告人数 22000 多人，占全年应报数的 45%。

1992 年，根据卫生部卫生统计信息中心制定的《ICD-9 死因统计工作质量考核方案》，开展居民病伤死因质量自查整改。

1995 年 1 月 20—22 日，全市集中进行 1994 年度居民病伤死因年报汇审工作，结合各地全年实际工作情况进行评比，根据评比情况，拨给 1993 年和 1994 年的死因统计专项经费。

1997 年，全市 9 个区县（市）共报告死亡 34024 人，其中男性死亡 19124 人、女性死亡 14900 人。主要死亡原因：呼吸系统疾病中慢性支气管炎（伴肺气肿）5784 人，占本系统的 73.36%，占全死因的 17%；循环系统中脑血管疾病 4449 人，占本系统的 45.77%，占全死因的 13.08%；损伤中毒中自杀 2884 人，占本系统的 51.4%，占全死因的 8.48%；肿瘤中肝癌 1089 人，占本系统的 25.7%，占全死因的 3.2%。以上四类疾病死亡共计 14206 人，占总死亡数的 41.75%。

2000 年，市防疫站举办全市“居民病伤死因”统计软件操作应用学习班。津市市、澧县、石门县、安乡县进行计算机录入，其中澧县、津市市进行卡片汇总呈报。

2004 年起，通过“疾病监测报告信息管理系统”实现死因网络直报。

2005 年，武陵区成为湖南省全国疾病监测点 7 个区县之一，主要任务为开展死因监测工作，收集出生等人口学信息，同时根据国家需要承担其他重要公共卫生数据的收集工作。全省疾病监测系统死因监测工作于 2006 年 1 月 1 日起正式施行。

2007 年，澧县被确定为全国居民死因监测县。10 月，澧县被中国疾控中心授予全国死因网络报告及居民自报健康调查二等奖。是年，全市报告死亡人数 28710 人，其中男性 17469 人、女性 11241 人，居民总死亡率为 489.39/10 万，比 2006 年（510.90/10 万）下降 4.21%。男女死亡率分别为 528.39/10 万和 392.02/10 万。死因前 5 位依次为心脏病、恶性肿瘤、脑血管病、呼吸系统疾病、损伤中毒，其标化死亡率分别为 104.99/10 万、101.90/10 万、73.06/10 万、64.88/10 万，53.06/10 万。与 2006 年相比，心脏病由死因第 3 位上升为第 1 位，呼吸系统疾病由第 1 位下降为第 4 位，其他 3 项死因顺位无变化。恶性肿瘤死因前 3 位依次为肝癌、肺癌、胃癌，标化死亡率分别为 26.78/10 万、26.23/10 万、11.06/10 万。意外死因中自杀居第 1 位，死亡率为 17.44/10 万，其次为机动车以外的交通事故。

2008 年 8 月，市疾控中心统一印发《死因登记册》。全市共报告死亡病例 26911 例，报告死亡率为 470.68/10 万，报告死亡率居前三位的区县（市）依次为澧县（546.19/10 万）、石门（508.37/10 万）、津市（507. 78/10 万），全市医疗卫生机构死亡漏报率为 4.52%。

2009 年 11 月 10 日至 12 月 10 日，市疾控中心开展全市死亡病例漏报调查，全市医

表 2-7-3-2 1988—2012 年常德市居民主要死因及顺位统计表

疾病名称	死亡率(1/10万)	构成比(%)	顺位
全死因	558.74	100.00	
循环系统疾病	173.68	31.08	1
呼吸系统疾病	113.52	20.32	2
肿瘤	97.69	17.48	3
疾病和死亡的外因	76.94	13.77	4
某些传染病和寄生虫病	25.67	4.59	5
消化系统疾病	25.31	4.53	6
症状、体征和临床与实验室异常所见不可归类在他处者	13.07	2.34	7
泌尿生殖系统疾病	7.61	1.36	8
非 103 分类疾病	6.84	1.22	9
内分泌、营养和代谢疾病	5.81	1.04	10
神经系统疾病	2.84	0.51	11
起源于围产期的某些情况	2.76	0.49	12
先天性畸形、变形和染色体异常	2.06	0.37	13
精神和行为障碍	1.96	0.35	14
肌肉骨骼系统和结缔组织疾病	1.36	0.24	15
血液及造血器官疾病和某些涉及免疫机制的疾患	0.95	0.17	16
妊娠、分娩和产褥期	0.63	0.11	17
皮肤和皮下组织疾病	0.06	0.01	18
耳和乳突疾病	0.01	0.00	19
眼和附器疾病	0.01	0.00	20

疗卫生机构死亡漏报率为 3.51%。

2012 年，全市报告死亡人数 34287 人，其中男性 20569 人、女性 13718 人；居民总死亡率为 599.99/10 万，比 2011 年上升 1.94%。男女性别死亡率分别为 713.95/10 万、484.12/10 万。循环系统疾病死亡率为 272.16/10 万，居全死因第一位。其中以心脏病居首位，死亡率为 137.35/10 万，占该类疾病的 50.47%。其次是脑血管病，死亡率为 87.98/10

万，占该类疾病的32.33%。10岁组的死亡率最低，为0.39/10万，随年龄增大死亡率逐渐升高，至85岁及以上年龄组最高，为8930.17/10万。恶性肿瘤死亡率为137.31/10万，居全死因第二位。恶性肿瘤死亡率前三位依次是肺恶性肿瘤（33.81/10万）、肝恶性肿瘤（19.69/10万）、胃恶性肿瘤（11.27/10万）。主要死亡年龄段在50岁组至85岁组。呼吸系统疾病死亡率为73.51/10万，居全死因第三位。男性为87.40/10万，女性为59.39/10万；呼吸系统疾病主要为慢性下呼吸道疾病，死亡率为54.61/10万。其年龄组死亡率随年龄增大而升高，在85岁及以上年龄组达到顶峰。损伤和中毒外部原因死亡率为55.19/10万，居全死因第四位。男性为74.76/10万，女性为35.29/10万。前三位主要死因顺位依次为机动车辆交通事故、自杀、机动车以外的交通事故，死亡率依次为12.74/10万、11.86/10万、7.87/10万。10岁以下低年龄组淹死居首位。总死亡率男性（299.16/10万）高于女性（244.71/10万）。经统计，常德市本年度居民平均期望寿命为79.87岁，比2011年（78.45岁）略有上升，其中男性为77.14岁，女性为82.98岁。对居民寿命影响最大的是恶性肿瘤，其次为损伤和中毒外部原因、心脏病、脑血管病、呼吸系统疾病。

表2-7-3-3 2007—2012年常德市居民前十位主要死因及顺位统计表

死亡原因	死亡数	构成比（%）	顺位
脑血管病	28470	14.39	1
高血压病	24557	12.41	2
慢性下呼吸道疾病	18362	9.28	3
其他心脏病	16008	8.09	4
缺血性心脏病	14408	7.28	5
气管、支气管和肺恶性肿瘤	11537	5.83	6
肝和肝内胆管恶性肿瘤	8531	4.31	7
恶性肿瘤的剩余部分	8196	4.14	8
运输事故	7263	3.67	9
故意自害	5139	2.60	10
合　计	142471	72.02	—

表2-7-3-4 2005—2012年常德市居民平均期望寿命统计表

年度	平均期望寿命（岁）		
	男性	女性	平均
2005	74.09	78.37	76.18
2006	74.74	78.42	76.45
2007	75.16	80.50	77.65
2008	75.09	79.92	77.35
2009	75.15	80.23	77.52
2010	75.59	80.28	77.80
2011	75.81	81.38	78.45
2012	77.14	82.98	79.87

第八章　血吸虫病防治

20世纪80年代，农村生产体制改变后，动员群众开展查螺灭螺非常困难，血防专业人员孤军作战，血吸虫病疫情出现回升。1988年，全市历史疫区乡镇153个，疫区村1378个，疫区人口208.68万人；全市共有钉螺面积4.67万公顷，其中垸内2980公顷、垸外4.372万公顷；人群感染率7.36%，当年发生急性血吸虫病643人。

1989年，中共中央总书记江泽民给湖区五省血防工作会议致信指出："防治血吸虫病是一项长期艰巨的任务，控制和消灭血吸虫病是疫区各级政府义不容辞的责任。"20世纪90年代，常德市掀起"全民动员，再送瘟神"的血防工作新高潮。世界银行贷款血吸虫病控制项目、国家血吸虫病综合治理试点在常德市实施，全市实施血吸虫病综合治理、部门配合、齐抓共管的大血防策略，着力消灭垸内钉螺和治理垸外易感地带，结合农业开发开展环境改造灭螺，对引水灌溉引进钉螺的涵闸进行防螺工程改造，持续开展人畜同步化疗，取得成功经验和效果。通过实施世界银行贷款血吸虫病控制项目，全市血吸虫病高度流行村278个减少191个，中度流行村604个减少318个；人群血吸虫病感染率由9.21%下降到4.57%。急性血吸虫病发病逐年减少，连续多年特大洪涝灾害均未出现急性血吸虫病暴发流行。期间，全市先后有武陵区、西洞庭管理区、津市涔澹农场、石门县、临澧县达到国家血吸虫病传播阻断标准，西湖管理区达到国家血吸虫病传播控制标准。

21世纪初，由于世界银行贷款血吸虫病控制项目结束，国家血防投入减少，基层血防工作出现经费不足，血防队伍人员不稳，再加上1998年、2003年长江流域特大洪水，导致钉螺扩散，血吸虫病疫情又出现反复。2004年5月，国务院下发〔2004〕14号《关于进一步加强血吸虫病防治工作的通知》，制定《全国预防控制血吸虫病中长期规划纲要（2004—2015）》，提出"到2015年，全国以行政村为单位全部达到国家血吸虫病疫情传播控制标准"的目标。2006年3月，国务院颁布全国《血吸虫病防治条例》。2007年11月，省人大重新修订《湖南省血防条例》，血吸虫病防治走上法制管理轨道，省、市、县区域之间及部门血吸虫病联防联控工作进一步加强。2008年，通过国家血吸虫病疫情考核组评估，常德市以行政村为单位全部达到国家血吸虫病疫情控制标准，人畜感染率控制在5%以下。

2010年3月，卫生部等9部委再次下发《关于血吸虫病综合治理重点项目规划纲要（2009—2015）》。2011年3月，省政府办公厅下发《湖南省血吸虫病防治规划纲要（2011—2015）》，省政府与卫生部联合启动湖南省血吸虫病综合治理项目。常德市大力实施封洲禁牧、淘汰牛羊、定点圈养等控制传染源措施，安乡县成为全省首个无敞放牛羊县。到2012年，全市连续三年未出现急性血吸虫病病例。

第一节　疫区疫情

1988年，常德市频发自然灾害，外洪内渍，垸内钉螺蔓延扩散，疫情回升，流行区扩大。垸外增加钉螺面积2689.8公顷，垸内新发和复发增加钉螺面积730.2公顷。秋汛后在51个乡镇196个村进行螺情调查，共查288541框（每框1平方市尺，下同），有活螺框数占4.20%，活螺平均密度每平方市尺0.1881只。解剖发现血吸虫感染性钉螺（简称阳性钉螺）718只，阳性钉螺率1.34%，阳性螺平均密度每平方市尺0.0025只。安乡县1970年后垸内多年无钉螺。1981—1988年，通过涵闸引外河水灌溉，引进扩散钉螺858.7公顷。该县安宏乡1976年达到基本消灭血吸虫病标准，垸内已无钉螺。为加固防洪大堤，用挖泥船从垸外挖取带有钉螺的泥土吹填，带进钉螺扩散47.47公顷，钉螺最高密度达每平方市尺248只，阳性钉螺率34.2%。该乡同春村个别螺点阳性钉螺率高达46.67%（49/105），查出血吸虫病病人173人，急性血吸虫病发病41人。1988年8月中旬至9月上旬，该县普降暴雨，钉螺蔓延扩散至稻田、棉地、苎麻和橘园地，扩散钉螺227.13公顷。是年，该县垸内钉螺面积增加到1081.87公顷，146处新、老螺点分布在15个乡镇的63个村，其中阳性螺点12处，分布在9个乡镇11个村，阳性钉螺面积69.53公顷。垸内多处钉螺爬上树，高度达5.7米，最多的一株树钉螺多达278只，引起到安乡考察的世界卫生组织（WHO）和日本寄生虫病研究所专家的关注。他们认为垸内钉螺上树在世界血吸虫病流行的国家中亦属罕见，是他们在研究寄生虫病流行上遇到的新课题。洞庭湖这么大，钉螺分布这么广，要在短期内灭净钉螺是办不到的。他们赞同把降低疫情控制传播作为防治目标。同年，汉寿县因溃垸致垸外扩散钉螺面积2021.73公顷，内渍致垸内扩散钉螺162.93公顷。垸外金石垸“五七”农场和苏家河坡的螺情调查，活螺平均密度分别为每平方市尺0.51和8.73只，阳性钉螺率分别为2.3%和0.028%。“五七”农场成批发生急性血吸虫病病人47例，居民血吸虫病粪检阳性率39%。

1974年，澧县涔水河流域中、下游外滩已无钉螺滋生。1975年，从澧县七里湖有螺湖洲引种芦苇至上游鳝鱼坝，带进钉螺滋生繁殖并向下游扩散。1988年，在涔水河中下游查出有螺洲块23块，钉螺面积615.6公顷，有阳性钉螺洲滩8处、面积340公顷，占有螺面积的55.23%，阳性钉螺平均密度每平方市尺0.013只，阳性钉螺率1.5%。沿河左家村、上河村村民粪检，一层（距沿江大堤有钉螺洲滩200米内）居民粪检阳性率28.73%，二层（距大堤有螺洲滩200～500米内）居民粪检阳性率12.03%，三层（距大堤有螺洲滩500～1000米内）居民粪检阳性率7.24%。1986年，发生急性血吸虫病人46人。

1988 年，发生急性血吸虫病人 41 人。

1988 年，全市实有钉螺面积 46700 公顷，其中垸内 2980 公顷，垸外 4.372 公顷。全市病情调查，一层居民粪检阳性率 10.97%，二层居民粪检阳性率 6.22%，三层居民粪检阳性率 3.76%。全年发生急性血吸虫病病人 643 人、晚期血吸虫病病人 570 人。

1989 年，全国血吸虫病流行病学抽样调查，常德湖区五县（市）和西湖农场居民血吸虫病粪检阳性率 10.71%。是年，全市急性发病 1266 人。安乡县水利部门组织安康乡七星村 185 人上湖州洪道扫障，未采取防护措施，感染血吸虫病 127 人，感染率 68.65%，其中急性发病 75 人，占病人总数的 81.44%，感染者均为主要劳动力。乡政府只得组织乡干部并从其他村调剂劳动力帮助“双抢”（抢收早稻，抢插晚稻）。1991 年，全市粪检 11.28 万人，血吸虫病阳性 7001 人，粪检阳性率 6.21%。

1992—1994 年，武陵区、西洞庭、涔澹农场在基本消灭血吸虫病的基础上，坚持螺情、病情监测，开展查螺、灭螺，查病、治病，经过 20 多年防治，先后达到卫生部颁布的消灭血吸虫病标准。

1995 年 6—7 月，全市连续多次超历史普降暴雨，外洪内渍夹击，垸内钉螺扩散。是年，新增加钉螺面积 157.6 公顷，复发回升 833.47 公顷。查出新增阳性螺点 19 处 41.73 公顷。7 月 3 日，汉寿县围堤湖乡被迫破口蓄洪。同日，该县垸内大南湖撇洪河河堤溃决。全县 18 个乡镇（场）333 个村被淹。灾后查螺，全县新发现钉螺分布村 7 个，新发现钉螺面积 7.67 公顷，复发现钉螺（已经灭螺后又发现有钉螺）19 个村 48 处，钉螺面积 394.27 公顷。是年，全市钉螺面积 46092.6 公顷，其中垸内 1495.87 公顷、垸外 44596.73 公顷。查出病人 22194 人，其中粪检查出病人 4545 人，粪检阳性率 3.8%。急性发病 125 人。

1996 年 9 月，桃源县架桥村一名 10 岁学生在常德市血防院确诊为急性血吸虫病。该生未到过外地血吸虫病流行疫区。9 月 17 日，省血防办主任方金城和市血防办主任皮辉与市血防院专家前往桃源县该患者所在地追踪调查，在患者居所附近灌溉干渠发现光壳钉螺。随即省、市、县组成联合调查组，在该县架桥乡 9 个村、盘塘镇 14 个村、马鬃岭乡 1 个村发现钉螺。钉螺平均密度每平方市尺 9.98 只，最高密度达 1 平方市尺 292 只。查出阳性钉螺 3 处，盘塘镇六房湾村阳性钉螺率高达 5.2%。在架桥村查病 1109 人，查出病人

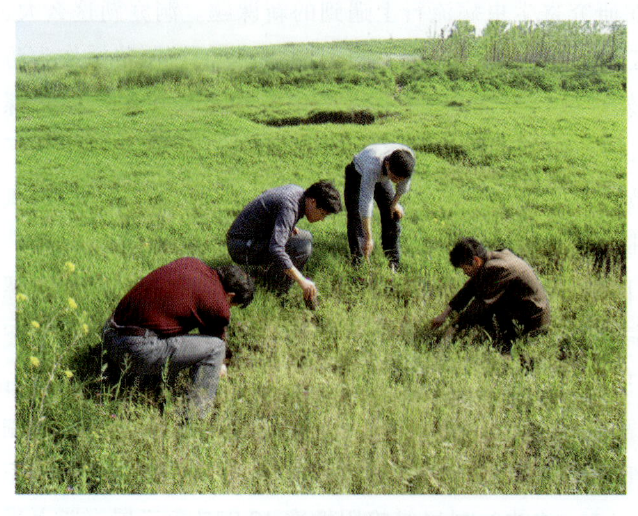

2008 年，市血防办主任杨定波（左二）和临澧县血防站工作人员在新安镇、合口镇澧水外洲查螺（市血防办供稿）

173 人，阳性率 15.6%。病人年龄最小 7 岁，最大 60 岁。有晚期血吸虫病人 3 人。调查分析认为，该县历史上即有钉螺存在，因历年来“漏查”或“查漏”未被发现。直到 20 世纪 60 年代，该县兴建黄石水库开通南、北干渠，与原有螺环境交汇贯通，钉螺进入渠道繁衍扩散。20 世纪 80 年代，农村经济体制改革，出入血吸虫病疫区流动人员增加，也有从疫区购进耕牛导致传染源输入，导致该县血吸虫病传播流行。

1997 年，石门县、临澧县经省血防领导小组组织专家和技术人员考核验收，达到国家血吸虫病传播阻断标准，西湖农场达到国家血吸虫病传播控制标准。

1998 年，为及时发现其他非疫区可能存在的血吸虫病流行，常德市组织 1 万余人，投入查螺工日 55218 个，历时 3 个月，对全市 126 个非血吸虫病流行乡镇可疑有钉螺滋生的各种环境进行调查，查螺面积 698867 公顷，调查 1857584 框，有钉螺 16860 框，活螺最高密度每平方市尺 125 只，新发现钉螺面积 533 公顷，阳性钉螺 1 处。其中澧县澧澹乡 1 个村新发现钉螺面积 25.2 公顷；鼎城区中心村新发现钉螺面积 61.8 公顷；津市市保河堤镇、渡口镇、白衣乡各有 2 个村，棠华乡有 3 个村共发现钉螺面积 122.67 公顷，阳性钉螺点 1 处；桃源县陬市镇 14 个村、枫树回维乡 7 个村共新发现钉螺面积 320.33 公顷。全市新发现钉螺分布区域涉及人口 23 万人。汉寿县、石门县、临澧县的非血吸虫病流行区未发现钉螺。是年，全市实有钉螺面积 48056.33 公顷，其中垸内 2787.2 公顷，垸外 45269.13 公顷。查出病人 13633 人，其中粪检阳性病人 2118 人，粪检阳性率 3.10%。

2002 年，全市查出血吸虫病人 15547 人，其中粪检查出病人 3046 人，粪检阳性率 7.33%。

2003 年，全市共查出有螺面积 45090.67 公顷，其中垸内 2848.07 公顷、垸外 42242.6 公顷；垸内未查出阳性钉螺，垸外易感地带查出阳性钉螺点 73 处（汉寿县 37 处、安乡县 10 处、澧县 17 处、津市市 8 处、鼎城区 1 处），阳性钉螺面积 5088.2 公顷，占全省阳性钉螺面积的 61.3 %。阳性钉螺平均密度每平方市尺 0.0037 只，最高密度为澧县涔水河沙牛湾，每平方市尺 0.66 只。查出病人 13827 人，其中粪检查出病人 978 人，血清学检查查出病人 12849 人。

2004 年，新发现钉螺 17.33 公顷，复发现钉螺 371.87 公顷。查出阳性钉螺点 2 处，面积 2.04 公顷；垸外 42242.6 公顷，易感地带阳性螺点 969 处，面积 996.13 公顷。安乡县陈家嘴沙河外滩阳性钉螺框出现率 3.9 %，钉螺阳性率 2.98 %，阳性钉螺最高密度达 5 只／框。汉寿县湖管局伞把外洲阳性螺框率 9.1 %，钉螺阳性率 1.25 %；贺家山原种场蚕桑垸平垸行洪后发现钉螺 33 公顷，阳性钉螺 4 处，钉螺阳性率 0.55 %。是年，查出病人 16387 人，其中粪检查出病人 811 人，血清学检查查出病人 15576 人。10 月，临澧县在血吸虫病传播阻断后，发现当地感染的血吸虫病病人，当即省、市、县三级联动，在病人活动过的 18 个村查螺 19828 框，拾得活螺 47224 只，解剖未发现阳性。在病人所在村及周边 3 个村用血清学方法查病 1892 人，查出阳性 27 人，其中学生 5 人；粪检 27 名血检阳性者，查出阳性 9 人，其中学生 3 人。根据临澧县血吸虫病疫情现状，经省血防专家咨询委员会组织专家论证，翌年，省血防领导小组发函同意临澧县由血吸虫病传播阻断地区恢复为血吸虫病传播未控制流行区。

2006 年 6 月 2 日，非疫区乡镇临澧县合口镇富强村小学发生 2 例急性血吸虫病。市、县血防部门当即组织力量进行调查，新发现澧水大堤外滩钉螺面积 15 公顷，其中阳性钉螺面积 9.4 公顷，查出病人 47 例、病牛 39 头。9 月 8 日，非疫区乡镇澧县金罗镇联盟村 6 组发现 1 例急性血吸虫病。经过调查，在相邻的联盟村、金鸡岭村、幸福桥村发现有螺面积 16.07 公顷，病人 6 例，病牛 2 头。

2007 年，对全市有螺地带及可疑地带进行认真细致地查螺，垸外查出阳性螺点 668 处，阳性螺面积 594.6 公顷；垸内未查到阳性螺点。对全市查出的所有垸外阳性螺点全部进行药杀处理。

2008 年，澧县代表常德市接受国家 2004—2008 年血吸虫病综合治理疫情控制达标考核验收，结果以居民血吸虫病平均感染率 1.8％、家畜感染率 2.08％、资料考评 94 分，顺利通过国家考核组考核验收。10 月 14—22 日，省血防办组织专家组对汉寿县、安乡县、鼎城区、桃源县进行达标考核，对常德市的血吸虫病疫情达标进行全面验收。结果人群感染率 1.55%，家畜感染率 2.27%，没有发生急性血吸虫病暴发疫情。全市血吸虫病疫情达到国家血吸虫病疫情控制标准（居民粪检阳性率 5%以下）。按卫生部办公厅《血吸虫病防治项目查螺、灭螺、查病、化疗技术方案（试行）》的血吸虫病流行村分类标准*，均控制在三类村及以下。

2012 年底，全市实有钉螺面积 48752.04 公顷，其中垸内 1640.51 公顷、垸外 47111.53 公顷。全市 9 个血吸虫病流行区、县、市 141 个历史流行乡镇，疫区村 1388 个，流行疫区人口 224.72 万人。三类流行村 386 个，占历史流行疫区村的 27.8%，人口 61.48 万人，占流行疫区总人口的 27.4%；四类村 523 个，占历史流行疫区村的 37.7%，人口 84.48 万人，占流行疫区总人口的 37.6%；五类村 479 个，占历史流行疫区村的 34.5%，人口 78.76 万人，占流行疫区总人口的 35%。

*2004 年，卫生部《血吸虫病防治项目查螺、灭螺、查病、化疗技术方案》以居民血吸虫病粪检阳性率为依据，将行政村血吸虫病感染程度分为五类：一类村居民粪检阳性率≥10%，二类村居民粪检阳性率<10%≥5%，三类村居民粪检阳性率<5%≥1%，四类村居民粪检阳性率<1%，五类村连续 5 年无当地新感染的病人病畜，无感染性钉螺。

第二节 中间宿主控制

一 灭 螺

1989年，省卫生厅在安乡县试点，实施环境改造（生态）结合药物灭螺。安乡县把垸内灭螺与农田水利建设有机结合，坚持统一规划、统一安排、统一指挥、统一验收。凡可以结合灭螺的农田水利建设工程，优先安排，按血防灭螺技术规范施工。根据垸内钉螺分布的地理环境，因地制宜，分别采用清淤土埋法、开新填旧土埋法、药物法灭螺。1988—1990年，三年投入灭螺工日214504个，处理钉螺面积14535.13公顷。垸内疏通沟渠清淤土埋灭螺3066.33公顷、药物灭螺2040公顷，消灭垸内钉螺面积405.27公顷。

1991年春季，全市推广安乡县、汉寿县水利冬修结合灭螺的经验，开展垸内突击灭螺群众运动，改造钉螺滋生场所85处、面积1600公顷；垸外用挖泥船挖取大堤外低洼河套处及低洲的泥土（谓之降洲），吹填大堤外坡和堤脚边坑洼滩地，形成护堤平台，高程高于当地钉螺最高分布线（谓之抬洲），减少了水淹天数，改变了钉螺生存条件，不宜钉螺滋生繁殖。护堤平台外通过挖泥吸淤，疏通泄洪河，提高了泄洪量，也形成了人工隔离河，减少了人畜上洲粪便污染水体和感染血吸虫尾蚴的机会。是年，机械吹填抬洲、降洲25处，面积320公顷；湖州翻耕65处，面积7333.3公顷，其中种植作物646.67公顷；开沟沥水平整土埋，改造有螺低洼地、低湖田245处，面积420公顷。是年，全市共投入灭螺工日54.9万个，处理垸内钉螺面积3166公顷，消灭钉螺面积553.27公顷；处理垸外易感地带面积10233.4公顷。

1992年1月18日，市委副书记吴定宪、副市长刘昌进主持召开各区县（市）和市直农场负责人参加的血防领导小组成员扩大会议，市政府与市直有关局、各区县（市）政府、市直单位分别签订1992—1999年综合治理和当年防治工作目标责任状，血防工作纳入各级政府目标管理，列入各级政府负责人岗位责任制。安乡县委副书记熊宜斌，县人大常委会副主任刘荣孝、陈克明，县政府副县长万成贞带领水利局、血防办负责人到疫情严重、易感地带处理任务大的安福乡实地勘察，听取当地群众意见，决定封闭两座引进钉螺的涵闸，在垸内建两个小电排，改引垸外疫水为垸内提水灌溉；在垸外易感地带筑长3500米、宽150米、高3米的护堤平台。澧县九垸乡组织6万多劳力，租用4台推土机，投工3万多个，完成土石方7.9万多立方米，一星期内筑起高37.5米、宽80米、长1700米的高危易感地带护堤平台。是年，卫生部在安乡县实施血吸虫病综合治理试点。全市结合农田水利建设灭螺，投工467.35万个，投资2924万元，处理有螺面积3993.33公顷，其中吹填修筑平台16处25.4千米，水泥砼块护坡16处8.43千米，河道洲滩翻耕72处

3098.07公顷；建成安全隔离带103千米，改造进螺涵闸10座；垸内有螺沟渠清淤土埋灭螺308处570.6千米。

1993年11月2日，常德市政府发出《关于认真组织今冬明春消灭血吸虫病大会战的通知》。至1994年3月，在冬春血防大会战中，全市共出动劳力58万人，投入工日630万个，投资3599.14万元，完成灭螺工程13项660处，土石方828.3万立方米，治理垸外易感地带有螺面积8666.67公顷，消灭垸内钉螺面积157.93公顷，改造进螺涵闸9座。又结合水利建设改造有螺环境704处，处理钉螺面积6093.33公顷，垸内有螺低洼地开挖精养鱼池灭螺1126.67公顷。1993年，全市共灭螺处理垸内钉螺面积3051.6公顷，消灭垸内钉螺362.87公顷；垸外易感地带通过药杀、垦植、土埋、火烧等方法，处理11399.87公顷。

1991—1994年，全市共处理垸内钉螺12290.13公顷（次），消灭钉螺面积1693.27公顷；垸外易感地带灭螺处理39859.8公顷（次），其中垦殖21425.13公顷（次），土埋4749.53公顷（次），药物灭螺14253.2公顷（次）。消灭易感地带钉螺148公顷。

1995—1997年，卫生部、水利部、农业部、财政部、林业部、国家计委在常德市进行国家血防综合治理试点，全市采取改造钉螺滋生环境为主的垸内灭螺措施，水泥硬化有螺沟渠152.93千米，面积94.53公顷，消灭钉螺面积78.13公顷；开新沟填旧沟，填埋灭螺82千米，面积121.53公顷，消灭钉螺面积36.07公顷；铲草皮清淤土埋904千米，面积1989.53公顷，消灭钉螺面积1927.33公顷；开挖精养鱼池231.47公顷，消灭钉螺面积132.4公顷；对复杂有螺环境桥墩、涵洞、堤埂及沟壁的裂缝或岩石缝，清除表面泥土、杂草，冲洗裂缝再用水泥勾缝灭螺397处，处理并消灭钉螺面积368.87公顷。垸外易感地带治理，建平台99.1千米，治理面积583.73公顷；植树造林抑螺262.8公顷；翻耕垦殖12967.07公顷（次）；江堤外坡改造乱石，用砼块护坡12.4公里，面积41.53公顷；矮埂高网蓄水养鱼灭螺100公顷；药物灭螺9982公顷（次）。

2000—2001年，全市投入灭螺工日15.45万个，处理钉螺面积2.26万公顷，结合水利建设与农业开发项目，进行沟渠硬化、清淤土埋、开新沟填旧沟、开挖精养鱼池、垸外大堤护坡、修筑平台等。2000年4月8—25日，省血防办、省农业厅、省血防所组成联合检查组，检查常德市6个县42个项目，经综合评审，安乡县评为全省环改灭螺工程第一类县，汉寿县、临澧县、石门县、桃源县评为全省环改灭螺第二类县。

2002—2012年，全市垸内环境改造灭螺2061.53公顷，垸外综合治理易感地带36千米，治理面积442.23公顷，药物灭螺5360.13公顷。1988—2012年，全市累计投入灭螺工日651.7万个，灭螺处理面积20.53万公顷（次），消灭钉螺面积8787.67公顷。到2012年底，全市尚有钉螺面积48457.53公顷，其中垸内1346公顷、垸外47111.53公顷。

表 2-8-2-1 1988—2012 年常德市查螺灭螺情况统计表

年 度	查出有螺面积	灭螺处理面积	灭螺巩固面积	累计有螺面积	查螺灭螺投放工日	其中灭螺工日
1988	701013	189539	474	700539	171902	171902
1989	713482	162760	5126	708356	352952	328255
1990	714690	208755	11563	703127	609999	566681
1991	713321	200991	8299	705022	597218	548815
1992	705580	182213	11357	694223	870514	830133
1993	694223	216772	5443	688780	232300	207968
1994	688780	182273	7420	681360	657414	629215
1995	696226	135070	4837	691389	239935	182890
1996	723028	145943	13237	709792	656696	629603
1997	709792	150107	16060	693732	798767	760008
1998	724663	119071	3818	720845	211401	139708
1999	720845	125192	2843	718002	196389	166240
2000	718522	107802	2180	716342	115953	85862
2001	716342	77405	1606	714737	90942	68898
2002	715016	80372	4028	710988	98632	77842
2003	717443	45756	2405	715038	123748	105197
2004	742437	75643	1832	740605	127744	77464
2005	740830	87971	999	739831	80615	58370
2006	740321	90792	9274	731047	120143	76250
2007	738545	89040	8926	729619	102958	67250
2008	735793	75634	5445	730348	91959	57347
2009	736420	69678	21	736399	93843	56387
2010	738002	73709	614	737388	86471	44018
2011	738354	73699	7074	731281	71142	34049
2012	731267	113445	4404	726919	100407	47142

二　防　螺

1992—1994 年，安乡县对 24 座能引进钉螺的涵闸分别采取垸外建月形围、栏栅加沉淀池低网改造 4 座；垸内栏栅加沉淀池低网改造 7 座；全封闭进水流量小于每秒 3 立方米电排引洪渠 4 座；延伸水管至洪道，控制水管底板低于最低有螺线 2～3 米的 8 座；在涵闸垸外引洪渠两侧做土堤 50～60 米，堤高达当地防汛水位，在引洪渠离闸口远端设高网，近端设低网，两网间距 40 米一座。上述 5 种涵闸引水防螺方法，经运行效果观察，均有防螺作用。1995—1997 年，全市在安乡县涵闸改造防螺经验基础上，根据每个进螺涵闸的地理环境，结合水利建设项目，分类推广实施“封”，即将原进螺涵闸封堵，引附近不进螺涵闸的水或从堤垸内湖调水灌溉；“拦”，即在进水涵闸垸内近段或垸外闸前建半月形围分段多层拦网，阻拦钉螺进入垸内；“沉”，即在涵闸内或外筑堤埂围成水池，对水流起缓冲作用，使水流减速，让钉螺沉积于池内予以药杀消灭；“延”，延伸进水管至无螺的洪道，深层取水灌溉。全市共改造 77 座引水进螺涵闸，其中封堵涵闸 8 座、设拦网改造 10 座、建沉螺池加低网 21 座、延伸管道深层取水 38 座。省血吸虫病防治所左家铮等对上述方式改造的涵闸进行防螺效果监测，均未发现钉螺扩散入垸内。

2003—2007 年，汉寿县改造进螺涵闸，垸内建沉螺池 4 座、多层拦网 1 座，垸外延伸引水管中层取水 5 座。观察涵闸改造后的运行情况，以沉螺池加低网运行正常，只需每年坚持对池内钉螺进行药物灭螺处理，防螺效果较好。拦网改造方式，因拦网后阻水，拦网时操作费时费工，且无专人管理而放弃使用。延伸水管深层取水，部分因洪道洲滩逐年增高，引水涵管淤塞，失去引水灌溉功能，也被废弃。

第三节　人畜疾病查治

一　查病治疗

1988—1989 年，全市查病 430060 人，查出病人 24784 人，治疗病人 21931 人。查病以血清免疫学间接血凝（IHA）、酶联免疫吸附试验（ELISA）等方法为主，辅以粪检。查出病人用吡喹酮治疗，治疗剂量：成人每千克体重 60 毫克，儿童体重不超过 30 千克者每千克 70 毫克，二日疗法。急性血吸虫病人每千克体重用吡喹酮 120 毫克（儿童每千克体重 140 毫克），六日疗法。急性、晚期和有严重夹杂症的血吸虫病病人住院收治，一般慢性血吸虫病人采取以村定点集中治疗或送药上门治疗。

1992—2000 年，全市实施世界银行贷款血吸虫病控制项目。1995—1997 年，国家综合治理血吸虫病在常德市试点。1992—2000年，全市共查病3859744人，年均查病428860人，比项目实施前的1988—1989年年均查病增加1倍，查出病人185881人，治疗病人187849人（次）。2001—2012年，共查病3081759人，年均查病256813人，年均查病比世行贷款项目期间下降33.5%，查出病人208480人，治疗病人229548人次。

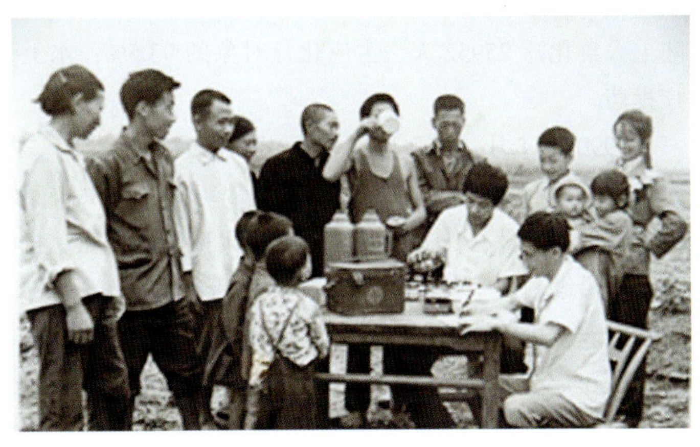

市血防院医务人员向血吸虫病疫区汉寿县丁家拐村村民投服吡喹酮　（市血防办供稿）

1988—2012年，累计查病7903479人，查出病人467574人，其中新病人44502人、急性血吸虫病人3494人、晚期血吸虫病人8151人；治疗血吸虫病478908人次。急性血吸虫病人治疗率100%，晚期血吸虫病人治疗23222人次，其中脾切除或其他手术治疗461例。

1988—2012年，全市累计检查耕牛751121头次，查出病牛25025头。家畜查病采用粪便毛蚴孵化法为主，用畜用吡喹酮治疗病牛30125头次。

二　人畜同步化疗

1983—1987年，常德地区血防办和地区血防院在湖区五个县市开展吡喹酮大面积化疗防治血吸虫病，采用“询检法”（询问病史、疫水接触史，体格检查肝脾）确定化疗对象，对频繁接触疫水的“五民二员”（渔民、船民、樵民、牧民、鸭民、护堤员、护林员）、有疫水接触史且有血吸虫病症状体征（腹泻便痢、肝脾肿大）者，列为化疗对象，“送（发）药到手，看服到口”，在疫区共化疗人群17万人次；并同步用畜用吡喹酮化疗耕牛2.4万头次。人畜同步化疗后，居民粪检阳性率下降78%，儿童新感染率下降87%，耕牛、湖州野粪、钉螺及小白鼠疫水感染性测定的阳性率均有下降。

1987年，常德市大面积化疗控制血吸虫病的经验在全省推广。省政府决定在洞庭湖区组织实施人畜同步化疗战役。成立湖南省血吸虫病人畜同步化疗指挥部，由省委常委、副省长王向天任指挥长，各疫区市、区、县、乡相应成立指挥部。9月，在洞庭湖区全面开展水上、陆地人畜同步化疗。1988年，常德市设立各级人畜同步化疗指挥部9个，组织县、乡干部135人、村干部427人、血防人员354人、畜医262人、公安和航监部门32人，共1335人，以及车辆18台、船只35艘，参加人畜同步化疗战役。设立人群化疗点 184 个、家畜化疗点 153 个，在全市疫区 55 个乡镇（场）236 个村实施人畜同步化疗，陆上人群化疗 25952 人，占应化疗对象的 93.5%；水上设卡对 3194 艘船只 8536 人进行化疗投药。

1990 年 4 月，省血防办印发《湖南省洞庭湖区一九九〇年血吸虫病人畜同步化疗技术方案》，明确化疗的主要对象是：常年在血吸虫病疫区水域活动的渔民、船民和随船生活三岁以上人员，往返于疫区水域的大型客、货轮、机帆船上的船民和随船人员中症状阳性者；沿湖村居民经常在有钉螺湖州活动的"五民二员"；洲滩型、湖汊型血吸虫病疫区血吸虫病粪检阳性率 10%以上的流行村第一层居民三岁以上经常接触疫水者；居民粪检阳性率在 3%～10%的地区，选择感染率较高的人群进行化疗；居民粪检阳性率在 3%以下地区，仅治粪检阳性或血清免疫学阳性者。每年 9 月，由全省统一组织各地公安、渔政、航监、血防部门共同设立化疗哨卡。对水上流动人群进行化疗，各地还设立水上常年化疗哨卡，6—10 月，对应该化疗对象做经常性化疗工作，服药后发给化疗卡，凡治疗时间超过一个感染季节达 5 个月以上者，重新服药，并登录化疗卡。11 月，畜牧兽医、血防部门对敞放湖州的家畜进行化疗。常德市一体遵行。

1991 年 6 月 20 日，省血防办、省交通厅、省农业厅联合下发《关于加强水上血防工作和设立常年化疗哨卡的通知》，决定在水上流动人员较多的流行县（市）的各主要港口码头设立固定或流动的血吸虫病常年化疗哨卡，由各级血防领导小组统一领导，各地血防、交通、农业部门联合实施。并决定在常德市、津市市、安乡县的航监站及汉寿县渔政站设立常年固定哨卡，负责对出入洞庭湖区域的各类船只进行血吸虫病查治、签证和监督工作。血防监督员与航监、渔政人员在办理船舶和捕捞签证手续时，同时办理血吸虫病查、治证手续。航监、渔政人员入湖检查船舶及捕捞证时，同时检查血吸虫病查治证。根据湘血防办字〔1990〕14 号、〔1991〕11 号文件规定，凡 16 岁以下随船流动的少年儿童免收吡喹酮药费，16 岁（含 16 岁）以上人员每人收化疗药物费 4 元。

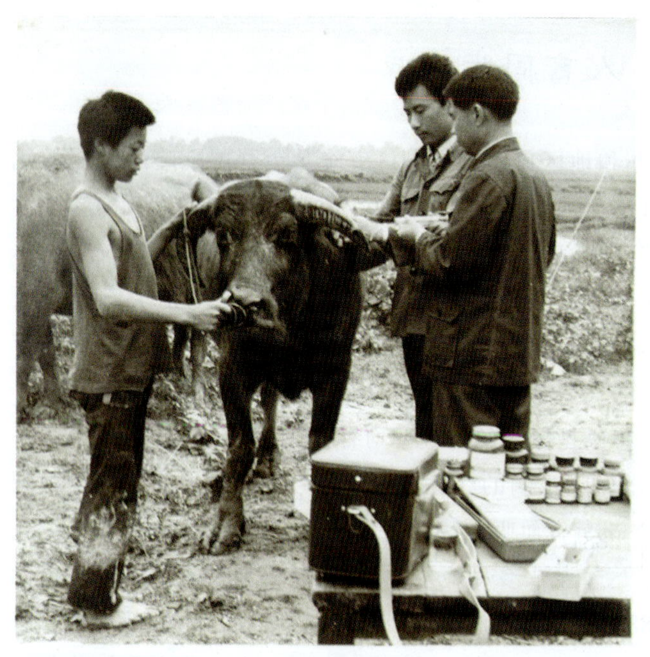

汉寿县鸭子港乡乡村畜医在丁家拐村给耕牛静脉注射硝硫氰胺混悬液　　（市血防办供稿）

1990—1991 年，全市分别设立水上化疗哨卡 51 个和 28 个，组织县、区、乡、村干部 139 人、公安

表 2-8-3-1　1988—2012 年常德市血吸虫病查治情况统计表

年度	检查人数	查出病人数	阳性率%	当年实有病人	其中		治疗病人数	治疗率%	年末未治病人数
					急性	晚期			
1988	209754	10439	4.98	14173	643	570	9178	64.76	4995
1989	220306	14345	6.51	19840	1266	742	12753	65.94	6587
1990	292697	26670	9.11	33257	370	4300	23842	71.69	9401
1991	239219	21759	9.10	31160	431	4239	15738	50.51	15422
1992	462912	32219	6.96	48987	76	4200	33848	69.10	15139
1993	426823	30635	7.18	47362	72	4006	24723	52.20	22639
1994	315254	18960	6.01	42077	78	2344	18982	45.11	23095
1995	477678	22194	4.65	45696	125	2370	24962	54.63	20734
1996	503909	21126	4.19	42375	46	1966	22270	52.55	20105
1997	547189	18898	3.45	39403	21	1774	19408	49.23	19995
1998	373696	13633	3.65	34315	86	1816	16197	47.20	18118
1999	383821	14187	3.70	32987	70	1973	15866	48.1	17121
2000	368462	14029	3.81	31885	36	1950	11593	36.34	20292
2001	259321	14862	5.73	35859	24	1956	15529	43.31	20330
2002	260321	15547	5.97	36576	26	1986	14640	40.03	21936
2003	238017	13827	5.81	36418	65	1156	17895	49.14	18523
2004	166950	16387	9.82	35667	21	1208	21915	61.44	13752
2005	197091	16694	8.47	30700	19	1283	18474	60.18	12226
2006	219772	17597	8.01	30139	9	1445	17061	56.61	13078
2007	237822	17238	7.25	31005	0	1822	20283	65.42	10722
2008	261221	16799	6.43	28034	1	1565	18954	67.61	9080
2009	243122	18835	7.75	28817	5	1691	18341	63.65	10476
2010	345339	23257	6.73	32750	4	1681	21936	66.98	10814
2011	314423	16658	5.30	28927	0	423	20227	69.90	8700
2012	338360	20779	6.14	29731	0	1624	24293	81.71	5438

部门 50 人、航监部门 42 人、渔政部门 26 人和水利、血防部门 675 人，完成水上人群化疗 19574 人次。陆上人群化疗由血防专业人员组成 32 个化疗小组，对沿湖 51 个乡（镇、场）311 村的应化疗对象 101173 人进行化疗。完成家畜化疗 63360 头次，其中耕牛化疗 42823 头次。

2002 年 1 月，省血防办印发《湖南省血吸虫病化疗实施方案》，根据居民距易感地带距离及居民感染率高低，以行政村为单位，分类实施不同的化疗策略：一类地区（居民点距易感地带≤500 米和/或居民粪检阳性率≥10%），居民常规化疗；当年或末次化疗后在易感季节确有疫水接触史者，疫水接触史不明确，但有疑似血吸虫病症状体征阳性者，每年化疗一次。家畜化疗：山丘和垸内型流行区敞放在有螺洲滩的耕牛每年化疗两次；洲垸地区在垸外易感地带敞放的家畜，每年化疗一次。二类地区（居民点距易感地带≤1000 米和/或居民粪检阳性率≥3%而<10%），对 5～65 岁人群中的询检阳性者进行免疫血清学间接血凝（IHA）法检查，IHA 滴度 1 ：10 以上者为化疗对象，每两年化疗一次。家畜化疗按一类地区家畜化疗方法进行化疗。三类地区（居民点距易感地带>1000 米而≤3000 米或居民粪检阳性率≥1%而<3%），居民化疗对象确定按二类地区的方法，化疗对象每三年化疗一次；家畜化疗，对敞放有螺湖州的耕牛每年化疗一次。四类地区（居民点距易感地带>3000 米和/或居民粪检阳性率<1%），以及传播控制地区，对 15～60 岁居民用血清学 IHA 检查，血清学阳性进行化疗，每三年一次。对频繁接触疫水的“五民二员”每年进行 1～2 次化疗。人群化疗覆盖率 85%以上，家畜覆盖率 90%以上。

1988—2012 年，全市采取吡喹酮顿服或一日疗法，共化疗疫区人群 3732524 人次，其中化疗水上流动人口 185834 人；化疗家畜 973031 头次，其中，化疗耕牛 787915 头次。

第四节　晚期血吸虫病人救治

1988—1989 年，全市收治晚期血吸虫病人 426 例，治疗率 32.47%，其中实施外科脾切除术 26 例。

1990—1991 年，省血防办、省财政厅为常德市收治的生活困难的农村晚期血吸虫病病人资助救济费 11.3 万元。1990—1993 年，全市收治晚期血吸虫病病人 7115 人次，晚期病人治疗率 42.49%，较 1988—1989 年晚期病人治疗率增加 10 个百分点。1988—1993 年，全市共收治晚期血吸虫病病人 7541 人次，其中巨脾型晚期血吸虫病病人脾切除 117 例。共治愈晚期血吸虫病人 2062 例。

1994 年 10 月 17 日，经省政府批准，设立湖南省晚期血吸虫病治疗基金，省政府一次安排人民币 1000 万元作为基金存入银行，每年所得利息用于向贫困危重晚期血吸虫病病人提供住院治疗补助，每个住院的贫困危重晚期血吸虫病病人每年补助额度为 500 元。

1994—2001 年，全市收治晚期血吸虫病病人 6533 人次，治愈 1518 例。救济贫困危重晚期病人 3365 人，救济补助经费 140.96 万元，平均每例贫困危重晚期血吸虫病住院病人救济补助 419 元。

2002—2003 年，省血防办对常德、益阳、岳阳三市管好用好晚期血吸虫病病人治疗基金的情况进行检查，认为晚期血吸虫病治疗基金的使用严格履行了晚期病人申请，村民小组、村民委员会、乡镇政府三级签署意见，加盖公章，再由血防站进行病情鉴定报血防办审批的程序，做到了专款专用，发挥了晚期血吸虫病治疗基金救济作用。

2003 年 4 月 7 日，市血防办下发《关于在全市疫区开展晚期血吸虫病病人调查的通知》，成立以市血防办主任皮辉任组长的晚期血吸虫病人调查小组。从 4 月中旬至 9 月下旬，全市组织 227 名血防技术骨干，组成 71 个调查组，共调查 152 个乡镇 1405 个村，个案调查 21097 人，确诊晚期血吸虫病人 1155 例，其中腹水型 674 例，占 58.4%；巨脾型 459 例，占 39.8%，已手术切脾 226 例；结肠增殖型 11 例；侏儒型 11 例。既往在册晚期病人 1951 例中，死亡 419 例（占 21.5%），已治愈 126 例（占 6.5%），迁出 20 例，不符合晚期血吸虫病标准 400 例（占 20.5%），确诊 986 例（占 50.5%）。调查发现新增晚期血吸虫病人 169 例（腹水型 122 例、巨脾型 45 例、结肠增殖型 2 例），新增病例中最大年龄 83 岁，最小年龄 19 岁。

2004 年 3 月 22 日，省卫生厅、省财政厅、省民政厅联合下发《关于重点救治巨脾型晚期血吸虫病人有关问题的通知》，要求各地对有手术指征的巨脾型晚期血吸虫病人在两年内优先给予手术治疗，实施手术切脾的贫困晚期病人的住院治疗补助提高到每例患者 2000 元。民政部门对患晚期血吸虫病造成家庭生活困难的、城镇居民符合城市低保条件的家庭，可按规定纳入农村低保救助范围，或按规定申请享受城市居民最低生活保障待遇，并按规定享受当地政府其他救助政策。

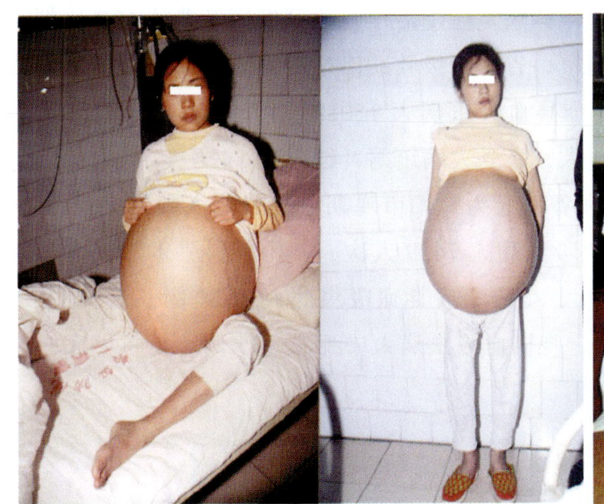

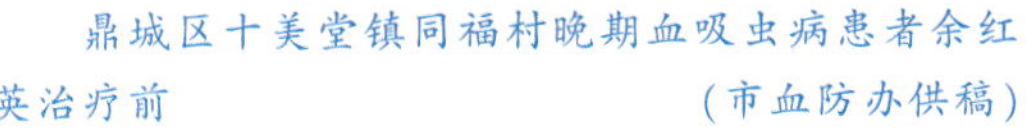

鼎城区十美堂镇同福村晚期血吸虫病患者余红英治疗前　（市血防办供稿）

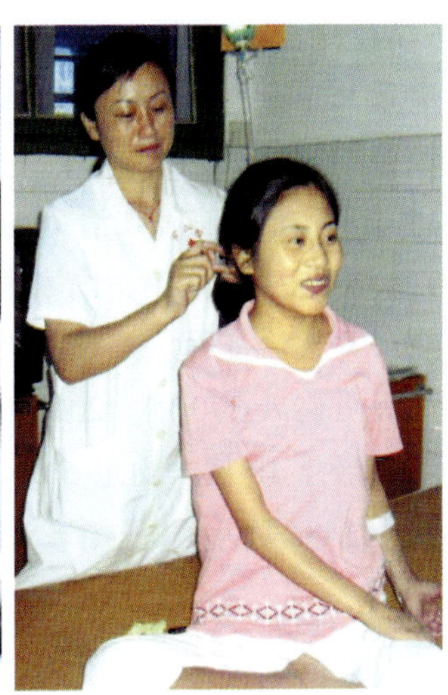

2004 年 5 月余红英治疗后

2004 年 6 月，市人民政府发布《致全市晚期血吸虫病患者的一封信》，告知市政府决定每年从市财政支付20万元，用于全市特困晚期血吸虫病患者手术治疗补助，每位受治患者补助2000元。9月6日，省卫生厅湘血防发〔2004〕6号确认常德市血吸虫病防治院、澧县血吸虫病防治院为全省首批巨脾型晚期血吸虫病病人救治定点医院。9月，市卫生局成立以局长郑家火任组长，副局长刘庆达、皮辉、符中智为副组长的常德市巨脾型晚期血吸虫病人救治领导小组。市血防院、澧县血防院成立巨脾型晚期血吸虫病救治工作小组。

2005年9月，省卫生厅、省财政厅、省民政厅联合印发《湖南省晚期血吸虫病治疗实施办法（试行）》和《湖南省晚期血吸虫病人治疗救助技术方案（试行）》的通知，要求在晚期血吸虫病人自愿的前提下，对符合外科手术条件的患者及时积极治疗救助，每例巨脾切除术者补助6500元，脾切除加贲门周围血管离断术、上消化道出血手术者补助7500元，结肠增殖型手术者补助5000元。符合内科救治条件的病人分期分批进行救助。一般晚期血吸虫病人补助3000元，门脉高压并上消化道出血且无外科手术指征者以及顽固性腹水者补助6000元。每位患者每年享受一次内科或外科治疗救助。

2005—2006年，省卫生厅先后确认汉寿县血吸虫病专科医院、西湖区人民医院、西洞庭区人民医院、安乡县血吸虫病专科医院、鼎城区血吸虫病专科医院、临澧县血吸虫病专科医院为晚期血吸虫病治疗救助定点医院。

2007—2009年，全市将血吸虫病作为特殊病种纳入新农合。慢性血吸虫病病人在指定血防专业机构门诊治疗，每人每年一次性享受特殊门诊定额补助120元；急、慢性血吸虫病人在定点血吸虫病防治专科医院住院治疗，按可报销经费的60%比例补偿；晚期血吸虫病人住院治疗，除享受国家、省、市级救助治疗费用外的部分，按可报销费用的20%比例补偿。2008年，汉寿县全县血吸虫病人15088人享受特殊门诊定额补偿，补偿金额150.88万元，住院收治764人，享受大病统筹补偿金额54万元。

2005—2010年，国家和省政府为常德市晚期血吸虫病人救治补助经费1774.36万元，全市共救治贫困危重晚期血吸虫病人7429人次，其中外科手术治疗292人次，治愈晚期血吸虫病人370例。2012年，全市有晚期血吸虫病人1624例，治疗1170例，其中外科手术治疗18例，治愈5例。晚期血吸虫病人中死亡135例。是年年底，尚有晚期血吸虫病人1484例。

第五节　宣教与防护

1988年1月1日，《湖南省血吸虫病防治管理条例》（以下简称《血防条例》）颁布实施。3月2日，常德地区行政公署办公室印发《关于贯彻实施〈湖南省血吸虫病防治管理条例〉的通知》，要求疫区各级人民政府要积极组织有关部门，利用一切宣传工具，采取各种形式深入居民村组、码头、集镇，广泛开展防治血吸虫病宣传教育，使一切公民都自觉地积极参加防治血吸虫病的活动。建立和培训一支血防监督员队伍，由疫区县、市人民政府任命，颁发证书。各地要组织血防监督员学习《血防条例》和有关法律知识，使血防监督员明确任务和职责，真正做到学法、知法、懂法和执法。全市共任命383名血防监督员。疫区县、乡、村召开会议，发放《血防条例》手册和宣传资料，开展学习和宣传。在各血防办、站驻地、各交通要道、集镇、码头、外洲易感地带设立永久宣传牌，告诫居民防止感染血吸虫病。澧县人民政府在《澧县报》原文转载《血防条例》，向农户发放8万份；县广播电台举办15期专题讲座，宣讲《血防条例》和血防知识；在血吸虫病重度流行区张贴巨幅标语2164条，设立《血防条例》、血防知识宣传窗和疫区避免接触疫水禁牌46块；学校开设血防课，对5280名学生进行血防知识教育。是年秋，该县组织9000多劳动力上洲收割芦苇，芦苇场主动到血防部门请血防干部担任宣传员，宣讲《血防条例》、血防知识，现场指导火烧灭螺、个体防护等工作。汉寿县在易感地带竖立血防禁牌54块，办宣传栏、窗、黑板报90期，张贴标语918条，印发《血防条例》6515份；放映血防科技片54场，观众45820人，上血防课64课次，听课人数12830人次。是年5月，该县500余名民工未做个体防护，准备上芦苇洲扫障，当即被血防监督员阻止，经血防监督员宣讲《血防条例》，发放防护用品，做好个体防护后才上洲作业，未发生一例急性血吸虫病感染。同年，该县发生罕见秋汛，全县8万群众接触疫水。县血防办组织血防人员在疫区设宣传、防护哨卡16处，张贴血防宣传标语465条，配发销售血防靴4136双、下水裤112条，血防防护皂18790块，预防服药1150人，全县因防汛抢险仅发生7例急性血吸虫病感染。西湖农场全年发放血防防护皂1000块，劝阻无“入湖作业证”人员上洲1500人次，按规定做好防护后上洲4176人，至8月，全场仅发生3例急性血吸虫病感染病人。9月，秋汛致内渍溃堤，全场集中精力抢险救灾，放松了防护工作，造成10余人在垸外捕鱼感染急性血吸虫病。

1990年2月，市血防办与市教委联合下发《关于广泛开展血吸虫病防治知识宣传教育的通知》，疫区中、小学校普遍开设血防知识课，全市抽查10所中学和12所小学，学生笔试成绩均在80分以上。

1991年3月21日，省血防办下发《关于抓紧做好春季防护工作的通知》，要求在主要交通要道、码头、堤段设立“四禁”（禁止疫区居民到有螺地带打草、禁止在疫水中游泳、禁止将未经无害化处理的疫水作为生活用水、禁止向水体排入未经无害化处理的人、畜粪便）防护哨卡，组织防护宣传队伍宣讲血防防护知识，劝阻群众接触疫水，因生产必须入水作业者事先做好个体防护。四月上旬，市政府在汉寿县召开全市血防宣教工作现场会，各区、县（市）交流经验。3月，鼎城区开展“血防宣传月”活动，42名疫区乡镇干部参加宣教。安乡县组织“血防光辉历程与血防知识”巡展宣传一条街。全市疫区乡(镇)、村普遍采取“一会二课三培训”（政府组织宣教动员会、中小学上血防知识课和村民防护知识课，定期培训血防监督员、授课员、基层干部），血防宣传教育形成经常化、制度化、规范化。

1992年4月27日，市政府发出《关于在疫区开展“血防宣传教育周”活动的通知》，决定每年5月上旬在疫区开展一次“血吸虫病宣传教育周”活动。《常德日报》举办4期血防知识专版，刊发25篇血防宣传专稿。市教委、市血防办联合下发《关于进一步加强疫区中小学生血防知识教育的通知》，要求学校每学年血防常识不少于5课时，做到有专（兼）职教师、有教学计划、有教材、有教案、有作业、有测试。市血防办和市教委联合举办首届疫区中小学生血防知识竞赛，4883名中、小学生参加竞赛，中学组人均成绩79.7分，小学组人均成绩83分，表彰了获得优胜的单位和个人。血防宣教周期间，全市在110千米防洪大堤竖立血防禁牌180块，疫区交通要道、集镇、码头、村组设置血防宣传盾牌284块，张贴悬挂长期性大型标语9706条，办墙报888期，电视、电影放映血防科教片522场次，出动宣传车辆78车次，发放血防资料3.8万份，疫区乡村7000多名干部接受血防知识培训，群众中85%的居民和学校中98%的学生受到不同程度血防知识教育。

1995年6月1日，市血防办发出明传电报《关于严格控制血吸虫病急性感染的紧急通知》，要求血防管理部门和防治站认真开展血防宣教，备足防护用品、药物，控制急性血吸虫病暴发流行。

1995—1998年，全市连续遭受严重外洪内渍，170多万名军民参加抗洪抢险接触疫水，血防部门派出专业人员1100多人次，组织100多个医疗小分队，深入灾区宣传血防知识，开展预防工作和巡回义诊。全市发放血防宣传资料20多万份，发放防护皂19.54万多块，对30多万接触疫水的军民进行化疗预防服药。全市发生急性血吸虫病278例。1998年，急性血吸虫病发病86例，比1989年下降93.2%。

2000年3—5月，在全市开展新《血防条例》宣传活动。3月24日，市政府召开市血防领导小组成员单位会议，明确各相关部门工作职责。4月5日，市血防办发出《关于组织开展〈湖南省血防条例〉宣传月活动的通知》，举办全市血防监督员培训班，88名血防骨干参加学习，通过血防监督员资格统考，建立健全了血防执法队伍。6月1日，《常德日报》全文刊登新《血防条例》。宣传月活动中，全市疫区区县（市）、农场设立32个咨询站，电视、广播宣传《血防条例》900多场次，发放《血防条例》单行本5040册，张贴宣传标语2030条，举办血防宣传一条街25场次，在疫区1070所中、小学校开设血防课，76400名学生接受血防知识教育和《血防条例》宣传。

2002年4月30日，市血防办发出《关于落实省血防办健康教育“五个一”工程的通知》，对“五个一”工程提出具体要求，即健全一个健教网络、建立一批血防健教阵地、举办一期血吸虫病防治知识及法律法规专题讲座、开展一次血防知识和信息专题专栏报道、组织一次有特色的健教活动。全市建立健全县、乡、村三级健教网络，疫区乡村或中、小学开辟宣传栏，学校每学期常规开设2课时以上血防课，实施一个学生带动一个家庭的义务宣教活动。

2003—2012年，全市采取多种形式开展血吸虫病防治知识和《血防条例》法律法规宣传教育，利用广播、影视宣传8000多期次，开辟报纸专版专栏15期，举办宣传栏（窗）6400多期次，书写标语、制作盾牌25000多条（块），发宣传资料196万多份。为学校配发血防教材6万多册，中小学校常规开设血防课。血防部门在血吸虫病易感地带建立或修复血防禁牌838块，设置防护哨卡、发放防护药皂28万多块、药膏3000多千克，制作氯硝柳胺缓释球1310多万个用于易感地带灭螺灭蚴，全市急性血吸虫病发病逐年减少，2006年后每年控制发病10例以下。2011—2012年，未发生急性血吸虫病感染。

第六节 联防联控

1988年4月9—11日，卫生部地方病防治司在岳阳市召开湘、鄂、赣、苏、皖五省血防联防工作会议，澧县、安乡县、汉寿县、常德县和津市市血防办主任列席会议。会议明确当年血防联防工作主要做好感染季节“三禁”（禁止到有钉螺地带打草、捕散子鱼〈即鱼产卵季节捕鱼〉，禁止在疫水中游泳，禁止未经治疗的耕牛敞放湖州）防护工作；认真搞好毗邻地带的查螺灭螺，有计划地逐年压缩垸内钉螺面积，对急性感染发病多、阳性钉螺密度较高的易感地带，采取有效灭螺灭蚴措施，降低阳性钉螺密度，控制急性血吸虫病感染，逐步降低疫情；继续抓紧人畜同步化疗，各联防区对流动人畜进行统一查治、发证；各省、市血防办对联防工作不能放松，必须一抓到底，持之以恒。4月中旬，安乡和湖北公安两县卫生、血防、芦苇部门和毗邻区有关乡村负责人召开联防会议，制定联防公约。安乡县焦圻镇喻家岗外洲、永太废垸与公安县莫家洲、荆江分洪南闸上游的洲滩草地属毗邻区易感地带，以往两地不少群众彼此进入该地洲滩打草、挖芦笋、捕鱼捞虾、打粽叶，造成大批急性血吸虫病感染。两地认真执行两县人民政府颁发的“三禁”防护布告或通令，加强联防联控。1989年，安乡县毗邻区仅发生急性血吸虫病感染病人5例，比上年发病139例减少96.4%。安乡县有7个疫区乡镇、澧县有3个疫区乡镇毗邻湖北省公安县、石首县和松滋县血吸虫病流行疫区。20世纪80年代，安乡县毗邻区累计钉螺面积

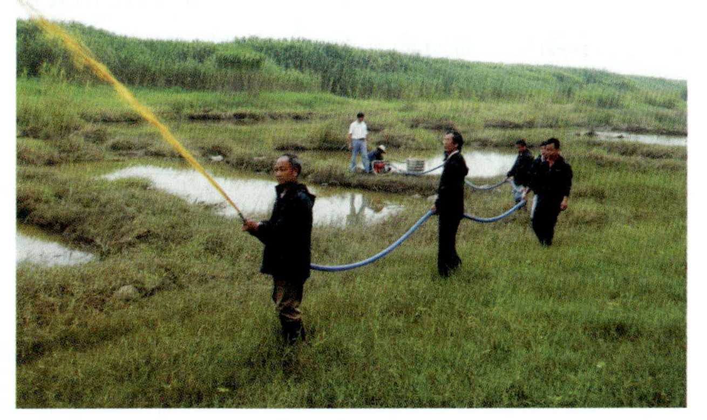

鼎城区血防人员在澧水河道药物灭螺（市血防办供稿）

39 处 3125.4 公顷，澧县毗邻区累计钉螺面积 4 处 24 公顷。1988—1989 年，安乡县在毗邻区灭螺 31 处、面积 1095.3 公顷次；查病 10470 人次，查出病人 1192 人次，治疗血吸虫病病人 2993 人次；开展耕牛查病 4882 头次，查出病牛 204 头次，治疗 199 头次。澧县灭螺 2 处 26.73 公顷，开展人群查病 1081 人次，查出病人 23 人次，治疗 31 人次；耕牛查病 695 头次，查出病牛 17 头次，治疗 17 头次。

1995—1997 年，常德市实施国家综合治理血吸虫病试点，市人民政府实施大血防战略，进一步建立完善部门血防协作联动体制，与有关部门签订血防目标任务责任状，所有工程项目由有关部门承包完成。要求各有关部门既分工负责，又密切合作。市政府每年召开 2～3 次部门协调会议，部署血防工作。安排在血吸虫病疫区的农业、水利、林业等生产建设项目，优先考虑与血防灭螺结合，坚持农业、水利建设与血防灭螺工程同步检查验收。试点期间，除国家、省投资 1200 多万元外，市、县两级财政为血防投入 1357.7 万元，水利部门从水利基金中筹集 1703.12 万元，农业部门从农业发展基金筹集 355 万元，爱卫办、林业局各筹集 297.65 万元和 47.64 万元，用于血防查螺灭螺、人畜查病、治疗和化疗，建立集中式供水站改善疫区居民饮用水等。

1999 年 2 月，市委、市政府对建立部门血防联系点进行专题研究，市政府办公室下发《关于建立部门血防联系点的通知》，决定市直血防领导小组成员单位分别到疫区区县（市）、农场建立血防联系点。3 月中旬，召开有关部门和县市对口联席会议，明确部门职责，主要指导联系点拟定血吸虫病综合治理方案，联系有关部门和单位支持血防联系点的血防工作，实施年度防治工作规划，帮助疫区区县（市）、农场逐步消灭垸内钉螺；每年为血防联系点办 1～2 件实事；支持和帮助贫困危重晚期血吸虫病病人治病脱贫。

2005 年 1 月，卫生部确定安乡县为卫生部实施血吸虫病综合治理重点项目联系点。7 月 25—27 日，卫生部血防调研组在省卫生厅助理巡视员丁绍云、省血防办主任易冬华、市卫生局副局长皮辉的陪同下，对安乡县血防工作联系点的工作进行调研、督导和检查。考察沿堤血吸虫病疫情及沿堤主要进螺涵闸与防螺设施，并对涵闸防螺提出指导性整改意见；考察出口洲血防站、安丰乡黄家台村外洲放牧现场及集中式贮粪池现场，了解村农户在外洲放牧的基本情况。调研组一行听取了安乡县人民政府血防工作联系点工作情况汇报，就安乡联系点实施方案，从钉螺控制、传染源控制、感染控制等方面提出针对性建议。

2006 年 8 月，澧县、安乡县与湖北省公安县制定三县毗邻地区联防联控 2006 年工作计划。8 月 17 日，市政府副市长张元英在临澧县主持召开澧县、石门、临澧三县联防联控会议，要求三县分别成立血防联防联控领导小组，成员由发改委、财政、卫生、农业、水利、林业、血防、畜牧等部门负责人组成，三县分管县长轮流负责联防联控工作，工作机制按五省联防联控防治对策，做到“六同步”，并建立信息交流制度和联防联控会议制度。9 月，临澧、石门县共同制定两县《2006—2010 年血防联防联控工作规划》。

2008 年 7 月，澧县、临澧县制定毗邻地区血吸虫病联防联控实施方案。

2009年3月15日，五省联防联控办公室印发《2009年湖区五省血吸虫病联防联控工作方案的通知》，明确澧县、安乡县毗邻湖北乡镇的联防联控工作目标和任务。4月9日，市血防办主任杨定波主持召开市城区周边毗邻地区螺情联防联控现场会，鼎城区血防办及桥南血防站、桃源县血防办及陬市血防站和市疾控中心20余人与会，对毗邻城区的桃源县陬市镇高湾村、鼎城区灌溪镇中心村和武陵区德山造纸厂芦苇搬运码头及存储场地进行现场查螺，在高湾村、中心村仍发现残存钉螺。会议交流各属地在毗邻区域开展联防联控工作情况，通过连续多年坚持药物灭螺、沟渠水泥硬化等环改灭螺，钉螺密度已大幅度降低，未发现感染性阳性钉螺。

2005年起，安乡县实行以“封洲禁牧”为重点的传染源控制策略，安乡县政府发布封洲禁牧公告，对全县牛羊采取“及时宰杀、分期补偿、以机代牛、定点圈养、开发草洲、引导转产”等措施，禁止牛羊上堤上洲，大力淘汰敞放牛羊。至2012年，国家及县级政府累计投入1100多万元，共淘汰牛9583头、羊9504只；禁牧堤线达200多千米、82处有螺洲滩，有螺地带禁牧率达到98%，总禁牧面积达到15100万平方米。通过封洲禁牧及结合建沼气池2600个、改厕28000户，完成改水20786户，草洲开发650万平方米；灌渠改造长度20万米；全县累计消灭垸内钉螺面积33.6万平方米，垸外连续2年未发现感染螺，居民感染率从3年前的1.25%下降到0.58%，家畜感染率从3.1%下降为0。连续2年未发生急性血吸虫病病例；236个疫区村中有153个村达到传播控制标准，55个村达到传播阻断标准。

2010—2012年，澧县毗邻湖北联防联控工作区共查螺11039.87公顷次，灭螺100公顷次，人群查病15615人次，治疗病人917人（其中晚期血吸虫病病人32例）；耕牛查病1011头次，治疗656头次；以机耕代牛耕517头；建成沼气池1170个；上血防课及发放宣传资料开展宣教，接受宣教的学生和群众56000多人次，中小学生及家庭主妇血防知识知晓率达95%。2010年，联防联控区钉螺密度由每平方市尺1.2只降至0.67只，无急性血吸虫病感染发生。2012年，盐井、双龙两个乡镇已达国家血吸虫病传播阻断标准，如东乡人群血吸虫病感染率0.64%，家畜血吸虫病感染率0.5%，达到血吸虫病传播控制标准。

第七节　世界银行贷款血吸虫病控制项目

1992年1月，湖南省世界银行贷款血吸虫病控制项目启动，至2000年结束。常德市项目贷款总投资2660万元，贷款经费直接用于提供药品、设备、技术援助，部分用于科研。项目的具体目标为，人群血吸虫病感染率、耕牛血吸虫病感染率均较1989年降低40%，钉螺感染率和感染性钉螺密度降低50%～60%。防治对策主要是采用吡喹酮化疗，辅以氯硝柳胺药物灭螺。疫区按人群感染率，以行政村为单位分三个层次，感染率≥15%

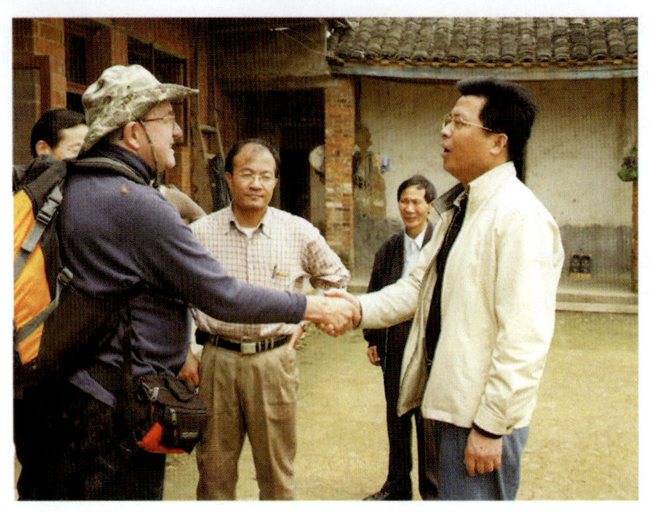

市疾控中心主任彭进（右）在疫区会见来常德考察血防工作的美国学者戴维斯。中立者是中国疾控中心研究员伍卫平（市疾控中心供稿）

的为高度流行区，<15%、>3%为中度流行区，≤3%为低度流行区。针对不同流行层次，采取相应的防治策略，高度流行区的目标是减轻疾病，采取全民化疗，即不做个别诊断筛查，凡 6～60 岁人群均给予治疗，覆盖率达到 90%左右；对经常接触疫水的高危人群（渔民和其家属及其他船民）每年治疗 2 次；所有耕牛每年治疗 1 次；易感地带阳性钉螺密度每平方市尺大于 0.005 只的地区用氯硝柳胺药物灭螺处理，在适合的地区辅以环境改造。中度流行区目标是控制疾病，人群化疗：对 6～60 岁人群采用改良加藤厚片（Kato-Katz）方法进行诊断筛查，粪便中查出血吸虫虫卵者进行化疗，对经常接触疫水的高危人群，每年治疗两次；每年对 35%的耕牛进行 1 次治疗；钉螺控制：在项目实施第 1 年和第 5 年，对村周围易感地带进行抽样调查，对有阳性钉螺的地方进行灭螺处理，在项目实施第 2、第 3、第 4 年，对易感地带的一半面积进行抽样调查，对调查面积的一半进行灭螺处理（或在有限地区进行适当环境改造）。低度流行区目标是控制疾病，并在适合的地区阻断传播，人群化疗：对 7～14 岁的儿童每隔 1 年用任何一种血清试验（COPT 环卵沉淀试验、IHA 间接血凝、ELISA 酶联免疫吸附试验）做一次检查，试验反应阳性者给予治疗，另外对经常接触疫水的高危人群，医院、诊所中怀疑是血吸虫病的患者及血吸虫病感染者的家庭成员、邻居和疫区工作者进行血清学检查与治疗。耕牛化疗对外地输入以及在有螺地区放牧过的牛进行检查，发现感染即予以治疗；钉螺控制：每年对钉螺滋生地的 50%抽样调查，有阳性钉螺地区进行灭螺处理，或进行适当有限的环境改造。

1992—1999 年，按照《世界银行贷款湖南省血吸虫病控制项目疾病监测细则》要求，每年在血吸虫病流行区选择不同流行程度的流行村进行疾病监测。全市高度流行区监测抽样 45 个村，中度流行村监测抽样 54 个村，低度流行村抽样 37 个村。1999 年，高度流行村居民血吸虫病感染率 8.9%，比 1989 年的 20.07%下降 55.66%；7～14 岁儿童血吸虫病感染率 2.66%，比 1989 年 14.44%下降 81.58%；耕牛血吸虫病感染率 10.62%，比 1989 年下降 47.84%；感染性钉螺密度每平方市尺 0.001 只，比 1989 年下降 96.72%。中度流行村居民血吸虫病感染率 3.95%，比 1989 年下降 61.27%；儿童血吸虫病感染率 1.11%，比 1989 年下降 83%；耕牛血吸虫病感染率 1.22%，比 1989 年下降 78.86%；感染性钉螺密度每平方市尺 0.0004 只，比 1989 年下降 99.83%。低度流行村居民血吸虫病感染率 1.48%，比 1989 年下降 37.82%；儿童血吸虫病感染率从 1996 年起持续为零；耕牛血吸虫病感染率从 1995 年后持续为零；感染性钉螺密度 1999 年每平方市尺 0.0009 只，比 1989 年下降 74.29%。

1993 年，田子英、肖俊文等开展的《洲垸型血吸虫病流行疫区居民感染血吸虫病的危险因素及消除危险行为的研究》获世行贷款中国血吸虫病控制项目联合管理委员会血吸虫病应用科研招标课题 3 万元资助。该项目通过对洲垸型血吸虫病流行区人群感染血吸虫病危险因素调查研究，总结该类血吸虫病流行区居民感染血吸虫病主要危险因素为：洲垸型垸外湖洲人畜活动频繁地带是形成感染性钉螺的场所，是人群易感染水域，水体感染性高峰在 4 月、5 月、6 月和 9 月、10 月；居民疫水暴露率年均 50%以上，男性疫水暴露率与感染率均高于女性；沿江（湖）堤村民接触疫水感染血吸虫病的主要方式是农闲到垸外捕鱼捞虾，占接触疫水人群的 42.7%，其次通过生活饮用水占 21.1%，游泳及戏水、放牧各占 17.3%和 12.1%。人群化疗后重复感染血吸虫是洲垸型人群感染率不能持续下降的主要原因，只能通过调整农业生产结构，发展农工副业，种植经济作物及家庭养殖等增加村民收入，改变或减少村民到垸外接触疫水的危险行为。

第九章　妇女儿童保健

第一节　婚姻保健

20 世纪 80 年代后期，县级妇幼保健所普遍开展婚前医学检查。1988 年，全市按卫生部《婚姻保健工作常规（试行）》开展婚姻保健工作，婚前医学检查主要在县级妇幼保健机构进行。是年，全市婚前医学检查 4113 人，婚检率 12.56%。

1989 年 1 月 18 日，市妇幼保健院与武陵区民政局联合召开武陵区各乡（办事处）民政助理员婚检联系会，确定全区凡婚姻登记者（40 岁以上再婚者除外）均须体检，民政部门凭市妇幼保健院出示的婚检合格证办理结婚手续。是年，在武陵区民政局登记结婚者有 2385 对由市妇幼保健院进行婚前检查，婚检率 78.1%。

1990—1994 年，市卫生局推广武陵区婚前医学健康检查工作经验，各区县（市）在妇幼保健机构设置专门的婚前医学检查门诊，5 年中全市共完成婚前医学检查 18321 人，婚检率为 42.36%。

1995 年，市卫生局按照《母婴保健法》第十二条规定，在全市推行强制性婚前医学检查，婚前医学检查总人数达 23164 人，婚检率 62.08%。

1996—2002 年，婚前医学检查率一直保持 100%。

2003 年 10 月 1 日，国务院颁布的《婚姻登记管理条例》开始施行，规定婚检自愿，全市婚检人数急剧下降。至 2004 年，全市婚前医学检查率仅 52%。2007—2009 年，市妇幼保健院主要从事涉外婚前医学检查和军人婚前医学检查，其他婚检人数几乎为零。

2009 年，根据湖南省委、省政府《关于在全省免费开展婚前医学检查的通知》，常德市从 9 月 1 日起推行免费婚检。市卫生局与市计生委、市民政局协调，确定城乡居民和单位职工凭户口本或本人身份证，经户口所在地的区县（市）婚姻登记机关或婚前医学检查机构核实后，发给“湖南省免费婚前医学检查通知单”，婚前医学检查机构凭单填写“湖南省免费婚前医学检查花名册”，使用统一的“婚前医学检查表”开展婚前医学检查。男女双方在结婚登记时，须将《婚前医学检查证明》交婚姻登记部门后才能办理结婚登记。是年 9—12 月，全市应婚检 90180 人，实婚检 4396 人。查出影响婚育疾病 37 人（其中有法定传染病 15 人、生殖系统疾病 9 人、内科系统疾病 7 人），婚前医学检查建议不宜结婚的 7 人，建议不宜生育的 19 人。

2010 年，澧县婚检 641 对，参检率居全市第一，得到市卫生局嘉奖。

2011 年，全市婚前医学检查与婚姻登记实施“一条龙”服务，由当地民政部门对拟婚男女审核后发放婚前医学检查表，再到妇幼保健院进行婚前检查并出具婚前医学检查证明，之后到民政局进行婚姻登记。市妇幼保健院在武陵区民政局配合下，对登记结婚的男女双方开展婚前医学检查问卷调查。发放调查问卷 240 份，回收 153 份。调查结果显示，知道实行免费婚检的 107 人，占 69.93%；不知道免费婚检的 46 人，占 30.07%。市卫生局分管局长与武陵区政府分管区长到区民政局召开现场办公会。会后，由市妇幼保健院印制 1 万多份《婚检告知书》向广大拟婚青年散发，并严格按照《卫生部关于印发〈婚前保健工作规范（修订）〉的通知》，制定婚检服务流程，配备有资质的婚检人员，按规范配备房屋及设备设施，完善婚检各项登记。至 9 月底，该区结婚登记人数 7216 人，其中 1900 人进行婚前医学检查，检出疾病 113 人。婚前指导及咨询人数 1900 人。对 113 例影响婚育的疾病进行婚前保健指导，建议不宜生育 2 人，建议暂缓结婚 4 人，尊重受检者意愿 1 人。

2011 年 9 月，全市婚前医学检查 55676 人，婚检率 61.03%，对 1195 人提出影响婚育疾病的医学意见。

2012 年 1—9 月，全市免费婚前医学检查 65873 人，婚检率 63.03%。对 1565 人提出影响婚育疾病的医学意见。

第二节　孕产妇系统管理

常德市孕产妇系统管理从围产期管理发展到孕产妇全程管理，始终坚持以降低孕产妇死亡率和消除新生儿破伤风为主要目标。2006—2012 年，全市仅发生 1 例新生儿破伤风。2010—2012 年，全市孕产妇死亡率保持在 27/10 万以下。

一　消除新生儿破伤风

常德地区 1983 年开始推行科学接生，但由于旧法接生未绝迹，新生儿破伤风每年仍有发病。

1988 年，常德市新法接生率 99%，发生新生儿破伤风 25 例。1989 年减至 23 例。

1990 年，市卫生局对全市乡、村两级妇幼卫生队伍进行调查，结果表明，全市 4174 个行政村有 168 个村无妇幼保健员（接生员），且保健员年龄偏大，文化程度偏低。全市村级妇幼保健员文盲占 7.76%，石门、澧县甚至达 13.91%。临澧县、澧县 60 岁以上的保健员分别占 20.38%、10.26%。市卫生局加强接生员业务培训，首次提出普及“三消毒”接生（接生用品消毒、产妇会阴消毒、断脐剪刀消毒）技术，并为村接生员配备接生器械包。接生员在县妇幼保健院学习业务后回当地卫生院实习三个月，掌握“三消毒”接生、三个产程的处理和鉴别难产、筛选高危孕妇的知识。当年，全市“三消毒”接生率35.56%，消毒断脐接生率53.92%，旧法接生率10.72%。

1993年12月，桃源县制定《“加强中国基层妇幼卫生/计划生育扩展项目”实施方案（1993—1995年）》，确定到1995年全县孕产妇系统管理率达80%以上，“三消毒”接生率达90%。1994年4月24日，市政府与省卫生厅签署《“加强中国基层妇幼卫生/计划生育服务”过渡周期项目（1994—1995）协议书》。8月19日，印发《常德市“加强中国基层妇幼卫生/计划生育服务”过渡周期项目实施方案（1994—1995）》，计划在1994—1995年合作周期，通过联合国人口基金会、联合国儿童基金会的援助，以桃源县项目实施工作为龙头，带动全市妇幼卫生全面发展，改善妇幼卫生/计划生育服务能力，降低婴儿死亡率和孕产妇死亡率。在本周期末，桃源县要全面达到项目县指标，安乡、临澧、汉寿作为项目扩展县，力争达到项目县指标。

1995年6月1日，《中华人民共和国母婴保健法》施行。7月27日，国务院颁布《中国妇女发展纲要（1995—2000年）》。常德市市、县两级均成立母婴保健法宣传领导小组，制定《母婴保健法实施方案》；采取多种形式深入工厂、农村、街道及有关单位宣传《母婴保健法》；同时以桃源县为龙头，以降低孕产妇、婴幼儿死亡率为重点，全面推进妇幼卫生工作。9月、10月，经联合国儿童基金会、人口基金会、世界卫生组织和卫生部两次现场考核，常德市及桃源县的妇幼卫生合作项目工作在全国5个扩展项目中考核得分最高。是年，全市新法接生率为98.92%，比上年提高3.21%，新生儿破伤风发病3例。

1996年9月6日，市卫生局发布《常德市母婴保健许可制度实施方案》，规定1997年3月1日前，各级卫生行政部门应对从事母婴保健专项技术服务人员培训考核发证，凡在规定期限内未取得合格证书的，不得继续从事母婴保健专项技术服务。凡今后拟从事母婴保健专项技术服务和从事家庭接生的人员必须在上岗前一个月内申报，经考核合格后发给“母婴保健技术考核合格证书”“家庭接生员技术合格证书”，方可从事母婴保健专项技术服务。是年，全市培训村妇幼保健员4163人，育龄期妇女破伤风类毒素注射率95%。

1997年10月，市妇幼保健院发布《常德市1997年4例新生儿破伤风调查报告》，称“今年三季度全市上报新生儿破伤风4例，新生儿破伤风发生率为0.36‰，高于去年同期发生率”。4例产妇均未接受破伤风类毒素免疫注射，其新生儿均死亡。报告要求严格家庭接生员管理，凡家庭分娩急产断脐消毒不严者，接生者应在6小时内报告乡妇幼专干，乡妇幼专干必须在产后24小时内为新生儿皮下注射破伤风抗毒素。是年，全市新生儿破伤风增至7例。

1999—2000年，全市层层举办妇幼保健培训班，系统讲授产后出血、妊高症、羊水栓塞、新生儿复苏等内容，县、乡、村2554名妇幼保健人员参加学习。

2000年，国家降低孕产妇死亡率和消除新生儿破伤风（以下简称“降消”）项目在石门、津市开始实施。市政府制定《常德市降低孕产妇死亡率和消除新生儿破伤风实施方案》。3 月 13 日，市政府办转发市卫生局、市妇女儿童工作委员会、市财政局制定的《常德市降低孕产妇死亡率和消除新生儿破伤风项目实施方案》，确定石门县、津市市为省级实施“降消”项目加强县（市）。8 月 23 日，市卫生局发出《关于做好基层卫生与妇幼安全保健服务的通知》，禁止村级卫生机构和个体诊所从事母婴保健技术服务，村接生员被取消，改称村妇幼保健员，村妇幼保健员只承担孕产妇系统管理的基层工作。是年，全市新法接生率 99.29%，住院分娩率 83.77%，仅发生 1 例新生儿破伤风。

2003 年，全市全面取消家庭接生员。9 月，市卫生局组织 130 多人对全市医疗保健机构和个体诊所展开 20 多天的母婴保健执法检查，打击违法接生。2004 年 6 月底起，执行省卫生厅《关于进一步规范助产技术服务与管理的紧急通知》规定，乡镇卫生院下设的门诊部、诊所和企事业单位所属的卫生所以及个体诊所不得开展助产技术。全市发生新生儿破伤风 1 例。

2009 年起，国家对农村孕产妇住院分娩实行补助，全市住院分娩率逐年上升，2011 年、2012 年均为 100%，无新生儿破伤风病例。

二　降低孕产妇死亡率

1985 年，常德在全地区推广孕产妇系统管理*，所有孕妇从孕三月起即纳入管理范围。1987 年，开展高危孕妇的筛选、监护，当年高危孕产妇监护率 100%，孕产妇死亡率 83.9/10 万。

1988 年 3 月 10 日，原常德市妇幼保健院在全省妇幼卫生工作会议上介绍开展孕产妇系统管理的经验。1989 年，全市推广桃源县收缴保健基金时预收住院分娩费的办法，住院分娩率达到 40.07%。是年，全市孕产妇系统管理建卡率达 92.18%，孕产妇死亡率降至 51.93/10 万，达到省卫生厅的要求。

1991 年 8 月 15—16 日，市卫生局在安乡县召开全市妇幼卫生工作现场会，安乡县卫生局、安乡县、桃源县、鼎城区妇幼保健所介绍经验。与会人员参观安乡县陈家嘴镇、安丰乡、焦圻镇卫生院和县妇幼保健所，观摩学习安乡孕产妇系统管理经验。10—12 月，根据《湖南省 1990 年妇幼卫生基础调查实施方案》，市卫生局组织 3700 多人对除安乡以外的 8 个区县（市）53 个抽样乡进行妇幼卫生工作基础调查，调查涉及 527 户、948416 人，占全市总人口的 18.29%。调查修正数据显示，1990 年，全市孕产妇死亡率为 102.9/10 万，住院分娩率为 25.65%，产前检查≥5 次率为 11.20%，产后访视≥3 次率为 6.48%。572 个村（居委会）无女性卫生保健人员，1752 个村（居委会）无产包或产包不全。孕产妇

* 指从孕初到产后 42 天，以母子为共同监护对象，进行系统检查、监护和保健指导，以及时发现高危情况，及时转诊治疗和住院分娩，确保母婴健康与安全的系统管理。

死亡原因前四位依次是产科出血、合并内科疾病、妊高症、产褥感染，四种疾病占产妇死亡总数的94.12%。产妇死亡地点最多为家中和转往医院途中，占67.06%。

1992年，全市继续抓好孕产妇系统管理，健全完善各种卡册，实施程序化管理；认真筛选高危孕妇并重点监督，要求高危孕产妇一律住院分娩；开展乡镇卫生院妇产科建设达标考核验收和村接生员培训考核，开始一年一度的孕产妇死因专家评审工作，制定针对性措施控制孕产妇死亡率。9月23日，市卫生局印发《孕产妇死亡干预措施实施方案》，成立常德市孕产妇死亡干预措施领导小组和常德市高危孕产妇抢救领导小组。在桃源、汉寿两县统一使用“湖南省孕产妇保健手册”，执行《农村助产人员管理条例（试行）》《家庭接生常规（试行）》，逐级筛查、治疗、转诊高危孕产妇。是年，全市住院分娩率45.3%，孕产妇系统管理率95.2%，筛选高危孕妇2056例，监护率100%，孕产妇死亡47例，死亡率79/10万。

1995年是全国妇幼卫生年。12月21日，根据卫生部《关于加强妇幼卫生工作的决定》和湖南省《关于加强妇幼卫生工作的意见》，市卫生局、市委农村办、市计委、市委编办、市妇联、市财政局、市计生委、市人事局、市司法局、市民政局联合颁发《关于加强妇幼卫生工作的意见》，提出妇幼卫生工作到2000年的主要目标是：孕产妇保健覆盖率达98%，农村住院分娩率达80%，农村新法接生率达98%以上，孕产妇死亡率在1990年的基础上降低50%。是年，全市住院分娩率64.24%，孕产妇死亡率为66.07/10万。

1997—1998年，在上级专项建设项目资金支持下，全市共投入产科建设资金635万元，其中省级投入67万元，市财政投入80万元，县级配套130万元，乡镇自筹358万元。全部资金中427万元用于改造产科用房，改造面积23380平方米；208万元用于装备器械设备，共1560台件。邀请湖南医科大学及其附属一、二医院和省妇幼保健院、北京医科大学、中山医科大学等单位专家、教授授课，轮训乡镇卫生院和县以上医疗保健机构产科、儿科医务人员及从事母婴保健专项技术服务人员。派出7批216人次参加省内外母婴保健业务培训。全市取得“母婴保健专项技术服务合格证”者达830名，取得“母婴保健技术服务合格证”的单位达到190个。210所乡镇卫生院有103所产科建设达标，182所能开展住院分娩，169所能处理胎位异常难产，172所能做新生儿复苏抢救，87所能做剖宫产。1998年，全市孕产妇系统管理率88.94%，孕产妇住院分娩率75.88%，农村孕产妇住院分娩率70.76%，高危妊娠管理率达99.97%，孕产妇死亡率控制在67.58/10万。

1999年，世界银行贷款“卫九”*项目在汉寿县、鼎城区开始实施。2000年，国家降低孕产妇死亡率和消除新生儿破伤风项目在石门、津市开始实施。市政府制定《常德市降低孕产妇死亡率和消除新生儿破伤风实施方案》。5月16日，市卫生局发出《关于在县、乡医疗机构开展产科建设达标活动的通知》，随文下发《县级医疗机构产科建设标准》和

* 即世界银行贷款卫生九项目，包括艾滋病、性病预防与控制和妇幼卫生两个子项目。

《乡镇卫生院产科建设标准》。与省卫生厅联合，在临澧县举办降低孕产妇死亡项目工作培训班。9月，临澧县通过国家“降消”项目中期评估，汉寿、鼎城的“卫九”项目通过省级验收。

2000年，确定石门县、津市市为省级实施“降消”项目加强县（市）。5月起，全市开展县、乡医疗机构产科建设达标。

2001年、2002年，市卫生局两次对全市县、乡医疗机构产科建设进行达标验收。两年内，各区县（市）卫生局和各医疗机构增加产科建设投入，规范母婴保健技术人员的行为。2002年，检查县级医疗机构25家，合格率72%；乡级医疗机构15家，合格率60%；管理区、农场职工医院3家，合格率33%。检查验收后，凡产科建设不合格单位责令限期整改，整改仍不合格者取消其接生、人工流产等技术服务资格；对县级医院、妇幼保健院产科建设未全部达标，乡级医疗机构产科建设达标未达80%的区县（市），年终卫生工作目标管理考核时扣除其相应分数。6—7月，对全市开展婚前医学检查、结扎手术、终止妊娠手术的县以上医疗保健机构进行“母婴保健技术服务许可证”校验，均通过验证。

1999—2001年，鼎城区实施“卫九”※项目后，孕产妇住院分娩率从47.96%提高到92.85%，孕产妇死亡率从99.40/10万降至56.87/10万，下降42.79%。2001年，妇幼卫生过渡周期项目试点县桃源县孕产妇住院分娩率达90.73%，孕产妇死亡率降至26.87/10万。“降消”项目加强县石门县实行孕产妇先住院后交费制度，并由县财政拨款救助贫困孕产妇，三年内拨款8万元，救助1900名贫困孕产妇。县、乡医疗单位对贫困孕产妇实行医药费减免，三年内免收孕产妇住院费20.4万元。2001年，该县孕产妇住院分娩率从1999年的67%提高到85.8%，高危孕产妇住院分娩率99.4%，仅死亡1例孕产妇。该县夹山镇妇幼专干郭华忠为劝说下关村孕产妇住院分娩，到该村住了10天，一个个家访，用科学道理和血淋淋的事实宣传说服，终于将全村7名孕产妇全部动员到镇卫生院住院分娩。1999—2001年，津市市妇幼保健院救助孕产妇15人，救助金额38140元，加上政府救助30246元，共为贫困孕产妇免费68368元。

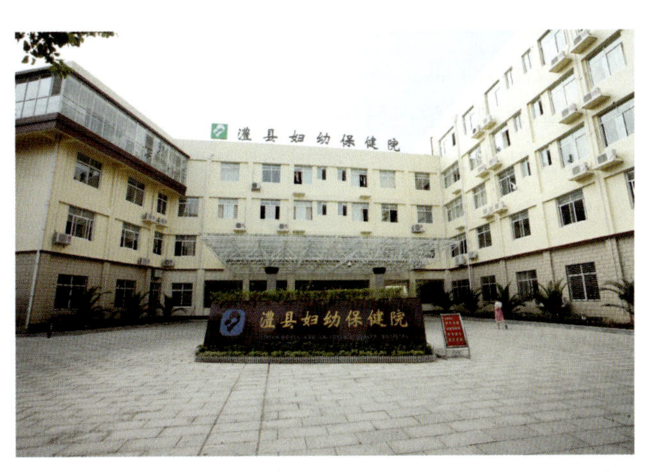

澧县妇幼保健院（澧县卫生局供稿）

2003年1—9月，全市孕产妇死亡率一度上升。市卫生局2次召开局长办公会，分析全市妇幼保健工作现状，派专人对全市乡镇卫生院妇幼保健工作进行调查；召开全市妇幼保健院院长会议，进一步明确责任，强化措施。9月，组织全市妇幼卫生执法大检查，在所检查的559个医疗单位中，处罚违法医疗机构31个，限期整改99个，吊销执照16个，处罚违法个人65人，没收医疗器械70台件。12月，对全市1030名母婴保健技术服务人员进行考试培训，考试不合格一律不发证，无证人员一律不准上岗。石门、桃源、汉寿各有一名孕产妇因非法家庭接生导致死亡，三县卫生局对相关接生员给予立即停止家庭接生，没收产包，各罚款5000元、20000元、5000元的处罚。澧县孕产妇陈某霞因非法接生死亡，县卫生局以非法行医罪将接生员移送司法机关查处。桃源、临澧还对导致产妇死亡的责任医生、妇幼专干、卫生院长分别给予全县通报批评、取消单位和专干评先资格、开除留用察看一年的处分。

2004年8月23日，市卫生局制定《常德市孕产妇死亡责任追究方案》，规定“凡在本市范围内的孕产妇（包括计划外孕的孕产妇）在妊娠期、分娩期或产后42天内因产科原因发生死亡事件，市卫生局将追究孕产妇居住地医疗机构、接诊孕产妇的医疗机构及相关责任人的责任，户口异动的孕产妇追究孕产妇户口所在地和现居住地医疗机构的责任”。10月29日，市卫生局召开全市降低孕产妇死亡率工作会议。副局长刘云霞在报告中指出，导致孕产妇死亡的主要原因是非法接生现象十分严重，计划外孕管理不到位，部分产科人员技术水平低，乡镇妇幼专干没有认真履行职责，“出生医学证明”发放管理混乱。会议提出要加强孕产妇死亡责任追究，加强妇幼保健队伍建设，落实好乡镇妇幼专干待遇，加强保健工作的规范管理和执法监督。是年，全市仅死亡孕产妇8例，孕产妇死亡率仅19/10万，为全省最低。

2005年4月30日，市卫生局在鼎城区花岩溪召开全市妇幼保健暨“降消”项目工作会议。汉寿、鼎城就“卫九”项目，石门、津市就“降消”项目执行情况作专题汇报；桃源县、澧县、安乡县介绍第二周期“降消”项目启动情况。市卫生局局长郑家火指出：省政府把提高住院分娩率、降低孕产妇死亡率纳入为民办实事的第六件，要求常德市孕产妇住院分娩率要达到95%以上，孕产妇死亡率要控制在35/10万以下。各地要大力加强妇幼保健队伍的建设，加强住院分娩“绿色通道”建设，依法严格准入管理和执法监督等，一定要把降低孕产妇、婴幼儿死亡率的工作作为孕产妇系统管理的终极目标。1—5月，全市死亡孕产妇11例。6月15日，市卫生局发出《关于控制孕产妇死亡的紧急通知》，强调要“健全并严格执行孕产妇死亡责任追究制度，今后凡发生

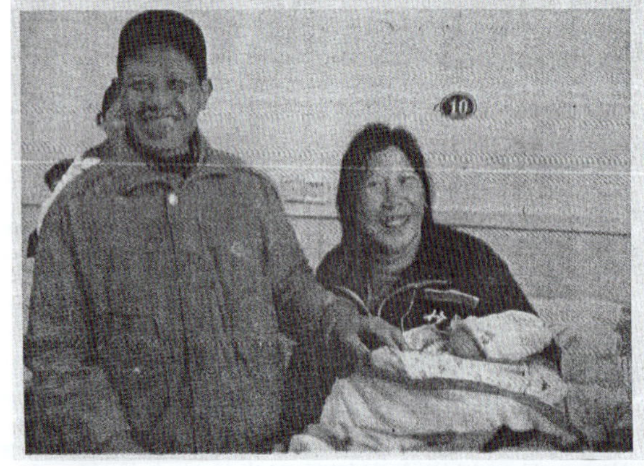

昨起
我市农村产妇正常生伢不花钱

原载《常德晚报》

孕产妇死亡的首先由县卫生局依照《母婴保健法》给予行政处罚，触犯刑律的，移交司法机关处理；凡县卫生局处理或追究不到位的，由市卫生局和卫生监督部门依法进行处理并按责任追究制度追究有关领导和责任人的责任。”各区县（市）卫生局积极采取措施加强乡镇卫生院产科建设，开展基层妇保人员培训，建立和完善孕产妇急救专家队伍，开通孕产妇急救“绿色通道”，将县级医院作为高危孕产妇救治基地。安乡县、桃源县、鼎城区卫生工作评比实行孕产妇死亡“一票否决”，石门县、临澧县、津市市发生孕产妇死亡后，既给予当事人行政处分，又取消其从事母婴保健服务的资格。是年，津市市、武陵区、桃源县、澧县被评为控制孕产妇死亡合格单位。2006 年，澧县、桃源县、武陵区被评为控制孕产妇死亡先进单位。全市孕产妇住院分娩率达到 98.52%，孕产妇系统管理率达到 94.04%，孕产妇死亡率远低于国家控制标准。

2007 年 2 月，临澧县成为全省第二批乡镇卫生院产科建设合格县。澧县、石门县、鼎城区、武陵区、津市市成为全市控制孕产妇死亡合格单位。2008 年 3 月，石门县、澧县成为全省第三批乡镇卫生院产科建设合格县。8 月，汉寿县太子庙中心卫生院疏于管理，导致 1 例产妇死亡，县卫生局给予该院暂停母婴保健技术服务资格 1 个月的处罚；吊销责任医生母婴保健技术服务考核合格证，责令其自费到二级以上医院进修学习一年。1—10 月，澧县、石门县、安乡县、桃源县、津市市对 2971 名住院分娩的贫困孕产妇实行困难救助，共兑付贫困救助资金 60 万元，人均 200 元左右，其中特困户、边远山区、老弱病残家庭的孕产妇解决救助金额达 2000 元/人次，农村孕产妇住院分娩率因此提高。是年，全市孕产妇死亡率控制在 29.07/10 万以内，孕产妇住院分娩率 99.86%，高危孕产妇住院分娩率 100%。

2008 年 3 月 12 日，鼎城区卫生局通报白鹤山乡卫生院发生孕产妇死亡的情况，扣发该卫生院院长和妇幼专干津贴各 2000 元；两名妇产科医生一个被吊销母婴保健技术服务资格证，一个暂停执业一年，并分别处罚款 6000 元、4000 元。是年，安乡县、鼎城区、桃源县、汉寿县开展创建乡镇卫生院产科建设合格县达标活动，桃源县、安乡县、澧县、石门县、津市市、临澧县开展县级产科急救中心达标活动。全市救助贫困孕产妇 2971 人，救助金额 59 万元。

2009 年 3 月，鼎城区、桃源县成为全省第四批乡镇卫生院产科建设合格区县。石门、澧县县级产科急救中心通过省卫生厅验收。2 月 25 日，省卫生厅印发《湖南省农村孕产妇住院分娩补助指导方案（试行)》。从当年 4 月 1 日起，中央下拨专项资金补助住院分娩的农村孕产妇。农村孕产妇县、乡医院住院分娩正常分娩、剖腹产基本服务标准范围内的医疗费全免。常德市实行住院分娩单病种费用包干。各区县（市）根据省、市规定各自制定农村孕产妇住院分娩补助方案。是年，常德市补助农村住院分娩孕产妇 42873 人，补助资金 1299.6 万元。全市孕产妇住院分娩率 99.89%，孕产妇死亡 19 例，孕产妇死亡率为 33.17/10 万。

表 2-9-2-1　1988—2012 年常德市孕产妇系统管理主要指标统计表

年度	产妇人数	活产数	住院分娩率%	新法接生率%	新生儿破伤风例数	孕产妇死亡率 1/10 万	婴儿死亡率‰
1988	80019	79436	36.9	99.0	25	55.39	10.83
1989	71749	71238	40.07	99.27	23	51.93	17.45
1990	71114	70577	43.33	99.46	22	42.5	21.96
1991	58841	58335	43.04	99.39	8	113.13	22.92
1992	59498	59146	45.33	90.75	11	79.46	20.09
1993	50925	50695	47.11	99.55	6	90.73	18.82
1994	51379	51208	51.91	96.04	9	72.25	18.93
1995	51645	51460	64.24	99.56	3	66.07	18.36
1996	50167	49980	67.15	99.57	4	52.02	18.87
1997	46262	46179	69.61	98.80	7	49.81	17.89
1998	45928	45920	70.76	98.98	7	47.91	18.36
1999	44441	44393	75.88	99.74	11	69.83	16.80
2000	45386	45747	83.77	99.29	1	34.97	17.66
2001	43305	43302	90.68	99.20	3	30.01	13.07
2002	41920	41920	89.71	99.28	0	38.17	13.22
2003	41236	41221	92.98	99.95	2	55.79	11.14
2004	41610	41636	94.91	99.90	1	21.61	8.31
2005	42790	42912	97.80	99.71	2	37.28	8.20
2006	42452	42586	98.52	99.68	0	30.52	6.20
2007	44062	44163	99.27	99.77	0	31.70	6.52
2008	51333	51603	99.87	100	0	29.06	5.91
2009	57059	57281	99.9	99.99	0	34.92	6.34
2010	55350	55546	99.96	100	1	27	5.22
2011	54922	55140	100	100	0	12.69	5.39
2012	30424	30566	100	100	0	22.90	5.66

2010年2月4日，临澧县卫生局发出通报，对2009年发生的5例可避免死亡的孕产妇相关责任单位和责任人予以处罚：对县人民医院、中医院、妇幼保健院控制孕产妇死亡给予黄牌警告，取消三单位2009年评先资格，对其妇产科限期整改3个月；免去三个单位妇产科主任职务，罚款1000～5000元；10名相关责任医护人员罚款500～6000元。是年，全市共补助农村住院分娩孕产妇33937人，补助资金3118.82万元。6月23日，为做好“降消”工作，市一医院、市一中医医院、市妇幼保健院各派出专家蹲点津市市、鼎城区、汉寿县，负责培训县、乡两级医疗机构1～2名业务骨干，组织讨论、分析所驻区县（市）近三年孕产妇死亡病案。

2011年，市一医院发生1例孕产妇死亡，市卫生局给予市一医院和产科主任、相关责任人以取消当年评先资格的处罚，市一医院并给予当事人经济处罚。是年，全市补助农村住院分娩孕产妇49787人，补助资金1497.98万元。石门县、桃源县、安乡县成为乡镇卫生院产科建设合格县。

2012年，全市孕产妇建档率97.54%，合格产前健康管理率97.61%，产后访视率96.76%，产后42天健康检查率90%以上。补助农村住院分娩孕产妇51005人，补助率99.74%。孕产妇死亡率22.9/10万，仅为1993年的25.24%，2003年的41.05%。

第三节　妇女病查治

一　妇科病查治

1988年，全市开始进行妇科病普查普治工作，共体检81295名已婚妇女，查出各种妇女病17932人，患病率22.02%，其中子宫脱垂1033人（Ⅰ度脱垂335人、Ⅱ度脱垂434人、Ⅲ度脱垂264人），占妇女病患病人数的5.76%。

1993年，市妇幼保健院制订《妇科病普查普治操作规范》《常德市已婚育龄妇女妇女病普查实施方案》。方案明确了普查对象、普查时间、普查项目、经费标准、定点机构、组织形式、责任部门等。普查对象规定为20～65岁妇女。普查项目包括妇科检查、白带常规、宫颈刮片、盆腔B超和乳房触诊；有异常情况可进一步进行乳腺B超（或钼靶）及阴道镜（或宫颈TCT检查）等检查。定点普查机构为各区县（市）妇幼保健院。各区县（市）妇幼保健院要抽调具有中级技术职称以上的专业技术人员深入乡村不间断地进行妇科病普查普治工作。是年，全市应查妇女946255人，实查314630人，患病率为48.06%。

1995—1999年，全市共普查妇女807787人，累计查出妇科疾病188329人。

2000年5月，《中国妇女发展纲要（2001—2010）》颁布。市卫生局随即下发《关于在全市农村开展妇女病普查普治工作的通知》，普查普治全市农村20～65岁的已婚妇女，

表 2-9-3-1　1988—2012 年常德市妇科病普查情况统计表

年度	应查人数	实查人数	检查率%	患病人数	患病率%	其中			
						宫颈癌例数	乳腺癌例数	尿瘘例数	子宫脱垂例数
1988	368848	230530	65.2	90670	39.3	—	—	—	—
1989	300000	221825	73.94	99545	44.88	31	—	27	247
1990	424836	293278	69.03	145532	49.62	45	—	19	248
1991	567824	310890	54.75	158763	51.07	30	—	22	204
1992	802923	264242	32.91	130647	49.44	36	—	21	112
1993	946255	314630	33.25	151208	48.06	37	—	12	91
1994	935955	353791	37.8	196489	55.54	30	—	13	104
1995	805155	337360	41.9	139148	41.25	43	—	5	34
1996	801294	392134	48.94	134436	34.28	46	20	23	69
1997	779454	587391	75.36	230896	39.31	73	42	35	119
1998	650738	354361	54.37	123858	34.95	62	25	10	31
1999	614048	325921	53.08	117436	36.03	56	27	3	51
2000	443722	350886	79.08	134016	38.19	73	30	1	39
2001	843713	381290	45.19	105459	27.66	61	28	9	74
2002	742216	367711	49.54	105286	28.63	78	39	3	63
2003	762191	398964	52.34	110601	27.72	77	36	—	102
2004	878260	495666	56.44	152492	30.77	108	52	12	113
2005	967385	575096	59.45	154453	26.86	97	45	—	97
2006	990504	610137	61.60	176296	28.89	117	57	—	143
2007	975668	645900	66.21	194194	30.06	120	57	12	119
2008	1117218	701021	62.75	236464	33.73	144	80	9	153
2009	914193	346904	37.95	128353	37	64	37	—	93
2010	1249713	340931	27.28	135134	39.64	81	15	—	101
2011	1501516	587646	39.14	233640	39.76	97	27	—	132
2012	1423280	255881	17.98	79626	31.12	35	13	—	172

由各区县（市）卫生局组织，检查和治疗地点设在各乡镇卫生院和县级妇幼保健院，实行收费优惠。至12月底，全市普查350886名已婚妇女（其中阴道涂片1373人），查出妇科病134016人，治疗37334人。

2007年，市卫生局成立市级妇女病普查普治技术指导组，全面负责技术指导，并参与重大、疑难妇女病的检查与确诊。石门县组织技术精干的医务人员，配备服务车，成立一支长年活跃在村组农户中的“生殖健康村村行”活动队伍，共下到339个村（居委会），为28932名育龄妇女进行免费生殖健康检查，查出患有不同程度妇科病9570人，全部给予治疗。为6865名患病妇女减免诊疗费9.6万元。其中县妇幼保健院免费治疗256人，送县级以上医院手术治疗384人。其间，还对265名持证怀孕对象进行免费产前检查，对3867名男性进行生殖健康知识培训和检查。

2008—2012年，妇科病普查普治列入妇女保健的常规工作内容。全市提出在城市以防宫颈癌为中心，农村以防子宫脱垂为重点，定期开展妇科病普查普治。印发《致广大妇女朋友的一封信》等各种宣传资料10万份，由村组织分片包干入户发放宣传资料，登记造册发放免费体检卡。5年间，全市应普查对象累计6205920人次，实际普查累计1885479人次，查出妇科病813217人次，治疗651386人次。其中321例乳腺疾患者进一步做乳腺钼靶检查，确诊乳腺癌2例，有3例疑似乳腺癌建议到上级医院做进一步检查确诊。

二　宫颈癌、乳腺癌普查

1988—1999年，石门县对已婚妇女进行“两癌”（宫颈癌、乳腺癌）普查，应查233095人，实查52575人。查出妇科病患者16352人，其中查出宫颈癌11例、乳腺癌6例。

1989年起，全市“两癌”普查列入妇科病普查范围，成为妇幼系统常规性工作，各区县（市）妇幼保健院对辖区内妇女进行“两癌”检查与治疗。至2008年，全市应查妇女累计14355759人次，实查累计4450285人次，共查出宫颈癌累计1428例、乳腺癌累计482人，1996—1999年，全市查出宫颈癌100人，手术治疗97人；乳腺癌65人，治疗62人。

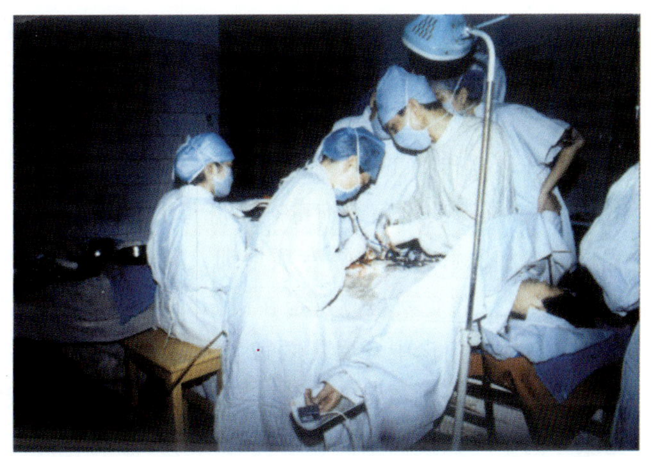

2003年7月4日，市妇幼保健院陈翔英、余任秀等为患者施行子宫癌广泛根治术　（市妇幼保健院供稿）

2009年，市政府在全市各区县（市）组织为期三年的农村妇女“两癌”普查。市、县妇联、卫生部门联合成立“两癌”普查工作领导小组和项目专家技术指导组，建立以市、县妇幼保健院为中心、乡镇卫生院为基础的“两癌”普查网络。3年间，全市农村妇女“两癌”普查应查3665422人次，实查745481人次，共查出宫颈癌242例、乳腺癌79例。

2010年，农村妇女“两癌”免费普查纳入全省卫生系统十项惠民工程。市卫生局组织全市35-59岁农村妇女进行“两癌”普查，培训“两癌”普查卫生技术人员532人。2009—2011年，中央财政下拨澧县专项资金17.35万元，县级配套资金9.63万元用于“两癌”普查。2009—2012年，桃源县完成宫颈癌检查累计73752人，共对3288名宫颈癌可疑对象进行病理组织检查，共查出阳性病例251例，其中CIN 3级18例、微小浸润癌2例、浸润癌34例。

2012年，全市对255881名妇女进行妇女病普查，共查出宫颈癌35人、乳腺癌13人。

三　预防艾滋病、梅毒和乙肝母婴传播

2004年，石门县纳入全省预防艾滋病母婴传播项目县。该县制定《石门县预防艾滋病母婴传播工作实施方案》，孕产妇艾滋病检测率逐步上升。2009年，因为免费试剂配备不足，检测率有所下降。2010年，该县产妇4593人，产前艾滋病检测4593人，检测率100%，无一例阳性患者；产前梅毒检测4593人，检测率100%，阳性患者23人；产前乙肝检测4593人，检测率100%，阳性患者186人。2012年，产妇艾滋病病毒感染检测人数4783人，无病毒感染者；乙肝检测人数4939人，乙肝表面抗原阳性人数159人；梅毒检测人数47830人，梅毒感染人数27人。

2011年，省卫生厅确定石门县、武陵区为开展预防艾滋病、梅毒、乙肝母婴传播阻断工作试点单位。市妇幼保健院将预防艾滋病母婴传播纳入妇幼保健常规管理，开展专项培训，共办预防艾滋病、梅毒和乙肝母婴传播工作培训班9期，参训人员2200多人。全市所有开展孕期保健服务的医疗保健机构均将预防艾滋病、梅毒、乙肝母婴传播纳入筛查管理网络，对确诊的艾滋病病人纳入当地艾滋病统一管理。武陵区制定《预防艾滋病、梅毒和乙肝母婴传播工作实施方案》《预防艾滋病、梅毒和乙肝母婴传播工作资金管理方案》，开展预防艾滋病、梅毒、乙肝母婴传播工作，分别于7月、9月组织2次预防艾滋病、梅毒和乙肝母婴传播专项培训，共培训妇幼保健人员、产科儿科医师及检验科人员200余人次。将免费检测点定在市妇幼保健院和市七医院、惠民医院、仁爱医院。市妇幼保健院在婚检门诊中开展艾滋病、梅毒和乙肝免费检测，对艾滋病、梅毒和乙肝感染孕产妇及所生儿童提供免费的相关干预服务，并为市直医疗卫生机构及区级助产机构孕产期保健服务的孕产妇提供全面、系统的预防艾滋病、梅毒和乙肝母婴传播的综合干预服务。共发现8例HIV阳性者，其中市妇幼保健院发现5例，均进行个体化追踪管理，1例进行抗病毒治疗，3例引产，1例分娩后婴儿服用抗病毒药物。是年，全市孕产妇艾滋病检测

57540 人，检测率 104.77%，检出 6 例阳性病例，有 4 例兑现补助，1 例为流动人口失访，1 例未提供有效身份证明而未予补助，2 名 HIV 阳性婴儿均进行干预治疗；孕产妇梅毒检测 56604 人，检测率 103.06%，筛查阳性病例 177 例，88 例进行干预治疗。完成乙肝表面抗原检测 63319 例。

2011 年至 2012 年 7 月底，武陵区共进行艾滋病检测 9263 人次，艾滋病检测率 100%，孕期检测率 77.56%。HIV 感染孕产妇总干预率 60%。该区梅毒检测 9263 人，梅毒检测率 100%，孕期检测率 80.89%，发现梅毒 28 例。其中孕产妇 7 例，2 例行中期引产，1 例行规范治疗。感染孕产妇所生儿童 3 例，皆接受预防及治疗性用药。

2011 年 10 月 1 日至 2012 年 9 月 30 日，全市住院分娩 56477 人，梅毒孕产期检测率为 95.46%，乙肝总检测率为 99.16 %，乙肝孕期检测率为 73.09%。全市梅毒感染孕产妇数 142 例，感染孕产妇用药 114 人，规范用药 86 人；梅毒感染产妇活产 104 人，确诊先天梅毒 10 人，儿童用药 79 人。全市乙肝表面抗原阳性产妇总数为 3123 人，乙肝表面抗

表 2-9-3-2　2011 年武陵区艾滋病、梅毒检测情况统计表

单　位	艾滋病检测人数	阳性人数	梅毒检测人数	阳性人数	乙肝检测人数	阳性人数
南坪卫生院	3	0	3	0	3	0
市一医院	1627	2	1627	12	1627	0
市妇幼保健院	2230	4	2230	9	2230	157
市一中医医院	1767	0	1767	1	1767	123
市三医院	215	0	215	1	215	22
市五医院	86	0	86	0	86	7
市七医院	135	0	135	3	135	4
康复医院	3	0	3	0	3	0
丽人医院	1672	0	1672	2	1672	109
惠民医院	339	0	339	0	339	4
德山医院	488	0	488	0	488	4
东方女子医院	794	0	794	0	794	59
白鹤山卫生院	25	0	25	0	25	1
白马湖医院	11	0	11	0	11	3
仁爱医院	399	0	399	0	399	20
合　计	9794	6	9794	28	9794	513

原阳性产妇分娩活产数 3133 人，注射乙肝免疫球蛋白儿童数 3118 人，乙肝免疫球蛋白注射率 99.52%。

2011 年，全市有 11000 名孕产妇自愿进行艾滋病病毒抗体免费检测，发现 2 名阳性病例，分别劝其终止妊娠。全市艾滋病感染阳性孕产妇及所生婴儿 3 例，2 例给予住院分娩及婴儿奶粉补助，1 例因住云南娘家，家属拒绝提供联系电话而未能补助。3 例人工终止妊娠，其中 2 例已予人工终止妊娠资金补助，共补助经费 8200 元。

截至 2012 年 6 月，全市孕产妇艾滋病检测 86268 人，检出 13 例阳性病例，9 例进行干预治疗，有 8 例已经兑现补助，1 例为流动人口失访。孕产妇梅毒检测 86260 人，检测率达 103.06%。乙肝表面抗原检测 86560 例，筛查阳性 3839 例，干预率达 87.24%。

2012 年，市卫生局制定《预防艾滋病、梅毒和乙肝母婴传播资金管理方案》。全市住院分娩和非住院分娩总人数为 56477 人，孕产期检测人数为 54896 人，孕产期总检测率 97.20%，孕期检测率为 70.12%。

表 2-9-3-3　2012 年常德市各区县（市）产妇 HIV 抗体检测情况统计表

地　区	分娩产妇数	孕产期总检测率（%）	孕期检测率（%）
武陵区（项目县）	11201	100	76.95
石门县（项目县）	6708	100	89.06
鼎城区	4432	88.69	77.83
汉寿县	7911	100	95.31
安乡县	3962	99.92	80.46
桃源县	7845	98.67	69.02
津市市	2009	84.67	32.65
临澧县	3756	99.95	30.32
澧　县	8141	97.13	41.64
德　山	678	100	97.94
西　湖	505	58.81	48.71
西洞庭	363	40.50	0
合　计	57511	97.20	70.12

第四节 优生促进与出生缺陷干预

1996年和1998年，石门县妇幼保健院先后派员到四川省计划生育科研所细胞遗传与优生遗传咨询学习班和湖南省计划生育研究所优生遗传提高班学习，在本院检验科建立优生遗传室，开展染色体G显带项目检测工作。由于经济和技术等条件限制，优生遗传室成立之初仅有恒温培养箱、恒温水浴箱、恒温干燥箱、低速离心机、显微镜各1台，只完成163人次的优生遗传检查工作。

1999年，根据《中国出生缺陷监测实施方案》，常德市对23类出生缺陷疾病*进行干预与监测，采用世界卫生组织提出的“三级预防”策略。一级预防包括婚前检查、遗传咨询、选择最佳的生育年龄、孕早期保健（包括合理营养、预防感染、谨慎用药、戒烟戒酒、避免接触放射线和有毒有害物质、避免接触高温环境等）。二级预防主要是在孕期通过早发现、早诊断和早采取措施以预防缺陷儿出生。三级预防是重点加强夫妇双方或一方或家系成员患有某种遗传病或先天畸形者等10类人员的优生咨询和监测。是年，对5386名“10类人员”进行优生咨询和监测，有56个畸形胎儿终止妊娠。

2001年，市卫生局启动农村孕前优生检查工作。通过乡镇、村级妇幼保健网络宣传发动，借助区县（市）民政局婚姻登记处人员和县级妇幼保健院婚前保健门诊，动员初婚或再婚符合再生育计划的夫妇参与孕前优生检查。对拟怀孕但又有相关疾病的夫妇进行包括男性不育的检测、女性原发性痛经、习惯性流产、先兆子痫、妊高症的检测。7—10月，全市参加孕前检查人数为1374人，共查出高风险154人。

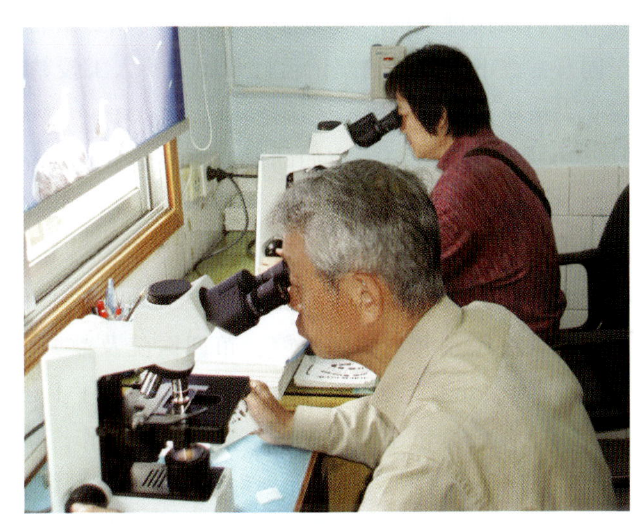

2007年10月26日，中国工程院院士夏家辉（前）现场审核染色体核型片及图谱　（市妇幼保健院供稿）

2003年5月8日，在市体育馆举行健康咨询和义诊活动，市区12家医疗机构参加。宣传“怀孕早期六避免”：避免发烧感冒、避免接近猫狗、避免每天浓妆艳抹、避免孕期精神紧张、避免饮酒、避免吃

* 即无脑畸形、脊柱裂、脑膨出、先天性脑积水、腭裂、唇裂、唇裂合并腭裂、小耳/无耳、外耳其他畸形、食道闭锁或狭窄、直肠肛门闭锁或狭窄、尿道下裂、膀胱外翻、马蹄内翻足、多指（趾）、并指（趾）、肢体短缩、先天性膈疝、脐膨出、腹裂、联体双胎、唐氏综合征、先天性心脏病。

发霉食物。活动现场开展以预防出生缺陷的科学知识为主题的有奖问答，发放“促进优生，预防缺陷”等宣传资料5000余份，2000多人次现场咨询出生缺陷干预知识。

2005年，市卫生局以市妇幼保健院为基础组建全市产前筛查服务网络。由市妇幼保健院产前筛查检测室负责标本的检测，各区县（市）妇幼保健院、人民医院配备一名以上人员负责本单位标本的收集与往返传递，将筛查结果反馈到孕妇手中。是年，全市各区县（市）妇幼保健院收集和检测标本35820人份。

2006年，按照国家人口计生委《关于开展出生缺陷一级预防工作的指导意见》，在全市实施孕前管理、孕期管理、产后管理。35122人接受孕期保健及预防出生缺陷等知识培训，发放叶酸增补剂斯利安41566瓶，发放《生殖健康服务手册》5万多份。产前筛查（查先天愚型、神经管畸形等）34529人。全市新生儿“两病”（先天性甲状腺功能低下和苯丙酮尿症）筛查13465人份，新生儿听力筛查986人次。

2007年，将新婚夫妻确定为出生缺陷干预的主要目标人群。利用人口学校开展优生“五个一”（即上一堂预防出生缺陷教育课，发一本优生科普读物，看一段优生宣教电视片，接受一次优生遗传面对面咨询，填一份出生缺陷干预手册和出生缺陷筛查同意书）宣教活动。组织各类学习班50多场次，受众达35812人次，健康咨询达58000多人次。市妇幼保健院建立优生遗传实验室和标准实验程序，开展唐氏综合症、常见致畸病原体抗体筛查等优生遗传检测项目，共完成各区县（市）标本35621份。全市产前筛查5402人，产前筛查率为10.52%。10月26日，省产前诊断专家技术组组长、中国工程院院士夏家辉等对市妇幼保健院的产前筛查、产前诊断项目进行现场审核。11月，省卫生厅下发《关于同意常德市妇幼保健院试运行开展夫精人工授精技术的函》，批准常德市妇幼保健院开展丈夫精液人工授精技术试运行。

2008年1月8日，市妇幼保健院在全省产前诊断、新生儿疾病筛查工作会议上作典型发言。2月18日，省卫生厅确认市妇幼保健院为常德市产前筛查中心，并颁证。是年，市卫生局成立常德市出生缺陷病因流病学调查领导小组，制定《常德市出生缺陷病因流病学调查实施方案》，明确临澧县人民医院和妇幼保健院，石门县人民医院和妇幼保健院，汉寿县人民医院和妇幼保健院，市四医院及鼎城区妇幼保健院为全市出生缺陷监测点。2008年10月1日至2013年9月30日，监测了上述8家医院所有出生的婴儿。

2010年，全市全面开展出生缺陷干预工作。确定每个区县（市）有2名以上人员从事出生缺陷干预工作。借助计划生育技术服务网络在全市推进婚育新风进万家活动，向广大群众宣传科学、文明、进步的婚育观念。是年，全市产前筛查34422例，产前筛查率为18.64%，确诊先天性甲状腺功能低下13 人。石门县广泛推广孕前、产前和新生儿三级出生缺陷干预技术，进行技术检测、叶酸补充等干预措施，开展遗传咨询和新生儿疾病筛查工作。当年，该县新生儿疾病筛查551例，优生遗传检测1500例，产前筛查928例，其中免费检测、筛查316例，出生缺陷干预到位率100%。对检测出异常的134名孕妇进行跟踪服务，查出4例唐氏高危阳性，在四维彩超检查中发现6例出生缺陷儿，均至上级医院确诊后终止妊娠。

2009年9月至2011年上半年，石门县妇幼保健院共完成孕妇产前唐氏综合征和神经管畸形胎儿筛查1298例，筛查率为11.1%。发现唐氏综合征胎儿的高风险孕妇120例，其中83例经省、市产前诊断中心确诊为唐氏综合征胎儿2例、胎儿染色体异常1例，唐氏综合症发病率为1.5‰。发现神经管畸形缺陷胎儿的高风险孕妇17例，其中确诊神经管畸形胎儿3例。2011年，石门县政府将出生缺陷干预工作纳入为民办实事工程。全年优生检测2658例，产前筛查987例，其中免费检测、筛查241例，目标人群出生缺陷干预到位率100%。对孕早期妇女和批准生育二胎的妇女免费发放叶酸6447人份。2012年6月18日起，该县凡符合生育政策的育龄夫妇均建立家庭档案，进行免费孕前优生健康检查，每对夫妇减免检查费240元。

2011年，市妇幼保健院结合预防艾滋病/梅毒/乙肝母婴传播项目、婚前医学检查等重大公共卫生服务项目工作的开展，又与计生部门建立工作联系制度，利用优生促进协会平台进行叶酸服用知识宣教，增加叶酸发放途径，扩大增补人群。在民政部门婚姻登记处、婚前医学检查门诊对所有准备怀孕的妇女（包括流动人口）免费发放叶酸。市卫生局对所

表2-9-4-1 2012年常德市叶酸投服情况统计表

区县（市）	应服用人数	服用人数	叶酸服用率	叶酸服用依从率	增补叶酸知识知晓率
武陵区	5068	4881	96.31	86.10	93.84
石门县	6967	6596	94.67	97.06	97.49
鼎城区	9177	8701	94.81	92.68	93.37
汉寿县	11098	11032	99.41	96.27	95.38
安乡县	6034	5745	95.21	71.44	96.40
桃源县	9660	8991	93.07	97.60	99.07
津市市	2455	2306	93.93	91.20	93.64
临澧县	4058	4027	99.24	91.18	98.38
澧　县	7210	6996	97.03	84.21	97.95
西湖管理区	308	176	57.14	100	52.33
西洞庭管理区	265	265	100	100	100
贺家山原种场	70	70	100	100	95.95
合　计	62370	59786	95.86	90.90	95.96

有妇幼专干、产科医师及所有叶酸发放人员进行业务知识培训。市妇幼保健院保健科建立妇幼保健 QQ 群，采用群共享或开例会的形式指导工作。全市所有医疗保健机构免费发放叶酸 65520 瓶，叶酸增补工作由农村待孕妇女扩大到城乡所有待孕妇女。

2012 年，各县级以上开展产科业务的医疗机构均发放叶酸，全市叶酸应服用人数 62370 人，实际服用人数 59786 人，叶酸服用依从率 90.90%，增补叶酸知识知晓率 95.96%。

第五节　儿童保健

一　儿童健康管理

1988 年，市妇幼保健院开展儿童佝偻病、贫血防治，对武陵区 39125 个 0～6 岁儿童进行健康筛查，查出体弱儿 502 人、佝偻病 65 人、贫血 189 人，均进行治疗并提出喂养指导意见。同时在全市各乡镇、街道儿童保健点建立儿童保健卡、传染病患儿卡、体弱儿卡、儿童死亡登记卡、发育异常儿登记卡，按这“五卡”对体弱儿进行随访。当年儿童建卡率 56%，随访率 45%。

1989 年，根据卫生部《城乡儿童保健工作要求》，在全市实施新生儿、婴幼儿、体弱儿常规管理、建卡，新生儿访视，7 岁以内儿童定期体检，儿童佝偻病、缺铁性贫血、小儿肺炎、小儿腹泻防治工作。是年，出生儿童 71328 人，均登记建卡，并随访观察。对全市 2727 名佝偻病患儿进行治疗和保健指导。

1990 年 5 月，市妇幼保健院为查明婴儿死因，在全市随机抽取农村 31 个乡中的 36 个村进行死亡婴儿回顾性调查（结果见表 2-9-5-1）。通过两年婴儿死亡回顾调查及死因分析确定，全市新生儿、婴儿死因排在前三位的是肺炎、破伤风、早产。市卫生局要求各区县（市）妇幼保健院在本辖区县城开展儿童程序化管理试点，全市各妇幼保健机构在原儿童保健管理的基础上分体弱儿、传染病患儿、发育异常儿、死亡婴儿、新生儿出生、新生儿访视、新生儿破伤风 7 个类型建立登记册，将儿童保健纳入程序化管理。至 1991 年底，全市 0～7 岁儿童 414799 人均实行程序化管理，建卡 193626 人，建卡率城区 85%，农村 38.4%。

1993 年，市妇幼保健院在全市进行儿童“五项救命知识”（急救、心肺复苏、溺水、外伤、烫伤）培训，采取市训县、县训乡、乡训村的办法，使每个妇幼工作者都能掌握“五项救命知识”。先后共举办学习班 251 期，培训人员 2300 人次。

1994 年，全市实施儿童急性呼吸道感染（ARI）管理。市妇幼保健院制定《常德市 1994—1995 年儿童急性呼吸道感染防治规划》，成立常德市儿童 ARI 协调委员会和防治指

表 2-9-5-1　常德市 1988—1989 年常德市死亡婴儿回顾性调查结果统计表

排位	新生儿死亡			排位	婴儿死亡		
	死因	人数	构成比%		死因	人数	构成比%
1	肺炎	21	33.33	1	肺炎	24	24.49
2	破伤风	15	23.82	2	破伤风	21	21.43
3	早产	8	12.70	3	败血病	9	9.19
4	窒息	7	11.11	4	意外窒息	9	9.19
5	败血症	5	7.94	5	早产	8	8.16
6	血液病	2	3.17	6	重度腹泻	7	7.14
7	意外窒息	2	3.17	7	新生儿窒息	7	7.14
8	重度腹泻	2	3.17	8	新生儿出血	2	2.04
9	病理性黄疸	1	1.59	9	营养缺乏病	2	2.04
				10	其他	9	9.18
	合计	63	100.00		合计	98	100.00

导小组。全市各区县（市）亦成立相应组织。通过实施防治规划，全市绝大部分县、乡、村医生掌握了儿童 ARI 的分型分级治疗、抗生素使用原则、氧疗等理论知识和实际操作技能。1—9 月，全市 5 岁以下儿童肺炎死亡 260 人，死亡率为 8.9‰，比上年同期下降 10.85%。是年，安乡县被卫生部列入世界卫生组织 ARI 监测点。

1995 年，全市新生儿出院后均由所在医院医生或乡村医生入户访视，查看新生儿一般状况、疫苗接种情况，全面体格检查，指导母乳喂养等。当年全市新生儿访视率达 96.8%。新生儿出生后，接生医院即进行新生儿先天疾病筛查，但由于条件限制，新生儿疾病筛查率仅为 13%。全市妇幼保健机构对儿童体检中发现的营养性疾病 3586 人、发育性疾病 512 人、弱视 875 人以及患有斜视、龋齿、弱听等儿童进行治疗和矫治。汉寿、鼎城妇幼保

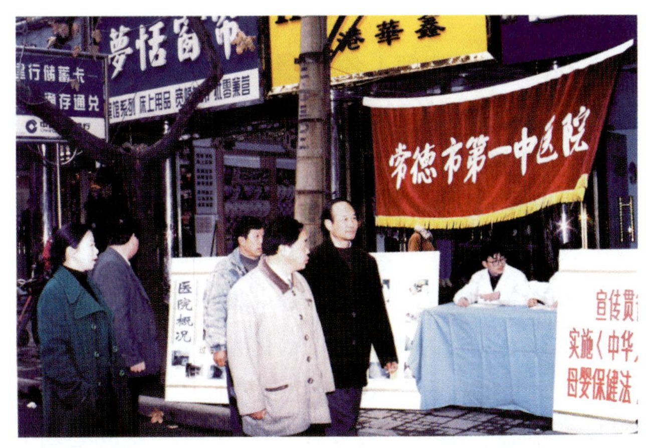

1999 年 1 月 4 日，市卫生局副局长陈兴祥（左四）、蔡国华（左五）在市城区汉寿街检查《母婴保健法》一条街宣传活动　（市卫生局档案室供稿）

健院开始儿童专科门诊建设。

1996 年，全市推行儿童系统管理。全市应检儿童 407012 人，实检 313065 人，发现体弱儿 8760 人，进行智力测试 1106 人。

1997 年，市妇幼保健院在全市开展母乳喂养现状调查。共调查哺乳期妇女 1651 人，其中城市 495 人，农村 1156 人。调查结果表明，母乳喂养占 80.19%，部分母乳喂养占 14.5%，混合喂养占 4.09%，人工喂养占 1.3%。

1999 年 11 月 30 日，市卫生局在市妇幼保健院举办新生儿窒息复苏技术师资培训班，各区县（市）妇幼保健院业务院长、妇产科主任、人民医院产科、儿科主任共 57 人参加培训。2000 年，举办 2 期全市乡镇卫生院产科、儿科医生新生儿窒息复苏技术培训班，参训人员 256 人。

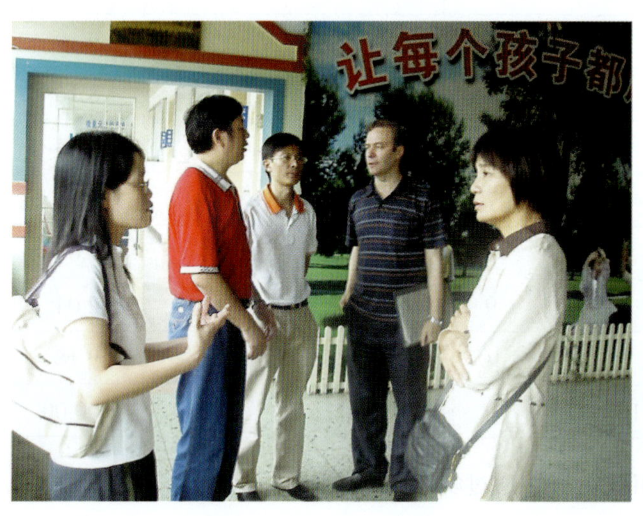

2007 年 8 月 15 日，中华慈善总会国际联合会专家时佳慧（右一）、罗建中（右二）在市卫生局副局长符中智（中）的陪同下，到市妇幼保健院考察指导小儿脑瘫康复治疗工作　（市妇幼保健院供稿）

至 2000 年，全市新生儿访视率达 92%，定期体格检查率达 84%，定期预防接种率 100%。汉寿县、鼎城区、澧县、临澧县、石门县妇幼保健院的儿科门诊建设完成。

2002 年，市妇幼保健院重点进行儿科专科门诊建设，开设脑瘫儿康复治疗科，引进康复训练员 2 名、针灸按摩师 1 名。全年共完成脑瘫患儿康复训练 101 人次，与省妇幼保健院合作开展血铅中毒调查 309 人次。2003 年，市卫生局根据市妇幼保健院经验，指导全市各区县（市）妇幼保健院开展儿童保健门诊建设和医疗业务建设工作。制定儿童保健门诊建设标准，组建儿童保健门诊指导小组。是年，汉寿县、石门县妇幼保健院儿童保健门诊的年业务收入均突破 100 万元。市妇幼保健院年门诊 19830 人次，年业务收入 301.6 万元。

2004 年，市妇幼保健院在儿童保健门诊成立“小太阳”儿童早教中心，开展新生儿水疗、新生儿行为测定、儿童智力测定、脑瘫儿康复治疗、儿童营养指导、微量元素测定、新生儿疾病筛查及儿童生长发育评价等。6 月，临澧县妇幼保健院建立“小太阳”儿童早教中心，举行早教专题讲座 6 期，发放婴幼儿抚养和家庭教育科学知识宣传资料 15000 份，亲子活动室接待家长、儿童 1300 人次，建立完善 0-3 岁婴幼儿健康档案 9040 份。全市各区县（市）妇幼保健院也相继开展此项保健工作。

2005—2007 年，全市通过加强儿童系统保健管理、产科质量建设，改善产科、儿科

表 2-9-5-2 儿童保健专业门诊用房及设备设施基本要求一览表

门诊名称	诊室设置和面积	诊室设施
生长发育门诊	诊室 2 间、测量室 1 间、治疗室 1 间，不少于 40 平方米	体重计、卧式量床、身高计、压舌板、儿童诊查床、儿童血压计、软尺、X 片阅片灯等
营养门诊	诊室 1 间、营养指导示教室 1 间、监测评估室 1 间，不少于 30 平方米	体重计、卧式量床、身高计、压舌板、儿童诊查床、儿童血压计、皮褶计、食物模型、食物量具等。
心理卫生门诊	诊室 2 间、心理行为、智力测查室各 1 间、治疗室 2 间，不少于 60 平方米	心理行为测查量表和工具、心理行为干预辅助设备等
康复门诊	诊室 1 间、评估室 1 间、运动康复室 1 间（100 平方米）、语言训练室 1 间、仪器康复室 1 间，不少于 150 平方米	相关康复器材和设备等
眼保健门诊	诊室 1 间、验光室 1 间、检查室 1 间、治疗室 1 间，不少于 50 平方米	标准对数视力表（灯光箱）、儿童图形视力表、色盲检查图谱、眼位板、眼底镜、裂隙灯、视力筛选仪、眼瞬息图像筛分仪、点状视力检测仪、弱视矫治系列设备等
听力保健门诊	诊室 1 间、检查室 1 间、治疗室 1 间，不少于 30 平方米	额镜、耳镜、听力筛查仪、耳声发射仪、听觉脑干诱发电位、多频稳态测听仪、声阻抗仪等
口腔保健门诊	诊室及检查室共 1 大间、辅助用房 2 间，不少于 40 平方米	牙科治疗椅、消毒设备、光固化机、儿童口腔预防保健等相关材料和用品等
健康教育室	健康宣教室 1 间，不少于 20 平方米	电脑、电视、DVD 机、投影仪等
相关医技设备：血分析仪、尿分析仪、显微镜、酶标仪、X 光机、牙片 X 光机、B 超、脑电图机、微量元素测定仪、生化分析仪、骨密度检查仪等		

急救条件，规范产科、儿科各种医疗抢救常规，积极开展产前筛查和诊断，全面开展 5 岁以下儿童死亡监测，健康教育等措施，使全市儿童死亡率得到有效控制（见表 2-9-5-3）。

2008 年，全市 7 岁以下儿童 310308 人，纳入系统管理 254533 人，管理覆盖率为 82.03%；其中 3 岁以下儿童 155509 人，系统管理率为 81.28%。

表 2-9-5-3　1988—2012 年常德市儿童保健主要指标统计表

年度	活产人数	婴儿死亡率‰	0~4 岁儿童死亡率‰	3 岁以下儿童系统管理率%	7 岁以下儿童系统管理率%
1988	79436	—	—	—	—
1989	71238	17.45	21.22	40.97	52.07
1990	70577	21.96	25.46	47.97	41.59
1991	58335	22.92	27.84	50.56	40.32
1992	59146	20.09	34.20	43.87	58.59
1993	50695	18.82	29.77	57.36	58.68
1994	51208	18.93	27.81	56.75	71.21
1995	51460	18.36	25.92	61.04	74.41
1996	49980	18.87	25.55	76.37	76.92
1997	46179	17.89	24.38	75.66	72.85
1998	45920	18.36	25.44	82.09	74.62
1999	44393	16.80	23.31	75.18	77.42
2000	45747	17.66	23.74	80.03	81.26
2001	43302	13.07	18.24	73.34	78.28
2002	41920	13.22	18.58	71.27	72.56
2003	41221	11.14	15.21	75.87	76.42
2004	41636	8.31	11.84	78.02	79.80
2005	42912	8.20	10.93	83.58	85.50
2006	42586	6.20	9.13	80.54	82.22
2007	44163	6.52	9.42	84.75	84.82
2008	51603	5.91	8.10	81.28	82.03
2009	57281	6.34	9.25	68.45	67.45
2010	55546	5.22	8.34	66.99	71.51
2011	55140	5.39	8.71	81.29	85.59
2012	30566	5.66	8.11	78.78	84.49

2009年，世界银行顾问、经济学家阿尔伯特·帕克、国家人口计生委人事司巡视员李春敏一行到临澧县进行人口早期教育情况考察。省人口计生委确定该县为2010年“中国人口早期教育培养示范区”项目县。2010年，该县安福镇、新安镇、官亭乡、九里乡、四新岗镇、佘市镇6个乡镇为“人口早期教育”活动基地，开展婚前、孕前、孕期及0～3岁婴幼儿阶段人口早期教育的指导、咨询、培训服务，引导群众树立“科学早教”理念。

2010年，全市逐步开展建立0～36个月儿童保健手册。武陵区共建儿童手册47214份，对0～36个月儿童规范随访112687人次。全市各医疗保健机构为辖区内居住的0～6岁儿童免费开展新生儿家庭访视、新生儿满月健康管理、婴幼儿健康管理、学龄前儿童健康管理等保健服务。为辖区内0～6岁儿童发放儿童保健手册，建立健康档案。全市0～6岁儿童370399人，建档350548人；其中0～3岁儿童174145人，系统管理146788人。新生儿访视58450人，访视率96.48%。

2011年，全市建有规范化儿童保健门诊的有：津市市10家，石门县21家，澧县35家，武陵区7家，汉寿县30家，临澧县8家。儿童医疗仪器设备和功能锻炼器具齐全，能提供儿童健康检查与生长监测、儿童营养分析与喂养指导、儿童常见疾病防治、指导及监督预防接种、转诊等服务。

2012年，临澧县在全市率先进行乡镇儿保门诊标准化建设，一年内达到儿保门诊要求。

7月，全市儿童保健门诊规范化建设现场会和全市公共卫生推进会在临澧县召开。是年，该县7岁以下儿童27500人，体检25268人。查出出生缺陷儿30人，其中男18人，女12人。活产4957人，婴儿死亡率6‰，5岁以下儿童死亡率11‰，均低于全省、全市水平。市妇幼保健院按照全国“三网合一”要求制定5岁以下儿童死亡监测方法，组织专家调查全市5岁以下儿童死亡情况。各区县（市）妇幼专干调查核实后，填写统一的表卡，按季度审核，最后报市妇幼保健院汇总。监测结果，全市活产数60581人，5岁以下

表2-9-5-4　2009—2012年常德市5岁以下儿童主要死因顺位统计表

死　因	2009年			2010年			2011年			2012年		
	死亡	构成比%	顺位	死亡	构成比%	顺位	死亡	构成比%	顺位	死亡	构成比%	顺位
意外死亡	145	27	1	145	31	1	160	33	1	143	32	1
先天异常	139	26	2	99	21	2	105	22	2	81	18	2
早产	61	12	3	52	11	3	52	11	3	69	15	3
出生窒息	26	5	5	35	8	4	34	7	5	34	7	4
肺炎	43	8	4	29	6	5	35	7	4	32	7	5

儿童死亡456例，死亡率7.53‰。儿童意外死亡位居全市5岁以下儿童死亡原因之首。

表2-9-5-5 2008—2012年常德市5岁以下儿童死亡年龄构成比统计表

年份	早期新生儿		新生儿		婴儿		1~4岁儿童	
	死亡数	构成比%	死亡数	构成比%	死亡数	构成比%	死亡数	构成比%
2008	167	40	205	49	304	73	113	27
2009	180	34	227	43	363	68	167	32
2010	125	27	170	37	290	63	173	37
2011	140	29	181	38	297	62	183	38
2012	135	30	185	41	288	63	168	37

二　新生儿疾病筛查

2002年，市妇幼保健院组建新生儿疾病筛查室，开展先天性甲状腺功能低下和苯丙酮尿症筛查。由各级医院、妇幼保健院收集标本，按时送市妇幼保健院新生儿疾病筛查室检查。全年共筛查新生儿2010名，查出外耳道闭锁1例，当即向患儿家属介绍患儿病情，提出合理治疗建议。

2003—2004年，市卫生局在市妇幼保健院举行各区县（市）妇幼保健院新生儿疾病筛查培训，组建新生儿疾病筛查网络信息队伍。2005年，全市新生儿疾病筛查率达32.56%。2006年底，市妇幼保健院新生儿疾病筛查中心通过省级专家验收，被省卫生厅确认为常德市新生儿疾病筛查中心。

2008年，市卫生局将新生儿疾病筛查、产前诊断工作纳入各医疗卫生单位的目标管理内容，要求各县级医疗机构筛查率达80%以上，乡镇卫生院达70%以上。至9月30日，全市共收取标本28781份，新生儿疾病筛查率达55.7%，其中筛查出甲状腺功能低下阳性标本211份，可疑召回复查人数180人，确诊7人；筛查苯丙酮尿症阳性35人。产前筛查5402人，产前筛查率为10.52%。

2009年，确立全市8个区县（市）人民医院为听力筛查机构。全市加上市一医院、市妇幼保健院共有10家听力筛查机构。至9月30日，全市筛查新生儿疾病32721人份，筛查率为57.12%；产前筛查7194人，产前筛查率为12.61%；听力筛查率11720人，听力筛查率20.46%。

2012年5月，市妇幼保健院对全市10家开展听力筛查的单位进行听力筛查质量控制。发现多数机构未对机构内新生儿进行疾病筛查，初筛率、初筛阳性率普遍未达到《中国儿童发展纲要》要求的60%指标；对听力筛查、复筛、转诊的重要性宣教不够，导致服务对象的依从性不高。遂增加听力筛查机构数，采取措施提高全市新生儿听力筛查率；控制听力筛查初筛阳性率，避免假阳性或假阴性发生；加强听力筛查的业务培训，规范操作流程；完善设备的定期检查与保养，使其处于正常功能状态；加强宣教，提高服务对象的依从性，增加听筛率、复筛率、转诊率。是年，全市共42家医疗保健机构开展听力筛查，筛查率达到75.15%。

表 2-9-5-6　常德市 2012 年一季度听力筛查质控情况统计表

区县	筛查机构	机构内活产数	听力筛查人数	听力筛查率%	听力筛查阳性人数	初筛阳性率%	听力阳性复筛人数	复筛阳性率%	复筛阳性数	转诊人数	转诊率%
鼎城	妇幼保健院	658	818	124	90	11	127	141	7	7	100
	市四医院	162	114	70	15	13	9	60	0	0	—
石门	人民医院	695	601	86	6	1	7	117	0	0	—
	妇保院	520	497	96	176	35	82	46	7	7	—
安乡	妇幼保健院	379	605	160	243	40	147	60	10	10	100
	人民医院	266	181	68	9	5	9	100	0	0	—
澧县	县一医院	422	433	103	48	11	32	67	0	0	—
	妇幼保健院	568	623	110	166	27	163	98	2	2	100
津市	妇幼保健院	103	77	75	10	13	10	100	0	0	—
	人民医院	331	220	66	1	0.45	1	100	0	0	—

三　生长发育监测

1986年5月，常德地区参加湖南省儿童生长发育监测协作组，选择原常德市、原常德县和临澧县、澧县、桃源县为监测点，监测对象为0～2岁小儿1200人，对照组50人，总计1250人。参与监测对象进行体格检查和有关调查后，发放监测卡1000张，1987年5月完成监测任务。1989年，市卫生局在1986年五县市监测点的工作基础上向全市推广儿童生长发育监测工作，对儿童定期进行纵向的体格测量，儿童的生长速度观测，筛查、管理高危儿童（如早产儿、营养不良儿等），共落实0～2岁监测对象1300多名。汉寿县专门召开妇幼专干会议讲授监测方法，落实监测对象200名，回收有效卡172张。鼎城区对640名0～2岁儿童进行监测，给予喂养指导，并测定131名儿童的微量元素。桃源为550名儿童发放监测卡。

1990年，市妇幼保健院对6类高危儿实施生长发育监测管理，包括：1.在胎儿期、围生期*以及日后发育期内存在对生长发育（尤其是脑发育）有危险因素的婴儿；2.孕龄<37周或≥42周；3.出生时体重小于2500克；4.新生儿出生后1分钟Apgar评分（新生儿出生时，助产人员给新生儿评分，判断新生儿有无窒息及窒息程度的一种方法，满分为10分）0～3分；5.手术产儿（如剖腹产、臀位助产、胎头吸引或产钳助产）；6.新生儿的兄姐有严重的新生儿病史或在新生儿期死亡。凡年内出生的高危儿一律登记建档，对其生长发育进行监测管理。同时对高危妊娠产妇的新生儿实施管理；对低体重儿（出生体重小于2500克）、早产儿、弱智儿、佝偻病活动期、I度以上营养不良、中度以上缺铁性贫血、反复感染以及患先天性心脏病、先天畸形、遗传代谢病等疾病的儿童采取针对性措施，定期访视，指导家长正确护理喂养，防止感染等。年内共登记6类高危儿523人、高危妊娠产妇的新生儿215人，均予监测管理。

1991—2005年，市妇幼保健院在全市推行高危孕妇的新生儿、高危儿监测管理。15年间全市共出生615926人，其中高危妊娠新生儿26119人，建卡监测11251人；高危儿13586人，建卡监测5623人。

2002年，市妇幼保健院对30家县级医院出生缺陷婴儿的基本情况进行监测检查。共查儿童13059例，出生缺陷91例。所检查医院记录完整，资料保管完善，报告及时。

2006年，全市全面开展出生缺陷调查。市卫生局制定《常德市出生缺陷病因流病学调查实施方案》，召开监测点、监测县相关单位负责人、医务科长、妇产科主任会议，部署调查任务。是年，鼎城区儿童出生缺陷监测771人，发现5例患有先天性生理缺陷。至2009年9月，全市新生儿疾病筛查送检血样标本32721份，新生儿疾病筛查率为57.12%。

2009年12月，市妇幼保健院按《中国7岁以下儿童生长发育参照标准》，对2008年新生儿健康状况进行回顾性调查。选取2008年在市妇幼保健院出生的有效样本2092名（其中男1013人、女1079人）婴儿为调查对象。测量新生儿出生时的身长、体重、头围和胸围等。婴儿期体格发育监测资料包括出生后42天、3个月、6个月、9个月和12个月时的身长、体重、头围和胸围等体格发育指标的测量数据。血红蛋白测定包括出生后6个月、9个月和12个月共3次，并对监测儿童出生后3个月、6个月、9个月和12个月进行4次佝偻病筛查。婴幼儿神经心理发育测定采用首都儿科研究所0～6岁小儿神经心

* 指出生前后的一个阶段，即自妊娠28周起，至新生儿出生后7天之内，主要分为三个阶段产前、产时、产后。

理发育评定量表。调查结果：2008 年活产新生儿平均出生体重 3370 克，出生身长 50.26 厘米，出生头围 34.09 厘米，出生胸围 33.06 厘米。婴幼儿出生后各月龄的男童体重、身长、头围和胸围水平均高于女童，且无论是男童还是女童，6 个月前（特别是 3 个月前）各体格指标增长水平明显高于 6 个月以后。男童和女童的肥胖检出率分别在 6.9%～8.4%和 3.6%～6.4%之间。无论男童还是女童血红蛋白平均水平随着月龄的增加而增加，月龄越高，贫血检出率越低，到 1 岁时贫血平均检出率为 5.8%。出生 12 个月时可疑佝偻病检出率为 18.0%，男童高于女童。

2010 年，市妇幼保健院为了解学龄前儿童生长发育和营养状况，采用分层抽样方法抽取市第一幼儿园 3～6 岁的儿童 144 人，进行身高和体重测量。抽查结果显示该园学龄前儿童身高和体重均明显高于 WHO 推荐的标准值，低体重 2 人、消瘦 5 人、肥胖 8 人、超重 5 人、生长迟缓 1 人。

2011—2012 年，全市继续开展微量元素检测。2011 年检测 0～6 岁儿童 11500 人，查出血铅超标儿童 2890 人。2012 年，市妇幼儿保中心检测 14283 人次，其中血铅检测 6570 人次。

四　儿童健康体检

1988 年，全市妇幼保健机构儿童体检主要在工厂、幼儿园进行，体检项目仅为一般体格检查。全市共检查 275453 人，体检率为 72.7%。1989 年“六一”期间，全市组织医务人员 870 多人，组成 273 个体检小组，深入工矿、小学、机关、幼儿园，体检儿童 233607 人，检查率 50.11%。其中市妇幼保健院在武陵区检查儿童 5447 人，查出贫血儿童 3042 人、佝偻病 723 人。

1990—2001 年，全市儿童健康检查列入妇幼保健工作常规，由各区县（市）妇幼保健院组织，以各乡镇卫生院为主体进行。检查项目为一般性的体格检查和贫血化验，检查地点以学校和幼儿园为主，对所查出的患儿做一般性的健康指导。此期间儿童健康检查所用器械简单，场所安排不规范，参检人员不统一。12 年中，全市共检查儿童 3149395 人次。

2002 年，市妇幼保健院组建儿童保健中心，成立专门儿童健康检查队伍，抽调专职儿童保健医师执行儿童健康检查，使儿童健康检查水平有较大提高。同时对检出患病儿童进行治疗，年内共进行康复训练 57 人，听力复查 46 人，智商检测 985 人。

2003 年，全市各县级妇幼保健院按照市妇幼保健院的儿童健康检查模式组建专门检查队伍，体检队伍中均有专业儿科医生。是年，全市儿童 301560 人，实检儿童 230451 人。

2005 年，市妇幼保健院儿童体检增加微量元素检测，在市城区体检中，共检查儿童 5835 人，查出铅中毒 625 人。

表 2-9-5-6 1988—2012 年常德市儿童健康体检情况统计表

年度	0~6 岁儿童人数	体检人数	体检率%	体重低于均值人数	体弱儿人数	智力测定人数
1988	532811	275453	72.7	—	—	—
1989	460294	239673	52.07	—	1495	2172
1990	545858	266882	48.89	—	3178	575
1991	527155	288502	54.73	—	3866	1457
1992	518191	303595	58.59	26137	—	1128
1993	486121	285284	60.74	15811	—	3310
1994	460359	327806	71.21	18597	8465	5501
1995	442076	328961	74.41	17205	8275	8640
1996	407012	313065	76.92	4304	8760	1106
1997	340246	247875	72.85	2331	6124	872
1998	363170	270999	74.62	3559	4226	993
1999	330210	255656	77.42	2320	4688	1208
2000	321793	261490	81.26	2157	4608	1558
2001	324698	254176	78.28	3376	4241	1102
2002	316248	229483	72.56	2854	4223	1823
2003	301560	230451	76.42	2656	3986	633
2004	293516	234231	79.80	2038	3912	983
2005	298941	255599	85.50	1815	3874	2023
2006	290255	238642	82.22	1678	4122	1336
2007	298695	253340	84.82	1400	4239	1102
2008	310308	254533	82.03	1185	4103	1268
2009	336121	226730	67.45	1933	3312	1400
2010	333689	238612	71.51	2366	3550	1552
2011	348590	298346	85.59	2055	3315	1332
2012	343808	290499	84.49	2893	3567	1993

2006年，市卫生局在全市推行“四、二、一”体检制。“四、二、一”体检制指儿童1岁之内体检4次（生后2月、5月、8月、1岁或3月、6月、9月、1岁）；1～3岁每年体检2次（1岁半、2岁、2岁半、3岁）；3岁以上直到上学每年1次。体检于每年3–8月进行。主要检查身高、体重、一般体检、生长发育评价、营养指导、听力，4岁以上增加检查视力、口腔，后三项每年一次。2006—2012年，儿童健康检查成为全市儿童保健常规性工作。此阶段儿童体检出现四个变化，一是家长主动携儿童参加体检，儿童参检率提高到84.49%；二是体检从只在工矿、企业的幼儿园开展向社区幼儿园和医院发展；三是儿童健康检查从一般项目向微量元素、智力测定等综合性内容发展，微量元素、智力测定检查人数逐年增加；四是体检发现疾病后，主动接受治疗人数率明显增高。到2012年，凡通过体检发现的疾病，皆进行针对性治疗。

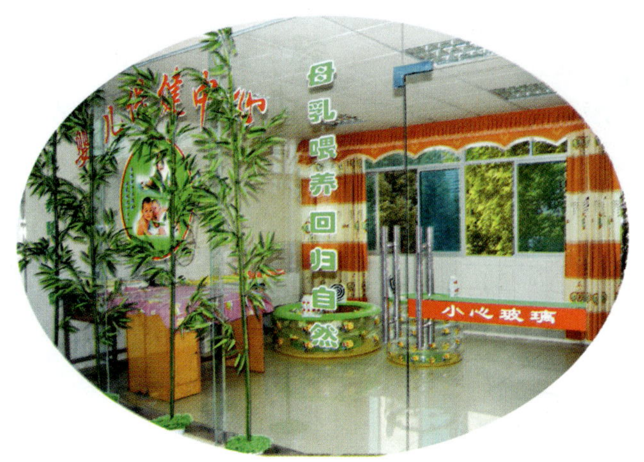

澧县大堰垱中心卫生院的婴儿保健中心
（澧县卫生局供稿）

2008年、2009年，市妇幼保健院先后对4422名、16521名儿童进行身长、体重、头围、胸围、坐高进行测定和数据分析。其测定与分析结果与1975年国内南方九省一市儿童体格发育标准比较，本市儿童体格发育高于九省、市平均值，与上海、南京、武汉基本相同。

第六节　爱婴医院建设

1994年4月，市妇幼保健院制订《常德市妇幼保健院创建“爱婴医院”方案》，成立创建“爱婴医院”领导小组。先后派出10名技术骨干参加省卫生厅举办的创建爱婴医院理论及技术培训班，两次组织去长沙、株洲市妇幼保健院参观学习。以《母乳喂养培训教材》为蓝本，先后举办14期业务技术培训班，共培训315人次，培训率100%。医院发动全院职工集资12万多元，购置电视机、空调、电冰箱、恒温箱等电器，增设特婴室、人奶库、新生儿沐浴室等。又组织全院职工进行理论与技术技能考试，参考率平均88%。利用晚上休息时间组织爱婴区医护人员进行训练。副市长刘昌进、市卫生局局长蒋祖建、副局长熊昌本等多次听取医院创建“爱婴医院”情况汇报，下拨创建经费10万元。当年8月，经省爱婴医院评估组考核，确认达到爱婴医院标准并授牌。次年8月，通过国家级评

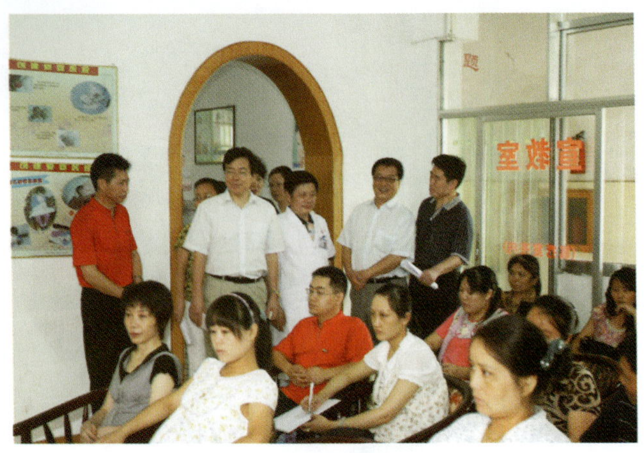

2008 年 6 月 17 日，省人大常委会副主任肖雅瑜（右立第二人）在省卫生厅厅长张健（左立第二人）、市卫生局局长郑家火（右立第一人）陪同下视察市妇幼保健院孕妇学校

（彭洪伟　摄）

审，成为全市首家国家级爱婴医院。

1994 年 10 月，临澧县开始创建爱婴县。先在县人民医院、中医院、妇幼保健院、新安、合口、四新岗、佘市四家中心卫生院开始试点并逐步向全县推广。次年 1 月，临澧县被市卫生局确定为全市首批爱婴县创建县。1996 年 9 月，通过市卫生局验收，确定县人民医院、县中医院、县妇幼保健院为“县爱婴医院”，新安、合口、四新岗、佘市 4 家中心卫生院为“爱婴卫生院”。是年，市三医院在省、市爱婴医院检查验收中，总分全省第一，省卫生厅授予其“爱婴医院”称号；1997 年 3 月，被卫生部授予国家级“爱婴医院”称号。

1997—2005 年，全市加强县级和乡镇卫生院爱婴医院创建工作。市卫生局、市妇幼保健院每年组织专家小组对各区县（市）进行业务指导。2006 年 9 月至 10 月中旬，按照省卫生厅统一安排，复查爱婴医院 20 家，合格的 15 家。不合格的爱婴医院由市妇幼保健院派专家指导，限期达标。2006 年底，全市共有爱婴医院 50 家，其中市级医疗保健机构 3 家、县级医疗保健机构 21 家、乡镇卫生院 26 家。

2007—2012 年，市卫生局加强合格爱婴医院的指导与监督管理。要求：1.有书面的母乳喂养规定，并常规地传达到全体卫生人员。2.对全体卫生人员进行必要的技术培训。3.把母乳喂养的好处及处理方法告诉所有孕妇。4.帮助母亲在产后半小时内开始母乳喂养。5.指导母亲如何喂奶，以及在需与其新生儿分开的情况下如何保持泌乳。6.除母乳外，禁止给新生儿吃任何食物或饮料，除非有医学指征。7.实行 24 小时母婴同室。8.鼓励按需哺乳。9.不给母乳喂养的新生儿吸人工奶头，或使用奶头作安慰物。10.促进母乳喂养支持组织的建立，并将出院的母亲转给这些组织。通过对爱婴医院的监督管理，全市爱婴医院一直运行良好。此期间增加乡镇卫生院爱婴医院 6 家，到 2012 年年底，全市共有爱婴医院 56 家。

第七节　婴幼儿常见病防治

一　佝偻病

1989 年年初，全市为预防儿童佝偻病，常规地给妊娠晚期孕妇投服鱼肝油、钙片，婴儿出生后 15 天（早产儿 7 天）开始投服维生素 D，人工或混合喂养儿加服钙片等。9 月，市妇幼保健院对全市小儿佝偻病防治效果进行观察。根据当年县级人民医院出生后 42 天给服浓缩鱼肝油滴剂及钙片 3 个月后的 592 名婴儿资料分析，其发病率与未服鱼肝油的同龄婴儿无显著差异。而后改用维生素 D 30 万国际单位一次肌注，配合钙剂预防小儿佝偻病，取得较好效果。此后，全市皆用该法进行佝偻病防治。1990 年，市妇幼保健院专设小儿佝偻病门诊，规定门诊医生在接诊婴儿出生 42 天或体检时，凡冬季出生的均常规给予维生素 D 30 万国际单位肌肉注射，配合钙剂治疗，指导家长正确添加辅食和户外晒太阳。

2002 年，市妇幼保健院在武陵区开展佝偻病调查。城区 2968 名 3 岁以内婴幼儿中有佝偻病 967 例。郊区 3151 名 3 岁以内婴幼儿有佝偻病 624 例。调查表明，佝偻病是武陵区婴幼儿的常见病，城市发病率明显高于农村，年龄越小发病率越高。发病原因主要是婴儿喂养不当，维生素 D 及钙、磷、蛋白质摄入不足以及幼儿户外活动少、晒太阳少等。

2005 年，全市推行“佝偻病三早防治法”。一是早预防，佝偻病预防从围产期开始，以 1 岁以内小儿为重点对象，并系统管理到 3 岁。二是早发现。告知婴儿家属佝偻病的早期表现是肌肉松弛、易惊、多汗、出牙晚等，晚期表现是方颅、肋缘外翻等，使其能及早就医，同时通过儿童健康体检及早发现。三是早治疗。活动期加强护理，合理喂养，坚持经常晒太阳，每日口服维生素 D 5000~10000 单位。规定妇幼专干开展科普宣传，做到走一家宣传一家，访一人宣传一人。是年，全市儿童健康体检 95087 人，发现佝偻病人 1999 人，均进行相应治疗。

2009 年、2012 年，全市儿童体检人数分别为 111878 人、152759 人，分别查出佝偻病患儿 1552 人、1589 人，患病率 2012 年比 2009 年下降 0.34 个百分点。

二　婴幼儿缺铁性贫血

1989 年，市妇幼保健院设立贫血门诊，当年 3—8 月，在门诊检查 7 岁以内儿童 1158 人，以血色素低于 12 克为贫血，查出贫血 667 人，未见重度贫血。分析 618 例 1 岁以内贫血患儿资料，混合喂养、人工喂养平均患病率高于母乳喂养 8.58%。1990 年，再次对武陵区城区 7 岁以内儿童 2364 人进行贫血调查，查出贫血患儿 1800 人。3 岁以内的幼儿发病率较高，农村发病率高于城市。

1990—2007 年，市妇幼保健院将小儿贫血列入专案管理，1990 年管理 352 人，1996 年 612 人，1997 年 557 人，1998 年降至 343 人，到 2007 年列入专档管理的仅 213 人。

2008—2012 年，持续进行儿童贫血的查治。2008 年，市妇幼保健院对武陵区 0 ~ 7 岁儿童 10889 人进行缺铁性贫血体检，查出缺铁性贫血 3157 人。石门县妇幼保健院重点进行 0 ~ 6 岁儿童贫血的查治，将中度贫血的体弱儿进行个案登记，配备专业儿保专干，上门指导家长科学喂养，科学用药，并定期随访。2011 年，市妇幼保健院添置各类宣传教育器材 105 件，在市广播电台交通频道开通“生活面对面”“寻医问药”栏目，为市民讲解预防婴幼儿缺铁性贫血的相关知识。2012 年，全市儿童体检 124334 人，发现贫血儿童 3320 人，均进行治疗和保健指导。

三　营养不良与肥胖

20 世纪 80 年代后期，一方面许多儿童长期能量摄入过量，致体内脂肪积聚，发展成超重或肥胖；另一方面饮食不合理，营养素缺乏，致部分儿童营养不良。2003 年，鼎城区、安乡县、武陵区完成全省“5 岁以下儿童中、重度营养不良调查”，中、重度营养不良发生率为 9.9%。

2008 年，市妇幼保健院对武陵区城区 2968 名、农村 3151 名 0 ~ 6 个月婴儿进行母乳喂养率调查，结果：全缺母乳率，城区为 13.69%，农村为 3.45%；人工喂养以牛奶加谷类为代乳品的城区占 93.88%，以纯谷类喂养农村占 44.34%。在出生后 10 ~ 18 个月以内断奶的，城区为 50.17%，农村为 26.69%；出生后 18 个月断奶者，城区占 28.91%，农村占 69.34%。2010 年，再次对武陵区城区 3483 名 0 ~ 6 个月婴儿进行母乳喂养情况调查。调查分析影响母乳喂养的负面因素有：双胎、结婚与分娩年龄过早或过晚、妊娠反应大、哺乳者路程远或文化程度低、使用药物避孕等。对武陵区郊区 3562 名儿童营养不良调查，发现患病儿童 2613 名。调查表明，儿童营养不良的原因除母亲孕期营养不良、早产所致出生体重低下等先天因素外，主要是婴幼儿喂养不当、儿童偏食、过度节食、慢性消耗性疾病、胃肠道疾病等后天因素。根据调查结果，全市进一步加强孕期保健，做好预防接种；先后在各种媒体进行科学育儿宣教，大力倡导科学喂养，突出母乳喂养的宣教工作，合理安排生活，搞好营养配餐；强化儿童系统管理，做到早防早治。

2012 年，市妇幼保健院采取五项措施：一是建立“肥胖小朋友登记册”；二是采用多种形式，开展“预防肥胖”的宣传教育活动，定时召开家长会，由儿科医生举行预防小儿肥胖知识讲座，并做好预防效果的追踪调查工作；三是培养小朋友良好的饮食习惯，进食量适中，不过饱，为了增加饱腹感，餐前可先吃水果和汤类，少吃糖果、点心等甜食，少

表 2-9-7-1 1988—2012 年常德市儿童“两病”查治与驱蛔情况统计表

年度	佝偻病			贫血			驱蛔虫人数
	检查人数	患病人数	治疗人数	检查人数	患病人数	治疗人数	
1988	—	—	—	116302	19830	19812	95663
1989	76118	2727	2620	115625	22379	19120	9373
1990	92537	4021	3800	154761	20753	18555	18586
1991	93420	3550	3481	163091	23998	21050	61813
1992	107934	3989	3911	96834	9893	9214	15732
1993	99584	4613	4563	90710	10983	9553	18340
1994	93973	2840	1833	87847	5627	5611	2395
1995	95087	1999	1992	84390	4695	4682	1966
1996	105008	1050	1050	105008	6832	6823	1942
1997	130029	1572	1506	130029	7427	7415	1157
1998	245284	1678	1677	245284	7257	7221	1840
1999	227915	1842	1832	227915	4450	4412	11207
2000	185195	1532	1532	185195	3586	3556	8791
2001	123565	1322	1311	123565	3352	3350	8619
2002	154552	1245	1244	154552	3824	3822	8857
2003	132632	1332	1322	132632	3369	3361	1124
2004	142421	1120	1112	142421	2256	2250	1398
2005	151332	1085	1065	151332	1511	1492	585
2006	124334	1120	1110	124334	3320	3312	1142
2007	115885	1032	1022	115885	1411	1403	5562
2008	123732	1320	1310	123732	474	474	1321
2009	111878	1552	1552	111878	505	505	8860
2010	130353	1564	1564	130353	1515	1503	1552
2011	185002	1672	1671	185002	1079	1062	4110
2012	152759	1589	1589	152759	843	843	6003

吃油腻食物，吃饭要细嚼慢咽，防止狼吞虎咽，两餐间的零食可以以水果和玉米花一类的小食品来代替糖果糕点；四是积极参加体育活动，合理安排作息制度，睡眠时间不要过多，饭后不要马上看书或看电视，晚饭与上床睡觉之间最好有三小时的间隔；五是不要强行采取饥饿疗法或减肥药物来降低体重，鼓励孩子克服自卑心理，积极主动减肥，并且坚持到底。

四　蛔虫病

1989 年，全市儿童体检 76118 人，蛔虫病患儿 9373 人。1990—1995 年，全市儿童体检累计 582535 人次，蛔虫病患儿累计 118830 人次，用阿苯达唑免费治疗 118712 人。对儿童蛔虫感染预防采取三方面措施：每年在幼儿园和小学儿童中集体投服驱虫药；教育儿童注意个人卫生，饭前便后洗手，不饮生水，不食不清洁的食物，勤剪指甲，不随地大便等；对粪便进行无害化处理。

1996 年，在全市采取综合性措施防治蛔虫病。教育儿童养成良好的卫生习惯，保持手的清洁，常剪指甲，不吸吮指头。学校采用五格三池贮粪法进行粪便无害化处理，并对患儿和带虫者进行驱虫治疗。在秋、冬季节，每隔 3 ~ 4 个月驱虫一次。对有并发症的患儿及时送医院诊治。是年，全市儿童体检 105008 人次，检出蛔虫病患儿 1946 人。

1997—2007 年，市妇幼保健院每年举办驱蛔工作短训班，培训对象主要是城区幼儿园教师，累计办培训班 22 期，培训人员达 2850 人次。免费治疗 7 岁以内蛔虫病患儿 1.04 万人次。2007 年 9 月，对当年 358 人服药后进行跟踪回访，服药患儿排虫率，城市为 32.5%，农村为 35%。

2008—2011 年，全市蛔虫病防治以普查普治为主，蛔虫病治疗时间全部改在冬季进行，4 年间全市免费治疗 15843 人。2012 年，全市检查儿童 152759 人，驱虫治疗 6003 人。

第八节　托幼机构保健管理

1988—1999 年，市妇幼保健院对托幼机构的管理主要从五个方面进行。一是配合卫生防疫部门向托幼机构提供针对疾病预防控制的公共卫生服务；二是对入园儿童进行健康指导、健康教育咨询服务和健康体检；三是对幼儿园建设提供保健知识服务，对场所设置和布局进行指导；四是为患病儿童提供保健服务和治疗；五是对幼师进行保健知识培训。各区县（市）妇幼保健院每年深入辖区幼儿园进行保健知识培训和儿童健康体检。

2000 年，组建幼儿保健工作小组，设置幼儿园专职管理人员 1 人，并配备有体检小组，专职从事幼儿园管理和儿童体检工作。2000—2001 年，市妇幼保健院对城区幼儿园在园儿童进行健康体检，并通过智力测评后评选出“健美儿童”。

2003年，在石门县、汉寿县、武陵区开展“全国托幼机构基本情况调查”。调查结果：三县区共有托幼机构206所，收托儿童150名以下的幼儿园有202所，按要求配备卫生保健人员的幼儿园82所；150名以上的幼儿园4所，全部按要求配备卫生保健人员。托幼机构获得“卫生保健合格证”的单位有58所，占28.15%。收托儿童150名以上的幼儿园均设有单独保健室。206所托幼机构均向在园儿童提供餐点，1餐1点的幼儿园76所，2餐1点的幼儿园4所。市妇幼保健院对市城区9家托幼机构中共707名儿童进行健康检查、卫生宣教指导、儿童膳食餐点营养指导，免费进行眼疾保健125人，治疗头癣5人、皮疹患儿32人。同年，市卫生局按《关于厂矿企业托儿所工作人员职责编制草案》规定，重点对全市托幼机构中幼儿教师进行调查，对全市托幼机构进一步加强管理和保健指导，共帮助684所托儿所、幼儿园建立卫生保健制度；对武陵区城区94家托幼机构保教人员进行培训。

2004年，市妇幼保健院在武陵区幼儿园、托儿所开展保健工作互查互比活动。全区94家托幼机构每家抽调一人参与检查其他托幼机构，并将受查幼儿园与自家幼儿园进行对照以便改进工作。共评出优胜单位10个，由市妇幼保健院、武陵区防疫站联合颁奖。

2005年，全市展开幼儿园儿童保教辅导活动。市妇幼保健院在武陵区实施幼儿园“一帮一活动”，以大幼儿园帮小幼儿园，以整体力量强的幼儿园带整体力量弱的幼儿园，以老幼儿园带新开设的幼儿园。全区94家幼儿园结成47对进行帮助和互学。

2006年，市妇幼保健院对全市城区（含县城）96所幼儿园进行调查。结果：96所托幼机构均开设中餐，各项卫生保健制度健全。配备保健员的92所，订立学期活动计划和卫生宣教计划的91所，配有保健箱的53所，建立儿童保健卡的85所，按期进行保健教育且记录完整的35所。

2007年，市妇幼保健院在全市试办示范托儿所。要求示范托儿所达到：1.按时准确测量身高体重，在所幼儿体重达均值以上者超过60%，身高在均值以上者占55%以上。入所时发育等级在均值以下的小儿半年后有所提高，入所时发育等级在均值以上的降至均值以下。2.认真贯彻营养要求，保证孩子吃好、吃饱、吃得

表2-9-8-1　2012年常德市托幼机构保健员培训统计表

县市区	托幼机构数	保健员培训人数	保健员培训合格人数
武陵区	90	90	90
鼎城区	73	73	73
汉寿县	128	128	128
桃源县	115	115	115
临澧县	89	89	89
石门县	128	128	128
澧　县	133	133	133
津市市	34	34	34
安乡县	102	93	93
合计	892	883	883

卫生，达到一级膳食。3.传染病发病少，控制继发性传染病，消灭暴发性传染病；4.多发病发病减少，入所3个月消灭活动期佝偻病。5.按《教养大纲》要求制定半年计划和月计划，教养内容和方法符合年龄特点，小儿情绪活泼愉快，有礼貌，讲卫生，哭声少。6.无重大事故发生。示范幼儿园要达到一类幼儿园卫生保健标准：1.教职工体检率达100%。2.幼儿入园体检率达100%。3.幼儿定期体检合格率达98%。4.计划免疫接种率达98%。5.各种常见病的矫治率达98%。6.园内无传染病流行，各项制度有严格的细则和指标。当年全市示范托儿所发展到17所，分布在全市9个区县（市）。

2008年，市卫生局、市教委联合下文，明确各区县（市）妇幼保健院负责指导、监督和检查辖区内托幼机构卫生保健工作，要求每期新入园儿童必须到县级妇幼保健院进行全面体检，所有托幼机构新生入园体检率必须达100%，乡镇托幼机构新入园的儿童必须到本乡镇卫生院进行全面健康检查，乡镇卫生院不具备检查条件的，到辖区内中心卫生院检查。体检后凭体检单位签发的健康合格证方可入园。所有托幼机构工作人员健康体检率必须达100%，体检合格后方能持证上岗，各托幼机构新聘工作人员必须到县妇幼保健院检查合格后方可聘任。各托幼机构建立好儿童健康档案备查。是年，对各区县（市）部分城关幼儿园进行抽查，基本达到要求。

表2-9-8-2　2012年常德市托幼机构卫生评价情况统计表

县市区	托幼机构数	评价数	必达项合格数	>80分数	合格数
武陵区	90	19	10	9	9
鼎城区	73	73	28	28	28
汉寿县	128	121	33	28	28
桃源县	115	115	80	80	80
临澧县	89	89	37	13	13
石门县	128	128	99	99	99
澧　县	133	133	73	72	72
津市市	34	34	26	26	26
安乡县	102	102	22	22	22
合计	892	814	408	377	377

2010年11月1日，卫生部、教育部制定的《托儿所幼儿园卫生保健管理办法》开始实施。市妇幼保健院从三个方面整改市城区幼儿园。一是凡招收6岁以下儿童的各类托儿所、幼儿园，每收托150名儿童须至少设1名专职卫生保健人员。收托150名以下儿童的，应当配备专职或者兼职卫生保健人员。二是托幼机构工作人员上岗前必须经卫生行政部门指定的医疗卫生机构进行健康检查，取得“托幼机构工作人员健康合格证”后方可上岗。精神病患者和有精神病史者不得在托幼机构工作。三是托幼机构在岗工作人员每年进行1次健康检查；在岗人员患有传染性疾病的，应当立即离岗治疗，治愈后方可上岗。四是儿童入托幼机构前应当经医疗卫生机构进行健康检查。患传染病的患儿治愈后，凭医疗卫生机构出具的健康证明方可入园（所）。儿童离开托幼机构3

个月以上，应当进行健康检查后方可再次入托幼机构。

2012 年 6 月，市妇幼保健院协同武陵区教育局对全区取得办园资质的托幼机构进行卫生评价。市妇幼保健院、区卫生局、教育局、疾控中心、社区卫生服务中心（乡镇卫生院）联合成立卫生评价专家组，按照省卫生厅《关于规范托幼机构卫生评价和工作人员健康检查发证管理的通知》和《湖南省托幼机构卫生评价表》计分，对全区经教育部门许可注册的托幼机构 89 所（其中公办 2 所、民办 87 所）进行卫生评价。其中往年优秀的 2 所，由专家现场考评、查资料、听汇报的方式进行复核。评价结果总分达到 80 分及以上，并且“必达项目”全部通过，评价为合格的 5 家；80 分以下的，评价为不合格的 5 家。市第一幼儿园被评为优秀幼儿园。该园曾多次获得省、市级各项荣誉称号，其中 2009 年被省教育厅评为“省级示范性幼儿园”， 2010 年，被市妇幼保健院、区教委评为武陵区幼儿卫生保健工作红旗单位。评价中也发现大部分托幼机构未按要求设置保健室或卫生室，收托 150 名以上儿童的托幼机构保健员配备不足。对考核评价不合格的托幼机构，市妇幼保健院向教育部门汇报并督促进行整改，整改之后再进行卫生评价。

2012 年，市妇幼保健院完成在园儿童体检 12499 人次，其中血铅检测 9282 人次，微量元素检测 7798 人次，护齿 7994 人次。儿童入托体检 2200 人次，视力筛查 6707 人次，听力检测 6897 人次，幼师体检 1014 人次。是年，市妇幼保健院在全市 928 家托幼机构中，按《湖南省实施〈托儿所幼儿园卫生保健管理办法〉细则》，挑选 22 家重点建设市级示范性托幼机构，其中市城区有市第一幼儿园等 7 家、鼎城区、临澧县各 1 家、桃源县、石门县、澧县各 3 家、汉寿县、津市市各 2 家。

第十章 爱国卫生运动

第一节 卫生创建活动

一 创建卫生城市

（一）创建省级卫生城市

1990 年 9 月 9 日，全国城市卫生检查团湖南第一分团对常德市城市卫生进行检查，常德市在全省 7 个地级市中位列第六。

1991 年 5 月 3 日，市委、市政府作出《关于加强城市管理，创建卫生城市的决定》。同日，市政府批转市爱卫会《创建国家卫生城市规划》，将目标任务分解到有关单位和部门。5 月 22 日，副市长杨万柱主持召开市城区联合执法整顿工作会议，随即开展马路市场整顿、交通秩序整顿、市容卫生整顿、违章建筑整顿和食品卫生整顿，共下达各类违章整改通知书 1485 份，拆除违章建筑 487 处，收缴、暂扣各种物品 10685 件，纠正各类交通违章 4005 人次，取缔无证经营和露天饮食摊点 1787 个（次）。6 月 7 日，成立市创建文明卫生城市委员会，市委副书记、市长蔡长松任主任。委员会下设办公室（简称创建办），市政府顾问袁松阶任专职主任。是年，常德市城区扩建道路 50 多万平方米，维修街道路面 10 多万平方米，维修下水管道 3.26 万米，新建垃圾填埋处理场 1 处，将 40 座旱厕改建成水冲式厕所，主要街道增添果皮箱 200 个，改建集贸市场 2 个，划定交通标识线 14600 米，新设标识牌 94 块、隔离护栏 130 米。所有人行护栏、隔离墩油漆一新。

1992 年，市城区维修街道路面 8 万多平方米、人行道板 3.5 万平方米、下水道 1.7 万多米、路灯 1.5 万盏次。新植绿篱 1.8 万米，新增绿地 23.6 公顷，园林绿化总面积达 409.5 公顷，绿化覆盖率达到 21.4%。新建农（工）贸市场 6 个，其中鼎城区桥南市场总投资达 4000 万元，规模为湘北之最。新划交通标识线 7000 米，新设交通标识牌 128 块、隔离墩 300 米。市、区联合执法大队纠正违章 17000 多人次，查处无证出租人力三轮车 1500 多辆次、无证摊贩 2400 多次、露天饮食摊担 700 多人次，罚款 4.5 万多元。9 月 2 日，全城区开展卫生突击活动，在家的市级领导全部参加。9 月 8—10 日，全国城市卫生、环境综合整治检查团湖南团第一分团对常德市城区的卫生状况进行全面检查，得分 92.63 分，在全省地级市组排名第三，省爱卫会授予常德市“卫生达标市”。

1993 年，开展一系列卫生创建宣传教育活动。编印《文明市民指南》《常德市市民守则》并印发到户，作为广大市民家庭伦理道德、职业道德、社会公德教育的基本教材。在市委、市政府机关门口和十多处重要路口制作大型宣传标语，渲染创建氛围。年内出动城管宣传车 200 多台次，印发宣传资料 4.5 万份。常德日报社、常德电视台、常德人民广播电台分别开办“创建与市民”“创建之窗”“卫生与健康”等专题专栏，共发稿件 380 多条。在儿童、青少年和食品及公共场所从业人员中开展卫生知识培训。结合“爱国卫生月”“世界无烟日”“计划免疫日”“爱牙日”“世界卫生日”等活动，出动医务人员 489 人次，设立咨询台 96 台次，开展卫生宣传一条街活动 12 场次。6 月 28 日，全省城市卫生检查，常德市得分 92.78 分，在地级市中排名第四。

1994 年，市城区主要街道植绿篱 9000 米，绿化覆盖率达 25.15%，人均拥有公共绿地 3.5 平方米。新配置垃圾容器 800 个，新建垃圾中转站 8 座，添置环卫专用车 5 台，垃圾做到日产日清，无害化处理率达 97.53%。新建农贸市场 4 个，重点改造龙港巷、甘露寺农贸市场，其中，龙港巷市场被国家工商总局授予文明集市称号。

1995 年，常德市城区新建垃圾中转站 6 座、水冲式厕所 11 座，城区公厕全部水厕化，粪便无害化处理率达 98.23%。市工商局在市城区开展创建文明卫生集市竞赛活动，龙港巷市场保持了“全国文明市场”称号，北站、桥北、桥南市场被省工商局授予“湖南省文明市场”称号。食品卫生监督部门对 4387 人进行卫生法规和食品卫生知识培训，培训率 100%。市教委把学校卫生纳入教学评比内容，城区中、小学健康教育开课率、视力普查率、驱蛔投药率、健康体检率均达 100%，在全省城市卫生检查评比中，同行业连续五年位居第一。9 月 9—11 日，全国城市卫生、环境综合整治检查团湖南第一分团对常德市进行第三次全国城市卫生检查评比，常德市得分 93.53 分，在全省地级市中排名第三，次年一月，省爱卫会授予常德市“省级卫生城市”称号。

（二）创建国家卫生城市

1995—2000 年，常德市城区开展六大整治行动。1.禁放烟花爆竹。1995 年 5 月 1 日，市政府发布公告，新闻媒体广泛宣传，区、街、社区和市直有关部门同步行动，经过 1996 年春节前后的考验，市城区禁放烟花爆竹获得成功。2.拆除违章建筑和整顿市容。规划、城管、公安、工商、卫生等部门在街道办事处和社区居委会配合下，组织联合执法整顿，累计拆除违章建筑 5 万多平方米。1997 年 8 月 25 日、28 日，市人民政府分别发布“禁止在城区乱贴、乱挂、乱涂写户外宣传品的通告”和“整顿城区占道的通告”。城区各单位、各社区居委会、青年志愿者纷纷走向街头巷尾，铲除临街墙面、卷闸门、电线杆上张贴的小广告，对张贴者采取教育、停机和罚款等措施。城管部门对城区占道经营者进行规劝，引导流动摊点进入市场。3.开展打狗行动。1996 年，由公安部门牵头，卫生部门配合，捕杀野狗、散养狗 1300 多只。同时采取圈养和注射狂犬疫苗，规范了宠物家养行为。

4.整顿农贸市场。市政府和武陵区政府先后投入1500多万元改造龙港巷、五强溪、火车站、芷兰、芙蓉路、茉莉村、青阳阁、红旗路等22家农贸市场。市工商局先后组织1080人次拆除违章搭建的经营棚亭170多个，取缔出场、出店经营、以路为市的马路摊点5740多个。召开经营人员创建工作会议7000次，印发宣传资料90000份，宣传标语31000幅，制作信誉卡9500张，经营户经营证11000个，推广电子秤250多台，制定“入市经营、分类摆放、明码标价、行停有序”等制度，做到管理有序。5.开展食品卫生整治。1997年，市卫生局成立卫生执法监察大队，在’98卫生防疫大行动中依法取缔露天早、夜市饮食摊担1500多处，关停一批不合卫生条件的临街饮食门面，严厉打击销售假冒伪劣、过期变质食品的行为。1998年，武陵区防疫站检查食品经营单位800家次，取缔、关闭不合格饮食店39家，收缴、销毁不合格食品3000千克。到2000年，市城区食品卫生抽检合格率达91.34%，餐具消毒合格率达87.5%，食品卫生监督覆盖率达100%，连续五年未发生食物中毒。6.整顿交通秩序，取缔人力和机动三轮车。

1996年11月5日，省爱卫会组织全省城市卫生检查，常德市得分95.26分，评为地级市中甲类城市。

1997年8月19日，常德市精神文明建设指导委员会发出通知，对城管创建工作实行领导包片、包路工作责任制，将市城区分成7个片，每个片明确一名市级领导、一个包片机关。市领导莫道宏在武陵区城西街道办事处包片办点，建立条块结合、以块为主的创建体系，通过一年的努力，城西街道做到了“五不见”：不见垃圾乱丢乱放、不见出店经营和占道经营、不见乱贴乱画、不见车辆乱停乱靠、不见公用设施损坏，之后在全城区推广。9月，《湖南省爱国卫生条例》颁布，常德市开展大规模的新闻宣传和社会宣传。《常德日报》、常德电视台、常德广播电台全文刊登和播发《湖南省爱国卫生条例》，市爱卫办组织宣传车队在城区巡回宣传一周 。12月18日，常德卷烟厂代表常德市参加全省“安生杯”爱卫知识电视大奖赛，获三等奖。11月8日，省爱卫会组织全省城市卫生检查，常德市得分93.72分，在地级市中为乙类城市。

1998年1月，市委组织部从市直各单位抽调130多名正科级以上干部组成7个创建工作队，分到城区7个街道办事处（镇），与当地街道、居委会一道开展创建工作。2月11日，市委、市政府决定成立常德市城区创建工作领导小组，市委副书记莫道宏兼任领导小组组长。市财办、政法委、市经委、市科委、市计委、市建委和武陵区政府分别负责新一村、紫桥、皂果、西园、贾家湖、滨湖、三闾等7个小区，蹲点包干，协助整顿环境卫生、社会秩序和乱搭乱建等行为。市财办负责的新一村基础条件差，社会情况复杂，管理难度最大。该办副主任刘树林多方筹集资金10多万元，主动与有关部门衔接，拆除违章建筑，整顿小区秩序，维修道路500平方米，添置果皮箱35个，新植草地300平方米，使小区道路通畅，街道整洁，住户门前绿化、美化、花化，社区居民自觉遵守、维护、参与城市创建。市教委除加强自身机关建设外，在城区中、小学投入5123万元，新建和改建学生公寓 2280 平方米、食堂 10500 平方米、厕所 3400 平方米，添置卫生器械 610 多件、升降式课桌椅 5100 套、健康教具 480 件，新增健康教育室 25 间，新辟校园草坪 68500 平方米，绝大部分学校绿化面积在 35%以上，有的学校还开辟了花圃、生物园、植物园，做到春有花、夏有阴、秋有果、冬有绿。4 月 10 日，市委副书记莫道宏、市人大常委会副主任邹克忠、市政府副市长杨光宏、市政协副主席马桂迟带领武陵、鼎城和德山开发区管委会、市直各战线及 157 家副处级以上单位近 200 名负责人参观五强溪水力发电站常德基地、常德师范专科学校、龙港巷工农贸市场等 5 家单位的庭院卫生和创建工作，紧接着又在芷园宾馆召开“推进细胞工程，提高创建水平”动员大会。会后，这些单位对照典型完善制度，加强管理，加大投入，增添设施，栽花种草，美化庭院。6 月 12 日和 10 月 15 日，市城区成功取缔所有人力和机动出租三轮车。2000 年，市政府拨专款 500 万元，在市城区施划热熔标线 27800 米，新增标识牌 83 块、的士招呼站 120 个、中巴招呼站 20 个、旅游指路牌 46 块，规划机动车临时停车泊位 260 个，对 33 条客运线路进行了规范和调整，使城区交通安全、畅通。

1999 年 5 月 24—26 日，第四次全国城市卫生检查湖南一分团对常德市城市卫生进行检查，常德市得分 96.32 分，全省地级市排第一名。8 月 31 日，常德市人民政府颁布实施《常德市爱国卫生管理暂行办法》。9 月 4 日，市人民政府颁布实施《常德市除“四害”管理暂行规定》。

2000 年 4 月 5 日，全国爱卫会公布第四次国检结果，常德市获得“全国卫生先进城市”称号。

2001 年 4 月 12 日，常德市城区创建工作第一季度检查考核情况通报：市检验检疫局不重视单位创建，每次卫生检查效果都比较差，此次检查仅得 59 分。情况通报会一结束，市委副书记、市创建领导小组组长莫道宏就带领城管、爱卫、创建办负责人直接到市检验检疫局商讨解决办法。2002 年 9 月 25 日，常德市城区创建卫生城市第三次模拟检查中，市检验检疫局卫生检查得分 87 分。

在争创“国家卫生城市”进程中，常德市通过多年努力，达到国家卫生城市必备的五个基本条件：1.除“四害”工作三项达标。1991 年灭鼠达标，1996 年灭蟑达标，1999 年灭蝇达标，先后被省爱卫会授予灭鼠、灭蟑、灭蝇先进市称号。2.垃圾无害化处理达标。在距江北城区 15 公里的桃树岗村和距德山 8 公里的益阳冲村建成两座垃圾填埋场，并建有渗滤液处理系统和排气装置，使进场生活垃圾无害化处理率达 100%。3.污水处理达标。在市郊柳叶湖杨柳堤河汊处建成一座占地 23.33 公顷的市污水净化中心，日处理城市污水 15 万立方米，使城市污水处理率达 52%。4.城市绿化达标。市城区绿地面积达 1573 公顷，绿地率为 32.58%，绿化覆盖面积为 1798.43 公顷，绿化覆盖率为 37.25%，公共绿地总面积为 270 公顷，人均公共绿地面积为 7.92 平方米。5.大气环境保护达标。常德市划定以城区为中心 300 平方千米范围内的大气环境保护圈，淘汰了城区一蒸吨以下燃煤锅炉，关停了圈内32家乡镇砖瓦企业，年减少烟尘排放2800吨，空气质量监测达标。2000年大气总悬浮颗粒物监测日平均值0.211毫克/立方米。

2001年6月19—22日，湖南省爱卫会组织“国家卫生城市”省级验收团，对常德市创建国家卫生城市工作分9个方面进行检查，认为已基本符合国家卫生城市标准，建议省爱卫会向全国爱卫会申报。2002年3月17—19日，全国爱卫办对常德市创建国家卫生城市工作进行可行性调研。6月5—7日，湖南省爱卫会组织专家再次对常德市“创卫”工作考核验收，认为已具备国家卫生城市的各项条件，并向全国爱卫会报送《关于常德市申报国家卫生城市的推荐报告》。10月21—23日，全国爱卫办考核鉴定组一行7人对常德市创建国家卫生城市工作进行考核鉴定，形成综合评价意见，认为达到国家卫生城市标准的基本要求。11月21日，全国爱卫会命名常德市为“国家卫生城市”，为湖南省第一个国家卫生城市。同年12月，市委副书记莫道宏、武陵区委宣传部部长杨学亮被全国爱卫会授予“全国爱国卫生先进工作者”称号。

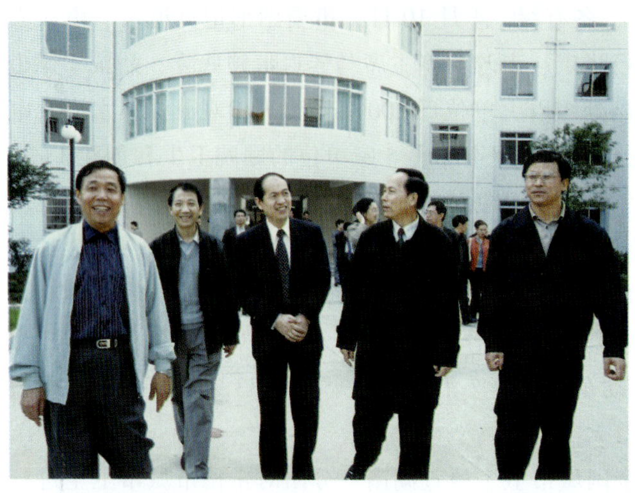

2002年10月21日，全国爱卫会国家卫生城市工作检查团团长、卫生部机关党委副书记窦熙照（中）等在市一中医院考核。常德市委副书记莫道宏（左一），市委常委刘明（右一）、市卫生局局长张湘林（左二）陪同 （彭洪伟摄）

（三）巩固国家卫生城市成果

2003年，市委、市政府决定把城市创建成果向郊区农村延伸。1月10日，市直单位组织3万多人，由30多位市级领导带队，分赴武陵区、鼎城区、德山开发区、柳叶湖旅游度假区的30个行政村，与当地村民一道，开展声势浩大的垃圾整治行动，当天清运垃圾128吨，疏通沟渠3584米，清除淤泥39吨。随后，市政府投入300多万元，为护城乡、东江乡、南坪乡、德山镇等乡镇修建密闭式垃圾围250个，购置垃圾清运人力车80多辆，后压缩式垃圾车2台，并组建8支专职清扫保洁队伍，每天对乡、村道路两清两扫，根治了近郊农村脏乱差现象。同时，市政府下发《关于依法严肃查处影响城市市容和环境卫生违法行为的通告》，从5月20日开始实施，当年共查处670多人次。以后陆续出台《关于加强国家卫生城市长效管理的意见》《常德市城市管理考核评比办法》《常德市城区农贸市场管理办法》《关于在公共场所禁止吸烟的规定》《严禁无证无照生产经营食品的公告》等规范性文件。2004—2012年，市政府投入8000多万元，维修改造小街小巷

160余条，铺设下水管道12000米，新增绿化面积150万平方米，规范大型户外广告1200多个，规划临时停车泊位1307个。

2010年后，市委、市政府拨出城管创建巩卫工作专款，建立奖惩机制，完善城市管理考核评比办法，把主要任务职责分解到区，落实到基层，坚持每季度一次检查，一次评比，一次结账，奖优惩劣，对前一、二名分别给予奖励80万元和40万元，对排名在后的给予通报批评，调动了各区创建工作热情。同时，对市直21个直接责任单位和市城区副处级以上有独立院落的121个单位院内卫生检查评分，排出名次，全市通报，4次考核结果纳入市委、市政府年度目标管理责任制的重要内容，使国家卫生城市的创建与巩固进入常态。

2007年1月23日、2011年11月25日，全国爱卫会两次对常德市国家卫生城市巩固情况进行复查，常德市继续保持"国家卫生城市"称号。

2012年11月，市爱卫办被全国爱卫会授予"全国爱国卫生先进集体"称号，市爱卫办主任蒋琼被授予"全国爱国卫生先进个人"称号。

二　创建卫生县城

（一）临澧县城卫生创建

1989年起，市爱卫会每年对县城进行卫生检查评比。1991年、1992年、1995年，临澧县分别获全市第1名，1994年获第2名。

1995年，临澧县委、县政府决定，成立县城市管理委员会，调整充实县爱卫会，授权两委共同担负起组织、协调社会卫生工作，争创省级卫生县城的任务。两委办制定《县直各单位城管创建工作职责》，县政府与各单位签订责任书，纳入双文明建设目标管理内容。当年，县政府投入3700万元用于基础设施、公共设施及市场建设，新辟停车场2处、临时摊担区4处，维修市政道路87处5000米，建垃圾处理场1座，新增垃圾站、点84个，改建公厕14座，其中水冲式公厕8座，水厕率57%。投入环保资金223万元，治理环境污染项目23个，治理城区噪声，取缔临街喇叭38个和小电锯、建筑施工噪声源40处。卫生部门核发卫生许可证476家，完成1471名从业人员体检培训，发证和培训率均达100%。抽检各类食品559件，合格率为88.81%。县电台开辟"祝您健康"专栏，每周1次，每次10～15分钟。县电视台每月播放"卫生与健康"节目1次。城区中小学每周开设1节卫生常识课，每月1次健康教育活动，每季1次卫生知识讲座。在城区开展春、秋两次大面积突击灭鼠，鼠密度降至1.68%，成为灭鼠先进县。公安、工商、交警、交通、建设、卫生、文化等部门组织80多人的综合执法队伍，开展3个月的联合整顿，共查处违章车辆450多台次，拆除违章搭建120多处，纠正乱停乱靠车辆720台次。集贸市场做到划行归市、分摊经营、证照齐全、制度完善、设施齐备、卫生良好、管理有序。11月19—21日，市爱卫会对临澧县进行综合考核后，授予该县市级卫生县城称号。12月6—8日，省爱卫会对临澧县城进行考核后授予临澧县城省级卫生县城称号，是常德市首个省级卫生县城。

1999年、2006年、2009年、2012年，省爱卫会对临澧县城进行4次复查，均保持省级卫生县城称号。

（二）石门县城卫生创建

1996年，石门县委、县政府在《石门晚报》上开办“争创文明卫生县城，塑造良好石门形象”专栏。当年，县政府将县城区划分为5大片，分别由县委、县政府、县人大、县政协、县武装部主要负责人担任片长。五大家主要负责人经常深入到责任路段检查督导。县城楚江镇组建100多人的群众市容监察队伍，每天上街执勤，对有损市容镇貌的行为实行教育、规劝。

1997年，石门县委、县政府就门前“三包”（包卫生、包绿化、包秩序）与县城临街单位签订责任书，强化部门和单位创建工作职责。

1996—1998年，县政府投入9000多万元进行环卫基础设施和绿地改造。在城区新建标准公厕13座，改造旱厕84座；新建垃圾中转站23座、密闭垃圾屋36个，添置垃圾箱120个、密闭垃圾桶85个、沿街设果皮箱800多个，实现垃圾日产日清，垃圾清运率100%。城区新增绿地面积52公顷，其中公共绿地43.6公顷，绿地覆盖率为34.6%，人均绿地面积8.02平方米。投入8000多万元用于道路和市场建设，维修硬化街巷道路20条，使城区道路硬化率达90.8%；新建楚江农贸市场、文庙市场、楚江路商业步行街、物资局钢材市场，实行划行归市，规范经营秩序。县卫生局、县爱卫办印发健康教育资料10.5万份、健康教育读本4万册，发放到户，对居民、学生、职工和饮食从业人员进行健康知识教育，居民健康知识知晓率达85%，健康行为形成率达70%以上。公安、交警、交通、建设、城管、卫生等部门综合执法，全面整治市容环境，重点治理乱停乱靠、违章搭建、乱贴乱画、乱倒乱扔、家禽家畜抛养等违法行为和小餐馆、小副食店、小旅馆、小理发店等六小行业，共查处违章摊点157起，取缔流动摊担551个，查扣违章车辆1000多台，处罚违章行为5000多人次，整治“六小”门店400多家。1997年11月，县城区成功取缔人力和机动三轮车。

1999年1月11日，省爱卫会考核验收后，授予石门县城湖南省卫生县城称号。为巩固成果，石门县楚江镇在辖区成立8个社区管理中心，各分派1名机关干部与工商、城管、卫生、建委、宣传等部门紧密配合，全方位管理社区创建。投入40多万元，新建50座公交候车亭，在主要路口安装红绿灯和电子警察。是年，省交通厅授予石门县“城镇道路交通秩序管理示范县”称号。在全市县城卫生检查中获第1名。

2000—2002 年，石门县城投入 200 多万元，在县城新植绿地 2 万多平方米，补栽一批行道树，新建一批绿化小区。

2003 年 1 月，石门县委、县人民政府成立创建国家卫生县城指挥部，县委副书记胡世满任指挥长，8 名县级领导和楚江镇党委书记任副指挥长，18 个职能部门一把手为成员。下设创建办，县政府助理调研员杜方彪任主任，从县直单位抽调 30 多名骨干集中办公，专抓创建。是年，维修街道，铺设人行道板 5 万平方米，新建刘家湾垃圾处理场。在保持灭鼠先进县的基础上，开展城区灭蟑达标活动。10 月 31 日，常德市爱卫会验收后授予石门县灭蟑先进县称号。

2004 年 5 月 31 日至 6 月 1 日，省爱卫会组织专家对石门县进行预考，认为基本达到国家卫生县城标准。12 月 24 日，全国爱卫会考核后命名石门县城为国家卫生县城，与澧县同时成为常德市首批国家卫生县城。

（三）澧县县城卫生创建

2000 年，澧县县委、县人民政府把创建国家卫生县城作为加快县城经济发展、推进城市化建设的重要举措，对照国家卫生县城标准，成立创建组织机构，落实创建责任，至 2004 年，累计投资 7.6 亿元用于县城基础设施建设，普及全民健康教育，取缔马路市场，禁放烟花炮竹，市容环境卫生全面达标。2004 年 6 月，湖南省爱卫会对澧县县城进行预考后，向全国爱卫会推荐澧县为国家卫生城市候选单位。当年 12 月，全国爱卫会验收后命名澧县县城为国家卫生县城。

（四）安乡县城卫生创建

1995 年，安乡县委、县政府决定争创省级卫生县城。当年，投入 1000 万元改建大桥中路和一环路，新铺下水道涵管 1415 米，新建垃圾处理场 1 座、垃圾中转站 2 座，改水冲式公厕 2 座，维修公厕 18 座。规划、城建、公安、工商、卫生等部门联合执法，开展 4 次集中整治行动，拆除各类违章搭建 415 处，处罚违章车辆 186 台次，清除建筑垃圾 8000 立方米。县卫生局制定《饮食卫生规范》，开展 3 个月的集中整顿，所有临街餐饮门店都设立洗、清、消毒三个固定池，做到不临街设灶、不当街洗涤、不乱泼乱倒。县政府制定《安乡县城垃圾管理暂行办法》，在城关镇小街小巷设垃圾清运点 84 个，所有临街单位和门面均自备垃圾容器。县环卫所坚持每日 3 次清扫，全天候保洁，日清运垃圾 100 吨，清运率 100%。县爱卫办、县城管办对城区科级以上单位每月进行一次检查，评出十佳和十差单位，通过县电台、电视台向社会公布。

1996 年，县政府与城建、卫生、文化、广播电视、工商、公安、交警、交通、环保、民政、教育、城关镇、大鲸港镇共 13 个单位签订创建工作责任状，纳入双文明建设评比内容，对城关镇的创建工作实行一票否决。是年，安乡县城在全市县城卫生检查中名列第一。

1998年遭受特大洪灾后，安乡县城下水道淤塞。县政府投入100多万元，全面整修县城下水道5000米。聘请50名保洁员，定人定岗，对主要街道全天候保洁。同时开展文明卫生机关、学校、医院、餐馆、居委会的评选活动，夯实县城“创卫”工作基础。在全市县城卫生检查中名列第二。

2000年11月21—23日，市爱卫会对安乡县进行省级卫生县城预考后向省爱卫会推荐。2002年1月26日，省爱卫会验收后授予安乡县城湖南省卫生县城称号。

2003—2004年，安乡县城新增8座水冲式公厕和8个垃圾中转站，新增绿化面积2万平方米。

2005年，安乡县成立创建“国家卫生县城”指挥部，县长王先蒙任指挥长，其余8

表2-10-1-1 常德市卫生城市、卫生县城创建成果一览表

单位	国家卫生城市(县城)	授予或复审时间	省级卫生城市(县城)	授予或复审时间
常德市	全国卫生先进城市	2000年4月	卫生达标市	1991年1月
	国家卫生城市	2002年11月	卫生达标市	1992年9月
	国家卫生城市	2007年1月	省级卫生城市	1994年1月
	国家卫生城市	2011年11月	省级卫生城市	1996年1月
津市市	—	—	省级卫生城市	2004年11月
临澧县	—	—	省级卫生县城	1995年12月
	—	—	省级卫生县城	1999年1月
	—	—	省级卫生县城	2006年11月
	—	—	省级卫生县城	2009年7月
	—	—	省级卫生县城	2012年12月
石门县	国家卫生县城	2004年12月	省级卫生县城	1999年1月
澧县	国家卫生县城	2004年12月	省级卫生县城	2003年2月
安乡县	国家卫生县城	2008年12月	省级卫生县城	2002年1月
			省级卫生县城	2007年6月
桃源县	国家卫生县城	2010年12月	省级卫生县城	1999年12月
			省级卫生县城	2006年7月
汉寿县	—	—	省级卫生县城	2008年5月

名县级领导任副指挥长，并分别担任 8 项工作的分指挥长，对创建工作一月一安排、一月一检查、一月一结账。县电视台、县广播电台开辟“卫生与健康”专栏，每周播发 2 次。县爱卫办编印《学生健康读本》《居民健康读本》《生活方式与生命质量》等资料 5 万份，印发到户，作为市民文明卫生素质的基本教材。在巩固“灭鼠先进县”的基础上，开展城区灭蟑达标活动。8 月 6 日，市爱卫会考核后授予安乡县“灭蟑先进县”称号。

2006 年 4 月，安乡县城关镇书院洲村、护城村、保堤村被省爱卫会授予“省级卫生村”称号。11 月 1 日，县城区取缔人力三轮车 709 辆，开通 6 条公交线路。

2007 年 8 月 6 日，省爱卫会向全国爱卫会推荐安乡县城候选国家卫生县城。2008 年 12 月，全国爱卫会验收后命名安乡县城为国家卫生县城，为常德市第三个国家卫生县城。

（五）桃源县城卫生创建

2007 年，桃源县在巩固省级卫生县城基础上，提出用 3 年时间创建成国家卫生县城的目标。县政府加大资金投入，完善县城卫生基础设施建设，健全经常性管理制度，提高市民的文明卫生素质，县城卫生面貌彻底改观，市容环境明显改善。2009 年 12 月，湖南省爱卫会经过全面考核后，向全国爱卫会推荐桃源县城候选国家卫生县城。2010 年 12 月，全国爱卫会进行全面验收后，命名桃源县城为国家卫生县城。

三　创建卫生镇、卫生村

（一）石门县太平镇卫生创建

1999 年 5 月，石门县太平镇政府制定创建文明卫生镇规划。调整充实镇爱卫会，镇人大常委会主任唐振亚任爱卫会主任，副镇长丁仁义任爱卫会副主任，把卫生创建纳入镇党委、镇政府工作目标。当年投入 150 万元，硬化镇区道路 2000 米，临街设果皮箱 40 个，在主干道建水冲式公厕 1 座，添置垃圾清运车 1 台，聘请 5 名保洁员对街道实行全日制清扫保洁，日清运垃圾 2.5 吨，清运率 100%。镇广播站、有线电视台每月向居民播发健康教育专题 1 次，镇卫生院、学校及独立院落单位设立健康教育专栏，每季刊发健康教育内容 1 期。各门店落实门前三包，配备密闭垃圾容器。镇政府开展镇环境卫生整治和基础设施维护，杜绝乱搭乱建行为，镇区环境整洁，单位院内卫生，主干道两旁行道树整齐、路灯完好，居民自来水普及率 100%。

2000 年 4 月 5 日，太平镇党委、政府向石门县爱卫会递交创建市级卫生镇的申请。12 月 29 日，市爱卫会验收后授予石门县太平镇“市级卫生镇”称号，是全市第一个市级卫生镇。

2001 年 5 月，常德市爱卫会向省爱卫会呈报太平镇创建“省级卫生镇”推荐意见。

12 月，省爱卫会考核验收后，授予石门县太平镇“湖南省卫生镇”称号，成为常德市第一个、湖南省第二个省级卫生镇。

（二）石门县皂市镇卫生创建

2002 年，石门县皂市镇党委、政府决定创建省、市级卫生镇。当年，投入 270 多万元硬化镇区道路 3300 米，铺设人行道彩板 3000 平方米，沿主干道修建下水道 6600 米，安装路灯 60 盏，建封闭式垃圾屋 6 个，新增果皮箱 20 个，设立车辆停靠标识牌 45 块。

2003 年 1 月，镇政府投入 10 万元组建皂市镇城管监察中队和镇环卫清扫队。城管监察中队与交警中队联合执法，处罚违章车辆 65 台次，拆除违章搭建 5 处共 300 平方米。对 10 名环卫清扫队员实行路段包干，绩效挂钩，全天候保洁。镇政府印发《致集镇门店业主和临街住户的一封信》1000 份，教育和引导业主搞好门前三包，增强卫生创建意识。年内进行 4 次卫生检查评比，开展文明卫生机关、文明卫生户评选活动，并授牌表彰。12 月，市爱卫会考核后授予皂市镇“市级卫生镇”称号。

2004 年，镇党委、政府抓住皂市水库枢纽工程建设机遇，编修 2005—2020 年集镇总体规划，详细编制了皂阳路和下南溪滨河风光带等重要地段的建设规划，所有建房按集镇总体规划要求审报，实行国土、城建双踏勘制度，建筑物离道路边线的距离，省道不少于 15 米，县道不少于 10 米，镇道不少于 5 米。5 月，新建皂市农贸市场投入使用，将露天经营业主全部集中到市场内，实行分区管理，划行归市，责任包干。镇人大通过《关于进一步加强城镇管理的决定》，加大对旧城的改造力度。投入 300 多万元，对原食品站、供销社门面进行翻修，改建成大型超市。

2005—2009 年，投入 1025 万元，建成全长 826 米、宽 64 米的皂阳路。对朱坪路和上南溪街实行升级改造，安装路沿石 3000 米，铺设人行道板 8000 平方米。建成镇客运站，主要路口安装电子监控系统，镇区主干道划定行车分道线和停车泊位。新装皂阳路、柑橘市场和石青路沿线路灯 200 盏，实现镇区街道照明无缝覆盖。在中心街、上下南溪街、柑橘市场种植行道树 500 株，绿化政府院落 2000 平方米，使集镇绿化覆盖率达 30%。新建污水处理系统 1 处，添置环卫压缩车 1 台、环卫清扫斗车 31 台，新建垃圾压缩站 3 座，沿街设垃圾桶 2000 个，使集镇生活污水得到有效处理，生活垃圾日产日清。2009 年 8 月，省爱卫会考核验收后授予石门县皂市镇“湖南省卫生镇”称号。

（三）石门县楚江镇黄泥岗村卫生创建

2002 年，石门县楚江镇黄泥岗村开始创建省级卫生村。2002—2003 年，投入 41 万元硬化村道 2500 米，在道路两旁栽种玉兰、樟树等常绿树木 2500 株，铺设引水管道 2500 米，使全村农户全部饮上自来水。改建卫生厕所 50 座、水冲式厕所 100 座、沼气池厕所 50 座，修建垃圾屋 2 座，新增密闭垃圾箱 130 个。整修村部办公楼，硬化庭院，栽花种草，使村部环境优美，清洁亮丽。同时动员村民建花坛，种花卉，大搞室内外环境卫生，在全村范围内开展清理破缸烂罐、破铜烂铁、破袋烂篓的活动，大力宣传、普及卫生知识，引导村民形成良好的卫生习惯，全村无散在暴露垃圾，无敞放鸡、鸭，村容整洁，道路平整，沟渠通畅，庭院干净。2004 年 7 月，湖南省爱卫会授予黄泥岗村“省级卫生村”称号，是全省第一批省级卫生村。

表 2-10-1-2 常德市省级卫生镇、市级卫生镇一览表

命名时间	省级卫生镇	市级卫生镇
2001 年 12 月	石门县太平镇	石门县壶瓶山镇
2002 年 12 月		汉寿县蒋家嘴镇
2003 年 12 月		澧县复兴厂镇、大堰垱镇，石门县夹山镇，桃源县桃花源镇
2004 年 12 月		石门县新关镇，桃源县茶庵铺镇
2005 年 12 月		桃源县热市镇
2007 年 10 月		安乡县官垱镇、三岔河镇
2008 年 1 月		临澧县合口镇
2009 年 1 月		鼎城区灌溪镇
2009 年 8 月	石门县皂市镇	
2012 年 12 月	津市市灵泉镇	石门县维新镇

表 2-10-1-3 常德市省级卫生村一览表

授予时间	被授予单位（48 个）
2004 年 7 月	石门县楚江镇黄泥岗村、二天门村、永固村、新厂村、双土庙村、中度村，澧县澧阳镇护城村、襄阳村、澧阳村、澄坪村、朱家岗村、黄桥村、新河村、澹阳村，
2006 年 4 月	安乡县城关镇书院洲村、保堤村、护城村
2008 年 5 月	石门县二都乡南峰村、易家渡镇双桥村、双溪村、子良乡谭村村，桃源县漳江镇宝洞峪村
2009 年 10 月	石门县子良乡子良坪村、秀坪园艺场洲浒溪村、三圣乡株木岗村，澧县张公庙镇护国村，桃源县漳江镇大里坪村、万寿桥村，临澧县新安镇古城村、沙堤村
2011 年 12 月	石门县二都乡月亮村、三圣乡三圣庙村、太平镇太平街村、蒙泉镇望仙树村、壶瓶山镇平峒村、大胜村，桃源县漳江镇太平山村、南站村、城北村、延溪村，安乡县安丰乡出口洲村，临澧县安福镇梅溪村
2012 年 12 月	石门县二都乡天供山村、夹山镇孙家岗村、青玄山村、新铺乡羊子垭村，临澧县经济开发区太平村，汉寿县周文庙乡南台村

表 2-10-1-4　常德市市级卫生村一览表

授予时间	被授予单位
2003 年	石门县楚江镇中渡社区、黄泥社区、二天门社区、新场社区
2005 年 12 月	石门县易家渡镇川店铺村
2006 年	石门县二都乡南台村、易家渡镇双桥村、子良乡谭村
2007 年 2 月	临澧县新安镇龙凤村、九里乡同心村、安福镇寒溪村、农丰村，石门县秀坪园艺场洲浒溪村、三圣乡株木岗村、壶瓶山镇平峒村
2007 年 11 月	桃源县漳江镇白佛阁村，汉寿县龙阳镇双板桥村、护城村、西湖村
2008 年 1 月	石门县楚江镇刘家坪村、南北镇黑头岩村、壶瓶山镇大胜村，安乡县安裕乡槐圃垸村、双剅口村、羌口村，澧县张公庙镇兔子口村、新年村，津市市新洲镇黄林堰村、保河堤镇中南村，鼎城区灌溪镇富贵坪村、大垱村
2009 年 1 月	石门县子良乡护城峪村、壶瓶山镇鼓锣村、望仙树村、蒙泉镇黄旗峪村、磨石镇岩板滩村、罗坪乡寨垭村、新关镇竹园磅村、皂市镇白沙渡村、桅岗村、朱坪村、夹山镇桂花村、孙家岗村、太平镇太平街村，汉寿县周文庙乡陈军堤村、大南湖乡金盆岭村，临澧县安福镇望城村、合口镇回龙村、龙池村，安乡县安全乡志中村、官垱镇兴隆村、鼎城区灌溪镇中心村、岗市村
2010 年 1 月	石门县蒙泉镇夏家巷村、二都乡月亮湾村、夹山镇青玄村、三圣乡三圣庙村，桃源县漳江镇龙坪村、海家溶村、红岩村、新铺乡黄溪峪村，汉寿县龙阳镇王海坪村、临澧县安福镇总庙村、合口镇三合村、芭茅村、楠桥村，鼎城区灌溪镇黄土山村，武陵区东江乡关天坪村
2010 年 11 月	石门县太平镇竹儿岭村、梅子垭村、二房坪村
2011 年 11 月	石门县易家渡镇塘上铺村、太平镇石水田村、新铺乡羊子垭村、二都乡天供山村、子良乡北界村、壶瓶山镇泥沙村、新铺乡西溪峪村、皂市镇皂市村、岩湾村、夹山镇汉丰村、杨坪村，桃源县漳江镇铁船堰村、尧河村，汉寿县龙阳镇大杨镇村，安乡县三岔河镇罗洲村，澧县张公庙镇黄河村
2012 年 12 月	石门县子良乡节日坪村、蒙泉镇梭金山村、新铺乡大柳树村、夹山镇东家村、二都乡千峰村、卫星村，桃源县茶庵铺镇茶庵铺村、松阳坪村、盘塘镇常青村、朱家巷村、双溪口乡先锋村，临澧县烽火乡伍家堰村、停弦渡镇复船村

四　创建文明卫生单位

1985年，省爱卫会制定严格的文明卫生单位检查评比标准，主要包括：爱卫组织管理、卫生制度、院落卫生、办公室卫生、食堂卫生、厕所卫生、绿化美化、干部职工的文明素质、除害防病等方面内容。为适应创建卫生城市的需要，省、市爱卫办每年都培育、命名、表彰一批省、市级文明卫生单位。

2010年3月，市爱卫会复查后确认的市级文明卫生单位共182个。

2011年12月，省爱卫会复查合格的省级文明卫生单位335个。

表2-10-1-5　常德市省、市级文明卫生单位统计表

年份	省级（个数）	市级（个数）	年份	省级（个数）	市级（个数）
1988	74	0	2001	15	19
1989	65	50	2002	15	27
1990	33	55	2003	11	32
1991	35	44	2004	20	26
1992	18	40	2005	10	16
1993	—	4	2006	10	15
1994	12	19	2007	9	20
1995	16	16	2008	22	20
1996	6	22	2009	7	15
1997	10	13	2010	17	15
1998	18	25	2011	3	10
1999	18	30	2012	2	—
2000	11	31	合计	457	564

第二节 除“四害”

一 灭 鼠

1988—1990 年，常德市城区除“四害”工作以灭鼠为重点。武陵区、鼎城区反复开展室内大清扫、环境大清洁、垃圾大清运、死角大清除，并于春、秋两季开展大面积药物灭鼠，仅武陵区每季度就投放灭鼠毒饵 1 万千克，自查鼠密度下降 75%。

1991 年 2 月 22 日，市人民政府转发市爱卫会《创灭鼠先进市工作方案》。市政府常务会议决定：市财政统一按人均 1 元的标准，从居民肉食补贴中提取灭鼠经费 22.5 万元，拨给市爱卫会用于灭鼠。2 月 28 日，市爱卫办在华都宾馆举办灭鼠技术培训班，特邀省防疫站灭鼠专家王军建授课，共培训区县（市）灭鼠骨干 56 人。在春、秋灭鼠投药前，市爱卫办分别在武陵区、鼎城区各举办 1 期投药到位现场演示培训班，共培训街道、厂矿学员 123 名。3 月 20—25 日，市防疫站开展鼠种、鼠情调查，掌握城区鼠的侵害率为 38.7%，然后进行药物筛选和小区试验，据以制定灭鼠技术方案。3 月 26 日，武陵区爱卫办设立鼠情处理机动队，市爱卫办向社会公布鼠情报告点及电话。3 月 20—30 日、8 月 1—10 日，市政府发布公告，全城区统一开展卫生大扫除，共清除垃圾 210 吨，消灭卫生死角 420 处，达到坚壁清野、断绝鼠粮的目的。4 月 1—15 日，投放敌鼠钠盐稻谷毒饵 20.5 吨、灭鼠腊块 3.6 万块。8 月 11—25 日，投放溴敌隆大米毒饵 18 吨。在投药过程中，坚持做到五统一（统一指挥、统一药物、统一时间、统一方法、统一考核）、四不漏（区不漏街、街不漏单位、单位不漏户、户不漏室）、三饱和（时间饱和、空间饱和、药量饱和）。春秋两季灭鼠过程中，新建毒饵站 2400 个，制作毒饵瓶 8 万多个，88%的特殊行业如大米厂、粮食仓库、食品加工厂、宾馆餐饮操作间等单位达到防鼠“四化”（门底铁皮化、管孔网状化、地面硬化、食品垫高化）的要求。市、区两级爱卫办分别抽调 36 名、78 名干部和技术人员，分赴各街道办事处、居委会进行指导和检查督促。8 月 22 日，市政府副市长刘昌进、副秘书长王德盛、市卫生局局长蒋祖建与市爱卫办主任俞长林一起走街串巷，检查投药质量。4—11 月，市爱卫办在市城区东、南、西、北、中各设鼠密度监测点 1 个，每月监测 1 次。两次突击灭鼠后，鼠密度（粉迹法）控制在 5%以下。

1991 年 10 月 3—6 日，省爱卫会组织专家对常德市灭鼠工作进行考核鉴定。10 月 9 日，授予常德市“灭鼠先进市”称号。各区县（市）也开展灭鼠达标活动。同年 9 月，市爱卫会授予临澧县、澧县、石门县、桃源县、汉寿县、安乡县“灭鼠先进县”称号，授予津市市“灭鼠先进市”称号，授予武陵区、鼎城区“灭鼠先进区”称号，授予常德汽车北站、汽车南站、航运客运站“灭鼠先进单位”称号。

1997年2月26日，市政府办下发《关于加强鼠药市场管理的通知》，要求各地严禁使用、销售急性鼠药，切实规范鼠药购货渠道，打击个体鼠药摊贩，取缔地下鼠药生产厂家，收缴国家明文禁止使用的鼠药。9月2日，市爱卫会印发《鼠药市场整顿工作方案》。9月11—12日，市爱卫办会同工商、公安、城管等部门联合执法，突击清理收缴城区个体鼠药摊贩10个，查封三岔路地下鼠药生产厂家1家，没收、烧毁急性剧毒鼠药120多千克、药粉2万多包。

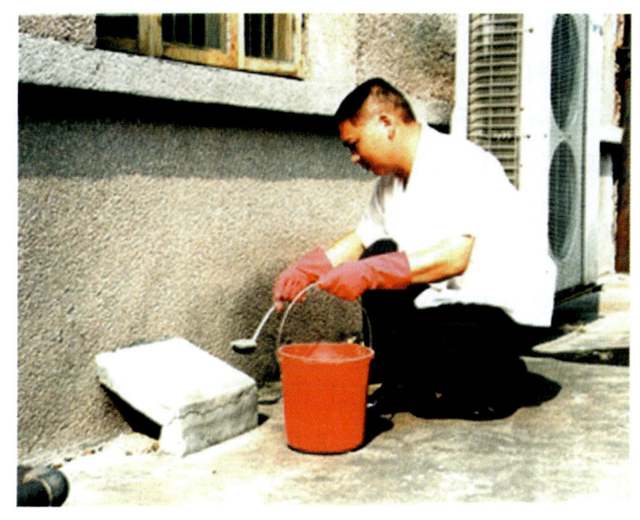

灭鼠投药员到灭鼠站投放灭鼠药（市健教所供稿）

2002年11月11日，市一中、鼎城区牛鼻滩镇中学相继发生毒鼠强中毒事件。13日，市政府紧急发出《关于集中清查、收缴“毒鼠强”等剧毒急性鼠药的通告》。市爱卫会等八部门在全市统一开展严厉打击非法制售剧毒急性鼠药的活动。从11月14日开始，市政府、市爱卫会组织武陵区、鼎城区政府、德山开发区和柳叶湖旅游度假区管委会、市直卫生、公安、工商、质监、农业、经贸、教育、爱卫等部门开展一周联合执法，对市城区所有街道、农资农贸市场、鼠药销售网点采取拉网式、不间断巡回式集中清缴，清理个体鼠药摊贩16个，收缴国家明文禁止使用的鼠药毒鼠强、三步倒、氟乙酰胺、氟乙酸钠及甘氟等共计27千克，全部销毁。

常德市获得“灭鼠先进市”称号后，市政府仍每年拨专款40万元，市爱卫会坚持开展春、秋两次大面积的突击灭鼠，同时在市城区设立常年灭鼠站、灭鼠盒2.9万个，坚持每月更换药物。进一步完善粮食仓库、食品加工厂、单位食堂、宾馆、餐饮操作间等重点行业、重点部位防鼠“四化”要求，防鼠设施合格率达96.8%。1997年12月、2002年10月、2007年10月、2012年10月，省爱卫会对常德市进行4次复查，均保持着“灭鼠先进市”称号。

二 灭蟑螂

1991年7月，市爱卫会印发《创灭蟑先进市工作方案》，成立常德市灭蟑工作领导小组，副市长刘昌进任组长，市政府副秘书长王德盛、市卫生局副局长蒋祖建任副组长。8月3—7日，市爱卫办和防疫站、武陵区爱卫办和防疫站组成联合调查组，对市城区蟑螂种群和侵害情况进行调查，共调查 10 个单位、500 户居民，掌握主要蟑螂种群为美州大蠊和黑胸大蠊，蟑螂侵害率达 60%。8 月 10—20 日，市爱卫办与武陵区、鼎城区爱卫办组织开展首次药杀灭蟑，按照一喷药二划线三投片的要求，喷洒凯素灵粉剂 80 千克，施划灭蟑药块 1.5 万块，投放灭蟑片 3 万包。

1992 年 3 月，市爱卫办印制灭蟑宣传画册、知识问答等资料 10 万份，下发到各街道办事处、 社区居委会广为宣传。4 月 14—16 日，市爱卫办在常德军分区举办灭蟑骨干培训班，特邀省防疫站消杀灭科主任陈立奇、副主任医师胡玉凤授课，培训区县（市）爱卫办主任、防疫站负责人 41 人。5 月 10—30 日，市城区各单位、各居委会开展摘除蟑螂卵荚的行动。7 月 15—30 日，市、区爱卫办组织，每个街道办事处配备 5 名喷药员，对市城区进行一次突击药杀。8 月 15—25 日，对市城区进行又一次突击药杀。两次灭蟑喷洒凯素灵粉剂 500 千克，自查蟑螂侵害率下降到 2.3%，虫口密度下降到 1.78%。

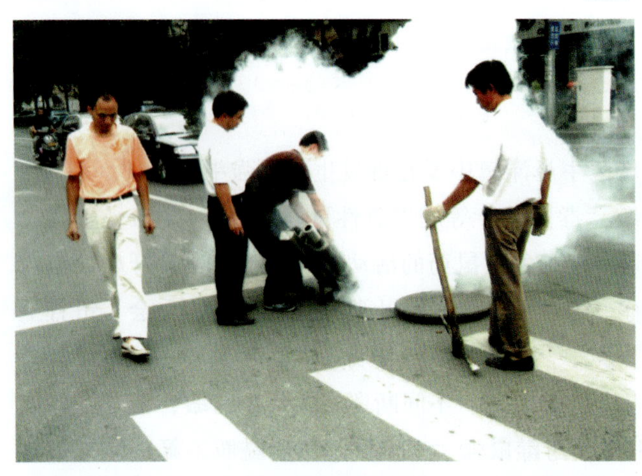
武陵区的喷药员向下水道喷洒灭蟑螂药物。（彭洪伟　摄）

1994 年 6—9 月，市、区爱卫办在市城区开展两次大面积药杀灭蟑，共用凯素灵粉剂 800 千克。居委会组织居民在家中碗柜、书柜、桌子等有蟑螂出没的地方采用灭蟑块封口划线的方法灭蟑，共发放灭蟑块 15 万块，一部分居民采用诱饵瓶或粘捕盒方法捕杀蟑螂。突击灭蟑后，武陵区卫生防疫站在城区 18 个居委会抽查 1486 户 5745 个房间，查宾馆、饮食店、食品加工厂等特殊行业单位 51 家 842 个房间，结果显示：居民住户有蟑房间 95 间，发现蟑螂 192 只，蟑密度为 0.33%，平均 2.2 只/间；特殊行业有蟑单位 3 个，有蟑房间 16 间，发现蟑螂 43 只，蟑密度为 0.51%，平均 2.68 只/间。

1995 年 3 月 30 日，市政府办转发市爱卫会《1995—1998 年除“四害”工作方案》，要求灭蟑达到全国爱卫会规定的“双五双二”标准，即蟑螂的成虫、若虫侵害率不超过 5%，每房平均不超过 5 只；未孵化卵荚房间不超过 2%，每房间卵荚平均不超过 2 只。6 月 21—22 日，市爱卫办在武陵区卫生防疫站举办灭蟑技术骨干培训班，市、区爱卫办、城管办、街道办事处（镇）、城郊乡、市直有关单位和各大厂矿卫生专干，市、区防疫站消杀灭科人员 80 人参加培训。7—8 月，市城区突击喷洒凯素灵粉剂 700 千克、灭害灵和黑旋风 4000 千克，投放灭蟑块 30 万块。灭蟑后自查，蟑螂密度为 4%。

1996 年 1 月 10 日，市政府决定当年创建成“灭蟑先进市”，安排灭蟑专款 20 万元。2—3 月，市政府办转发市爱卫会《1996 年创灭蟑先进市工作方案》，成立创“灭蟑先进市”工作领导小组，副市长刘昌进任组长，市政府副秘书长何英满、吴让见、市卫生局局长蒋祖建、市城管办主任曾长清、市爱卫办主任杨其芳任副组长。市政府与武陵区、鼎城区政府、德山开发区管委会及16家市直部门签订灭蟑工作责任状。召开市、区、街道办事处灭蟑工作会议28场次；各居委会出墙报3期507个专栏；市电视台、市广播电台、《常德日报》播（刊）发灭蟑稿件40多篇次；市爱卫办、市城管办组织3台宣传车大街小巷巡回宣传一周，散发灭蟑宣传资料5万份；市、区爱卫办举办灭蟑技术培训班12期，共培训各街道、大型厂矿、行政机关等爱卫专兼干540多名；各街道办事处（镇）培训居委会、居民小组兼职灭蟑人员2500多名。5—6月，市、区爱卫办组成37个专业灭蟑队伍，与兼职灭蟑人员深入到千家万户，治理环境，清理家具杂物，摘除卵荚，堵洞抹缝。7—8月，市城区7个街道办事处（镇）各组成20～30人的灭蟑喷药队伍，签订责任状，负责外环境、河坡、绿化带、下水道、留泥井、临街门店、居民住户的喷药。行政机关、企事业单位、特殊行业由本单位灭蟑员喷药、划线。全城2次药杀共用三敌粉50千克、凯素灵粉剂800千克、奋斗呐500千克、敌敌畏500千克、灭蟑块30万块。9月23—25日，省爱卫会组织专家对常德市城区的灭蟑工作进行考核，蟑螂的侵害率仅1.21%，平均密度2.44只/间，卵荚侵害率仅0.015%，平均密度1个/间，确认达到国家“灭蟑先进市”标准。10月22日，湖南省爱卫会授予常德市“灭蟑先进市”称号。

1998年，德国小蠊在市城区扩散，成为特殊行业特别是酒店、食品加工厂、饮食店、蛋糕店、甚至有些家庭的新型蟑螂种群，其繁殖快、数量多、侵害广泛，难以杀灭。常德市爱卫服务中心组成灭蟑专业队，在紫东、凯悦等几家酒店采用灭蟑胶饵、喷雾烟枪等方法，进行试验性杀灭，取得较好效果。

2000年7月30—31日，市爱卫办针对德国小蠊的迅速蔓延，在武陵区武装部招待所举办病媒生物防制技术培训班，聘请省病媒生物防制协会秘书长蒋大莹、省疾病预防控制中心主任医师陈立奇授课，培训学员70多人。之后，全面开展德国小蠊的防治工作。

2001年6月、2007年3月、2012年10月，省爱卫会组织专家对常德市灭蟑达标后的巩固工作进行三次复查，常德市均保持“灭蟑先进市”称号。

三 灭蝇、灭蚊

1997年3月12日，市爱卫会印发《创灭蝇先进市工作方案》，明确重点单位有蝇房间不超过1%，其他单位不超过3%；平均每阳性房间不超过3只；加工、销售直接入口食品的场所不得有蝇；蝇类滋生地幼虫和蛹的检出率不超过3%；重点单位防蝇设施不合格率不超过5%。市政府成立创灭蝇先进市工作领导小组，副市长刘春林任组长。3月18—21日，市爱卫办在常德宾馆举办灭蝇技术培训班，聘请湖南师范大学教授颜亨梅、省爱卫办科长龚开刚到常德授课，共培训灭蝇骨干44人。4月9日，市爱卫办组织城区各单位、市直有关部门开展灭蝇宣传一条街活动，在汉寿街设咨询台20个，布宣传盾牌300块，印发科学灭蝇知识手册12万份，出动宣传车20台次。4月15日，市爱卫办组织专业人员在武陵区青阳阁、龙港巷农贸市场、金海绿化带及5家小饭店、鼎城区大圆盘绿化带和3家小饭店、德山开发区的棉纺厂设蝇密度及种类监测点13个，进行定点、定时监测。结果表明，市城区主要苍蝇有8种，以家蝇、大头金蝇、市蝇、丝光绿蝇、麻蝇等5种多见。一般单位蝇密度超标3~5倍，特殊行业甚至超标20倍。7—8月，武陵区、鼎城区爱卫办组织灭蝇除害喷药人员40人，每个街道办事处（镇）分派5~6人，在大街小巷喷洒敌敌畏500千克。

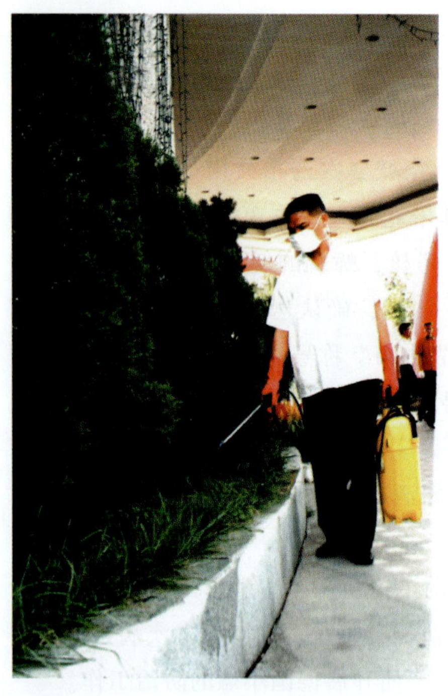

武陵区消杀灭人员喷洒药物灭蚊蝇
（彭洪伟　摄）

在开展灭蝇的同时，常德市每年组织市民开展灭蚊。1997年6月，市爱卫办组织市城区蚊虫滋生水体摸底调查，初步掌握了蚊虫的分布及消长规律。随后，向广大市民散发宣传资料，宣传防蚊灭蚊知识，宣传国家卫生城市关于灭蚊的标准（居民住宅、单位内外环境各种存水容器和积水中蚊蚴与蛹的阳性率不超过3%）。发动全体市民、单位职工清除门前屋后存有积水的容器和屋顶积水，消除蚊虫滋生场所。组织专业人员专项治理建筑工地积水及废旧轮胎等贮水废弃物，在公园湖泊、单位露天水池等大型水体投放柳条鱼以生物杀灭孑孓。所有明沟加盖，沟内积水已有孑孓的泼洒废机油杀灭。结合灭蝇开展室内外环境大面积药物灭杀。每年每季度进行一次督导、检查、评比。

1998年5月1日，市城区各单位对垃圾楼道实行全封闭，新修建各种式样的密闭垃圾容器20多种。市爱卫办在武陵区政府机关院内召开密闭垃圾容器推介现场会，对居民住户推行垃圾袋装化。当年，市城区垃圾袋装化达68%，垃圾容器密闭化达85%。5月12日，市防疫站制定《常德市蝇类防治技术方案》。5月20日，市爱卫办印发《灭蝇先进区考核鉴定实施办法》。7月1—10日、8月1—10日，市城区两次用残杀威204千克、速安宁颗粒3万包灭蝇，药物覆盖率、到位率达98%。8月5日，市政府在工人文化宫召开创灭蝇先进市动员大会，副市长杨万柱作《全城动员，全民动手，打一场灭蝇除害工作歼灭战》的报告。是年，环卫部门加强城区垃圾及时清运和快速消纳。4—11月，所有垃圾中转站每日喷灭蝇药2次，垃圾运输车辆和垃圾桶每两天冲洗1次，城区公厕每天喷灭蝇药1次，垃圾填埋场每日封土1次，垃圾无害化处理率达100%。护城乡、东江乡政府在近郊村改水冲式和三格式卫生户厕2500座，使农户卫生厕所普及率达56.2%。对田间菜地贮粪缸（池）加盖，要求农户发酵后使用。市经委、市财委对食品生产、加工和肉食水产、饲养、屠宰、制革、酿酒等特殊行业蝇类滋生地给予治理，做到生产中的下脚料、废弃物尽早封存、及时处理、尽快利用。市工商局对农贸市场实行规范管理，落实全日保洁制度，所有摊位、门面都备有有盖垃圾容器，垃圾日产日清。8月31日至9月2日，对武陵区、鼎城区、德山开发区创灭蝇先进区工作进行考核鉴定，11月29日，市爱卫会授予武陵区、鼎城区、德山开发区“灭蝇先进区”称号。

1999年4月19—20日，市爱卫办在市卫生防疫站举办灭蝇技术培训班，特邀常德高等专科学校罗永兰教授讲课，培训爱卫专干等80余人。6月10—20日、7月10—20日，市城区组织开展2次突击药杀灭蝇。7月26—28日，省爱卫会除“四害”专家对常德市创“灭蝇先进市”工作进行考核验收，加工、销售直接入口食品的场所未发现苍蝇，其他抽检场所灭蝇各项指标均达到国家标准。8月6日，省爱卫会授予常德市“灭蝇先进市”称号。

2000—2009年，市财政每年拨灭蝇经费15万元，城区各单位自筹20万元，市爱卫办统一采购奋斗呐、残杀威等1000千克、灭蝇毒饵6万包，用于巩固市城区灭蝇成果。市城区特殊行业配置风帘1500个、风幕机570台、纱门8000多张、纱窗23000个、纱罩6700个。各单位、各社区设垃圾密闭箱18500个，临街设垃圾中转站46座，居民垃圾袋装化率达83%。市环卫处有垃圾运输车辆29台，垃圾清运率100%。144座公厕全部改为水冲式，实行专人管理，全日保洁，粪便无害化处理率100%。

2002年6月7日，省疾控中心专家王军建在常德市考核验收“创卫”工作时认为，常德市灭蚊工作具备了“灭蚊先进市”的基本条件。10月，国家卫生城市检查团专家曾晓芃评价常德市除“四害”工作非常扎实，总体印象非常满意。

2004年10月25—27日、2009年10月15—17日，省爱卫会除“四害”专家对常德市灭蝇先进市的巩固工作进行两次复查，常德市均保持“灭蝇先进市”称号。

第三节　农村改水改厕

1988—2005年，常德市共投入资金16970.06万元，其中国家投入3511.92万元、集体投入4680.36万元、农民自筹8420.31万元、其他渠道投入（主要是捐赠）357.47万元，新建自来水工程903处，新增改水受益人口210.13万人，占2005年全市农村总人口436.04万人的48.19%；打手压泵井16.4万口，新增受益人口65.81万人，占农村总人口的15.09%。

2006—2012年，全市投入74969.56万元，其中国家投入56532.83万元、集体投入5358.68万元、农民自筹10751.38万元、其他渠道投入2326.67万元，新增自来水工程

367处，新增改水受益人口121.54万人。

1990—2004年，爱卫部门负责农村面上改厕工作，以两格式、三格式、水冲式、双瓮漏斗式为主，能源部门以改沼气池式厕所为主。2005—2012年，常德市执行中央补助地方农村改厕项目，统一规范为三格式无害化卫生厕所。到2012年，全市农村改厕共投入38905.24万元，其中国家投入12914.7万元、集体投入2226.53万元、农民自筹23249.51万元、其他渠道投入514.5万元，改三格式卫生厕所38.16万座、三联沼气池式厕所22.36万座、其他各类厕所（二格式、完整下水道等）25.12万座，累计共改厕85.64万座，卫生厕所的普及率占农村144.54万户的59.25%。其中三格式、沼气池式厕所60.52万座，无害化卫生厕所普及率为41.87%。

2005年，农村改水改厕工作移交水利部门负责，但有关资料仍通过爱卫部门上报。

一　农村改水

1988年6月29日至7月1日，省爱卫会、省卫生厅在长沙召开全省农村改水工作会议，要求到1990年使85%农村人口饮上清洁卫生水，其中自来水普及率达到30%。当年，常德市接受省爱卫会改水补助经费19万元，市财政配套10万元，各区、县（市）财政投入30.6万元，部门资助89.2万元，乡镇投入82.31万元，农民自筹594.51万元，共计825.62万元，新建集中式供水工程104处，打手压泵井21272口，改造大口井1157口，新增改水受益人口27.26万人，其中自来水受益人口11.92万人、其他改水受益人口15.34万人。

1989年4月24日，市政府召开市长常务会议，明确提出到1990年，全市30%的农村人口饮上清洁卫生自来水。11月2日，副市长刘昌进对安乡县农村改水工作考察时，发现安障乡新剅口村2000多人饮用池塘沟渠等不清洁水，当即召集乡、村干部会，研讨具体解决办法。通过县、乡、村共同努力，一座可供2000人饮用的自来水工程在半年内建成供水。安乡县分管文卫工作的副县长陈耀国以安障乡为典型，在全县范围内开展农村改水工作大宣传、大发动。县爱卫办主任莫爱莲带领全办工作人员放弃节假日，经常下村串户，一身泥、一身汗，督促指导农村改水工作，从工程选点、设计、施工、选材等方面实行“一条龙”服务。次年1月2—5日，市政府在安乡县召开农村改水工作现场会，推广其改水经验。

1990年2月12日至3月11日，市卫生局副局长、市爱卫办主任蒋祖建带领市爱卫办工作人员，分三路对各区县（市）农村改水工作进行摸底调查后，向市政府提出三条建议：一是总结推广改水工作中的典型经验，二是加强领导，广辟改水资金来源，三是坚持集中式供水方向，搞好工程营运管理。得到市政府领导重视，并委派市政府教科文卫办干部参与改水项目工程的督查和验收。6月15日，副市长刘昌进与省爱卫会签订农村改水项目合同书，向省申报改水补助经费16.5万元，市财政配套16.5万元。当年，全市共投入824.65万元，完成集中式供水工程121处，新增改水受益人口51.25万人，其中自来水受益人口14.93万人、其他改水受益人口36.32万人。次年6月28日，常德市的农村改水工作受到省爱卫会表彰。

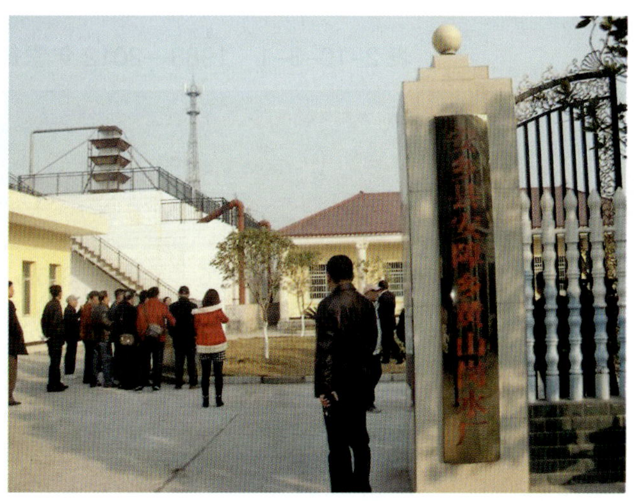
安乡县安障乡黄山岗水厂（安乡县卫生局供稿）

1991年5月25日，市政府办公室转发市爱卫会“八五”农村改水计划，要求5年完成104.8万农村人口改水任务。当年，全市共筹资1025.74万元，新建自来水工程90处。

1992年5月29日，常德市人民代表大会常务委员会作出《关于进一步做好农村改水工作的决议》，确定农村改水工作的基本方针是：政府领导、部门协作、民办公助、多方集资、因地制宜、形式多样、以水养水、科学管理。当年，全市共投入1270.85万元，新建自来水工程89处。

1993年，临澧、安乡两县被省爱卫会列为世界银行贷款改水项目县，共获得291.25万美元改水贷款，其中临澧县136.55万美元、安乡县154.7万美元，当年新建自来水工程17处，完成改水受益人口6.6万人。6月8—10日，湖南省农村改水工作现场会在澧县召开，8个单位在会上发言，常德市爱卫办、澧县人民政府、临澧县爱卫办介绍经验。

1994年5月6—9日，世界银行贷款中国农村供水与环境卫生项目县长培训班暨经验交流会在临澧县召开。全国六个项目省（区）的项目办主任和75个项目县（旗）的县（旗）长、项目办主任共计180人出席。大会交流了经验，参观了临澧县改水改厕现场。

1995年，全市农村改水共投入1505.03万元，新建自来水工程23处。

1996年1月5日，全国爱卫会表彰全国“农村百佳水厂”，临澧县四新岗镇自来水厂获百佳水厂称号，湖南省仅2家。3月1日，市政府办批转市爱卫办《农村改水改厕“九五”计划》。4月29日，市政府办表彰“八五”农村改水先进单位，授予临澧县农村改水工作一等奖，安乡县、鼎城区二等奖，桃源县、澧县三等奖。10月8—10日，市爱卫会在全省农村改水工作大会上作《切实坚持改水方针，提高改水工作水平》的经验介绍。

1997年，全市共投入956.4万元，新建自来水工程16处。

1998年7—8月，常德市遭受特大洪涝灾害，洪水冲毁集中供水工程90多处，损坏手压泵井、大口井4.2万余口，改水受益人口减少65万人，其中饮用自来水人数减少40万人。当年，全市共投入1649.20万元用于农村改水，其中520万元用于修复水毁工程，

表 2-10-3-1　1988—2012 年常德市农村改水统计表

年度	受益人口（万人）					改水投资（万元）				
	合计	集中式供水		手压泵井	其他形式	总额	国家	集体	个人	其他
		处	人口							
1988	27.26	104	11.92	15.26	0.08	825.62	59.6	171.51	594.51	—
1989	31.34	96	11.38	14.26	5.7	721.83	57.3	164.7	499.83	—
1990	51.25	121	14.93	19.94	16.38	824.65	63.7	209.04	551.91	—
1991	32.34	90	15.93	11.39	5.02	1025.74	70.7	312.86	642.18	—
1992	20.30	89	18.70	1.21	0.39	1270.85	235.22	300.5	735.13	—
1993	14.25	61	15.84	−0.23	−1.36	1182.76	201.64	135.9	836.22	9.00
1994	14.43	61	13.69	0.36	0.38	913	129.72	126.60	445.21	211.47
1995	25.63	23	18.00	6.44	1.19	1505.03	257.80	746.10	501.13	—
1996	13.42	53	10.44	5.64	−2.66	1227.90	338.46	357.40	493.04	39.00
1997	10.94	16	7.44	1.73	1.77	956.4	192.7	352	402.7	9.00
1998	14.10	24	10.87	−0.29	3.52	1649.20	284.60	583.10	781.50	—
1999	13.58	17	14.39	1.1	−1.91	未统计	—	—	—	—
2000	8.47	23	17.85	−6.96	−2.42	未统计	—	—	—	—
2001	−9.11	17	9.13	0.09	−18.33	989.86	61.50	207.25	721.11	—
2002	−1.78	56	7.22	−0.44	−8.56	914.42	209.89	319.90	348.13	36.50
2003	0.23	35	7.14	−2.41	−4.5	1398.30	649.09	341.50	386.21	21.50
2004	0.75	9	3.94	−1.28	−1.91	992.50	331.50	218.50	411.50	31.00
2005	1.74	8	1.32	0	0.42	572.00	368.50	133.50	70.00	—
2006	−6.22	30	−0.1	−5.17	−0.95	1261	569	208.05	452.95	31
2007	6.56	58	19.7	−9.32	−3.82	8158.95	4358.96	381.2	2936.56	482.23
2008	6.03	65	15.79	−7.59	−2.17	8612.26	6272.29	360	1979.97	—
2009	2.53	102	25.79	−12.58	−10.68	16141.23	11515.29	1698.34	2446.46	481.14
2010	2.18	65	13.95	−9.27	−2.5	12762.62	9957.66	2193.59	611.37	—
2011	1.52	24	18.43	−12.5	−4.41	10040.89	8887.56	473.2	599.13	81
2012	10.27	23	27.98	−15.15	−2.56	17992.61	14972.07	44.3	1724.94	1251.3

新建自来水工程24处。重灾区澧县坚持水退到哪里，改水工程设施就修复到哪里，仅用2个月时间，修复集中供水工程5处，维修手压泵井6000多口，使灾区2.3万群众重新饮上安全卫生水。

1999年，市政府召开农村改水工作领导小组会，副市长刘春林指出："城郊农村人口自来水普及率要达80%以上"。市计委、市建委、市国税局、市财政局、市国土局、市妇联等单位分别派出1~2名干部到近郊农村联系点督导改水工作，并给予政策和资金扶持。

2002年，武陵区农村自来水普及率达81.37%。4月10日，被全国爱卫会授予农村自来水普及工作先进单位，市财政局副局长娄远军、澧县爱卫办主任黄祖海、临澧县九里水厂厂长陈定秒被授予全国农村改水先进工作者。

2003—2005年，农村改水采取县爱卫办预立项、市爱卫办筛选、省爱卫办审定办法进行。每年3月，县爱卫办对年度改水工程进行摸底调查，确定重点，上报市爱卫办；4—5月，市爱卫办对预立项工程筛选，提出要求，以后每季度对改水工程开展一次督查，通报有关信息，促进农村改水工作协调发展。3年共投入2962.8万元，新建自来水工程52处，新增自来水受益人口12.4万人。

二　农村改厕

1988—1995年，市爱卫办对农村改厕有要求，但无统一标准，各区县（市）围绕2000年人人享有卫生保健这个目标，改建了一部分二格式、三格式、水冲式、沼气式卫生厕所。

1995年6月23日，常德市爱卫办印发《1995年农村改厕工作要点》，要求每个区县（市）办1~2个农村改厕示范点，使之成为推动当地农村改厕的样板。

1996年4—9月，市爱卫办在澧县梦溪镇郭塘村办改厕试点。全村232户，改二格式、三格式和水冲式卫生厕所180座，其中三格式卫生厕所80座，卫生厕所普及率达78%，无害化卫生厕所普及率达34.5%。9月25日，市爱卫办在澧县召开各区县（市）爱卫办主任会议，与会人员参观改厕现场。会后，各区县（市）陆续开展改厕试点工作。鼎城区爱卫办在全面发动的基础上，重点支持、具体指导中河口乡柴码村、许家桥乡跑马村各改建20座高标准卫生厕所。桃源县浯溪河乡政府给每个改厕农户补助10个劳动工日和100元人民币，全乡改厕420座。安乡县爱卫办在安康乡杜家村办改厕示范点，副县长李绍元3次深入该村帮助解决实际困难，全村374户改三格式无害化卫生厕所330座，达到省级改厕示范村要求。当年，全市共投入760.62万元，改各类卫生厕所4.88万座，其中三格式卫生厕所1.77万座、沼气式厕所7800座、其他类型厕所2.33万座。

1997年5月，市爱卫办在桃源县架桥乡覃家溶村2次召开村干部会商量改厕，村委会决定在村集体积累中为每个改厕农户补助150元，村干部带头改厕，全村196户改卫生

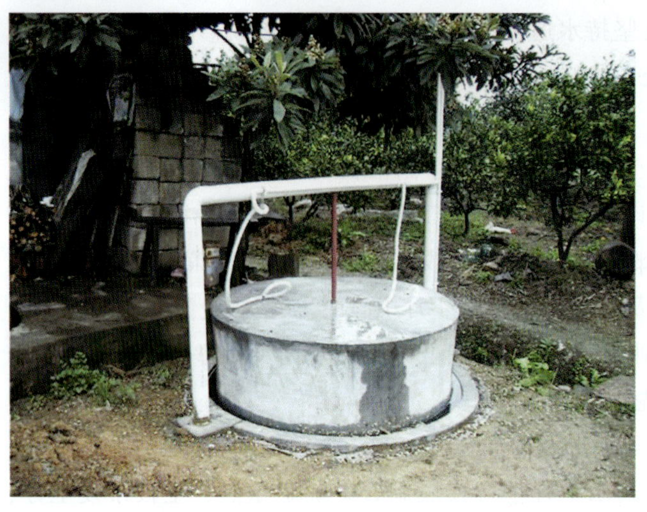
农户家的沼气池（市健教所供稿）

厕所174座，占农户的89%，其中三格式卫生厕所86座，占农户的44%。市爱卫办在全市范围内推介他们的经验。

1999年4月，鼎城区委副书记李巨开在蔡家岗镇延寿村指导改厕，全村248户改卫生厕所217座，卫生厕所普及率达87.5%，其中三格式卫生厕所143座，粪便无害化处理率达57.66%。全区很快掀起农村改厕热潮，蔡家岗镇当年改厕3165座，占全镇农户的86%。

2000年3月9—10日，市爱卫办在武陵区举办改厕技术培训班，邀请省改水办主任易冬华、教授王光杏、省健康教育所所长王官仁授课，共培训各区县（市）、农场爱卫办主任、施工技术人员56人。

2001年，市爱卫办在市卫生局建整扶贫点汉寿县毓德铺乡永固村帮扶，市爱卫办主任赵娜莲、副主任常以阳4次深入该村，组织宣传群众开展农村爱国卫生运动，增拨改厕专项资金1万元，资助便盆200套，改卫生厕所200座。是年，桃源县爱卫办与县能源办配合，在双溪口乡灌车湖村改沼气式卫生厕所，县爱卫办主任廖德兴与县能源办人员在该村蹲点15天，逐户讲解沼气厕所技术原理和工艺流程、建后管理及使用常识等，并督促施工质量、施工进度，年内该村改沼气式厕所80座。

2002年3月，临澧县卫生厕所普及率为88.51%，无害化卫生厕所普及率为67.64%。4月10日，该县被评为全国农村卫生厕所普及工作先进单位。

2003年，市爱卫办结合非典防治开展改厕与防病保健康的宣传教育，向市里几大新闻媒体投稿15篇，《常德日报》专题刊登改厕报道12篇，常德电视台在新闻联播中播发改沼气式厕所报道15条，市、县爱卫办在有改厕任务的乡镇、村召开骨干及群众大会34场次，征求意见60多条。全年，市爱卫办与血防工作结合，重点帮助指导安乡县血防疫区改卫生厕所1200座；与创国家卫生县城相结合，开展对城郊乡、村的环境改造，仅石门县城郊区就改卫生厕所2000座；与能源办相结合，在农村改沼气式厕所1.2万座。当年，全市共投入2771.16万元，改各类卫生厕所4.09万座，其中无害化卫生厕所3.12万座。

2005年1月，省爱卫办下达常德市改厕项目任务2.9万座，国家补助专项资金435万元。1月26日，市爱卫会成立血吸虫病疫区改厕项目工作领导小组，市人民政府副市长张元英任组长，市卫生局局长郑家火、市爱卫办主任蒋琼、市血防办主任皮辉任副组长，财政、农业、国土、能源等部门负责人为成员，制定改厕项目工作方案。4月7日，市政府副秘书长陈智慧召集市财政局、爱卫办、能源办负责人会议，联合下发《关于认真组织实施血吸虫病疫区改厕项目的通知》，要求与沼气结合改厕9500座，爱卫部门改三格式卫生厕所19500座。4月22日，常德市人民政府向省人民政府承诺配套血吸虫病疫区改厕项目经费，当年落实90万元。11月15—17日，国家改厕项目验收组对澧县的改厕项目进行检查验收，认为“国家补助经费使用合理，三格式卫生厕所建造质量好，入户调查实际现状与名册基本相符”。至12月30日，全市血吸虫病疫区共改厕2.63万座（三格式卫生厕所1.98万座，沼气式厕所0.65万座），占任务总数的90.69%。

2006年，省爱卫办下达常德市改厕项目任务1.2万座，中央补助专项资金300万元。6月6日，常德市爱卫办组织各区县（市）爱卫办主任前往长沙市望城县新康乡六合围村参观改厕现场。10月16—22日，市爱卫办对各区县（市）改厕项目进行检查验收，完成任务在90%以上的有贺家山原种场、澧县、津市市和鼎城区，改厕质量优良的有澧县、鼎城区、津市市、桃源县、临澧县、安乡县、石门县。全年共改三格式卫生厕所10086座，占任务总数84%。

2007年，省爱卫办下达常德市血吸虫病疫区改厕任务63695座，中央补助专项资金1592.375万元；省财政配套318.475万元（50元/座），共计1910.85万元。安乡县是全市血吸虫病的重疫区，改厕任务占全市总任务的40.56%。4月18日，该县政府召开全县110多名乡镇长和村支部书记参加的改厕项目工作启动会。4月20日，汉寿县政府召开80多人改厕项目动员大会，副县长马志列对改厕工作进行全面部署。4月17—20日，省、市爱卫办联合在津市市、安乡县、汉寿县、鼎城区举办4期改厕技术培训班，省爱卫办调研员文正葵授课，现场操作演示。鼎城区在中河口镇举办改厕培训班，培训70多名骨干。当年，全市共培训乡、村骨干及施工人员420多人。市爱卫办印制统一规范的改厕施工图纸，要求三格池有效容积为1.7个立方米，全部采用水泥现浇。各区、县（市）依图制作木制模板50～200套，安乡县制作280套，为项目施工提供技术保障。7月20日，市爱卫办下发改厕宣传手册800本、宣传画6820幅、农户洗手洗脸盆10230个。10月17—19日，省卫生厅副厅长林安弟、调研员文正葵率省爱卫办考核组分3组对安乡县、汉寿县、临澧县、澧县、津市市、鼎城区、西湖管理区、贺家山原种场年度改厕项目进行考核验收，抽查户厕614座，质量达标563座。10月29—31日，国家改厕项目验收组一行4人对安乡县、澧县改厕项目进行检查验收，确认常德市的三格式卫生厕所质量达标。当年，全市共完成改厕项目60500座，占任务总数的94.98%。

2008年，中央补助地方农村改厕项目暂停一年，但常德市爱卫办、能源办仍组织面上改厕1.49万座，其中三格式卫生厕所0.32万座、沼气式厕所1.17万座。

2009年，省爱卫办下达常德市农村改厕项目任务2500座，中央补助经费100万元。3月16—18日，常德市爱卫办组织执行改厕项目任务的桃源县、石门县、澧县的爱卫办主

表 2-10-3-2　1990—2012 年常德市农村改厕统计表

年份	完成改厕任务（万座）					完成改厕投资　（万元）				
	三格式	沼气池式	双瓮漏斗式	其他类型	合计	合计	国家	集体	个人	其他
1990	0.01	1.95	0.01	0.55	2.52	76.3	11.9	14	50.4	—
1991	0.07	0.07	0.01	0.17	0.32	17.0	2.0	2.0	13.0	—
1992	2.21	0.38	—	1.85	4.44	817.95	43.6	28.65	745.70	—
1993	0.23	0.24	0.12	0.38	0.97	59.4	11.32	4.4	43.68	—
1994	0.28	0.05	—	0.86	1.19	436.71	38.66	34	364.05	—
1995	1.64	0.78	0.1	13.37	15.89	2316.18	42.2	108	2165.98	—
1996	1.77	0.78	—	2.33	4.88	760.62	28.2	90.15	642.27	—
1997	2.12	0.17	—	1.12	3.41	1363.32	126.70	192.20	1044.42	—
1998	1.38	0.61	—	1.75	3.74	579.33	110.16	135.19	333.98	—
1999	1.81	1.24	—	1.76	4.81	未统计	—	—	—	—
2000	6.35	1.55	—	10.05	17.95	未统计	—	—	—	—
2001	−0.25	1.57	−0.02	−1.12	0.18	1035.40	21	133.40	881	—
2002	4.29	0.8	0.34	5.58	11.01	2018.05	322.56	331.94	1363.55	—
2003	1.04	2.08	—	0.97	4.09	2771.16	287.40	478.20	1829.56	176.00
2004	0.74	1.97	−0.01	0.66	3.36	1367.80	323.60	219.30	662.90	162.00
2005	2.02	0.97	—	−1.33	1.66	1274.88	558.50	228.00	404.38	84.00
2006	0.12	0.64	−0.03	−2.87	−2.14	996.08	475.5	33.5	487.08	—
2007	6.05	1.06	—	−2.62	4.49	4040.54	2837.21	5.9	1116.43	81
2008	0.32	1.17	−0.02	−0.1	1.37	2456.38	932.16	46	1478.22	—
2009	0.65	1.66	—	−0.22	2.09	4030.6	1507.8	11.2	2502.6	9
2010	2.01	1.04	−0.07	−1.94	1.04	4593.5	1728	15	2848	2.5
2011	1.90	1.1	−0.43	−4.77	−2.2	5240.04	2390.23	112.5	2737.31	—
2012	1.4	0.48	—	−1.31	0.57	2654	1116	3	1535	—

任、12个村支部书记前往张家界市参加省爱卫办举办的改厕技术培训班。5月5日，市爱卫办在石门县秀坪园艺场秀山村督查，发现个别池子池壁不光滑，过粪管反装，工艺毛糙等问题后，提出整改意见，石门县爱卫办将不合格的8个池子推倒重建。12月30日，三县共完成改厕项目2480座，占任务总数的99.2%，其中澧县、石门县完成任务100%。2010年，中央第一批分配常德市农村改厕项目任务1.4万座，第二批分配改厕项目任务9500座，共计2.35万座，补助专项经费940万元。是年，全市办改厕示范点30个，召开现场会12场次。石门县爱卫办把改厕技术规范制成光碟，到有改厕任务的乡、村和施工人员中巡回播放。11月30日止，第一批改厕项目完成；2011年3月，第二批改厕项目完成。

2011—2012年，常德市继续执行中央补助地方农村改厕项目任务29100座，其中2011年18700座、2012年10400座，共补助专项经费1455万元。两年间，市和区县（市）爱卫办到改厕项目村督查260次，解决难点50多个，纠正质量问题175处，改厕项目任务均全部完成。

2005—2012年，省爱卫办共下达常德市改厕项目任务15.9795万座，国家补助专项资金4822.375万元，补助标准分别为2005年150元/座，2006年、2007年250元/座，2009年、2010年400元/座，2011年、2012年500元/座。执行项目任务的安乡县37232座、汉寿县35978座、澧县12178座、临澧县11808座、石门县6800座、桃源县9500座、武陵区2300座、鼎城区22555座、津市市17222座、西洞庭农场2000座、贺家山原种场1399座、西湖农场823座。

第十一章 健康教育

健康教育最初名卫生宣传，由各级防疫站卫生宣传科负责。20 世纪 80 年代后期，卫生宣传改称健康教育，防疫站卫生宣传科对外称健康教育所（馆）。20 世纪 90 年代初，健康教育一度滑坡。后因初级卫生保健的普遍实行和卫生城市、文明城市的创建，健康教育再度得到重视。2003 年以后，常德市健康教育所从市疾控中心独立出来，成为主管全市健康教育工作的专职机构。随着全国健康教育活动逐渐普及，常德健康教育与各项卫生工作相结合，越来越广泛，越来越深入。除本章所记外，健康教育内容也见于第六章疾病预防与控制、第九章妇幼保健和第十章爱国卫生运动的有关节、目。

第一节 健康教育网络

20 世纪 80 年代，市、县两级防疫站卫生宣传科负责健康教育工作。市防疫站卫生宣传科对外称市健康教育所。1988 年，全市市、县防疫站卫生宣传科有摄像机 2 台、录放像机 8 台、照相机 19 台、电影放映机 6 台、收录机 7 台。是年起，开展县为单位的健康教育达标活动。临澧县率先申报健康教育达标。

1989 年 8 月，市健康教育所根据《湖南省县级健康教育工作达标活动考核标准》，对临澧县进行调查督导。12 月中旬，省、市健康教育所对临澧县健康教育达标活动进行考核，共检查 16 个单位，总得分 543 分，平均 90.5 分，达到省卫生厅规定的健康教育达标标准，临澧县健康教育在常德市率先达标。是年，全市抓重点人群健康教育，有 3720 所小学、1172 所幼儿园开设卫生知识课，开课率分别达 92.12%、85.86%；培训食品从业人员 46671 人、公共场所从业人员 12070 人、厂矿尘毒作业人员 6256 人，有 7060 名农民接受卫生知识培训教育。市健康教育所有 9 件卫生艺术作品获奖，有 428 件美术、摄影科普作品、新闻稿件被采用。在第三届全国卫生美术、摄影作品展览中，市防疫站刘寿德的摄影作品《老年保健》和熊泽群的《开窗空气多清新》《搞好预防接种》2 幅宣传画入选展出。

1990 年，武陵区和桃源、安乡、汉寿、石门四县按照《湖南省县级健康教育工作达标活动考核标准》开展工作，检查效果。11 月，市健康教育所对上述 5 区县进行考核，认为桃源县、安乡县、武陵区达到湖南省县级健康教育标准，汉寿县因《大众卫生报》发行不力，石门县因特大旱灾等原因，暂未达标。1991 年 5 月中旬，经过省卫生厅考核，桃源县、安乡县、武陵区达到健康教育达标标准，成为常德市第二批县级健康教育达标区县。

1992 年，全市重点抓湖南《大众卫生报》发行，全年共发行《大众卫生报》23293 份，比 1991 年增加 15.98%。武陵区和汉寿、石门、桃源、安乡四县均完成或超额完成发行任务，受到省卫生厅通报表彰和奖励。5 月 11—15 日，省健康教育所所长常念芬一行 4 人对澧县、汉寿县进行健康教育达标考核验收。考核组采取听情况汇报，看卫生宣传栏目现场，查阅原始资料以及询问不同层次人员卫生知识等形式，抽查县防疫站、人民医院、城关镇小学、幼儿园、食品单位、招待所、电影院、农贸市场、工厂、乡村等 15 个单位，从健康教育机构与人员、重点人群、医院健康教育、大众传播形式以及《大众卫生报》发行 5 个方面进行严格考核，澧县、汉寿县成为常德市第三批县级健康教育达标县。

1993—1994 年，卫生防疫经费不足，健康教育无专项经费，工作难开展。市健康教育所合并到市防疫站学校卫生科，各区县（市）防疫站也陆续撤销卫生宣传科。

1995 年 8 月 28 日，市政府下发《关于切实加强健康教育工作的意见》，要求县级防疫站有独立的卫生宣传科，配备 1 名健康教育负责人，专业人员 3 名以上；各级医院和防疫机构以及农场、乡镇、村有 1 名负责健康教育的专、兼职人员。要求全市 80%的家庭主妇、60%的农民得到不同程度的健康知识教育，中、小学健康教育开课率达 100%，健康教育合格率达 90%，健康行为形成率达 80%；城镇居民健康教育合格率达 70%，健康行为形成率达 60%。市健康教育所制定学校、医院、街道、商店、宾馆、游泳馆、车站、码头、舞厅等 9 个行业、场所的健康教育标准。全市撤并的健康教育所和防疫站的卫生宣传科得以恢复，健康教育专业队伍得到调整和充实。全市共有专职健康教育人员 23 人，兼职卫生宣传员 4835 人，初步形成健康教育网络体系。

1998—2002 年，市卫生局局长张湘林任市健康教育领导小组组长，陈兴祥、刘云霞、罗先樵先后任副组长，成员变化较大，但市健康教育所实际负责人刘寿德一直为成员。

2003 年，市健康教育所迁至市卫生局办公楼，为市卫生局直属事业单位。市疾控中心原健康教育所改为科教科。是年，刘寿德撰写的《加强健康教育，创建国家卫生城市》一文获中华医学优秀科技成果一等奖。

2004 年 7 月 20 日，市卫生局调整市健康教育领导小组，局长郑家火任组长，副局长罗先樵任副组长，市直各医疗卫生单位和市卫生局有关科室负责人共 18 人为成员。市健康教育所添置摄像机 1 台、笔记本电脑 1 台、投影仪 1 台、影像设备一套，制作大型不锈钢宣传橱窗 6 个。全市县级疾控中心和市直医疗卫生单位健康教育机构有摄像机 5 台、照相机 10 台、电脑 6 台、DVD 机 8 台、电视机 41 台、音响 1 套、放映机 1 台。

2005 年 4 月 18 日，在石门、澧县、津市、安乡等地召开全市健康教育工作流动现场会，推广石门等县的做法和经验。副市长张元英参加现场会，并就健康教育工作发表讲话。会后，全市9个区县（市）全部成立机构独立的健康教育所，人员3~5人。其中武陵区、安乡县、临澧县健康教育所设在县（区）卫生局，其余设在疾控中心。市、区两级健康教育所共举办健康教育培训班16期，培训各类健康教育人员3500多人。

2007年3月9日，市卫生局制订《常德市2007年健康教育与健康促进工作规划》，同时制订《突发公共卫生事件健康教育应急工作方案》。

2008年，调整市健康教育领导小组，市卫生局局长郑家火任组长，市爱卫办主任蒋琼任副组长，王光华任办公室主任，市直医疗卫生单位和市卫生局有关科室负责人为成员。2009年，副组长增加市卫生局副局长彭元军、市疾控中心主任彭进，办公室主任为市健康教育所所长彭洪伟。是年，健全完善全市健康教育工作四级网，网点落在每一个社区、单位、乡村，做到健康教育工作层层有人管，层层有人落实。市城区7个办事处、65个居委会及所有单位均有组织领导、有机构场所、有专人负责、有教育阵地，健康教育网络覆盖率达到100%。临澧、汉寿、澧县、石门、安乡五县的健康教育所和市一医院、市妇幼保健院、市疾控中心、市中心血站被评为全市健康教育先进单位。

2009年，全市培训健康管理师26名。县级健康教育所全部独立设置，人员、设备配置齐全，临澧、石门、桃源三县的健康教育所为独立法人单位。

2011年4月11日，市卫生局调整常德市健康教育领导小组，市卫生局局长马慧任组长，市卫生局纪检书记石瑞来、市疾控中心主任彭进任副组长，彭洪伟任办公室主任。4月22日，在全市聘任内科、外科、中医、运动健康学等各专业专家魏尚典等12人为常德市健康教育讲师团首席讲师。5月8日，首批全民健康生活方式行动项目县有关科室负责人及业务骨干共8人参加全省项目县为期三天的业务培训。按照《湖南省2010年健康生活方式技术指导方案》开展全民健康生活方式示范点工作，武陵区、鼎城区、临澧县作为第一批项目县，各自建立示范社区、示范单位、示范食堂（餐厅）各1个。全市举办健康教育培训班25次，培训6000人次。

2012年，邀请省健康管理师培训中心专家为常德市举办1期健康管理师培训班，来自全市健康教育机构、医院体检中心和社区卫生服务中心的60余人参加培训。在武陵区、鼎城区、临澧县、澧县和津市创建全民健康生活方式示范单位、示范社区和示范食堂（餐厅）各5个。

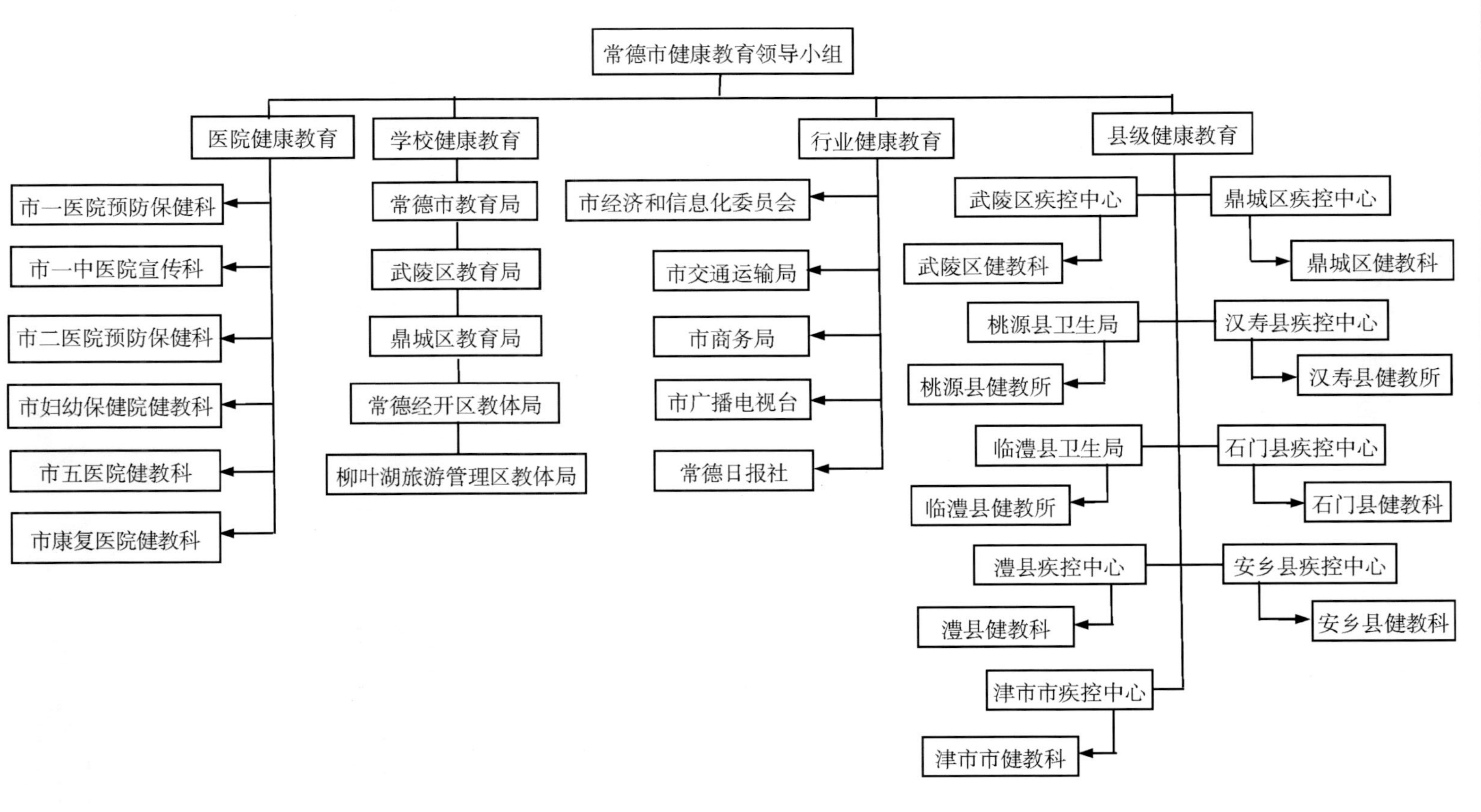

图2-11-1　2011年常德市健康教育工作网络示意图

第二节　健康教育活动

一　城市社区健康教育

1988 年，全市广泛开展社区健康教育，累计广播宣传 154 次、一条街宣传 25 次、电视录像宣传 1213 场，受众达 546522 人次。

1989—1990 年，全市社区健康教育更换宣传栏 2501 期、黑板报 10177 期，办墙报 2788 期，书写张贴卫生标语 10572 条，挂过街横幅 53 条，绘制宣传画牌 2176 块，印发宣传资料 135850 份，播放电视新闻稿件 828 篇，播放卫生宣传录像 634 场次，观众 53160 人次；组织卫生宣传一条街活动 57 次，参加宣传的有 600 多人，设咨询台 46 个，咨询人数近 1 万人，出动宣传车 138 台次。

1992—1996 年，全市结合脊灰强化免疫日、“3·24”世界结核病防治日、“4·25”预防接种宣传日、“5·8”红十字日、“5·15”消除碘缺乏病日、“12·1”艾滋病日、《传染病防治法》《食品卫生法》的宣传等，组织医疗卫生人员上街开展咨询宣传活动。全市上街宣传 140 余次，组织宣传一条街活动 60 场次，出动宣传车 297 台次，设立咨询台 325 处，咨询人数 3.5 万人次，发放卫生知识宣传资料 248277 份，播放电视录像 106 场次，电视报道 168 次。

1993 年，武陵区防疫站对该区 300 名居民和 150 名学生开展健康教育知识和行为问卷调查，居民健康教育知识知晓率达 95.7%，健康行为形成率达 89.6%。

1998 年 7 月 1—8 日，市健康教育所派员参加市爱卫办组织的迎国检宣讲团，对武陵区的城东、城南、城西、城北、三岔路办事处和鼎城区政府、德山开发区等单位进行为期 8 天的健康教育知识和国家卫生城市标准的培训，培训骨干 1500 余人。开展《居民健康教育读本》入户活动，市城区共发行读本 3 万册，印发创建卫生城市宣传单 7 万余份。武陵区成立“文明市民学校”，对 3 万名中、小学学生家长进行 2 期健康知识培训，举办多种形式的专题卫生知识培训班，参训人员达 10 万人次。

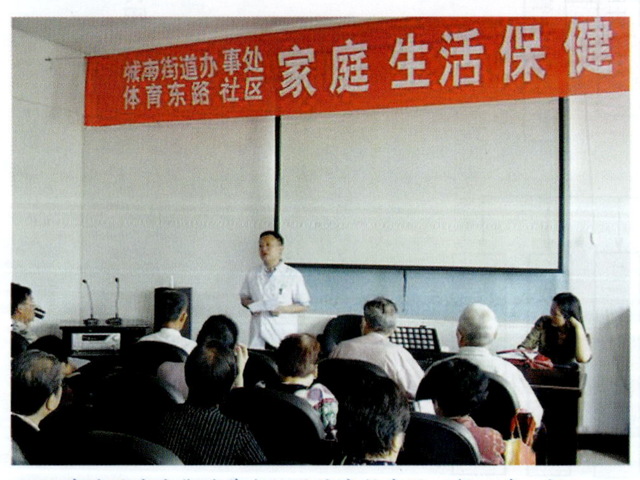

武陵区城南街道举办社区健康教育课（彭洪伟　摄）

1999 年 3 月 29 日至 5 月 20

日，市健康教育所对接受“新婚学校”电化教育的296位男女青年进行问卷调查，分别在电化教育前后进行。问卷包括近亲结婚、优生优育、新婚避孕、性生活卫生、男女生殖系统与功能、遗传知识、性生理知识等10个问题。调查对象接受婚姻保健知识的方式，书籍报刊占41.98%～58.82%，图片展览占4.28%～13.85%，广播电视仅占0.27%～7.41%。接受电化教育前答题正确的占50.10%，接受电化教育后答题正确的占97.60%。武陵区文明市民学校举办健康知识讲座，编写、发放各种宣传资料5万余份。是年，市城区组织一条街活动30次，参加活动单位18个，医疗卫生人员上街宣传5000余人次，接待咨询群众上万人，印发宣传资料40余种计10万余份，制作宣传盾牌2000块。

2000年，市卫生局与市教委、武陵区教委合作，在城区开办2期文明市民学校，讲授“保护母亲河，创建旅游城”为主的环境保护卫生课，3.5万名城区学生家长接受环保教育和卫生知识教育。全市组织一条街宣传活动44次，医疗卫生人员4000多人次参与卫生宣传咨询活动，接待群众2万余人，印发各种宣传资料30万份，制作宣传盾牌1756块、过街横幅和大型标语2658条。

2002年，利用市城区学校开家长会的机会，对近11万名学生家长进行2次文明市民健康教育。结合创建卫生城市，印发《维生素A、C可防十种癌》《运动，健康心理的润滑剂》《防止佝偻病四大要素》等11种宣传资料11万份。

2003年，全市组织抗击“非典”宣传，共出动宣传车849台次，张贴标语横幅92935条，出宣传板报、墙报6181期，印发宣传资料3237.7万份，发放卫生知识手册12.3万册，举办健康知识讲座5721场次，设立热线电话132部，接受咨询人数64305人次。

2005年3—9月，随机抽查公务员80名、职工160名、社区居民160名，进行卫生知识测试和行为习惯调查，结果健康知识知晓率分别达95%、90%、85%，健康行为形成率分别达95%、90%、85%。

2007年4月12日，卫生部首席健康教育专家洪昭光到常德举行健康生活新观念大型报告会，市委、市人大、市政府、市政协领导和市直机关干部职工4000多人参加报告会。

2009年，倡导并推动全民健康生活方式行动。全市50%的区县（市）开展“健康一二一”（指“日行一万步，吃动两平衡，健康一辈子”）示范行动，各区县（市）城区开展健康教育知识讲座进社区活动20课次，并积极开展社区居民健康档案建档工作，健康教育知识入户率达到100%。武陵区发出《武陵区全民健康生活方式倡议书》5000份，发放《中国公民健康素养基本知识与技能》（即《中国公民健康素养66条》）20万份。

2011年4月，市健康教育所与武陵区卫生局按照《国家卫生城市标准》中的八项健康教育标准，对5个办事处的50个社区开展健康教育业务指导和培训。“加强全民健康教育，积极倡导健康生活方式”，动员全社会参与。依照《湖南省2010年健康生活方式技术指导方案》，武陵区、鼎城区和临澧县为常德市第一批示范社区项目区县，要求项目区县各建立一个示范社区、一个示范单位、一个示范食堂（餐厅）。5月8日，首批项目区县负责人及业务骨干8人参加全省全民健康生活方式行动业务培训。市健康教育所自主制作健康教育小册子2万册、宣传画1万张。各区县（市）健康教育所举办公众健康教育咨询活动97次、健康教育讲座132次，发放自制宣传资料392.46万份、宣传画35642张，发出手机短信6000条。

2012年3月，市健康教育所、市体育局联合举办的“佩佳珠宝杯”春季长跑活动暨全民健康生活方式行动项目启动仪式在市体育中心举行。来自市直单位、中央及省驻常德单位、武陵区、鼎城区、常德经济技术开发区和柳叶湖旅游度假区的近100个单位和街道社区的干部职工、社区居民8000人参加。同时开展主题为“日行一万步，吃动两平衡，健康一辈子”“和谐我生活，健康常德人”的万人签名活动，现场设置行动项目主题宣传拱门3个、宣传气球标语16个、宣传彩条37幅，摆放健康生活方式宣传展板60块。现场发放《常德市全民健康生活方式行动倡议书》《中国居民膳食指南》《中国公民健康素养基本知识与技能》等宣传资料5万份、健康生活方式指导工具BMI（体重指数）腰围尺1000支。鼎城区、津市市、澧县、临澧县共发放BMI腰围尺800支、计步器400只、控油壶与限盐勺1700套、健康扑克500副、膳食宝塔挂图400幅、健康贴士500个。

二　农村健康教育

1987—1989年，临澧县以乡镇卫生院为基地开展农村健康教育，制定《临澧县农村医院健康教育实施方案》，各医院成立5~7人的健康教育领导小组，业务院长任组长，预防保健科主任任副组长，有关科室负责人为成员。健全岗位责任制，实行目标管理。门诊、病房定期更换卫生宣传黑板报，建立《大众卫生报》《健康报》阅报栏，为每张病床订阅1份《大众卫生报》。鼓励医务人员向县健康教育馆编辑的《健康咨询报》写稿，并给予稿酬。组织医务人员撰写100种农村常见病、多发病防治知识，编印成《健康教育小丛书》，针对不同病患发给不同的小册子。县健康教育馆成立电影录像放映队，1989年放映卫生科普电影15种、55场次，录像21种、73场次。

1995年3月，制定《常德市1995—2000年“全国九亿农民健康教育行动”实施方案》。4月，成立常德市“全国九亿农民健康教育行动”协调领导小组，各区县（市）也相应成立协调领导小组。5月上旬，召开常德市“全国九亿农民健康教育行动”（以下简称“行动”）协调工作会议，发放“行动”录音带、录像带，在全市电台、电视台播放。

1996年，常德市“行动”协调小组制定“行动”规划，确定鼎城区、临澧县2个“行动”试点区县。全市9个市、县级电视台、电台每周1次播放“行动”音像制品，每次5~10分钟。6月26日至7月10日，鼎城区防疫站宣传科在大龙站乡板桥坪村进行“九亿农民健康教育行动”工作试点，在全村14个行政村巡回播放“行动”音像视频第1部、第2部、第10部，有90%的农户共1000多人观看。向农户免费发放《农村居民卫生知识应知应会30题及答题要点》400本，向学生发放《小学生卫生知识应知应会30题及答题要点》150本。按季节、按病种宣讲卫生知识，颇受群众欢迎。全市发行《大众卫生报》16480份、卫生墙报4000份。

1997年5月，市卫生局下发《关于切实做好〈九亿农民健康教育读本〉发行工作的通知》，全年共发行《九亿农民健康教育读本》识病防病治病分册、婚姻优生优育分册、生活环境劳动分册（一套三册）3640套，发行工作走在全省前列。

1999年4月，全市完成“九亿农民健康教育”读书活动，并进行抽样测试，共下发和回收试卷4000份，临澧县、澧县、武陵区、津市市、汉寿县测试成绩较好。6月，桃源县三阳港镇被确定为省、市、县联合试点乡镇。11月，在三阳港镇召开全省“九亿农民健康教育行动”试点大会。省健康教育所所长丁达要求三阳港镇在3年内完成并达到“行动”工作有计划，有领导分管，有专人负责，有宣传阵地，有效果评价的目标。三阳港镇丛桂山村成立健康教育领导小组，安排专人负责；每天利用村广播站进行卫生知识宣讲5～10分钟；每星期组织村民观看“九亿农民健康教育行动”音像制品1小时；宣传栏每月更换1次内容；健康教育资料发放到户。7月中旬，完成三阳港镇农民健康教育行动节目收视率调查，农民收看节目并能正确回答提问的占96%。桃源县向全县推广三阳港镇的经验。

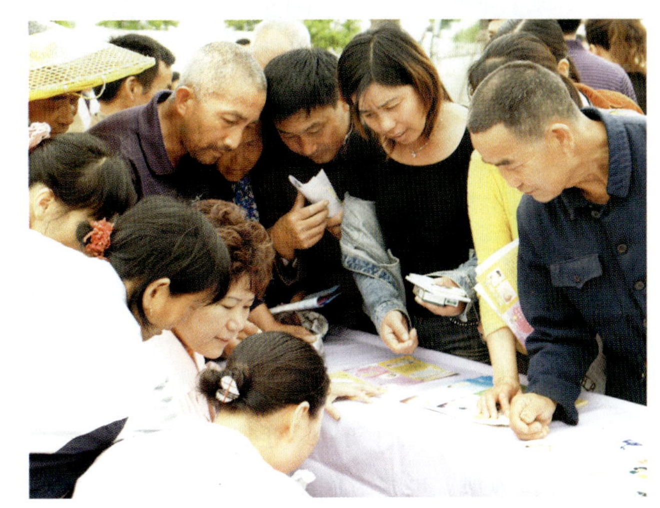

市疾控中心在农村发放健康教育资料，接受农民咨询
（市疾控中心供稿）

2001年，按照市“行动”协调领导小组部署，市防疫站、市健康教育所进行全市音像制品播放和农村居民健康知识和健康行为调查。全市9家电视台、9家电台共播放录音录像制品1040期、卫生知识节目1040个。10月15—31日，市健康教育所组织对鼎城区黑山嘴乡、石门桥镇、斗姆湖镇、灌溪镇和临澧县九里乡、官亭乡、合口镇、新安镇的16个村400名农民进行卫生知识测试和卫生行为习惯调查，其中男性194名、女性206名，年龄最小16岁，最大78岁，健康知识知晓率为68.75%，健康行为形成率为64.2%，均比以前有所提高。

2004年，在鼎城、石门、安乡、汉寿、临澧、津市等县（市）的50多个乡镇、853个行政村开展“健康面对面乡村行”活动，对近40万人进行调查、检测，发放保健指南3万余份、《社区健康教育读本》13万余册、其他健康教育资料2万余份。市健康教育所为市农村党员干部远程教育网制作2期农村公共卫生知识多媒体课件，包括“艾滋病防治”“结核病防治”“农民如何防治非典”“婚检、婚育知识”“血吸虫病防治”“农民如何预防乙肝”“如何消除蟑螂”等，受到广大农民欢迎。其中第一期多媒体课件被中央远程教育网选用，惠及全国农民，获得市农村党员干部现代远程教育一等奖。

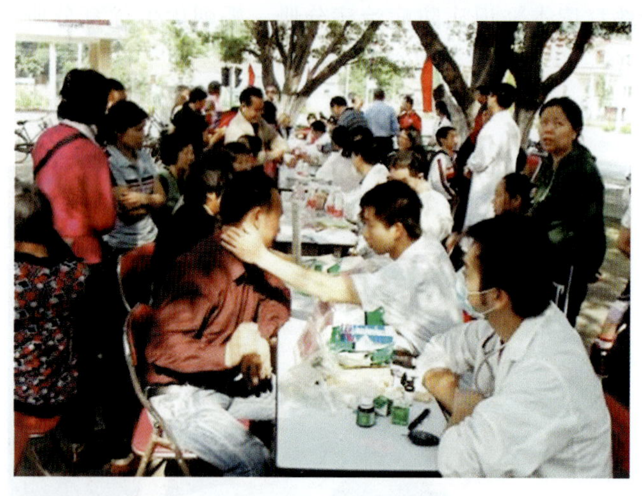

医务人员在农村举行义诊宣传活动（市健康教育所供稿）

2005年，继续在澧县、汉寿县开展“健康面对面乡村行”活动，免费义诊1.5万余人，咨询人数6万人次，发放宣传资料7万余份，受众10万余人次，在全省率先完成任务，受到国家亿万农民健康教育促进行动办公室表彰。

2006年，根据全国爱卫办安排，在全市农村开展“预防人畜共患病健康教育”活动，9月中旬全面铺开，历时两个多月，在全市农村、乡镇集居地张贴宣传画5700套，下发宣传折页2.11万份、手册5300册、广播稿2100份、DVD光碟14张、《健康教育读本》2万册。市健康教育所与市电视台联合，播放人畜共患病健康教育宣传动画片和各种预防知识共40多次。

2006—2008年，汉寿县沧港镇金龙村举办健康知识讲座16次，办健康教育宣传栏10期，出黑板报12期，制作固定宣传牌4块，悬挂过村公路横幅8条，刷写健康教育标语28条，发放各类健康教育资料4143本、宣传单5637份，501户村民家家有健康教育资料袋。评选出无烟家庭175户，占全村户数的34.9%。村民健康知识知晓率89%，健康行为形成率85%。村小学做到健康教育“五有”（有课时安排、有专职教师、有健教教案、学生有课本、期末有测评），学生健康知识知晓率100%，健康行为形成率90%。汉寿县龙阳镇双板桥村成立健康教育领导小组，培养兼职健康教育辅导员，全面开展文明卫生家庭评选活动，评选出无烟户280户，占全村总户数的51.85%，并给予精神和物质奖励。

2009年，开展“农村妇女生殖健康村村行”和“中医药事业发展”为主题的农民健康行活动。在连续4年开展“健康面对面乡村行”的基础上，为1154个村的农民群众义诊12万人次，发放宣传资料20万份，受众达100万余人。武陵区在芦荻山乡、丹洲乡、东江乡举办饮水卫生知识培训班，培训村民755人，发放资料770份。在9个村、2所小学、1个社区举行碘缺乏病知识讲座，受众1448人，发放资料1485份。是年，市健康教育所所长彭洪伟被常德农民健康行组委会评为先进个人。

2010年，鼎城区印发健康教育手册5万册、宣传单20万份，到各乡镇圩场巡回开展糖尿病、高血压病、结核病、艾滋病等宣传一条街活动62场次。汉寿县向全县人民发出《全民健康生活方式行动倡议书》，在18个乡镇举办讲座29场，听众3164人。发放宣传资料12种、47889份，全县8万多名中小学生举行拒烟签名活动。在常德农民健康行活动中，全市共发放普及传染病、地方病、职业病和寄生虫感染防治知识的健康教育资料60万份。市健康教育所黄晶晶被评为常德农民健康行活动先进个人。

2011年8月29日至9月4日，在全国“农民健康教育周”活动期间，市健康教育所、市卫生局农村卫生科在市电视台图文频道24小时滚动播放肿瘤防治宣传知识。全市各乡镇卫生院、村卫生室均制作一期图文并茂、通俗易懂的肿瘤病防治知识宣传专栏，免费发放“三湘农民健康行”组委会、省卫生厅等单位编印的《农民健康教育读本》。同时开展大型义诊活动，为当地农民免费体检和健康咨询，宣传肿瘤防治重在“早发现，早诊断，早治疗”。

三　行业健康教育

1994年8月，市人大、市卫生局联合组织全市卫生法律知识学习竞赛活动，印发《卫生法律知识学习资料》7万册，党政机关、医疗卫生单位及公共场所、食品生产经营单位（户）共69460人参加卫生法律知识考试。与市广播电台配合，开办 “健康之友”专题节目，宣传季节性传染病防治，增设问医指南、热线电话、“万事通”服务等栏目，共播放卫生科普稿件540多篇。与电视台配合，开办“创建与市民”专题节目，宣传行业卫生知识，报道防病动向和城市卫生整顿等情况。配合市妇联举办“儿童发展纲要”学习班，宣讲儿童传染病防治、计划免疫，开展婚前健康检查和新婚咨询教育。与公安部门配合举办“性病防治知识”录像及展览宣传，受众4万多人次。

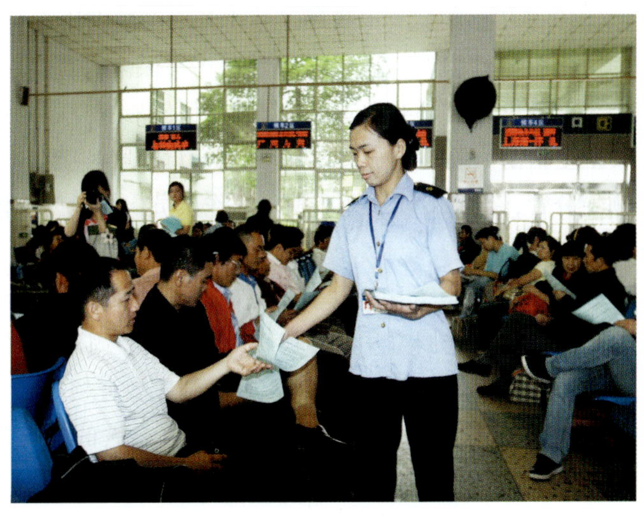

常德火车站工作人员向旅客发放健康教育资料。
（市健康教育所供稿）

1995年8月，市健康教育所制订商店、新闻单位、街道（居委会）、医院、中小学校、公共场所及厂矿等7个行业健康教育标准，印发各行业执行。

2001年，为做好健康教育宣传工作和创建文明卫生城市，市健康教育所坚持月督导、季考核、年检查，分战线分系统对78家直管单位进行分类指导，逐项落实。在创建国家卫生城市中，健康教育被评为全省第一名。

2002 年 3—6 月，市健康教育所举办 2 期迎国检健康教育培训班，参加培训的有武陵区、鼎城区、德山开发区健康教育专干和街道办事处、居委会、工厂、学校、医院、影剧院、商店和各种公共场所的主要负责人和兼职健康教育人员 160 余人。市一医院投入 3 万元，更换不锈钢宣传橱窗 60 多个，使门诊、病房的健康教育面貌一新。市城区各医疗单位均参照市一医院做法对宣传橱窗进行改造更新。

2004 年，加强商店、影剧院、工厂、机关、学校、社区及主要公共场所等重点、难点单位的督导，对工作不力、行动迟缓的单位下达文字通知督促整改，经反复督导仍行动迟缓的单位由市政府通报批评，使全市行业健康教育达到标准。

2009 年，武陵区对娱乐场所业主及从业人员进行艾滋病防治知识培训 23 次、1207 人次，发放艾滋病防治宣传资料 27147 份；培训食品从业人员 8332 人次，发放健康教育资料 8332 份。

2012 年，举办“郎酒杯”健康知识大奖赛活动。市健康教育所于 9 月 19 日、28 日，10 月 8 日、12 日、17 日，11 月 2 日、9 日和 16 日分 8 期在《常德民生报》健康专版上刊发健康知识大奖赛试题，内容包括口腔健康、营养和运动干预、精神卫生、无偿献血、居民健康素养、妇幼保健、就医用药和中医中药知识等。共收到 494 人答题回复并开奖。至 10 月底，全市累计发放健康教育书籍 107.9 万册，健康教育宣传单、画 299.63 万张，健康教育宣传栏更换 15763 次，举行健康教育讲座、咨询 8162 次，受众 71.66 万人次。

四　医院健康教育

1988 年，根据省卫生厅《关于开展医院健康教育工作的通知》，县级以上医院设立疾病防治指导性咨询门诊，向病人发售《保健教育丛书》《人体为何长石头》《孕产妇保健》《微量元素与小儿健康》《口齿保健》《胃病的预防和治疗》《脑血管病防治》《妇女卫生指南》等小册子共 3 万册。全市 26 家县级以上医院有 25 家成立健康教育机构，有领导分管，配备专职或兼职宣传工作人员，开展门诊候诊教育、随诊教育及住院病人的健康教育。

1989 年，全市县级以上医院有 9 家配备专职宣传人员，17 家有兼职宣传人员，共 73 人，在门诊设置橱窗、宣传板牌、黑板报、固定标语等宣传阵地 286 处，其中 12 家为住院病人上健康教育课。市一医院成立健康教育领导小组，业务副院长任组长，院办公室和预防保健科具体负责，全院形成一支 40 余人的健康教育队伍，并有摄影、美术专业人员数名。全院有大黑板、宣传橱窗、宣传牌等 30 多块。每周或每 2 周召开 1 次医患工休会，宣讲卫生知识，订阅《大众卫生报》《卫生科普报》《健康报》等 6 种 546 份。门诊发售《保健教育丛书》1150 册。

1997年，各医院健康教育均做到“10有”（有机构、有专人、有经费、有器材、有阵地、有培训、有资料、有处方、有计划、有总结）。石门县和汉寿县人民医院自编自印卫生防病保健小册子，免费赠送给病友阅读。

1999年，制定县级以上医院《健康教育标准》五条。各医院按照《标准》成立健康教育领导小组，由一名主要领导分管，每季度召开一次健康教育工作会议，各科室均有兼职的卫生宣传员。市城区医院年初制定健康教育计划并纳入医院目标管理，平时有记录，年终有总结。健康教育列入病区常规工作制度，门诊、病房、各科室均建立1块以上固定宣传栏，结合科室特点有针对性地开展宣传，并每月更换内容。病房各科室通过召开工休会、设立健康教育阅览柜、安装闭路电视、发放卫生传单和阅读《大众卫生报》等多种途径，广泛开展卫生宣传。市一医院添置一套广播电视设备，组建院内电视台，邀请知名医学专家举办讲座，每天给病友播放卫生科普知识，开全市医院健康教育电教之先河。各医院均设立健康教育门诊，应用健康教育处方，开展健康咨询服务，每年对医务人员进行2次以上健康教育培训，培训覆盖率达95%。

增强体质
提高机体免疫
力抵抗结核病
的感染与发病。
一中医院
YI ZHONG YI YUAN

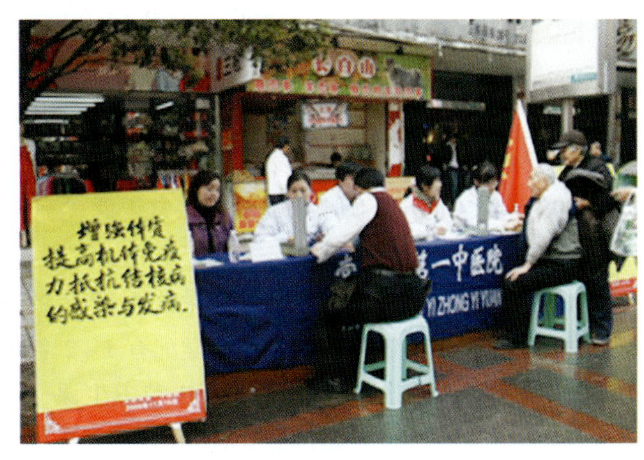

市一中医院在街头义诊，宣传结核病防治

（市健康教育所供稿）

2000年8月28—31日，湖南省首届医院健康教育培训班在常德市举办，121名全省卫生防疫人员和医院的健康教育专干参加培训学习，参观市一医院、市四医院的健康教育工作。市一医院利用网络储存各种健康知识，结合不同病室发放相关保健知识传单，积极开展健康处方等方式宣传，深受病友欢迎。

2004年，市四医院、市六医院、鼎城区妇幼保健院的健康教育工作基本达到国家标准。

2006年，全市“二甲”以上医院均开辟有健康教育专栏，年更换均在6次以上。市一中医院、市妇幼保健院、市四医院在对病人跟踪回访中针对性地进行健康教育，病人普遍满意。

2009年，市一医院召开医院健康教育工作会议，总结2008年健康教育工作，表彰健康教育工作先进科室，布置2009年健康教育工作。每月督导与抽查科室健康教育工作情况，每季度讲评，年度考核评比。各科室建立健康教育台账，登记完全。当年完成47种、累计完成300多种健康教育处方的制作，版面美观，内容通俗。在外科大楼入口处设立艾滋病健康教育专栏，在妇产科建立孕妇学校，为400多位孕妇上课20多次。在社区义诊和进行健康教育时发放宣传资料1000多份。在手足口病、流感流行期间展出防控知识宣传牌5块，发放资料500余份。重阳节为本院退休职工举办心血管疾病防治知识讲座。全年在《常德一医人报》刊登健康教育稿件21篇。

2012年，市健康教育所、市中医管理处联合开展中医养生保健试点，确立市一中医医院、汇华堂治未病医院为治未病试点和中医养生保健单位。

五　学校健康教育

1988年，全市城乡小学共3087所，开设卫生常识课的2646所，开课率85.71%。一至五年级小学生348331人，发行卫生常识课本379534册。

1989年，有2508所小学开设卫生常识课，有794所幼儿园上卫生课，开课率分别为89.86%和94.08%。

1991年，全市有学校卫生课授课教师5782名，其中卫生教师3974名、校外医务人员1808名，城镇小学和农村中心小学配有1～2名专职卫生教师，农村初级小学配有1～2名兼职卫生教师。学校坚持每周开1节卫生课，卫生教师把住“备、教、批、辅、考”5个环节，使学生的卫生知识水平不断提高，学生的不良卫生习惯逐步改变。临澧县教委把上卫生课与其他课程同等对待，各校采用省编教材，连续2年小学卫生课开课率达100%。

1992年，全市4054所小学有3496所开设卫生课，开课率达86.24%；59所城镇小学开课率达100%；3995所农村小学开课率86.03%。全市小学生沙眼患病率由1991年的35.4%下降至8.37%，蛔虫感染率由1991年的63.58%下降至48.76%，龋齿、近视得到控制。临澧县教委、卫生局组织编写、审定小学健康教育课本，全县小学生人手一册，每周开1节卫生课，开课率达100%。对全县小学三至五年级19819名学生进行卫生知识测试，平均90.33分。5月，省初保达标审评组抽查9所村级小学100名四年级学生，健康知识平均知晓率98%，健康行为形成率98.9%。全市征订《学校健康教育读本》83752册。

1993年，全市订阅《学校健康教育读本》12.38万册。安乡县、武陵区小学生人手一册。全市中学全部开设生理卫生课。武陵区43所小学均开设卫生课，开课率达100%，并做到学校有计划，教师有教案，学生有笔记，年终有考试。

1995年，市教委把上卫生课列入教育总体规划，要求全市中、小学做到有卫生教学计划，有卫生教案，有卫生课本，有卫生测试，有健教资料。与市健康教育所组织编写《中学健康教育读本》，在城区中学发行14144册。发行《学校健康教育》课本18640册，做到人手一册。全市4077所中、小学校均开设健康教育课，开课率100%；对695598名中、小学生进行卫生知识测试，及格率92%。市健康教育所组织城区1.8万名中、小学生观看《预防近视》《预防蛔虫病》《防止脊柱弯曲》《青春期卫生保健》《防止病从口入》《预防病毒性肝炎》等卫生科教片。

1997年，全市学校健康教育实现“八有”（有领导分管，课时有安排，老师有教案，学生有课本，期末有考试，有完备的健康教育资料，有形式活泼的宣传栏，有黑板报）目标，城区 30 所中小学校健康教育开课率 100%，学生卫生知识考核及格率 95%，卫生行为形成率 90%。

1999 年，市城区 30 所中、小学校均开设健康教育课，开课率 100%，学生卫生知识考试及格率 90%，健康行为形成率 80%以上。临澧县以实验小学、城关一小为试点，每两月派人举办一次健康教育讲座，指导两校开展形式多样、丰富多彩的健康教育活动，学生卫生习惯好转率达 90%以上。

2000 年，市教委、武陵区教委联合开办 2 期文明市民学校，城区 3 万多名学生家长接受卫生知识宣传教育。

1999—2002 年，市城区学校健康教育开课率始终保持 100%。

2002 年，鼎城区一中列为市级健康教育样板单位，武陵镇完小列为市级健康教育亮点单位。

2006 年，全市学校均开设健康教育课，部分中学和大专院校开设心理咨询室，对学生进行心理疏导和干预。市七中心理咨询室得到国家卫生城市检查组的表扬。

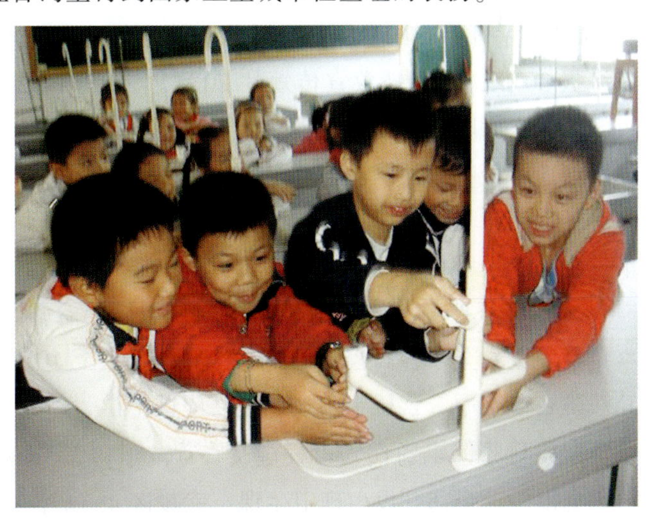

小学生练习如何正确洗手（市健康教育所供稿）

2008 年 3 月 20 日，武陵区组织 81 所幼儿园园长和保健老师举行幼儿健康教育规范培训。3 月 27 日，组织区属中、小学校长和保健老师 80 人进行中、小学健康教育规范和儿童青少年预防艾滋病活动培训。4 月 30 日，在滨湖小学举行预防艾滋病知识讲座，1163 名家长和 55 名老师接受培训。5 月 7 日，分别组织区属中、小学校长 24 人和幼儿园园长 85 人举行手足口病防控知识培训。市健康教育所和市疾控中心在两天时间里编印 50 万份《手足口病防治知识十问》单页资料，及时发到各区县（市），随后又为市直单位编印、下发 2 万册相关资料，做到全市学生人手一份手足口病的防治知识资料。12 月 1 日，为北正街小学 2500 多名师生讲解预防艾滋病知识。全年在 81 所幼儿园和 52 所学校张贴防病海报 550 张，发放宣传资料 15 万份。艾滋病教育纳入学校卫生课，保证每学期 2 学时。桃源县每学期进行 1 次学生卫生知识知晓率和健康行为形成率调查，分别达到 93 分和 88 分。澧县县城每 450 名学生有 1 名保健老师，开展学生卫生行为教育与矫正，考核学生 1.5 万人，健康行为形成率达 85%以上。汉寿县学生卫生知识知晓率 92.5%，健康行为形成率 85.6%。

2009 年 6 月 5 日，市健康教育所联合武陵区教育局在城区小学举行主题为“预防近视，珍爱光明”的健康教育讲座。市一医院、爱尔眼科医院、市一中医院三名眼科专家分别走进东升小学、北正街小学、育才小学，为近 5000 名学生和健康教育老师上眼保健科，爱尔眼科医院印发 5000 份健康教育资料供学生学习。汉寿县学校健康教育课开课率 100%，有教师、有教材、有课时、有教案、有评价；小学生健康知识知晓率达 93%，中学生健康知识知晓率达 94%，中、小学生健康行为形成率达到 90%。临澧县学校健康教育课开课率 100%，小学生健康知识知晓率达 99.7%，中学生健康知识知晓率达 100%。健康行为形成率超过 90%。

2010 年，全市以《学校健康教育评价方案》为蓝本，促使学校健康教育“五有”落到实处，城区各大、中、小学均设有健康教育专栏、公益广告标志和规范性墙报。各学校利用闭路电视向学生播放卫生科教片和录像，普及防病知识。与大、中专院校密切配合，开展形式多样的宣传日活动。健康教育开课率达 100%，学生健康行为形成率达到 95%。“6·6”爱眼日，在北正街小学举办爱眼护眼科普知识讲座；“10·15”第三个全球洗手日，市爱卫办、市健康教育所结合“正确洗手、‘手’筑健康”活动主题，在东升小学举行“健康从洗手开始”的主题班会活动。活动当天在东升小学共发放宣传折页 1000 余份，张贴海报 30 张，滚动播放宣传短片 20 次。“12·1”第 23 个世界艾滋病日，市疾控中心、市健康教育所联合湖南文理学院开展“呵护青春，抗击艾滋”万人签名活动，当日发放宣传资料 5 万份，问卷调查 5000 份。

2011 年，编印 5 万份《手足口病防治知识十问》《甲流感防控知识》单页资料，全市学生基本人手一份健康教育知识资料。

2012 年下半年，市健康教育所与市教育局合作，将编印的《学生口腔健康指南》读本免费发放到全市各高校和中、小学的学生，至 10 月底，共发放 82 万册。联合常德市口腔医院在市四中、紫桥小学、临澧县望城中学、新安中学开展“9·20”全国爱牙日宣传活动，学生口腔健康普查 2725 人次，发放《中小学生牙病防治特点》7664 份、《口腔健康调查表》2725 份。

六　大众传媒健康教育

1990 年，常德市大众传媒利用全国规定的宣传日、周、月活动，向广大群众宣传计划免疫、疾病防治、食品卫生、家庭保健、心理卫生、环境保护、妇幼卫生等，增强群众的自我保护能力。市电视台在“本市新闻”“衣食住行”“市民之声”“八面来风”“空中服务台”“大千世界”“家庭顾问”栏目中播放卫生稿件 435 篇，每天都有卫生节目播出。

1995 年，市新闻单位在电视、报刊上开辟“九亿农民健康教育”“健康问答”“卫生顾问”等专栏开展大众健康教育，电台、电视台每周不少于 1 次，每次不少于 5～10 分钟，播放内容登记清楚。

1998年，全市开展’98卫生防疫大行动。大众传媒广泛开展肠道传染病防治宣传。全市电台、电视台、报社都开辟’98卫生防疫大行动专栏，播放预防肠道传染病的录音带、录像带，刊登预防肠道传染病的专题卫生节目稿件200多篇，开展专题讲座100余场次。

1999年，常德市各媒体紧密配合’99卫生防疫大行动，开展形式多样的救灾防病宣传。《常德日报》头版开辟’99卫生防疫大行动宣传专栏，刊登相关防病知识。市电视台制作卫生公益广告及“行动”系列科教片和防病音像材料，在专栏节目中定期播出。全市各健康教育所（科）密切配合新闻部门办好卫生专栏，主要传媒均定期刊播卫生知识。

2000年，《常德日报》、常德电视台、常德广播电台均开设健康教育专栏。每个单位每天播出或刊出不少于2篇文章。鼎城区电视台每天以滚动形式播出卫生知识2小时以上；安乡县电台、电视台除每天播出“行动”音像制品外，还挤出时间开播卫生讲座72场次。

2001年，全市共播放“行动”音像制品1040期，在《常德日报》和常德电视台先后刊登和播放控烟文章20余篇。

2002年，市广播电台、电视台和常德日报播放、刊登健康教育影像、稿件2260件次。

2005年，市健康教育所在常德日报设立“健康生活”专版，常德晚报设立“健康吧”专版、“焦点”专栏，常德广播电视报设立“健康资讯”专版，在常德电视台的新闻频道、公共频道、都市频道开办健康教育专栏节目，每周1期，特殊宣传日还增添专版、专题、专栏，如高考前期针对考生饮食营养、防怯场、防中暑等情况推出专版健康教育知识。

2008年，市健康教育所在《常德日报》设立“健康生活”专栏，《常德晚报》设立“健康”专栏，《常德周刊》设立“健康资讯”专版。常德电视台的新闻频道、公共频道、都市频道等也开办健康教育专栏专题节目。

2010年，市健康教育所与市电视台联合举办健康教育栏目3个、节目15个，全年播出250小时；与市广播电台联办栏目2个、节目6个，全年播出182小时；与报社联办栏目3个，全年报道450次。

2011年4月底，市健教所联合新闻媒体开展健康教育，《常德晚报》《常德民生报》举办“健康”“养生”和“健康资讯”专栏106期；常德电视台新闻频道周一、周二“晚间报道”中播放健康教育宣传片，周五晚直播“健康在线”，图文频道的“卫生与健康”专栏全天24小时滚动播出，全年播出时间255小时；常德电台新闻频道每天10时30分播放“健康小提示”，让听众及时了解各种疾病的防治知识，全年实际播出182小时；发出手机短信7.2亿条。

2012年，在《常德日报》刊出“卫生常德”专版47期，《常德晚报》刊出“健康”“养生”专版94期，《常德民生报》刊出“健康资讯”47期，在市广电局的《图文频道》设置健康知识专栏专题节目，滚动播出频率每天达25次以上。

七 疾病控制健康教育

1991 年 1 月 26 日是国际麻风节，市卫生局副局长蒋祖建主持召开动员大会，布置宣传活动，各医院派一名专家参加，各制作 3～4 块宣传牌，有条件的单位上街播放麻风病可防可治的宣传片和卫生图片展览。不少观众深有感慨地说，观看卫生宣传牌、卫生图片和卫生录像片后，使我们懂得麻风病人不但可以在医院治疗，还可以在家里治疗，不但可以治愈，还可以预防的科学道理。

1998 年 8 月，部分县（市）遭受特大洪涝灾害，市健康教育所配合'98 卫生防疫大行动开展救灾防病健康教育，编印下发“抗洪防病卫生常识—预防痢疾”等宣传单，深入澧县重灾区官垸乡开展救灾防病健康教育调查，随机抽取该乡 8 个村，对 18 岁至 71 岁的男女老少 200 人进行问卷调查，有 75.6%的人知道怎样预防痢疾。

2002 年，市防疫站、市健康教育所组织编印《维生素 A、C 可防 10 种病》《运动，健康心理的润滑剂》《遏制结核病，与贫困作斗争》《防止佝偻病四大要素》《联合国倡议全球戒烟》《如何预防碘缺乏病》《怎样正确使用乙肝疫苗》《艾滋病预防常识》《健康知识行为问题 50 题》等宣传单和《创建国家卫生城市健康教育资料》小册子共 11 万份。市健康教育所发表卫生科普作品 13 篇。市健康教育所副所长刘寿德在创建国家卫生城市中工作突出，被市政府记二等功。

2003 年 4 月 12 日至 6 月 30 日，市健康教育所编印《传染性非典型肺炎知识问答》4 万份、《积极防治非典型肺炎》小册子 8 万份、《积极防治非典型肺炎》彩色折页 2 万份、《常德市人民政府关于加强传染性非典型肺炎防治工作的决定》3 万份，精心制作防治“非典”卫生橱窗 5 期，举办各种防治“非典”培训班 25 期，培训 2500 人次。全市出动宣传车 849 次，张挂标语横幅 92935 条，出宣传板报、墙报 6181 期，印发宣传资料 323.77 万份，发放卫生知识手册 12.3 万册，举办健康知识讲座 5721 场次，设立热线电话 132 门，接受咨询人数 6.43 万人次。

2004—2005 年，市疾控中心更换卫生宣传橱窗 18 期，为全市开展远程教育的青年志愿者、中学生上各种内容的健康教育课 3 堂，为基层疾控中心提供健康教育宣传资料 8000 册，完成国家规定的宣传日宣传活动。市疾控中心制作的“疾病防治”视频节目在常德市远程教育中获一等奖，受到国家远程教育部门通报表彰。

2005 年，市疾控中心与市电信局联合推出“16840120”自动疾病预防声讯热线，方便广大市民足不出户便能了解各种疾病的防治知识。

2006 年 4 月 30 日，市卫生局组织市健康教育所、市职防所、市卫生局法监科在步行街举行《职业病防治法》颁布 4 周年一条街宣传活动，展出盾牌 146 块，设立拱门、气球宣传横幅 26 个、免费咨询检查台 58 个，发放职业病防治相关资料折页 5.16 万份。

2009年9月25日上午，市疾控中心主任彭进及流行病防治、免疫规划、性病艾滋病防治、消杀灭等科室负责人及专家、教授走进常德电台行风热线直播室，通过热线电话向广大市民介绍市疾控中心的主要工作职能、重大疾病防控工作的开展情况，接待听众热线咨询，解答市民所关注的甲型H1N1流感疫情、儿童免疫接种等问题。1个小时的直播中，现场回答5位听众的热线咨询。市健康教育所编印60万份《甲型流感防治知识十问》单页资料发放到各区县（市）。

2010年5月6日上午，市疾控中心主任彭进与流行病防治、免疫规划、性病艾滋病防治、健康体检等相关科室负责人再次走进常德电台“行风热线”直播室，与广大听众沟通交流。1个小时的节目，热线电话络绎不绝。11月25日下午和12月2日上午，市政府防治艾滋病工作委员会两次组织市疾控中心、市红丝带关爱中心的艾滋病防治专家做客市人民广播电台新闻频道《行风热线》《民生热线》栏目，集中解答当前艾滋病疫情形势、感染艾滋病病毒后的主要临床表现、日常工作和生活中哪些行为有传播风险、规避或减少传播风险有哪些技术手段、国家对艾滋病防治有哪些政策规定、应当怎样和周边的艾滋病病人及其家属相处等问题。录制节目在第23个世界艾滋病日（12月1日）播出。

2012年7月13日，市疾控中心特邀台湾资深医疗管理专家潘良吉教授到常德举行学术讲座。市疾控中心通过网络、报纸、电子显示屏、电视、电台热线、专家会商等形式加大疾病防治知识和防控工作动态宣传力度，在市疾控中心网站放置甲型H1N1流感、手足口病等健康知识宣传50条次，转载有关慢性病防治知识的文章150篇。全年更换宣传橱窗7期，其中健康知识宣传橱窗3期。开展“3·24”世界结核病日、“4·25”儿童预防接种日、“4· 26”疟疾宣传日、“5·15”碘缺乏病宣传日、“5·31”世界无烟日、“5·12”法治常德建设卫生行活动、血防知识宣传周等专题健康教育宣传活动。

八　控烟健康教育

1997年，全面开展禁烟宣传。大力宣传国家六部委局发布的《关于在公共交通工具及其等候室禁止吸烟的规定》。5月18日，市政府主持召开城区各系统、各部门20家单位参加的控烟协调会议，市爱卫办具体安排第10个“世界无烟日”（5月31日）宣传活动。5月31日，由团市委、市教委组织300余名中学生青年志愿者深入城区大街小巷对吸烟者进行劝阻。市工商局、市交警一大队、市纪委、市文化局、市农委、市卫生局出动6台宣传车巡回播放《关于在公共交通工具及其等候室禁止吸烟的规定》。市中心百货大楼、武陵百货大楼、北站商场的商店停售香烟一天。湘运汽车北站、常德飞机场、常德航运站都安排劝阻吸烟员和禁烟监察员，对来往人群进行吸烟劝阻。市健康教育所、市卫生执法大队对公共场所进行控烟督查。市电台、市电视台、《常德日报》先后10余次对控烟宣传进行报道。全市印发控烟标志3万余张，制作精美控烟小盾牌《为了您的健康，请勿吸烟》300余块，放置到各单位会议室。

1998年，在创建无烟单位活动中，市电信局、市人事局、市财政局、市电业局、市政法委、市交警支队、市图书馆、市博物馆、市血防办等9单位被市爱卫办授予“无吸烟单位”称号。

1999年，在市城区取缔烟草广告，各有关单位制订禁烟制度，张贴禁烟标志，开展控烟宣传。

2000年，市防疫站成立控烟领导小组，制定控烟活动方案，指派控烟监察员，制作40多块控烟盾牌摆放到会议室、办公室，出1期控烟专栏，印发2期控烟传单，有10名干部职工戒掉了吸烟恶习。10月，经市爱卫办组织专家验收，市防疫站等6家单位被评为无吸烟单位。

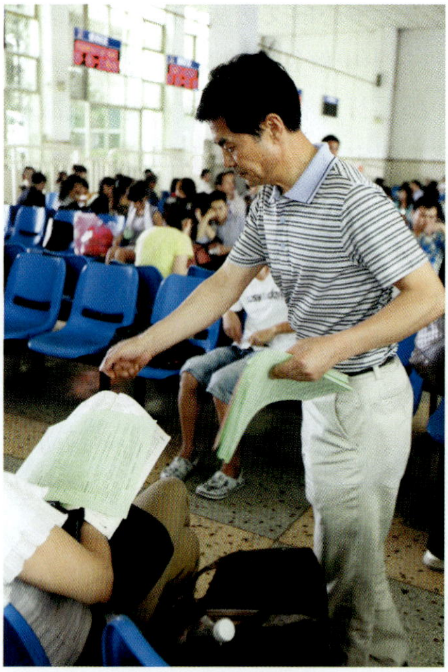

2012年5月31日，市卫生局纪委书记石瑞来在车站候车室发放控烟宣传资料

（彭洪伟 摄）

2002年5月31日，由市人大牵头，组织卫生、交通、民航等单位对市区的汽车站、火车站、飞机场、医院、学校和娱乐场所等30多家单位的会议室、办公室、候车室、舞厅、茶楼、候诊室进行两天的重点检查，结果显示，所查单位均安排有劝阻吸烟员，张贴禁烟标志，制定控烟制度。武陵区、鼎城区拆除400多块烟草广告。9月2日，常德师范学校附属小学等13家申报无吸烟单位，市爱卫办验收合格，授予“市级无烟单位”称号。

2005年世界无烟日，市人大常委会副主任邹克忠率爱卫、卫生、城管、交管、文化、旅游等部门组成的督导组，对全市大型公共场所如汽车总站、公交车站进行禁烟督查，张贴禁烟标志3000份，发放控烟宣传折页，介绍戒烟方法，并对烟草广告进行干预。全市共出动宣传车20台次，出宣传橱窗、黑板报1200多个，宣传横幅、宣传牌900余块，免费发放戒烟宣传资料20万份，媒体设置专版、专栏6个，形成万人签名条幅30条。

2006年5月31日，市政府副市长张元英在《常德日报》发表题为《珍惜生命健康，控制烟草危害》的署名文章，号召全社会各部门、团体和企事业单位积极参与控烟活动，倡导讲文明、讲卫生、改陋习、树新风的良好社会风尚。市电视台、市广播电台和各区县（市）电视台均大篇幅播报控烟公益广告和控烟相关的法律法规知识。市爱卫办、市健康教育所、武陵区、鼎城区卫生局和市直医疗卫生单位共28个单位分别在汉寿街和桥南小圆盘路举行一条街宣传活动，设咨询台28个，悬挂气球标语4条，展出宣传盾牌56块，85名医疗卫生人员参加活动，发放宣传资料3万余份，参观群众1万余人次。市爱卫办、市健康教育所、市教育局组织“常德市第十九个世界无烟日”万名学生签名仪式，全市共有3万多名学生在“拒吸第一支烟，做永不吸烟的新一代”的千米横幅上签名。

2008年，全市在中、小学继续开展“拒吸第一支烟，做永不吸烟的新一代”签名活动。石门、临澧、津市、鼎城等县市签名活动规模较大。5月30日，市健康教育所、市教育局在市四中举办“珍爱生命，远离烟草，拒吸第一支烟，做无烟青少年”的大型控烟签名活动。市政府副秘书长陈智慧、市人大教科文卫委主任委员赵正乐、市卫生局常务副局长刘庆达、市教育局副局长郑大金、市爱卫办主任蒋琼、市疾控中心主任彭进等参加签名活动。各级妇幼保健院率先创建无烟医院，每日有专人负责劝阻吸烟。组织参与2008年中国戒烟大赛，全市有384人自愿参加戒烟大赛，其中医务人员197名、大众人员187名。年底，表彰和奖励参加大赛的单位和个人，评选一批无烟单位。

2009年，市爱卫办、市健康教育所在中小学、大学、职业大中专近4万名师生中举办“拒吸二手烟，让肺自由呼吸”的健康教育讲座，市健康教育所向每个学生发放一份控烟健康教育资料。抽查城区芙蓉实验小学，该校控烟健康知识知晓率达到95%以上。市区火车站、公共汽车站、公交车、大型医院、商场、电影院禁止吸烟并有吸烟劝阻员。5月31日世界无烟日，将“享受无烟生活，拥有健康人生”宣传资料分发到各学校、医院和公共场所。市卫生局、市健康教育所在火车站、汽车总站等地发放宣传资料5万余份。市爱卫办主任蒋琼、市卫生局办公室主任吴海燕、市健康教育所负责人彭洪伟、市疾控中心副主任周应育及市各媒体记者走进火车站、长途汽车站等公共场所为大众分发控烟宣传资料。蒋琼登上长途汽车劝阻吸烟，并当众从旅客嘴里“抢烟”，引起其他旅客一片掌声。

2012年，结合“5·31”世界无烟日“烟草业干扰控烟”主题，市健康教育所开展控烟宣传签名活动，并邀请新闻媒体到车站、医院等窗口单位查看控烟情况，与车站工作人员一起向旅客发放控烟宣传资料，讲解吸烟危害。活动当天，全市各疾控中心、健教所利用电视、电台、报刊、网络等媒体发布控烟公益广告，宣传控烟法规，共计发放控烟宣传资料1.79万份，义诊咨询12165人次。市卫生局禁烟工作领导小组联合新闻媒体于8月10日、13日、14日对市直卫生单位、武陵区、鼎城区、常德经济开发区、柳叶湖旅游度假区的医疗卫生窗口单位进行两次禁烟工作暗访，并将暗访情况摄制成视频，下发情况通报，对存在问题的单位提出整改意见。

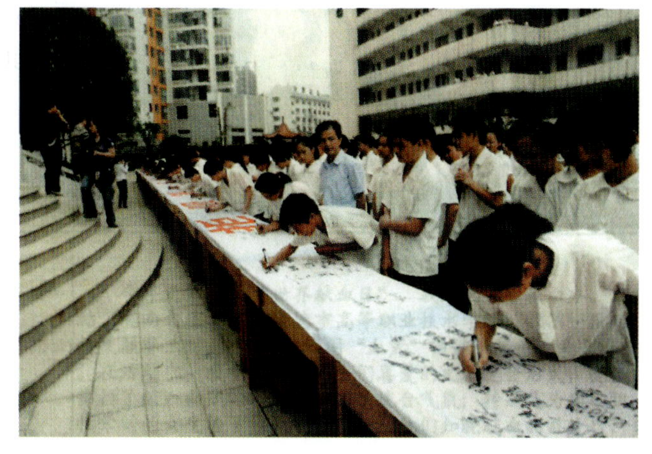

学生签名拒烟现场　（彭洪伟　摄）

第三篇《

卫生技术与教育

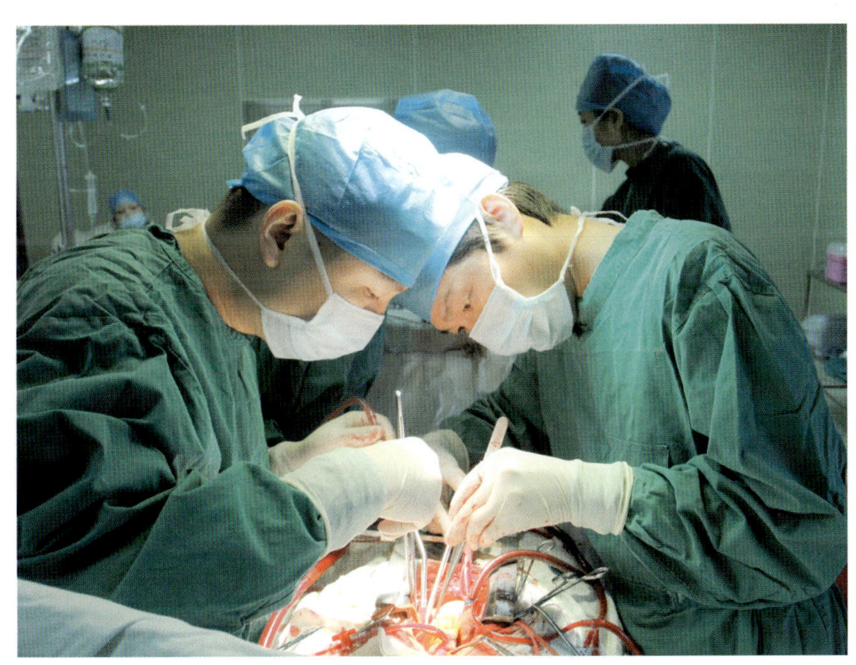

第十二章　西　医

第一节　西医各科

一　内　科

（一）心血管内科

1988 年，市一医院内科病房设心血管疾病专业组；配置心电图机，设心功能室，配备血液循环功能测试机、多功能心脏程序刺激仪、多道电生理记录仪、心向量图机、多功能呼吸机、心电监护仪（带除颤）等设备，开展无创性心功能、肺阻抗、心向量和食道调搏等检查。1990 年设立 ICU 室，可行床旁心电监护。

1992 年，市一医院购置日本产心电监护仪，以远距离、多复式的心电监测取代小型固定床旁心电监护。刘喜林首次成功开展床旁经锁骨下静脉穿刺安置临时体外心脏起搏器，抢救急性下壁心肌梗塞合并Ⅲ°房室传导阻滞 5 例。在胸外科配合下开展右心室导管检查术。8 月 12 日，常德卷烟厂干部杨某因急性下壁心梗入住市三医院，抢救中心脏停搏 38 分钟并呼吸停止。内科冯建华、周瑜珍、陈炼等立即行人工胸外按压、气管插管人工呼吸等综合措施抢救成功，10 月 21 日，患者出院。

1993 年，市一医院陈振仑、娄彩云等组建食管及电生理室，心功能室与心血管病室合并，病室配备心电图机。1994 年，娄彩云在常德市内率先使用心脏起搏器治疗 1 例先天性心内膜垫缺损合并Ⅲ°房室传导阻滞、尖端扭转型室速致心脏反复停跳 4 次的女病人，并为其成功安置体内永久型心脏起搏器。之后，又开展 3 例。同年，开展大剂量尿激酶溶栓治疗急性心梗，其冠脉再通率为 83.6%，达国内先进水平。

1997 年，市一医院心内科主任黄怡组建心导管室，率先在常德市开展射频消融术治疗室上性心动过速，当年完成射频消融术 12 例，成功率 91.7%，达国内先进水平。同年，开展左心导管检查术、二尖瓣球囊成型术治疗风湿性心脏病二尖瓣狭窄获成功。市一医院徐孝玄开展常德市首例同步直流电复律治疗恶性心律失常获成功。1999 年，黄怡等人的课题《射频消融术治疗快速心律失常》获市科技进步三等奖。2001 年，黄怡等《心脏永久起搏器植入术的临床应用》获市科学技术进步二等奖。至 2012 年年底，共植入各类起搏器 588 台。

2000 年，市一医院黄怡植入三腔起搏器治疗终末期心衰获成功，为湖南首例。

2001 年，市一医院黄怡、刘翔率先在常德市开展冠状动脉造影术。是年，市一医院心血管内科有病床 41 张，其中 CCU（重症监护）病床 3 张，抢救室病床 2 张。

2002 年，黄怡开展常德市首例经皮冠状动脉内介入治疗术，随后相继开展肾动脉支架植入、腔静脉滤器植入等。至 2012 年年底，共完成介入治疗术 1000 余例。

2003 年 8 月 25 日，桃源县漆河镇 53 岁的胡女士心脏病突发被送至市一医院，诊断为急性心肌梗死，当时病人血压下降，心跳缓慢，生命垂危。黄怡为患者实施急诊冠脉内支架植入术（时省内仅有两三家大医院能开展），患者转危为安。

2004 年，市一医院黄怡在常德市率先成功开展先天性房间隔缺损封堵术、室间隔缺损封堵术及动脉导管未闭封堵术。黄怡等《经皮冠状动脉内介入治疗冠心病》项目获市科技进步一等奖。

2001 年，澧县人民医院购置数字血管减影造影机。2005 年 3 月，建立心血管、肿瘤、周围血管介入治疗中心，为常德市首家。相继开展心脏临时起搏器植入、左右心室造影、主动脉造影、股脑血管造影、支气管动脉造影、肾动脉造影、肠系膜上下动脉造影、四肢动脉造影及深静脉滤网植入术、冠状动脉造影及支架植入术，肺癌、肝癌栓塞术等。2005 年 3 月 21 日至 2012 年 7 月 31 日，该院心血管介入中心完成冠心病介入诊治 632 例、永久性心脏起搏器植入 96 例、肿瘤及其他介入诊治 285 例，均未出现严重并发症。2007 年，成功开展单腔心脏永久性起搏器植入术。

2006 年 10 月，市一医院黄怡、鲁祖建开展常德市首例主动脉覆膜支架堵闭术治疗主动脉夹层获成功。

2007 年 4 月 19 日，石门县人民医院范良军、梁传亮在省人民医院心内科专家宁忠平教授指导下，为一患急性前壁心肌梗死的 60 岁孙姓患者行主动脉内球囊反搏术成功，并通过球囊扩张、支架植入，使病变血管恢复正常血流。

2007 年，市一医院黄怡、周全等首次开展重组人纤溶酶原激酶衍生物溶栓治疗急性心肌梗死，梗死血管再通率达 90%以上。2008 年，市一医院鲁祖建开展经桡动脉途径冠状动脉造影及冠脉内支架植入获成功。

2010 年 1 月，市一医院黄怡、鲁祖建独立开展常德市首例主动脉内球囊反搏术抢救急性心肌梗死合并室间隔穿孔、心源性休克获成功。至 2012 年年底，完成主动脉内球囊反搏术 26 例。

2011 年，市一医院黄怡、鲁祖建植入常德市第一台植入型心律转复除颤器治疗心跳骤停患者获成功。

2012 年，市一医院心血管内科设病床 40 张，其中 CCU 病床 8 张。有主任医师 3 人、主治医师 3 人、副主任护师 2 人、主管护师 3 人、主管技师 1 人。有美国产心电中央监护系统、德国产 24 小时动态心电图仪、美国产美联 32 导心内电生理刺激仪、73 W 锦江射频消融仪、心脏电生理刺激仪、起搏分析仪、临时起搏器、惠普除颤仪、美国GE大C臂数字减影造影机、高压注射器等。

（二）呼吸内科

1988年1月，澧县人民医院开展常德市首例支气管镜检查，操作顺利完成。1989年起，该院纤维支气管镜应用逐步由单纯临床诊断发展到镜下取组织行细胞学检查、镜下取异物、止血、给药治疗等。1988—2012年，澧县人民医院开展支气管镜检查4598例。1988年，市一医院内一科设呼吸专业组。9月，购置日本奥林巴斯纤维支气管镜，由杨泽刚、袁湘莲、钟发平、龙春香等开展纤维支气管镜检查。1989年，杨泽刚、钟发平陆续开展经支纤镜电视透视引导肺活检诊断周围性肺癌、经支纤镜盲检技术诊断肺弥漫性疾病、经支纤镜碘水造影诊断支气管病变等支纤镜诊断技术，并经支纤镜灌注凝血酶治疗大咯血、灌注抗痨药、抗生素治疗支气管结核、肺脓肿。

1991年，市一医院贺修桃、钟发平与放射科姚罗章、于德玲、汪晶莹等合作，成功开展经支气管动脉栓塞治疗支气管扩张咯血。1992年，杨泽刚、钟发平等开展有创机械通气治疗各种急慢性呼吸衰竭。一名患者跌入酸菜池后气体中毒，出现急性呼吸衰竭、昏迷，经气管插管、呼吸机辅助呼吸，抢救7天后恢复。

1997年，杨泽刚、吴纯刚、裴文军、曹桂香等使用美国伟康S/T30无创呼吸机开展无创机械通气技术挽救多名急慢性呼吸衰竭患者。一位患者肾移植后发生重症肺炎，高热、严重呼吸困难，经无创机械通气，血氧饱和度上升至90%左右。连续使用呼吸机辅助通气2周，终于转危为安。2001年，此项技术获市科技进步三等奖。

2002年，市一医院设呼吸内科，购置国产明思多导睡眠呼吸监测仪。杨泽刚、裴文军、王元珍等组建湘西北地区第一家睡眠呼吸疾病诊断治疗室，开展阻塞性睡眠呼吸暂停综合征的基础与临床研究，为湖南省少数可开展此项技术的单位之一。科研成果《阻塞性睡眠呼吸暂停综合征基础与临床研究》获2010年市科技进步三等奖。是年起，杨泽刚、裴文军、王天立、徐建仙、梅牧等进行大量下呼吸道感染的临床及实验室研究，发表相关科研论文7篇，科研成果《常德地区成人下呼吸道感染基础与临床研究》获2009年市科技进步二等奖，《肾移植术后重症肺炎防治》获2010年市科技进步三等奖。

2005年，市一医院在抢救桥南市场大火中严重烧伤的消防战士叶虎时，杨泽刚通过支纤镜检查发现患者气道内被大量烟尘等异物阻塞，遂进行双肺支气管肺泡灌洗，吸出大量灰黑色混悬物后，患者呼吸困难立即改善。后经多次肺泡灌洗，患者呼吸困难完全缓解。之后，该科采用支纤镜肺泡灌洗技术成功救治多例重症吸入性肺炎患者。

2011年，市一医院呼吸内科购置日本产奥林巴斯穿刺活检针和德国埃尔伯冷冻治疗仪。杨泽刚、裴文军、王天立、王元珍等开展经支纤镜针吸活检技术及气管内良、恶性病变经支纤镜冷冻治疗，提高了纵隔内病变诊断准确率和肺癌TNM分期的准确性。是年，该科顺利通过国家药物临床试验管理专家组验收，成为国家药物临床试验（呼吸专业）基地。

2012 年 5 月，石门县人民医院首次将支纤镜大容量肺泡灌洗应用于矽肺病治疗。有 20 年矿井粉尘接触史的矽肺患者周某，在抗感染、平喘、对症支持治疗前提下，经 4 次大容量肺泡灌洗，咳嗽、气喘明显缓解，呼吸顺畅，2 周后出院。

（三）消化内科

1988 年，市一医院内一科设消化专业组，购置日本产奥林巴斯纤维肠镜，由贺修桃、吕建华开展纤维结肠镜检。同时购置日本产 XQ10 型、上海产 XS4 型纤维胃镜各 1 台。1991 年，贺修桃主持并提出血清胃泌素测定作为诊断消化性溃疡、胃癌、胃泌素瘤等疾病的常规检查项目。1993 年 6 月，贺修桃、邓绍久、车世友等将幽门螺杆菌（HP）检测确定为内镜检查工作常规，开展尿素酶试验、病理切片染色镜检以检测胃黏膜 HP、B 超导引下针刺穿刺诊断肝癌。同年 10 月，贺修桃、唐佳新等开展肝硬化食管静脉曲张内镜下硬化剂治疗、大胃手术后残留手术线胃镜下“剪线术”。1995 年，贺修桃与该院放射科合作进行首例肠系膜血管造影，确诊一例结肠血管瘤。购置微波治疗仪，由唐佳新、吕建华等开展食管静脉套扎术治疗肝硬化食管静脉曲张破裂出血。1997 年，贺修桃组建消化内科实验室。1998 年，贺修桃等开展潘托拉唑Ⅰ期临床实验，贺修桃、吕建华等开展血清 HP 抗体检测、肝硬化病人 T_3、T_4 检测，唐佳新、贺修桃等开展记忆金属（镍钛合金支架）支撑器治疗胃癌。

2000 年 1 月 11 日，市二医院刘建国开展无痛胃镜、肠镜检查技术。至 2012 年，开展无痛胃镜检查 10298 例、无痛肠镜检查 1891 例。2000 年 6 月至 2013 年 6 月，津市市人民医院开展无痛胃镜 10748 台次、无痛结肠镜 2556 台次，鲜有不良反应发生。

2001 年，市一医院唐佳新主持引进经内镜十二指肠乳头括约肌切开术治疗胆总管结石新技术。至 2012 年，该院每年应用该技术治疗病人约 60 余人次。2002 年，唐佳新、汪斐等引进内镜下鼻胆管引流术治疗肝外胆管梗阻性黄疸。

2003 年，市一医院唐佳新与普外科合作开展急诊鼻胆管引流术。同年，唐佳新等开展经内镜射频治疗胃肠息肉术。2004 年，市一医院消化内科引进全消化动力监测系统，开展消化道动力检查，提高了消化道动力性疾病特别是小肠疾病的检查率。同年，汪裴、唐佳新等开展内镜与黏膜切除术，唐佳新引进贲门失弛缓症球囊扩张新技术。

2005 年，市一医院消化内科贺修桃、吕建华等对肝硬化并发食管静脉曲张所致多处出血点部位行连环套扎止血技术。至 2012 年，每年应用该技术治疗病人 60—140 余人次，有益阳、怀化等市病人慕名前来。同年，唐佳新、汪裴等开展经内镜上消化道出血金属夹止血治疗 Dieulafoy 血管畸形，当年成功抢救 3 例。

2006 年，唐佳新采用尼龙套扎联合高频电切治疗胃肠道息肉，既增加了高频电切术的安全性，又能回收息肉组织送病理切片和避免出血。

2007年，市一医院唐佳新在湖南省率先开展内镜下氩离子凝固术治疗胃肠息肉和消化道出血。采用全覆膜金属支架治疗晚期食道癌患者，使其恢复经口进食。

2009年，市一医院梅进开展胃镜辅助置空肠营养管新技术，为重症胰腺炎患者提供早期肠内营养，恢复肠道正常菌群，降低肠源性感染发病率。2010年，唐佳新、汪裴开展内镜下金属钛夹联合腹部X线平片为大肠癌术前定位，为外科手术方式和切口的选择提供依据。2012年，引进智能胶囊内镜（医用无线内镜，形似胶囊大小，又称内镜机器人），突破小肠检查的盲区。

2012年，市一医院消化内科有床位58张，主任医师3人、副主任医师3人、主治医师6人、住院医师2人，副主任护师3人、主管护师7人、护师8人。主要设备有奥林巴斯电子内镜主机7台（其中2台主机可早期发现肿瘤）、电子胃镜9条、电子结肠镜4条、电子十二指肠镜2条，智能胶囊内镜一台。具有全天开展消化内镜诊疗工作能力。

（四）肾病内科

1988年，市一医院内二科分设肾病专业组。1991年，黄怡组建血液透析室，隶属内二科。同年，购置2台美国产血液透析机，开展血液透析、血液灌流、持续性血液滤过等。

1993年，市三医院内科设肾病内科，该科刘瑞芳改间隙性腹膜透析为持续不卧床腹透，减少了腹膜炎发生率。1995年10月，该院购进第一台血透机，开展血液透析。1998年，该院开展第一例肾移植，肾内科配合开展抗排斥药物血浓度监测和治疗指导。冯建华采用血液透析、血液滤过及中西医结合方法治疗慢性肾衰及尿毒症、难治性原发性肾病综合征、继发性肾病综合征，省内前往市三医院就诊的肾病患者逐渐增多，并有病人来自浙江、贵州、广西、广东、湖北、海南、吉林、四川等省。1995年7月，常德德成宾馆女工陈某患慢性肾炎、尿毒症，曾在省内多家医院诊疗，花去医药费3万多元，均无明显疗效。入住市三院时全身浮肿，神志不清，血色素仅2克。该院肾内科运用国际上最先进的“O”–set技术对患者进行治疗，一周后患者水肿消退，出院时，其体重已减轻10千克，血色素升至7克，病情明显好转。1996年9月24日，日本JICA北京事务所山本弘志、美国著名肾病专家爱佛尼特博士在省、市有关部门领导陪同下对市三医院进行科技考察。

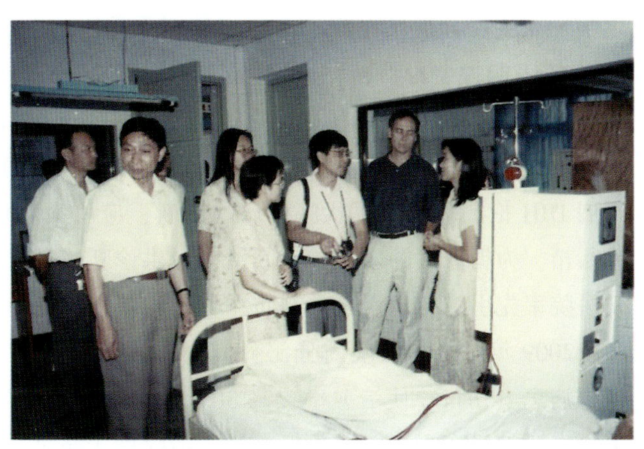

1996年9月27日，参加湖南省第三届肾脏病学术会议的美国专家（右二）爱佛尼特博士考察市三医院

（市三医院供稿）

1998年，澧县人民医院内一科

成立肾病专业组，购置国产血液透析机一台，组建血液透析室。

1999 年，市一医院有日本东丽 TR321 型血透机 4 台。血液静化室通过三次扩建，更换全新水处理系统，购置二级渗水处理设备 ME41000 一台，购置德国费森尤斯血透机 3 台，新购置空气消毒机 9 台。

2000 年，市一医院肾病内科主任任泽银等在 B 超定位下完成首例肾活检术。

2002 年 11 月，常德市一中、鼎城区牛鼻滩中学学生发生毒鼠强中毒，其中 33 名重度中毒学生在市一医院血透室实施“血流”灌注，全部抢救成功。

2007 年，市一医院在全市率先开展多器官功能衰竭的透析过滤治疗新技术。2008 年，在湘雅医院教授指导下开展小切口内瘘成形术 18 例，与麻醉科合作行透析病人深静脉置管 50 例。至 2012 年，在肖伟指导下完成深静脉置管 142 例、动静脉内瘘手术 23 例。2009 年，在住院患者中广泛开展组合型人工肾治疗尿毒症病人顽固性瘙痒获得较好疗效。2010 年，该院血液静化室在杨丽霞主导下采用个体化钾粉透析，防范透析患者并发症，减少血液透析病人发生猝死的危险。2012 年，市一医院血液透析机数量增至 24 台，血液净化量由 1999 年的 1691 台次增至 18772 台次。

2012 年 7 月 26 日，市三医院新建血液净化科，拥有透析床位 30 张，规模为湘西北最大。

（五）内分泌科

1990 年，市一医院内科设内分泌专业，有病床 14 张，常年开设内分泌专业门诊。同年，卜如春开展常德市糖尿病普查及 5 年防治科研，普查人数 5500 名。2002 年，内分泌专业独立设科，有床位 41 张。2003 年，刘翔、邓志明等开展导管栓塞治疗原发性甲亢。2004 年，成立内分泌实验室。购置胰岛素泵，朱惠平等应用胰岛素泵治疗糖尿病。购置化学发光免疫分析仪，陈建勇等将其用于垂体、甲状腺、肾上腺、性腺、胰岛激素测定。2005 年，购置全自动糖化血红蛋白分析仪，开展糖化血红蛋白测定，购置液行闪烁检测计数仪及配套设备。邓志明等开展胰岛素自身抗体（GAP-Ab、IA_2-A6）检测，是时，全国仅两家实验室开展该项检测。2006 年，购置蛋白分析仪开展尿微量蛋白测定。2008 年，开展 DIH 检测，用于甲状腺疾病的诊断，应用大剂量碘 $_{131}$ 治疗甲状腺癌。引进糖尿病足诊断箱，为糖尿病并发症的诊断治疗提供诊断依据。是年，澧县人民医院全秋平在全市县级医院率先引进胰岛素泵，并将糖化血红蛋白检测应用于临床。

2009 年，市一医院内分泌科应用湿性愈合理论，采用湿性敷料换药治疗糖尿病足及糖尿病患者伤口，使治愈率提高 30%，截肢率下降 60%，住院时间缩短 20 ~ 30 天。引进美国安诺神经血管光能治疗仪，用于治疗糖尿病足、糖尿病周围神经病变。开设骨质疏松及肥胖症门诊，引进 DEXA 双能 X 线骨密度仪用于骨质疏松的诊断。2010 年，引进动态血糖检测仪 2 台。该院内分泌科邓志明论文《胰岛自身抗体放射配体检测法的推广与改良》获市科技进步二等奖。2011年，该科通过全国药物临床试验基地内分泌专业的资格认定，被中南大学湘雅医学院批准为硕士研究生培养点，确认硕士生导师1名，成为湘雅医学院和南华大学内分泌专业实习基地。糖尿病酮症酸中毒、糖尿病非酮症高渗性昏迷、高血钙危象、垂体危象、甲亢危象、抗甲状腺药物引起的严重粒细胞缺乏等抢救成功率均在95%以上。

2012年，市一医院内分泌科设病房、门诊、内分泌实验室、糖尿病学校，有病床66张，病床使用率128%。有主任医师4人、副主任医师4人、主治医师2人、护士27人。

（六）神经内科

1994年，市一医院设神经内科，有病床24张，其中ICU病床5张。1999年，市一医院向绪林、朱世津等开展微创椎颅血肿穿刺术，每年完成60余例，效果良好。同年，桃源县人民医院神经内科首次开展软通道治疗脑血管出血性疾病。至2012年，该院已开展软通道微创手术1100余例，95%以上患者达到临床康复标准。2000年，市一医院神经内科确立为常德市重点学科。石门县人民医院神经内科在常德市县级医院率先开展颅内血肿微创清除术，并成为卫生部在全国研究与推广该项技术的协作医院，至2012年，已成功抢救300多例重症脑出血患者。

2002年，市一医院神经内科徐平等组建康复训练室，在湘西北地区首开神经科疾病致偏瘫、失语的神经康复治疗。2003年，购买经颅多普勒用于神经科病人检查。2004年，该科建立重症监护室，配置中央监护系统。2005年，成立脑卒中单元，规范脑卒中治疗。又购进大型数字血管减影机，开展脑血管造影检查。

2007年，市一医院首次颅内动脉狭窄血管支架置入术获得成功。同年，购置生物反馈仪1台，开展神经症的生物反馈治疗。开设心理治疗门诊。10月，开展颅内大血肿多靶点微创血肿穿刺手术进行脑血管病的介入手术治疗及闭塞性血栓内溶栓治疗。是年，桃源县人民医院确诊1例脑脂质沉积病。患者龙某，男，57岁，因左侧肢体偏瘫、呕吐1天于6月24日入住桃源县人民医院。CT检查见右额叶多发密度灶，考虑脑梗塞，不排除脑转移瘤。6月25日，赴市一医院做磁共振，诊断为急性脑梗塞、脑白质病。按大面积梗塞治疗效果不佳。7月26日，为明确诊断，桃源县人民医院神经内科行脑穿刺活检，标本送湘雅医学院检验，诊断为脑脂质沉积病。

2008年，桃源县人民医院神经内科钟兵首次开展小脑血肿穿刺引流术。至2012年，完成该项微创手术12例。

2010年，市一医院神经内科成为中南大学神经病学硕士生培养点；2011年，成为国家药物临床试验神经病学试验基地。

2011年8月27日，石门县一患者江某突觉头部呈炸裂样疼痛，频繁恶心呕吐，入住石门县人民医院神经内科。经CT扫描诊断为蛛网膜下腔出血，考虑颅内动脉瘤破裂。9

月 9 日，该院为患者行介入治疗，在麻醉科密切配合下，王浩、袁家兴通过导管直接将栓塞物用弹簧圈送入动脉瘤腔内，成功实施颅内动脉瘤栓塞术。

2012 年，市一医院神经内科有主任医师 5 名、副主任医师 5 名、主治医师 6 名、住院医师 5 名、护士 46 名，有硕士研究生导师 2 名。设三个病区，编制床位 87 张，其中重症监护室 14 张。设有普通门诊、专家门诊、心理门诊、头痛门诊、癫痫门诊，病房设有卒中单元、重症监护室、癫痫加强病房、普通病区以及湘西北癫痫研究所、神经电生理室、心理评估心理咨询室、生物反馈室、神经康复室，是湘西北实力最强的神经内科。

（七）血液肿瘤科

1988 年，莫谷良与放射科合作率先开展动脉造影与介入灌注化疗治疗中晚期恶性肿瘤，获常德地区科技成果二等奖、湖南省科技成果四等奖。

2000 年 12 月，市一医院血液肿瘤科购置直线加速器、模拟定位机、剂量仪、深部 X 光治疗机等配套设备，肖泽民等组建肿瘤放射治疗系统，每年放疗脑肿瘤、鼻咽癌、喉癌、乳腺癌和肺部、妇科肿瘤 200 余例。

2003 年，市一医院肖泽民开展光子刀肿瘤放射治疗，对部分肿瘤进行精确三维适形放疗。2006 年，购入后装放疗机，肖泽民、吴志军等开展后装放疗，提高了宫颈癌治愈率。

2008 年，市一医院谌科霞等开展 PICC 置管（通过外周静脉植入中心静脉导管）技术，一针解决化疗全程，避免化疗药物对外周血管的破坏和局部组织的刺激和化疗药物外渗引起的静脉炎和组织坏死。2009 年，肖泽民、任欢等完成的科研项目《介入配合适形放疗治疗原发性肝癌》获市科技进步二等奖。

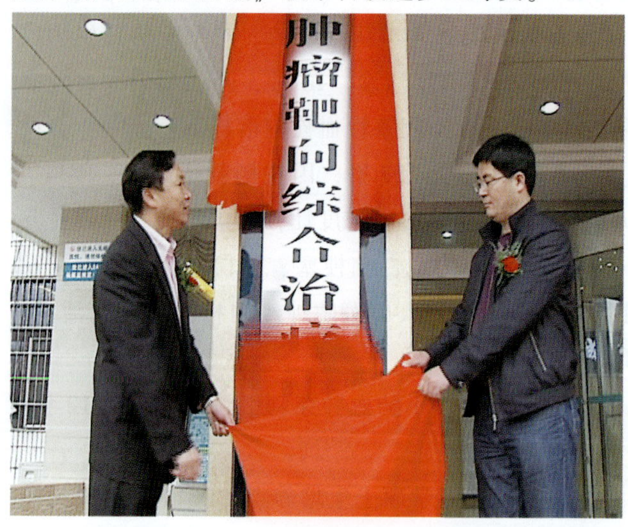

2011 年 11 月 12 日，市二医院肿瘤中心揭牌。图中左为市二医院院长张勇，右为常德经济技术开发区社会事务局局长谭志华　　（市二医院供稿）

2011 年，市一医院购入生物安全层流柜，化疗药物进行集中配置，既保证化疗药物的配置质量，又有效减少气溶胶暴露造成的化疗药物污染。5—8 月，肖泽民、吴志军、吴涛、杜阳峰等 9 人先后赴上海中山医院放疗科、天津市肿瘤医院进修调强放疗。年底，购入西门子高能双光子加速器、新华 IE 系列高数字化模拟机、美国三维放疗网络系统、PTW729 调强验证分析软件等成套设备，建成湘西北首个调强放疗肿瘤中心。是年，肿瘤科通过全国药物临床试验基地资格认定，成为国家药物临床试验（肿瘤专业）基地。5月24日，市二医院肿瘤中心成立。该院钟龙等开展放射性碘^{125}粒子组织间永久性植入术、全身各部位活检穿刺、肿瘤血管介入治疗、消化道呼吸道支架植入、冷极射频消融等先进技术。其中放射性碘^{125}粒子组织永久性植入术，纵膈内活检穿刺、胰腺活检穿刺等CT引导下活检穿刺术，气管支架、幽门支架、十二指肠支架等器官腔道支架植入术填补常德市医学领域空白。2011年5月至2012年，市二医院活检穿刺213例、粒子植入156例、支架植入47例。

2012年3月，一患者在石门县人民医院确诊为原发性肝癌，后至上级医院住院，手术中发现肿瘤无法切除。返回石门县人民医院后，先后行分子靶向治疗、肝动脉灌注+栓塞术，肿瘤有所缩小。7月5日晚7～10点，血液肿瘤科主任李锋在影像中心、麻醉科、介入科多位医务人员的密切配合下，在静脉全麻+CT引导下为患者施行肝癌射频消融术，术后患者情况良好。

二 感染科

1989年，市一医院传染科采用大剂量生大黄治疗重症肝炎，肝脑清、乙酰谷酰胺治疗肝性脑病。澧县人民医院叶祚泉等使用654-2治疗钩体病，大幅降低了死亡率。1993年，市三医院首次使用胎肝血治疗重症肝炎。1995年，市一医院开展血液透析治疗肾综合症出血热。1994年，市一医院柳秋云撰写《流行性乙型脑炎216例临床分析》发表于《实用医学杂志》，张嗣芳撰文《流行性出血热多尿期腔道出血治疗体会》发表于《湖南医药》杂志。1996年，市一医院传染科应用氧氟沙星联合常用抗痨药物治疗难治性肺结核。1979年，张嗣芳等进行干扰素治疗肾综合征出血热的研究，2001年，获市科技进步三等奖。

2002年5月，市一医院传染科更名为感染科，购入“人工肝”治疗重症肝炎。2003年，人工肝治疗大规模开展，治疗范围包括重症肝炎、高胆素血症、全身炎症反应综合症、多器官功能衰竭、高脂血症等。2009年，市三医院成立手足口病专科，积极应对手足口病，在疾病流行期间，该院收治的患儿无一例死亡。

1992年，澧县卫校结核病防治所开放结核病专科门诊和专科病房，病床30张。在诊断疾病方面强化病原学检查，对X线胸片检查异常者一律痰涂片检查晨痰、夜间痰、即时痰三个痰标本，治疗方面主要采取不住院短程化疗方法。初治涂阳者基本化疗方案为2HRZ/4HR*，复治涂阳基本化疗方案为2HRZE/6HRE。服药后2个月、5个月、6个月或8个月均行痰检复查。1996年，开始试用短期化疗联合免疫调节剂治疗涂阳肺结核及新发空洞型肺结核。对200例接受治疗患者的分析统计，使用免疫调节剂的病人疗程结束时痰

* 英文字母为抗结核药代号，H代表异烟肼，R代表利福平，Z代表吡嗪酰胺，S代表链霉素，E代表乙胺丁醇。数字代表使用该组合方案的月数，左斜线（/）前的方案指开始的强化期治疗方案，左斜线后方案指后续巩固期的治疗方案。

菌转阴率为92%，未接受免疫调节剂治疗的病人疗程结束时痰菌转阴率为70%。2003年，澧县结防所建立结核杆菌培养室。2005年，开始对常用抗痨药品如利福平、异烟肼、吡嗪酰胺、链霉素、卡那霉素、氧氟沙星等进行耐药性监测，至2012年，共监测172人次，查出耐药病人100例。2007年，澧县人民医院引进环甲膜穿刺技术治疗喉结核、支气管内膜结核并肺不张、结核合并糖尿病及耐多药空洞型肺结核等。2005—2012年，200多例患者接受治疗，有效率达90%以上。1992—2012年，澧县结防所开放病床由30张增加到60张，每年收治病人由100多人次增加到1000多人次。患者来自津市、安乡、临澧、石门和益阳市南县、湖北省松滋、公安多个周边县市。

2010年6月，市二医院张桂凤、张勇等主编的《甲型H1N1流感防控救治培训教材》由科学技术文献出版社出版。

三 儿 科

1988年，市一医院儿科有病床46张、医生15名、护士14名。2012年，常德市二级以上综合医院、区县（市）妇幼保健院设儿科专业，开设儿科门诊、儿科病房。2005—2012年，市一医院、石门县人民医院、市四医院、市妇幼保健院、桃源县妇幼保健院设新生儿科。

（一）儿科

1993年，市一医院儿科开展白细胞聚集试验鉴别感染和感染性疾病。开展2例B超引导下纵膈肿块穿刺活检。应用静脉注射大剂量丙种球蛋白治疗川崎病、原发性血小板减少性紫癜取得较好疗效。购置1台绍兴产全能呼吸机及头罩给氧器，开展气管插管抢救危重婴儿及小婴儿。1995年，市一医院施行第一例小儿肾脏穿刺、小儿静脉营养，诊断1例石骨症。购置国产微量输液泵、深圳产“一洲”经皮胆红素检测仪。1996年，市一医院利用聚合酶链反应（PCR）技术进行原细胞病毒、弓形体、支原体、轮状病毒的早期诊断。同年，使用咽拭子PCR法检查肺炎支原体DNA对1996年度住院肺炎患儿进行筛查。1997年，市一医院诊断1例肾囊虫病，购置美国产508型多功能监护仪。1998年，又购置婴儿高压氧舱，开展婴儿高压氧治疗；购置美国产微量血糖仪。2000—2008年，市一医院儿科在省内率先引进儿童哮喘国际通用诊治方案（GINA方案），开展肺炎支原体、衣原体调查研究、不典型川崎病诊治、小儿败血症病原体变迁及对策研究，共发表论文40余篇。

2000年，刘一岑、汪秋珍等《射流雾化治疗小儿喘息症状的临床研究》获市科技成果四等奖，其方法成为市一医院儿科治疗喘息的常规，并推行到常德市其他医院。2003年，熊桂珍、李家财等《止泻敷液的制备及热湿敷临床疗效观察研究》获市科技进步三等奖。

2006年，澧县人民医院规范化治疗1名白血病患儿，使其完全缓解。

2010年，市一医院儿科成立儿科重症监护室（PICU），开展气管插管机械通气、无创机械通气、床旁血液灌流、小儿科支气管镜、高频震荡呼吸机等新技术，每年收治百草枯中毒、极危重型手足口病等危重患儿900多人次，总体抢救成功率达93%以上。是年，澧县人民医院徐明的《超微量肝素在小儿重症肺炎中的运用》成功申报省级科研项目。

2010—2012年，市一医院儿科承担全市手足口病的救治工作，儿童手足口病死亡率明显下降。2011年，市一医院儿科开设哮喘门诊、小儿神经专科门诊、儿童矮小及性早熟门诊。诊疗2例横纹肌溶解症、数例儿童类风湿、系统性红斑狼疮及炎症性肠病、肺吸虫病、含铁血黄素沉着症、先天性高免疫球蛋白血症、嗜血细胞综合征。是年，市一医院儿科临床药品实验基地挂牌。2012年，西湖管理区发生学生食物中毒事件，16例重症转入市一医院儿科，全部治愈出院。

（二） 新生儿科

1996年，市一医院成立新生儿病房。2008年，市一医院新生儿病房设置为一类层流洁净病房*，床位42张。病房实行24小时监控。配有床旁X光机、血气分析仪、儿童专用水疗机、进口新生儿呼吸机、经皮胆红素测定仪、远红外线辐射保暖台、婴儿培养箱、蓝光治疗仪、心电监护仪、婴儿高压氧舱、微量注射泵及新生儿保暖箱、耳声发射仪、一氧化氮吸入治疗仪等。

2008年，市一医院新生儿科成功抢救一例孕26周出生、体重仅860克的超低体重儿。该院孕28周早产儿抢救成功率达到90%。同年，石门县人民医院新生儿科首次为出生10小时即出现全身皮肤及巩膜中度黄染的ABO血型不合溶血症、高胆红素血症患儿陈毛毛行动静脉双通道同步快速换血术，共为患儿置换同型血490毫升，术后患儿生命体征正常。2009年6月17日，石门县人民医院新生儿科与介入科合作，采用碘造影术确诊1例新生儿食道闭锁、气管食道瘘。2010年，市妇幼保健院设立市内一流的儿科重症监护病房。2011年，澧县人民医院成立新生儿科。2011—2012年，市一医院新生儿科开展经鼻同步间歇指令通气、一氧化氮吸入治疗肺动脉高压、新生儿呼吸道病毒检测、先天性甲状腺功能低下与苯丙酮尿症筛查、纤维支气管检查与肺泡灌洗术，与胸外科合作治疗先天性膈疝、先天性食道闭锁、先天性幽门肥厚、脐膨出等新生儿缺陷。2008—2012年，每年抢救危重病例800余例。

---

*层流指气体、液体等流体的单向流动，与紊流相对而言。层流病房、层流手术室对空调进风回风有特殊要求，采用空气洁净技术对微生物污染采取程度不同的控制，并提供适宜的温度、湿度，创造一个清新、洁净、舒适、细菌数低的空间环境，尽最大可能减少病人的损伤，并大大降低感染机会。

四 外科

（一）普通外科

1992 年，刘清安等通过观察比较绞窄性与非绞窄性肠梗阻病人血清无机磷浓度，发现血清无机磷增高标志肠缺血，可能出现肠坏死，可作为诊断绞窄性肠梗阻的实验室依据，解决了临床上判断肠梗阻是否出现绞窄坏死一直凭医生经验，无实验室指征的难题。黄忠诚在 B 超引导下经肝穿刺注射无水乙醇治疗肝肿瘤，获市科技进步奖二等奖。

1994 年 10 月 19 日，市五医院张扬、陈昌荣施行湘西北地区首例腹腔镜胆囊摘除术。是年，该院创立常德市微创外科腹腔镜手术治疗中心。1996 年，该院电视腹腔镜技术获市科技进步二等奖。2008 年，市卫生局确认该院腹腔镜手术中心为全市重点医学学科及临床特色专科。至 2012 年，已成功为 7000 多例胆结石等疾病患者实施电视腹腔镜手术。

1996—1998 年，市一医院外科主任医师文尚武先后在本市、深圳市、福建省南平市、河北省辛集市成功治愈 300 多例非结核分枝杆菌感染，其成果获得 2000 年度湖南省科技进步奖三等奖、常德市科技进步奖特等奖，并被科技部列入国家科技成果重点推广计划。详见第十五章第一节。

2001 年，市一医院普外一科以肝胆胰脾及血管外科为主，普外二科以诊治胃、十二指肠、大小肠、肛门、甲状腺、乳腺疾病为主。12 月 26 日，长沙市岳麓区患者张某至市一医院就诊，CT 检查诊断为肝脏中央巨块型肿瘤。医务科组织普外一科、麻醉手术科专家讨论，制订改良背驮式原位肝移植手术方案。派人赴北京大学人民医院、中山大学附一医院观摩临床肝移植，术前反复动物实验 20 多次。2001 年 12 月 29 日，市一医院以普外科黎有典为主的专家团队为患者张某施行“血型不合改良背驮式原位肝移植”术。术中发现肿瘤直径达 23 厘米，并且供体、受体血型不合。克服供受体血型不合排斥反应等困难，历经 7 小时，完成了全省地市级医院第一例肝移植手术。术后顺利渡过排斥反应期，各项生化指标正常，康复出院。2002 年 1 月 11 日，“血型不合改良背驮式原位肝移植”获 2001 年度市科技进步特等奖。

2004 年，市一医院普外科开展经腹腔镜直肠癌保肛根治术及全直肠系膜切除术治疗直肠癌。陈能志主持开展《缺血预处理对缺血再灌注损伤保护作用的系列研究》获省科技进步二等奖。市五医院张扬等主持内镜下经鼻胆管引流术治疗急性重症胆管炎及急性胆源性胰腺炎。2005 年，黎有典主持腹主动脉瘤切除、人造血管移植术。2006 年，黎有典等主持开展常德市首例激光灼闭手术治疗双下肢大隐静脉曲张。2008 年 4 月 17 日，石门县人民医院为一患原发性颈内静脉扩张症患者成功实施颈内静脉折叠内翻术。

2009 年，市一医院袁松林开展麦默通（真空辅助乳腺微创旋切系统）诊断和治疗乳腺肿瘤。该手术创伤小，时间短（约 30 分钟），能提高乳腺癌早期诊断率。2008—2012 年，市一医院刘清安、陈新文实施常规腹腔镜下结肠、直肠全系膜切除根治术、超低位保肛手术 300 余例。完成湘西北首例腹腔镜下胃癌根治术，至 2012 年，共实施该项手术 20 余例。

2011 年，市一医院袁松林开展腔镜辅助下甲状腺微创手术，其切口小而美观，病人恢复快，成为该院甲状腺切除常规手术方式。6 月，市一医院刘清安等成立由胃肠外科、肿瘤科、消化内科、放射科、病理科组成的胃肠肿瘤多学科治疗协作组（MDT），使胃肠肿瘤患者诊断分期更准确，治疗方案更规范，术后患者生存时间更长。至 2012 年，共完成 MDT 诊断 220 余例。2012 年，市一医院刘清安、袁松林开展早期乳腺癌前哨淋巴结活检以及保乳手术，使乳腺癌早期诊断率提高，较少影响上肢功能，并发症较少。

附：小儿外科

1991 年 10 月 31 日，临澧县人民医院刘菊炎、谌泽民等为该县修梅镇赵家村 7 个月大"非对称性腹腔联体畸形婴儿"实施分体术获得成功。术后 3 个月、6 个月、一年时随访 3 次，之后每年随访 1～2 次。2009 年 12 月，该患儿在市一医院胸心外科完成心室间隔缺损修补术。2012 年，该患儿身体健康。据湖南省科技情报索引资料查询，省内尚无分体成功病例报道。国内县级医院最早分体成功病例报道为 1993 年 11 月 8 日福建省寿宁县医院，比该例晚 2 年。

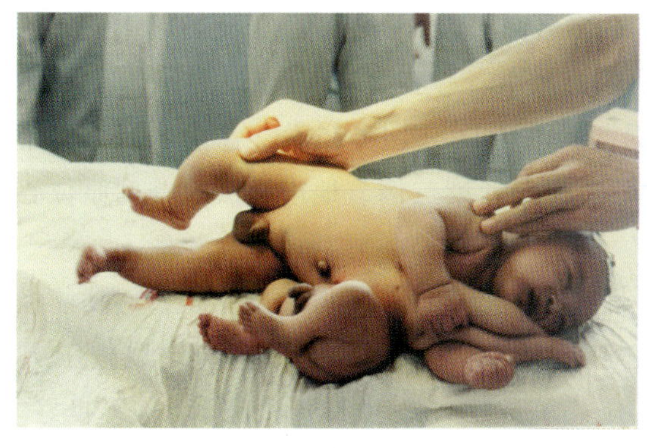

联体儿未分离前

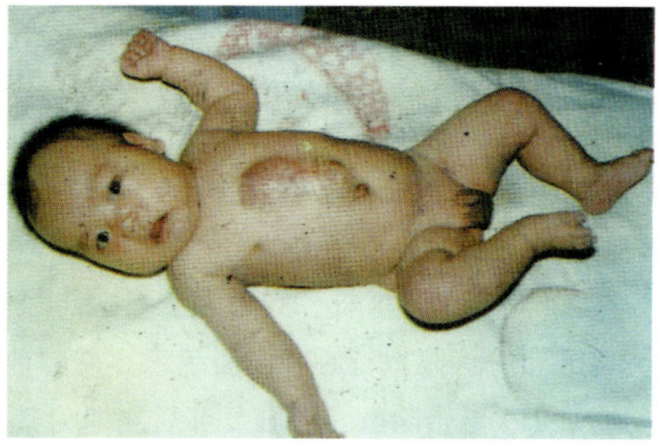

联体儿分离后

1994 年，市一医院刘清安在普外科组建常德市第一个小儿外科专业组。

2002 年，市一医院开展经腹修补食管裂孔疝，新生儿及婴幼儿先天性巨结肠采用经肛门根治术。石门县人民医院实施常德市首例新生儿幽门环肌切开术，术后第二天患儿即能正常进食。该院又为出生不满百日的周莉莉切除胆总管囊肿。2003 年，石门县易家渡镇 10 岁男孩唐某，阑尾手术后腹部逐渐增大，呕吐频繁，入住石门县人民医院。经剖腹探查，发现患儿患先天性肠旋转不良并发小肠扭转 300 度。经过 3 小时手术，将不正常的小肠、大肠复位固定。3 月 13 日，患儿康复出院。是年，该院手术治愈 1 例先天性食道闭锁。2003—2012 年，市一医院开展重复肾、重复输尿管及各种消化道畸形手术。2008

年，市一医院蒋才健开展平阳霉素治疗特殊部位血管瘤及淋巴管囊肿，创伤小，瘢痕小，复发率低。3 月，该院刘清安、蒋才健开展巨大腹壁切口疝无张力修补术、小切口手术治疗小儿腹股沟疝，手术时间短，几乎无瘢痕。

2008—2012 年，市一医院吴吉明完成年龄 6 个月以下、体重 10 千克以内的婴儿先心病并重度肺动脉高压手术 20 余例。

（二）胸心外科

1988 年，市一医院胸心外科文尚武、黄碚开展陈旧性左支气管断裂吻合术、大块胸骨切除后的重建术。1993 年，文尚武等开展胃大弯管重建食管治疗食道化学灼伤后狭窄，获省科技进步三等奖。1994 年，文尚武、张宏伟等开展体外循环心内膜垫畸形的根治及主动脉窦破裂修复术，魏祖德、章光明等开展右上肺袖状切除隆凸支气管成形术治疗支气管肺癌、胃造食管治疗食管癌瘢痕狭窄。1999 年，市一医院胸心外科独立设科。2001 年 3 月 16 日，张宏伟、章光明、吴吉明完成首例二尖瓣置换术。2002 年，完成首例二尖瓣、主动脉瓣双瓣置换术。

2003 年，在深圳打工的四川籍患者李敏出现活动后心悸气促及阵发性呼吸困难，严重心衰，诊断为扩张性心肌病，唯有心脏移植方可根治。市一医院派出医疗专家组赴外地现场观摩培训，回院进行动物实验。经充分手术准备，2004 年 9 月 29 日，心胸外科、心内科、麻醉科、ICU、输血科等 10 多个科室 100 多名医护人员密切协作，吴吉明主刀，陈德祥等为助手，采用标准法原位心脏移植方式，摘除患者心脏后植入供体心脏，以 20 瓦/秒功率电击植入心脏一次，植入心脏开始跳动，手术历时 3 小时 25 分。患者术后一周后可生活自理，两周后出院，2012 年仍健在。时为湖南省第三例、地市级医院首例原位心脏移植手术。

2005 年 9 月 28 日，32 岁的余某因患风湿性二尖瓣狭窄、主动脉关闭不全，心功能极差，在市一医院拟行心脏换瓣手术。麻醉前心脏反复停跳，经医护人员胸外心脏按压 73 分钟，7 次电击除颤，心脏复苏后立即为其实施心脏双瓣置换手术，术后患者恢复良好。是年，市一医院胸心外科成功开展右室双腔心、右室双出口、单心房、三房心等先心病的矫治。吴吉明、张骥等完成首例冠脉搭桥手术。吴吉明、胡剑鹏等为母子两人分别进行升主动脉置换+主动脉瓣置换+冠状动脉移植成功。

2006 年 1 月 5 日，市一医院胸心外科吴吉明、胡剑鹏等成功为 1 例出生 8 个月、体重 7 千克的复杂先天性心脏病患儿实施手术，开创常德市低体重患儿先心病手术先河。为 1 例纵膈肿瘤合并先心病的患儿成功进行手术治疗，时国内未见文献报道。2007 年，吴吉明、胡剑鹏等成功实施第一例胸腔下巨大纵膈肿瘤摘除术、胸腔镜下恶性胸水的诊断及胸膜固定术、主动脉缩窄根治术、胸主脉瘤置换术等。吴吉明、徐伟完成首例体外循环下气管巨大肿瘤切除术、首例非体外循环心脏不停跳冠脉搭桥术、右心房多发肿瘤摘除术。

2008—2012年，市一医院胸心外科每年完成冠脉搭桥手术15例以上，常规采用乳内动脉作搭桥血管材料，10年畅通率在90%以上，成功率在98%以上，连续三年无一例死亡。动脉血管外科刘一、苏杨、张旭苗、陈德祥开展主动脉夹层支架内隔绝术、外围动脉取栓术、真假动脉瘤狭窄支架植入术、外伤血管自体血管或人工血管移植术。静脉血管外科开展深静脉栓塞动脉栓塞、下腔静脉滤网植入术，心脏微创和介入外科开展简单先心病介入和小切口直视封堵术，胸外科开展胸腔镜下肺癌根治术、食管癌根治术、纵膈肿瘤切除术、漏斗胸矫正术。

2012年，石门县患者唐某，45岁，4月3日因感冒出现呕吐腹泻，逐渐加剧。次日出现胸前区持续性疼痛，后出现头颈部、胸腹部胀气积气，经食管造影检查诊断食道憩室破裂。4月6日，石门县人民医院胸外科对病人行剖胸探查术，术中发现左胸腔纵膈已感染化脓，即行食道下段修补，胸腔、纵膈脓肿清除，双胸腔闭式引流及空肠造瘘术。

（三）肝胆胰外科

1998年，石门县43岁的丁某患重症胰腺炎，入住石门县人民医院时已休克。肝胆外科田平通过积极的保守治疗纠正休克后，为其实施“三造瘘”（即减压性胃造瘘、营养性空肠造瘘、探查性胆总管造瘘）手术，清除胰腺坏死组织，在胰周及腹腔行多管引流术进行胰床持续灌洗，适时全肠内营养，使丁某转危为安。此项手术填补了常德市重症胰腺炎手术成功的空白。2008—2012年，市一医院每年开展胰、十二指肠切除术20例左右。改良了胰肠吻合术，术后并发症明显减少，重症胰腺炎急性反应期治疗成功率达90%。

2001年，市一医院肝胆外科接受国际肝胆协会倡导的解剖性肝切除手术概念，肝脏切除安全性提高。彭剑波、陈能志实施首例肝门部胆管癌切除。2008年，彭剑波等开展首例肝脏第八段*切除治疗复杂肝胆管结石，张克兰等开展首例肝右尾状叶肿瘤切除术。2011年，彭剑波在上海东方肝胆外科医院进修回院后，次年肝胆外科肝脏切除手术达100多台次，肝切除术范围扩大到肝良性、恶性肿瘤、胆囊肿瘤、肝转移性肿瘤。为一例8岁女童巨大肝癌成功实施左半肝切除，失血仅30毫升。2012年，彭剑波、赵凯为两例结肠癌肝转移患者施行多区段肝切除获得成功。至2013年8月，该两患者仍健在，未复发。临床实践中，彭剑波、张克兰等建立起较为完善的肝癌综合治疗体系即术前抗病毒治疗，选择适当手术方式作病灶切除，晚期病变采用靶向治疗。对于不能切除的肝门部胆管癌采取肝内胆管切开或B超引导下经皮肝穿肝胆管引流改善晚期肿瘤患者生存质量。2011年4月13日，石门县人民医院胃肠外科切除一肿块直径22厘米、周围血管丛生，与输尿管、生殖系统血管密切，并与腹主动脉紧密粘连5厘米的巨大原发性腹膜后嗜铬性副神节瘤。2012

---

* 解剖学上根据肝内血管、胆管分布将肝脏分为若干段，按段切除肝脏组织既可比较彻底地切除病变组织又能最大限度地避免造成正常肝组织损伤。

年，开展保留十二指肠、胆道的胰头全切、残胰胃吻合治疗胰头巨大乳头状腺瘤成功。

附：单孔腹腔镜手术

2009 年 3 月 4 日，常德职业技术学院附二医院朱家万开展湖南省首例单孔腹腔镜胆囊切除手术。手术器械从脐孔单孔进入，安全、经济、美观，术后疼痛更轻。是年，该项目获常德市科技进步二等奖。2010 年，获湖南省第八届医学科技三等奖，并在湖南省外科年会及全国经脐入路手术研讨会上广泛交流，先后应邀至湖南浏阳、湘潭、益阳等地指导手术。2009—2012 年，该院开展单孔腹腔镜手术 500 余例，患者术后恢复良好。2011 年，石门县人民医院亦开展单孔腹腔镜手术，应用于胆囊摘除术、胃底折叠、阑尾切除、减肥等手术。

（四）泌尿外科

1988 年，市一医院雷光前等将膀胱再生术应用于晚期结核挛缩小膀胱，获满意疗效。1989 年，获市科技进步三等奖。1989 年，该院在湘西北地区率先引进冲击波碎石新技术。

1994 年 4 月，石门县人民医院泌尿外科周长松为一位患泌尿系结核、膀胱高度挛缩、排尿频繁，导致肾衰患者实行膀胱、前列腺全切、乙状结肠代替膀胱术，术后效果满意。次年，周长松等成功为一肖姓农民切除 5 厘米×4 厘米×20 厘米嗜铬细胞瘤。1996 年，该院泌尿外科为 1 例尿道畸形患者施行尿道改道术。患者男，28 岁，因排尿受阻，引起阴茎阴囊会阴部以下尿外渗，阴茎、阴囊高度肿胀，皮肤坏死，出现败血症。控制感染后，周长松为其行尿道改道术，半月后痊愈出院。

1997 年，常德职业技术学院附二医院引进阴茎夜间勃起检查技术，在常德市率先开展男性性功能障碍的分型治疗。相继开展前列腺内直接注射、经输精管注射、高频电治疗、前列腺电化学治疗、高选择性阴茎背神经阻断术。是年，石门县人民医院泌尿外科成功矫治一例尿道下裂合并隐睾畸形。患儿刘某华自小被家人当女孩抚养，长至 15 岁时出现胡须、喉结，遂带其至石门县人民医院就诊，发现为先天性尿道下裂合并隐睾。主刀周长松首先为其施行双侧隐睾固定术，然后施行膀胱黏膜一期尿道成形术。刘某华恢复了男儿身。

1998 年，市一医院泌尿外科开展隐匿阴茎固定术。该院康德广等开展带蒂肾周脂肪填塞术治疗单体性肾囊肿。2001 年，市三医院率先在常德市开展前列腺肥大汽化电切术。2002 年，市一医院周健辉等开展经尿道前列腺汽化电切术、经尿道膀胱气压弹道碎石术。

2002 年，石门县人民医院泌尿外科开展首例原发性醛固酮增多症手术。6 月 10 日，该县城关镇 47 岁的易大姐血压居高不下，四肢瘫软，多种降压药物不能控制血压，入住石门县人民医院泌尿外科。科主任周长松、经治医师何本林经过几天病情观察，拟诊为少见的左肾上腺皮质肿瘤伴原发性醛固酮增多症。此手术一般需省级医院施行。周长松和何本林经过 3 周充分准备，7 月 4 日，为易大姐行左肾上腺皮质肿瘤手术成功，手术结果肯定了术前诊断。

2003年，市三医院率先开展肾结石经皮肾镜取出术。澧县人民医院在全市率先开展根治性膀胱全切+回肠代膀胱术。2005年，市一医院泌尿外科开展腹腔镜肾囊肿去顶减压术及肾上腺肿瘤切除术。

2005年，常德职业技术学院附二医院成立常德雅乐前列腺疾病研究所。所长候宏锦以治疗前列腺疾病、性功能障碍、男女不孕不育症、性病后遗症为专长，采用中草药前列腺尿道灌注治疗非淋病性尿道炎、经输精管注射治疗慢性前列腺炎等，在省、市级医学杂志发表论文《中草药煎剂灌洗治疗尿道炎132例》《经输精管注射治疗慢性前列腺炎340例》《CPGE与阴盛丸治疗阳痿132例》等。

2006年8月9日，澧县人民医院泌尿外科龚德煜、王业元为一名59岁女性患者使用经皮肾镜治疗右肾、输尿管多发性结石。至2009年，该院共开展经皮肾镜碎石取石术102例。

2007年，市一医院泌尿外科开展后腹腔镜下输尿管上段结石切开取石术。泌尿外科周建辉、雷光前等设立男科门诊，主要设备有男性性功能检查仪、男性勃起功能检测仪、前列腺高频治疗仪，主要开展男性不育、阳痿、早泄、迟发性男性性腺功能减退、慢性前列腺炎等疾病的诊治，并开展阴茎背神经选择性切断治疗早泄及各种生殖器整形手术。是年11月，澧县人民医院开展后腹腔镜下肾切除、肾癌根治术及肾囊肿去顶减压术。

2008年3月，市一医院泌尿外科周健辉等为一例前列腺增生患者实施经尿道前列腺钬激光切除术，同年8月为一例浅表性非肌层浸润性膀胱肿瘤患者实施经尿道钬激光膀胱肿瘤切除术，术中无明显出血，无膀胱穿孔。苏开德为一例输尿管上段结石患者实施经输尿管软镜技术钬激光碎石手术。至2011年，该院已使用钬激光碎石取石术治疗43例输尿管上段结石、肾盂、肾下盏结石。

2009年，市一医院泌尿外科开展后腹腔镜下肾切除术、根治性肾切除术。2010年3月，石门县人民医院耗资60万元购置进口钬激光碎石系统，当月即成功地为20例患者施行输尿管镜下钬激光碎石术。是年，该院腹腔镜下成功切除一例肾上腺巨大嗜铬细胞瘤（8厘米×5厘米×5厘米）。

2010年，澧县人民医院购置EMS第四代超声碎石清石系统，龚德煜、殷国民开展B超引导下标准通道经皮肾镜碎石取石术。该术式手术时间短，清石效率更高，恢复更快，感染发生率低。2006年至2012年7月，澧县人民医院泌尿外科开展经皮肾镜碎石取石术300例。

2011年，市一医院泌尿外科苏开德完成常德市第一例TVT-O吊带手术治疗女性压力性尿失禁，至2012年共完成5例。

附：肾移植

1994年，市一医院雷光前、周建辉成功施行2例同种异体肾移植，开创常德市肾移

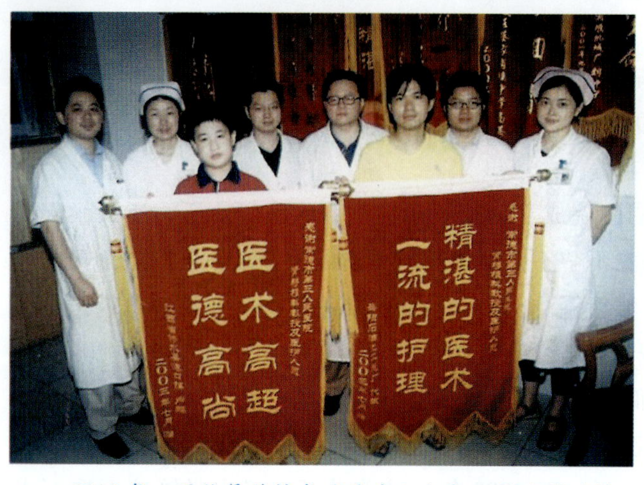

2003 年，两位肾移植成功的病人向市三医院赠送锦旗。（市三医院供稿）

植先河。1997 年 12 月，湖南攸县病人曾晓虎、常德市石油公司职工石乾明因患慢性肾小球肾炎、肾衰相继入住市三医院。1998 年，市三医院选派朱华臣、朱小兰等六名业务骨干到同济医科大学移植中心和广州南方医院进修肾移植手术与护理技术，投资 500 多万元购进相应设备、器械、药品，改造手术室、病房等，并完成司法部门、卫生主管部门各种审批手续。12 月 29 日，在同济医科大学中国器官移植中心文志向教授指导下，该院朱华臣、苏大保等为曾晓虎、石乾明成功施行肾移植，开创湖南省县级医院器官移植先河。2000 年，市三医院率先在湖南省内为 PRA 阴性的高致敏患者应用血浆置换术降低其高致敏性，解决了患者不宜等待合适供肾的难题。该院同种异体肾移植临床研究获常德市科技进步二等奖。是年，该院成立器官移植中心。

2001 年，市一医院朱华臣、周建辉等开展“活体亲属供肾移植”的临床研究，两例活体供肾移植术取得成功，获市科技进步一等奖。2007 年 12 月，24 小时内完成 10 名肾移植手术，创造常德市肾移植手术日台次记录。

2002 年，市三医院以年薪 30 万元聘请同济医科大学教授文志向、沙波到移植中心工作。9 月，成立器官移植研究所，准备开展心、肝器官移植。2007 年 6 月 14 日，湖南省卫生厅发文公示湖南省第一批通过卫生部人体器官移植技术应用委员会审核的医疗机构名单，常德市仅市一医院获得肾移植资质，市三医院停止肾移植项目。自 1998 年 12 月第一例肾移植至 2006 年最后一例肾移植，市三医院共开展肾移植 239 例，其中活体亲属供肾 15 例，成功率 98%。

2008 年 12 月，市一医院泌尿外科分设肾移植科，主任朱华臣。

2011 年，市一医院肾移植科开展腹腔镜辅助小切口活体肾摘除术。至 2012 年，朱华臣已开展腹腔镜活体供肾摘除术 22 例，为湖南省最多，且无一例供肾血管损伤。

2008—2012 年，市一医院肾移植科每年开展肾移植术 40 ~ 50 例，人肾存活率居全国先进水平。率先在省内开展亲属活体供肾移植术，成功率 100%，吸引了周边张家界市、华容、湘乡、沅陵、娄底等市、县及湖北、江西等地患者前来行肾移植手术。

（五）神经外科

1988 年，市一医院外科神经外科组首次采用开颅清除颅内血肿法治疗脑溢血，开展蛛网膜下腔出血的手术治疗和高颈段前路椎间盘突出摘除术。1989 年，开展首例巨大颅内动静脉畸形手术，开始应用显微镜颅内肿瘤摘除，颅内肿瘤手术更精细，损伤更小。1990 年，开展脑室腹腔分流术治疗脑积水。1993 年，开展自体颅骨回植修补颅骨缺损及枕骨大孔区畸形手术。

1994 年 4 月，市一医院成立神经外科，设病床 40 张、监护床 8 张。是年，成功开展首例三叉神经微血管减压术及脑型血吸虫病肉芽肿的手术治疗、一例松果体瘤切除、后交通动脉瘤夹闭术。

1995 年 3 月，石门县易家渡镇中学学生涂礼辉因头痛头昏、呕吐、走路不稳，经石门县人民医院 CT 检查，发现病人左侧桥小脑角肿瘤已有鸡蛋大小，肿瘤位于生命活动中心，稍有不慎即可致死、致瘫或致聋。该院神经外科主任徐兆辉主刀，与同仁们耗时 8 小时为患者顺利摘除肿瘤，术后继续放疗。患儿出院后，重返学校。

1997 年，全省地市级医院首例显微下脑干肿瘤切除术在市一医院获得成功。

1999 年，市一医院神经外科监护室正式启用多参数中央电脑床旁监测系统。临澧县人民医院成功开展 1 例颅骨肿瘤灭活回植术。6 月 10 日，石门县人民医院徐兆辉等成功实施一例左侧听神经瘤切除术。

2000 年，市一医院神经外科开展高颈段髓内肿瘤摘除、脊髓空洞分流、后颅窝减压治疗 Chari’s 畸形、小骨窗经外侧裂岛叶入路显微技术治疗脑溢血、严重外伤双侧脑疝形成小脑幕剪开术等。10 月 8 日，石门县人民医院成功为 1 名 6 岁患儿施行常德市首例半导体激光癫痫病灶切除术。

2001 年，市一医院神经外科首例 CT 导引下微创清除颅内血肿手术成功。同年，开展脑卒中外科标准化治疗技术的推广应用研究，参加由北京天坛医院主持的国家“十五”攻关课题。2002 年，开展单侧脑室囊肿实现双侧脑室沟通，皮层电极监测下切除 1 例颅内海绵状血管瘤，顺利取出 2 厘米×2 厘米×2 厘米的肿瘤，又切除一位于颅中窝且与视神经、颈内动脉及海绵窦紧密粘连的 5 厘米×4 厘米×3 厘米脑膜瘤。是年，澧县人民医院神经外科胡礼虹在国内神经外科同道对标准外伤大骨瓣开颅术存在较大争议的情况下，引进欧美国家广泛临床应用的标准外伤大骨瓣开颅术，对部分病人施行小脑幕切开术和顺序硬脑膜切开法，使该县神经外科重型颅脑损伤的死亡率由 2001 年前的 31.7%下降到 9.1%，预后良好率由 31.2%上升到 74.4%。至 2012 年，已实施标准外伤大骨瓣开颅术 982 例。

2004 年，市一医院成功开展常德市首例内镜辅助下经鼻前庭-鼻中隔-蝶窦入路手术治疗垂体肿瘤。2005 年，成功开展首例脑动脉瘤微弹簧栓塞术。2006 年，成立神经外科专业实验室，开展临床和基础研究。2007 年，开展首例颅内动静脉畸形介入栓塞治疗，球囊闭塞颅内动脉治疗颅内海绵窦段巨大动脉瘤。开展椎管肿瘤切除、椎板原位回植术。2008 年，市一医院神经外科被省卫生厅授予“湖南省省级临床重点专科”，是全省同级医院神经外科中唯一的重点专科。2009 年，该院神经外科被中南大学设为临床研究生培养基地，贾若飞、徐立新任硕士研究生导师。首次开展常规重症颅内疾病颅内压监测，实施一例椎管内7个肿瘤切除术。2010年，该院神经外科扩大为两个病区，神经外一科以神经系统肿瘤为主，神经外二科以脑血管疾病为主。2011年，首次开展支架成形术治疗颅内复杂动脉瘤。

（六）烧伤整形美容外科

1993年，市一医院成立烧伤整形外科，同年建立医疗美容中心。2002年，该院烧伤整形科有4人获医学美容主诊医师资格，设医学美容整形中心。2010年，门诊美容中心独立成科。2012年，烧伤整形科有主任医师2名、副主任医师4名、主治医师2名，护理人员17名，设病床38张，拥有价值300多万元的国内先进烧伤整形外科仪器设备。

1.烧伤整形外科

1999年，市一医院罗志军、吴德勇等开展面部菱形皮瓣的临床应用，罗志军等采用腹部皮瓣修复双手皮肤软组织缺损。2000年，罗志军、王进勇等开展背阔肌游离皮瓣修复足跟部软组织缺损。罗志军、张承德等利用局部皮瓣加耳后筋膜瓣修复外耳局部缺损与再造，利用保留变性真皮自体中厚皮移植一期修复手部深度烧伤创面，降低了致残率。罗志军、吴德勇等开展肩胛部轴型皮瓣修复腋窝疤痕挛缩畸形。2001年，罗志军、吴德勇等在颏颈胸疤痕粘连修复中应用颈肩峰扩展皮瓣移植。2002年，罗志军、王进勇等开展皮瓣快速扩张法修复头面部软组织缺损、左侧胸壁皮瓣修复左前胸壁大面积电烧伤缺损。罗志军、吴德勇等开展隐动脉皮瓣联合腓肠肌肌瓣修复膝周软组织及关节腔外露缺损及双侧腹股沟皮瓣再造阴囊术。罗志军、张承德等开展耳郭复合组织瓣修复鼻翼缺损。2003年，罗志军、常刚等开展额肌筋膜瓣移植术一期修复额骨凹陷畸形。2004年，罗志军、吴德勇等开展胸锁乳头肌瓣修复颌面凹陷畸形。罗志军、王进勇、徐向荣等开展皮肤软组织扩张器在头部疤痕性秃发及疤痕癌中的临床应用、皮肤软组织扩张技术在修复重建整形美容外科中的应用，施行大面积头皮撕脱伤回植术，颅骨上保存帽状腱膜区域回植的头皮均成活且有头发生长。罗志军、张承德开展微粒皮、异体皮移植在大面积烧伤切痂的应用，提高了大面积烧伤、深度烧伤的救治水平。

2000—2005年，市一医院烧伤整形科广泛应用皮瓣、肌皮瓣、游离皮瓣技术修复软组织缺损、疤痕挛缩畸形，技术日臻成熟。2005年，王进勇、罗志军开展耳后皮肤扩张Ⅱ期肋软骨植入全耳再造术。罗志军、常刚等开展微切口腋臭根治及王氏韧带提紧眼袋成形术。2006年，张承德等抢救成功一例烧伤面积91%的特深度烧伤患者，主持“PKC（蛋白激酶C）对肾上腺素抑制人正常皮肤及增生性疤痕成纤维细胞增殖中作用的实验研究”，获2006年市科技进步一等奖。罗志军、常刚等开展带蒂红唇黏膜肌肉组织瓣修复单侧唇裂畸形后继发唇珠缺失。罗志军、王进勇等采用乳晕切口法对注射式隆胸后并发症假体取出术。2007年，王进勇等抢救一例烧伤面积97%的特重度烧伤患者，罗志军、邹晓辉等开展首例足背动脉皮瓣修复软组织缺损。2008 年，张承德等开展鼻唇沟岛状皮瓣修复鼻部及唇部缺损。2009 年，联合术式修复唇裂鼻畸形。2010 年，将脱细胞异体真皮支架运用于疤痕整形，减少供皮区疤痕。2012 年，罗志军等开展残肢串联皮瓣修复肩关节及面部深度烧伤创面、游离股前外侧皮瓣修复濒临截肢创面，减少了致残率。张承德等开展负压封闭引流术修复严重毁损创面，加快创面修复。

2.医疗美容外科

1993 年，市一医院聂冬生、谢晋频在重庆进修学习回院后开展医疗美容，率先在常德市开展双眼皮、眼袋、假体隆鼻、假体隆胸、机械负压吸脂等美容手术。同年，通过国家卫生部医学美容资质认证。2000 年，医疗美容归口烧伤整形外科管理，医疗美容兼顾门诊手术室管理。2004 年，购置美国科医人激光公司冰点脱毛激光仪、光子嫩肤仪、瑞士共振吸脂系统。2006 年，购置意大利微晶换肤仪。2010 年，引进美国保妥适除皱瘦脸技术。3 月，医疗美容独立成科，有医师 4 名、护士 5 名，为医院一级临床科室，设有门诊手术室和医疗美容中心。2012 年，购置 Nd–YAG 激光治疗机、超脉冲 CO_2 点阵激光器。开展瘢痕综合治疗、韩式隆鼻、三点式小切口重睑术、韩式眼袋术、眉下切口上睑松弛矫正术、隆胸术、腋臭根治术；冰点脱毛、光子嫩肤、激光祛斑、祛胎记、祛文身、祛痣、激光治疗瘢痕、痤疮瘢痕、黑脸娃娃以及微整形：BOTOX 注射除皱、瘦脸、玻尿酸、自体脂肪充填等。此外，常德市有数家民营医院亦从事医疗美容专业。

五　妇产科

1988 年，市一医院妇产科治疗宫颈癌突破 60 岁年龄禁忌，对 2 位高龄患者进行广泛根治术。1989 年，黄蓉华等开展经腹子宫全切术。1994 年，全国首例卵巢女婴在石门县人民医院诞生。是年 3 月 4 日，足月妊娠孕妇龚玉霞因阑尾切除术后出现粘连性肠梗阻，拟行剖腹产+肠粘连松解术并终止妊娠。手术开腹后发现子宫大小如常，其上方有足月妊娠大小包块。经精心剖离，从包块中取出活婴，体重 3.9 千克。剥离胎盘时发现胎盘附着在右侧卵巢上，属卵巢妊娠。国内权威资料记载：卵巢妊娠极罕见，多不超过三个月。此例卵巢妊娠足月活婴，为国内首例。

1995 年，市一医院妇产科李宪华开展结晶氧 B 超引导下输卵管通液术，张芝斌开展阴道镜检查。1997 年，市一医院妇产科洪家玉等施行经阴道全子宫切除术，并在全市率先开展妇科腹腔镜技术。1999 年，市一医院妇科腹腔镜技术开展项目有黄体素囊肿细胞穿刺、卵巢活组织检查、异位妊娠或滋养细胞肿瘤局部注药、卵巢囊肿剥除术、中重度盆腔粘连松解术、子宫穿孔修补术、子宫悬吊术、辅助生殖技术、异位环取出、子宫内膜异位症的诊治、子宫次全切及全切术、子宫肌瘤剔除术、盆腔淋巴结清扫术等。

2001 年，市一医院妇产科分设为妇科和产科，引进宫腔镜技术并广泛应用于临床。

2003 年，在常德市率先开展子宫下段高位剖腹产。2006 年，宫腔镜手术达 200 余台次。

2004 年 4 月 23 日，年轻妈妈陈章红在市妇幼保健院水中分娩一名体重 3.15 千克重男婴，为全国继上海长宁区妇幼保健院之后第二例。是年，汉寿县人民医院首例乙状结肠阴道成形术成功。患者余某，女，25 岁，汉寿县军山铺镇人。因无月经，婚后性交困难，于 2004 年 8 月 10 日入住汉寿县人民医院，诊断为先天性无阴道、子宫发育不良。8 月 17 日，由该院妇科阴道组黄汉铭、腹部组朱威主刀行乙状结肠阴道成形术。患者手术半年后再婚，性生活正常。随访 9 年阴道功能正常。

2002 年，澧县人民医院率先在常德市县级医院开展妇科腹腔镜手术。最初仅可做内出血不多的异位妊娠、卵巢黄体破裂出血及单纯囊肿等。2004 年，该院调入专业从事腹腔镜技术的李芳菊，所有异位妊娠及盆腔包块患者均可行腹腔镜手术。2008 年，开展腹腔镜下子宫全切术。2004—2008 年，该院妇科腹腔镜手术占妇科总手术台数的 40% ~ 45%，2008—2012 年占 50%。

2008—2012 年，市一医院开展妇科肿瘤规范化与多元化诊治。对妇科肿瘤如宫颈癌的筛查、防治，根据肿瘤细胞学分为Ⅰ、Ⅱ、Ⅲ级，以提高宫颈病变和早期宫颈癌的检出率，并根据细胞学分级和病人的具体病情适时、适当实施规范化、个体化治疗。规范化开展妇科肿瘤的综合治疗包括晚期肿瘤的先期化疗，术中术后腹腔、静脉化疗，术后补充放化疗，滋养体细胞肿瘤诊断及综合治疗。妇科手术已开展规范化广泛子宫切除术、卵巢癌和子宫内膜癌分期手术、肿瘤细胞减灭术、盆腔淋巴结清扫术、外阴癌根治术等。对于盆底功能障碍性疾病，从产后康复到功能锻炼直至手术矫治、盆底重建，形成系统诊治方案。盆底重建手术方式不断发展、改良。生殖道畸形矫正术，从最初对处女膜闭锁、阴道横隔、阴道纵膈等简单畸形的处理到子宫畸形矫正、阴道成型术等。2010 年，市一医院妇科开展介入治疗宫颈妊娠、子宫疤痕妊娠，减少患者手术出血或清宫过程中子宫穿孔及子宫全切的风险。是年，市二医院首例介入治疗切口妊娠获得成功。患者张某，35 岁，剖腹产后切口妊娠（未破裂型），约 7 周大小，可见胎心搏动。该院妇产科与介入科合作，经股动脉插管置入动脉导管鞘，超选择双侧子宫动脉，注入甲氨蝶呤 50 毫克、缩宫素 10 单位，再用明胶海绵选择性栓塞两侧子宫动脉，使胚胎缺血坏死。术后第二天患者阴道流出少许血性分泌物，超声复查胎心搏动消失，后行清宫

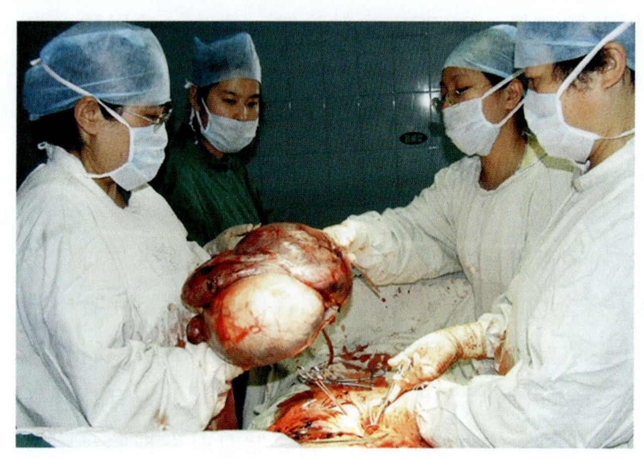

1993 年 7 月 9 日，津市市妇幼保健院顺利切除一重 8.2 千克的卵巢囊肿　（高　敢　摄）

术，2天后出院。

附：常德市第一人民医院生殖遗传医学中心

2000年8月，市一医院妇产科医生黄开淑到广州中山医科大学附一医院生殖遗传中心进修学习体外受精和胚胎移植（俗称“试管婴儿”）技术，回院后开设不孕不育专科门诊。

2002年3月，黄开淑、李宪华、谢小毛、胡兰英赴重庆市妇幼保健院遗传中心进修学习人类辅助生殖技术。同年6月，引进湘雅医学院在读博士生谌兵来参加中心的筹建并负责“试管婴儿”实验室技术准备。8月，黄开淑负责“试管婴儿”临床技术，谌兵来、谢小毛负责胚胎实验室，陈红娟负责遗传咨询，胡兰英负责护理技术攻关，正式成立生殖遗传医学中心。10月，首例试管婴儿受孕成功，确认为宫内双胎妊娠。2003年，该中心首例多胎妊娠减胎术获得成功。2005年，首例卵泡浆内单精子显微注射技术获成功妊娠，并开展胚胎及精子冷冻技术。8月，省卫生厅批准该中心试运行夫精人工授精技术，体外受精-胚胎移植技术、卵泡浆内单精子显微注射技术通过省卫生厅初评并报卫生部终评。2006年，该中心囊胚培养获成功妊娠。2008年3月31日，市一医院生殖遗传医学中心顺利通过卫生部评审，获准开展体外受精-胚胎移植技术、卵泡浆内单精子显微注射技术，成为湖南省第五家、湘西北唯一一家可以开展人类辅助生殖技术的专业医疗机构。2010年10月，首例冷冻夫精应用于卵泡浆内单精子显微注射技术施行。2011年3月，首例玻璃化冷冻胚胎成功妊娠。5月，玻璃化冷冻卵子技术应用于临床。

六　骨　科

（一）脊椎外科

1995年，市一医院孙贤德、毛坤祥等开展骨肉瘤综合治疗、前端椎间盘切除治疗脊椎病。1999年，市一医院孙贤德、卢和平等施行AF椎弓根钉治疗腰椎骨折。2000年，开展颈路单开门扩大成形术治疗颈椎病、脊椎钉棒系统治疗胸椎骨折、一期后路RF系统矫形内固定前路病灶清除植骨治疗胸腰椎结核。

2001年，市一医院骨科孙贤德、卢和平等开展SRS治疗脊椎滑脱手术，实施骶尾部巨大骨肿瘤切除术，应用中华长城钉棒系统治疗脊椎侧弯畸形。2002年，开展椎间盘突出的手术治疗和椎间盘置换术。2003年9月20日，石门县人民医院骨科刘平均等治疗一因外伤致颈椎骨折脱位患者时，首次施行经前外侧入路开放复位+前路减压+椎间植骨融合+钛钢板螺钉固定术，患者痊愈。9月24日，又为一患骶骨脊索瘤的农民患者成功切除了重1.1千克的肿瘤。是年，市一医院孙贤德等开展颈椎前路颈椎次全切+椎间植骨+颈椎前路交锁钢板内固定治疗颈椎椎间盘突出和颈椎骨折脱位。

2007年，市一医院孙贤德等开展微创臭氧注射治疗腰椎间盘突出症。2008年，市一医院卢和平、皇静文等开展右侧额骨巨大骨巨细胞瘤病灶切除+同种异体额骨块置换+钢板内固定重建术。3月16日，石门县人民医院骨科顺利实施一例颈神经鞘瘤切除+植骨+前路钢板固定术，随访病情稳定。5月2日，石门县人民医院田平、刘平均为一患骶尾部、盆腔巨大畸胎瘤的覃某切除一20厘米×20厘米大小的肿块，肿块向盆腔生长并与盆腔脏器、盆底及臀部肌群紧密粘连，此前曾在外院手术未获成功。

2010年，市一医院骨科卢和平、李长虹将外固定支架成功应用于桡骨远端及指骨粉碎性骨折。2011年，首次将VSDL负压封闭引流技术应用于四肢软组织缺损。卢和平、皇静文至广州市珠江医院进修学习回院后开展经皮穿刺射频热凝融核术治疗颈椎、腰椎椎间盘突出症。2012年，卢和平、皇静文等开展多节段椎间盘突出前路椎体次全切减压+人工椎体植骨融合+锁定钢板内固定+邻近关节段椎间盘摘除椎间盘融合术。

（二）骨病外科

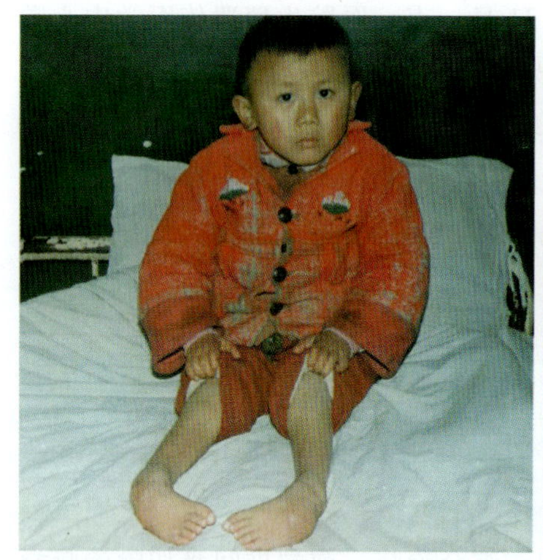
患儿蔡海洋手术前

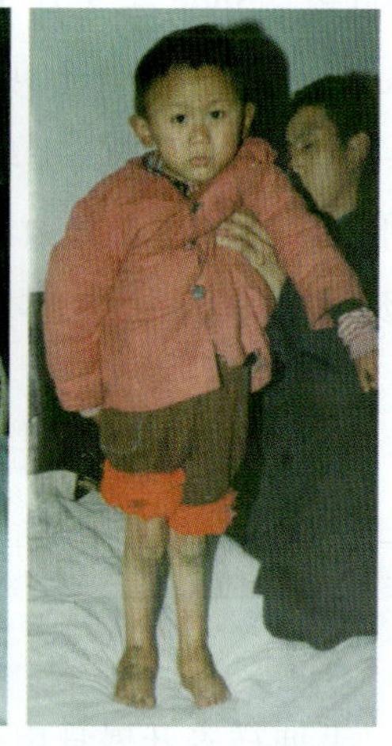
患儿蔡海洋手术后

（两图均由石门县人民医院供稿）

1988年，石门县磨市供销社职工陈志谋因车祸致双足粉碎性骨折，两只脚已被碾成血肉模糊的骨肉泥。石门县人民医院骨科张作欣冒着失败的风险，没有简单地将两足截除，而是将碎骨一片片整理排列好，尽量恢复其解剖形态，然后行内固定，用肌皮瓣修复缺损的软组织。一个多月后，陈自己走出了医院。

1995年1月1日，1985年就下肢瘫痪的湖北省沈真太到石门县城乞讨，沈双手血泡，长期在地上爬行的膝关节现出白骨，惨不忍睹。路过的石门县人民医院外科康健发现后，征得科主任张作欣同意，收其住院治疗。1月3日，张作欣主刀，经过双髋关节成型、肌肉松解、肌腱延长、双下肢牵引一系列手术，沈真太髋关节可以活动，整个下肢基本能伸直。入院时，沈真太仅交医药费100多元。该院领导作出决定：控制成本、节约费用，号召全院职工募捐，并向民政部门反映争取支持。该院减免沈真太医药费4546元，职工募捐3815元。医护人员给沈送牛奶、鸡蛋、蛋糕等补品。出院时，像正常人一样行走的沈真太连声说：“是石门县人民医院给了我第二次生命。”

1997年，石门县人民医院张作欣为患先天性马蹄内翻足的4岁患儿蔡海洋成功实施一系列手术，使其双下肢双足恢复正常，活动自如。

2003年，市一医院毛坤祥、王劲等完成首例人工骨关节肱骨头置换术，熊志云等开展关节镜下诊断治疗膝关节疾病。2001年，市一医院毛坤祥等采用新材料、新方法开展四肢骨折交锁髓内针、可吸收螺钉等新型内固定。2004年，开展复杂骨盆骨折开放复位固定术、严重髋臼骨折复杂内固定术、骨盆骨折固定支架固定术，应用同种异体骨、异种骨材料移植修复粉碎性骨折、骨缺损、骨折不愈合。2005年，毛坤祥等开展常德市首例微创人工全髋关节置换术。2008年，将微创骨折复位内固定术用于四肢骨折治疗。2009年，毛坤祥、熊志云、藏明等成功开展微创关节镜技术，完成镜下半月板缝合术、半月板创伤切除成形术和滑膜清理术。2012年，毛坤祥、王劲、熊志云等成功开展保留股骨颈的全髋关节假体置换术，应用于较年轻患者股骨头坏死的治疗效果良好。2008—2012年，由毛坤祥、王劲、藏明等在大量人工髋、膝、肩关节置换术的基础上完成人工关节翻修术30余例，临床疗效确切，深受患者好评。

（三）显微骨科

1988年，市一医院孙贤德开展首例游离第二足趾再造拇指，应用显微外科技术修复周围神经损伤。1989年，开展游离足趾皮瓣移植前臂皮瓣、游离皮瓣移植获得成功。桃源县人民医院骨科开展周围血管、周围神经损伤显微修复术。1989—2012年，该院开展此项技术100余例、各类皮瓣手术90余例，成功率93.5%。开展断肢再植、断指再植术50余例，成功率92%。1991年3月，临澧县杉板乡农民李树生劳作时被斧头砍断右手掌，右手拇指以下的半截手掌和4个指头与手臂完全离断。该院骨科主任张作欣为其行断掌再植术，耗时12小时，将每根指头的动脉、静脉、神经与手掌一一吻合，20天后康复出院（见书前彩页10）。1999年，市一医院骨科成功施行首例游离第三足趾再造食指中末节手术。

七 眼 科

1988年，市一医院开展眼窝成形术与眼底荧光造影。1989年，开展外侧开眶眼球肿瘤摘除术。1990年，开展提上睑肌缩短术治疗上睑下垂和眼内注气治疗黄斑裂孔性视网膜脱离。1995年，开展白内障人工晶体植入术。1996年，开展上睑再造术及眼眶内容物剜除术。1997年，成功开展角膜板层移植术、白内障小切口人工晶体植入术。

1998年，市一医院眼科购进眼电生理检查仪，与耳鼻喉科合作开展内窥镜下YAG激光泪道鼻腔造孔术，填补湖南省内空白。是年1月，市三医院引进美国产白内障超声乳化全套设备，添置角膜曲率仪等眼科设备，成立白内障超声乳化中心。1月3日，在广州医学院附二医院中山眼科医院郭海科教授协助下，常德市首例白内障超声乳化手术在市三医院成功施行，当年共开展超声乳化人工晶体植入术138台次。1999年，该院“白内障超声乳化摘除人工晶体植入临床研究”获市科技进步二等奖。至2012年9月，市三医院共开展白内障超声乳化手术1677台次，有效率100%，脱盲率95%以上。

1999年，市一医院眼科孙立新等开展穿透性角膜移植术、羊膜移植术，广泛应用于眼表疾病的治疗。易银武、张传电等将眼窝成形术改为羟基磷灰石义眼植入，简化了手术过程，提高了美容效果。将角膜缘干细胞移植术常规应用于翼状胬肉手术。

2001年，市一医院孙立新等开展上睑下垂的额肌瓣悬吊术。2003年，胡丕清等开展恶性青光眼的前房重建术。朱学春在北京同仁医院进修后，扩大了双目间接眼底镜的应用，使视网膜脱离术成功率提高。5月，市一医院袁平开展准分子激光角膜切削术治疗近视。2004年，市一医院眼科开展准分子激光角膜下磨镶术，拓展了近视手术范围。眼科分为青光眼组、白内障组、眼底病组。2006年，孙立新等开展儿童白内障超声乳化折叠人工晶体植入术，易银武等开展结膜入路摘除肌圆锥内血管瘤。2009年，孙立新在湘雅二院眼科进修后，回院开展后部玻璃体切割术治疗复杂性视网膜脱离、玻璃体积血、球内异物、眼内炎等疾病。2010年，开展玻璃体腔注射治疗眼内炎，改善了难控制的眼内炎治疗效果，保留病人的眼球及部分视力。2012年6月，开展角膜塑形镜、普通RGP镜（硬性角膜接触镜）及圆锥角膜验配技术，用于治疗各种近视、远视以及圆锥角膜。同年12月，开展前弹力层下激光角膜磨镶术，对于近视度数高、角膜薄的患者效果显著。开展光学相干断层扫描检查（眼科成像技术），通过扫描清晰显示眼后段黄斑和视乳头的形态特征、视网膜的层间结构、视网膜及神经纤维层正常厚度变化，另还可以观察角膜、虹膜、晶状体等眼前组织，并准确测量相关数据。

八　耳鼻喉科

1980年9月，市一医院五官科分设耳鼻喉科。2001年，设独立病室。1988—2012年，全市县级以上综合医院普遍设立耳鼻喉科，有专业医师从事耳鼻喉科疾病的诊治。

1992年，市一医院开展外鼻成形术和面神经减压术。1993年，开展甲状腺侧叶+峡部切除治疗甲状腺癌。1994年，开展控制性低血压鼻咽纤维血管瘤摘除术。1997年，开展上颌动脉栓塞治疗顽固性鼻衄和耳鼻喉科激光治疗。引进德国STORZ影像系统，开展鼻内镜手术治疗鼻窦炎、鼻息肉、鼻腔肿瘤。

1998年，市一医院耳鼻喉科开展激光治疗声带乳头状瘤、过敏性鼻炎和鼻内镜下泪囊鼻腔造口术。刘贤安开展经鼻内镜鼻腔鼻窦手术。1999年6月，石门县人民医院引进先进的HAWK型鼻内镜系统，胡振举医师主持开展鼻腔、鼻窦手术8例。是年，市一医院刘贤安开展甲状腺癌联合根治术。科研项目《鼻内镜下Nd-YAG激光鼻腔泪囊造孔术》获市科技进步二等奖。

2001年，市一医院耳鼻喉科开展喉癌全喉切除术后发音重建术。2002年，开展鼻内镜下泪囊鼻腔造孔术。2003年，市一医院开展喉部份切除会厌重建术。澧县人民医院耳鼻喉科叶晓英采用鼻内镜技术完成鼻腔、鼻窦手术60台。之后鼻内镜技术广泛运用到鼻腔、鼻窦疾病的检查诊断与手术治疗。慢性鼻窦炎、鼻出血、鼻中隔偏曲、中鼻甲空泡与反向、鼻息肉、鼻腔血管瘤、鼻腔鼻窦内翻乳头状瘤等均能在鼻内镜下完成手术，鼻腔鼻窦手术数逐年上升。

2004年，市一医院开展环状软骨上喉部伤切除术。2005年，开展口腔癌切除、颌下皮瓣修补术。2006年，开展全额瓣修复面部缺损。2009年，市一医院周顺华开展鼻内镜下脑积液鼻漏修补术。2010年，周顺华开展鼻内镜下鼻咽纤维瘤摘除术。2011年，周顺华开展鼻内镜下颞下窝肿瘤摘除术。

2011年3月28日，石门县82岁的钟奶奶患左侧颈部肿块20多年，头不能抬，需以手托着肿块才能行动，在家人陪伴下来到石门县人民医院耳鼻喉科。3月30日，该科主任卞新浩主刀，在全麻下行颈部肿瘤切除术。3小时后，750克重的肿瘤被完整切除。

九　口腔与颌面外科

1989年，市一医院口腔科大量开展全口前牙光固化牙体美容、四环素牙漂白技术，使用大量甘草液口服加含漱治疗复发性口腔溃疡、糜烂型口腔扁平苔藓。1992年，该科陈新建等开展口腔外科正畸技术。1993年，该科杨菊元、彭勇开展齿科光固化树脂修复牙体缺损，当年完成209例。1995年2月，该科彭勇、傅跃进为一女性患者施行左腮腺多形性腺瘤切除术及面神经解剖术，术后功能、外形恢复良好。1996年，该科陈新建、曾军、傅跃进在常德市率先开展标准方丝弓车列错颌畸形矫正新技术。1997年，该科鲍光辉率先在常德市开展口腔种植新技术，引进国内生产仿Branmark及CD2C种植体系，当年完成39例，5年成功率95%。同年，陈兆勇等开展义齿铸造、烤瓷技术。

1998年，傅跃进在常德市率先开展颌面外科骨折坚固内固定新技术，为一因车祸致口腔颌面部复杂性骨折的女患者成功实施复位坚固内固定术，改变了颌面手术治疗时间长、固定不稳定的历史。至2012年，共完成此类手术737例。1998年，该科开展耳甲膜骨移植修复单侧腭裂鼻畸形，额下凹开颅肿物切除术，咽后壁瓣、颚咽肌瓣修复腭咽闭合不全，骨融合式种植义齿。1999年，市四医院口腔科钟广军为一右颌下腺多形性腺瘤男性患者实施切除术。

2000年，市一医院口腔科傅跃进、鲍光辉开展常德市首例下颌骨造釉细胞瘤切除术及游离髂骨移植术。石门县人民医院成为中华慈善总会开展的“微笑列车”先天性唇腭裂矫治项目湖南省三家定点医院之一，系全国“微笑列车”项目唯一县级定点医院。至6月，该院口腔科完成来自常德市、湘西自治州、怀化市、张家界市、益阳市的393例唇腭裂修复手术。至2012年，该院口腔科完成“微笑列车”唇腭裂修复手术870例。

2001年，市一医院口腔科陈新建等采取人工植骨、耳甲软骨移植并功能性修复单侧唇裂等畸形，获市科技进步一等奖。2002年，市一医院鲍光辉、傅跃进、冯瑞强在即刻种植中应用钛膜引导骨再生技术，获市科技进步三等奖。石门县人民医院首例髂骨移植替代坏死下颌骨手术成功。6月10日，石门县人民医院唐华等为病人杨莫行右下颌肿物扩大切除术，术中游离病人右下颌骨时发现一动脉瘤骨囊肿，遂弃用病人坏死的右下颌骨，从病人的右髂骨上切取一块骨质植入病人坏死的右下颌骨，手术顺利结束。6月23日，患者下颌反复张合无不适，康复出院。

2003年，石门县人民医院口腔科施行一例经额下颌关节强直松解术+自体肋骨移植成形术+健侧啄突切除术为一名颞下颌关节强直、15年不能张口的患者解除了痛苦。

2004年，市一医院口腔科陈新建等主持的《上颌尖牙唇侧低位错牙正畸的临床力学研究》获市科技进步三等奖。2005年，傅跃进开展新型钛板颌骨骨折和肿瘤术后坚强内固定术以及颌面部重建与植骨。2006年，市一医院口腔科开展口腔恶性肿瘤切除及各种皮瓣修复术，成功完成口腔颌面恶性肿瘤切除9例。陈新建等开展的《下颌骨髁状突纵向骨折手术径路的改良》获市科技进步三等奖。张卫健开展精密附着体技术，消除了患者佩戴义齿的不适。2007年，傅跃进开展造釉细胞瘤切除+下颌面切除+颌骨接植术、下颌面切除后行钛板下颌骨重建术、锁骨螺钉在下颌骨骨折中应用推广以及三联别针簧早期正畸。

2010年2月15日，市一医院口腔科主任鲍光辉为一男性舌癌患者实施常德市首例左舌恶性肿瘤切除及颌颈联合根治术、胸大肌皮瓣转移修复术。至2012年，共完成该类手术87例。曾军开展齿科冷光美白新技术，至2012年，共完成89例。

2011年，市一医院口腔科购置全景X光机、齿科显微镜，开展齿科现代根管治疗新技术。至2012年，共开展186例。市一医院口腔科鲍光辉主持引进德国、韩国多种口腔种植牙体系，至2012年，共种植209例。

2012年，常德市县以上综合医院和民营医疗机构有口腔科专业人员312人，其中正高级职称3人、副高级职称11人，80%具有大专以上学历，其中市一医院5人具有研究生学历。是年，市一医院口腔科分设二级学科：口腔颌面外科、口腔内科、口腔修复科、口腔正畸科，并着手组建口腔颌面外科病房。

十　皮肤性病科

1988年，市一医院皮肤性病科门诊有专科诊室2间、医生2人。

1989年，市一医院购置2台二氧化碳激光治疗机用于治疗皮肤浅表肿瘤、尖锐湿疣、赘生物等。首次在湘西北地区使用激光器治疗皮肤性病。研制出“皮疾宁口服液”用于治疗各种感染性皮肤病，“皮疾宁对病毒性皮肤病治疗效果的临床研究”获市科技进步奖三等奖。1992年，覃瑾论文《87例慢性荨麻疹的临床分析》参加全国第8次皮肤科学术会交流。1995年，覃瑾论文《黄褐斑348例临床观察》在全国第二次美容学术会上宣读。

1996年10月至1997年5月，该科共收治住院病人12例。

1996年，市一医院皮肤性病科开设病床2张。

1998年，市一医院皮肤科购置ND-YAG激光治疗仪用于大型皮肤肿物和肿瘤治疗。1999年，购置超高倍多媒体诊断仪用于皮肤性病病原体检查，同年开展体外过敏源筛查检测技术。成功应用YAG激光治疗直径7厘米×21厘米的尖锐湿疣，据报道为国内最大。

进入21世纪，常德市二级以上综合医院均有专职皮肤病医师。

2004年，市一医院购置德国沃曼公司窄谱UVB光疗仪用于白癜风、银屑病、湿疹、玫瑰糠疹、皮肤T淋巴细胞瘤等的治疗；同年开展皮肤Woods灯诊断技术用于白癜风、黄褐斑、卟啉病、皮肤真菌感染的检查。2005年，市一医院覃瑾《局部免疫调节剂咪酮莫特对尖锐湿疣患者皮损处HPV病毒DNA含量的影响》获市科技进步二等奖。

2001—2007年，市一医院皮肤科刘光荣对尖锐湿疣的治疗方法进行改进和创新，常见的小湿疣行激光治疗，疣体较大、较厚的视不同情况进行冷冻或手术+激光治疗。男性病人的湿疣由于包皮裹着龟头，单独激光治疗效果不理想，易复发，则行包皮环切后再激光治疗，效果明显好于单纯激光治疗。《包皮环切后激光治疗尖锐湿疣的疗效观察》公开发表后得到国内知名专家的赞许。在全国首先使用头孢曲松钠治疗梅毒。

2008年，市一医院皮肤科进一步扩展311纳米窄谱UVB皮肤病治疗仪治疗皮肤病，辅助治疗带状疱疹及后遗神经痛3000余例、银屑病2500余例、白癜风2500余例、玫瑰糠疹2000余例、斑秃500余例，平均每月进行窄谱UVB治疗约500人次。采用中药浴治疗难治性顽固性皮肤病，辅助治疗银屑病2000余例、泛发性湿疹1500余例、脓疱疮1000余例、异常性天疱疮300余例、大疱性类天疱疮200余例，平均每月行中药浴100余人次。采用药物面膜辅助治疗敏感性皮炎1500余例、接触性皮炎1500余例、隐翅虫皮炎1500余例、痤疮200余人次，每月平均使用药物面膜200余人次。

2009年，市一医院引进局部注射肝素钠治疗睑黄疣。此前，睑黄疣采用激光、冷冻、手术等手段反复破坏或切除局部病变组织而达到去除皮损目的，术后残留疤痕严重影响美观。至2012年，局部注射肝素钠治疗睑黄疣1500余例，无一例出现瘢痕。

2010年，市一医院皮肤科开展皮肤活检，施行各种皮肤浅表良性肿物的切除、各种皮肤恶性肿瘤的切除及腋臭根治术、包皮环切术以及甲活检、嵌甲、甲下血管球瘤等手术，MObs显微指记手术，平均每月完成手术200余台次，完成皮瓣成形术50余例。

2011年，市一医院引进三光头高能量红蓝光痤疮治疗仪，用于辅助治疗痤疮1500余例、酒糟鼻1500余例、丹毒500余例、毛囊炎300余例、皮肤溃疡500余例，平均每月进行红蓝光治疗300余人次。引进Woods灯对某些皮肤病做检查诊断或辅助治疗，治疗白癜风1785例、花斑癣867例、脱色素性痣126例、头癣45例、糠秕孢子菌毛囊炎37例、甲下瘀血22例、红斑10例、腋毛癣7例、迟发性皮肤卟啉病1例，平均每月进行Woods灯治疗约500人次。引进平阳霉素局部注射治疗多发性寻常疣1500余例、血管瘤1500余例，平均每月进行平阳霉素注射约 200 人次。2012 年，引进美国最新 595 脉冲染料激光治疗仪，治疗血管瘤 2500 余例、毛细血管扩张（包括蜘蛛痣）1000 余例、鲜红斑痣 500 余例、老年性血管病 100 余例、手术后瘢痕 100 余例，平均每月治疗约 200 人次。引进美国赛诺秀公司生产的 Nd:YAG 四肢长冲激光用于太田痣、颧部褐青色、皮肤炎症后色素沉着、雀斑、蒙古斑、皮肤色素沾染、皮肤黑变病、皮肤黏膜黑仔、文身、神经纤维瘤样病皮肤损害的治疗。

市一医院皮肤性病科是中南大学湘雅医学院、南华大学皮肤性病学教学基地、湘西北地区皮肤性病科医师进修培训基地、常德地区全科医师皮肤性病科培训基地。1988—2012 年，共培训进修医师 100 余人次、5 年制本科学生数百人次、乡级卫生院全科医师数十人次。临床业务量从建科时每年万余门诊人次发展到 5 万余人次，病房收治 300 余人次。成为湘西北地区最大最全面的皮肤病性病诊疗机构和本地区重症皮肤病抢救治疗中心。

十一 麻醉科

1984 年，市一医院成立麻醉科。1989 年，承办全省麻醉学术年会。1989—1993 年，潘道波等开展胸膜间注入布比卡因镇痛系列研究，取得多项研究成果，其中《胸膜间注入布比卡因镇痛的临床研究》获市科技进步一等奖、省科技进步三等奖。1992 年，黄绍华等开展纤维支气管镜诱导插管用于插管困难病人的麻醉。1994 年，市一医院开展肾移植，徐厚昌、潘道波等开展肾移植联合椎管麻醉，麻醉科建立术后恢复病房。1995 年，徐厚昌等开展利多卡因复合静脉麻醉。黄绍华等在小儿先天性唇裂手术中采用氯胺酮复合麻醉。1996 年，潘道波等开展控制性低温液体输注结合大血管裹冰低温用于颅脑手术的研究，获市科技进步一等奖、省科技进步四等奖。1997 年，承办全省麻醉师年会。

2001 年，市一医院麻醉科完成湘西北第一台肝移植手术麻醉。潘道波主持的“围术前血液保护”课题由市科委立项，“地塞米松预防腹腔镜下胆囊切除术后恶心呕吐的临床研究”获市科技进步三等奖。成功举办卫生部继续医学教育项目麻醉新技术推广应用学习班。潘道波因麻醉学方面的突出成绩荣获第二届徐启明教授奖励基金一等奖和常德市首届“科技之星”称号。2002 年，配合肾移植开展亲体活体供肾肾移植，配合胸心外科心脏双瓣置换进行体外循环下心肌保护冷停跳灌注技术改进，体外循环下心脏不停跳心内直视手术及支气管断裂、重症肌无力的麻醉与处理，开展无痛人流、无痛胃镜和冠脉搭桥动物实验。“术后镇痛方法的遴选”课题获市科委立项。黄绍华主持的“等容性血液稀释对凝血功能影响的临床研究”“肾移植手术麻醉的临床研究”分获市科技进步二、三等奖。10 月，市一医院德山分院麻醉科王良才获第三届徐启明基金二等奖。

2004 年，市一医院麻醉科开设常年疼痛门诊，完成心脏移植手术麻醉。2005 年，潘道波主持的课题“老年围术期循环功能调控与开胸手术模式的探讨”获市科技进步二等奖。2006 年，成功处理体外循环中血液倒灌时低温循环的心、脑及血液保护。承办湖南省 2006 年度麻醉学术年会，邀请台湾、江苏、广东的专家讲学，与会代表 360 余人。2007 年，配合心胸外科在股–股转流辅助循环下完成一例气管中下段肿瘤手术切除的麻醉处理。2008 年，引进并应用术中自血回输新技术。

2009 年，市一医院麻醉科与耳鼻喉科合作开展手控和机控喷射通气在气道异物取出时的应用，与普外二科、新生儿科合作开展低体重新生儿术中术后麻醉监测与管理，与神经外科合作开展深静脉导管置入蛛网膜下腔实施脑积液引流。潘道波获第一个省自然学科基金项目，成为中国医师协会麻醉医师全国委员、中国高等医学教育麻醉研究会全国委员。2011 年，引进四代喉罩和可视喉镜应用于临床以及合并严重心脏疾病剖宫产手术的麻醉监测与管理。该院麻醉科成为湖南省级重点学科。

（一） 重症医学科

1983 年，市一医院胸外科和心血管内科建立 ICU（重症监护室）和 CCU（心血管病重症监护室），设施尚简陋，监护参数尚少。之后，危重病人较为集中的科室陆续设 ICU，均由各科室管理。2001 年，市一医院麻醉科筹建重症医学科，设床位 8 张。2003 年，桃源县人民医院建立 ICU。2005 年，澧县人民医院建立 ICU。三家医院重症医学科骨干力量均来自麻醉科。

2006 年 10 月，市一医院投入 500 多万元对 ICU 病房进行全面改造与扩建，建成 440 多平方米的层流净化病房，设病床 12 张。至 2010 年 6 月，重症医学科有专职医生 10 人、护士 32 人。ICU 病区为万级层流净化，实施人流、物流、气流分区，病房每床单元均安装德国进口岛式分流吊塔，配备进口呼吸机、多参数心电监护仪、多口多功能 ICU 专用病床。有德国、美国呼吸机 14 台、加拿大转运呼吸机 1 台、纽带转运呼吸机 1 台，以及纤维支气管镜、除颤仪，亚低温治疗仪、呼气末 CO_2 浓度检测仪、快速血糖检测仪、200 毫安床旁 X 光机、床旁彩色 B 超、床旁血滤机、电脑振动排痰机、PICCO 监测仪、血气分析仪及数十台微电脑注射泵和微电脑输液泵，并备有大功率 UPS（不间断电源）、电脑管理系统、录像监控系统、音乐治疗系统及物流传输系统。

2006 年，桃源县人民医院 ICU 把休克病人的施救和多器官功能不全综合征的救治作为研究和突破的重点，提出危重病性神经肌肉异常、全身性炎症相关性心脏病等新概念，得到省内同行和专家的关注。同年，澧县人民医院 ICU 常规开展纤维支气管镜检灌流、有创动脉检测、中心静脉压监测、床旁血液净化技术、持续呼气末二氧化碳监测、多途径呼吸治疗技术，以及慢性阻塞性肺疾病急性加重的序贯治疗、急性呼吸窘迫综合征肺复张、床旁盲探植入空肠管等技术。2010 年，石门县人民医院建立 ICU，技术力量则来源于内、外科，该院 ICU 设病床 20 张，时为常德市重症监护床位最多的医院。2011 年，开展床旁血液净化技术，抢救各种中毒、内环境紊乱及多器官功能衰竭等危重患者。

2012年，市一医院重症医学科已开展重大手术的术后加强监护治疗，心、肺、脑复苏，呼吸治疗，PICCO监测、循环功能支持和临时心脏起搏、床边血液净化治疗、营养支持治疗、中毒感染控制等。

（二）疼痛科

1986年，市一医院在全省首先由麻醉科开设疼痛专科门诊。

20世纪90年代中后期，市二医院麻醉科引进疼痛专业技术人才吴伯清，在常德市开展疼痛诊治业务。当时无固定的门诊及病房，设备简陋，工作人员不固定，仅在手术室做一些简单的神经阻滞治疗。2004年4月，该院麻醉科医生宋海赴山东医科大学附属山东省立医院疼痛科进修学习半年，回院开始兼职做疼痛治疗。2005年10月，设全日制疼痛科门诊，固定一位高年资医师坐诊。2007年，市二医院疼痛科单独设立疼痛门诊和病房，宋海任麻醉科副主任兼疼痛科主任。2012年，该院疼痛科门诊设诊断室、无菌治疗室，配备呼吸机、监护仪及急救设备，日门诊20人次左右。病房设病床34张，有副主任医师2人、医师5人、护士8人。疼痛综合治疗工作站配备射频治疗仪、医用臭氧发生器等。开展CT、大C臂引导的颈椎椎间盘突出射频治疗、胶原酶靶点消融手术以及三叉神经痛卵圆孔半月神经结射频热凝术，成为常德市社会影响较大的疼痛诊疗专业机构。

2007年10月，桃源县人民医院开设疼痛门诊。2008年，设疼痛病房，有病床11张、疼痛专科医师3人，主要采用神经阻滞疗法、小针刀、药物疗法治疗神经病理性疼痛、颈肩腰腿痛、风湿性疾病、晚期癌症疼痛等。该院注重无痛医院建设，广泛开展术后镇痛、分娩镇痛、无痛胃镜、无痛人流等，在国内首先提出并临床应用胸膜间局部镇痛和超前镇痛新概念。急性疼痛和术后慢性疼痛的脊髓机制研究居国内领先地位，研究成果获市科技进步一等奖。该院胡兴国是国内从事疼痛研究主要专家之一，任世界疼痛医师协会中国分会全国委员、常德市医学会疼痛专业委员会主任委员。2009—2012年，该院疼痛门诊接诊14121人次，疼痛病房出院1659人次。

2006年，澧县人民医院选派麻醉科刘亚军到山东省立医院进修疼痛科。次年，开设疼痛门诊。2012年，澧县人民医院成立疼痛康复科，开设病床35张。

2008年，市一医院举办湖南省第四届疼痛医学年会。2009年2月，市三医院建立疼痛科，开展CT导引下半月神经节射频消融术治疗三叉神经痛、星状神经节阻滞治疗各种头痛、臭氧治疗各种关节炎、大C臂引导下颈、腰椎间盘突出症射频热凝点消融术及臭氧消融术、腰交感神经节阻滞治疗下肢血液循环障碍、正骨手法结合星状神经节阻滞治疗椎动脉型颈椎病及脑血管硬化、脑供血不足。2009年6月，中华疼痛学会全国疼痛定点指导医院在该院授牌。2011年，市一医院麻醉科成立常德市疼痛诊疗中心，提出无痛医院概念，建立癌痛病房。2012年，市三医院疼痛科开展矫形鞋垫治疗骨骼不正所致足痛症、骨性关节炎及腰脊疼痛。

十二 精神医学科

至20世纪80年代中期，临澧县合口镇卫生院、安乡县安全乡卫生院等多家县、乡医院设立精神科，多以省、地、市精神病专业防治机构为技术依托。由于技术力量与设备条件的限制，收治病人数量不很稳定。精神病防治机构数量此消彼长，坚持下来的为数不多。1993年，石门县雁池乡卫生院与北京安定医院合作建立精神科病房。

1988年，常德市康复医院设三个精神科病区，包括男病室2个、女病室1个，负责全市精神病患者的接诊、住院治疗、教学、科研工作，对重症精神病人采用劳动、文娱、药物三结合疗法。另设神经内科，主要收治抑郁症、焦虑症、神经衰弱、失眠症、心因性精神障碍、上网综合症、冲动控制障碍、遗尿症等。

1988—1992年，市康复医院李玉明先后参加湖南医科大学精神卫生中心氯咪帕明针剂、国产马洛贝胺片剂二期临床验证科研协作。1999年，李玉明被评为常德科技之星。

2002年，常德市康复医院董明树运用中医药理论和民间单方相结合研制“安神合剂”，应用于神经症的治疗及精神病康复的辅助治疗。2003年9月，该院设立心理卫生中心，设心理咨询室、儿童心理咨询门诊，诊治儿童及青少年情绪障碍、儿童行为障碍以及各种成年人心理疾病，为各类心理障碍、心理困扰者提供心理咨询服务，开展心理治疗，并引进艾森克、明尼苏达焦虑、抑郁量表，少年儿童及成人等多种智力、人格和精神病症状量表，采用认知治疗、行为治疗、放松治疗、音乐治疗、生物反馈治疗等疗法。2004年，董明树完成“十五”计划国家科技攻关项目《抑郁症常见中医症候标准》。其撰写的《电休克治疗前后的选择提醒测验》《中西医结合治疗神经衰弱30例报告》《34例精神病患者死因分析》《吩噻嗪药物对心电图影响的再观察》等论文在全国精神病学术会及中南五省精神病学术会上交流。

2005年，市康复医院成为全国“难治性抑郁症优化治疗方案”协作单位。2008年，成为世界卫生组织“精神分裂症的早期干预”项目协作单位。

2011年，常德市精神病专业防治机构和设精神科的医疗机构共12家，其中注册为精神疾病防治专业机构的有市神经精神病医院、澧县精神康复医院、桃源县精神病医院、津市市精神康复医院，设有精神病科的县级医疗机构有石门县人民医院、安乡县第四医院（原血防医院），设精神科的乡镇卫生院有临澧县合口镇卫生院、安乡县安全乡卫生院、汉寿县崔家桥乡卫生院、石门县雁池乡卫生院、桃源县漆河镇卫生院，另常德市区有民营心理医院1家。全市有精神科病床1028张，从事精神科临床工作的人员516人，其中注册精神科医师、护士130人，平均每10万人口拥有精神科专业人员1.91名。

十三　急诊医学科

20世纪80年代，常德市县级综合医院均设有急诊科。1986年10月，市一医院急诊科更名为急诊医学科，固定护理人员12人，内、外科配备急诊医生，与病室医护人员3个月、半年或一年轮换一次。1988年，该科设综合病床14张，设内、外、儿科诊室和抢救室、护理办公室、注射室、治疗室，抢救室配备有心电监护仪、输氧设备、自动呼吸机、人工呼吸机、吸引器、自动洗胃机、急诊小手术包等。1999年起，市一医院开始逐步固定急诊医生，培养急诊专业人才，先后派出医护人员到上海长征医院、北京中日友好医院和广州中山医科大学附一医院进修急诊医学专业。2006年，市一医院急诊科覃双全到美国马里兰大学医学院附属医院进修学习3个月。2008年，该院急诊科已形成集院前急救、院内急诊救治以及ICU和相关专科急诊“三位一体”的急救模式。10月，该院急诊科、“120”、中心ICU统一组建成“大急诊中心”。2012年年底，急诊科共有医务人员51名，其中正高级职称2人、副高级职称4人、中级职称14人，硕士研究生5人。设抢救室、重症监护室、普通诊断区和观察室、急诊化验室、急诊药房以及急诊收费系统、急诊CT等，开放病床58张，专门配备有心电图、B超、飞利浦和迈瑞中央心电监护系统、多功能心电监护仪、多功能呼吸机、转运呼吸机、除颤仪、输氧泵、微量注射泵、全自动洗胃机、血液灌流机、人工心肺复苏仪、气管插管纤维喉镜等一系列设备。常德市其他二级医院配备救护车，设“120”呼叫中心、急诊室，配有医生、护士从事急诊工作，但未建立急诊医学专科。

1991年9月，石门县某煤矿瓦斯爆炸，11名严重烧伤患者送入市一医院。该院急诊科在其他科室医护人员配合下，20分钟内为11名患者全部输上液体，然后分送到有关病房抢救治疗。同年，该院成功运用心肺复苏、胸外起搏、气管扩管等技术救治1名广泛心肌梗塞、心跳停止的冠心病患者。1995年11月，市城区107名中、小学生在市文化宫前参加活动时被氢气球爆炸烧伤。市一医院迅速派车现场处理，将伤员救护到院后，在20分钟内调动有关人员到急诊科参加抢救，2小时内将107名烧伤学生处理完毕，半天内组建一个救治40多名重伤员的烧伤隔离室。107名学生半个月全部治愈，无一例留下瘢痕。2009年，市一医院急诊科开展有创血液动力学监测技术（CVP动脉压监测）和血液灌流技术。2008—2012年，开展毒蛇咬伤与毒蜂（虫）蛰咬伤的综合救治，配套形成急诊特色护理，对中毒项目的诊治与抢救形成规范化流程，成功率达到95%以上。

十四　康复医学科

1991年，市一医院将理疗室、针灸室、按摩室合并组建康复医学科。1997年，该院康复科科研成果“翳风穴穴位注射治疗周围性面瘫临床研究”获市科技进步四等奖。田丽琼撰写的《中药离子导入治疗腰肌劳损35例》发表于《湖南中医杂志》，《针刺治疗中风后呃逆31例临床观察》《穴位埋线治疗偏头痛42例临床观察》发表在《湖南中医药导报》，潘慧芬撰写的《肱骨外上髁炎针灸治疗进展》发表于《湖南中医药导报》。2002年，开展微波治疗业务。2003年，开展小儿脑瘫康复及针灸减肥、肩颈腰腿痛门诊。2005年，开展中药熏蒸治疗及穴位治疗偏头痛。2006年，开展小儿智力测定、小儿保健康复门诊及小儿高危筛查。

2007年，市一医院康复医学科有房间17间，面积1027平方米，设针灸治疗室、高频理疗室、中频理疗室、低频理疗室、中药熏蒸室、针灸减肥室、推拿牵引治疗室、运动治疗室、作业治疗室、小儿运动治疗室、小儿电疗室、小儿水疗室、儿童保健康复室、小儿智力测定室、颈肩腰腿痛诊室，购置电动直立床、CPM、股四头肌训练器、肩梯等成套康复器材，开展以运动疗法为主的骨科、神经科康复业务，为脑卒中、脑外伤、脊髓损伤、骨折术后等合并功能障碍的患者进行康复治疗。

2008年，田丽琼等诊治小儿运动发育迟缓、脑瘫、脑炎后遗症注重从病因病理着手，学习国内脑损伤康复先进技术，引进脑循环治疗仪、水疗机以及痉挛治疗仪。开展智力测定、水疗、电疗、感觉统合治疗。2012年，开设成人康复门诊，为需康复患者进行会诊和康复评定，包括肌力评定、关节活动度能力评定、认知功能评定、吞咽言语评定，根据评定结果制定康复计划，提出出院后康复指导意见。引进德国吞咽言语诊治仪、德国上下肢主被动训练仪、电子生物反馈治疗仪、功能电刺激治疗仪等。开展作业疗法、吞咽疗法、言语疗法，进一步完善了康复项目。运用神经肌肉促进疗法，包括B神经发育促进技术、Brunnstrom技术（以瑞典医学家名字命名的分阶段治疗脑损伤后功能障碍的技术）、Rood技术（多种感觉刺激治疗法或皮肤感觉输入促通技术）、PNR技术（本体感觉神经肌肉促进疗法）、运动再学习技术以及强制性训练和关节松动技术等先进技术，为患者进行肌力训练、关节活动度训练、平衡协调功能训练、步态训练、牵伸训练等。

第二节　护　理

一　护理技术

1983—1991年，市一医院护理人员公开发表论文17篇，其中巫铭珠、李启群《护理脑血管疾病患者的回顾性总结》、郑昌琪《用胰岛素处理延期愈合创面》、刘勋桂《云南白药治疗新生儿头皮血肿100例疗效观察》、巫铭珠《心脏病患者死亡诱因及与护理关系》、刘开云《静注长春新碱发生渗漏的护理》《白血病化疗期间出现细胞溶解综合征的护理》

发表于《中华护理杂志》。

1991 年，市一医院加强“三基”（基础理论、基本知识、基本技能）训练，通过连续六年的培训、考核，为其 1997 年创达“三甲”医院打下良好的护理基础。

1998 年，市三医院护士朱小兰在武汉同济医科大学器官移植研究所进修学习肾移植护理技术回院后，组建该院肾移植特护小组，开展肾移植特护工作，获得 2001 年湖南省总工会“芙蓉杯标兵岗”称号、2004 年常德市首届十佳先进集体称号。

1999 年，市一医院神经外科收治一例因脑外伤所致脑死亡，无自主呼吸，循环功能尚存的患者，该科护士采用人工呼吸机维持呼吸的护理方法，使该病人维持生命 28 天，并护送至福建省晋江市，且未发生褥疮，得到第四军医大学脑外科知名专家易声禹教授高度赞扬。是年，在 3.15 鼎城西七里桥一纵火案而致 6 人特重烧伤的抢救工作中，急诊科护理人员发挥团体精神，成功抢救 23 名患者。

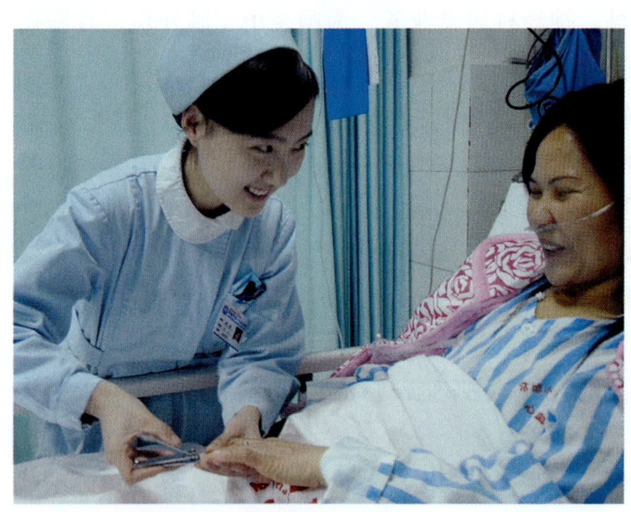

市一医院全面推行优质护理进病房。图为该院护理人员到床旁为病人进行基础护理　（市一医院供稿）

2001 年，市一医院神经外科收治外院转来 5 例褥疮患者，其中一例褥疮范围达到 11 厘米×7 厘米，5 名患者均痊愈。心内科安装永久性起搏器 20 例，泌尿外科完成 18 例肾移植术，护理人员积极配合，精心护理，为手术成功提供了护理保证。同年 6 月，市一医院与省肿瘤医院联合举办肿瘤护理新理论新技术学习班暨肿瘤护理学术交流会，该院 37 人与会。2002 年，市一医院收治一例糖尿病足溃疡患者，足部溃烂处奇臭难闻。护理人员采用艾条熏灸配合换药，伤口愈合。感染科护理人员配合医生实施 7 例人工肝治疗，眼科护士配合 2 例角膜移植术。

2003 年，市一医院胸外科护理人员配合完成湘西北首例冠脉搭桥手术，生殖医学中心护理人员配合完成 9 例试管婴儿。2004 年，市一医院神经内科开展脑卒中单元危重病人护理。同年，手术室护理人员配合抢救 1 名心脏反复停跳 73 分钟的心脏病患者，常德市电视台报道了她们的事迹，《当代护士》杂志以《他们打造出了护理服务品牌》予以报道。2006 年，市一医院护理人员配合骨科首例全髋关节置换术。呼吸内科护理人员为抢救 1 例Ⅱ型呼吸衰竭患者开展了高压泵雾化治疗。同年，市一医院新生儿科护士余诗霞、帅丽君首次为一体重仅 1.3 千克的新生儿成功施行经外周静脉导入中心静脉置管（PICC）技术，该新生儿经 20 多天静脉输入营养液，体重增加，能吸吮食物，痊愈出院。以后

PICC 技术逐渐在新生儿科及其他临床科室广泛应用。2011 年 3 月，市一医院护理部成立常德市首家 PICC 门诊。

2001—2007 年，市一医院护理人员公开发表论文 15 篇，其中叶政君、毛先华《头颈部肿瘤放射患者并发口腔溃疡的护理研究》刊于《当代护士》学术版 2005 年第 12 期，获市科技进步三等奖。

2008 年，市一医院新生儿科开展新生儿经腋静脉留置套管针，使用头皮针进行新生儿股静脉采血，提高了穿刺及采血成功率，减轻了患儿痛苦。同年，市一医院推广应用伤口造口护理新技术，应用伤口、造口专科护理新理念、新知识，采用湿性愈合理论，通过减轻伤口造口压迫、清除病变组织、保持引流畅通、局部药物或非药物湿敷等个性化伤口造口处置方法对糖尿病伤口、压疮伤口、各种慢性疑难伤口等进行伤口护理，缩短了伤口愈合时间。

2008—2012 年，市一医院护理人员经过不断培训，熟练掌握了床边监护仪、中心监护仪、血气分析仪、脑电图机、血液透析机、动脉内气囊反搏器、亚低温治疗仪、血液生化分析仪的使用与维护。2010 年，市一医院胸心外科、心血管内科被评为湖南省优质护理服务考核先进病房，刘艳琼被评为全省优质护理服务考核先进个人。

2011 年 4 月 1 日，市一医院护理部举办湘西北优质护理经验交流会及静脉输液新进展研讨会，多位专家就优质护理、输液治疗的护理实践等 10 余项护理工作新主题、护理技术新进展进行广泛交流与研讨，市一医院就开展“优质服务示范工程”活动在会上作中心发言。2012 年 1 月，常德市护理质量控制中心、常德市消毒供应质量控制中心挂靠市一医院。9 月，在全省护理岗位技能创新竞赛中，市一医院代表常德市参赛并获团体组织奖，ICU 护士李颖夺得重症监护铜奖。9 月 22—25 日，市一医院与《当代护士》杂志社联合举办全国优质护理服务与护理科研创新研讨会，会上对 14 项护理革新小经验、小发明、小制作学术成果进行交流、评奖，市一医院获团体组织奖和单项二等奖 1 项、三等奖 2 项、优胜奖 1 项。11 月 23 日，长张高速公路发生大型车祸，16 名伤者在 19 分钟内全部完成检伤分类、评估伤情、预约检查、急诊处置及住院治疗等，表现出较强的公共突发事件应对能力。

二 护理设备

1990 年，市一医院添置手套烘干上粉箱。1991 年，添置电热干燥箱。1992 年，添置塔式蒸馏器、不锈钢蒸馏水桶、空气净化器。1994 年，添置电热煮沸消毒器。1996 年，添置卧式柜形程控灭菌器、注射针洗磨机。1997 年，添置超声清洗机。20 世纪 90 年代中后期，常德市各区县（市）二级以上综合医院护理消毒供应设备种类与市一医院相似，全市乡镇卫生院配备高压消毒锅，少数中心卫生院配备灭菌柜。2010 年 3 月，市一医院消毒供应室按照《湖南省医疗机构消毒供应中心（室）达标验收标准》进行全面改造，10月竣工使用。新改造的供应室实行手术室、供应室一体化管理，全院物品集中消毒供应。新购进3台1.5升3脉动真空灭菌器、过氧化氢等离子灭菌器、全自动清洗消毒器、医用干燥柜、超声清洗机各1台，引进纯水处理系统，手工清洗物品的终末漂洗全部使用纯水处理。2011年8月，供应室丁芬芳、彭娟到省人民医院消毒供应中心学习灭菌质量监测，掌握了灭菌器B-D监测、物理监测、化学监测、生物监测及泄漏测试方法及结果判断，保证了灭菌合格率100%。12月1日，该院供应室通过湖南省消毒供应中心审核验收，并在全国消毒供应中心管理年会上交流。同月，该院肿瘤科购买生物层流柜，建立化疗药物集中配置室，成为湖南省首批市级医院拥有专用化疗药物配置室的医院。对癌症病人使用疼痛数字评分尺，建立疼痛病历，绘制疼痛曲线图，为医生使用镇痛药物提供依据，最大限度降低药物不良反应。2012年，市一医院叶政君、雷光锋自行设计制作不锈钢简易洗头车并广泛应用于临床。该洗头车体积小，灵活轻便，操作省时省力，方便卧床病人及行动不便的老年人床上洗头。该院“120”急救中心护士童丽、科主任杨柳自制安全型多功能担架固定器，并在院前急救中投入使用，增加了患者在转运途中的安全性、舒适性，在全国护理小创新、小发明研讨会上获二等奖。2012年，市一医院儿科购入电子纤维镜，组建小儿纤维镜室，该科派2名护士学习纤维支气管镜技术，开展床旁纤维支气管镜的检查及肺泡灌洗。

第三节　诊疗技术

一　放射诊疗

1988年，市一医院放射科主任姚罗章等在常德市率先开展放射介入疗法，其中选择性内乳动脉造影、灌注化疗、内乳动脉弹簧钢圈栓塞术、胃左动脉造影填补湖南省空白，内乳动脉造影灌注化疗与弹簧钢圈栓塞术填补国内空白。

1991年5月，市一医院购入1台美国产自动洗片机，减轻了洗片人员工作量，提高了洗片速度。12月，安装NXS 100型遥控X光机，结束了暗室透视。是年，姚罗章等《肝动脉造影与灌注化疗诊断和治疗肝癌》《脑血管造影的临床应用》《支气管动脉造影与灌注化疗的影响应用》分别获市科技进步三等奖、二等奖和三等奖。1992年，常德市第一台西门子全身CT机落户市一医院，次年投入使用。

1992年6月，市二医院夏延琦著《实用放射诊断学词典》由青岛出版社出版。

1996年，市一医院购入湖南省首台美国产数字减影X光机（又称小C臂），于德玲等首先开展数字减影介入诊断与治疗。同年，安装日本产500毫安遥控胃肠造影机。1996—

1998 年，市一医院放射科用小 C 臂做各种血管造影检查 72 人次、介入化疗 33 人次、射频消融 12 人次，开展颌内动脉止血治疗严重鼻衄、动脉内注入抗凝剂及血管扩张药物治疗闭塞性脉管炎等。

20 世纪 90 年代，常德市县级综合医院已普及 CT，但多为二手机。进入 21 世纪，常德市县级以上综合医院 CT 陆续更新。2001 年 3 月，市一医院购入美国产 1.0 T 超导 MRI（核磁共振），建立常德市首个磁共振室。同年开展中枢神经系统各项检查、脑血管及其他大血管成像、肝胆水成像及泌尿系统、神经系统水成像、乳腺疾病、骨与关节疾病检查。2003 年，市一医院安装 1000 毫安 X 光机，脊椎、头颅、骨盆普通照片质量提高。石门县人民医院购入永磁开放式 MRI，成为常德市县级人民医院拥有磁共振的第一家。是年，该院购入美国产数字减影血管造影机。2004 年，市一医院购进美国产大型数字减影造影机，澧县人民医院亦购入美国产数字减影血管造影机。2006 年，市一医院购入德国西门子 1.5T 超导磁共振，开展 MRS、类 PET、全身血管、肝肾 DWL 等技术。同时开展功能成像、分子成像技术，许多疾病得以早期发现，早期诊断。2006 年，市一医院引进日本富士 CR 系统及富士干式照相机，放射科洗片完全脱离暗室，照片的对比度、清晰度明显提高，放射图像处理进入数字化时代。2006 年 9 月，引进德国西门子 16 层螺旋 CT。2007 年，该院刘书田、张克文等开展 16 层螺旋 CT 冠脉成像，进行冠脉钙化积分分析，诊断心肌梗塞及室壁瘤；广泛开展各种动、静脉、门脉成像，肝脏、肺及其他部位肿块的灌注成像，肾移植后的灌注成像，CT 的数字减影成像，实现颅脑神经灌注成像，首次在 CT 上实现四维成像。

2009 年，市二医院影像专家谭大林的论文《H1N1 甲型流感肺炎胸部影像检查的价值》获得“安科杯”青年医生论坛奖。

2010 年，市一医院引进常德市第一台 64 排 128 层 CT，开展 CT 冠脉成像。12 月，市一医院体检中心购置日立数字减影 X 光机 1 台，淘汰了透视检查。2011 年，市一医院放射科添置数字化乳腺机一台。市一医院放射科主任夏黎明主持的《MRI 在中枢神经系统的应用》获市科技进步三等奖。

2005—2012 年，常德市县级以上综合医院普遍安装 500～800 毫安 X 光机、CR、DR 数字化摄影系统，乡镇卫生院普及 100 或 200 毫安 X 光机，个别乡镇卫生院安装 500 毫安 X 光机，甚至 CT 机。2012 年，市一医院、市二医院先后购置德国西门子 1.5T 磁共振各 1 台，津市市人民医院购入荷兰飞利浦 1.5T 超导磁共振 1 台，石门县人民医院则花 1890 万元人民币购进一台 3.0T 磁共振，成为湖南省第二家拥有 3.0T 磁共振的医院。

二　检验与免疫

1987 年，常德地区医院、原常德市人民医院、津市市人民医院、原常德县人民医院应用酶标免疫法检测乙肝两对半*、甲肝抗体。20 世纪 80 年代末，该项技术普及到全市县级医院。90 年代，全市县级以上综合医院常规开展甲肝、乙肝、丙肝病毒学检测、艾滋病、梅毒初筛以及自身免疫疾病检测。1999 年 9 月，市一医院在检验科血库基础上建立独立输血科，负责医院的输血指导，保证输血安全，开展输血治疗和特殊输血。常德市二级以上医院检验科亦设立输血小组，职能类似市一医院输血科。2012 年，常德市县级以上医院开展的主要检测项目有血、粪、尿及其他人体排泄物、分泌物的检测，肝、肾功能、血糖、血脂、电解质检测，肝炎病毒检验、艾滋病、梅毒初筛、自身免疫疾病检验，常见致病微生物培养鉴定、药物实验，ABO 血型、Rh 血型检测、交叉配血及输血技术，病原微生物如结核杆菌、淋球菌、乙肝、丙肝病毒、巨细胞病毒 PCR（聚合酶链反应）检测，血液病细胞形态学、细胞染色体检验。20 世纪 80 年代，多数乡镇卫生院仅开展血、尿、粪常规检验、简单的血液生化检验如血电解质、二氧化碳结合力、肝功能等。90 年代，中心卫生院能够开展 ABO 血型定型、血糖、血脂、尿素氮检测和乙肝两对半检测。2012 年，全市乡镇卫生院能开展血、粪、尿三大常规检验、血电解质、血糖、血脂、肾功能、肝功能检验，乙肝抗原抗体检测、ABO 血型检测，多数乡镇卫生院普及了尿分析仪和生化分析仪，有的还有血细胞分析仪。

（一） 检验科

1987 年，常德地区医院购置国产自动生化分析仪、酶标比色计和尿自动分析仪各 1 台。11 月，该院检验科发现一例罕见的双白蛋白血症，由夏先考等整理成《一例双白蛋白血症及其家族调查》一文，1988 年，在湖南省中青年检验学术会上获优秀论文奖。1991 年，市一医院王铭初开展血清唾液酸测定，黄平、邓学思对所用显色剂进行研究并取得成功，其论文《血清唾液酸的快速测定法》在湖南省检验学术会上交流。1992 年，购置日本产血球计数仪、意大利产全自动生化分析仪及离子分析仪各 1 台。黄平等开展甲型、丁型肝炎病毒标志物检测。1994 年，开展 PCR 技术检测结核杆菌、淋球菌、巨细胞病毒、肺炎支原体、乙肝病毒等。《酶联免疫吸附试验洗板器的研制》获市科技进步三等奖。黄平开展淋巴细胞毒性试验，配合肾移植术取得成功，获市科技进步二等奖。11 月，周金菊等发现一例罕见的无丙种球蛋白血症患者，孙洁等进行家系调查，论文在《中华医学遗传学杂志》发表，系国内首次报道，1998 年获市科技进步一等奖。

1999 年，市一医院成立急诊化验室，配备半自动生化分析仪、自动血液分析仪、自动尿液分析仪、水浴箱、显微镜，开始全天候 24 小时急诊检验。2000 年，开展血脂全套检测、乙肝病毒 DNA 等病原体基因诊断项目检测。2001 年，开展小儿 TORCH* 检测和妇

* 乙型肝炎病毒免疫学标记一共 3 对，即表面抗原（HBsAg）和表面抗体（抗 HBs 或 HBsAb）、e 抗原（HBeAg）和 e 抗体（抗 HBe 或 HBeAb）、核心抗原（HBcAg）和核心抗体（抗 HBc 或 HBcAb）。乙肝两对半即指前五项。

女优生优育 TORCH* 检测。2002 年，开展自身免疫性疾病的检测，成立 HIV 初筛实验室并通过省卫生厅验收。2003 年，开展不孕不育抗体检测。2004 年，开展血液微量元素钙、镁、铜、铁、锌、铅检测。2006 年，建立产前诊断中心，开展唐氏综合征筛查。2007 年，开展时间分辨荧光定量检测乙肝病毒标志物、厌氧菌培养。

（二）中心实验室

市一医院中心实验室前身为该院临床实验室，主要从事血液病和血液细胞学检查。1992 年，市一医院临床实验室购进一台毛细血管血液流变仪，开展血液流变学检查。1994 年，购入微循环检测仪，开展微循环检查。1997 年，开展淋巴细胞亚型检测。1999 年，添置全自动血凝分析仪、血液流变仪、细胞计数及细胞形态综合分析仪、血液图文分析系统，开展肿瘤细胞检查、荧光标记抗核抗体检查。2008 年，市一医院临床实验室升格为中心实验室。开展孕早期、孕中期血清筛查外周血细胞染色体核型分析。2009 年，开展羊水细胞染色体核型分析、器官移植免疫药物浓度检测、25-羟维生素 D 检测、降钙素原检测、总 IgE（免疫球蛋白 E）检测。2010 年，开展骨源性碱性磷酸酶检测、抗环瓜氨酸肽抗体检测、抗线粒体抗体检测、胃蛋白酶原检测。2011 年，开展血浆 D 二聚体检测、凝血因子Ⅷ检测、抗凝血酶Ⅲ检测。2012 年，开展封闭抗体检测、反复流产妇女淋巴细胞主动免疫、男性不育 Y 染色体微缺失检测、新生儿疾病筛查、地中海贫血筛查及基因诊断。

（三）输血科

1999 年，市一医院淘汰盐水交叉配血法，引进凝聚胺交叉配血法，开展常规成分输血。2000 年，黄平等鉴定并确诊第一例母婴 Rh 血型不合导致的新生儿溶血症。2002 年，黄平等在全省最先引进具有世界先进水平的卡式抗人球蛋白交叉配血方法。2003—2006 年，黄平等先后鉴定出抗 E、抗 Ce、抗 JKa 等多种不规则抗体，从而避免了溶血性输血反应发生。2003 年，市一医院开展第一例肝移植、心脏移植，输血科黄平、熊桃生成功完成组织配型。2007 年，该院在全省首家引进电脑血型交叉配型系统 Swing+Saxo，提高了检测的准确度和数据的储存能力。

三 病理检查

20 世纪 80 年代中期，常德地区人民医院有病理室，桃源县、石门县、常德县、汉寿

*T 指弓形虫，R 指风疹病毒，C 指巨细胞病毒，H 指单纯疱疹病毒，O 指其他病原体如乙肝病毒、艾滋病病毒和梅毒螺旋体。

县、津市市、安乡县、澧县7家县人民医院和原常德市人民医院、常德地区德山医院、常德地区妇幼保健站亦陆续开展临床病理检查。1991年10月，市一中医院建立病理室，归口功能检查科。1993年，市一医院病理室升格为病理科。20世纪90年代，西洞庭农场人民医院、常德市肿瘤医院建立病理检查室。21世纪初，澧县第二、第三人民医院、常德市第六、第七人民医院、常德职业技术学院附二院、石门县中医院建立病理检查室，西洞庭、西湖管理区人民医院开展常规病理检查，其他医院开展病理常规、妇科细胞学检查，常德职业技术学院附二院开展术中快速石蜡病理切片检查。2008年，市一中医院成立病理科。

1991—1994年，市一医院聂长庆等开展20多种组织化学染色体技术，如抗酸染色、网状细胞染色、肌原蛋白染色、脂肪、黏液及硝酸银染色。1994年，市一医院、市一中医院、市三医院开展多种免疫细胞化学染色技术，市二医院开展病理组织特殊染色技术。1998年，开展GPAP、PSA、HPV、PCN的检测。1978—1998年，市一医院病理科共撰写论文49篇，先后派出13人次参加湖南省病理学会第一、二、三、四、五届学术年会和全国性病理、肿瘤细胞病理学术会，宣读论文18篇，在省级以上医学刊物公开发表论文31篇，获优秀论文奖4次，获市科技进步奖1次。

2006年，市一医院德山分院开展液基细胞学检查。2011年，市二医院应用组织化学染色技术。该院病理科学科带头人陈银桥在外科病理学、呼吸系统肿瘤病理学、妇产科病理学、乳腺病理学、微创穿刺病理学等方面造诣较深，是常德市病理学会副主任委员。

1999—2008年，市一医院病理科为常德市各级医院培养病理医生20名，会诊常德市其他医院疑难病理切片近万例，组织病理诊断30万余例，手术中冰冻快速病理诊断9000余次，阴道细胞学检查10万多例，各种脱落细胞学诊断年均近万例。2000年，市一医院病理科引进体液模式细胞学检测仪，至2008年，已诊断15000余例，阳性率达95%以上。2003年，引进国内最先进的多肿瘤标志物蛋白芯片检测系统，可用2毫升血筛查12种恶性肿瘤，截至2007年，已检测5000余例。2006年，引进国内最先进的薄层液基制片系统，至2008年，已检测2700余例，阳性率达90%以上。2007—2008年，引进并广泛开展数十种免疫组化染色。2008年，拥有各种自动化病理技术仪器数十台件，包括病理图文分析系统8套、带电脑记录的专业取材台1套、英国珊顿全自动切片机、冷冻切片机各2台、全自动脱水机2台、美国产自动免疫组化机2台、自动染色机1台、薄层液基制片系统1套、奥林巴斯Bx60荧光显微镜1台、Bx51显微镜6台、Bx40显微镜1台、奥林巴斯10人共览显微镜1台、荧光显微镜1台、多种标志物检测系统1套。是年，聂长庆、杨利民、杜维等组建湘西北地区首个全自动免疫组化室，率先实现免疫组化染色的标准化操作，并在国家和省、市各级免疫组化质量控制评比中取得优异成绩。2009年，在湘西北地区率先开展液基沉降细胞学检查。2011年9月，开展HC2高危HPV病变检测。2012年，完成3000多例疑难病例的检测。开展幽门螺杆菌检测、AB/PAS等特殊染色检查，填补常德市相关检测空白。4 月，建立分子病理室，在湘西北地区首先使用 FISH 荧光原位杂交技术检测乳腺癌和胃癌 HER2 基因的表述。10 月，开展宫颈癌细胞学 DNA 倍体检测技术用于宫颈癌早期筛查。同年，与广州金城检验中心合作，开展表皮生长因子 EGFR、K-ras 基因和 C-Kit 基因检测，当年完成数十例相关肿瘤基因检测，为肺癌、直肠癌和胃肠道同质瘤等恶性肿瘤患者分子靶向药物治疗提供支持。

2009—2012 年，杨利民、王江涛、杜维、聂长庆等在《临床与实验病理学杂志》《实用癌症杂志》《中国医师杂志》《肿瘤学杂志》和《医生临床研究》等中文生物核心期刊和国家级科技期刊共发表论文 10 余篇，获得卫生部科技发展中心、湖南省卫生厅和常德市科技局的科研项目各 1 项。2012 年，常德市其他县以上医院中，市二医院、市四医院、安乡县人民医院病理室开展常规病理检查、妇科细胞学检查，其他医院开展常规病理检查，妇科细胞学术中快速病理切片检查，市三医院还能开展免疫生化病理检查。

四　物理诊断

（一）心电图检查

20 世纪 60 年代，常德地区人民医院开展心电图检查；70 年代，能配合心胸外科进行术中心电监护，配合内科作心肌梗塞及严重心律失常等患者的心电监护；80 年代，采用胸前 36/42 导联标准，用于心肌梗塞定位，观察心肌梗塞范围扩展，以防止小灶性心肌梗塞漏诊，采用 A、B、C 导联以诊断右心室肥大，并采用食道导联以分析复杂心律失常，配合内科进行食道心房调搏心电图以诊断早期冠心病、病态窦房结综合征和治疗室上性心动过速。1996 年，购国产 NHE 高频心电图检测仪 1 台，刘小华、唐新华经南京医学院培训后，开展高频心电图、频谱心电图、心室晚电位、心向量图、心率变异等检查；同年，开展运动平板实验。1998 年，购 12 导电脑心电图机 1 台。2008 年，开展动态心电图与心率变异分析。

（二）超声检查

1984 年 10 月，市一医院购置进口 B 超仪。杨显喜参加湖南省超声学会举办的 B 超学习班，学习 2 个月后回院成立超声诊断室。1985 年 3 月，黄成经、易遐清参加湖南省首届心脏超声检查学习班半年，回院开展心脏 B 超检查和 0.5%结晶过氧化氢静脉声学造影，诊断先天性心脏病等。1986 年，开展经直肠置入水囊后检查盆腔疾病，以明确肿块的性质及其与周围脏器关系。9 月，开展脊椎病变、椎间盘突出症 B 超检查。1990 年，开展 B 超导引下细针穿刺检查用于肝癌及肺部肿块早期诊断、B 超导引下浆膜腔积液穿刺抽液及肝脓肿、肾周脓肿、盆腔、腹腔脓肿穿刺抽脓，肝、肾、卵巢囊肿穿刺抽液及注药治疗、

B 超导引下输卵管通管术等。

1993 年 2 月，市一医院购置一台美国产电脑彩色超声声像仪，为常德市第一台彩色 B 超。黄成经在北京 301 医院学习彩超一个月后，回院与易遐清先后开展肝、胆、脾、胰、肾等腹部检查，心血管、纵膈肿瘤，颅脑及浅表器官（乳腺、甲状腺、眼球等）检查。

20 世纪 90 年代中期，常德市县级综合医院普及黑白 B 超，A 超逐渐淘汰。之后，全市县级综合医院相继购置彩超。

21 世纪初，全市乡镇卫生院普及黑白 B 超和心电图机。

2004 年 10 月，市妇幼保健院购入常德市首台美国产四维彩超，开展产前胎儿畸形筛查。2006 年，市一医院、石门县人民医院等多家县级以上医院陆续购置四维彩色 B 超诊断仪、经颅多普勒彩色血流检查仪。全市县级以上医院均设立 B 超室、心电图室，部分县级医院已开设经颅多普勒脑血流检查室。个别中心卫生院也购置了彩超。

2008—2012 年，市一医院物理诊断科主要开展常规黑白 B 超、彩色 B 超检查，经前囟门颅脑超声检查诊断新生儿颅内出血，经阴道、经直肠超声诊断盆腔疾病，高频探头超声检查颈部血管及四肢血管、心脏疾病，四维彩超对产前胎儿畸形筛选等。2011 年，成立产前诊断中心，开展射精管超声检查，超声引导下羊水穿刺及肝内胆管及胆囊的穿刺置管引流。2012 年，与胸心外科合作开展超声引导下经胸小切口房间隔缺损、室间隔缺损和动脉导管未闭的封堵术、超声引导下经皮肝内胆管及胆囊置管引流术。

（三）神经电生理检查

1979 年 4 月，市一医院设立脑电图室、脑血流图室。1992 年 1 月，购上海产 NDI-200 型神经诊断仪 1 台，陈小平在南京 414 医院和湖南医科大附属湘雅医院进修学习后回院开展肌电图检查及脑干听觉诱发电位、视觉体感诱发电位检查。1995 年 3 月，购国产脑地形图仪 1 台，任罗英等赴广州医学院附二院学习两周后回院开展脑地形图检查。1996 年 12 月，购进美国产彩色经颅多普勒仪 1 台，陈小平在湖南医学院附二院进修学习后，开展脑血管疾病的检查、诊断。2001 年 5 月前，市一医院物理诊断科下设超声组、心电组、神经电生理组。5 月，神经电生理组划归神经内科管理。

五　核医学诊疗

1985 年，常德地区医院同位素室开展体外放射免疫分析（RIA）检测，用来诊断甲亢、肝癌、糖尿病及妇科葡萄胎化疗观察等。最初仅做甲亢 3 项（TT_3、TT_4、HCG），至 1997 年，市一医院已能开展 20 多项放射性免疫检测。TT_3 、TT_4 检测由 1985 年 1500 人次增加到 1997 年 3800 多人次。

1991 年 4 月，该院同位素室升格为同位素科。1996 年，该科董桃珍《68 例血清 HCG

放免测定滋养叶肿瘤临床化疗价值》在《中国临床医药、医学诊断与医药》杂志发表。2001 年，同位素科更名核医学科。

2002 年，市一医院核医学科添置世界最先进的美国化学发光测定仪，体外测定项目达到 24 种。激素测定项目有促黄体激素、促卵泡激素、泌乳素、睾酮 PROG、睾酮 testo、雌二醇、雌三醇、人绒毛膜促性腺激素；甲状腺功能项目有四碘甲状腺原氨酸即甲状腺素（T_4）、三碘甲状腺原氨酸（T_3）、促甲状腺素（TSH）和游离四碘甲状腺原氨酸（TT_4）、三碘甲状腺原氨酸（TT_3）；糖尿病检测项目有胰岛素、C 肽；肿瘤标志物检测项目有甲胎蛋白（AFP）、癌胚抗原（CEA）、前列腺特异抗原（PSA）、糖类抗原 125（CA_{125}）；贫血检测项目有维生素 B_{12}、叶酸、铁蛋白。2003 年，开展碘 ^{131} 治疗甲亢，治疗规模逐渐扩大，每年达到 300 人次左右。

2007 年 12 月，市一医院核医学科被中华医学会授牌为放射性碘 ^{131} 治疗甲亢多中心临床研究单位，为湖南省地市级医院第一家。主要设备有国产微型肾图仪 1 台、国产微型多探头仪 1 台、国产甲状腺功能测定仪 1 台、国产放射性活度计 1 台、美国产骨密度测定仪 1 台、美国化学发光测定仪 1 台。

2008 年，市一医院核医学科恢复醛固酮、肿瘤相关抗原 19–9、15–3 检测和肾素、血管紧张素Ⅰ、血管紧张素Ⅱ检测。引进国家级新药云克（即锝 [99Tc] 亚甲基二磷酸盐），配合碘 ^{131} 治疗甲状腺功能亢进合并突眼。2009 年 8 月，开展 89 锶治疗恶性肿瘤骨转移。2011 年，开展放射性碘 ^{125} 粒子体内植入治疗恶性肿瘤。

六 高压氧治疗

1980 年，常德地区人民医院有一单人高压氧舱，间断进行脑血栓形成、一氧化碳中毒、溺水、脑溢血、神经性耳聋、肌营养不良等病人治疗。1993 年，市一医院购置杭州产高压氧多人舱一台。1998 年 12 月，购婴儿高压氧舱一台。2002 年，购烟台产两舱四门 18 人空气加压舱一座，并专建一座 600 平方米高压氧舱房，配有压缩机房、储气罐房、舱房、治疗间、更衣间、洗浴间、卫生间。高压氧舱室升格为高压氧科。

1999—2008 年，市一医院高压氧科治疗疾病包括脑缺血性疾病（脑梗塞、动脉供血不足）、一氧化碳中毒、神经性耳聋、急性二氧化碳中毒、中毒性脑病、急性减压病、气栓病、窒息伤、脑功能障碍、颅脑外伤、有害气体中毒、急性脑水肿、慢性牙周炎、突发性耳聋、脑晕综合症、心肺复苏术后脑功能障碍、病毒性脑炎后遗症、中毒性神经衰弱、偏头痛、药物中毒、体表器官和断肢（指）再植、术后植皮、急性中心性视网膜炎、脉络膜炎、脉管炎、烧伤、皮肤慢性溃疡、青光眼、早期视神经萎缩、恶性肿瘤放疗或化疗后治疗等。2004—2006 年，为一例周姓脑症患者治疗 200 多次，使患者从植物人状态苏醒，并能进行简单语言交流。2008 年，市一医院高压氧科氧舱中修时改装呼吸调节器，变为微阻力吸氧，方便呼吸微弱患者、小孩和老年人吸氧。2009年，率先在全省开展高压氧空氧加压舱内氧帐给氧，为昏迷、气管切开等患者进行高压氧治疗提供很大方便。2009年，常德市高压氧质控中心在市一医院高压氧科成立，姚海燕兼任中心副主任。中心成立后，对全市高压氧舱单位进行检查、摸底登记，对不合格单位下发整改通知书。2010年，率先在全市开展使用一次性吸氧管，做到专人专管专用，减少患者交叉感染机会。2010—2012年，市一医院高压氧科连续三年被湖南省高压氧舱质控中心评为先进单位，姚海燕被评为先进个人。

2012年，市一医院、市二医院、市四医院、市一中医医院、石门县人民医院、澧县人民医院、汉寿县人民医院、临澧县人民医院、桃源县人民医院、安乡县人民医院、安乡县妇幼保健院、津市市人民医院、民营德星医院拥有高压氧舱。市妇幼保健院有婴儿高压氧舱2台，石门县人民医院高压氧舱可容纳24人，为全市最大。

第十三章　中医与中西医结合

第一节　中医药事业发展

1982 年 4 月 16—22 日，卫生部在湖南省衡阳市召开新中国成立后首次全国中医医院和高等中医药院校建设工作会议，提出“突出中医药特色，发挥中医药优势，发展中医药事业”的中医药工作指导方针。之后，常德地区以中医药机构建设、中医药人才培养和中医专科专病建设为重点，不断推动中医药工作发展。2009 年 4 月，国务院发出《关于扶持和促进中医药事业发展的若干意见》后，各级政府加大中医药事业的支持和投入。2010 年 5 月，中共常德市委、常德市人民政府发出《关于加快中医药发展的实施意见》。8 月，召开全市中医药发展大会。常德市中医药工作步入快速发展轨道。

20 世纪 80 年代，常德地区县级中医院在加强医院基本建设和设备更新的同时，努力加强中医专科专病建设，乙肝专科成为许多县级中医院的拳头专科。1989 年，汉寿县中医院研制的中药制剂“乙肝康治疗乙型肝炎”进行一期临床研究。省科委委托省卫生厅在长沙市举行的一期临床实验效果鉴定会上，与会专家、教授一致认为，该研究成果达到国内同类课题先进水平。创立于 1976 年的临澧县中医院脑肿瘤专科，1988—2008 年治疗近 3000 名脑肿瘤患者，总有效率达 86.5%。

20 世纪 90 年代到 21 世纪，常德市中医院建设发展掀起高潮，农村中医药工作越来越受重视。1999 年，临澧县获得全国农村中医药工作先进县称号。创立于 1976 年的市二中医院肝病专科经过 30 年的临床研究和发展，2007 年被国家中医药管理局认定为农村中医重点专科建设项目单位。2007 年，桃源县中医院眼科被省卫生厅认定为特色中医专科。2009 年，省科委确认该科为湖南省重点科研项目。自 2009 年起，常德市持续推进基层常见病多发病中医药适宜技术普及，以县级中医医院为

石门县中医院首届中医文化节中医传统项目操作表演

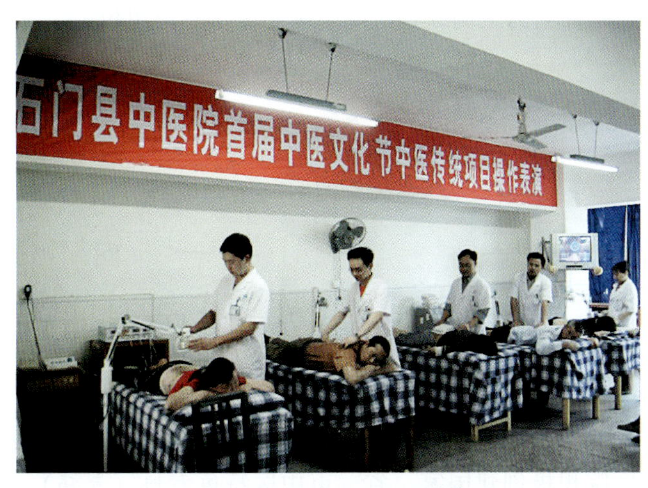

石门县中医院传统中医项目操作表演

（石门县卫生局供稿）

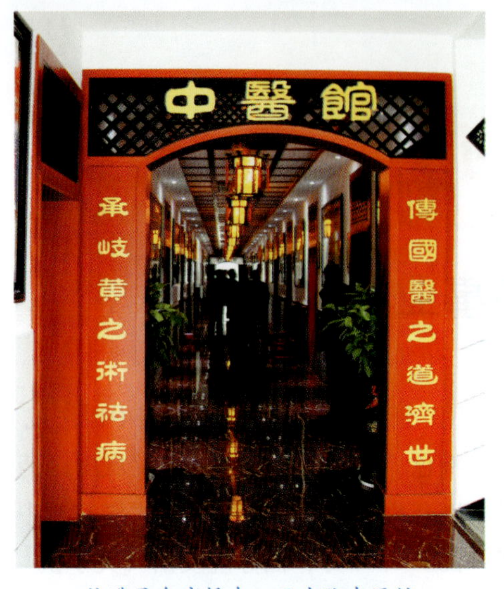

临澧县佘市桥中心卫生院中医馆
（临澧县卫生局供稿）

培训基地，分期分批对乡镇卫生院医生和乡村医生进行培训。培训内容按照国家中医药管理局《46个基层常见多发病种中医药适宜技术推广目录》《25个基层常见病针灸刮痧推拿技术推广目录》进行，包括针法、灸法、推拿、刮痧、拔罐、敷熨、熏洗、耳针等基本技术的规范化操作。每个乡镇卫生院培训1～2人，每人培训30天，掌握不少于10项技术；每个村卫生室培训1人，每人培训20天，掌握不少于4项技术。至2010年，全市共办学习班179期，培训人员2683名，下发中医药适宜技术手册万余册。全市大部分乡镇卫生院和社区卫生服务中心均能开展针灸、推拿按摩、拔罐、敷贴及中医康复指导等中医服务。2010年，在国家中医药管理局和湖南省中医药管理局组织的评估验收中，临澧县和澧县分别获得中医药适宜技术推广工作全省第一、第二名，各获得18万元和20万元奖励。是年，安乡县人民医院被国家中医药管理局命名为全国综合医院中医药工作示范单位。2011年，市一中医院的中医骨伤科被国家中医药管理局认定为国家重点中医专科，市二中医院中医主任医师吴忠文、市中医药管理处主任李传淑、临澧县中医医院院长乔玉山、安乡县中医医院院长任先奇被评为全省中医药工作先进个人。2012年，市一中医医院肛肠科被确认为国家重点中医专科建设单位。临澧县经过国家中医药管理局复评，再次确认为全国农村中医药工作先进单位，澧县、石门县、安乡县经过国家中医药管理局评审，首次被命名为全国农村中医药工作先进单位，澧县人民医院被命名为全国综合医院中医药工作示范单位。

第二节　中医药技术发展

一　内　科

1988年前，常德中医内科医师以诊治内科常见病为主。1988年，临澧县中医院吴家清著《荟萃温病学说的王士雄》由中国科技出版社出版。90年代，中医内科逐渐向各个专科发展，出现肝病专科、心脑血管病专科、风湿专科等。进入21世纪，全市各级中医医院积极创建国家、省、市中医特色专科（专病）建设项目单位，以治疗脾胃肠病、肺病、心脑血管病、肾病、肝病、糖尿病、风湿类风湿病等专病为目标，用现代医学方法挖掘、研究和总结老一辈中医师留下的学术遗产。

（一）脾胃病、肠病专科

1988 年 3 月至 1990 年 12 月，市一医院张国安运用安土汤加味治疗肠易激综合征 34 例。全部患者每日大便 3～6 次，其中无腹痛 13 例、有腹痛 21 例，腹泻便秘交替 5 例、伴五更泄泻 20 例，腹胀者 23 例、肠鸣者 18 例、里急后重者 8 例，27 例伴有不同程度全身性神经官能症表现。10 天为 1 疗程。结果痊愈 26 例、有效 6 例、无效 2 例，总有效率 94.2%。

1988—1990 年，临澧县中医院金涛、吴家清等用复方溃疡合剂治疗消化性溃疡 34 例，均为近期有胃脘痛或解黑便史，治疗前 1 周内经纤维胃镜或胃肠钡餐 X 线检查证实为溃疡病活动期。服药 4 周为 1疗程。治疗结果：服药 2 周后胃脘痛消失 30 例，服药 4 周后胃镜或钡餐 X 线复查 26 例，溃疡愈合 18 例，愈合率 69.23%。

1990 年，临澧县中医院乔玉山、叶正宏等采用自拟明黄液在胃镜下喷洒治疗上消化道出血 51 例。治疗结果：痊愈 46 例、有效 4 例、无效 1 例，总有效率 98%。大便潜血试验转阴天数平均为 2.9±2.0 天。

1990—1992 年，澧县人民医院戴建林用自制灭幽灵散治疗消化性溃疡伴幽门螺旋菌阳性患者 40 例，结果治愈 20 例、显效 12 例、有效 5 例、无效 3 例，总有效率 92.5%。

1993—1998 年，临澧县人民医院张本灏、谭金云以四逆平胃散分型加减治疗结肠炎 139 例，疗程 30 天。并与氟哌酸胶囊加强的松治疗的 102 例对比观察。结果：西药对照组治愈 32 例、显效 35 例，总有效率 88.24%；中药治疗组 139 例治愈 33 例、显效 89 例、好转 13 例、无效 4 例，总有效率 97.0%。

1995 年 2 月至 2001 年 11 月，桃源县防疫站宋江林、程督剑、罗敏以小建中加芍药甘草汤治疗慢性胃炎 59 例，半月为 1 疗程，治愈 29 例、显效 18 例、有效 10 例、无效 2 例，总有效率 96.6%。

1996 年 11 月至 2000 年 10 月，市一中医院魏小红应用肝胃百合汤治疗消化性溃疡 69 例，与口服西咪替丁治疗 57 例对比观察。半年后统计疗效。两组临床疗效比较，$P<0.05$；胃镜复查疗效比较，$P>0.05$，清除幽门螺旋杆菌疗效比较，$P<0.05$。

2000—2005 年，安乡县中医院王新建采用中药抗糜散治疗慢性糜烂性胃炎 42 例，病程 6 月至 13 年，全部病例经胃镜检查确诊。4 周 1 疗程。治疗结果：痊愈 23 例、显效 15 例、有效 3 例、无效 1 例，总有效率为 97.7%。

2002 年 3 月至 2006 年 8 月，石门县中医院吕长生自拟柴芍六君丹七汤加减治疗慢性萎缩性胃炎 38 例，并与常规西药治疗的 37 例进行对照观察。两组均以 4 周为 1 疗程。结果：中药治疗组痊愈 18 例、显效 14 例、有效 4 例、无效 2 例，总有效率 94.7%。西药对照组痊愈 11 例，总有效率 81.1%。

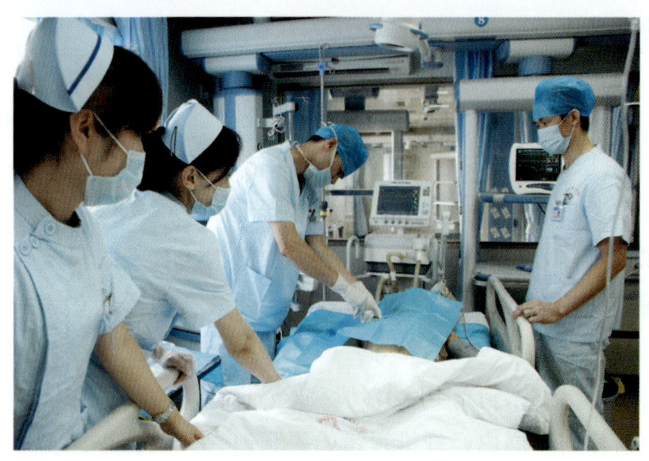

2011 年 7 月 23 日，市一中医医院重症监护室，医务人员正在为患者做治疗　（市一中医医院供稿）

2009 年 1 月至 2010 年 6 月，市一中医医院刘淳、唐智军将 116 例慢性肠炎患者随机分为治疗组和对照组各 58 例。治疗组给予中药参苓白术散加减治疗，对照组口服柳氮磺吡啶肠溶片。结果中药治疗组总有效率 94.80%，对照组总有效率 86.2%，P<0.05。

（二）肺病专科

20 世纪 80 年代，常德市中医界李伟成、彭士泉、郭绍金、彭治安等以治疗支气管炎、咳嗽、气喘、肺炎、胸膜炎等有名。1997 年，安乡县中医院黄守湘《浅谈支气管哮喘的证治和青龙膏穴位敷贴疗法的作用机制与临床运用》获世界医药研究中心和中国国际出版社优秀论文奖。市一中医院杨胜辉《肺源性心脏病心力衰竭的中医辨治思路》《肺心病心衰的中医治疗概况及展望》《中医药防治医院获得性肺炎之我见》分别被录入 1996 年、2005 年《中国中医急症》。2006 年，市一中医院建立咳喘专科。2007 年 1 月，杨胜辉《固本蠲毒液预防心力衰竭患者院内肺部感染的临床研究》载入《中医药导报》，获常德市 2006 年度科技进步三等奖。2008 年，市一中医院咳喘专科（即肺病专科）被列为常德市临床特色专科，同年 7 月 10 日，被列为湖南省“十一五”计划重点中医专科建设单位。2011 年 9 月，经省中医药管理局验收合格，被授予“湖南省重点中医专科”。

1988 年至 1998 年 12 月，临澧县中医院张腊林以阳和汤加减治疗中老年慢性阻塞性肺部疾病 44 例，病程最短 3 年，最长 27 年，疗程 15 天，临床治愈 14 例、显效 6 例、好转 11 例、无效 13 例。

1996—2001 年，市一中医院杨胜辉、杜军自拟抗肺心衰合剂治疗肺心病急性发作期心力衰竭、呼吸衰竭等 60 例，其中病程最长者 43 年，最短者 8 年，并与 42 例单纯西药常规治疗使用抗感染、改善通气、扩管、抗凝、利尿、强心等病例对照。结果：显效 36 例、有效 21 例、无效 3 例（其中死亡 1 例），总有效率为 95%，病死率 1.6%；对照组显效 22 例、有效 12 例、无效 8 例（其中死亡 3 例），总有效率 81%，病死率 7.1%。两组疗效具有非常显著性差异（P<0.01）。两组治疗前后二氧化碳分压、氧分压、血液流变学指标等具有非常显著性差异（P<0.01）。

2005—2008 年，市一中医院李文辉采用益气活血化痰方治疗肺胀 45 例，均经 X 线胸片、肺部 CT、心电图检测确诊为慢性支气管炎合并感染、肺气肿、肺心病。30 天为 1 疗程。结果治愈 3 例、有效 35 例、无效 7 例，总有效率 84.44%。

（三）心脑血管病专科

心脑血管病专科有的中医院为心脑血栓病科，有的专称中风科，另有心血管病科。

1985—1988 年，市一医院刘智壶以逍遥散、柴胡疏肝散、四逆散等方剂加减用于心脑血管系统疾病见肝郁证者，收到良好效果，其论文被录入《北京中医杂志》1988 年第 6 期。

1991 年，市一中医院董杏初、谭世平、肖燕芳等建立血栓病科。1999 年 12 月，汉寿县中医院成立以曾宪贵为学术带头人的心脑血管病专科。2009 年 9 月 8 日，该科被列为省中医药管理局“十一五”计划中医特色专科建设单位。同时澧县中医院中风科以中医针灸、推拿、康复训练、中药熏洗、蜡疗、穴位敷贴、拔罐等中医传统疗法治疗中风急性期、恢复期、后遗症期，也被列为省“十一五”计划中医特色专科建设单位。

1990—1992 年，临澧县中医院王明义、易富珊以舒心丸治疗冠心病 37 例，连服 50 天。治疗结果：心绞痛消失 22 例、好转 19 例、无效 2 例。心电图复查：恢复正常 19 例、改善 14 例、无改变 4 例。

1992 年 1 月至 1994 年 2 月，市一中医院董杏初、谭世平等运用中风抗栓 I 号方治疗脑血栓形成 l25 例。所有病例均经甲襞微循环与血液流变学检测，脑 CT 扫描均显示脑缺血低密度病灶，伴高血压 35 例、伴高冠心病 25 例、伴糖尿病 20 例、伴语言障碍 30 例。15 天为一疗程。两个疗程后判断疗效。结果：125 例甲襞微循环和血液流变学等检测项目治疗前后对比，除白细胞数、汗腺导管及乳头形态、血沉、血沉方程 K 值外有十六项明显低于治疗前，均差异显著（$P<0.01$、$P<0.05$）。

1994 年，市一医院姜淑华以桃红四物汤为基本方治疗脑血管意外 40 例。全部病例发病前均有动脉粥样硬化和伴高血压、高血脂，并有缺血性中风急性期典型症状和体征，部分病例有意识障碍。根据疾病的各个不同阶段随证加减治疗，并配合复方丹参注射液、葡萄糖液静脉滴注，14 天为 l 疗程。经治疗后 40 例患者多种神经系统症状和体征基本消失，能独立步行，可生活自理。重症病人神经系统症状和体征大部分消失，瘫痪肢体肌力提高两级以上。

1994—1997 年，市一中医院刘芳运用银翘散治疗病毒性心肌炎 52 例。20 天为 1 疗程。在治疗过程中均结合休息、营养疗法，并静滴大剂量维生素 C。治疗结果：临床治愈 38 例、好转 10 例、无效 4 例，总有效率为 92.2%。

1996—1998 年，市一中医院肖燕芳等采用降黏健脑丸治疗高黏滞血症 90 例，另设西药对照组 100 例，口服鱼油烯康胶囊，前 15 天静滴 5%葡萄糖加蝮蛇清栓酶。2 组同时观察，3 个月后统计疗效，中药治疗组降低甘油三酯、胆固醇、血浆黏度、全血黏度及红细胞聚集指数均较西药组为优，$P<0.05$。且服用方便，对睡眠的改善、生活质量的提高亦有作用。2000 年，该项目获市科技进步三等奖。

1997 年至 2003 年 3 月，市一中医院杨胜辉观察温阳通脉方夜间给药治疗变异性心绞痛的临床疗效。将变异型心绞痛患者 104 例随机分为两组，对照组 50 例，予西药治疗，治疗组 54 例，治疗组在对照组治疗基础上加用温阳通脉方，2 周为一疗程，观察两组疗效及硝酸酯类药、钙拮抗剂的停减率与血液流变学等指标的变化。结果：治疗组 54 例，显效 22 例、有效 29 例、无效 1 例、加重 2 例，总有效率 94.44%；对照组 50 例，显效 16 例、有效 25 例、无效 4 例、加重 5 例，总有效率 82.00%；治疗组硝酸酯类药、钙拮抗剂的停减情况、血液流变学指标等的改善优于对照组 (P<0.05)。

（四）肾病专科

1982—2005 年，安乡县中医院张梅友自创关格散治疗流行性出血热少尿期 132 例，结果：痊愈 128 例，占 96.97%，病死率仅 3.03%。死亡 4 例均因就诊过晚。其论文《用甘遂治疗关格之体会》载《湖南中医杂志》1987 年第 5 期，《关格散治疗流行性出血热肾功能衰竭的临床研究》被选为第九次全国中医肾病学术交流会大会宣读论文，《流行性出血热病机证治探讨》收入欧洲自然科学院出版的《国际医学会议获奖论文经典》《中国现代医学论文选》和《中医杂志》2004 年第 45 卷增刊。

1990 年 1 月至 1992 年 12 月，市三医院谷明志以益气养阴法治疗慢性肾功能衰竭 52 例，平均治疗时间 121.5 天。52 例患者治疗前后观察血红蛋白、血尿素氮、血肌酐，贫血状态有所改善，肾功能部分改善。其中血尿素氮下降 20.2%，血肌酐下降 19.6%。治疗前后有显著性差异，P<0.01。

1994 年 3 月至 1998 年 6 月，市二中医院彭晋珍等采用自制益肾冲剂治疗慢性肾小球肾炎顽固性蛋白尿患者 55 例。同时应用肾炎四味片治疗 25 例作对比观察，1 个月为 1 疗程，连续治疗 2～3 个月。结果：治疗组近期显效 34 例、有效 18 例、无效 3 例，总有效率为 94.5%。对照组：近期显效 10 例、有效 7 例、无效 8 例，总有效率为 68%。治疗组治疗前、后对比血尿素氮、血肌酐、24 小时尿蛋白定量均明显下降，血清白蛋白升高 (P<0.01)，而对照组上述指标治疗前后无明显变化 (P>0.05)。其《益肾汤治疗慢性肾病蛋白尿 58 例》被录入《湖南中医药导报》2002 年第 3 期。

1995 年至 1999 年 12 月，津市市中医院戴作勇采用自拟精癃汤治疗前列腺增生合并尿潴留 32 例，疗程最长 21 天，最短 9 天，平均 13 天。26 例行插管导尿者拔除导尿管后均能自行排尿；治疗结果：显效 22 例、有效 8 例、无效 2 例。

1995—2010 年，汉寿县人民医院曾洪伟、聂志强、蒋希波、杨松林、周可峰研制尿淋胶囊治疗前列腺增生症 81 例，治疗 2 个月为 1 疗程，一般连服 2 个疗程。患者近期效果满意，远期效果 78 例良好，占 96.3%。1998 年 10 月，该项目获省科技进步奖。

1999 年 6 月至 2006 年 12 月，安乡县中医院易继兰、罗聪铁，市二医院陈凤玲采用益肾活血法治疗慢性肾小球肾炎肾虚证 62 例，治疗 60 天后统计疗效，显效 26 例、有效

32 例、无效 4 例，总有效率 93.55%。

2003 年 1 月至 2005 年 12 月，市一中医院郑远方等采用参芪龙凤汤治疗复杂性尿路感染 30 例，合并前列腺肥大 4 例、泌尿系结石 6 例、多囊肾 2 例、膀胱输尿管返流 1 例、肾功能不全氮质血症期 9 例、尿毒症期 6 例，留置导尿管 2 例。治疗结果：完全治愈 18 例、显效 3 例、有效 7 例、无效 2 例，总有效率 93.3%。

2007 年 6 月至 2008 年 6 月，市一中医院肖燕芳、吴伟江自拟保肾汤治疗气阴两虚型慢性肾功能衰竭 30 例，并与尿毒清颗粒治疗的 30 例作对照。在一般治疗基础上，治疗组加用保肾汤，对照组口服尿毒清颗粒。观察两组治疗前后临床症状评分、肾功能，计算内生肌酐清除率。结果：治疗组显效 9 例、有效 14 例、无效 7 例，总有效率 76.7%；对照组显效 6 例、有效 9 例、无效 15 例，总有效率 50%。两组疗效差异显著。2009 年，《保肾汤对慢性肾功能不全气阴两虚型患者的临床观察》获市科技进步三等奖。

2008 年 12 月至 2010 年 2 月， 市一中医院唐春梅将 72 例慢性肾衰患者随机分为两组，对照组 35 例服用包醛氧化淀粉酶，治疗组 37 例给予中药内服和中药灌肠。所有患者治疗前后清晨空腹抽取静脉血测定血清、尿素氮、血肌酐各 1 次，比较两值的浓度变化，25 天为 1 疗程，3 疗程后评价疗效。结果：治疗组改善症状方面优于对照组（$P<0.05$），尤以厌食、呕吐、皮肤瘙痒好转最为明显，对照组和治疗组在治疗前后的血肌酐和血尿素氮变化比较，差异有统计学意义（$P<0.05$）。

（五）肝病专科

20 世纪 60 年代至 80 年代，常德市中医界以治疗肝炎、乙肝闻名者众多，廖仲颐、廖兵、聂永丰、吴家清、王吉耀、黄守湘、张梅友、袁长津、谭俊臣、吴中文、易继汉、陈贤彬、芦玉祥、萧才松、王华等运用中医辨证施治诊治急慢性、甲、乙型肝炎以及肝腹水、肝癌等重症肝病，各有良效。

1976 年，市二中医院老中医吴忠文运用自拟龙虎清肝汤加减治疗乙型肝炎 200 余例，乙肝表面抗原、核心抗原转阴和巩固率达 70%～80%。其研究中医药治疗各类肝病，20 多年间积累数十万例肝病患者的临床观察资料，综合肝病发生发展变化的社会、心理、生理、病理和环境等因素，将肝病病因和发病机制概括为湿、痰、毒、郁、瘀、虚六个方面，提出湿毒疫邪乘虚而入，首犯肝胆脾胃，邪伏入血，正虚邪恶，穷必及肾，怪病多痰，久病多瘀，痰瘀胶结难解的新论点。研制的舒肝转阴系列制剂 7 个品种经省药监局审批为医院制剂，广泛应用于临床。1992 年 4 月，其论文《龙虎清肝汤治疗急性黄疸型肝炎（甲型）临床研究》获市科技进步三等奖。1995 年，《舒肝转阴片治疗慢性活动性乙型肝炎临床研究》获省科技成果奖。1999 年 9 月，《舒肝转阴 5 号片抗乙肝病毒的临床研究》批准立项，实施Ⅱ期临床，为省科委社会发展基金资助的科研项目。2008 年 9 月，《二甲胶囊抗肝纤维化、治疗肝炎后肝硬化的临床研究》被省中医药管理局批准为省中医药科研资助项目。

1985 年 3 月，市二中医院建立肝病科。1991 年 3 月，建立肝病科专科病房。1999 年 3 月，挂牌为湖南省中医药学会肝病医疗中心。2006 年 5 月，被确立为国家中医肝病医疗（长沙）中心临床指导医院。2007 年 4 月，被国家中医药管理局确认为农村医疗机构中医重点专科建设项目单位。2012 年，该科专业技术人员 22 人，其中主任医师 1 名、副主任医师 1 名、主治医师 4 名。设 2 个肝病门诊、1 个病室、1 个研究室，有病床 30 张，年门诊量 5 万人次，收治住院病人 500 人次。

1981—2004 年，安乡县中医院张梅友收治乙肝住院病人 367 例，其中急性黄疸型 67 例、慢性活动型 230 例、淤胆型 21 例、重症肝炎 49 例。乙型急性黄疸型与慢性活动型肝炎住院病例 297 例临床治愈 192 例，治愈率 64.7%，好转 105 例，好转率 35.3%。49 例重症肝炎治愈 24 例，治疗成功率 49%。2008 年 7 月 10 日，安乡县中医院肝病科被列为湖南省“十一五”计划重点中医专科建设单位。

1988 年，汉寿县中医院成立肝病专科，以王华、肖才松为主开展中医药治疗乙肝的科研攻关，研制成功乙肝康胶囊，治疗乙肝有效率达 94.74%，乙肝表面抗原阴转率达 48.8%，核心抗原阴转率达 77.78%。该项科研课题通过了省科委鉴定，获湖南省 1991 年度科技进步三等奖。

1991 年，市三医院肖光源采用单味生大黄治疗肝炎患者胆红素增高，疗效明显。

1992 年，桃源县架桥镇卫生院挂牌桃源县肝病专科医院。1996—2000 年，接待肝病患者 4.18 万人次，年均住院 836 人，治愈率 80.5%。

1993 年 1 月至 1995 年 3 月，临澧县中医院王吉耀、王明义自拟龙凤散治疗胆囊炎 26 例，病例均经 B 超检查确诊为慢性胆囊炎。15 天为 1 疗程。治疗结果，痊愈 14 例、有效 11 例、无效 1 例，总有效率 96.15%。

1995 年，临澧县中医院与中国中医科学院肝病研究所联合成立临澧肝病研究室。2009 年 9 月 8 日，临澧县中医院肝病专科被列为省级中医特色专科建设单位。2012 年，吴家清肝康丸治疗肝病获省级科技成果推广奖，王吉耀胆豆胶囊获国家发明专利。

2006 年 1—12 月，汉寿县人民医院汪建平应用双虎清肝颗粒治疗急性黄疸型肝炎 60 例，其中甲型肝炎 26 例、乙型肝炎 23 例、病型未明 11 例，疗程为 4 周，治愈 45 例，好转 10 例，未愈 5 例，总有效率 91.67%。患者治疗前、后丙氨酸氨基转移酶和总胆红素分别为 325±141、101±52 单位，治疗后分别为 31±18、21±6 单位。丙氨酸氨基转移酶和总胆红素治疗前、后比较，均有显著下降（$P<0.01$）。

2011 年 5 月，临澧县中医医院乔玉山、金涛将确诊为急性重型肝炎的 86 例患者随机分为治疗组 41 例与对照组 45 例，对照组采用西药治疗，治疗组在对照组基础上加服扶正解毒祛瘀汤。两组均 4 周为 1 个疗程，治疗 1 个疗程后比较两组患者疗效；随访 1 年后评价两组存活率。结果：治疗组存活率、治愈率分别为 75.6%、71.0%；对照组分别为

53.3%、41.7%。

（六）糖尿病专科

1997 年 1 月至 2003 年 8 月，安乡县中医院易继兰运用当归四逆汤加减治疗糖尿病末梢神经病变 40 例，病程最长 7 年，最短 1 年，其中 I 型糖尿病 3 例、II 型糖尿病 37 例。应用西药控制血糖在 7.8 毫摩尔/升以下，予当归四逆汤加减治疗。1 个月为 1 疗程，连服 2 个疗程后评定疗效。40 例中痊愈 15 例、好转 21 例、无效 4 例，总有效率 90.0%。

1998 年 1 月至 2002 年 4 月，澧县中医院胡章翠自拟尿毒清冲剂治疗糖尿病肾病 32 例，并与单用西药治疗的 32 例进行对照观察。2 组患者在治疗前、后均常规检测空腹血糖、总胆固醇、甘油三酯、血清肌酐、血尿素氮及 24 小时尿蛋白定量。半年后观察结果：2 组治疗前、后各项生化指标变化比较差异显著（$P<0.05$），中药治疗组显效 18 例、有效 10 例、无效 4 例，总有效率 87.5%；西药对照组显效 6 例、有效 12 例、无效 14 例，总有效率 56.25%，两组比较，$P<0.01$。

2000 年，石门县中医院成立糖尿病防治研究小组，开展中医药治疗糖尿病临床研究。2004 年，建立糖尿病专科。2006 年 10 月 17 日，被确定为常德市中医重点专科。2008 年 7 月 10 日，被列为省级中医特色专科建设单位。2009 年 12 月，有专科病床 42 张，副主任医师 2 名、主治医师 2 名、医师 3 名，其中硕士研究生 2 名。制定糖尿病酮症酸中毒和高渗性昏迷诊疗规范、糖尿病肾病、视网膜病变及神经病变辨证论治规范，建立中医特色专科护理常规及操作规范，疾病诊断准确率、甲级病历率、处方合格率均达到 90%以上，治愈好转率达到 80%以上。2012 年，经省中医药管理局验收，获省级中医特色专科单位称号。

2002 年 3 月至 2004 年 11 月，市一中医院谭晴心将 84 例糖尿病周围神经病变患者随机分为 2 组，治疗组 45 例，对照组 39 例。两组均采用西药降糖及对症治疗，治疗组加服芪葛麻痛饮，6 周为一疗程，连续观察 2 疗程。结果：治疗组 45 例总有效率为 88.9%，对照组 39 例总有效率为 66.7%，差异非常显著（$P<0.01$）。治疗组治疗后神经传导速度均明显增快，差异非常显著（$P<0.01$）。主要症状好转情况、临床有效率、血糖、血液流变学指标改善等，治疗组均优于对照组。

2002 年，市一医院鲁萍、卜如春等使用艾灸治疗糖尿病足溃疡，治愈率达 91%。

2007 年 2 月至 2009 年 2 月，石门县中医院易先忠选取 110 例糖尿病患者随机分成实验组与对照组各 55 例，实验组按上、中、下三消辨证施治。上消清肃肺胃、生津止渴，中消增强益水行舟之功，下消养阴清热，温阳滋肾固涩，一个月为一疗程。对照组 55 例口服西药防止并发症，纠正代谢紊乱，提高抵抗力等。治疗结果：实验组患者症状、体征及血糖检测正常者占 60.00%，总有效率为 90.91%；对照组症状、体征及血糖检测正常者占 36.36%，总有效率为 60.09%，差异有统计学意义（$P<0.05$）。

（七）风湿病专科

1987 年，桃源县中医院名老中医游有才创建类风湿病科，中医药治疗类风湿病、风湿骨病好转率达 90%以上。1988—1992 年，研制出类风灵、复方生地龙丸纯中草药专病制剂，治愈率达 75%，好转率达 90%。1992 年，该科成为省卫生厅重点科研项目研究基地之一。1996 年，研制出纯中药制剂三七合剂，治疗风湿骨病好转率达 95%以上，年门诊人次达 3000 人次左右。

1981—1991 年，临澧县中医院王明义、金涛采用中医辨证分型治疗类风湿性关节炎 125 例。其中风寒湿痹型 55 例、热痹型 30 例、顽痹型 29 例、虚痹型 11 例，治疗前均停用其他有关药物，特别是西医抗风湿药必须停药 2 周以上。一月为一疗程，连用数疗程。治疗结果，总有效率为 90.4%，其中风寒湿痹型 96.36%、热痹型 96.67 %、顽痹型 86.21%、虚痹型 54.55%；早期有效率 97.53%、中期 79.31%、晚期 73.33%。

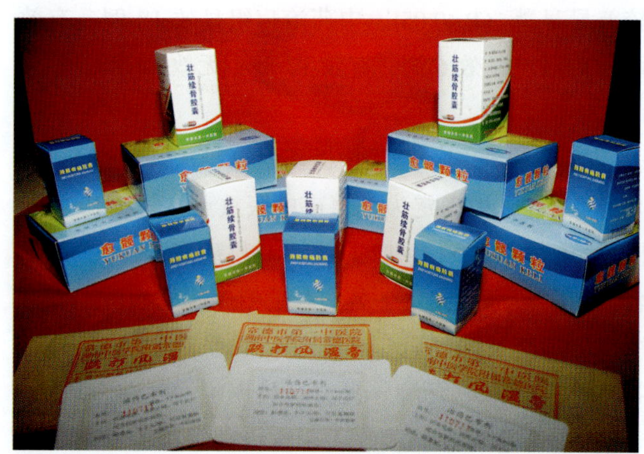

市一中医医院的部分医院中药制剂

（市一中医医院供稿）

1995 年 2 月，市一医院邵树昌运用中药内服外用治疗类风湿性关节炎 56 例，病程最短的 4 个月，最长的 25 年。治疗方法：急性发作期采用清热养阴、活血通络法，方用玄参桃仁汤加减；慢性期补肝益肾、强筋壮骨，方予六味地黄丸合虎潜丸加减；同时外用中药熏洗，以活血通络、消肿止痛，方用四生汤加减：局部肿胀灼热者予三生岩类散水调外敷：治疗结果：治愈 6 例、显效 16 例、好转 34 例。

1995 年 1 月至 2000 年 12 月，石门县中医院杨志伟、周长征采用纯中药制剂痹痛丸治疗类风湿性关节炎 156 例，疗程 12 周，与单纯用雷公藤片治疗的 124 例进行对照观察，两组治疗期间停用其他药物。结果：治疗组临床治愈 16 例、显效 86 例、有效 49 例、无效 5 例，总有效率 96.79%。对照组临床治愈 7 例、显效 15 例、有效 94 例、无效 8 例，总有效率 93.55%。2001 年，《痹痛丸治疗类风湿性关节炎临床研究》获市科技进步奖。

2006 年 7 月至 2010 年 12 月，澧县第三人民医院杨先钊、澧县澧州医院彭信国等采用起尫蠲痹方治疗类风湿性关节炎 46 例，与采用甲氨蝶呤和布洛芬缓释片治疗的 32 例进行对照观察。治疗组 46 例，临床缓解 34 例、显效 6 例、有效 4 例、无效 2 例，总有效率 95.65%；对照组 32 例，临床缓解 3 例、显效 7 例、有效 13 例、无效 9 例，总有效率 71.88%；两组比较，$P<0.05$。

（八）疑难杂症

1989—1994 年，澧县中医院吴国军采用大剂量四苓散加味治疗眩晕症 45 例，以发作性眩晕为主症，伴恶心或呕吐者 17 例、耳鸣或听力减退者 18 例、纳差脘闷者 7 例、大便溏者 3 例，服药最少者 3 剂，最多者 30 剂。均痊愈，随访 1 年未复发。

1994 年至 2004 年 2 月，澧县小渡口镇中心卫生院曾敏昭、澧县中医院章宏国运用中医治疗再生障碍性贫血 30 例，病史 2～20 个月。按辨证论治分为 3 型，气血两亏型用八珍汤或归脾汤加减，脾肾阳虚型用四君子汤合右归丸，肝肾阴虚型用大补元煎合二至丸；2 个月为 1 个疗程。治疗结果：30 例中基本治愈 12 例、缓解 8 例、进步 6 例、无效 4 例，总有效率 86%。

1995 年 4 月至 1998 年 4 月，石门县中医院张维汉运用中医平肝熄风、化瘀通络法为主治疗偏头痛 46 例。7 天为 1 疗程。头痛缓解后再服 36 剂以巩固疗效，痊愈率 63.1%，总有效率 93.5%。

1996 年，临澧县中医院王吉耀自拟蚁蚣丸治疗疑难杂症 120 例，其中肺痨 8 例、喘证 11 例、不寐 7 例、癫痫 5 例、头风 12 例、痿证 3 例、水肿 10 例、阳痿 9 例、风湿痹 17 例、水臌 9 例、中风 7 例、消渴 7 例、尪痹 12 例、痛风 3 例。病程最长者 40 年，最短者 1 个月。1 个月为 1 疗程。治愈 69 例、好转 41 例、无效 10 例，总有效率 91.7%。

2009 年 9—12 月，市一中医医院刘芳采用银翘散加减治疗甲型 H1N1 流感 180 例，年龄 16～42 岁，大部分患者为在校大、中学生，合并细菌感染者 26 例，咽拭子检查甲型 H1N1 流感病毒阳性。结果 1 周内痊愈 138 例，占 76.70%，显效 35 例，无效 7 例，总有效率为 96.1%。

二　外　科

20 世纪 80 年代前期，全市各中医院均在门诊设外科诊室，采用中药膏、丹、丸、散治疗疮疡、疔毒、肿瘤、皮肤病、性病等，无单独病房、病区。1988 年后，全市中医外科在临床实践中逐步引进现代医学检查手段，传统疗法与现代手术相结合，治疗急慢性阑尾炎、结石性胆囊炎、急性水肿性胰腺炎、前列腺增生等疾病，形成了多个中医特色专科。

（一）皮肤科

1990—1994 年，临澧县中医院印国银、谢芳采用苦参煎洗剂治疗脓疱疮 68 例，全部治愈，除 2 例有全身症状应用抗菌素外，余均未用其他任何药物。

1992 年 7 月至 2002 年 3 月，常德卫校附属医院张明德、市四医院皮业军采用茵陈蒿汤治疗荨麻疹、皮肤瘙痒症和手足口病等皮肤病收效较好，被录入 2002 年《实用中医药杂志》第8期。

1994年1月至1996年1月，石门县中医院阎金玉采用中药仙方活命饮内服与外擦芥子气软膏治疗银屑病50例，病程最短6个月，最长32年。1月为1疗程，有效者再服1疗程，无效者停服。治愈31例、显效11例、进步 6例、无效 2例，总有效率96%。随访1年，复发8例，复发率为26%。

1995年，市一医院邵树昌采用鹤草芽、犁头草（鲜品）配合猪胆汁汤煎剂熏洗疗法治疗阴痒，疗效颇佳，被录入《中国民族民间医药》1995年第6期。

2008年至2011年9月，市一中医医院曹雪芹采用针灸、火针与中药合用治疗过敏性皮肤病84例，治愈81例，慢性者半年内未见复发，总有效率为97.6%。被收录入2011年31期《中外医疗》。

2009年1月至2011年1月，临澧县中医院庞梅珍采用健脾宣肺方治疗慢性湿疹47例，病程最短者3个月，最长者10年，结果：治愈10例、显效12例、有效21例、无效4例，总有效率91.5%。3个月后随访复发率20.9%。

（二）肛肠科

1976—1993年，市一中医院痔瘘科（后更名肛肠科）有病床56张，科主任阳光。自制化痔明矾注射液和长效止痛注射液，经市、地、省科技部门分别进行鉴定和推广，编入《全国肛肠疾病资料汇编》。运用中医药辨证治疗肠粘连、慢性阑尾炎、结肠炎、便秘、肛门湿疹等顽固肛肠疾患。2009年9月8日，被省中医药管理局确定为“十一五”计划省级重点中医专科建设单位。2012年年初，通过省中医药管理局特色中医专科评估验收。4月，确定为国家级重点中医专科建设单位。

2006年起，市一中医院肛肠科不断改进肛肠手术技术。在全市首先开展痔上黏膜环切术和选择性痔上黏膜环切术。陆续开展规范性结肠癌根治术、中低位直肠癌全系膜切除术、低位直肠癌双吻合器保肛术等。2007年，该院唐智军、肖琳、谢德安采用外剥内切缝合术治疗64例老年性混合痔，均一次手术治愈，术后无需用镇痛剂，肛缘皮肤平整，水肿轻，出血少。2007—2009年，唐智军、刘淳、肖琳又在此基础上进一步改良手术方法，并在不宜切除的痔核上加注芍倍注射液，与对照组比较，术后疼痛程度、出血量和肛缘水肿发生减轻，有统计学意义。

1983年，澧县中医院严义英设立肛肠科门诊。2004年，建立肛肠科病房，有病床23张。引进消痔灵注射液治疗内痔等多项肛肠治疗新技术，使内外混合痔、肛裂、肛瘘、肛周脓肿治愈率达90%，年门诊量1095人次。2008年7月10日，被省中医药管理局确定为“十一五”计划省级重点中医专科建设单位。2011年，引进肛肠电子检查治疗设备。中西医结合，中药口服、中药直肠滴入治疗各种炎性肠病，疗效达90%以上。2012年3月7日，通过省中医药管理局特色中医专科评估验收。

1994 年至 1998 年 1 月，澧县中医院叶祚栋采用中药煎汤内服外洗、局部外涂治疗肛门慢性湿疹 55 例。治疗方法：中药内服，当归、川芎、芍药、熟地、桃仁、红花、制首乌、白藓皮、防风、蝉蜕、僵蚕等为基本方，随症加减，水煎服，每日 1 剂，分 3 次服。中药外洗方：苦参、黄柏、白藓皮、地肤子、蛇床子、五倍子、大黄、枯矾各适量，水煎去渣后，局部坐浴 10～20 分钟，每日 2 次。局部外涂药膏，取清栓酶 0.75 单位，加入市售雪花膏 30 克中，调匀，外涂患处，每日 4 次，7 天为一疗程，最长三个疗程。55 例患者中治愈 46 例，占 83.64%；好转 9 例，占 16.36%；总有效率 100%。

2000 年 9 月，市一中医院唐智军自制蛋黄油膏应用于肛肠科术后伤口换药 26 例，并与用凡士林纱条换药治疗的 24 例进行比较。蛋黄油膏组肉芽组织开始生长时间较对照组平均早 2 天，痊愈时间平均缩短近 1 周。蛋黄油膏纱条配制方法：将鸡蛋煮熟取蛋黄捣烂，放入食用麻油中文火煎熬，滤渣取汁，趁热和入凡士林及冰片少许而成膏，用之浸制纱条，灭菌后备用。2011 年，唐智军《复方蛋黄油膏对低位单纯性肛瘘术后创面愈合影响的临床研究》获市科技进步三等奖。

2006 年 12 月至 2011 年 4 月，石门县中医院王国朗采用内服外洗治疗湿热下注型痔疮患者 58 例，组方：火麻仁、紫花地丁、蒲公英、地榆、槐花、苦参、败酱草、大红藤、荆芥穗、防风、枳壳、厚朴、大黄、三七粉。每日一剂，水煎，分早、晚 2 次温服；另用 1 剂，水煎得洗液 500 毫升，待冷却至 45℃左右，行坐浴熏洗。每周 5 次，2 周 1 疗程，共行 3 疗程。结果：58 例中治愈 38 例、有效 14 例、无效 6 例，总有效率 89.66%。

2007 年 6—12 月，市一医院刘冬保、市一中医院唐智军用芍倍注射液治疗内痔、静脉曲张型混合痔 32 例，并与消痔灵注射液治疗的 30 例对照。结果：治疗组痊愈 29 例，占 90.6%；对照组痊愈 21 例，占 70.0%。两组比较，$P<0.05$。

（三）结石科

1988—1991 年，澧县城关医院周书望自拟大黄丸治疗胆道残余结石 30 例，全部病例均于术后经 T 形管造影或 B 超探查证实。每半月为一疗程。休息一周后继续下个疗程。全部病例均停用其他药物。结果，排出结石最少的 3 枚，最多 84 枚，直径最大为 1.5 厘米。排石 22 例，占 73.3%；排尽 10 例，占 33.3%；未排石者 8 例。停药后随访三年以上，20 例未复发。

1991 年 4 月至 1994 年 4 月，临澧县中医院王明义、金涛采用民间验方药醋鸡蛋治疗胆结石 28 例。病程最长 33 年，最短 9 年。B 超检查多发性胆结石，结石在 1 厘米以下者 25 例；单发性胆结石 3 例，结石在 1.2～2.5 厘米之间。15 天为 1 疗程。治疗结果：痊愈 9 例，有效 17 例，无效 2 例。

1992 年 1 月至 1994 年 1 月，临澧县中医院姚九香、郑明惠自拟绿豆三金牛膝散治疗泌尿系结石 23 例，均经 X 线静脉造影或 B 超检查证实为泌尿系结石。一月为一疗程。治疗结果，治愈11例、有效9例、无效3例，总有效率为86.9%。疗程最长32天，最短3天。

三　妇产科

1981—1988年，原常德市中医院妇科张西芝自拟中药盆炎灵治疗盆腔炎102例，其中附件炎57例、子宫内膜炎11例、盆腔腹膜及盆腔结缔组织炎34例，绝大多数有婚产结扎史，以流产后发生炎症者最多，占63.7%；其中不孕32例。12天为1疗程。治疗时间最短者不到1疗程，最长1例治疗8疗程。治疗结果，附件炎57例治愈42例、显效14例、无效1例，有效率98.2%；盆腔腹膜及结缔组织炎34例，治愈24例、显效7例、无效3例，有效率91.2%；子宫内膜炎11例，治愈6例、显效5例、有效率100%。并发不孕32例，经治疗后28例受孕。2002年，《盆炎灵治疗妇科炎症的临床研究》获市科技进步三等奖。

1989—1992年，临澧县中医院王明义、易富珊采用益气扶正、活血祛瘀法，自拟消瘤丸治疗子宫肌瘤93例，均经妇科检查及B超证实为子宫肌瘤。治疗结果：治愈42例、好转47例、无效4例，总有效率为95.76%。服药期最短64天，最长383天，无1例发现肌瘤发展和恶化。

1990年4月至1993年4月，市四医院孙四妹采用自拟安宫汤治疗人工流产术后阴道流血50例，孕期均在14周以内，病程10天至4个月，7天为1疗程。结果治愈48例、好转2例。

1997年，临澧县中医院姚九香自拟解毒消肿丸治疗盆腔血吸虫性肉芽肿1例。张某，女，60岁，绝经11年，因盆腔肿块在市一医院剖腹探查并取肿块组织活检确诊为血吸虫性肉芽肿。因肿块与输卵管、肠管、膀胱广泛粘连无法手术，遂关腹。32天后求诊于中医。证属湿热下注，热毒瘀结。方用解毒消肿丸。治疗5天后复诊，腹痛减轻，大便通畅。按原方加生黄芪、党参、白芍、茯苓、续断，连续服用53天，临床症状消失，B超复查盆腔肿块消失。随访3月，未见异常。

2003年至2004年7月，市一中医院左萍运用瓜贝散结汤治疗乳腺小叶增生130例。服药期间停用其他药物，10天为一疗程，治疗2～5个疗程。结果：近期治愈45例、显效48例、好转26例，无效11例，总有效率91.5%。

2005年5月至2007年4月，市一中医院徐杰、李嫚、王茜观察防溶安胎散防治ABO母儿血型不合的临床疗效。将符合研究标准的孕10～40周孕妇150例随机分为治疗组与对照组，治疗组80例，服中药防溶安胎散，对照组70例服维生素C与维生素E。两组均2周为1疗程。观察项目：孕10周查孕妇血清IgG抗体A（B）效价，4周复查一次，抗体效价≥1∶128开始服药。服药期间每2周复查一次抗体效价，分娩前复查最后一次。服药后抗体效价降至1∶64或连续检查2次抗体效价未升，且<1∶128，暂停药，每4周复查

效价 1 次。若抗体下次效价复升高或效价未降者继续服药。孕期母胎监测；观察先兆流产、难免流产、死胎及早产；脐血血型、TSB、血常规；孕期查肝肾功能及心电图。结果：治疗组显效 44 例、有效 24 例，总有效率为 85%；对照组显效 9 例、有效 32 例，总有效率为 58.57%；P<0.01。治疗组 3 例先兆流产、2 例早产，对照组 4 例先兆流产、3 例难免流产、5 例早产，两组比较，P<0.05。

四　儿　科

1998 年 3 月，石门县中医院儿科成立单独病区，设病床 22 张，以中西医结合治疗新生儿硬肿症、黄疸、缺氧缺血性脑病、病毒性心肌炎、肺炎并呼吸衰竭、肺炎喘嗽、慢性腹泻、扁桃体炎及小儿疱疹性咽峡炎等病。

1999 年 1 月至 2000 年 8 月，石门县中医院龚兆辉运用麻杏平喘汤治疗小儿哮喘 48 例。病程最长 1 年，最短 1 月。疗程 1～2 周。48 例治愈 35 例、显效 10 例、无效 3 例，总有效率 93.75%。

2002—2003 年，市一中医院与澧县中医院相继开设儿科病房，以中医、中西医结合方法治疗儿科常见病。

2005 年 3 月至 2007 年 3 月，石门县中医院唐海波采用穴位敷贴咳嗽膏治疗小儿慢性咳嗽 67 例，平均病程 6.2±1.04 周，1 周为一疗程。67 例临床控制 45 例，显效 21 例、有效 1 例，总有效率 100%。

2007 年 5 月至 2010 年 8 月，安乡县中医院郝远登将 60 例过敏性紫癜患儿随机分为两组，均常规使用大剂量维生素 C、双嘧达莫、西咪替丁、钙剂，合并消化道及关节症状者给予糖皮质激素。治疗组 30 例加服中药化斑消瘀汤；疗程 14 天，治愈 23 例、好转 4 例、无效 3 例，总有效率 90.0%；对照组 30 例治愈 13 例、好转 7 例、无效 10 例，总有效率 66.67%。两组比较，P<0.05。

2007—2012 年，市一中医院儿科普遍开展针刺四缝穴治疗小儿疳积、小儿泄泻，经皮外治法、冬病夏治三伏贴疗法、小儿推拿疗法治疗小儿咳喘。

2008 年 1—12 月，市一中医院谢军将 60 例小儿咳嗽变异性哮喘虚寒型患者随机分为治疗组和对照组各 30 例，治疗组采用口服温肺化痰饮治疗，对照组单纯予口服氨茶碱，1 周后观察其疗效及 T 细胞亚群变化的差异。结果：两组中医证候改善的差异有统计学意义，治疗组优于对照组 (P<0.01)。两组 T 细胞亚群在治疗后差异有统计学意义 (P<0.05)，且治疗组优于对照组。

2008 年 4 月至 2011 年 4 月，市一中医医院儿科张清清按中医分型论治小儿厌食症 148 例。脾失健运型，方用健脾开胃汤；脾胃气虚型，方用参苓白术散；胃阴不足型，方用沙参麦冬汤；肝气郁结型，方用柴胡疏肝散；食滞内阻型，方用曲麦枳术丸。各型必要时辅以穴位贴敷、针灸和推拿疗法等。治疗 2 周后，显效 46 例、有效 71 例、无效 31 例，总有效率 79.73%。治疗 4 周后，显效 62 例、有效 66 例、无效 20 例，总有效率 86.49%。

2009 年，张邓莉、舒兰的论文《中医药治疗小儿多发性抽动症的临床研究概述》被录入《中医药导报》第 15 卷第 8 期。

2010 年至 2012 年 5 月，市一中医医院张清清将 90 例小儿遗尿症患儿分为中药治疗组 42 例、针灸治疗组 28 例、西药治疗组 20 例，进行跟踪治疗观察。中药组治愈 30 例、有效 10 例、无效 2 例，总有效率 95.2%；针灸组治愈 20 例、有效 6 例、无效 2 例，总有效率 92.86%；西药组治愈 5 例、有效 5 例、无效 10 例，总有效率 50%。中药组、针灸组有效率均优于西药组（$P<0.05$）。

2011 年 2 月，市一中医医院姚虹、张邓莉、李辉采用养胃健脾汤合刺四缝穴治疗脾胃虚弱型小儿厌食症 60 例，与服用西药多维乳酸菌治疗的 60 例对照。连续治疗 1 个月为 1 疗程。中医治疗组 60 例痊愈 38 例、显效 13 例、有效 4 例、无效 5 例，总有效率 91.67%。西药组 60 例痊愈 29 例、显效 7 例、有效 6 例、无效 18 例，总有效率 70%。两组治疗后中医证候积分、总有效率均差异显著（$P<0.05$）。2012 年，该项目申报为省中医药管理局科研课题成功，获自然科学基金。

五　骨伤科

中医骨伤科是常德的著名专科。1988—2012 年，常德市中医骨伤科坚持发扬中医药特色，同时不断学习现代医学技术，对传统手法复位、小夹板固定、自制膏、丹、丸、散进行研究、提升、创新。

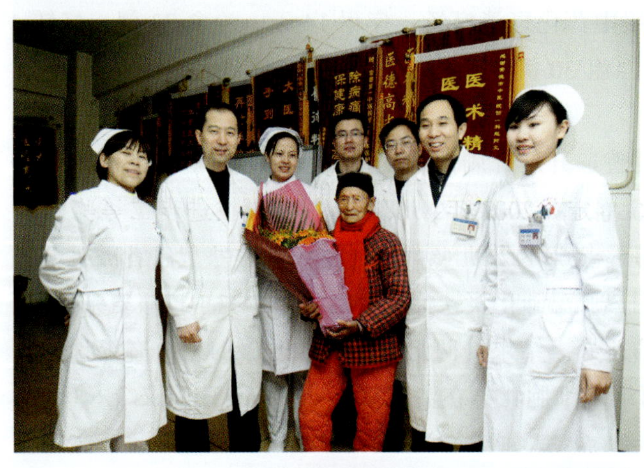

2010 年 3 月 8 日，市一中医医院成功为汉寿县太子庙镇涂家段村 105 岁的周梅秀老人完成人工髋关节置换术。右二为该院副院长刘志军　　（市一中医医院供稿）

1987 年 8 月至 1993 年 5 月，澧县城关医院中医师周书望在湖南医学院附属二医院骨科教授孙材江指导下，以古方阳和汤为基础，选用数十味中药组成专治骨关节结核的骨痨丸，3 个月为一疗程，配合局部用药，治疗骨关节结核病 368 例，其中脊椎结核 225 例、髋关节结核 67 例、膝关节结核 52 例，3～5 个疗程后判断治疗效果。结果，脊椎结核痊愈率 96.89%，髋关节结核痊愈率 76.12%，膝关节结核痊愈率 82.50%，其他关节结核痊愈率 85.05%，总痊愈率 90.76%。随访 108 例，随访时间 2～5 年，总复发率 4.63%。脊椎结核 65 例 1 例复发，髋关节结核 27 例 3 例复发，膝关节结核 11 例 1 例复发，其他关节结核 5 例无复发。1994 年，经省科委鉴定，《以骨痨丸为主，非手术治疗骨与关节结核》课题达到国内同类研究的先进水平，在科研方法及手段上具有国内领先水平。1995 年，获中国国际新技术新产品科技创新金奖、常德市科技进步一等奖，周书望获得国家科技成果完成者证书。

1990—1995 年，石门县中医院骨伤科周长征、李久桂、熊鹏辉运用续筋接骨丸治疗骨折，经 500 例病人临床对照观察，治疗中晚期骨折比其他治疗方法平均提前 10 天痊愈。2011 年 9 月，取得湖南省食品药品监督管理局注册批准文号。

1992 年 4 月至 1996 年 12 月，市一中医院刘志军、邵先舫、陈胜兰对摘除椎间盘术后残留症状的 56 例病人按中医辨证分型内服中药治疗，半个月为一疗程。治疗时间最短 1 疗程，最长 5 疗程。结果痊愈 39 例，有效 12 例，好转 3 例，无效 2 例，总有效率 96.43%。

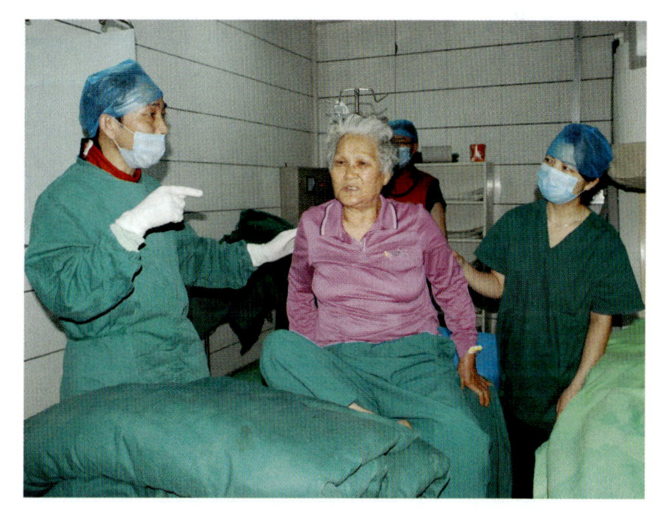

2010 年 5 月，到常德旅游的韩国老太太赵东爱（中）在市一中医医院成功施行胸 8 椎体成形术。图为术者刘志军（左一）术后为赵老太太查房　　（市一中医医院供稿）

1994 年，市一中医院“治伤散”在骨伤科中的应用被省科委正式立项。“治伤散”是该院老中医方云祥祖传外用秘方，在 50 多年临床应用中治疗软组织损伤患者近 40 万人次，疗效确切。其中血壳、活血龙为常德本地草药，其有效成分已经湖南中医药大学专家组鉴定具有活血化瘀、消肿止痛之功。1995 年，邵先舫、刘志军主持“治伤散修复肌肉组织损伤的实验研究”。2000 年 11 月，该项目通过省级鉴定。2001 年，该项目获市科技进步二等奖。因“治伤散”剂型落后，易致过敏，不便携带，2007 年，邵先舫、刘志军等研制治伤巴布剂，并将急性闭合性软组织损伤 150 例随机分为 3 组：治伤散散剂组、治伤散涂膜剂组、巴布剂组，每组 50 例，观察各组用药后第 1、3、5、7 天疗效、功能障碍及局部反应的发生率并评分，经统计学分析，散剂组局部不良反应发生率 56%，涂膜剂组为 22%，巴布剂组为 6%。巴布剂组显著低于其他两组。研究认为，治伤巴布剂对急性软组织损伤主要临床症状体征有明显缓解作用，具有载药量大、保湿性强、相容性高、透气性好、过敏性小、可反复揭贴等优点，用药安全。2008 年，该项目获市科技进步一等奖。

2011 年，为深入探讨治伤巴布剂治疗软组织损伤的作用机制，邵先舫、刘志军、李前等将 54 只 SD 大鼠随机分成 3 组：正常对照组、模型组、药物处理组。研究治伤巴布剂对大鼠炎性疼痛是否有镇痛作用，探讨治伤巴布剂对福尔马林足底炎性疼痛大鼠模型背根神经节中 Nav1.7 水平的影响。结果：治伤巴布剂确有减轻急性软组织肿胀的作用，并能加速急性软组织损伤后的修复。2012 年 3 月，邵先舫对治伤喷雾剂进行研究，观察治疗急性闭合性软组织损伤 30 例临床疗效，痊愈 17 例、显效 10 例、有效 3 例，显效率为 90%，总有效率 100%。2012 年 6 月 11 日，《治伤巴布剂对大鼠创伤性软组织模型骨骼肌中 AQP-1 蛋白表述的影响》发表于《世界科学技术—中医药现代化·中医药研究》。2012 年，《AQP-1 在大鼠创伤性软组织中的表达及治伤巴布剂的干预机制研究》获市科技进步一等奖。

1995 年 11 月至 1997 年 6 月，石门县中医院孙绍裘总结湖南中医学院第二附属医院骨伤科孙达武教授 40 多年的临床经验方配制伤痛熏洗散，对跌打损伤、骨折、脱位或急性软组织扭、挫伤因早期处理失当、伤后感受风寒湿邪等导致后期并发关节僵硬、肌肉萎缩、骨质疏松、筋脉拘挛及风湿痹痛等症进行熏洗治疗，平均疗程为 3 个月左右。1998 年，获市科技进步三等奖。

1997 年，汉寿县中医院卢光磊、周运球等组织挖掘民间秘方，细心筛选、组方，研制成颈腰舒胶囊，用于治疗颈椎病和腰腿痛。将 105 例随机分为两组，治疗组 70 例采用颈腰舒胶囊口服，对照组 35 例，口服广西桂北制药厂生产的骨刺片。两组均不使用其他药物和其他治疗方法。1 个月为 1 疗程。结果：治疗组治愈 34 例、显效 18 例、有效 13 例、无效 5 例，总有效率 92.86%。对照组治愈 4 例、显效 4 例、有效 8 例、无效 19 例，总有效率 45.71%。6 个月后进行随访，治疗组和对照组复发率分别为 2.86%和 7.14%。该项目通过了省卫生厅中医药科研基金资助项目的鉴定。

1996–2005 年，津市市中医院戴作勇自拟闪腰散治疗腰椎间盘突出症 267 例。其中经 X 线片诊断腰椎椎体缘骨质增生 107 例、椎间隙变窄 46 例、腰椎生理曲线改变 123 例，CT 诊断椎间盘向后偏右侧突出 150 例。半月为 1 疗程。经 1～3 个疗程治疗，随访 6 个月至 3 年，治愈 92 例，显效 136 例，有效 33 例，无效 6 例，总有效率为 97.75%。

2007 年 12 月 29 日，市一中医院骨伤科被国家中医药管理局定为国家“十一五”计划重点专科建设项目单位，确立三个重点病种，拟定重点病种诊疗方案，成立骨伤科重点专科研究室，建立和完善骨科常见病、多发病、疑难病研究体系，推动发展中医骨科新技术、新疗法及科研工作。2011 年 3 月，被确定为国家重点中医专科。

2008 年，临澧县中医院骨伤科确定为国家农村医疗机构中医特色专科（专病）项目。

2008 年至 2010 年 6 月，市一中医院刘惠军、邵先舫、刘志军等将 80 例骨质疏松性桡骨远端骨折患者随机分为对照组 40 例行手法复位后石膏固定，治疗组 40 例采用手法复位后小夹板结合治伤巴布剂固定，结果：固定效果，治疗组优 30 例、良 7 例，优良率 92.5%；对照组优 17 例、良 10 例，优良率 67.5%；$P<0.05$。功能恢复，治疗组优 32 例、良 5 例，优良率 92.5%；对照组优 22 例、良 4 例，优良率 65%；$P<0.05$。治疗后骨密度，

治疗组高于对照组，P<0.05。

2009 年 10 月，临澧县中医院罗文兵自制百炼膏外敷治疗急性软组织损伤 60 例，痊愈 19 例、显效 30 例、有效 10 例、无效 1 例，总有效率 98.3%。

2009 年 9 月 8 日，石门县中医院骨伤科被省中医药管理局确定为湖南省第二批“十一五”计划特色中医专科建设单位。2012 年，经省中医药管理局验收评审，各项指标达到特色中医专科标准，被确认为省级特色中医专科。

2012 年 4—5 月，市一中医医院覃光辉外用天灸止痛液治疗重度肩周炎 20 例，病程最短 4 个月，最长 16 个月。治疗 30 天，结果：治愈 15 例，好转 5 例，总有效率为 100%。

六 眼 科

1988 年，桃源县中医院成立中医药眼科研究所，被定为“湖南省白内障复明中心”。

1989 年 3 月至 2001 年 6 月，市一中医院鄢重成治疗单纯疱疹病毒性角膜炎 31 例(38 只眼)，其中点状角膜炎 20 例、树枝状角膜炎 6 例、地图状角膜炎 5 例，均不用抗病毒西药，按中医辨证分型治疗 25 天，治愈 23 例、好转 13 例、无效 2 例。

2000 年 9 月至 2004 年 9 月，市一中医院刘芳琼、龚华采用手术后中药石斛夜光丸加减治疗晚期青光眼患者 28 例 36 只眼，1 个月为 1 疗程，连服 3 个疗程以上，显效 15 只眼、好转 7 只眼、稳定 13 只眼、无效 1 只眼，总有效率 61.11%。与常规西药治疗的 28 例 30 只眼进行比较，P<0.01。

2002 年 4 月至 2008 年 9 月，临澧县中医院傅冠英采用辨证分型治疗糖尿病视网膜病变 50 例，与用西药治疗的 50 例进行对照观察，两组疗程均为 3 个月，所有病例在接受治疗前均进行尿糖、血糖、血压、血脂、肝肾功能、胰岛素释放检测及糖耐量等检查，散瞳查眼底和裂隙灯检查，记录眼底情况。治疗结果：治疗组 50 例，显效 20 例、有效 26 例、无效 4 例，总有效率 92%；西药对照组 50 例，显效 10 例、有效 23 例、无效 17 例，总有效率 66%。

2004 年 5 月至 2010 年 2 月，临澧县中医院傅冠英采用自拟补肾益气汤治疗视神经萎缩 36 例 47 只眼，与西医治疗组 35 例 45 只眼比较，观察两组视力、视野平均缺损的 P100 潜时指标与治疗效果。中医治疗组总有效率 80.9% 西医对照组为 53.3%；两组治疗后的 MD 值均较治疗前减小，差异有统计学意义，P<0.05，且中医治疗组 MD 的改善情况好于西医对照组，P<0.05。结果表明，补肾益气汤治疗组在视力、视野、VEP 潜时改善方面均好于西医治疗组。

2005 年 2 月，津市市中医院眼科成功在高眼压状态下对一双眼眼压达 70 毫米汞柱，剧烈头痛、呕吐、眼痛、双视力仅存光感的一位 60 岁高龄女性患者实施双眼抗青光眼小梁切除联合白内障摘除并人工晶体植入的“三联”手术。2006 年，该科列入国家中医特色专科建设项目。

2006—2012 年，澧县中医院中西医结合治疗白内障、视网膜分支中央静脉栓塞及中央动脉栓塞、视神经炎、视神经萎缩，效果明显。承担澧县民政部门的“光明行动”，每年为众多的白内障患者免费治疗。

2007 年 3 月至 2009 年 6 月，桃源县中医院谢恩将养血祛风、活血通络之除风益损汤用于治疗干眼症 50 例，并与单用泪然滴眼液治疗的 50 例作对比观察。15 天为 1 疗程。两组均治疗 2 个月后统计疗效。结果：治疗组 50 例中显效 32 例、有效 16 例、无效 2 例，总有效率为 96%；对照组 50 例中显效 18 例、有效 20 例、无效 12 例，总有效率为 76%。两组比较差异显著 ($P<0.05$)。是年，该院中医眼科被省卫生厅认定为特色中医专科。

2008 年 4 月至 2010 年 4 月，市四医院欧阳文国将 180 例干眼症随机分为 A、B 两组各 90 例，A 组采用珍视明滴眼液点眼，同时口服杞菊地黄汤加二妙散，并配合中药熏洗。B 组采用珍视明滴眼液点眼，口服维生素。对两组的临床治疗效果进行比较分析，并对每组患者随访 1～3 年，对两组的复发率进行统计和比较。结果：A 组患者总有效率 94.4%，B 组患者总有效率 68.9%；A 组患者复发率 11.7%，B 组患者复发率 35.0%。两组相比较，$P<0.05$。

2012 年，桃源县中医医院眼科有高级职称 4 人、中级职称 4 人、初级职称 3 人，在全国眼科专业杂志上发表论文 20 余篇，在省级医学杂志上发表论文 15 篇，全国性学术会议交流论文 7 篇。年业务收入达 600 余万元。

七　针灸推拿科

1972—1992 年，市三医院王曼苏用粗长针治疗胃下垂 1500 例，治愈率达 79. 33%，总有效率 98.06%，无效病例仅 1.94%。对治疗后 3 个月至 14 年的 576 例胃下垂患者随访复查，远期治愈率为 67.71%，总有效率为 92%。

1987—1992 年，安乡县人民医院刘汉城、蒋流巢采用穴位针刺疗法治疗急性病毒性黄疸型肝炎 135 例，与综合治疗的 60 例对照观察。7～10 天为一疗程。单纯针刺 84 例，针刺加三阴交穴位注射 51 例，治愈率针刺组 91.70%，针刺加三阴交注射组 96.1%，综合治疗组 81.67%。经 X^2 检验有显著性差别。刘汉城《针刺法治疗急性黄疸性肝炎》《穴位疗法治疗病毒性肝炎的初步探讨》被收入《世界针灸学术论文选编》《中国针刺研究》《中国针灸》等国内多种刊物。

1987—1999 年，市四医院李博文采用火酒按摩治疗腰腿痛 300 例，7 日为 1 疗程，一般 1 个疗程见效，必要时重复 2～3 个疗程。痊愈 298 例、显效 42 例、好转 24 例、无效 6 例，总有效率 98%。

1988 年，临澧县人民医院康复科开展小儿推拿、针灸等中医传统疗法。市二中医院成立理疗室，以针灸、中药离子导入、远程红外线治疗疾病为主。

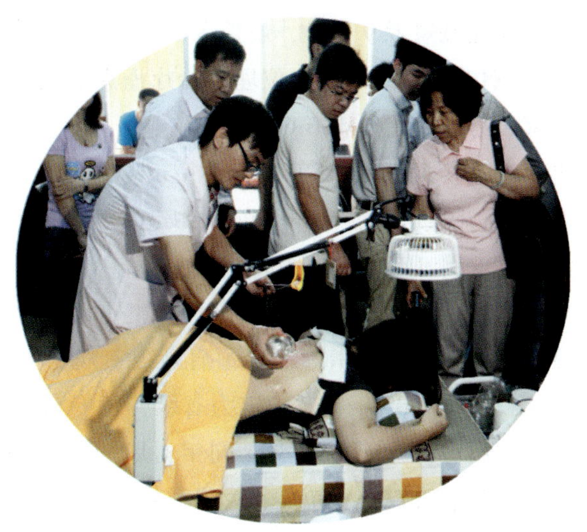
拔火罐

1988—2005年，全市各区县（市）中医医院均在门诊设针灸推拿科，运用针刺、火灸、理疗、牵引、穴位电针、梅花针、火罐、推拿、小儿按摩、药酒按摩等法治疗颈肩腰腿痛等疾患，有时出诊病房，开办家庭病床为中风偏瘫及行动不便的患者进行康复治疗。

90年代初期，鼎城区唐家铺乡卫生院开展针灸、推拿、牵引、艾灸、刮痧、火罐、熏蒸等十余项中医药诊疗服务。1991年，市二中医院设推拿按摩室。

1990年3月至2000年3月，市一中医院刘志军等联合采用挑刺、拔罐、膏药外贴法治疗200例颈肩背疼痛患者，治愈173例，显效18例，进步7例，无效2例，总有效率95.5%。治疗次数最少者1次，最多5次，平均2次。

1996年至2001年，石门县中医院成道友等运用电针加推拿分期治疗外伤性截瘫27例，治疗时间最长4个月，最短1个半月。结果显效8例、有效15例、无效4例，总有效率为85.2%。

1998—2000年，石门县中医院成道友针刺止泻穴治疗急性腹泻30例，并与口服思密达30例对照。痊愈25例、好转4例、无效1例，总有效率96.7%，平均疗程2.25天。西药对照组，痊愈18例、好转6例、无效6例，总有效率80.0%，平均疗程2.88天。

1999年，市一中医院针灸推拿科有医师5人，治疗床位7张，年门诊2346人次。

2000—2003年，市一中医院戴雄伟采用针刺加防风牵正面膜治疗面神经炎40例，痊愈32例、显效7例、好转1例。其中1疗程痊愈12例，2疗程痊愈20例。治愈率为80%，总有效率为100%。治愈时间最短8天，最长30天，平均14天。

2000年至2002年5月，市一中医院夏乃年、戴雄伟、李建设等用中药隔姜灸治疗颈椎病100例，10天为1疗程。显效68例、有效21例、无效11例，总有效率为89%。2004年，《中药隔姜灸治疗颈椎病100例》获市科技进步奖三等奖。

2002年3月，市一中医院在内科病房设5张床位，在门诊建立腰腿痛治疗中心，有医师7人，治疗范围逐步扩大到骨伤科、内科、儿科，包括外伤性截瘫、颈椎病、面神经炎、风湿及类风湿性关节炎、乳腺炎、腹泻、小儿消化不良、咳嗽、发热等。2006年，门诊量达19179人次。

2003—2006年，市一医院田丽琼、市康复医院殷耀兰采用穴位埋线治疗偏头痛42

例，病程最短者9个月，最长者11年。20天埋线1次，连续3次；并与口服西药尼莫地平21例对照。结果：穴位埋线治疗痊愈23例、显效18例、无效1例，总有效率97.6%。口服西药治疗总有效率66.7%。

2004年至2006年9月，津市市中医院李准采用三棱针在大椎穴点刺放血加拔罐治疗麦粒肿，隔日1次。60例患者治疗1次后红肿疼痛完全消失者55例，治疗2次症状完全消失者5例，有效率为100.0%。

2005年，市二中医院推拿按摩室更名为针灸推拿康复科，以针刺、火灸、推拿、理疗、牵引、康复技术等治疗颈肩腰腿疾病为主。2006年，程海滨引进风湿骨病定点介入治疗技术。2009年，被确定为省级特色专科建设项目单位。2012年，针灸推拿康复科建立独立病房，有床位25张。同年4月，通过省中医药管理局湖南省中医特色专科验收。

2006年11月，市一中医院戴雄伟采用竹圈隔盐灸治疗网球肘40例，病程最短者2个月，最长者18个月，5次为1疗程，每疗程间隔3天，结果痊愈25例、显效10例、无效10例，总有效率87.50%。

2006—2010年，常德市各区县（市）中医医院均建立针灸推拿专科病房，扩大针灸推拿门诊，住院部各科的中医护理中增添针灸、推拿、火罐等中医适宜技术。

2007年10月，澧县中医院成立中风康复科，以“醒脑开窍针刺法”治疗中风神志欠清者疗效明显。2010年，被省中医药管理局确定为特色专科。

2009年1月至2011年1月，市一中医医院刘宁将60例确诊为糖尿病周围神经病变患者随机分为干预组和对照组各30例，对照组以常规饮食、运动、降糖处理及弥可保治疗，干预组加用中药足浴按摩，比较两组治疗前后症状和腓总神经、胫神经的运动传导速度（MNCV）。治疗结果：中药干预组显效23例、有效5例、无效2例，显效率76.7%，总有效率93.3%；对照组显效10例、有效8例、无效12例，显效率33.3%，有效率60.0%。经统计学处理，$P<0.01$。中药足浴按摩对腓总神经和胫神经的MNCV影响明显，差异具有显著统计学意义。

2009年，桃源县中医医院针灸理疗康复科被省中医药管理局确定为国家农村中医特色专科建设项目单位。2012年，设病房，有床位25张。

2011年12月21日，市一中医医院针灸推拿康复科设专科病房，有床位32张。有在职医师12人、护理人员8人，其中副主任医师3名、主治医师6名、医师3名，有博士研究生1人、硕士研究生3人，医疗设备39万余元。2012年，该科接待门诊16308人次，收治住院457人次，年收入449.45万元。

八　蛇伤科

常德地区中草药治疗蛇伤历史久远。石门、桃源、临澧等县均有不少治疗蛇伤的名医、名药。1985年5月，桃源县人民医院李铁文建立全省第一家蛇伤专科，在桃源县所有乡镇均设立蛇伤救治网点，并有一套独特的蛇伤治疗方案和体系，包括紫外线照射、局部封闭治疗、自制中草药解毒汤等，对蛇伤患者综合病症的整体治疗与恢复效果良好。

1985—1990年，桃源县人民医院粟立志、李铁文、李铁稳采用局部封闭治疗蝮蛇咬伤1320例。受伤时间最短半小时，最长76小时，咬伤部位以足部为最多，969例。全部病例均在伤口未感染、无严重出血的情况下进行一次性局部封闭。无1例死亡，无伤口化脓感染和组织坏死现象。

1990年，临澧县中医院印国银牵头成立蛇伤科，将现代医学技术应用于蛇伤治疗，其《蝮蛇咬伤致呼吸麻痹后使用人工通气的体会》《中西医结合治疗蝮蛇咬伤147例体会》分别被录入《中国蛇学杂志》1994年第1期、《蛇志》1998第1期。1999年，印国银主编的《蛇伤急救与防治》由湖南科技出版社出版。

1996年5月至1997年10月，临澧县中医院印国银采用太浮山蛇药治疗蝮蛇咬伤42例。住院治疗24例，门诊治疗18例。结果治愈41例，1例因就诊时间较晚，死于急性肾衰与呼衰，治愈率97.6%。

2004年9月，市一医院刘智壶撰写《蛇、蝎及蜈蚣的临床运用》一文，在泰国召开的第二届国际蛇伤学术研讨会上宣读。

九　肿瘤专科

1976年，临澧县中医院成立脑瘤专科，周昌安四处走访名医，搜集整理民间验方，经过多年临床实践，研制出以僵蚕、生牡蛎、蜈蚣等虫类药为主组成的治疗脑肿瘤药“消瘤丸”，治愈近200名各种类型的脑肿瘤患者。1986年，《湖南日报》《文汇报》《环球时报》等新闻媒体相继报道。周昌安被评为省劳动模范。

1978—1993年，临澧县中医院王明义、顿祖波、周昌安、乔光泉、金涛按中医辨证治疗脑肿瘤118例，其中脑干肿瘤39例、胶质瘤17例、垂体瘤26例、颅咽管瘤3例、听神经瘤7例、脑膜瘤16例、松果体瘤5例、脊索瘤5例；病程最短9个月，最长16年。根据临床表现进行辨证分型论治，气阴两虚型益气养阴、解毒散结，方用补气养阴汤加减；痰湿内阻型健脾化痰，祛瘀散结，方用昆藻二陈汤加减；气滞血瘀型行气活血、化痰散结，方用补阳还五汤加减；肾阳亏虚型温肾壮阳，化痰软坚散结，方用二仙汤或昆藻二陈汤加减。药物拟定后与消瘤丸配方药物共研细末炼蜜为丸，每疗程为2个月，治疗3个疗程后评定疗效，结果：痊愈12例、显效26例、有效57例、无效23例，总有效率为80.51%。

1988—2008年，临澧县中医院治疗近3000名脑瘤患者，总有效率达86.5%。1996年，省抗癌协会在临澧县中医院挂牌成立湘西北脑肿瘤治疗研究中心。2009年，该院脑肿瘤科被省科委确立为省重点科研项目。2011 年 12 月 9 日，临澧县中医脑肿瘤研究所成立。

1992 年，市防疫站陈启志注册成立常德市陈启志肿瘤防治所，设病床 10 张。1996 年，制成具有抗突变功能的中药抗癌茶“志芬保健茶”，获湖南省中医药学会“华佗奖”。1998 年，获第六届中国专利技术博览会金奖和卫生部保健食品批准证书。2000 年，获得国家知识产权局颁发的发明专利证书。2004 年，成立常德志芬医院，以中药秘方为基础，配伍“抗癌粉”“消瘤灵”等多个中草药固定处方，运用中医辨证施治诊治各种良、恶性肿瘤。1990—2012 年，共经治乳腺癌、肺癌、胃癌、卵巢癌、肠癌、鼻咽癌、宫颈癌、肝癌、膀胱癌、淋巴癌、胆管癌、脑瘤、骨肉瘤、白血病 1349 例，生存 4～6 年的 461 例，生存 7～9 年的 282 例，生存 10～15 年的 68 例。

1995 年 4 月至 1997 年 11 月，临澧县中医院姚九香、王明义采用自拟四核清宫丸加味辨证分型治疗宫颈癌 18 例。1 个月为一疗程。18 例中显效 4 例、有效 8 例、无效 6 例，总有效率为 66.6%。

1998 年 2 月至 1999 年 4 月，市肿瘤医院张承宇、高绍球、李红莲、铁小菊运用老中医张丕同研制的纯中药抗癌方治疗晚期癌症 461 例，其中肺癌 120 例、肝癌 116 例、胃癌 30 例、食管癌 25 例、大肠癌 35 例、宫颈癌 10 例、鼻咽癌 14 例、乳腺癌 11 例、其他癌 100 例，分别以体力状况、疼痛、食欲、精神 4 个主要指标进行临床观察、疗效统计、效果判断，结果 461 例中，症状消失 26 例、显效 168 例、好转 131 例、稳定 118 例、无效 18 例，总有效率为 96%。

2011 年 9 月 3 日，市一中医医院成立血液肿瘤科。12 月 16 日，建立血液肿瘤科放疗中心，运用中医辨证施治原则积极开展中医特色治疗、中药封包、穴位敷贴、穴位注射、中药保留灌肠、中药泡足、针灸、艾灸，耳穴压豆等。

十　治未病科

2006 年，澧县中医院开展“冬病夏治”，每年夏季三伏天对冬季多发疾病如哮喘、支气管炎、过敏性鼻炎、咽炎、肩周炎、风湿病、腹痛、冻疮、体虚、感冒等病，通过穴位敷贴、穴位注射、内服药物等方法开展治疗，减少或减轻在冬季的复发。此后每年“冬病夏治”均在 1200 人次以上。

2009 年 9 月 15 日，市卫生局制定《常德市实施中医“治未病”健康工程方案》，要求先在条件成熟、基础较好的中医医院、综合医院、社区卫生服务机构、乡镇卫生院、村卫生室及特色专病专科开展试点，逐步在全市各级卫生机构普及，到 2013 年 12 月基本建成覆盖全市城乡、特色明显、效果显著、管理规范、体制完善、群众满意的中医治未病健康工程体系。

2010 年 10 月 20 日，市卫生局召开中医治未病专题工作会议，成立全市中医治未病工作领导小组，向9个区县（市）卫生局各拨付10万元项目经费。

2009年9月8日，市一中医医院被确定为湖南省第二批中医治未病工作试点单位。2010年10月2日，该院成立治未病中心，分设体质辨识室、健康调养咨询室、传统疗法中心，配置有中医体质辨识系统、中医经络检测仪、电针治疗仪、灸疗罐疗刮痧各种熏蒸治疗仪、红外线治疗仪、急救箱等设备。对健康人群、亚健康人群、疾病人群和康复人群开展以中医理念为核心的健康指导、体质状态辨识、检测、监测、咨询、干预等全程服务。

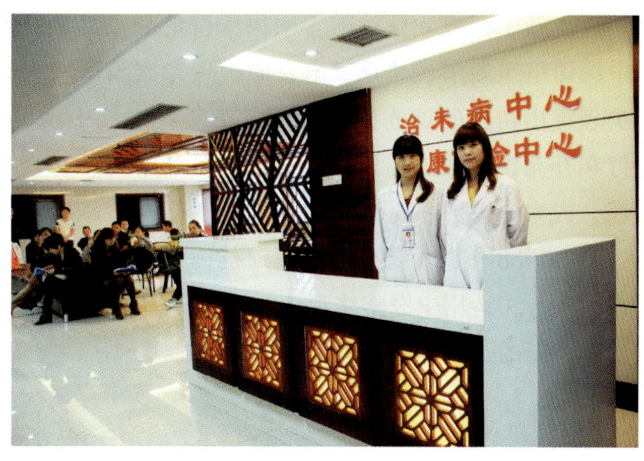

2010年2月，市一中医医院成立治未病中心暨健康体检中心　　（市一中医医院供稿）

2010年9月，澧县中医医院成立中医预防保健科，开展治未病工作。运用中医体质辨识，结合中医辨证、现代医学体检，推广起居调养、情志调节、饮食调养、运动锻炼、四时调养、经络调养及按摩、推拿、针灸、理疗、中药熏洗、养生教育等方法。10月，设立中医治未病门诊部，分信息采集、体质辨识、健康调养、健康干预、健康宣教服务。至2012年，将中医体质辨识纳入健康体检内容，按中医理论将人体体质分为平和、气虚、阳虚、阴虚、痰湿、湿热、血瘀、气郁、特禀质九种，给每位体检者提出个体化的调养方法，以纠正体质偏颇，防止疾病发生、发展。三年间开展中医体质辨识7000多人次，对所有偏颇体质的人员运用中医非药物疗法进行干预。在体检和中医体质辨识中采取发宣传单、到行政企业单位、学校、社区举办讲座、群发短信等方法广泛向社会宣传中医治未病的概念，共散发宣传单5000多份，下基层讲座50多场次，每月群发养生保健短信2000多条。

2011年8月22日，省中医药管理局向国家中医药管理局推荐常德市一中医院作为第四批治未病预防保健服务试点单位。该院中医预防保健服务从针刺、灸法、火罐、推拿发展到敷贴、药浴、熏蒸、刮痧、药膳、中医美容、中医减肥、中医养发、中医心理调护、中医健康调养指导及冬病夏治、冬病冬防、季节性调养、个体调养等中医药特色服务。

第三节　中医护理

中医护理是在中医基本理论指导下的护理工作。自古以来，中医均个体行医，无专业护理。新中国成立后，随着中医医院的建立，中医护理工作开始起步。1984 年，卫生部中医司组织湖南、北京、南京的护理专家编写《中医护理常规和技术操作规程》，对中医护理提出初步的规范和要求。1992 年，对《中医护理常规和技术操作规程》进行全面修订和补充，形成内、外、妇、儿等各科常见证护理常规、21 项常用中医护理技术操作规程，成为中医护理规范化、标准化的依据。

1988 年，常德市中医医疗机构有 328 名护士。2012 年，增加到 1083 名。她们以病人为中心，运用中医整体观念辨证施护，因时、因地、因人制宜地提供人性化服务，形成了一套新的全方位的亲近服务模式。

一　护理管理

1987—1996 年，市一中医院 8 名护士参加常德地区中医护理脱产学习班，4 名护士被选送到省卫生厅中医护理专修班学习。1994 年，该院建立习教室，举办业余中医护理学习班，加强中医理论知识的培训，添置必要的教学、训练器械，着重训练护理人员的中医操作技能。11 月，在省中医管理局组织的全省中医医院医务人员“三基”比武中，唐翠云荣获护理组第二名。

1991—1992 年，安乡县中医院护理部把辨证施护与辨证施治有机地结合起来，在护理人员中开展中医学基础知识、护理病历书写学习、考核、竞赛活动。2002 年，把中医护理与以病人为中心的人性化服务理念相结合，推行整体护理模式，变被动式护理为主动式护理，将“人性化、亲情式”管理理念贯穿到护理工作，提出从病人进院到出院全程亲情呵护的新观念。注重中医护理理论及中医护理常规技术操作的培训，不断提高护理人员业务素质。2003 年，该院在全市卫生工作年终检查中获中医行业护理第一名。

1996—2000 年，石门县中医院护理部加强护理人员“三基”知识训练，开展知识竞赛、理论考试和操作考核活动，建立护理质量查房和护理管理查房制度，顺利通过二级甲等中医医院评审。2001 年，落实“以病人为中心”的服务理念，提倡首问负责制，开展“六个一”的护理服务，即“一个恰当的称谓，一声亲切的问候，一杯开水，一张连心卡，一声祝福，一张笑脸”。2004—2008 年，组织开展“温馨护理”“感动服务”“人性化管理”“人性化服务”，护理服务满意度达 96.5%。2006 年，该院护士罗京花被评为全市巾帼建功标兵，文业华被推荐为芙蓉百岗明星。2010—2012 年，制定医院《优质护理服务示范工程活动方案》，制定培训手册，组织护理人员进行中药保留灌肠、推拿法等五项中医护理技术的培训并举行操作比武。2011 年 10 月，该院护士张玉红、黄晶、李娟、邱芳、丁金华参加市卫生局组织的中医护理理论与技能操作竞赛，获单项及团体三等奖。2011 年，该院护士在省级以上刊物发表论文 16 篇。2012 年，该院护理部被市总工会评为“工人先锋号”。

1998年，临澧县中医院实施中医护理目标管理，医德医风教育面达100%，住院病人满意率90%，基础护理合格率≥85%，护理技术操作合格率≥90%，辨证施护书写病历合格率≥75%。2000—2007年，强化护理安全责任，实行护理质量和操作技术责任追究，实施护理操作技术“风险预警”。2008—2012年，制定符合医院实际又具中医特色的《常见专科疾病护理常规》《中医护理工作流程》《中医护理质量评价标准》《基础护理工作流程》和护理人员岗位职责，将突出中医特色贯穿于护理服务全过程。在省级以上刊物发表中医护理论文30余篇，参加全国交流学术论文篇14篇。

1999—2004年，市一中医院完善《护理部工作制度》《护理质量管理制度》《病房工作制度》《各科工作制度》《护理事故管理制度》及《各级护理人员职责》，倡导“以人为本、以病人为中心”的护理理念，营造温馨的人文环境和氛围。2005—2009年，坚持“病人第一、服务第一、质量第一”的服务宗旨，开辟绿色通道，实行亲情服务。组织编写《护理质量与安全管理规范》《专科疾病护理常规》和《临床护理应急预案与程序》，完善各项护理质量考核评价标准，辨证施护率达70%以上。2011年10月，骨伤科护理单元被中华中医药学会评为“第二届全国中医特色护理优秀科室”。11月，在全市中医病历书写及中医护理知识与技能竞赛中，获团体桂冠及单项操作一等奖。12月，在湖南省中医药管理局组织的中医护理基础知识及技能比武中，获团体一等奖。由陈琳主持完成的护理科研项目《月嫂护理影响母婴健康的调查与实践》获2011年市科技进步奖三等奖。承担湖南中医药大学护理本科班第三学年的教学任务。2012年，进行了50余次中医护理知识授课与中医护理操作示范，勤练四项西医护理操作和八项中医护理操作，接受中医护理培训100学时，覆盖率达100%。1994—2012年，在省级以上杂志发表中医护理论文129篇。

二　护理技术

2002年，石门县中医院护士罗金花在《对痹病用中医观念辨证施护》的论文中总结采用辨证施护的方法对痹病患者进行护理的经验。病室环境宜安静、整洁，温湿度适宜；饮食宜高营养、高维生素，清淡可口，易于消化；恶寒发热、关节红肿疼痛、屈伸不利者应绝对卧床休息，防止褥疮发生；关节疼痛或变形者须避免患肢受压；关节不利或强直者应协助患者加强功能锻炼，按时做被动运动；做好情志护理非常重要，尤其是久病、重病及关节变形者，应鼓励其树立信心；痹病病程有长短不同，病性有虚实之异，病因有风、寒、湿、热的偏重，故护理上亦有各自不同的着重点。

2006年1月至2008年6月，市一中医院唐翠云将内科收治的失眠病人88例分为两组，双月入院的为对照组43例，执行一般护理。单月入院的为观察组45例，运用中医理论知识，采用辨证施护方法，根据失眠症状的不同表现，分心脾两亏、阴亏火旺、痰热内扰、肝郁化火、心胆气虚，各制定施护原则和措施。结果：观察组显效23例、有效18

例、无效 4 例，总有效率 91.11%；对照组显效 18 例、有效 13 例、无效 12 例，总有效率 72.09%。两组比较，P<0.05。

2006—2009 年，石门县中医医院内科护理组文业华等将慢性肾衰 62 例随机分为两组，治疗组 42 例，采用中药灌肠及内服，治疗 15 天为 1 疗程。对照组 20 例，口服活性炭或服用包醛氧化淀粉酶。两疗程后观察两组症状、体征及血肌酐、尿素氮指标变化。结果：治疗组改善症状方面明显优于对照组（P<0.01），其中尤以厌食纳差、皮肤瘙痒好转最为显著，42 例中显效 21 例、有效 16 例、无效 5 例，总有效率为 88.1%。对照组 20 例显效 3 例、有效 6 例、无效 11 例，总有效率为 45%。

2010 年 1 月至 2011 年 3 月，石门县中医医院妇产科护理组尹爱春、项雪英等开展“舒适护理在胎动不安辨证施护中的应用”研究。50 例胎动不安（西医称先兆流产）根据中医辨证论治，经过护理评估，在辨证施护基础上施行舒适护理。环境在二人间病室，尽量将辨证分型相同患者安排一室。阳虚和寒证患者多畏寒肢冷，室温宜稍高；阴虚和热证患者多燥热喜凉，室温可稍低，湿度 50%～60%。病室布置温馨，墙壁挂有小风景画与可爱宝宝图，床单被套为淡绿红搭配，设有陪护床、音乐播放器。对腰酸、腹胀、有下坠感的阴道流血患者，入院后帮助更换棉质睡衣，嘱患者取舒适体位，绝对卧床休息，保持会阴清洁，每日用温水清洗外阴 2 次，给药护理。中药汤剂味苦，病人恶心、呕吐严重时可在服药前嚼少许橘子皮，再少量多次啜服。饮食多样化。根据患者辨证，选择性质相宜的食物，血热证选取寒凉、平和食物，虚证者补之。早孕反应严重、食欲差的患者，顾及患者的饮食习惯，在食物辛、甘、酸、苦、咸五味中适当调配，以促进患者康复。心理舒适护理。耐心向患者解释“悲哀忧愁则心动，心动则五脏六腑皆摇”的道理，促使其保持心情愉快。

2011 年 7 月至 2012 年 6 月，市一中医医院李文平、金芳和、聂含竹等将 118 例足月剖腹产妇随机分为速泌通乳贴+按摩组（48 例）、单纯速泌通乳贴组（34 例）和单纯按摩组（36 例），观察三组产妇泌乳量、泌乳始动时间及血清泌乳素（PRL）。产后 6 小时进行穴位及局部按摩后，将通乳贴贴于膻中、乳根、足三里，疗程 7 天。结果：3 组泌乳量积分在治疗开始后第 2 天、第 3 天、第 7 天分别比较，差异具有统计学意义（P<0.01）；3 组泌乳始动时间比较，差异具有统计学意义（P<0.01）；3 组血清 PRL 治疗后皆有所上升，但组间及组内分别比较，差异均无统计学意义（P>0.05）。结论：速泌通乳贴配合局部按摩能明显增加产妇泌乳量，提早泌乳始动时间，有效延缓血清 PRL 下降速度，使产妇于产后较长时间内保持充足的泌乳量。《速泌通配合按摩对剖宫产产妇产后泌乳的干预》获 2012 年市科技进步二等奖。该项目为常德市科技局科研课题和湖南省中医药管理局科研课题。

2012 年，石门县中医医院普外科护理组覃玲丽、陈佑梅等开展穴位按摩联合艾灸降低外科腹腔镜术后并发症的护理研究。将 100 例外科腹腔镜手术病人随机分为干预组和对照组，每组 50 例。对照组给予常规术后护理干预，干预组则在执行常规术后护理干预基础上配合内关穴、足三里穴位按摩联合艾灸治疗，评价两组并发症发生情况及术后肛门排气时间。结果：干预组术后不同时间常见并发症较对照组轻（$P<0.05$），肛门排气时间早于对照组（$P<0.05$）。结论：穴位按摩联合艾灸能有效缓解外科腹腔镜术后病人的常见的并发症，缩短术后首次肛门排气的时间。

第四节　中西医结合

1988—1999年，全市各级医疗单位开展中医学习西医、西医学习中医活动。为中医人员举办西医讲座，为西医人员举办中医讲座，并进行讨论。1991年，市一中医院成立中西医结合科。1999年开展中西医结合防治心血管病。2000年，该院中西结合心血管病专科列为市级重点专科。

2000—2012年，各级中医医院在保持中医药特色基础上积极发展现代医学检测、诊断、治疗技术，中医与西医手段相结合治疗各种常见病多发病。2000年11月，市一医院中西医结合科成立，曹仕虎、姜淑华、皮远雁、满世成、刘智壶等运用中医对慢性肺源性心脏病、冠心病、高血压、脑动脉硬化、脑梗塞以及功能性子宫出血、盆腔积液、卵巢囊肿、小儿腹泻、小儿支气管炎、脱发等疾病开展临床研究。2004年，市一中医院中西医结合在急诊科、外科、内科、伤科等科室快速发展，除开展针灸、推拿、拔罐、敷贴药膏等传统中医疗法外，还开展了中药灌肠、中药封包*治疗。心血管病科运用心血管病专科系列中药制剂，包括稳心颗粒、心达康等，结合现代医学手段治疗冠心病、心绞痛、心肌梗塞、高血压病、动脉硬化病、高脂血症、风湿性心脏病、先天性心脏病等。临澧县中医院骨科凡无须手术切开复位的骨折均采用小夹板固定，扭挫伤、跌打损伤首选中药外敷，五官科中医辨证施治鼻炎、中耳炎、慢性咽炎、急性扁桃体炎，妇科用自制消炎方、消瘤方治疗宫外孕和子宫肌瘤效果颇佳。在综合医院，疑难病例中西医联合会诊成为制度。中医药科研引入现代医学科研理念，对疾病进行中医分型定方，与西医治疗措施对照观察，而又保留中医辨证施治、随证加减的特点逐渐成为常规。

一　内　科

1991—1996年，市一中医院肖燕芳应用中西医结合治疗脑血栓形成166例，其中急性期81例、恢复期47例、后遗症期38例。中医治疗采用地黄饮子煎服，同时予清栓酶加葡萄糖静脉滴注，15天为1疗程。结果：治愈99例、显效39例、好转26例、无效

*将中医外治与现代药物透皮技术相结合，通过红外线和磁场的共同作用，使药物有效成分渗透至肌肉、关节内，增强局部血液循环，减轻组织水肿，促进无菌性炎症吸收，从而解除肌肉、肌腱等组织痉挛，松解软组织粘连，达到止痛、消肿、恢复关节活动功能的效果。

2 例，总有效率为 98.8%。同期单用西药治疗的 150 例中，治愈 68 例、显效 46 例、好转 18 例、无效 18 例，总有效率为 88%。两组治疗前后血液流变学变化比较，$P<0.05$。

1996 年 1 月至 1998 年 5 月，市一中医院肖燕芳、丁桂香中西医结合治疗应激性溃疡 21 例，并与单纯西药治疗 25 例作对比观察。西医对照组积极治疗原发病，停止使用激素。给葡萄糖加西米替丁、止血环酸静脉注射。中医治疗组在西医治疗基础上予大承气汤加减口服，疗程 3～7 天。治疗结果：治疗组 21 例中，2 天内止血 8 例，4 天内止血 8 例， 1 周内止血 4 例，1 周以上止血 1 例。对照组 25 例中，2 天内止血 5 例，4 天内止血 10 例，1 周内止血 5 例，1 周以上止血 5 例。中西医结合治疗应急性溃疡出血比单纯西药治疗控制出血时间短，全身情况改善快。

1997 年 1 月至 2000 年 10 月，石门县中医院龚道华采用中西医结合治疗脑梗塞急性期 41 例。疗程 1 个月。治疗结果：基本痊愈 11 例、显著进步 15 例、进步 12 例、无变化 2 例。

1998—2003 年，汉寿县人民医院宋银枝、汉寿县中医院卢光磊、肖彩云采用中西医结合治疗急性上消化道出血 60 例，与单纯西药治疗的 30 例进行对比观察，7 天为 1 疗程，1 疗程后评估疗效。记录两组血压、心率、呼吸及呕吐、排便情况，及血常规、大便隐血、血尿素氮。并对腹痛、头晕、心慌、进食及并发症、药物副作用等情况进行分析。结果：中西医结合组总有效率为 96.67%，治愈、显效率为 88.33%；单纯西药组总有效率为 90%，治愈、显效率为 63.33%。两组比较，中西医结合组病程缩短，止血迅速，用血量减少，并发症发生率、出血复发率也较少。

1998 年 3 月至 2003 年 3 月，澧县中医院贾遇文运用中西结合治疗甲状腺激素分泌增多的器官特异性自身免疫病 41 例，病程 2 个月至 5 年。治疗方法：口服丙硫氧嘧啶、心得安和丹栀逍遥散加味，治疗时间 1.5 年。治疗效果：痊愈 35 例、好转 6 例，总有效率为 100%。

2000 年，澧县人民医院胡佑清等中西医结合治疗重症肝炎，患者存活率达 60%以上。

2001—2005 年，汉寿县人民医院中西医结合科李建明中西医结合治疗原发性肾病综合征 60 例，治疗方法：按常规方法口服强的松，服药 6 个月。激素疗效不佳者选用环磷酰胺 0.2 克隔日静脉注射，以总量 10 克为 1 疗程，累积环磷酰胺总量视肝肾功能、血象而定。配合利尿消肿、降压、护肾等对症支持治疗。中药采用黄芪、茯苓、川芎、益母草、泽泻、桃仁、红花、熟附子、生大黄、干姜、甘草等每日 1 剂煎服。结果：完全缓解 30 例、部分缓解 24 例、无效 6 例，总有效率 90%。

2001 年 1 月至 2003 年 1 月，澧县中医院贾遇文对 32 例单纯性肥胖症，在适当控制饮食及体育锻炼基础上服用盐酸西布曲明及中药茯苓丸加味，1 月为 1 疗程，服用 2 疗程。疗效标准：达到正常体重为临床近期痊愈，体重下降>6 千克为显效，体重下降>2 千克为有效，体重无减轻或反而增加为无效。治疗结果：痊愈 6 例、显效 19 例、好转 5 例、无效 2 例，总有效率 93.75%。

2006年，石门县中医院刘定奇采用中西医结合治疗慢性肾衰28例，并与单纯西医治疗组28例对照。西医组在常规治疗基础上加用血管紧张素转化酶抑制剂或阻滞剂，控制感染，降血压，降血糖，调节水电解质与酸碱平衡等。中西医结合组在上述治疗基础上予补肾降浊汤和中药结肠透析，1个月为1疗程，观察3疗程。结果：中西医结合组显效10例、有效15例、无效3例，总有效率89.3%。血肌酐、血尿素氮均有明显改善（P<0.01）。单纯西医治疗显效6例、有效12例、无效10例，总有效率64.3%。

2007年7月至2009年7月，市一中医院杨胜辉、唐明杰、孔祥建采用小青龙汤雾化吸入同西药配合治疗慢性阻塞性肺疾病急性发作期患者60例，与单用西药治疗60例对照。治疗组有效率85.8%，中医证候疗效及实验室检查的改善情况均优于对照组（P<0.05)。单用西药治疗的有效率75%。小青龙汤雾化吸入对慢性阻塞性肺疾病急性发作期能明显改善患者咳、痰、喘的症状，改善肺功能及血气分析指标。2009年，该项目获市科技进步三等奖。

2006年1月至2010年1月，桃源县一医院邢平、李铁文将诊断明确的肺心病患者96例随机分为对照组46例、观察组50例，两组患者均予控制感染、强心、利尿、解痉等综合治疗。观察组加用蛇毒制剂降纤酶治疗，两组均14天为1疗程。疗程结束观察记录两组患者临床症状体征、血液流变学、血常规、肝肾功能等。结果观察组显效率68.17%、有效率31.13%，总有效率100%；对照组显效率37.14%、有效率50%，总有效率86.15%。两组治疗前、后血液流变学、动脉血气分析、血常规等指标比较明显改善（P<0.01)。

2008年6月至2011年6月，桃源县中医医院涂卫民将112例糖尿病周围神经病变患者随机分为观察组和对照组各56例，对照组采用常规西医疗法，观察组在常规西医治疗基础上加用中药清心凉血汤口服。两组疗程均为8周。观察组总有效率92.31%，对照组总有效率75.38%。治疗前、后两组神经传导速度比较有显著性差异（P<0.05)。

2009年，澧县中医医院贾遇文运用中西医结合治疗血脂谱异常症67例，口服舒降之，同时口服自拟中药方所制水丸，8周为1疗程，并与单纯口服舒降之对照，观察两组症状、体征、体重及舌象脉象变化、治疗前后的胆固醇、甘油三脂、低密底脂蛋白、高密度脂蛋白及三大常规、肝肾功能、心电图等。结果：单服舒降之组总有效率为64.47%，中西结合组为84.21%，治疗前后血脂各项指标两组差异均有统计学意义（P<0.05）。

2009年4月至2010月4月，市一中医医院郑远方运用中西结合治疗慢性阻塞性肺气肿72例。西医常规治疗，同时用养阴清肺汤加减治疗，7天为1疗程。治疗结果：显效43例、有效22例、无效7例，总有效率 90.3%。

二 外 科

1990年至1992年1月，临澧县中医院王明义、王吉耀、金涛采用中西药结合内服外敷法治疗急性阑尾炎46例，中医辨证为瘀滞型12例、成脓型21例、脓肿型13例。口服复方三黄消痈丸，患处外敷蒲胆消炎膏。治疗结果：46例全部痊愈，症状及体征消失，体温及白细胞计数恢复正常，包块吸收，一般均在3～5天治愈。

1992年，市一中医院罗建华用吗啉胍和板兰根联合外用治疗尖锐湿疣23例，治愈18例，占78.3%；好转2例，占8.7%；无效3例，占13%；有效率87%。

1992—1997年，市一中医院刘冬保、唐智军采用转移外口切开引流术治疗复杂性肛瘘51例，均治愈。疗程最短者14天，最长者45天，平均21.3天。1例高位复杂性肛瘘术后3月复发，原因是括约肌上支管处理不彻底，行2次手术治愈。与传统的切开引流术治愈时间相比较，平均缩短疗程 12.5天。该术式将内口与肛管段瘘道一次性切开或切除，使分泌物经转移外口通畅转流而不向远端瘘道内灌注，并对远端内坏死组织潜行剜除或搜刮，原外口扩创，使原外口与转移外口间形成对口引流，从而解决了原发灶及瘘道引流不畅这个影响肛瘘愈合的根本问题。

1997年1月至2006年5月，津市市中医院戴作勇采用中西医结合治疗尿路结石200例。其中肾结石43例、输尿管结石146例、膀胱结石11例。治法：体外震波碎石，葡萄糖注射液加山莨菪碱、维生素C静脉滴入，然后予甘露醇静脉滴入，配合大量饮水，酌情增加活动量。内服化瘀补肾排石汤，连服7天。治愈率75.5%，总有效率96.5%。

2003年6月至2007年5月，常德职业技术学院附属第一医院甘军、谢贵良、石艳中西医结合治疗寻常型银屑病48例，平均病程5.2年。治疗方法：采用中医消风散合犀角地黄汤加减，15天为一疗程，药用3疗程。口服维生素E、C、A，肌注维生素B_{12}，同时局部交替使用维甲酸霜及派瑞松软膏外搽。结果：痊愈10例、显效28例、有效6例、无效4例，总有效率91.67%。

2009年1月至2010年4月，市一中医医院贾才英、李群芝采用中药保留灌肠配合西医常规方法治疗急性胰腺炎30例，并与单纯西医常规治疗组28例对比观察。治疗组在西医常规治疗基础上加用中药保留灌肠。灌肠药选用大承气汤加减，连用3～7天。结果：西药对照组显效10例、有效10例、无效8例，总有效率71.43%。中药治疗组显效20例、有效7例、无效3例，总有效率90%。治疗后中药治疗组血清淀粉酶明显低于西药对照组，且腹痛和腹胀缓解时间、自主排便时间、体温恢复正常时间、住院时间明显短于西药对照组。

三　妇产科

1989年9月至1993年9月，市三医院熊以珍、郑小春采用穴位注射普鲁卡因治疗顽固性产后尿潴留30例。病因：产程延长胎头压迫18例、产程中尿过多未及时排出8例、会阴伤口疼痛致尿道痉挛4例。治疗方法：耳穴取耳尖、直肠下段，体穴取关元，每穴注射 0.5%普鲁卡因 0.4 毫升。治疗效果：26 例注射 40 分钟后自行排尿，4 例注射 30 分钟协助排尿。

2000 年 1 月至 2003 年 3 月，市一中医院倪艺运用中西医结合治疗未破裂型输卵管妊娠 60 例。治疗方法：给予甲氨蝶呤 50 毫克单次肌肉注射，同时口服中药煎剂宫外孕 II 号，连服 7 天。治疗结果：显效 40 例,、有效 15 例，显效率 66.7%，总有效率 91.7%。

2002 年 2 月至 2004 年 8 月，市一中医院徐杰采用中西医结合治疗宫外孕 50 例，治疗方法：米非司酮 50 毫克口服，静脉注射甲氨喋呤，同时服中药宫外孕方。第 7 天测绒毛膜促性腺激素，每周复查盆腔 B 超 1 次。若治疗后第 7 日绒毛膜促性腺激素下降小于 15%则重复上述治疗。结果：显效 36 例、有效 10 例、无效 4 例，总有效率 92%。

2006 年 2 月至 2011 年 8 月，石门县中医医院雷伟中西医结合治疗盆腔炎 75 例，入院均行血、尿、影像学、白带检查。每天口服左氧氟沙星和甲硝唑及自制中成药妇科抗炎丸，治疗结果：治愈 32 例、显效 23 例、有效 13 例、无效 7 例，有效率 90.67%。

2008 年 3 月至 2009 年 3 月，澧县中医医院王小红采用中西医结合方法治疗及护理产后恶露不绝 38 例，出血时间最短 23 天，最长 42 天；均经妇科检查及 B 超检查证实无宫内残留。治疗方法：西医抗炎、止血、补能及对症支持治疗，中药以生化汤化瘀生新、温经止痛，服药 7 ~ 10 剂。结果：38 例中痊愈 25 例、好转 13 例，总有效率 100%。

四　儿　科

2004—2006 年，石门县中医院高飞将 72 例小儿肺炎喘嗽患者随机分为治疗组和对照组各 36 例。对照组采用头孢噻肟钠和病毒唑治疗。治疗组在对照组治疗的基础上加用清金消毒汤治疗。两组均治疗 1 周后进行疗效评定。结果：治疗组总有效率为 97.22%，对照组总有效率 86.11%。治疗组临床症状、体征的消失时间较对照组明显缩短，$P<0.05$ 或 $P<0.01$。

2005 年 4 月至 2008 年 10 月，市妇幼保健院蒋朝晖采用头皮针刺、语言训练，并辅以相应的康复手段治疗语言障碍患儿 93 例，其中语言发育迟缓 40 例、运动性构音障碍 15 例、语言发育迟缓+构音障碍 38 例。将患儿随机分为针刺组 47 例、对照组 46 例，2 组患儿都进行语言训练以及系统的康复治疗，针刺组加针刺四神针、智三针、舌三针、脑三针、语言二区、风池、哑门为主。2 组均治疗 4 个月。结果针刺组总有效率 95.8%，对照组总有效率 78.3%，差异非常明显（$P<0.01$）。

2008 年，石门县中医医院龚兆辉将 72 例毛细支气管炎患儿随机分为 2 组，对照组 34 例采用常规西医治疗，治疗组 38 例采用小青龙汤加减配合常规西医治疗。结果：治疗组总有效率为 94.7%，对照组总有效率为 70.6%，治疗组疗效明显优于对照组（$P<0.05$）。两组症状与体征消失/缓解时间、临床疗效比较，差异有统计学意义。结论：中西医结合治

疗婴幼儿毛细支气管炎安全有效，可以缩短病程，提高临床治愈率。

五　骨伤科

1995年11月至2004年11月，市一中医院张宏波、邵先舫采用愈髋饮结合带旋髂深血管蒂髂骨瓣移植治疗股骨颈骨折217例。患者入院后在外展中立位以4～8千克重物行骨牵引，一周内摄床旁X片，显示骨折重叠、成角纠正后，行手术治疗及配合中药内服。术前早期活血化瘀、行气止痛为主，方选桃红四物汤加减；术后予该院自拟愈髋饮内服，4周为一疗程，每疗程后停服一周。217例中优良率95%，8例负重时偶有疼痛，稍显跛行。3例疼痛、跛行明显，后期行人工髋关节置换术。

2001年4月至2006年4月，市一中医院刘志军、邵先舫采用中药结合PVP聚乙烯吡咯烷酮治疗骨质疏松性脊椎骨折腰背疼痛45例。接诊后即服用益肾蠲痹汤，一个月为一疗程，三疗程后，显效86.54%、有效10.43%、无效3.03%，总有效率为96.97%。

2006年5月至2007年6月，市一中医院张宏波、涂拔群用臭氧注射配合盘龙七药酒离子导入治疗腰椎间盘突出症61例。方法：经皮穿刺椎间盘内臭氧注射融核术。术后第一天即开始用盘龙七药酒离子导入治疗，治疗时间20分钟，每日一次。一周为一疗程。治疗后随访3～24个月，显效43例、有效14例、无效4例，总有效率93.44%。

2009—2011年，市一中医医院陈修元、邵先舫采用中西医结合治疗风寒湿阻型膝骨性关节炎30例。方法：膝关节腔内注射玻璃酸钠，每周1次，连续5次为1疗程。同时口服中药独活寄生汤，服五周一疗程。治疗结果：显效20例、有效9例，有效率96.67%。

2009年9月至2011年9月，西湖区人民医院张卫采用中西医结合治疗肱骨近端骨折21例，治疗方法：钢板内固定，采用三期中医辨证治疗，初期以活血祛瘀为先，桃红四物汤随证加减；中期以舒筋活络为重，舒筋活血汤随证加减；后期以补肾壮骨为主，服中成药骨松宝胶囊，随访11～23个月，骨折愈合率100%，功能恢复优良率85.7%。

六　眼　科

1998年1月至2005年1月，市一中医院鄢重成、刘芳琼采用中西医结合方法治疗不同程度玻璃体积血30例。治疗方法：口服或肌注止血药物，静脉滴注甘露醇，口服维生素C，血栓通400毫克静脉点滴，每日1次，10天为1疗程，同服中药血府逐瘀汤化裁。轻度患者1～2疗程，中、重度患者3疗程，维持期口服血栓通片，时间3个月至半年。治疗结果：治愈18例、好转10例、无效2例，总有效率为93.33%。

2001年1月至2005年1月，市一中医院刘芳琼中西医结合治疗白内障超声乳化术后角膜内皮水肿 32 例。方法：术眼包盖，典必殊眼液、50%葡萄糖眼液点术眼，连用 3 天后停用。强的松片 30 毫克/日，3 天后递减。服中药血府逐瘀汤加味，7 天为 1 疗程。32 例治疗前视力 0.1 以下 16 例，0.1～0.2 的 10 例，0.2～0.3 的 6 例；治疗后视力 0.3 以下 1 例，0.3～0.5 的 2 例，0.6～0.8 的 10 例，0.9 以上 19 例。痊愈及显效 29 例，占 90.63%；有效 2 例，无效 1 例，总有效率 96.87%。

第五节　中医药文化建设

汉寿县中医院认为，办医院一年靠经验，十年靠制度，百年靠文化。20 世纪 90 年代，常德市部分中医院在院内醒目处张挂张仲景、李时珍、孙思邈等古代中医名人画像，有的还建了塑像，并将古人医训悬挂在门诊、病房醒目处。石门县中医院中医药文化建设行动早，内容丰富。他们积极营造中医药文化环境。投资 10 多万元，在门诊、住院大楼醒目处张挂永久性的古代名医扁鹊、张仲景、孙思邈、李时珍、皇甫谧等人的画像及其生平和成就介绍以及中医书法和古医训。2001 年，创办医院网站，设新闻中心、就医指南、健康家园、杏林论坛等栏目，定期更新，年点击量 1 万多人次。2004 年，创办院报《杏林春色》，设新闻、科普之窗、杏林文苑等版块，每期免费发行 1.2 万份，该县凡发行《常德日报》的地方就有《杏林春色》。2006 年 10 月，在医院临街面建设长 35 米、高 2.5 米的中医药宣传窗“杏林之窗”。2006 年、2008 年，该院耗资 8 万多元举办两次中医文化节。文化节中举行“反商业贿赂，争做良心医务工作者”签名活动、“中医杯”真情散文大赛、中医汤头歌诀诵读比赛、中医处方硬笔书法比赛等主题活动。2010 年 5 月举行“中医之光”中医文化节，举行“十大名中医”“十大名医”“十大天使”“十大服务明星”评选活动、“中医人背后的故事”演讲比赛、中药汤头歌诀诵读比赛、中医护理技术操作比武、中药操作技术比武、中医文化宣传小分队进社区、进机关、进学校等主题活动，7 月底结束。2009 年，石门县中医医院被评为全国医院文化建设先进单位。进入 21 世纪，中医药文化建设提上常德市中医药工作的议程。临澧、安乡、澧县、石门等县每年投入 10 万余元专项经费用于农村中医药文化宣传。临澧县在 17 个乡镇建立中医药文化科普教育

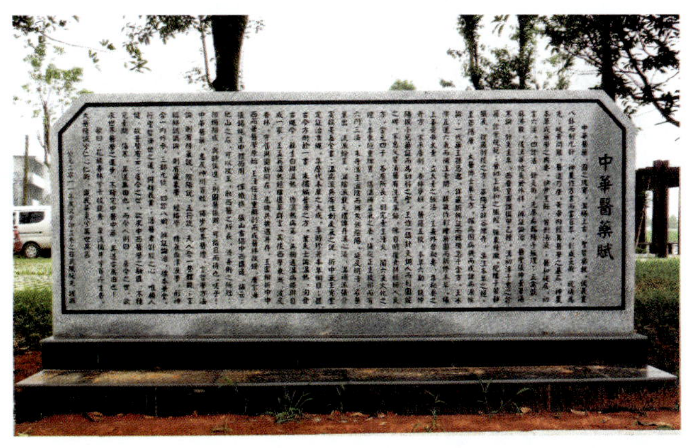

竖立在安乡县中医医院前国医文化广场上的《中华医药赋》碑　　（刘雷中摄）

活动中心，在339个村（居委会）设置中医药文化科普宣教站，并在部分中小学开设中医药文化课。组织中医文化科普队伍进农村、进社区、进企业、进学校普及中医药文化知识。临澧县中医院编选《岐黄传奇故事》《安福本草中医药经验方》《省名中医吴家清精选医案》《脑肿瘤专家周昌安医案精选》等。2009年，该县各医院中医门诊人次占门诊总人次的31%，分别比2007年、2008年提高28.9、11.2个百分点。安乡县中医医院开展设计一枚院徽，谱写一曲院歌，制定一本院训，建设一面中医文化墙，组织一次歌咏会，举办一次中医药演讲赛的活动，凝聚人心，获得良效。2008年11月25日，中医中药中国行大型科普宣传活动常德站活动启动。常德市副市长万成贞挂帅，市卫生局、文化局、广电局联合，举行为期6天的科普宣传活动。在市体育中心举行的启动仪式上，设置25个义诊台，每个义诊台安排2名有名望的中医师坐诊，并安排1000元中药膏丹丸散免费发放。设置百米中医科普展廊、中医药企业展品展示、现场签名墙等活动区域，发放中医药科普图书资料，发放并回收1000份《中医药民众认知度调查问卷》。之后，全市9家县以上中医院组成9支巡回宣传医疗队深入社区和乡村开展巡回义诊宣传活动，至30日结束。2009年12月，举行常德市首届名老中医评选活动，评选出常德市名老中医10名、常德市名中医10名，并为名老中医确定师承人员。2010年，桃源县卫生局与县广电局合作，制作中医药适宜技术推广节目，全年播出11期。2010年10月至2011年1月，市卫生局联合常德晚报社举行“我和祖国传统中医药”征文活动。2010—2012年，湖南省中医药管理局发起组织“中医养生保健知识进万家”活动。常德先后举办3次中医药知识大讲堂、1次中医药行业读报活动。2011年，安乡县中医医院兴建国医文化广场。广场上广植中草药标本，树立张仲景、孙思邈塑像，放置镌刻有中医工作方针和古医训的石碑、石制中药碾槽模型等，还特请湖南文理学院中文系教授阮先撰写《中华医药赋》，刻碑置于广场中央。2012年，常德市卫生局主管、常德市中医药管理处、常德市中医药学会和常德市中医研究所主办的《常德中医》内部期刊出版，当年出版第一期。

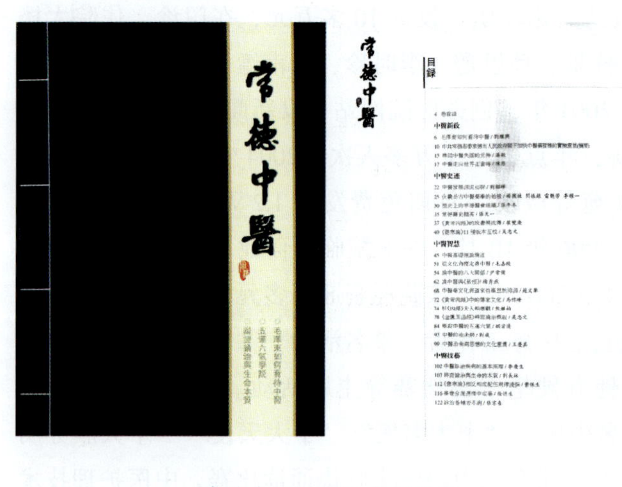

《常德中医》2012年创刊号

第十四章　医学教育

第一节　学历教育

一　全日制医学院校学历教育

（一）常德卫生学校的医学教育

1988 年，常德卫生学校（下简称常德卫校）开设 6 个专业、24 个教学班，在校学生 1035 人，比 1978 年增加 275 人，增长 36.18%。

1989 年，常德卫校设护士、西医士、中医士、卫生医士、卫生检验和妇幼卫生 6 个专业，开设广播电视大学（下简称电大）医疗专业，在校学生 1335 人。经市卫生局批准，面向乡村医生招生，招收计划外自费生 2 个班 128 人。

1990 年，参加全省 13 所中等卫校生理学统考和电大医疗专业统考，均获第一名。全省解剖学会年会在该校召开，“人体神经系统概况”人体标本获中专组一等奖。是年，增设临床检验专业。

1991 年，省教委、省计委对全省 107 所普通中专进行办学水平评估。常德卫校以此为契机，大规模开展硬件和软件建设。6 月，综合楼竣工。10 月，6800 平方米的教学图书大楼破土动工。投资 47 万元征用临近的武陵区委党校土地 5658 平方米开辟生活区，修建高级讲师宿舍楼。重新修订医士、护士、检验共 8 个专业和电大医疗专业的教学计划。是年，该校学生获全省中等卫校统考 5 连冠，学生管理居全省中专学校先进行列。省卫生厅在该校召开护士专业试点改革现场会，推广该校以教学内容改革和加强实践教学环节为主要内容的改革经验。12 月 27 日至次年 1 月 3 日，在全省中等卫校评估中列第六，评为 B 等上限。1992 年 10 月，省评估复评组同意该校定为 A 类学校。

1992 年，在完成国家统一招生任务的基础上，举办乡村医生培训班、妇产科培训班、血防检验班和电大高护班，共招生 297 人。全省中等卫校 23 个学科协作组，该校在 6 个学科协作组任组长单位，同时任中等卫校统编教科书《生理学》《化学》《护理学》和《卫生学》主编，在全省电大医疗专业 30 个学科责任老师中占有 7 个。

1993 年，省教委、省计委将该校定为 A 类学校，并定为省部级重点学校。为适应社会需要，该校招生既立足本地又面向外地，既有自费培训又有委托培训和短训，既有中专层次又有大专层次，当年扩大招生460多人，在校生接近2000人。

1995年，国家教委提出“逐步萎缩中专教育”。常德卫校领导班子提出“必须升格办医学专科学校或高等职业学校”。1996年9月，市长张昌平到该校现场办公，专题研究申办省职工医学院问题，提出在柳叶湖划拨土地6.67公顷等几项申办措施，后因省卫生厅取消创办省职工医学院计划而搁置。

1996年，常德卫校全面贯彻新的部颁教学计划和教学大纲，实施目标教学，推行教学方法和方式改革。在省卫生厅组织全省目标教学检查评估中得分98分，受通报表彰。此后，目标教学成为教学的重要方式。省卫生厅科教处组织编写全省4年制护理教材，该校教师蔡光斗主编《微生物与寄生虫》，杨丽华主编《英语》。10月，4600平方米食堂综合大楼竣工。1997年，投资80万元建成高标准微机教学室和语音教学室。1998年7月，投资65万元建成电教监控中心。9月，附属医院大楼竣工，编制病床增至100张。

1998年，省卫生厅组织全省中等卫校目标教学教案与授课录像评比，常德卫校教案获总分第一名。该校送评10份教案3份获一等奖，4份获二等奖。送评2部授课录像，1部获二等奖，1部获三等奖。

1999年，随着护理专业人才市场需求不断扩大，常德卫校开始扩大护理专业招生规模。当年，护理专业招收新生184人，护理在校生达549人。助产专业招收新生51人，助产专业在校学生153人。该校护理专业学生质量高，毕业后就业率高，学生人数约占全校学生人数的40%，成为该校的龙头专业。是年，拆除女生宿舍楼危房，原址新建2500平方米学生公寓。该年度，全省中专学校普遍招生不足，但常德卫校新生入学率达94%。

2000年，省教育厅批准常德卫校设置高等职业技术教育专业，首期招生5个班、248人，包括医疗专业4个班、护理专业1个班。护理专业开始招收五年制大专生，当年招收新生192人，有在校学生738人。助产专业招收新生40人，有在校学生194人。是年，省教育厅、省卫生厅对中等卫生学校专业设置进行评估，该校护理、助产和高等职业技术教育医疗三个专业接受评估。按评估要求耗资152万元，添置教学仪器170多项，加强实验室建设。附属医院添置窥镜手术等仪器设备价值75万元。加强教学质量管理，提出“以学生为中心，以质量为生命”，鼓励科研人员和教师提高学历，全校公开发表论文34篇，青年教师周全在全省中专学校优质课竞赛中获医卫类一等奖。10月21日，通过省专家评估组检查评估。是年，为建设成大专水平院校，常德卫校又向市委、市政府提出并入常德师范学院的方案，虽得到市委、市政府同意和常德师范学院方面认可，又因师院面临升格后的重新评估而搁置。

2001年上学期，常德卫校有教职员工202人、离退休人员80人。有专业技术人员157人，其中高级职称47人、中级职称67人。在校学生2772人，大专层次有高职医疗专业193人、高职护理专业56人、电大医疗专业107人、电大护理专业26人、临床医疗专业大专（职大）506人、护理专业大专（职大）178人、函授临床医疗专业（大专）187

人、函授护理专业（大专）91 人；中专层次有护理专业 676 人、助产专业 213 人、妇幼医士专业 112 人、社区医学专业 286 人、医学检验专业 72 人、医学美容专业 32 人、药剂专业 37 人。

2002 年起，常德卫校护理专业开始招收三年制大专生。

1988—2002 年，常德卫校先后举办的 21 个专业共毕业学生 21205 人（包括 2002 年入学、2005 年毕业的学生），为该校 1951 年建校至 1987 年毕业人数的 3 倍。

表 3-14-1-1 1988—2005 年常德卫校各专业毕业生人数统计表

专业	人数	专业	人数	专业	人数
护理	7200	医疗	2925	社区医学	5586
预防医学	1019	妇产	626	中医	453
妇幼保健	369	助产	493	临床检验	536
血吸虫病防治	98	五官	90	卫生检验	372
药剂	89	药学	63	中药	103
放射	51	血防检验	44	医学检验	23
计划生育管理	32	医学美容	28	乡村医生培训	1005

（二）常德职业技术学院的医学教育

2001 年 4 月，中共常德市委、市人民政府决定将常德农业技术学校、常德卫校、常德机电工程学校合并组建常德职业技术学院。次年 7 月，常德卫校整体并入新组建的常德职业技术学院，在校学生转入常德职业技术学院护理系、基础医学部和临床医学系。撤销常德卫生学校建制。护理系迁至学院新址，医学系仍留原常德卫校旧址，学院高等职业技术教育招生与中专招生并存。年初，市政府常政办函〔2002〕18 号文件将市一医院确定为常德职业技术学院临床教学医院，定名为常德职业技术学院广德医院。

2003 年 4 月，省政府湘政办函〔2003〕71 号文件正式批准成立常德职业技术学院，由常德市政府主办、主管，教育业务由省教育厅主管。是年，护理专业和医学专业开始三年制大专和两年制中高连读（即从中专、职业高中、高中毕业生中直接招收高等职业技术专业学生）专业招生。至年底，留在原常德卫校旧址的教学班级全部迁入新址。是年，新开设医学美容专业。

2004 年，常德职业技术学院护理专业通过省教育厅进行的改革试点专业评估，被确定为“国家技能型紧缺人才”重点建设专业。2 月 27 日，该院又被教育部、卫生部确定为护理专业领域技能型紧缺人才培养培训院校。4 月 18 日，举办 2004 年常德市医卫类人才供需见面会。市一医院、湘雅医院等 72 家国有、股份制及民营医药单位参加，共提供 469 个工作岗位，该院应届、往届毕业生及兄弟院校学生 636 人应聘，用人单位与学生签订用人意向协议 297 份。是年，新增药学专业，设药品生产与检验、药品营销与调剂 2 个专业，培养能从事药品生产、药品检验、药品调剂和药品营销的高端技能型专门人才。投资 800 多万元建设药品生产、检验、调剂、营销真实、仿真实训室 57 间 7000 多平方米，建设 5 条药品生产线以及取得“药品经营许可证”的实习药房。

2005 年，该院临床医疗系与基础医学部合并为医药系，设高级护理、临床医学、药学、医学美容技术、助产 5 个专业，在校学生 3500 余人。医学美容专业通过省教育厅进行的改革试点专业评估。护理系新增进口护理真人模型、呼吸机、监护仪等设备。医疗系新建腹部叩诊专业机房和生物信号采集系统。3 月 26 日，举办 2005 年常德市医卫类人才供需见面会，来自北京、天津、深圳、广州、上海、陕西、江西、贵州、四川以及本省各地区的 51 家医疗卫生单位、26 家药品行业单位、21 家医疗器械及其他单位提供工作岗位 1300 多个，达成就业协议 903 份。6 月，护理专业被市卫生局确定为常德市护理人员培训、考核基地。

2006 年，精品课程建设起步。《护理学基础》被评为学院 10 项精品课程之一，并被推荐申报国家级精品课程。3 月 18 日，举办 2006 年常德市医卫类毕业生供需见面会暨常德职业技术学院 2006 届毕业生双选会，有武汉大学医学院、长江大学、湖北荆门医学院、湖南师大医学院、南华大学、湖北中医学院、长沙医学院、湘南医专、怀化医专、永州职院、岳阳职院、湖南财专、湖南文理学院等 20 所省内外高校的近 2000 名毕业生参加，招聘专业有临床医学、高级护理、放射、检验、影像、药剂、口腔、外科、内科、妇产科、儿科、麻醉等，用人单位 111 家，包括医卫类专业达成就业意向 1123 人，乡镇卫生院等基层医疗卫生机构就业选择增多。8 月 18 日，与市卫生局合作的常德市首期全科医师面授培训班在该校开班，来自城镇社区卫生服务机构的 130 余名业务骨干接受为期半个月的业务培训后，考试合格者获得省卫生厅颁发的“全科医师岗位培训合格证”。

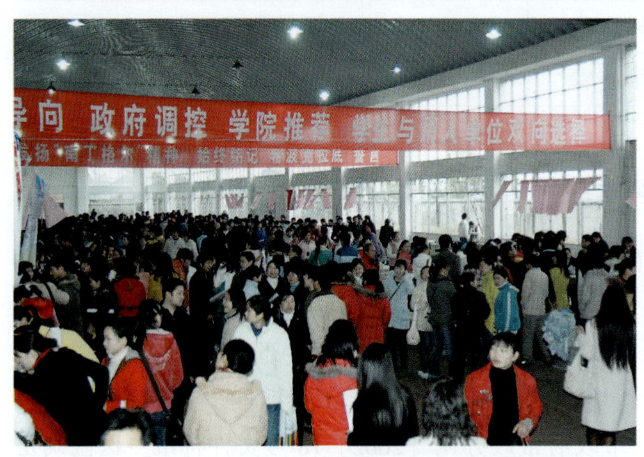

导向 政府调控 学院推荐 学生与用人单位双向选择
2007 年常德市医卫类毕业生供需见面会暨常德职业技术学院 2007 届毕业生双选会现场（谈应国供稿）

2007 年，常德职业技术学院将护理、临床医学、药学列入学院 8 个重点建设专业。3 月 17 日，2007 年常德市医卫类毕业生供需见面会暨常德职业技术学院 2007 届毕业生双选会在常德职业技术学院体育馆举行。20多所省内外高校的2000多名毕业生参加，用人单位174家，提供2000多个就业岗位，省人民医院、省儿童医院、市一医院等三甲医院均提前到该院挑选毕业生，临床医学、高级护理、放射、检验、影像、药剂、口腔、外科、内科、妇产科、儿科、麻醉等专业落实或达成就业意向1200多人，乡镇卫生院用人需求继续升温。7月，护理专业申报国家护理专业实习实训基地并获准为中央财政支持的重点项目。11月11日，2007湖南省“护理之星”就业力挑战赛第一站湘西北海选专场在该校开幕。该校护理专业39位选手胜出，随后参加全省复赛，该校学生肖蕾、刘莎、王婷、程龙琳进入全省16强。经过总决赛，肖蕾和刘莎分获冠军、季军。

2008年，常德职业技术学院庄华英教授主持的《护理基本技术》课程被评为国家级精品课程。在2008年度省级重点建设项目评审中，护理专业成为精品专业建设项目，《药用植物》成为精品课程建设项目。

2009年2月25日，湖南益丰大药房连锁有限公司与常德职业技术学院联合开办的益丰药学大专班开班典礼在该院一号学术报告厅举行，益丰班全体学员及药学系200多名学生代表参加典礼。5月19日，该院副院长李敏捷、黄镇才、计划财务处处长翟振才、教务处处长熊召友一行4人赴韩国与“大邱韩医大学”签订合作办学协议，自2009年起招收五年制专本连读学生，由中韩联合招生，联合培养，颁发双证，国内学习两年，在韩学习三年。合作办学专业有中医中药资源学科、中药皮肤美容学科、护理专业、土木设计学专业。是年，该校与广东省人民医院、广州市第一人民医院等广州地区18家医院建立实习合作关系。省卫生厅确定该院为“湖南省农村在岗卫生人员中专学历教育办班”学校，招生对象为乡镇卫生院、血防站从事临床医疗卫生服务工作两年以上的在编在岗临床专业人员，学制两年，全日制学习，各门课程考试合格后颁发中专毕业证。首批学生于10月31日入学。组织1500多名护理专业实习生返校免费进行护士资格证考前培训。护理系主任朱明瑶被全国妇联授予“全国三八红旗手”称号，护理系被授予“全国三八红旗集体”称号。“护理技能调压针头”项目获国家知识产权局专利，“《内科护理》教学模式探讨”获高等教育省级教学成果三等奖。

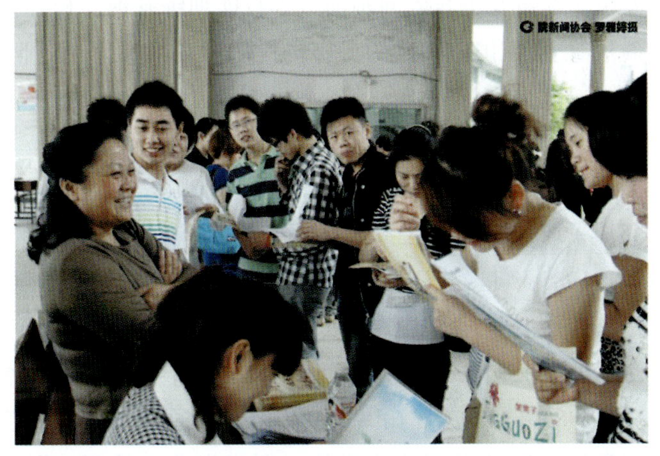

2010年常德职业技术学院毕业生招聘会现场

（谈应国供稿）

2010年，常德职业技术学院药学系在原有2个订单培养班的基础上，又与益丰大药房、湖南金健药业有限责任公司、民康药号连锁有限公司、康普药业股份有限公司、湖南时代阳光养天和大药房连锁有限公司签订合作办学协议。《〈药用植物鉴别技术〉课程建设与改革》获湖南省高等学校教学成果奖二等奖。

2011年，药学系与修正药业、三金药业开办校企合作订单班“修正药学大专班”“三金药学大专班”。5月15日，举办2011届医卫类毕业生专场招聘会，24家医疗机构、医药企业参加，提供285个实习就业岗位，800多名应届毕业生会上应聘。

2012年，常德职业技术学院护理专业建设成为湖南省精品专业，被确定为湖南省职业教育“十二五”计划省级重点建设项目“省级特色专业”建设单位。先后投入1000多万元，建成护理技能实训中心，面积5684平方米，仿真项目教室44间，开设模拟病床100张，实习实训设施设备项目达标率和开出率100%，价值达标率90%以上，完好率95%以上。校内实训基地设置有护士站、产房、手术室、各临床模拟病房、床头给氧、吸引、呼叫系统等。护理专业成为区域内专业教学指导中心、实习实训中心、师资培训中心和职业资格鉴定培训中心。临床医学专业形成了“学院、卫生行业、医院三结合”“2+1”的人才培养模式，专业课程体系与国家医改政策、国家执业标准、岗位能力、学生长远及个性发展接轨。校内实验实训面积22000平方米（含附属医院），仪器设备总值1600多万元；校外有5所附属医院、4家示范性校企合作教学基地、18所实习医院和8个基层见习实习基地，毕业生就业率年均在96%左右。长期承担省卫生厅、市卫生局指令性的乡村医师培训任务、农村在岗卫生人员中专学历教育、农村在岗卫生技术人员成人大专学历教育及基层助产士转岗培训等，是高等职业学校骨干教师国家级培训项目医药卫生大类的培训基地。为常德市乡村医师基本技能培训、公共卫生管理技术培训、药剂人员技能培训、计生技术培训等累计培训2000余人次。药学专业建成湖南省示范性特色专业。医学美容技术专业有近1800平方米的校内实训基地，配置280多万元的现代美容设备，设有美容护理实训室、化妆技术实训室、美容外科手术室、物理美容实训室、美体塑形实训室、保健养生实训室及美容咨询实训室等技能训练基地，校外有爱思特、罗兰佩蒂、生命季节、奈瑞尔等12家国内知名的美容机构作为实习基地，毕业生就业率始终保持在98%以上。

（三）医疗卫生单位的学历教育

20世纪90年代起，常德市县以上医疗卫生单位开始重视卫生技术人员的高等学历教育，采取措施鼓励医务人员报考大专、本科甚至研究生学历学习，并提供一定补助和经费。1983年起，市一医院把提高专业骨干的学历放到提高医院建设水平的长远规划中考虑，从向培养对象提供制度和经济支持，发展到与省级以上大专院校联合开展委托培训，使不少原仅有中专、大专学历的技术骨干获得了大学本科乃至研究生学历。

1983—1989年，市一医院有23人通过大学自学考试、函授、脱产学习等方式获得大专学历，28人获得中专学历，所学专业以护理、财会、统计、药剂、行政等专业为多，其中护理中专学历23人。1990—1998年，51人获得中专学历（全部为护理专业），20人获得大专学历，28 人获得大学本科学历，6 人获得研究生学历。其中医疗专业 28 人，21 人为本科学历，6 人为研究生学历；财会经济类专业 12 人，8 人为大专学历，4 人为本科学历；制药专业 5 人，均为大专学历；其他专业有行政、档案、计算机、检验、电子等。1999 年至 2008 年 6 月，该院共有 472 人获得大专以上学历，其中博士学位学历 3 人、硕士学位学历 21 人、本科学历 284 人、大专学历 164 人，另有一人获得中专学历。其中护理专业 293 人，1 人为中专学历，157 人为本科学历，一人为硕士生，余均为大专学历；医疗（含中医）专业 58 人，除 2 人为大专学历外，38 人为本科学历，15 人为硕士生，3 人为博士生。其他专业有医学检验、中药或药学、经济类、计算机类、法律类、医学影像类、中文类等。

2001 年 3 月，为提高护理人员的专业素质，市一医院与湖北省职工医学院达成联合办学协议，由湖北省职工医学院在该院开办 1 期护理专业专科升本科函授班，专科起点，学制 2 年。该院 47 名护理人员报名参加，3 月 9 日开始考前辅导，5 月中旬参加全国成人招生统一考试并全部录取。全部学员均完成学业，获得护理专业本科毕业证书。

2003 年 4 月，为加快高层次麻醉学人才培养，市一医院与徐州医学院签订建立麻醉学研究生培养基地协议书。8 月，市一医院成立麻醉学教研室，潘道波被徐州医学院聘为麻醉学硕士生导师，并任教研室主任，黄绍华、胡兴国、易善元、熊锦为成员。2005 年 5 月，徐州医学院 2004 级麻醉学研究生张明治至该院进行临床培养，次年 5 月通过论文答辩，为该院也是常德市培养的首位研究生。2006—2008 年，先后接收徐州医学院 3 名麻醉学研究生到该院进行临床培养，陆续通过硕士论文答辩。

2003 年 9 月至 2004 年 7 月，市一医院与中南大学湘雅医学院联合举办研究生课程进修班。湘雅医学院负责入学资格审查、课程设置与教师教务安排和考务工作，医院负责提供教学场地和学员管理。学员来自该院，半脱产学习，采取面授、讨论和研究相结合的方式教学，学员学完全部课程且经考试考核成绩合格，由湘雅医学院发给结业证书，按照同等学力申请硕士学位。该院共有 63 人参加学习，全部获得研究生进修班结业证书。

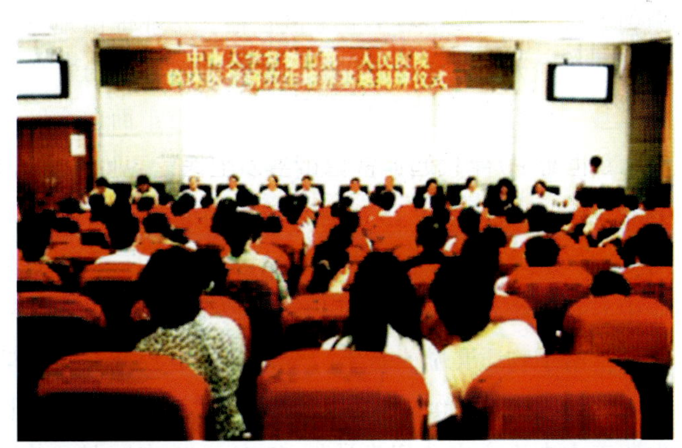
2008 年 5 月，中南大学临床医学研究生培养基地揭牌仪式在市一医院举行 （市一医院供稿）

2007 年 5 月，市一医院向中南大学研究生院提出在该院建立普外科、神经外科、神经内科、心血管内科和内分泌科临床医学研究生培养基地的申请。经过考察，2008 年 5 月 13 日，中南大学批准该院为临床医学研究生培养基地，并从 2009 年 1 月开始招收、培养硕士研究生。经中南大学湘雅医学院学位评定委员会批准，该院魏尚典、黎有典、陈能志、向绪林、朱世津、黄怡、邓志明、贾若飞、徐立新被聘为5个专业的硕士生导师。至2012年，各专业分别招收培养的硕士研究生计有：普外科4人、神经外科4人、神经内科5人、心血管内科3人、内分泌专业4人。

二　卫生职工中等专业教育

20世纪70年代后期，广大农村缺医少药。为培养农村卫生技术人才，省卫生厅开始在全省各地创办农村县办卫校。澧县、桃源、安乡、汉寿陆续建立县办卫校，自主招生，但均未获准授予学历。1984年，常德县卫校经省政府批准改为卫生职工中等专业学校，开设学制三年的西医士、护士、中药专业。1985年，安乡卫校亦经省政府批准改为卫生职工中等专业学校。1986年4月，湖南省委、省政府作出《关于改革和加强农村卫生工作的决定》后，经省教委、省卫生厅批准，桃源、澧县、津市、石门、临澧五县的县办卫校陆续改为中等卫生职业技术学校或中等中医职业技术学校，学制均为三年。上述卫校招生均由省卫生厅商省教委下达每年招生计划，招收应届初中或高中毕业生以及医疗卫生单位符合招生学历要求的在职职工，学生毕业均由省教育厅颁发中等教育毕业证书，多回当地县、乡医疗卫生机构工作，有的到村卫生室任乡村医生，有的个体开业行医。1986年，石门县中医中等职业技术学校与湖南中医学院联合举办中医大专班，临澧县卫生职业技术学校与衡阳医学院联合举办西医医疗大专班。1987年，常德地区卫校与常德县卫校联合举办护士统招班。由于生源充足，各县所办卫校规模逐渐扩大。1987年9月，常德市政协举办前进职工卫生中专，招收卫生专业学生。

1988年3月3日，省卫生厅下达常德县卫生职工中专成人西医士招生计划50人，安乡县卫生职工中专成人护士招生计划55人。学生从初中毕业会考学生中录取，定向、定额到乡村，经三年学习毕业考试合格，毕业证由地（州）市卫生局审核，地（州）市教委验印，学校颁发。5月24日，常德地区卫生局、地区教委下达常德县、澧县、安乡县、桃源县、临澧县、汉寿县、慈利县、津市市面向全区招收乡村医士专业380名，石门县中医中等专业技术学校面向全区招收中医士专业50名。7月，组织全部县办卫校师生统考。93名教师参考，考试15个科目，平均成绩69.3分，及格率82.8%；1222名学生参考，平均66.25分，及格率83.6%。鼎城区卫生职工中专、安乡县卫生职工中专、桃源县卫生职业中专获得统考总分前三名，对三校各科考试成绩第一名的15名教师、总分第一名的10名学生给予物质奖励。是年，全市县办卫校共有在校学生9个专业、59个班次、2938名。

1989年1月30日，根据市教委决定，市卫生局下达鼎城区卫生职工中专、安乡县卫生职工中专医士专业招生计划60名、50名，护士专业招生计划各50名，按录取名额与报考名额1∶3分配。4月26日，市卫生局、市教委下达鼎城、桃源、澧县、临澧四县卫校乡村医士专业招生计划210名、汉寿卫校妇幼医士专业招生计划50名、石门县中医中等职业技术学校中医士招生计划50名。是年底，全市有卫生职业中专、卫生中医职业技术学校、县卫校各1所，卫生职工中专2所，卫生职业技术学校3所。学校占地面积共计13.25公顷，建筑面积33240平方米，其中教学用房15880平方米。有图书25963册、教学仪器价值87.50万元。教职员工330人，其中专任教师157人、兼职教师71人。开设乡村医士、乡村中医士、乡村中药士、妇幼医士、乡村计划生育医士、护士、西医士7个专业、39个班次，共招学生1981名，在校生2544名，已有4个班156人毕业。

1990年，全市招收职工中专西医士专业139人、护士专业45人、中药士专业40人、乡村医士专业100人。另桃源卫校为广东省培训乡村医士专业75人。7月，对8所县办卫校88级、89级学生1590人进行统考，平均成绩76分，及格率85%。临澧卫校获乡村医生专业统考第一名，平均85.96分。桃源卫校参加省教委组织的全省职业中专内科、外科统考，均获第一。

1991年，市教委对全市13所职工中专进行评估考核，安乡县卫生职工中专、常德市卫生职工中专（即原鼎城区卫生职工中专）获得第二、第三名。常德卫校与常德市卫生职工中专、安乡县卫生职工中专办学水平评估达到B级甲等。

1992年，全市县办卫校招收中医、妇产、五官等11个专业学生647人，毕业276人，在校学生1420人。澧县、汉寿、临澧、津市、安乡等县办卫校开办乡村医士函授班，招收学员613人。9月下旬，在省计委、省教委组织的办学水平复评验收中，常德市卫生职工中专得92.5分，为全省同类学校最高，被评为职工中专层次A级。是年，全市县办卫校有在校学生2215人、教职员工276人，其中专任教师131人，另有兼职教师36人。学校占地面积7.48公顷，建筑面积37034.97平方米，其中教学用房13702.24平方米。图书48681册。

1993年，全市县级卫校招收西医士专业350人、护士专业250人、中医士中药士210人、妇幼医士360人（其中市外、省外300人），电视中专班招收200人，职业中专招收350人。5月，抽查8所县级卫校教师教案，评选出12篇优秀教案；当堂抽考8所县级卫校15个班次、15门学科221名学生，及格率83.7%，课堂总吸收率76.3%。7月，举行县级卫校教师公民公开演讲竞赛，评出一等奖1人、二等奖3人、三等奖5人。

1994年，三所县级卫生职工中专招收西医士、护士等专业725人，5所县级卫生职业技术学校招收新生709人。为乡镇卫生院和职工子女进行专业学历培训400人。各县级卫校函授教育730人。6月9日，市卫生局发出通知，自当年起在三年内，各区县（市）医疗卫生单位45岁以下无大专学历者必须通过学习获得大专学历，乡镇卫生院40岁以下无中专学历者必须通过学习获得中专学历。各县级卫校从当年起停止社会招生，连续三年突击培训乡镇卫生院无专业学历的人员，同时系统培训乡村医生和村妇幼保健员。学习经费以自费为主，派出单位适当补助。毕业后由市卫生局认可学历，在本市范围内享受中专学历同等待遇。三年内未完成学历培养的乡镇卫生院无专业学历人员1997年1月1日后全部下岗。未完成培训任务的区县（市）一律不再安排卫生事业补助经费。当年，常德卫校安排中医、护士、放射、检验、妇产5个专业各50人招生计划，鼎城、安乡、汉寿、桃源、澧县、石门、临澧安排乡镇卫生院无学历人员强化培训医士函授班730人。医士函授班每期面授60天，按照省统编教材分别由常德卫校和三所卫生职工中专负责各专业课的教学。

1995年，市卫生局整顿部分县级卫校无计划在社会上招生乱象，发出文件强调应以培训在职职工为主，不得无计划在社会上招生。全市9所卫校严格执行教学计划审批制度、检查验收制度、教学考试分离制度，保证了教学质量。是年，3所卫生职工中专招收在职职工807人，5所卫生职业技术学校招收乡村医生815人。常德卫校开办各类培训班，培训乡镇卫生院无学历人员560人。乡镇卫生院无学历人员强制强化培训完成计划的80%。从桃源县卫生职业中专选拔100名学生代表湖南省参加全国十省市乡村医士中专水平测试，及格率96%，居全国第二。从卫生职业技术学校选拔30名学生参加竞争全省百名升大专考试，21人中榜，居全省第一。

1996年7月3日，市卫生局、市教委发出通知，停止执行安乡、汉寿、临澧、石门、澧县、桃源6所县级卫校1996年招生计划750人。8月19日，市卫生局发出通知，除鼎城区卫校、桃源县卫生职业中专外，其他县级卫校一律停办。市政府第二次常务会议决定，安乡、津市、澧县、临澧、石门、汉寿6所县卫校自当年起不再招收新生，桃源、鼎城两所县卫校继续招收乡村医生。1998年8月，安乡等6所县卫校被撤销。成人中专教育继续招收乡镇卫生院无学历人员和乡村医生505人，常德卫校招收影像、妇幼、护士等短线专业350人。

1999年，常德市县级卫校完成已经招收的学生培训后陆续停办。

第二节　继续医学教育

医务人员在职培训或学习，后称继续医学教育，是卫生系统不断培养卫生技术人才的传统方法。20世纪90年代以后，继续医学教育逐步常态化、规范化，促进了卫生技术队伍的发展与提高。

一　短期培训

短期培训包括卫生行政部门、各级医药卫生学术团体和医疗卫生单位举办的短期培训班，一般数天至一两个月、两三个月不等，多数在一周以内。短训班的费用前期以举办单位自筹与学员自费相结合。2003 年以后，各级政府卫生人才培养的资金投入逐步加大，学员自费部分逐渐减少，培训范围越来越大，人数越来越多。医药卫生学术团体的短期培训见第三章党群组织与社会团体第三节卫生学术团体。各单位自办短训班因无资料，不述。

1988 年，市卫生局共举办食品卫生监督员学习班 3 期、公共场所卫生监督员学习班 2 期、劳动卫生监督员学习班 1 期、医院全面质量管理学习班 1 期，共 350 多人参加学习。

1989 年，市卫生局举办医院全面质量管理学习班 1 期，108 人参加学习。举办各种中医业务学习班 49 期，2000 多人次参加学习。

1990 年，举办有机磷农药中毒新技术学习班，培训乡镇卫生院临床医生。举办医院分级管理学习班、厂矿企业医疗机构医用法定计量单位学习班。

1992 年，举办 4 期乡镇卫生院院长管理培训班，历时 20 天。老师讲管理理论，学员相互交流经验，并组织现场参观。全市 294 名乡镇卫生院院长参加学习，占卫生院长总数的 91.1%，院长们反映收获良多。6 月，市卫生局与市政协文教卫体委员会联合举办烧烫伤、蛇伤培训班，市政协文教卫体委员会安排老师轮流到各区县（市）授课，全市区、乡镇卫生院及县医院派人参加，个体医生自愿参加，共培训数百人。

1994 年 5 月，配合性病诊治实行许可证制度，举办性病诊治培训班，各医院外科、妇产科、皮肤科派人参加。8 月，市卫生局制订《常德市乡村计划免疫工作人员培训实施办法》，决定 1994—1995 年完成所有乡村医生的计划免疫培训工作。

1996 年，举办各类专科学习班 5 期，学员 503 人。举办科技训练班 1 期，培训 118 人。为培养跨世纪乡镇卫生院管理骨干，举办乡镇卫生院管理骨干提高班，为期一年，培训 38 人，12 月 8 日全部结业。

1997 年，举办市级心电图、儿科、妇产科、外科、传染科、超声等培训班 6 期，培训千余人。

1998 年 9 月 28 日，市卫生局制定《常德市初、中级技术人员“三理”补课方案》，计划用 3～5 年时间进行卫生技术人员生理、病理、药理补课。副高以上职称人员和科主任参加省卫生厅组织的补课，中级职称人员和业务骨干参加市卫生局组织的补课，初级职称人员由各区县（市）卫生局组织补课。参加过住院医师规范化培训者和参加过省级以上继续医学教育项目培训的主治医师以上职称人员以及研究生不再参加补课。计划补课的初级职称人员有 9698 人，中级职称人员有 3308 人。是年，各种培训班培训各类专业人员 1327 人。

1999 年，举办内、外、妇、儿科新知识培训班 13 期，培训 950 人。举办 2 期乡镇卫生院长培训班，培训 135 人。

2000 年，举办内科、外科、传染科、儿科、急救医学新知识学习班 6 期，培训 485 人。举办初级人员病理、生理、药理学习班 17 期，培训 1376 人。举办中医临床医师规范化培训班，培训考试合格率 90.5%。

2001 年 3 月 2 日，省卫生厅下达 2001 年度国家级、省级继续医学教育项目，市一医院承担国家级麻醉新技术应用研讨班项目，潘道波为项目负责人；承担省级非结核性分枝杆菌感染诊治项目，文尚武为项目负责人；承担省级颅脑外伤的综合救治项目，钟云龙为项目负责人。6 月 4 日，市卫生局、人事局成立继续医学教育委员会，召开全市继续医学教育会议，贯彻落实卫生部、人事部《继续医学教育规定》，“继续医学教育与职务晋升、聘任、年度评先、执业再注册四挂钩”。未完成继续医学教育相关科目学习并取得足够学分的，不得晋升技术职务，不予聘任，不得评先，不予执业注册。开展全科医师培训试点，培训临床住院医师 300 多人次，举办各类新知识学习班 16 期，培训 2000 多人次。

2002 年，全市 212 人参加住院医师和医院药师规范化培训，覆盖率 100%。完成汉寿县、石门县 2001 年 500 多人的继续教育学分年检和市本级 150 人的学分年检。

2003 年，举办乡镇卫生院心电图培训班和 B 超培训班，分别培训 27 人、36 人。举办儿科、传染病和麻疹等培训班 4 期，培训 420 人。澧县、石门县、津市市举办乡村医生培训班，培训 3472 人次。

2004 年 3 月，举办产前筛查、产前诊断培训班，培训各市、县妇幼保健院妇产科主任、保健科主任、产科医生，市、县人民医院、中医院以及乡镇中心卫生院妇产科主任或产科医生共 94 人。举办乡镇卫生院放射、检验、急诊、妇科专业培训班，培训 200 多人。免收学费，单位负责住宿费、课本费。理论学习后安排在县以上医院临床实习 3 个月，实习费由各区县（市）卫生局解决。开办医学继续教育站点，完成 60 名中医院住院医师规范化培训和考试。举办县以上人民医院、中医院护士长新理念、新操作、新规范培训，培训 140 人。

2005 年，组织业务骨干 230 人参加省以上继续医学教育培训班。举办卫生监督员、新上岗护士等培训班，培训 800 人。有 260 人参加远程医学继续教育项目。有 63 人完成 5 年的住院医师规范化培训，获得卫生部签发的培训合格证。

2006 年，培训全科医师 404 人。对 500 人进行继续医学教育学分年检。另外培训分管农村卫生工作的县卫生局副局长、管理区、农场卫生科科长等 28 人。举办乡镇卫生院计算机人员培训班，培训 208 人。组织 25 人参加省中医药管理局举办的乡镇卫生院中医临床技术骨干培训班。4 月 12 日，省中医管理局确认常德市 19 人为 2005 年度中医临床住院医师规范化培训合格人员。

2007 年 3—10 月，举办乡镇卫生院 45 岁以下中医师培训班，培训 50 人。3 月 15 日至 4 月 20 日，集中培训理论，然后分两批分别在全市县以上中医院进修实习 3 个月。6 月 5 日，省中医管理局公布 2006 年中医临床住院医师规范化培训理论考试合格人员名单，常德市 22 人合格。10 月 25 日至 12 月 31 日，举办社区卫生服务机构全科医师岗位面授培训和护理人员培训，共培训 380 人。举办呼吸内科培训班，培训乡镇卫生院内科医生 207 人。

2008 年，市卫生局下发《继续医学教育管理办法》。举行全市住院医师规范化培训考试，290 多人参加培训考试，224 人合格，获得住院医师资格证书。11 月，举办社区医师中医培训班，邀请省里专家授课，共培训 200 人（武陵区 100 人、鼎城区 80 人、德山经济技术开发区 20 人）。举办中医药适宜技术培训班，培训 2000 多人。是年，培训农村卫生技术人员共 3717 人，培训社区卫生技术人员 589 人。

2009 年，全市乡以上医疗卫生技术人员继续教育覆盖率达 80%。

2010 年，18 人参加省中医药管理局中医类全科医师培训。8 月，鼎城区举办中医培训班，130 名医生和护士参加培训。9 月 9 日，省卫生厅发文确认，市一医院为全省首批全科医师转岗培训基地及师资培训基地。

2011 年 4 月 15 日，市卫生局制定《常德市医疗卫生单位住院医师规范化培训实施方案》，凡各类医疗机构具有临床医学专科及以上学历者均须参加住院医师规范化培训。培训在经认定的县以上医院进行，采用导师带教的方式，设内科、外科、妇科、产科、儿科、急诊科、皮肤性病科、神经内科、眼科、耳鼻咽喉科、精神科、儿外科、康复医学科、麻醉科、医学影像科、病理科、口腔科、全科医学科等 18 个专业，不含中医。大学本科毕业者培训时间 3 年，专科毕业者培训时间不少于 4 年。4 月 6 日，市卫生局制定《常德市基层医疗卫生机构全科医生转岗培训考核管理办法（试行）》。全科医生转岗培训人员考核分培训期间考核、结业考核和作风品行考核。培训期间考核主要考核培训对象在内科、外科、妇产科、儿科、传染科、急诊科等科室培训期间基础理论、基本知识、基本技能的掌握情况，包括入科考试、出科考试考核。结业考核根据卫生部制定的《全科医师培训大纲》考核培训后掌握的基本理论、基本知识、基本技能的情况。作风品行考核则考核培训对象在培训期间的工作态度、医德医风、遵章守纪等情况。作风考核不合格者不能取得“全科医生转岗培训合格证”。结业总成绩低于 60 分者可在 3 个月后申请补考一次。5 月，常德市有 50 人通过全省中医全科医师培训后考试考核合格，获得中医全科医师合格证书。

2012 年 5 月，举办乡镇卫生院防疫专干、妇幼专干培训班，培训内容为《国家基本公共卫生服务规范（2011 年版）》，各培训 219 人，理论学习 5 天，实习 10 天。举办乡镇卫生院药剂人员培训班，培训 219 人，培训内容为国家基本药物制度及基本药物采购、使用、管理等，培训 5 天。

附：农村卫生技术人员集中培训

2005 年起，中央和各级地方政府投资，常德市开始了长达 8 年的农村卫生技术人员集中培训。市卫生局成立培训中心，明确局级领导刘云霞专职负责，确定常德职业技术学院教育学院和市五医院为农村卫生技术人员集中培训基地，市一医院等 31 所市、县级综合医院、中医院、妇幼保健院为临床进修实习基地，市和区县（市）疾控中心为防疫人员培训基地，并添置课桌椅、空调、电化教学等设备。每年根据省卫生厅下达的培训计划制定本市培训方案。全部培训费用包括培训学员的学习用品、生活用品、生活补助均由各级政府资金保证。培训对象为乡镇卫生院和村卫生室卫生技术人员。8 年间，完成乡镇卫生院院长、业务技术管理骨干、护士长、各科业务骨干、防疫专干、妇幼专干和乡村医生的培训。其中，乡镇卫生院院长轮训 4 次，防疫专干和妇幼专干轮训 4 次，业务技术管理骨干轮训 2 次，护士长轮训 2 次，内、外、妇、儿等各科临床医生普遍轮训 2～3 次，放射、检验、B 超、心电图等医技科医生普遍轮训 1～2 次，乡村医生轮训 3 次。另外，各区县（市）卫生局还组织普训乡镇卫生院卫生技术人员 6405 人次。

表 3-14-2-1　2005—2012 年常德市农村卫生技术人员培训人数统计表（1）

年度	乡镇卫生院长		业务技术管理骨干		防疫专干		妇幼专干		乡村医生	
	计划	完成	计划	完成	计划	完成	计划	完成	计划	完成
2005	218	218	—	—	218	218	218	218	3395	3395
2006	199	199	—	—	208	—	—	—	—	—
2008	207	207	207	207	—	—	—	—	3096	3096
2009	207	207	—	—	—	—	—	—	3096	3198
2010	—	—	206	214	206	224	206	233	—	—
2011	207	232*	—	—	—	—	—	—	—	—
2012	—	—	—	—	207	219	207	219	3873	4028

说明：* 含社区卫生服务中心主任 13 人、区县（市）卫生局医政股长 12 人。

表 3-14-2-1　2005—2012 年常德市农村卫生技术人员培训人数统计表（2）

年度	内儿科医生		外科医生		妇产科医生		急诊医生		传染病医生	
	计划	完成	计划	完成	计划	完成	计划	完成	计划	完成
2005	148	143	148	146	148	145	218	218	218	218
2006	—	—	—	—	—	—	186	186	—	—
2007	207	207	75	75	75	75	—	—	—	—
2009	207	210	—	—	211	230	—	—	—	—
2010	—	—	—	—	206	233	—	—	—	—
2011	—	—	—	—	211	230	—	—	—	—

表 3-14-2-1 2005—2012 年常德市农村卫生技术人员培训人数统计表（3）

年度	护士长		中医医生		放射科医生		检验人员		B超、心电图医生		药剂人员	
	计划	完成	计划	完成	计划	完成	计划	完成	计划	完成	计划	完成
2005	—	—	—	—	148	98	148	80	256	160	—	—
2007	—	—	50	50	68	68	68	68	128	128	—	—
2008	207	198	207	207	—	—	—	—	—	—	—	—
2010	216	216	—	—	—	—	—	—	—	—	—	—
2011	—	—	—	—	85	93	—	—	121	132	—	—
2012	—	—	—	—	—	—	—	—	—	—	207	207

说明：各表中的计划数均指省卫生厅下达计划数

常德市结合本市具体情况，在省卫生厅下达计划的基础上多次扩展了培训范围和培训内容。2010 年，常德市增加了产后抑郁症的治疗、新生儿常见疾病防治、新生儿抚触及沐浴、艾滋病防治与职业暴露防护、甲型 H1N1 流感防控救治和美国医院管理见闻等内容。2010—2012 年，常德市乡镇卫生院院长、业务技术骨干、防疫妇幼专干和乡村医生的培训人数均连续超过省卫生厅下达计划。2011 年，乡镇卫生院院长培训班扩展至社区卫生服务中心主任、区县（市）卫生局业务股长，妇产科医生培训班扩展至偏远山区建制乡镇卫生院以外的乡镇卫生院妇产科医生。两者合计超计划培训 66 人。

为保证培训工作的数量和质量，市卫生局每年与各区县（市）卫生局、定点教学单位和进修实习单位签订责任状，将教学培训工作具体内容纳入年度卫生工作目标管理考核指标，并落实奖惩办法。市卫生局从市直卫生单位筛选内、外、妇、儿等科副主任医师以上的专家，建立农村卫生人才培训师资人才库。常德职业技术学院教育学院根据教学内容的需要从教学和临床一线选调有经验的教授成立教研组。2010 年，选调 40 多位授课专家到省卫生厅参加师资培训班。采取理论教学与临床进修实习、现场观摩等方式相结合的办法培训乡镇卫生院各科业务技术骨干，凡临床专业均安排有 80 天至 3 个月的进修实习，由市、县医疗卫生单位指派专人带教。每期培训班结束后均举行理论测试，全部学员均获得培训合格证。2009 年，参加培训的 3198 名乡村医生，测试成绩 80 分以上的占 71%。2011 年，乡镇卫生院参加培训的妇产科医生平均成绩 88.7 分，B 超医生平均成绩 92.3 份，放射科医生平均成绩 91.8 分。2012 年，参加培训的乡镇卫生院防疫专干平均成绩 91 分，妇幼专干平均成绩 89.4 分，药剂人员平均成绩 88 分。

二　进修学习

医务人员进修学习多由各单位自行安排。进修医院，乡镇卫生院多在县级医院，少数在地市级医院；县级以上医院在省以上医院进修者较多。20 世纪 90 年代以后，县以上医院派往北京、上海、广州等国内著名医院进修学习新技术者逐渐增多，促进了常德市医疗技术的快速发展。进修人员多由单位派出，工资照发；进修费用单位负担，亦有个别由进修人员自负。20 世纪 80、90 年代，市一医院每年将接受进修人员计划报市卫生局，市卫生局通知各区县（市）卫生局上报进修计划，由市一医院统一安排后通知到单位。

表 3-14-2-2　1989—2000 年到地市级以上医院进修情况统计表

年度	地市以上医院	其　中		年度	地市以上医院	其　中	
		市一医院	省以上医院			市一医院	省以上医院
1989	236	141	79	1995	—	164	—
1990	—	152	—	1996	216	188	97
1991	245	—	—	1997	302	176	126
1992	—	165	—	1998	—	149	—
1993	265	160	—	1999	287	140	97
1994	279	164	—	2000	330+	—	—

2001 年，全市安排各类卫生技术人员进修学习 400 多人次。

2006 年、2007 年、2009 年、2012 年 4 年中，安排乡镇卫生院医务人员 1425 人到县以上或市级医院免费进修学习，培训急诊急救医生、临床医生、医技科室人员等。仅 2007 年，就安排 841 人到县以上医院免费进修学习。

2011 年，省、市财政向 5 家接受乡镇卫生院医务人员进修的市级医院拨付进修费 95 万余元。

第三节　老中医带徒

1988 年，省卫生厅委托湘潭卫校举办的全省第一批老中医药人员带徒传技学徒班录取常德市 8 人，其中中医专业 6 人、中药专业 2 人。12 月 14 日，省卫生厅发出通知，经与省劳动人事厅、省计委、省教委商定，委托湘潭卫校举办第二期老中医药人员带徒传技学徒班，分配常德市各区县（市）、市直各医疗单位各 1 名。学徒选拔由符合中医药带徒条件的师傅选择 2～3 名对象，参加 1989 年全省成人中专统一考试，从达到录取线者中择优录取 1 人，学习期满成绩合格者，由省劳动人事厅发给技术等级合格证书，省卫生厅发给学徒出师证书，学校发给成人中专毕业证书。常德市实际录取 7 人。

1990 年，常德市录取 89 级中医药学徒 5 人。1991 年，录取 90 级中医药学徒 8 人。1993 年，全市有老中医带徒 8 人。

1999 年，临澧、桃源、石门三县中医院分别安排老中医师承继承人 2 人、6 人、1 人。

2007 年 1 月 15 日，省卫生厅公布首批湖南省老中医药专家学术经验继承工作出师人员名单 9 人，常德市第二中医院名老中医吴忠文学术继承人李永贵、聂伟出师。

2008 年 8 月 21 日，省中医药管理局、省卫生厅制定《湖南省老中医药专家学术经验继承工作管理办法（试行）》，在指导老师与继承人的遴选、教学方式和要求、教学管理、考核验收、待遇与奖励等方面作出具体规定。28 日，省中医药管理局确认常德市第二中医院吴学珍为名老中医吴忠文学术继承人。是年，各区县（市）卫生局确认中医药师承人员行医资格 119 人，经省卫生厅审查有效。

2009 年，常德市有 8 人报名参加全省传统医学师承出师考核，其中 4 人考试合格并获得“传统医学师承出师证书”。临澧县中医院为两位名老中医配备助手作为继承人。

2010 年 8 月 2 日，在常德市中医药发展大会上，市卫生局授予吴忠文等十大名老中医和邵先舫等十大名中医“常德市中医药师承导师”称号，并给予每人 2000 元奖励。

2011 年，成立 4 家中医药传承工作室，由中医药师承导师吴忠文、李书斋、刘智壶、邵先舫领衔。2012 年，中医药传承工作室增至 13 家，师承导师增加刘志军、谭世平、姜淑华、张国安、曹仕虎、杨大雅、吴伟题、何雨初、向爱珍。2 月，4 人通过中医师承或确有专长人员考试。

第十五章　医药科研

20 世纪 80 年代，常德市卫生系统医药科研工作由市卫生局科教科负责。1991 年 9 月，常德市科学技术协会第一次代表大会召开，市卫生局副局长陈兴祥、市一医院副院长马加林出席会议，马加林当选市科协常委委员。是年，市一医院成立科技信息科，明确一位副院长负责科研工作。同时成立科学技术委员会，马加林为主任。市、县两级医疗卫生单位亦各成立科教科或有科室兼管科研工作，有单位副职负责科研工作。各单位均实行科研奖励制度，公开发表论文、获得科研成果均有不同程度的物质奖励。1995 年，全国科学技术大会召开后，市卫生局与各级医疗卫生机构落实市委、市政府“人才兴市”工程，制定科教兴医战略。市一医院对产生较好社会效益与经济效益的新技术项目给予 500～1000 元奖励。1996 年起，市一中医院规定在医院年度预算中安排不少于业务收入 1%的经费用于科技开发与引进，并对公开发表论文予以奖励。2007 年，市一医院修订科研论文和等级评定奖励办法，根据论文质量和影响因素分四等，每等又分 A、B、C 三级或多级，分别奖励 100～10000 元。1997 年，市科协开始组织评选常德科技之星，评选条件为在自然科学、工程技术等领域的学科带头人、学术造诣较深、有研究成果达国内或省内先进水平者，至 2012 年共评选六届。市一医院潘道波获首届常德科技之星称号。之后，市一医院文尚武、刘志壶、计少云、孙贤德、贺修桃、魏尚典、向绪林、黎有典、朱华臣、陈能志、徐平，市一中医院邵先舫先后获得第二、三、四、五、六届常德市科技之星称号。1999 年，市康复医院李玉明获常德科技之星称号。2011 年，成立常德市中医药研究所，挂靠市一中医院，编制 8 人。据不完全统计，1988—2012 年，全市卫生系统公开发表各种科研论文 3332 篇，个别发表在国外医学刊物上。医疗、教学人员主编、参编医学著作、教材 55 部。

医药科研内容亦见于第十二章西医、第十三章中医与中西医结合。

第一节　临床医学科研

1986 年 7 月至 1988 年 4 月，原常德地区人民医院易遐清对常规超声检查难以确诊的 102 例盆腔疾患病人进行直肠水囊法诱导超声显像检查，102 例中超声诊断 74 例，经手术病理证实 71 例，超声诊断与手术病理诊断符合率 96%。1991 年，该成果获市科技进步奖三等奖。

1990年，石门县人民医院儿科主任向多文采用植物血凝素（PHA）结合654-2、康力龙治疗再生障碍性贫血时发现，传统的PHA每周骨髓给药一次，多次给药后致骨髓穿刺困难，遂改为骨髓给药8次后改为静脉给药，既减少了骨髓穿刺的麻烦和病人痛苦，又不影响疗效，并在观察分析多例患者使用PHA的效果后确认，广东省药物研究所研制的专供染色体用的PHA比专供静脉、肌肉注射用的效果好，病人血色素、白细胞、血小板上升快且稳定，急性、慢性再生障碍性贫血有效率可达93%。这一发现明显改善了再生障碍性贫血的治疗效果，向多文应邀出席湘赣两省儿科学术会议，并赴海南军队医院为再生障碍性贫血患儿会诊。1994年，向多文主持的科研小组研制出治疗再生障碍性贫血的特效药血神Ⅰ号、Ⅱ号，治疗有效率达99%，通过省级科研成果鉴定，获市科技成果二等奖。血神Ⅰ号、Ⅱ号后继续改进，更名为贫血再生合剂，并采用中药生产线规模化生产。1996年4月8日，《湖南日报》以《血神》为题，整版报道向多文治疗再生障碍性贫血的事迹。

1988—1991年，市一医院麻醉科潘道波、桃源县人民医院麻醉科胡兴国选择40例病人进行胸膜间置管注入局部麻醉药布比卡因用于术后止痛。随机将病人分为Ⅰ组（10例）、Ⅱ组（15例）、Ⅲ组（15例），分别注入0.5%布比卡因10毫升、20毫升、30毫升。所有病例注药后均获完全镇痛，显效时间Ⅲ组最快，Ⅱ组较慢。镇痛完善时间：Ⅱ组最短，Ⅰ组较长；镇痛持续时间则Ⅲ组最长，Ⅰ组最短；显示镇痛效果与布比卡因剂量呈正相关。1991年，该项目获市科技进步一等奖、省科技进步三等奖。

1988—1992年，市一医院放射科刘日洪、姚罗章等为了解内乳动脉向肺内病灶供血的情况，选择22例肺癌、1例支气管扩张患者行选择性内乳动脉造影和锁骨下动脉造影，部分患者施行内乳动脉灌注化疗或栓塞治疗。造影证实，内乳动脉与胸廓动脉之间有7支不同程度的吻合支。1例支气管扩张患者造影显示除支气管动脉有异常征象外，内乳动脉的心包动脉支有向病变区域供血，经用明胶海绵栓塞供血的支气管动脉和弹簧钢圈栓塞内乳动脉远端，取得即时止血和6个月内未复发的效果。其科研论文《选择性内乳动脉造影及其临床意义》发表于《中华放射学杂志》1993年第9期。

1992年，市一医院麻醉科潘道波在低温麻醉复温过程中发现，病人输入冷藏库血后体温不升反降，从中受到启发，开始输入冷液降温研究，对比单纯大血管裹冰和体外裹冰同时输入冷液两种方法的效果，发现后者安全，可控性强，既能有效升温，又保护了脑组织。观察21例，未发生1例心律失常并发症。经中国医学科学院、湖南医科大学、第三军医大学神经外科专家和麻醉专家鉴定，该技术达国际先进水平，并被湖南医科大学附属二医院等医院引进推广。1997年，潘道波《控制性冷液输注大血管裹冰低温用于颅脑手术研究》获1996年度市科技进步一等奖。

1994年，市一医院儿科收治1名1岁6个月男性患儿，因咳嗽、喘息入院。入院后周金菊等为其行免疫学检查，未检出IgG、IgA、IgM。两倍血清量重复检测仍未测出。遂行血清蛋白电泳，证实确无γ蛋白区带，确诊为先天性无γ球蛋白血症。次年，该院检验科孙洁、夏先考对该患儿进行家系调查后，撰写出《一例先天性无γ球蛋白血症及家系调查》的论文，获得1998年度市科技进步奖一等奖。是年，市二医院王良才《肌间沟内注射AGM复合液治疗颈椎病临床研究》获市科技进步二等奖、省科技进步四等奖。

1992—2003年，市一医院耳鼻喉科周顺华、刘贤安、陈伟等在急性喉气管外伤和慢性喉气管狭窄的治疗中自制改良喉气管支撑管，用于23例急性喉气管外伤、8例慢性喉气管狭窄。31例全部治愈，避免了以往使用T型支撑管发生管腔堵塞、喉气管出血、误吸、管端肉芽增生弊病，而且取材方便，适用于基层医院，具有不需手术取管、减少了颈部切口与瘢痕、可随时取下清洗消毒等优点，因而并发症显著减少。全麻下拔除支撑管时可用气管镜检查喉气管内情况，方便镜下处理治疗。其缺点是置管后病人不能发声。《改良支撑管在喉外伤和喉气管狭窄中的应用》刊于《中国耳鼻咽喉颅底外科杂志》2003年第2期。

1995年8月，澧县人民医院戴建林《灭幽灵治疗消化性溃疡伴HP阳性的临床研究》获省科技进步四等奖。

“非结核分支杆菌(NTM)感染的外科治疗”在国内外曾是一大难题。然而，这一难题被湖南省常德市第一人民医院的主任医师文尚武解决——

文尚武和世界级的医学难题

2001年3月8日，《中国经济时报》用半版的篇幅报道了非结核分枝杆菌感染的治疗经过及成果

1996年春，常德市个别医疗单位因使用劣质一次性注射器，先后导致46位患者注射部位感染，久治不愈。市一医院外科主任医师文尚武接诊其中一位患者后，根据该病局部感染反复，清创效果不佳的特点，认为有可能是结核类感染，故采取抗痨与抗普通感染相结合的全身治疗，待病灶局限后进行彻底清创、一期缝合，不留死腔，不放引流。患者伤口顺利愈合，继续抗痨抗炎三个月后痊愈。市政府遂将患者集中到市一医院外科治疗。8月6日，市卫生局和市一医院邀请湖南医科大学附二医院外科、内科、皮肤科、免疫科、病理科等多科专家会诊，认为结核、厌氧菌、真菌感染可能性大。文尚武根据治疗前述病例的经验和专家会诊意见，在联合三种抗痨药物和一种广谱抗生素治疗控制病情、病灶局限后，及时进行彻底清创，一期缝合，46例病人经过3～6个月治疗，均痊愈，随访三年无复发。1998年4月，文尚武等应邀赴深圳市妇女儿童医院，协助该院治疗100多例发生非结核分枝杆菌感染的手术切口。在全身抗感染基础上，根据常德经验进行病灶清除和一期伤口缝合，首批经文尚武手术的6例患者1个月后伤口愈合。经过3～6个月的治疗，108例患者全部治

愈。这一结果得到由上海、北京、广州等地知名专家组成的卫生部专家组的充分肯定，并得到美国国立卫生研究所分支杆菌专家道夫·霍兰德博士和感染控制专家艾米·科林斯博士的称赞。同年12月，福建省南平市、河北省辛集市各发生59例、34例非结核分枝杆菌感染。卫生部推荐文尚武等参加诊治，两地患者均全部治愈。1999年10月，卫生部在深圳市召开非结核分枝杆菌诊治进展研讨会，文尚武等报告的《非结核分枝杆菌感染273例临床分析》是国内病例最多的，在世界上亦无先例。同年底，该成果获常德市科技进步特等奖，2000年获湖南省科技进步三等奖，并被国家科技部纳入国家科技成果重点推广计划，常德市一医院为该项目依托单位。2001年2月，市一医院奖给文尚武130平方米住宅一套和10万元奖金。2001年3月8日，《经济时报》以《文尚武和世界级的医学难题》为题报道了这项成果。

1995—1998年，市一医院神经内科向绪林、郭桂香等对32例全脑室出血患者采取脑室持续体外引流并腰穿脑脊液置换，使病死率降至13%。向绪林、郭桂香等《联合脑室体外引流及腰穿脑脊液置换术治疗全脑室出血32例》刊于《新医学》1999年第7期。

1990—2000年，市一医院外科魏尚典采取床旁小切口置管或穿刺引流、大剂量33%硫酸镁导泻以及输液、禁食、抗休克、维持水电解质平衡、使用生物抑素等综合措施救治164例重症急性胰腺炎，治愈105例，占77.2%。与作者1989年以前报道的死亡率32.8%比较明显下降。2001年，该项目获2000年度市科技进步一等奖。

1997—2000年，市一医院消化内科贺修桃、车世友收集55例经病理检查确诊的胃癌标本，采用聚合酶链反应技术检测胃癌P16基因外显因子2的缺失与突变，探索P16抑癌基因异常与胃癌发生、发展组织学类型的关系，了解P16基因外显因子2缺失、突变在胃癌发生发展中的作用。研究认为，若将P16基因列为胃镜下可疑病变检测，可早期诊断胃癌，做到早治疗，改善病人预后。《胃癌P16基因缺失与突变的研究》获2000年度市科技进步一等奖。

1998年，常德市肿瘤医院张丕同、张承宇、高绍球、张承露、李红莲等运用“扶正祛邪”的治疗原则，在老中医张丕同治癌经验方的基础上，自拟纯中药汤剂治疗晚期癌症患者，进行中医药提高晚期癌症患者生活质量的临床研究。对1998年2月25日至8月25日用该组方诊治的晚期癌症患者中资料完善的461人进行疗效统计：总体生活质量得到改善的达70%，止痛好转率81%，精神、食欲、体力状况好转率分别为76%、69%、55%。其中，肝癌116例，生活质量改善的72%，疼痛好转率87%，精神、食欲、体力状况好转率分别为70%、67%、54%；肺癌120例，生活质量改善的66%，疼痛好转率82%，精神、食欲、体力状况好转率分别为占74%、70%、58%；另六种癌（胃、食管、结肠、乳腺、宫颈、鼻咽癌）125例，生活质量改善的74%，疼痛好转率76%，精神、食欲、体力状况好转率分别为77%、72%、55%；其他癌100例，生活质量改善的69%，疼痛好转率84%，精神、食欲、体力状况好转率分别为80%、66%、50%。

1999 年，市一医院麻醉科潘道波和桃源县人民医院麻醉科胡兴国鉴于氨吡酮逆转布比卡因所致严重心血管毒性作用的机制尚未明了，在离体大鼠心脏灌注模型中观察氨吡酮对布比卡因心脏毒性的影响，发现布比卡因可降低心肌组织环磷酸腺苷含量，对心脏的收缩、舒张功能均有抑制作用。应用氨吡酮后，心脏功能指标得到改善，推测氨吡酮可逆转布比卡因降低心肌环磷酸腺苷含量的作用。2000 年，潘道波、胡兴国《氨吡酮对离体大鼠灌注心脏布比卡因毒性作用的影响》获 1999 年度市科技进步奖一等奖。

2001 年，市二医院盛清明《异丙酚加小剂量氯胺酮治疗腹部手术时内脏牵拉反应临床研究》、王良才《硬膜外腔注射吗啡、麻黄碱溶液术后镇痛临床研究》获市科技进步三等奖。

2000—2009 年，桃源县人民医院胡兴国、市一医院潘道波和徐州医学院曾因明等获得江苏省省级高校重点实验室开放课题和湖南省科技厅社会发展一般项目资助，进行《大鼠切口痛的脊髓机制和鞘内注药对其影响》的研究。该研究在全国最早成功建立大鼠切口痛模型，并应用疼痛行为学方法评价疼痛程度，使用高效液相色谱法、分光光度法、放射免疫法、免疫荧光法、免疫组织化学法、免疫印迹法等测定大鼠腰段脊髓组织匀浆中相关活性物质（cGMP、NOS、NO 等）产量，观察鞘内联合应用吗啡、新斯的明、氯胺酮、硫酸镁、可乐定、加巴喷丁术后镇痛效果。该课题从较深层次探讨了手术切口痛的脊髓神经递质的活动规律，并为寻找术后镇痛方法提供了理论依据。2009 年 12 月 4 日，《大鼠切口痛的脊髓机制和鞘内注药对其影响》通过常德市科技局组织的鉴定。2010 年，获得湖南省科技进步三等奖。

2001 年 1 月 20 日，23 岁男性患者李伟因左侧唇裂术后鼻唇部畸形并腭裂入住市一医院口腔科。患者左侧软硬腭、悬雍垂完全裂开，裂隙宽约 2.3 厘米，语言不清。左鼻翼、鼻尖塌陷，左鼻孔扁平且比右侧宽 4 厘米，左侧唇红缘不齐，唇珠缺损呈哨口状，唇部瘢痕较多。陈新建制订人工骨、耳甲软骨移植修复单侧唇裂畸形+咽后壁瓣成形+腭裂修复+唇部手术整复方案。22 日，历时 4 小时，克服解剖结构复杂、紧邻颈总动脉、位置深、经口腔操作诸多不便等困难，顺利完成咽喉壁板成形、腭裂修复、唇珠成形、唇部瘢痕修复、耳部软骨移植修复鼻部畸形、左侧上颌骨梨状孔周围植人工骨术，术后患者恢复良好。是年 1—6 月，该科完成人工骨、耳甲软骨移植修复单侧唇裂鼻畸形手术 30 多例，达到国内同类手术先进水平。陈新建等《人工骨、耳甲软骨移植并功能性修复单侧唇裂鼻畸形》获 2000 年度市科技进步一等奖。

2002 年 12 月，市三医院杨万明、何俊杰、卢俊、杨美华、刘国富开展《器官移植组织配型技术的研究与应用》，对传统的 HLA 配型方法进行改进，大大简化了操作程序，缩短了实验时间，减少了肾移植术后急性排斥反应的发生率，解决了器官移植组织配型的难题。该项目获常德市科技进步一等奖。同年，该院朱华臣、汤发琪、杨万明、朱小兰、何俊杰、苏大保、周柯龙对尸体肾摘取时原位灌注与离体灌注方法进行对比分析，表明离体灌注易于操作，效果优于原位灌注。35例同种异体肾移植手术成功率100%。该项目获市科技进步二等奖。是年，市一医院刘清安、蒋才建等开展经肛门根治先天性巨结肠手术，至2005年，共完成30例，男18例、女12例，年龄最小25天，最大1岁6个月，无一例输血，无一例发生粘连性肠梗阻、出血、直肠肌鞘内感染、小肠结肠炎等并发症。刘清安、蒋才建等《经肛门改良根治术治疗先天性巨结肠》刊于2006年第5期《临床医学研究》，获市科技进步三等奖。

2000—2002年，市一医院皇静文、孙贤德对本院内窥镜椎间盘手术146例和小切口椎间盘开窗手术80例进行术后随访和回顾性分析，比较二者的近期效果和远期效果。两组术后近期疗效、远期疗效见下两表。经统计学分析，内镜组远期疗效优于传统开窗组，近期疗效两组统计学分析无差异。皇静文、孙贤德等《应用显微椎间盘镜与小切口椎板间开窗治疗椎间盘突出症的远期疗效分析（附226例随访报告）》发表在2007年第8期《医学临床研究》。

表3-15-1-1　226例腰椎间盘突出手术近期疗效比较统计表

组别	优	良	可	差	合计	优良率%
内镜组	81	55	8	2	146	93.15
传统开窗组	35	30	13	2	80	81.25

表3-15-1-2　226例腰椎间盘突出手术远期疗效比较统计表

组别	优	良	可	差	合计	优良率%
内镜组	79	56	8	3	146	92.46
传统开窗组	39	32	9	2	80	88.75

2000年6月至2002年12月，市一医院新生儿科唐红平、彭小明将收治的62例中度缺氧缺血性脑病新生儿随机分为硫酸镁治疗组32例、对照组30例，均按脑缺氧缺血常规进行治疗。硫酸镁组入院后给予硫酸镁，对照组不用硫酸镁。于治疗前和治疗后一周检测电解质、血压、血糖。分别于出生后第7天、第12～14天进行新生儿神经发育评分，计算发育商。两组临床症状消失时间，惊厥停止、原始反射恢复和肌张力恢复时间，治疗组优于对照组。生后第7天、第12～14天神经发育评分，治疗组亦优于对照组。出生后6~12个月测定发育商，治疗组优于对照组。唐红平、彭小明《硫酸镁治疗新生儿缺氧缺血性脑病的临床研究》发表于2004年第1期《中国当代儿科杂志》。

2000年9月至2003年9月，市一医院孙立新、胡丕清采用全板层角膜移植、羊膜移植治疗严重眼表损伤12例（13眼）获得成功。患者年龄9～48岁，碱烧伤4例5眼、酸烧伤5例5眼、热烧伤3例3眼。13只患眼均形成了稳定的眼表，保住了眼球，无新的睑球粘连。术后视力：0.02～0.1者3眼、0.1～0.2者5眼、0.2～0.5者5眼。孙立新、胡丕清等《全板层角膜移植羊膜移植治疗严重眼表损伤》刊于《眼外伤职业眼病杂志》2006年第11期。

组织缺血后再灌注损伤是一大医疗难题。2001—2002年，市一医院陈能志、魏尚典与中南大学湘雅医院吕新生教授合作，进行缺血预处理（IP）与Caspase（半胱氨酸天冬氨酸蛋白酶）抑制剂对大鼠肝缺血再灌注保护作用的比较研究。结果表明，Caspase抑制剂应用费时、费钱，而且难免其他副作用，而IP应用更简单，临床前景更广阔。陈能志、吕新生、魏尚典《缺血预处理和Caspase抑制剂对缺血再灌注损伤保护作用的比较》刊于《中国普通外科杂志》2003年第11期，获市科技进步一等奖、省科技进步二等奖。

2001年，澧县人民医院神经外科胡礼虹在常德市率先开展标准大骨瓣开颅术，并在其基础上施行小脑幕切开、顺序硬脑膜切开法，使该院重型颅脑损伤的死亡率从2001年前的31.7%降至9.1%，预后良好率从31.2%升至74.7%。2002年1月，胡礼虹、皮远忠等回顾性分析该院1998年5月至2002年1月收治的重型颅脑损伤72例，其中38例施行标准大骨瓣开颅术，34例根据不同的损伤部位和颅内血肿位置选择相应骨瓣开颅。前组恢复良好率55.26%，死亡率21.05%；后组恢复良好率20.58%，死亡率52.94%，有非常显著差异性。胡礼虹、皮远忠等《标准大骨瓣开颅术治疗重型颅脑损伤》发表于《医师进修杂志》2003年第3期。

2001年1—9月，市一医院心内科张健、徐孝玄等采用经皮冠状动脉介入术治疗冠心病心绞痛、急性心肌梗塞40例，术中行冠状动脉腔内成形术26例、冠状动脉内支架植入68枚。2例2枚支架植入处再狭窄，再狭窄率2.94%，低于国内7.1%～8.7%的水平。慢性完全闭塞性病变再血管化治疗成功率83.33%，与国内外报道（60%～83%）一致。2004年，市一医院“经皮冠状动脉介入治疗冠心病心绞痛、急性心肌梗塞”获2003年度市科技进步一等奖。

2001年12月至2004年8月，市一医院泌尿外科黄海、周建辉采用经尿道等离子体汽化术治疗15例尿道狭窄或闭锁，治愈13例，有效2例。术中出血量均少于60毫升，未发生尿道穿孔、尿瘘、阳痿、尿失禁等并发症，随访35±14个月，无复发及再次手术。黄海、周建辉《经尿道等离子体汽化术治疗尿道狭窄或闭锁》刊于《中国内镜杂志》2007年第7期。

2002—2004年，市一医院烧伤整形科张承德开展肾上腺素抑制体外成纤维细胞增殖的研究。当时，有研究证实儿茶酚胺具有抑制体外培养的成纤维细胞增殖的作用，但未见有人进行肾上腺素的同类实验。张承德的研究显示，肾上腺素可以通过诱导细胞凋亡而抑制体外培养的增生性瘢痕及正常皮肤成纤维细胞的增殖。2007年，张承德《蛋白激酶C（pkc）在肾上腺素抑制人正常皮肤及增生性瘢痕成纤维细胞增殖中作用的实验研究》获

2006 年度市科技进步奖一等奖。

2002 年 1 月至 2004 年 12 月，市一医院杨泽刚、中南大学湘雅医院王天立对市一医院住院确诊为下呼吸道感染的 292 例患者进行革兰氏阴性菌分离和耐药性回顾性分析，结果：292 例患者分离出革兰氏阴性菌 325 株，构成比居前 5 位的是铜绿假单胞菌（占 34.8%）、不动杆菌（占 13.5%）、肺炎克雷伯菌（占 12.9%）、大肠埃希菌（占 12.3%）、阴沟杆菌（占 5.2%）。本组所有革兰氏阴性菌均有严重耐药性，且呈多重耐药。对抗生素耐药率由低至高依次为亚胺培南 2%、美洛培南 3%、哌拉西林/他唑巴坦 8%、头孢吡肟 29%、左氧氟沙星 33%、头孢他啶 38%，庆大霉素、氨苄西林、氨苄西林舒巴坦、头孢呋肟总耐药率在 70%以上。杨泽刚、王天立等《下呼吸道革兰氏阴性菌感染的病原学及耐药分析》刊于《医学临床研究》2006 年第 10 期。

2003 年，常德职业技术学院附属第二医院廖可育、彭志高、侯宏锦、熊昌本等随机选择 HBsAg（乙肝表面抗原）阳性携带者 65 例、慢性乙型肝炎患者 5 例，检测血清 HBVDNA（乙肝核糖核酸）含量，并进行血清 HBVA-F 6 种基因分型。结论：常德市 HBV 基因型以 B、D 混合型为主，次为 B 型、C 型，C、D 混合型及 B、C 混合型。该研究在湖南省首次发现乙肝 B、D 混合型基因感染，论文刊于《实用预防医学》2004 年第 11 卷第 5 期。

2003 年 1 月至 2006 年 1 月，市一医院王劲、毛坤祥等将 80 例长骨粉碎性骨折患者根据其经济条件和本人意愿分为单纯内固定组（A 组）和内固定加同种异体骨移植组（B 组），进行疗效对比研究。两组均在术后 1 周、4 周、8 周、12 周、16 周、20 周、24 周、8 个月进行 X 线照片，了解骨折愈合情况，判断伤口是否感染或延期愈合。80 例随访 4～12 个月，平均 6.5 个月。A 组有 8 例 8 个月后仍未骨性连接，骨折不愈合率 20%。B 组仅有 1 例骨折未愈合，占 2.5%。A 组伤口延期愈合 9 例，占 22.5%；B 组仅 2 例延期愈合，占 5%。A 组伤口感染 1 例，B 组无伤口感染。王劲、毛坤祥《同种异体骨移植在粉碎性骨折中的应用》刊于 2007 年第 2 期《医学临床研究》。

2004 年，市一医院神经内科徐平、朱世津、向绪林等组建联合卒中单元和重症监护室，主要收治脑卒中急性期患者，治疗时间 2～4 周。2004—2012 年，共收治近 2000 名患者，治愈率达 95.3%。与普通病房治疗脑卒中比较，患者并发症及住院病死率降低，住院时间、住院费用无明显增加。2009 年，徐平、朱世津、向绪林等《联合卒中单元对脑卒中患者近期预后的影响》获市科技进步一等奖。

2004 年 7 月至 2005 年 2 月，市一医院肿瘤科肖泽民和中南大学湘雅医院放疗科廖遇平对比研究调强适形放疗和普通放疗对腮腺功能的影响。将 80 例低分化鼻咽癌随机分为 2 组，治疗组 40 例采用全程调强适形放疗，对照组采用均衡配对方法常规放疗。所有患者均在放疗前、放疗结束时、放疗后 6 个月、1 年、2 年进行腮腺功能核素显像和单光子计算机断层扫描，同时检测腮腺功能摄取指数（UI）、腮腺功能分泌指数（EI）。结果：放疗后 2 年治疗组患者腮腺 UI 和 EI 恢复到原来的 97.2%和 95.2%，对照组放疗后发生永久性的腮腺功能损伤，摄取指数下降92.0%，基本丧失分泌功能。肖泽民、廖遇平等《调强适形放疗对腮腺功能的保护》刊于《中国耳鼻咽喉颅底外科杂志》2007年第2期。

2004年1月至2005年11月，市一医院生殖医学中心黄开淑、张文权收集该中心因输卵管积水致不孕而接受体外受精-胚胎移植（IVF-ET）的患者147例，按术前对输卵管积水处理方式的不同分为5组，研究不同处理方式对IVF-ET结局的影响。结果：胚胎种植率、临床妊娠率A组最低，分别为6.9%、22.7%。B、C、D、E组胚胎种植率、临床妊娠率分别为18.3%、38.1%；19.2%、36.4%；19.8%、36.8%；20.3%、38.0%。异位妊娠率、流产率A组最高，分别为13.6%、18.2%；其次为C组、D组，分别为9.1%、13.6%；10.5%、15.8%。黄开淑、张文权等《体外受精-胚胎移植前输卵管积水处理方式的探讨》刊于2007年第2期《医学临床研究》。

2004年8月至2006年3月，市一医院感染科汪清海、莫文成采用人工肝血液净化技术治疗40例重症乙型肝炎，并将未采用人工肝血液净化技术的20例重症乙型肝炎作为对照。治疗组40例抢救成功29例，占72.5%；患者临床症状和肝功能、TBil、AST、A、PT等指标明显改善，血清HBV DNA明显下降，且血浆置换前后血清HBV DNA含量差异显著。对照组则治疗前后血清HBV DNA含量无明显差异。汪清海、莫文成《血浆置换对重型乙型病毒性肝炎HBV DNA含量的影响及预后的关系》刊于《临床肝胆病杂志》2007年第4期。

2004—2012年，市一医院徐立新、计绍云、湘雅医院刘运生等开展重型颅脑损伤后体温干预对颅脑损伤预后的影响系列研究，先后发表论文6篇：《不同降温方式对脑外伤后伤灶区c-fos mRNA和神经生长因子表达的影响》《不同温度对脑外伤后伤灶区c-fos mRNA-NGF（神经生长因子）表达的影响》《高温对大鼠重型脑挫裂伤的病理学影响》《脑挫裂伤时伤灶中白细胞对血脑屏障及病理改变的影响》《亚低温治疗重型颅脑损伤的重新评价》《脑挫裂伤时伤灶中的白细胞对脑水肿的影响》。该研究的动物实验部分证实亚低温治疗有效，而国内有多个大样本、多中心随机对照实验表明亚低温不能改善重型颅脑损伤的预后。作者提出，这可能与32℃～35℃的亚低温治疗易于发生肺部感染、心律失常、血管痉挛及寒颤、凝血功能障碍等严重并发症有关。作者提出将体温控制在36℃～37℃有可能减少并发症，从而改善预后。在临床研究部分，作者采用低温治疗仪将重型颅脑损伤患者的体温控制在肛温36℃～37℃，结果显示，患者体温在肛温36℃～37℃可减少神经细胞凋亡，降低死亡率，改善患者预后。2012年，徐立新等《重型颅脑损伤体温干预对c-fos mRNA、NGF、Caspase-3表达及血脑屏障和预后的影响》通过中南大学湘雅医院教授蔡宏伟为主任委员的专家组评审，认为该研究为临床上治疗重型颅脑损伤提供了一种新方案。同年，获市科技进步一等奖。

2007年1—6月，市一中医院邵先舫、刘志军等在该院老中医创制的外用秘方治伤散基础上研制治伤巴布剂，并对150例闭合性软组织损伤进行随机分组观察，每组50例。A

组使用治伤散散剂外敷，B组使用治伤散涂膜剂外用，C组使用治伤巴布剂外贴。各组均在治疗后第1、3、5、7天进行临床主、次征候记分，统计分析记分结果，评定各组疗效。结果如表3-15-1-3。作者认为，治伤巴布剂不仅基本保持了治伤散散剂的治疗效果，而且使用方便，不良反应明显减少、减轻。治伤散涂膜剂临床效果比散剂差，应予淘汰。2007年，邵先舫、刘志军等《治伤散不同剂型治疗急性闭合性软组织损伤临床研究》获市科技进步一等奖。

表3-15-1-3　150例闭合性软组织损伤治伤散不同剂型治疗效果统计表

组别	例数	痊愈	显效	有效	无效	总有效率%	不良反应发生率%
A	50	11	24	13	2	96	56
B	50	5	17	14	14	72	22
C	50	10	25	12	3	94	6

2007—2008年，市一医院麻醉科周爱国、张雄飞开展盐酸戊乙奎醚对围手术期器官功能保护的系列研究，选取成年雄性SD（远交群）大鼠，观察组大鼠注射盐酸戊乙奎醚，对照组不使用任何药物。结果发现，观察组较对照组生存率提高，心肺病理变化减轻，心肺损伤相关指标得到改善，并且盐酸戊乙奎醚实验剂量内对肺保护作用呈剂量依赖性。2008—2010年，国内先后有安徽医科大学附属第一医院、长沙市第一人民医院、常德市第一中医院、桃源县人民医院、石门县人民医院等应用本研究成果，临床应用盐酸戊乙奎醚围术期器官保护共940例，取得良好临床效果。2011年，市科技局对该项研究进行鉴定后认为：该项目在国内外首次证实盐酸戊乙奎醚对肢体缺血再灌注远隔器官心肺损伤、对体外循环瓣膜置换术患者肺损伤有保护作用，并首次报道该药在体外循环瓣膜置换术鱼精蛋白不良反应中的应用，为我国拥有自主知识产权的新型选择性抗胆碱药物戊乙奎醚的推广应用提供了依据。2012年，市一医院周爱国、张雄飞“盐酸戊乙奎醚对围术期手术器官功能的保护的系列研究”获2011年市科技进步一等奖。

2012年，市二医院张桂凤、张勇等《甲型H1N1流感医院感染的控制》获第九届湖南医学科技奖三等奖。

第二节　公共卫生科研

1984—1988年，常德地区防疫站组织全区连续开展群众性大面积灭鼠防病工作，鼠密度由1983年的13.28%降至1988年的2.53%，出血热发病率由1983年的30.35/10万降至1988年的7.1/10万。1989年，该站杨宇林因在灭鼠、出血热防制工作中成绩突出，获全国鼠类监测、防制工作“金猫奖”。

1985 年 3 月至 1986 年 6 月，常德地区防疫站张伏初、周用蓉等组织开展全区中、小学生体质调研，共调查城乡全日制中、小学 40 所，检查男、女学生 7402 人。对 5552 名 7～18 岁城乡学生形态、机能、素质等 15 项指标和 7266 名城乡学生视力不良、脊柱侧弯、沙眼的患病率进行统计分析，并根据《中国学生体质、健康调查研究手册》要求，编制出学生体质综合评分表和体质等级评价标准，建立了综合评价学生体质的数学模型。该成果填补了湖南省学生体质研究和综合评价标准方面的空白，达省内先进水平。1988 年 12 月，《常德地区 7～18 岁城乡学生体质、健康现状调查及综合评价标准》获常德地区科技进步三等奖。

1986 年 8 月，常德地区防疫站钟发胜、杨德秀、张光荣等组织开展小肠结肠炎耶尔森氏菌调查，在全国耶氏菌病防治与研究协作会议精神指导下，自选课题，设计方案，共调查研究人和家禽、家畜等 11 种 1550 份标本，检出耶尔森氏菌 11 株，从 249 例婴幼儿腹泻患者中分离出 2 株致病性 0198 型菌，系国内首次报告的新血清型，填补了国内微生物学研究的一项空白。1988 年 8 月，《常德地区小肠结肠炎耶尔森氏菌调查研究》获省科技进步四等奖。

1988 年 3 月，常德地区防疫站舒祖刚分析常德地区 1977—1987 年食物中毒情况。1977—1987 年，全区共发生食物中毒 100 起，中毒 3659 人，死亡 13 人，病死率 0.35%，食物中毒年平均发病率为 5.6/10 万，平均每起中毒 36.6 人，食物中毒原因查明率 90%。乡村多于城镇，中毒起数乡村占 52%，城镇占 48%；中毒人数乡村占 63.76%，城镇占 36.24%；死亡人数乡村占 84.62%，城镇占 15.38%。每季均有发生，二、三季度中毒起数占全年的 90%，中毒人数占 88.41%。当年年底，舒祖刚《常德地区 1977—1987 年食物中毒分析报告》刊于《湖南预防医学参考》。

1984—1987 年夏冬两季，常德地区防疫站张维伦等为研究南方炎热地区城市住宅不同净高的卫生学问题及其对居民健康的影响，为国家制订城镇居室设计卫生标准提供科学依据，在津市市选择 2.6 米与 2.8 米两种不同净高居室作卫生学对比调查，测定居室容积、采光、空气质量、微小气候、居民生理反应等有关卫生指标，并询问调查居民反应。结果表明，两型居室的采光、微小气候、生理反应差别不大，但空气清洁状况，特别是冬季的二氧化碳和细菌总数含量上有明显差异。结论：2.8 米净高居室优于 2.6 米净高居室，建议南方炎热地区城市居室净高不得低于 2.8 米，人均实用面积不得少于 9 平方米。论文《南方城市居室净高的卫生学调查》刊于《环境与健康杂志》1989 年第 2 期。

1990 年，市防疫站赵国勋等分析 1973—1989 年全市 10 个区县（市）防疫站上报的“居民病伤死亡原因统计年报”。18 年间，全市人口平均期望寿命略有波动，但总趋势是上升。各年龄组期望寿命都呈上升状态，婴儿组上升速度尤快，1973 年曲线高峰点在 1～4 岁和 5～9 岁组，1989 年移到 1 岁组，说明婴幼儿死亡率显著下降。两性平均期望寿命女性均大于男性。1987 年，两性平均期望寿命为 67.89 岁，低于全国 69 岁水平，低于发达国家（美国、日本）78 岁水平，位于发展中国家中上水平。常德市居民死亡率由 1973 年的 8.89‰降至 1989 年的 6.87‰，下降 22.72%。新生儿死亡率由 1973 年的 28.06‰降至 1989 年的 9.62‰，下降 65.72%。《常德市 1973—1989 年居民寿命动态分析》载于 1990 年《湖南省统计资料汇编》。

1984—1994 年，市防疫站罗先樵、钟发胜等在鼠疫历史疫点半径 5 公里范围内布笼 153808 笼次，捕捉活鼠 15633 只，收集鼠血清，于 1990 年、1991 年从 3 只雄性褐家鼠的血清中成功检出鼠疫 F1 抗体，经全国鼠疫布氏菌病防治基地复判认可，其滴度为 1∶160～1∶640，为湖南省 1942 年发生人间鼠疫流行后 50 余年首次在鼠间检出鼠疫 F1 抗体，填补了省内空白。1995 年 8 月，《褐家鼠血清鼠疫 F1 抗体监测研究》获省科技进步四等奖。

1995 年 9—12 月，市防疫站杜方众在结核病防控督导检查中发现部分实验室结核杆菌检测方法不统一，检测结果误差大。为统一标准，提高检测质量，取 200 份痰标本，用加热抗酸染色法、延长时间染色法、冷染色法三种方法进行对比试验。结果：三种染色法结核杆菌的着色强度均可，但各有优缺点。与加热抗酸染色法比较，延长时间染色法操作较简便，但染色时间较长。冷染色法比前两种方法更简便，不需加温和脱色，但背景欠清晰，影响鉴定结果。加热抗酸染色法阳性检出率为 31.00%，延长时间染色法阳性检出率为 30.00%，冷染色法阳性检出率为 27.00%，认为加热抗酸染色法是检测结核杆菌的最佳方法，建议在全市推广使用。论文《结核杆菌三种染色法之比较》刊于 1997 年《湖南医学》。

1998 年 10 月至 1999 年 12 月，市防疫站罗先樵、郭志忠、张光荣等将甲肝减毒活疫苗按史克灭活疫苗的程序注射两针，观察使用不同滴度的疫苗在不同间隔时间注射人体后的免疫效果，寻找最佳免疫方案。在常德市城区两所小学 1～3 年级（6～9 岁）筛选出 800 余名甲肝抗体阴性儿童，随机分为若干组，间隔不同时间接种甲肝减毒活疫苗，进行甲肝抗体阳转率观察，并用 50 名儿童接种史克灭活疫苗作比较，用 99 名儿童接种重组酵母乙肝疫苗作对照。结果：儿童接种两针不同滴度甲肝减毒活疫苗后抗体阳转率分别为 99.14%、99.67%，史克灭活疫苗阳转率为 100%。结论：不同滴度甲肝减毒活疫苗阳转率无差异，加强免疫以初免后间隔 1 个月为宜，甲肝减毒活疫苗两针法可以替代美国进口的史克灭活疫苗。2001 年 2 月，《甲型肝炎减毒活疫苗免疫策略研究》获市科技进步二等奖。

1998—2000 年，市防疫站与省防疫站联合开展的《甲型肝炎减毒活疫苗免疫策略研究》获市科委 2000 年度科技进步三等奖。

2000 年 10 月，市防疫站引进毒鼠强化学检测方法。彭进、黄道平、刘吉星等在实验过程中，结合实践经验改进检测方法，实验时间由 30 分钟左右缩短为 5～10 分钟。改进后的方法与改进前在应用上无显著性差异，精密度实验和准确度实验都达到相应要求。在两年的实践检验和推广应用中，为公安、卫生等部门检测样品 91 份，各区、县（市）防疫站接受检样 117 份，具有快速、简便等特点，社会效益显著。该成果获 2002 年度市科技进步三等奖。

2005 年，市疾控中心彭进、黄道平、谢燕湘等通过对潲水油和 12 种食用油的比较研究，以感官、熔点、钠含量、水提取物电导率和脂肪酸组成成分色谱图为综合指标，提出了潲水油的三步法检验流程，建立了鉴别潲水油的方法。该方法具有创新性，项目整体技术达该领域国内领先水平。论文《潲水油鉴别检验方法研究》刊登于《中国卫生检验杂志》2006 年第 2 期。该成果获 2006 年度市科技进步二等奖。

2007 年，市疾控中心郭志忠、覃平、熊伯华等分析研究 2004—2005 年常德市居民死因，为制订卫生规划提供依据。2004—2005 年，常德市居民平均粗死亡率为 5.2‰，平均标化死亡率为 5.34‰，其中男性粗死亡率为 5.98‰，标化死亡率为 6.06‰；女性粗死亡率为 4.38‰，标化死亡率为 4.60‰。前五位死因顺位为循环系疾病、呼吸系疾病、肿瘤、损伤和中毒、消化系疾病。0～44 岁年龄段，损伤和中毒为第一位死因；45～64 岁则为肿瘤；65 岁以上为循环系疾病。影响常德市居民人均期望寿命的主要死因是慢性非传染性疾病和损伤与中毒。慢性非传染性疾病主要是循环系疾病、肿瘤、呼吸系疾病，占总死亡的 73.37%。心脏病、慢性下呼吸道疾病、脑血管病、肝癌、肺癌是常德市前 5 位主要死亡疾病，占总死亡数的 53.15%。损伤和中毒死因顺位居第 4 位，其中自杀比例最高，其次为机动车交通事故和运输事故。由于对传染病预防和治疗力度加大，传染病在常德市居民死因顺位中居第 6 位，仅占全死因的 1.69%。随着居民物质生活水平不断提高，人口寿命的延长，老龄人口所占比例越来越大，老年人多发的恶性肿瘤、脑血管病、心脏病、呼吸道疾病等慢性非传染性病死亡人口比例越来越大。慢性非传染病预防控制是今后疾病预防控制工作的重点和难点。论文《常德市 2004—2005 年居民死亡原因分析》刊于《实用预防医学》2007 年第 3 期。

2008 年，市疾控中心谢朝梅、曾希鹏、聂俊雄等分析常德市近 13 年来人类免疫缺陷病（艾滋病）合并感染乙型肝炎病毒（HBV）、丙型肝炎病毒（HCV）状况及其预后，按照国家标准检验方法对常德市 120 例 HIV（艾滋病毒）感染者进行 $CD4^+$、$CD8^+$ T 淋巴细胞计数，丙氨酸氨基转移酶（ALT）、门冬氨酸氨基转移酶（AST）检测，HBV 五项、抗 HCV 检测，对检测结果做系统的比较和分析。结果：120 例 HIV 感染者中，以青壮年为主要人群，以性传播为主要感染方式；混合 HBV、HCV 感染者有 71 例，占所有 HIV 感染者的 59.17%。混合感染中，男性明显多于女性，血液传播和静脉吸毒为主要的感染方式。且 HIV/HCV、HIV/HBV/HCV 混合感染的 ALT、AST 异常比例明显高于 HIV 单独感染。HIV/HBV、HIV/HCV、 HIV/HBV/HCV 三种感染模式的 $CD4^+$T 淋巴细胞计数明显低于 HIV 感染。结论：HIV 感染者混合感染 HBV、HCV 现状日趋严重，特别在经血液传播、静脉吸毒传播的男性 HIV 感染人群中更加明显。HIV 与多种肝炎病毒合并感染可能加速肝脏和免疫系统的损害，导致更高的发病率和死亡率，影响 HIV 感染的进程及高效抗逆转录病毒治疗。论文《HIV 感染者混合感染 HBV、HCV 的调查研究》刊于《实用预防医学》2008

年第 5 期。

2008 年 5 月至 2009 年 6 月，市疾控中心孟霞、谢朝梅、曾希鹏等对常德市 287 例男男性行为者（MSM）进行艾滋病、梅毒、丙型肝炎感染状况调查。287 例中，年龄在 18～73 岁之间，平均 27 岁，其中 15～49 岁占 93.4%，已婚或同居者占 28.2%。在 287 份样本中，总感染率为 16.4%，其中检出人类免疫缺陷病毒阳性 10 份，占 3.5%；丙型肝炎病毒阳性 3 份，占 1.0%；梅毒螺旋体抗体阳性 37 份，占 12.9%，其中艾滋病合并梅毒感染者 2 人，梅毒合并丙肝感染者 1 人。此次调查结果显示，MSM 人群的 HIV 感染率为 3.5%，比 2004 年开始在男男性行为人群中设立艾滋病监测哨点时感染率 1%～3%之间要高，与中国疾病预防控制中心艾滋病性病中心公布的该人群感染率已升至 2.5%～6.5%较为一致，表明常德市 MSM 人群已经成为艾滋病感染的高危人群，对 MSM 人群进行行为干预已成为预防和控制艾滋病刻不容缓的工作。论文《常德市 MSM 人群艾滋病、性病感染状况调查》刊于《中国热带医学杂志》2010 年第 7 期。

2006—2008 年，市疾控中心聂俊雄、胡冬珍、毛丽等动态监测监狱强制吸毒人员 992 人次，以 25 岁青壮年人群为主，男多于女。注射吸毒率为 72.18%，注射吸毒率最高年份为 2006 年（76.89%），最低年份为 2008 年（65.26%），呈逐年递减趋势；注射毒龄呈日趋高龄化态势；共用针具率为 47.67%，且呈逐年上升趋势。注射吸毒时间 10 年以上和 5～9 年的注射吸毒人员构成比呈上升趋势，而注射吸毒时间在 1～4 年之间的构成比呈下降趋势，提示近年来新产生的注射吸毒人员有所减少。商业性性行为发生率为 44.15%，呈逐年上升趋势；其中男男性行为发生率为 20.68%；商业性行为中安全套使用率较低，每次都用者仅占 14.38%，有 41.10%的吸毒人员从不使用。强制吸毒人员 HIV 监测阳性率为 0.40%，说明该人群中艾滋病流行尚处于较低水平；但 2008 年检出梅毒感染者 13 例，检出比率达 3.93%，提示吸毒者中因性乱等原因染上性病者较多，加上上述诸多高危因素，认为常德市艾滋病防治工作任务尚十分艰巨。论文《2006—2008 年常德市强制吸毒人员艾滋病监测结果分析》刊于《中国医学研究杂志》2009 年第 6 期。

2009 年，市疾控中心蒋小伟、曾繁权、华伟湘等分析研究 2004—2008 年常德市狂犬病流行情况。2004—2008 年，常德市共报告狂犬病 116 例，年平均发病率为 0.38/10 万；死亡 116 例，病死率 100%；常年散发，夏、秋季占 46.55%；农民和学生占 88.79%；35～74 岁年龄组占 73.28%，男女性别比为 2.2∶1。116 例狂犬病病例中，犬致伤者占 95.69%，猫致伤者占 3.45%，老鼠致伤者占 0.86%。I 级暴露 21 例，II 级暴露 32 例，Ⅲ级暴露 63 例。116 例病人中，伤口经医疗机构处理仅 12 例（10.34%），自行处理 24 例（20.69%），未处理 80 例（68.97%）。暴露后患者接受狂犬疫苗注射占 8.62%，全程免疫仅有 5 例，占 4.31%，无一例及时注射抗狂犬病毒免疫血清或抗狂犬病免疫球蛋白。未接种疫苗的主要原因是存在侥幸心理和经济原因等。调查表明，外表健康的犬携带狂犬病病毒的检出率为 17.73%。《常德市 2004—2008 年狂犬病流行病学分析》刊于《中国热带医学》2010年第1期。

2010年，市疾控中心孟霞、谢朝梅等分析2007—2009年常德市麻疹实验室确诊病例检测结果。2007—2009年，共检测麻疹疑似病例标本1057份，其中麻疹IgM阳性标本360份，阳性率为34.1%。各区、县（市）均有疑似病例送检，发病高峰在每年的3～6月份。麻疹发病人群主要集中在1～5岁儿童，未免疫和未全程免疫是麻疹发病的主要原因。0～1岁组和15岁以上组病例构成显著上升，原因是儿童的母亲绝大多数是通过预防接种而不是自然免疫获得的麻疹抗体，抗体滴度相对较低，通过胎盘传给新生儿的抗体滴度也较低，婴儿在出生后达不到保护效果而易被感染发病；青壮年中未接种疫苗者约占1/3，接种者初免成功后，体内血清抗体随着年限的增长而不断下降，因而对麻疹的易感性不断增加。因此，0～1岁儿童和成人发病的增加是消除麻疹所面临的新挑战。论文《常德市2007—2009年麻疹实验室确诊病例检测结果分析》发表于《实用预防医学》2010年第8期。

2010年，市疾控中心刘素念、蒋小伟、郭志忠等分析2009年常德市手足口病疫情资料及实验室检测结果。2009年，常德市共报告手足口病例4785例，发病率为83.63/10万，其中重症病例12例，无死亡病例。发病时间主要在3～7月份，发病年龄以0～5岁儿童为主，男女性别比为1.71:1，疫情以散发为主，局部地区高发。研究认为，若有手、足、口、臂部等部位的疱疹时应首选疱疹液检测，并同时采集肛拭子送检，以提高诊断阳性率。论文《2009年常德市手足口病流行病学分析》刊于《实用预防医学》2010年第12期。

2010年，市疾控中心熊慧娟、华伟湘、蒋小伟等进行常德市人群H1N1流感抗体调查。按多阶段分层随机抽样方法抽取中小城市和乡村（居委会），按0～岁、6～岁、16～岁、25～岁、60岁及以上年龄组分组各调查15人，同时采集静脉血分离血清送中国疾病预防控制中心病毒所检测H1N1流感抗体。1月、4月、8月共采集血清标本675份，血清抗体滴度阳性为208份，阳性率为30.81%。城市人群抗体阳性率均高于农村。各年龄组抗体阳性率不同，第一次调查6～岁组阳性率最高，为46.81%，第二、三次调查均为16～岁组最高，分别为57.78%、40.00%，60岁以上人群每次调查感染率均较低。接种过季节性流感疫苗及甲型H1N1流感疫苗的人群其甲型H1N1流感抗体阳性率均高于未接种人群。2010年，常德市甲型流感病毒未发生变异，人群在一定程度上建立了甲型H1N1流感的免疫屏障，但抗体水平并不高，仅为30.81%，一旦有传染源存在即可出现爆发或流行。论文《常德市甲型H1N1流感感染状况血清学调查》刊于《中国热带医学》2012年第4期。

2010年10—11月，市疾控中心周应彩、华伟湘、郭志忠等在鼎城区和汉寿县进行寄生虫感染调查，检查土源性线虫卵、肝吸虫卵和血吸虫卵。两地共调查10个行政村5696人，寄生虫感染1137人，寄生虫总感染率为19.96%，未发现肝吸虫卵。鞭虫、钩虫、蛔虫、姜片虫感染率两地差别不大。汉寿县血吸虫感染率高于鼎城区，其中以汉寿县南堤村最高，为5.59%。血吸虫感染率男性高于女性，蛔虫、鞭虫、钩虫、姜片虫总体感染率女性高于男性。学龄前儿童和学生主要感染蛔虫、鞭虫、姜片虫，钩虫仅在农民中发现。渔民血吸虫病感染率为28.36%，是血吸虫病重点防治人群。论文《常德市人群寄生虫感染现状调查》刊于《中国热带医学》2012年第11期。

2010年7月至2011年8月，市疾控中心沈平、彭进、谢朝梅等采用气相色谱-质谱联用法检测食品中常见的35种农药残留，并于2011年为常德市科技局批准立项。该法是国内较先进的实用而有效的常见毒物检测方法，特别适用于突发公共卫生事件应急检测和食品风险监测。《GC-MS同时检测食品中多种常见毒物的方法研究》刊登于《中国卫生检验杂志》2011年第4期，获2011年度市科技进步二等奖。

2011年，市疾控中心杨小红等对2001—2009年常德市新涂阳肺结核发现及治疗管理情况进行分析和评价。2001—2009年，常德市新涂阳肺结核患者登记率由2001年的21.00/10万上升到2009年的42.45/10万。55～64岁年龄组发病率居第1位，其次是65岁以上年龄组，男女患者性别比例为2.66∶1。登记新涂阳患者全部接受治疗，新涂阳患者治疗2月末总体阴转率为95.8%，治疗3月末阴转率为97.6%，总治愈率为89.99%，治疗成功率为95.42%。男性多于女性，可能与男性吸烟、酗酒、从事重体力劳动、活动范围广及机体免疫力低等因素有关。55岁以上患病比例大，可能与老年人群免疫功能减退，致“内源性复燃”有关。部分老年人对结核病可疑症状认识不足，因此应特别重视对老年人的关注与关怀。《常德市2001—2009年新涂阳肺结核发现及治疗管理评价》刊于《实用预防医学》2011年第11期。

2011年5—10月，市疾控中心谢朝梅、华伟湘、熊伯华等用实时荧光PCR法、胶体金法、分离培养法，分别对180份水产品进行霍乱弧菌检测，阳性样品再进行霍乱肠毒素检测。结果：三种方法中实时荧光PCR法检出率最高，为24.44%；胶体金法检出率5%，分离培养法检出率4.44%。作者认为，湖南省发生的霍乱菌株多为O_{139}群，其来源主要是水产品，尤其是甲鱼。分离培养法耗时较长，往往等实验结果出来，市场上的甲鱼早已销售一空，无法跟踪其销售去向。因此，在进行水产品霍乱监测时，可先用实时荧光PCR法初筛，以及时发现被霍乱产毒株污染的水产品，再对筛出的阳性样本结合胶体金法进行分离培养和分型鉴定，进一步完成霍乱疫情的确证和分析。《水产品中霍乱弧菌的监测方法研究》论文刊于《中国卫生检验杂志》2012年第5期。

第三节　血防科研

一　五一村血防系列科研

1987—1990年，湖南省在洞庭湖区普遍应用人畜同步化疗以降低血吸虫病疫情，汉寿县鸭子港乡作为全省30个纵向观察点之一，病人受治率达95%，扩大治疗对象受治率90%以上。1992—1996年，按国家血防“八五”计划攻关课题实施方案，汉寿县鸭子港乡五一村作为洲垸型疫区流行因素和流行规律观察试点，开展人畜行为学观察、血吸虫病易感因素调查，采取人畜同步化疗与垸内灭螺、改水相结合的措施，发现5—7月、9—10月为一年中两个易感高峰时段。在高峰时段开展人畜同步化疗、加强个人防护，居民感染率从15%降至2.7%，儿童新感染率从5.5%降至1.3%。1996—1999年，2000—2008年，主要观察疫情动态变化，针对性提出防治措施与建议。2003—2007年，美国国立卫生研究院-中国疾病预防控制中心寄生虫病预防控制所热带医学研究中心资助课题“环境变化对中国血吸虫病控制和传播的影响”观察研究三峡建坝前后目平湖区年平均气温、降雨量、平均水位、月平均水位及草洲植被环境变化对钉螺分布及病情的影响，显示三峡建坝后五年比前五年平均气温增高0.8℃，降雨量增加466毫米，平均水位提高0.9米，枯水期水位落差减少1.5米，对洞庭湖洲滩钉螺分布影响不大，但钉螺分布有年间差异，主要与水位变化有关。枯水年份夏季洲滩暴露时间延长，不利于钉螺生存，但丰水年份钉螺密度往往反弹。湖州栽种欧美杨后，居民放牧习惯改变，洲滩沥水好等因素导致活螺密度逐年下降，居民感染率大幅降低。1979—2008年，常德市血防科研收集积累了大量现场调查和实验资料，摸清了血吸虫病流行规律，为全省、全国的血防工作提供了经验，发表科研论文56篇，获得市科技进步奖5项。

二　吡喹酮顿服法

1984年3—4月，常德地区血防院曹明魁、田子英、肖俊文等在汉寿县坡头乡南堤村和安乡县安德乡西河村进行吡喹酮一日顿服疗法与两日疗法的比较研究。493例血吸虫病患者除2例为晚期患者外，均为慢性早期患者，男302例，女191例，年龄4~83岁，平均29岁，均为农民，随机分为2组。1组成人剂量45毫克/千克体重，儿童剂量50毫克/千克体重，饭后一次顿服，共253例。2组成人总量60毫克/千克体重，儿童总量70毫克/千克体重，分2日服用，每日2次，共240例。药物副反应发生率，1组恶心、呕吐发生率明显高于2组。两组均未发生严重副反应，均按期完成疗程。疗程结束后，1组粪检阴转率90.1%，2组粪检阴转率90.0%，两组无显著差异。采用一日顿服法可减少1/3服药量、3/4工作量。为减少副作用也可将一次服用量分为两次服用，但须在餐后服用。曹明魁、田子英、肖俊文等《顿服吡喹酮治疗日本血吸虫病的疗效观察》刊登在1987年南京大学出版社出版的《血吸虫病研究资料汇编》。1987年，《常德地区大面积化疗防治血吸虫病对策研究》获湖南省医药卫生科技进步三等奖。1988年，获常德市科技进步二等奖。1991年3月，国家科委、卫生部在武汉召开全国血防新技术、新成果评估会，该研究成果经专家评审，认为技术先进、实用性较强，列为二类推广项目，建议在全国血吸虫病疫区扩大范围应用。

三 询检法综合判断血吸虫病化疗对象

1992年，市血防院田子英、肖俊文、罗光辉与湖南省寄生虫病研究所卓尚炯等在汉寿县五一村采用询问病史加体格检查方法（简称询检法）筛查化疗对象，并与粪便检查、血清学检查结果比较。随机抽取100户居民，逐人建立调查卡，于1992年4—11月，每月逢10日询问各观察对象前10天疫水接触情况，逐日记录接触疫水日期、地点、方式、部位，询问血吸虫尾蚴性皮炎、便痢、腹胀、腹泻、乏力症状，并与其他疾病鉴别后填写个案调查卡，具有两项症状者判为症状阳性。同时用A超进行肝脾检查，肝脏剑突下3厘米以上、脾脏肋下触及者判为体征阳性。各观察对象于1992年4月、8月采集粪便标本1送3检，尼龙筛集检孵化定性，粪检阴性者再做血清学检查。结果：460名观察对象中，询检法阳性者粪检、血检阳性率75.8%，询检可疑者粪检、血检阳性率48.1%，询检阴性者粪检未查出阳性，血检阳性率36.0%，说明询检法确定化疗对象比较准确，有实用价值。采用询检法确定化疗对象平均每年仅花549元，而用粪检查病每年支出3656.4元，大幅度节约了经费。田子英、肖俊文、罗光辉等《“询检法”综合判断血吸虫病化疗对象的探讨》刊于《中国血吸虫病防治杂志》1994年第4期，在全国化疗措施控制血吸虫病研讨会上，专家对该法及其指标研究结果给予高度评价，建议推广。1995年，获市科技进步二等奖。

四 盐析浓缩血清法提高血吸虫病环卵沉淀试验反应性的研究

1988年，市五医院杨伏林、刘金生、曹鸣魁、方明武、黄翠兰、廖庆华等采集100例粪便检查阳性的血吸虫病人和100例健康人血清，用盐析法（饱和硫酸铵）浓缩血清中特异性抗体，使血吸虫环卵沉降率由10.61%提高到22.81%，环卵强阳性反应率由74%提高到100%。试验结果表明，应用盐析浓缩血清法以提高血吸虫病COPT的反应性具有实用意义。论文刊于1988年第4期《现代免疫学》，该项目获得1990年常德市科学技术进步二等奖、1990年省科技进步四等奖。

五 人畜同步化疗九年效果观察

1983—1991年，常德市血防部门在汉寿县五一村连续9年进行人畜同步化疗防治血吸虫病的研究。该村6个村民小组，1149人，化疗前村民血吸虫病患病率33.29%，耕牛感染率22.45%，垸外感染性钉螺密度为每平方尺0.0113只。1983年，人畜同步化疗后该村居民粪检阳性率降至6.64%，此后除1988年、1989年一度回升至12%以上外，均维持在6%～9%。周汉祥、肖俊文《汉寿县五一村以人畜同步化疗为主控制血吸虫病流行的九年效果》刊登于《湖南医学》1992年12月增刊。作者认为，单一化疗措施仅能将病情压缩至一定水平，难以继续下降，主要原因是：该村主要传染源是沿湖耕牛和部分流动渔民，是化疗中薄弱环节；易感地带未改造，阳性钉螺始终存在；居民到垸外从事捕鱼捞虾等接触疫水活动范围广，时间长；邻近地区钉螺扩散。

六 扩大化疗结合改水

1990年起，汉寿县鸭子港乡五一村采用扩大化疗结合建井改水，居民血吸虫感染率明显下降。1993年，市血防院肖俊文、田子英对该村扩大化疗结合改水的效果进行回顾性分析。将该村3～65岁居民列入粪检对象，均采用尼龙筛集卵孵化法3送3检；每年4—11月对居民进行疫水接触调查；在垸外易感地带按20厘米×20厘米机械设框查螺；粪检阳性者及有疫水接触史、症状、体征阳性者用吡喹酮顿服法化疗，耕牛由畜牧部门查治；建手压泵井，平均2户8人使用一口井，饮水及日常生活用水均取井水，减少疫水接触。结果：单纯扩大化疗后居民感染率从33.3%降至6.6%，但又逐年回升。1992年，扩大化疗结合改水后，沿堤1线居民感染率从1989年的20.3%降至2.8%，但2线居民感染率变化不大。居民疫水暴露率，1987—1989年依次为46.0%、44.6%、48.1%，改水后的1990—1992年依次为28.1%、24.5%、19.2%。肖俊文、田子英《扩大化疗结合改水防治血吸虫病的效果观察》刊于《中国血吸虫病防治杂志》1994年第6期。

七 蒿甲醚降低人群血吸虫感染率

1995—1996年，中国预防医学科学院寄生虫病研究所肖树华、常德市血防院田子英、汉寿县血防办黄阁贤等在汉寿县桔林村进行蒿甲醚口服降低人群血吸虫感染率的观察。在该村选择5～60岁村民789人，随机配对分为蒿甲醚组、对照组，于1996年6月上旬村民接触疫水15天内开始服第一剂蒿甲醚一号胶囊6毫克/千克体重，以后每15天给药一次，直至10月中旬，共给药9次。对照组村民同时服用相同剂量的淀粉胶囊，两种药物均按双盲法给药，每次由医务人员看服，并询问服药前半个月接触疫水情况。末次服药结束后1个月粪检，根据血吸虫感染率和每克粪便虫卵数评价效果。蒿甲醚组377人、对照组390人完成9次服药，且在服药期间均接触疫水，接触疫水平均天数分别为92±37天、94±36天，两组村民接触疫水的方式、接触疫水天数均相似。蒿甲醚组末次服药后1个月粪检290人，对照组粪检305人，各占应检人数的76.9%和78.2%。蒿甲醚组感染率1.7%，对照组感染率26.9%，差别具有极显著意义。两组粪检阳性者均作每克粪便虫卵计数，蒿甲醚组仅 1 例阳性，虫卵计数为 8；对照组 22 例阳性，平均每克虫卵数为 297±363 (8–1368)。实验证明，流行期易感人群口服蒿甲醚使 93.7%的受试者得到保护，且无不良反应，服药依从性好，可作为一种干预措施在疫区推广。该项目获得世界银行贷款中国血吸虫病控制项目联合管理委员会和国家“九五”计划科技攻关项目资助。田子英、肖树华、肖俊文、黄阁贤、刘德山等《口服蒿甲醚降低洲垸型血吸虫病流行区人群感染血吸虫的效果》刊于《中国寄生虫学与寄生虫病杂志》1997 年第 4 期。2001 年，中国预防医学科学院、昆明制药股份有限公司、长江水利委员会血防办、云南血防研究中心、安徽血防研究所和湖南常德市血防病院参与的“蒿甲醚预防日本、曼氏和埃及血吸虫病的应用及基础研究”获得国家科技进步二等奖，2002 年获得杜邦科技创新奖。

八 TH 胶–胃冠状静脉栓塞术治疗门脉高压症上消化道出血

1985—1993 年，市五医院胡季平、张扬为主开展《TH 胶–胃冠状静脉栓塞术治疗门脉高压症上消化道出血》的临床研究，采用 a–氢基丙烯酸正辛酯（含显影剂的 TH 胶）对门静脉高压症引起食管胃底静脉曲张的病例，在脾切除后作胃冠状静脉栓塞对门奇静脉交通支断流，治疗 47 例，术后随访，再出血率 6.7%，大部分患者术后肝功能恢复良好，无脑病发生，5 年、10 生存率分别为 87%、66.7%。与以往各类门静高压断流术相比，具有手术效果好，对患者打击小、创伤小、时间短、易操作、门奇静脉断流彻底等优点。该项目获 1997 年市科技进步二等奖。论文刊于《中国血吸虫病防治杂志》1998 年第一卷第 4 期、《中国普通外科杂志》2000 年第 9 卷第一期。

第四篇《

卫生管理与改革

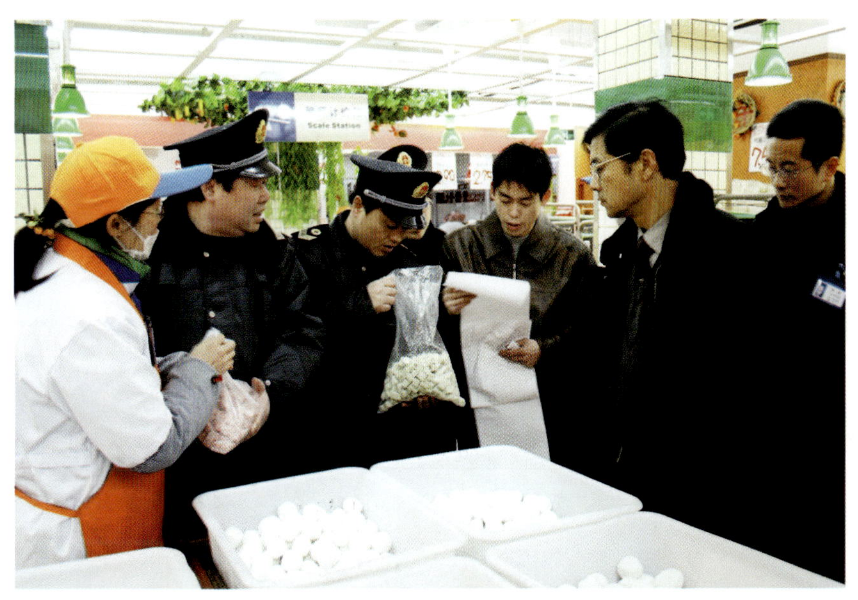

第十六章　卫生行政管理

第一节　行风建设

1988 年 6 月 15 日至 9 月 23 日，全市卫生系统开展“百日为您优质服务竞赛”。各医疗单位召开动员大会，开展各种宣传活动，向社会印发征求意见书，聘请义务监督员，举办医德医风知识竞赛。市卫生局发出市区医院社会调查评价表，市区 8 家医院社会满意率平均 77.45%。市一医院、市一中医院、市血防医院病人满意率均在 80%以上，另五家医院低于 80%。市一医院社会满意率为 87%，被评为优胜单位。是年，石门县剩头麻风医疗站站长赵庆远被卫生部授予全国卫生文明先进工作者称号。

1989 年，市卫生局制定《廉洁行医八项规定》，印刷卫生部制定的《医务人员医德规范》2000 份发至各医疗单位，建立医德医风考评制度，实行医疗质量监察员制度，各医疗单位药品价格、处置费、检查费三公开。市直各医院制定医德医风考核奖罚制度，建立职工医德医风档案，聘请医德医风社会监督员，不定期请监督员来院和走出去上门征求意见。12 月，在全市县级以上医院医政工作检查中，汉寿、临澧、桃源三县人民医院分列县级医院医德医风建设一、二、三名；市一医院、市三医院、市四医院分列市城区医院一、二、三名。随机调查市城区四家综合医院门诊，住院病人满意和基本满意的，市一医院为 86.5%，市二医院为 95.26%，市三医院为 93%，市四医院为 98.5%。是年，全市开展“最佳奉献奖”评选，评选出 24 名最佳奉献奖先进个人。

1990 年 6 月 6 日，市卫生局组织卫生工作者奉献之歌报告会，12 个市直卫生单位 300 多人与会。汉寿县二医院内科主治医师杨玲、市老年病医院妇产科主治医师张敦先、津市市人民医院主管护师郑传玲、市一医院骨科主治医师孙贤德、武陵区防疫站主管医师彭庆书在会上讲演。7 月 1 日至 8 月 6 日，组织全市医务人员观看卫生工作者奉献之歌报告会录像，并发起“人生的价值在于奉献”和“假如我是一个病人”的大讨论。市一医院连续 50 多天开展整顿医德医风活动，对照规范和标准揭露问题，处理 4 名私收费、不遵守医疗制度的人员。推选出 13 名医德医风建设标兵，印发典型材料，宣传优秀事迹。通过整顿完善了首诊负责制、科室间协作和三级负责制等医疗制度，科室间“踢皮球”的现象显著减少，病人送来的表扬信、感谢信、牌匾、镜框显著增多。该院受邀在全市“满意在常德”标准化服务现场会上介绍经验。

1991 年 4 月，市卫生局发起“夺白求恩杯，争十佳白衣战士”竞赛活动。市一医院

“夺杯争佳”活动与创“二甲”医院结合进行，制定廉洁行医“十五条规定”。市妇幼保健院开展“五帮病人”（派车接送病人，代保管车辆，代买日用品，代打电话、代发邮件）活动，为病人办事 260 件。武陵区卫生系统职工为病人做好事 7800 多件，人均 4.9 件。市第一、第三、第四医院和市妇幼保健院 704 名医务人员拒收病人红包、礼品折合人民币 10095 元。年终，桃源县人民医院夺得白求恩杯，徐厚昌等 19 名医务人员获得十佳白衣战士称号。全市县级以上医院清理纠正各种不合理收费 118478.64 元，清退 116159.88 元。查处违法违纪案件 60 起，涉及金额 183857.91 元；结案 55 起，追回赃款 164857.91 元，占应退总额的 90%。党纪、政纪处分 35 人，刑事处分 8 人。

1992 年 2 月，津市市妇幼保健院妇产科医师、业务副院长蒋敦媛被卫生部、人事部授予全国卫生系统模范工作者称号。蒋敦媛工作兢兢业业，几十年如一日，抢救危重病人上千例，施行妇产科手术和计划生育手术上万例从未发生差错事故。1990 年确诊为横结肠癌和黏液癌。化疗头三个月，她每天还坚持上半天班。三个月后她和正常人一样全天上班，每逢大、难手术，她都亲自上台主刀。多次被评为津市市、常德市优秀共产党员、劳动模范，被津市市委、市政府授予“十佳医务人员”“拔尖人才”“焦裕禄式的干部”等称号。

1993 年，市委确定市卫生局为职业道德建设试点单位。市卫生局制定职业道德建设试点方案，召开市直卫生单位职业教育动员大会，确定市一医院、市一中医院、市防疫站为联系点，在市直卫生单位开展职业道德建设百日竞赛活动，竞赛活动成绩纳入年底双文明建设评比内容。各市直卫生单位讲职业道德建设课 40 场，听众 4200 人次。组织职工观看卫生部录制的《职业道德教育系列讲座》和《贿赂忧思录》，观众 7200 人次。组织编写 3 万多字的《医疗卫生职业道德知识问答》，印刷 3000 多册，发给职工学习讨论。组织职业道德知识考试，1937 人参加，占市直卫生单位职工总数的 90%以上，考试成绩人均 93 分。市直医疗单位聘请社会监督员 106 位，设立 10 个举报箱和 14 台举报电话，将 2600 多项药品和检查、处置费价格公开上墙。市五医院针对血吸虫病鉴定中存在的造假问题，轮换鉴定人员，将病例鉴定权力分解，并降低鉴定费，禁止本院职工代为说情，一有违反即取消相关人员鉴定资格。实行四个月，申请鉴定的明显减少，社会舆论缓和。市二医院聘请厂矿单位主要领导及医务室负责人为社会监督员，每月召开一次会议听取意见，对反映的问题积极整改。在全省组织的 39 家县以上医院满意度抽查中，该院满意度高于本市其他同级医院。市直各医疗单位开展收费自查。

1994 年，在市直卫生单位开展“百日优质服务竞赛”，组织行风评议活动。市卫生局和市直卫生单位领导走访调查 68 个单位，向 165 人征集各种意见 138 条，其中属于服务态度的 35 条、医疗质量问题 15 条、不合理收费、检查、用药 4 条、红包回扣问题 6 条、后勤问题 9 条、其他问题 69 条。单位自清自查出问题 61 个。是年底，93.4%的问题已整改完毕。市直卫生单位对 24 名以医谋私、纪律涣散、服务态度差的职工分别予以通报批评、调离工作岗位、罚款、辞退等处理。市一医院一位挂号员因服务态度恶劣被调离挂号岗位，停发半月工资和奖金，全院通报批评。三名进修医生索要病人钱财，除责成退回原款外，另处索要金额10倍的罚款，并退回原单位。市防疫站退回多收疫苗注射钱款1060.5元。市二中医院一妇产科医生在家中私自进行人工流产，先后收取手术费395元、药费905元，其中多收患者药费473.58元。责令退回多收药费，没收私收的手术费，并处以手术费三倍的罚款。次年4月，经市委、市政府、市廉政建设领导小组验收，市直卫生系统被评为全市首批8个行风评议合格单位之一。

1995年，市卫生局制定市直卫生系统反腐纠风工作方案与市直单位签订反腐纠风责任状，各单位也与本单位各科室签订责任状。召开反腐纠风教育会议45场次，参会率99.95%。邀请省内7位医德高尚的模范医务人员到常德市举行报告会，市直卫生单位700多人出席。组织观看反腐与敬业录像片61场次，观众上万人次。组织先进典型事迹报告会6场次，听众2411人次。处理群众来信63件，接待群众来访58人次，受理案件14起，立案1起，核实13起，行政处分1人，经济处罚4人。11月，市一医院没收某药厂给某医生新药推介费1500元，并处厂方罚款2000元。市二医院责令某医生退回为他人搭车所开药品，并罚所开药品价款的10倍。市妇幼保健院某妇产科医生私收病人费用40元，没收所得并处罚款400元。市一医院树立毛坤祥等10名医德医风标兵，每人奖励1000元。市五医院副院长张扬在血吸虫病鉴定把关中拒收礼金2000余元，门诊部主任胡开生拒收礼金近8000元，上交单位烟酒折合人民币近2000元。4月至年底，市直卫生单位上交药品回扣12.5万元，拒收红包、礼金4.1万元。市卫生局三次向市直卫生单位服务对象发出问卷3057份，收回2222份，对医生满意和比较满意的占98.8%，对护士满意和比较满意的占98.9%，对其他人员满意和比较满意的占85%。市一中医院被市消费者委员会评为消费者信得过单位。

1996年，在全市卫生系统开展“四满意”（患者对服务态度满意，对服务质量满意，对后勤供应满意，对医疗收费满意）服务竞赛。全市有564人次拒收红包礼金3.8万元。石门县中医院被评为省级消费者信得过单位。

1997年年初，召开全市卫生系统创建文明行业千人动员大会。大张旗鼓宣传汉寿县全国白求恩奖章获得者邓威特的先进事迹。各医疗单位普遍实行“四公开一卡一清单”制度，让病人明明白白消费。市一医院开展“爱党爱国爱院爱岗”活动，评选“百岗女明星”，组织行风评议回头看等，被省卫生厅定为全省首批优质服务示范单位。市老年病医院向60岁以上老年人发放“热心服务卡”，老年人凭卡免收挂号费，住院医疗费按60岁、70岁、80岁、90岁年龄组分别享受10%、15%、20%和30%的优惠。临澧县开展各系列“十佳”评选活动，石门县开展评选“十星”活动，桃源县开展评选“十佳”“文明白衣天使”活动，汉寿县开展“十佳”医务工作者巡回演讲活动。津市市开展争创“十佳”医务人员、重塑白衣天使形象活动，被评为津市市行风评议合格单位。全市卫生系统职工

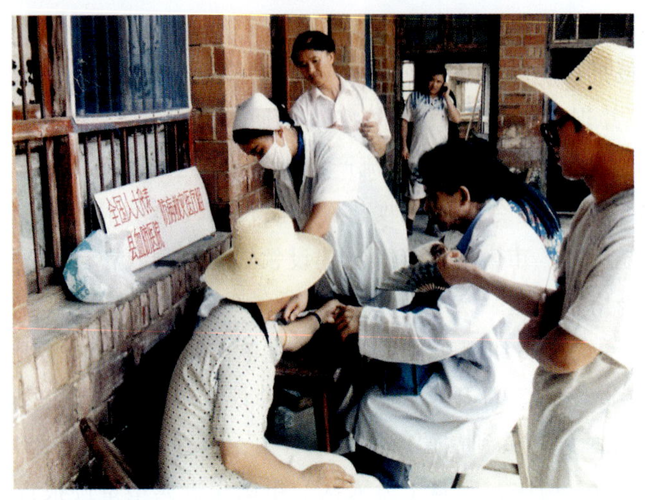
1993 年，全国人大代表、白求恩奖章获得者邓威特（右二）带领医疗组在灾区义诊　（汉寿县卫生局供稿）

1239 人次拒收红包礼金 25.2 万元。1500 份调查问卷显示，患者对医院综合服务满意率达 98%。是年，石门县人民医院获全省“四满意”服务竞赛优胜单位称号。

1998 年，市卫生局制定《文明院、站、所、校标准》《精神文明建设目标管理考核责任指标》。各地各单位将目标责任指标层层分解，落实到科室和个人。继续开展“四满意”“五承诺”和“以病人为中心，文明优质服务”活动。在全市推广石门县人民医院住院病人每日费用对帐卡制度。市一医院开展形象建设工程，树立毛坤祥等 9 人为“一医人标兵”，严肃查处患者投诉医德医风问题 14 件，除一件经查核不属实外，其余分别给予行政处分、通报批评、经济处罚、停止进修等处理，退回多收费用 758.3 元，罚款 1300 元。5 月 19 日，市卫生局党委、市卫生局和市卫生联合工会发出《表彰全市卫生系统学习邓威特活动标兵的通报》，市一医院大外科主任文尚武、常德卫校内科教研室高级讲师邬绍夫、临澧县中医院副主任医师王吉耀、石门县人民医院麻醉科主任王祖恒、津市市中医院门诊部主任潘泉珍、桃源县外科副主任医师陈道祖、澧县防疫站副站长刘诗礼、市妇幼保健院儿科医师蒋新明、安乡县安德乡卫生院院长徐利用被评为学习邓威特活动标兵。7 月下旬，常德市遭受特大洪涝灾害。8 月 31 日，身患血小板减少症仍主动请缨到救灾一线工作的澧县人民医院护师赵丛菊突发蛛网膜下腔出血，倒在灾区毛家岔医疗点上。9 月 8 日，市卫生局发出《关于开展向赵丛菊同志学习的决定》。9 月 10 日，赵丛菊逝世。当月，卫生部党组追授其为“抗洪救灾健康卫士”。是年，石门县人民医院被卫生部、国家中医药管理局、解放军总后勤部卫生部授予全国百佳医院称号。

1999 年，全市继续开展“四满意”服务活动。10 月 15 日，石门县蒙泉镇卫生院在市一医院骨科进修的医生董某某收受病人红包 200 元。市一医院责令其退还红包，罚款 1000 元，退回原单位。石门县卫生局给予其停职反省一周并予行政警告处分。在“四满意”活动中，全市 118 人受到表扬，135 人因违反医院规章制度、医德医风规范受到批评或经济处罚，9 人受到行政处分。

2000 年 9 月 16 日，市直卫生系统 18 家医疗卫生单位 2726 名医务工作者在市一医院、市一中医院、市三医院、市四医院和市卫校附属医院门诊大楼前举行千名医务工作者抵制药品回扣签名活动。桃源县采取措施简化就医流程，调整门诊布局，增加收费、挂号窗口，延长抽血检验时间，取消检验、照片预约，开辟“绿色通道”，加强导诊服务，将业务水平高、服务意识强、身体素质好的技术骨干调整到门诊、急诊室，增加专家门诊次数。门诊病人对医疗服务满意度达96%，住院病人满意度95%。是年，石门县卫生局被省卫生厅评为全省行业作风建设先进单位。

2001年3月，市一医院试行病人选择医生。实施三个月，增强了医务人员的危机感，态度“生、硬、冷”现象少了，病人满意率提高了。9月7日，市卫生局印发《常德市医疗机构开展病人选择医生的实施意见》，要求在门诊大厅和住院部公示病人选择医生的具体办法以及医生照片、姓名、职称、专业特长、诊室位置。住院部公示各医疗组成员姓名、职称及照片。急、危、重症病人则应遵循首诊负责制，待病情稳定后再由病人选择医疗组。合理确定门诊医生每天接诊病人数和医疗组管理病床数最高限额，超过限额时要规劝病人选择其他医生或医疗组。

2002年1月14日，市卫生局下发《2002年全市卫生系统整治医药购销不正之风工作实施方案》，分宣传发动、整治部署、集中整治、重点督查、检查验收五个阶段进行。17日，下发《市卫生局纠风责任分解与责任追究办法》。4月1日，印发《创建“百姓放心医院”活动实施方案》，制定相应考评细则。7月13日，下发《关于在全市医院开展创建“满意医院”活动的通知》，层层签订行业作风建设目标责任书。武陵区开展创建“群众满意诊所（村卫生室）”活动。9月，临澧县人民医院、中医院、二人民医院推行住院医药费一日一清单制度，年底全县推开。全市在6家医院举行评议会，查处药品开单提成、药品回扣等案件48起，涉及金额34.5万元，并暂停了有关药商在4家医院的销售活动。是年底，全市按百姓放心医院活动细则进行考核，发放调查问卷5800多份、征求意见函347份，召开座谈会25次，参加人员380人次，收集意见54条。次年1月，市整治医药购销不正之风协调领导小组授予市一中医院、石门县中医院、桃源县人民医院、澧县人民医院、市四医院、市五医院为2002年度“群众满意医院”。3月，市卫生局授予市一医院、市一中医院、市一医院德山分院、市职业技术学院附属医院、市三医院、市四医院、市五医院以及石门、澧县、桃源、汉寿、临澧、安乡、津市7家县（市）人民医院、石门、临澧、安乡3家县中医院为2002年度“百姓放心医院”。

2003年，大力宣传抗击非典工作中的先进典型，查处7起开大处方、收受红包和药品回扣的问题。全市有104名卫生工作人员拒收红包礼金9.8万元，82名医务人员拒收、退回、上交药品器械回扣6.9万元。发放调查问卷5000多份，回访患者180多人次，综合满意率分别达95%、97%。

2004年5月11日，市卫生局召开全市卫生系统“从严治卫，诚信服务，争创满意”动员大会，石门县人民医院在会上介绍行风建设经验，武陵区“三八”红旗手、市三医院手术室护士长谢兰等先进个人在会上发言。制定《2004年全市卫生行业作风建设工作意见》，开展争创满意医院、满意疾控中心、满意卫生监督所、满意卫士活动。市直卫生单位和各区县（市）均召开动员大会，设立纠风工作办公室，宣传卫生部“八不准”和市卫生局“五条禁令”*。评选出常德市首届十大优秀医疗卫生工作青年集体、十大优秀青年医务工作者、十大优秀青年护理工作者，在全市广泛推介。6月4日，组织全市100多位知名专家在市一中医院举行“抵制药品回扣、红包礼金、开大处方”签名活动。6月8日，市卫生局召开行风监督员座谈会。会上监督员们特别要求卫生部门和有关部门联合，下大力气整治药价高和虚假医药广告。6月10日起，用一个月时间在市直卫生单位清查财务收支，明察暗访收受红包、药品回扣、开单提成等情况。7月，石门县人民医院获得全国百姓放心示范医院称号，为全省首家。市卫生局全年召开两次行风监督员座谈会，发出卫生行风征求意见信2000多份。接到群众举报案件14起，办结14起，查处3起，行政处分3人，其中1人移送司法机关查处。2005年3月2日，市卫生局发出表彰通报，鼎城区、武陵区、安乡县卫生局为2004年行风建设先进单位，市一医院、市一中医院和汉寿、安乡、石门、桃源、澧县、临澧6家县人民医院、安乡、石门、汉寿3家县中医院为2004年群众满意医院，市疾控中心为满意疾控中心，汉寿县卫生监督所为满意卫生监督所，市一医院监察室主任李玉明等11人为行风建设先进个人。

2005年3月，市一医院被评为省级消费者信得过单位。全市评选出市一医院大外科主任孙贤德等十佳医学专家、石门县中医院儿科主任郭跃成等十佳医务工作者、市妇幼保健院护士长伍丽萍等十佳护理工作者、武陵区防疫站副站长高锦繁等十佳防保工作者、市卫生监督所肖庭华等十佳卫生监督工作者、市疾控中心血防科姚孝明等十佳血防工作者、石门县人民医院院长唐生道等十佳卫生管理工作者、安乡县下渔口镇卫生院温元军等十佳乡镇卫生院院长。5月，市卫生局组织专家抽查县以上医疗机构门诊处方8102份，发现大处方238份；抽查住院病历423份，发现违反用药原则的病历24份。随即通报全市，限期整改。同时统计评比门诊人均费用和住院床日费用。安乡县人民医院住院床日费用最低，津市市人民医院门诊人均费用最低。石门县人民医院建立药品使用情况每周通报制度，对使用单品种金额前10位的药品、床日药品使用前10名的医生、床日药品费用前5名的科室排队通报，销售金额居前3位的药品在结算时价格下浮8%，单项药品价格偏高的逐步淘汰。是年，取消7种药品的销售资格。全市各级医院上缴回扣款500多万元。

2006年，市卫生局制定《治理商业贿赂专项工作实施意见》，与各单位层层签订《行业作风建设责任状》。制定医务人员“自律公约”，向社会公布《规范医疗服务行为告知书》和《卫生监督执法人员廉政承诺告知书》，公布监督电话，聘请社会监督员，开展“廉洁文化进医院”“医德医风示范医院”等活动。5月11日，全市巾帼建功标兵和十大杰出青年医务工作者报告会暨表彰大会在芷园宾馆召开，市一医院黄一文、市康复医院刘

---

* 严禁违规审批、越权处罚及违反程序执法，严禁对服务（监督）对象索、拿、卡、要和接受影响公务的吃请，严禁收受“红包”、回扣和开单提成，严禁参与赌博和工作时间参与各种娱乐，严禁在工作日午餐时和加班时间饮酒。

桂华、市一中医院陈琳、安乡县人民医院张智梅、桃源县人民医院杨美丽、市职业技术学院附属医院吴爱明、汉寿县人民医院王丽红、石门县中医院罗京花、临澧县人民医院傅小梅、澧县人民医院张虹被授予巾帼建功标兵称号，石门县罗坪乡中心卫生院院长唐贵初、津市市人民医院主治医师朱鹏、安乡县人民医院主治医师陈劲、市四医院外科主任薛晓文、市疾控中心强防科科长杨小红、市皮防所副所长何益华、市一中医院副主任医师徐杰、市一医院神经外科副主任徐立新、桃源县中医院肛肠科主任袁金庭、市五医院业务副院长李志坚被评为常德市第二届十大杰出青年医务工作者。5月31日，市卫生局向5家市直医疗卫生单位派出5名监督员，负责明察暗访被监督单位的医疗服务行为或卫生执法行为，搜集和反映群众意见与建议，列席被监督单位的领导班子会议，提出行风建设的合理化建议，督促被监督单位落实上级党委、纪委关于行风建设的措施与要求。是年，全市共有61人上缴回扣款6万元。长沙亚康医疗设备有限公司因涉嫌商业贿赂，市卫生局发出通知停止该公司在本市经营药品和医疗设备。

2006年8月17日，市卫生局在石门县人民医院召开廉洁文化进医院活动现场经验交流会，全市二级以上医院院长、纪委书记、监察室主任和区县（市）卫生局纪委书记等70余人参加。9月11—20日，市卫生局对市城区14家医院进行行风评议考核。市一医院得分最高，市红十字会医院得分最低。10月21日20时许，市一医院重症监护科主任黄绍华与家人乘车路过一起重大车祸现场，黄绍华立即投入抢救伤员。不料，一辆货车因天雨路滑撞上事故车辆，继而冲向抢救和围观人群，致黄绍华肺、肾严重挫伤，骨盆及五根肋骨骨折，左手足多发性骨折，生命垂危，经抢救脱离危险。黄绍华历来对工作兢兢业业，医德医风高尚，曾多次使病人起死回生，且多次拒绝患者及家属的物资金钱感谢。11月9日，市卫生局党委发出《关于开展向黄绍华同志学习的决定》，表彰其无私奉献、对技术精益求精的精神和病人第一的崇高品德。

2007年2月8日，市卫生局发出通知，表彰创建“医德医风示范医院”先进单位安乡县人民医院、桃源县人民医院、市一医院。6月，对各医疗机构合理用药、合理检查、合理诊疗、合理收费情况进行检查。市四医院每周二下午例行合理用药、合理检查、合理诊疗、合理收费情况查房，检查在床病历，发现问题现场整改。各医疗单位对每月用量排名前5位的药品实行统计公示和淘汰制。

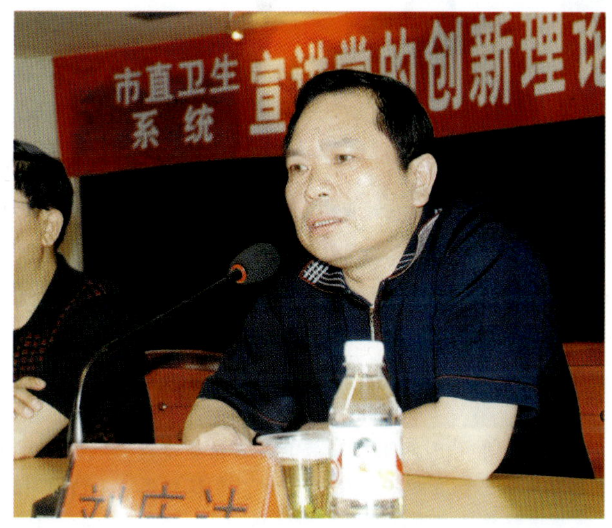

2007年9月7日，市卫生局常务副局长刘庆达在市直卫生系统学习党的创新理论动员会上讲话（彭洪伟　摄）

2009 年，全市开展创建满意卫生活动，制定创建满意卫生机关、满意医院、满意疾控中心、满意卫生监督局（所）、满意农合办方案。制定推行医疗行业“八不准”：不准实行药品、仪器检查、化验检查及其他医学检查开单提成，不准实行经济收入与医务人员收入直接挂钩，不准接受患者及其亲友的红包、物品和宴请，不准接受以各种名义、形式给予的回扣、提成和其他不正当利益，不准介绍病人到其他医疗单位看病、检查、治疗或购买药品、医疗器械等收取回扣或提成，不准在国家规定的医疗收费项目和标准之外自立、分解项目收费或提高标准收费，不准违反国家有关药品集中招标采购的政策规定，不准使用假劣药品，或生产、销售、使用无生产批准文号的自制药品、制剂。市卫生局派出 9 个督察组，深入全市医院、乡镇卫生院、村卫生室进行督察。7—11 月，在全市评选“十大名老中医”“十佳医生”“十佳护士”“十佳公卫人员”“十佳乡镇卫生院长”。9 月初，在《常德日报》《常德晚报》常德电视台新闻频道、图文频道公示评选规则、奖励方案、公众投票方式等。9—10 月，通过各种方式广泛宣传 60 名候选人事迹。建立卫生十佳评选网站，并链接到常德市政府网、市卫生局网站，发动公众网上投票。11 月 13 日，市卫生局、人事局公示“十大名老中医”“十佳医生”“十佳护士”“十佳公卫人员”“十佳乡镇卫生院长”评选结果。12 月 10 日晚，举行“金德山杯”常德市卫生“十佳”颁奖暨新年晚会，晚会全程通过市电视台新闻频道直播。是年，查处市疾控中心免疫规划科唐某某、王某在科内私分疫苗收入和其他收入 120 万元案，除退回全部私分钱款外，各处罚金 5 万元、3 万元。

感谢常德市第一人民医院
热线千里传百姓真情
医院圣德救人间疾苦

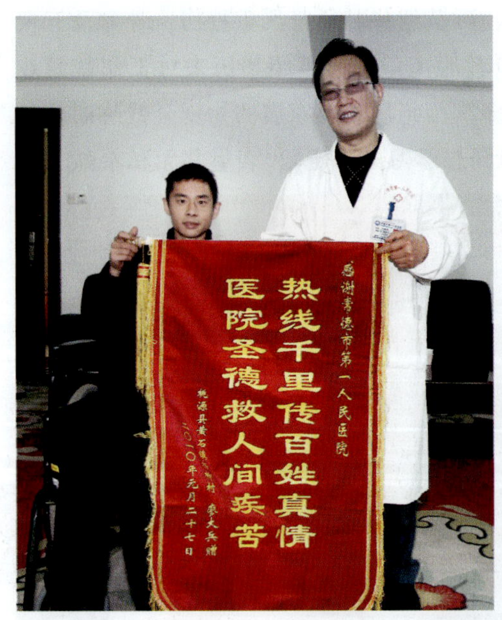

2011 年 1 月 29 日，桃源县黄石镇杨柳树村廖大兵患病在市一医院治愈后，专程到医院赠送锦旗。右为该院院长向绪林

（市一医院供稿）

2010 年，为解决患者就诊挂号排队时间长、看病等候时间长、取药排队时间长、医生问诊时间短的问题，全市卫生系统各医院采取提前开窗时间、增加收费窗口、弹性排班、公示信息等措施。乡镇卫生院患者住院日均费用从 190 元降至 100 元，门诊次均药品费用减少 50%。

2011 年，结合创先争优、文明城市创建、平安医院建设、医疗质量万里行、机关效能建设等活动，开展创建满意机关，争当人民满意公仆；创建满意医院，争当人民满意白衣天使；创建满意卫监，争当人民满意健康卫士的活动，在全市公立医院推行十项惠民措施：实行无假日医院，推行预约诊疗，推广诊疗服务“一卡通”，缩短就医等候时间，实现新农合即付即补，专家名医下基层，全面实现优质护理

服务，控制医药费用，提高参合农民医疗保障水平，建立医疗服务行为公示制度。澧县卫生系统通过医务人员自查自纠，主动上交有关钱物51.2万元。2011年3月，市卫生局授予市一医院、市一中医医院、市二医院、市妇幼保健院、市疾控中心、市卫生监督局、市中心血站、市职防所、市五医院、市皮防所建设满意卫生行业工作先进单位，授予屈晶华、刘志军等13人建设满意卫生行业先进个人称号。是年，患者对医疗机构、医务人员的投诉比上一年减少84.13%。市卫生局获得全市“十佳人民满意机关”称号。

2012年1—10月，全市县级以上公立医院上缴违纪违规资金213.34万。10月，澧县人民医院获得全国百姓放心百佳示范医院称号。

第二节　初级卫生保健达标

1988年4月5日，省卫生厅确定临澧为全省初级卫生保健试点县。随后，临澧县政府作出《关于全面实施初级卫生保健的决定》。1989年，临澧县人大常委会作出《关于进一步组织实施初级卫生保健，发展农村卫生事业的决定》。

1990年，安乡县被确定为省初级卫生保健试点县，成立农村初级卫生保健委员会，县政府常务副县长任主任，分管副县长、县政府办和县卫生局主要负责人任副主任，28个部门的主要负责人为成员。各乡镇政府相应成立初级卫生保健领导小组，各行政村也成立初级卫生保健领导小组。县、乡政府把初级卫生保健纳入地方“八五”计划和十年发展计划。县政府制定初级卫生保健实施规划和管理程序，把初级卫生保健主要指标纳入乡镇政府双文明建设目标责任制。县各职能部门也将初级卫生保健相关指标纳入本系统各单位双文明建设目标责任制。县教委负责中小学生健康教育和学校卫生工作，保证健康教育开课率100%。县广播电视局、文化局负责开展卫生宣传，提高居民卫生知识知晓率。县财政局负责卫生事业费增长幅度不低于财政总支出的8%，落实乡村医生、接生员报酬。农业、水利、血防、公安等部门负责血防综合治理，逐年降低血吸虫病发病率。县卫生局将初级卫生保健各项指标纳入基层卫生单位年度目标管理责任制。是年5月，市人大常委会审议初级卫生保健工作并通过决议，将初级卫生保健基本指标“纳入本地社会、经济发展总体目标和各级政府、有关部门负责人的任期责任目标，动员各部门、各方面力量，确保临澧、安乡两个示范县在年内达标，其他区县（市）在1995年和2000年前分别达标。”农村初级卫生保健工作在全市逐渐铺开。

1991年，临澧县委、县政府作出《关于全面实施初级卫生保健，发展农村卫生事业的决定》。成立临澧县初级卫生保健委员会，县长任主任委员，县委常委、宣传部部长和分管卫生工作的副县长任副主任委员，县教委、财委、建委、农委、计委、广播、文化、工商、环保、卫生等部门为成员，办公室设在县卫生局内，卫生局局长任办公室主任。

1988—1991 年，举办 4 次初级卫生保健培训班，培训县直职能部门负责人和乡镇政府分管卫生负责人 180 多人次。制定初级卫生保健规划并纳入乡镇政府社会经济发展总体规划，纳入乡镇政府年度目标管理和干部政绩考核内容，逐年与乡镇政府签订初级卫生保健管理任务书，年终以县卫生局考核为依据，奖优罚劣，以初级卫生保健工作推动农村卫生各项工作发展和落实。

1992 年，临澧县委、县政府制定《临澧县 1992 年人人享有卫生保健达标实施细则》。全县 17 个乡镇有 14 个制发贯彻落实前述两个《决定》精神的文件，16 个乡镇作出推行农村合作医疗决定。当年，参加农村合作医疗农业人口占该县农业人口总数的 56.8%。5 月，临澧县在全省初级卫生保健考核验收中获得 96.87 分，位居全国 250 个初级卫生保健示范县之首。5 月 27—29 日，全省农村卫生工作会议在临澧县召开，各地、州、市、县

表 4-16-2-1　1990—2000 年安乡县初级卫生保健阶段目标统计表

初级卫生保健指标	阶段目标		
	1992 年	1993 年	2000 年
1.初级卫生保健纳入县、乡镇政府工作目标和社会经济发展规划（%）	100	100	100
2.县财政卫生事业拨款占年度预算内财政支出的比例（%）	8	8	8
3.乡镇卫生事业投资占年度工农业总产值的比例（%）	1~1.5	1~1.5	1~1.5
4.乡镇卫生院“三配套三提高”建设达标率（%）	60	80	100
5.A.行政村卫生室覆盖率（%） B.甲级村卫生室比例（%）	100 70	100 80	100 90
6.健康教育普及率（%）	60	80	90
7.集资医疗保健覆盖率（%）	60	80	95
8.安全卫生水普及率（%）	70	80	90
9.卫生厕所普及率（%）	30	70	80
10.食品卫生合格率（%）	85	85	90
11.A.孕产妇系统管理达标率（%） B.孕产妇死亡率（1/10 万）	80 35	90 3	95 25
12.A.儿童系统管理达标率（%） B.婴儿死亡率（‰）	80 18	90 15	95 15
13.“四苗”覆盖率（%）	96	97	98
14.法定传染病总发病率（1/10 万）	180	165	140
15.血吸虫病患病率（1/10 万）	7500	3000	1820

300多人出席会议。临澧县在大会上作初级卫生保健工作典型发言，与会人员参观该县12个初级卫生保健现场，会后有147个参观团2400余人到临澧参观学习。11月，临澧县在全国初级卫生保健总结会上被授予全国达标先进县称号。

1990—1992年，安乡县多方筹资280万元维修改建乡镇卫生院，80%的乡镇卫生院消灭危房，19所乡镇卫生院18所达到“三管三有”（详见第五章第二节第一目乡镇卫生院房屋建设）建设标准。县、乡投资与群众自筹相结合，投资542.7万元建集中式供水工程45处，打手压泵井16027口、大口井466口，使61%的农民饮上清洁卫生水。传染病总发病率、孕产妇和婴幼儿死亡率逐年下降，计划免疫第二个85%目标经国家验收达标，血吸虫病发病率得到控制。1992年，经卫生部评审，达到初级卫生保健低限标准，成为初级卫生保健合格县。

1994年，汉寿县、津市市达到初级卫生保健低限标准。1995年，鼎城区成为初级卫生保健合格区。1996年，全市有6个区县（市）农村初级卫生保健工作达标。

2002年10月，卫生部、国家计委、农业部、国家环保局、全国总工会授予临澧县全国农村初级卫生保健工作先进县称号。

2003年以后，国家农村卫生投入力度大为增加，利用国际支持项目逐渐成熟，初级卫生保健所包含的基本卫生服务皆囊括其中。具体内容详见本志第一篇第二章第三节基层医疗卫生机构、第二篇公共卫生服务各章以及第四篇第十六章卫生行政管理、第十九章医药卫生体制改革等章节。

第三节　卫生专业执业资格管理

一　护士执业资格考试

常德市护士执业资格考试始于1994年。1996年，常德市完成3000多名护士再注册工作，新发放护士执业证1200多人。

1997年，全市300多名护士参加全国护士执业资格统一考试。

1998年7月8日，市卫生局发出护士注册通知，凡参加1998年全国护士执业资格考试，总分132分以上者准予注册。未达上述分数线者不得注册，也不得转正定级。1996年已注册的护士须重新注册。不在护理岗位者不注册。组织2次护理人员上岗资格证考试，及格率80%。清理辞退无上岗证护理人员，县级以上医院护理人员持证上岗率100%，乡镇卫生院80%。

2000年，全市有494名护理人员参加护士执业资格考试，合格率75%，列全省第三。市卫生局对医疗卫生单位上岗护士进行检查，凡有无执业证书护士的单位给予经济处罚。

2001 年，全市有 437 名护理人员参加护士执业资格考试，333 人注册发证，占 76.2%。完成全市 4100 多名护士的微机注册管理工作。

2002 年 4 月 14 日，全市 413 名护士参加全国护士执业考试，合格率 80%，名列全省前茅。

2003 年，护士执业考试与护士初级专业技术资格（护士）考试并轨，即一次考试同时获得护士执业资格与护士初级专业技术资格，并颁发两件证书。

2005 年 11 月 16 日，市卫生局通知，在岗护士进行首次注册。凡中、高等医学、护理院校护理专业毕业，通过全国护理专业初级专业技术资格考试者；取得普通高等院校护理专业本科以上学历，并受聘在医疗卫生机构从事护理专业技术工作者；予颁发护士执业证书。以后，每年新获得护士执业资格证书者均需进行注册。是年，230 名护士获得执业资格并注册。

2006 年，全市有 329 名护士通过护士执业资格考试。

2007 年，对 200 多名首次注册护士进行岗前培训，认真审查跨省调入的护士资格，确认其真实性。护士注册交由市政府政务窗口统一办理，市卫生局医政科把关。

2011 年 5 月 11 日，省卫生厅通知，自 2011 年 7 月 1 日起，护士执业注册下放到县级卫生行政主管部门进行。

二 医师执业资格考试

1998 年 6 月 26 日，第九届全国人大常委会第三次会议通过《中华人民共和国执业医师法》。是年，常德组织全市 3489 名乡村医生和 1006 名个体医生参加省卫生厅举行的执业证考试，发放执业证 3380 人。对无证行医进行检查，取缔 87 人，没收医疗器械、药品价值 15 万元，罚款 1.5 万元。

1999 年 8 月 11 日，市卫生局发出《关于做好 1999 年度执业医师资格认定及考试考务工作的通知》，凡于 1998 年 6 月 26 日前获得医师及以上专业技术职务任职资格的可申请认定执业医师资格；获得医士专业技术职务任职资格，或 1995 年、1996 年大专毕业尚未获得医师专业技术任职资格的可申请认定执业助理医师资格。申请医师资格认定时间于 1999 年 9 月 30 日截止。经省卫生厅审查认定合格后颁发统一印制的“医师资格证书”。不符合以上医师资格认定条件的需通过执业医师考试获得医师资格证书。获得医师资格后须向所在医疗机构同级的卫生行政部门申请注册，发给“医师执业证书”，方可在注册的医疗机构行医。《通知》列出了执业医师报考条件：1997 年、1998 年毕业的医学大专、中专毕业生，在医疗、预防、保健机构试用期满一年的可报考执业助理医师；1997 年、1998 年医学本科毕业、在医疗机构试用期满一年的，1995 年、1996 年医学大专毕业已转正、但未获得医师专业技术职务任职资格的，1998 年 6 月 26 日前获得医士专业技术职务任职资格、医士从业时间已满五年、已认定为执业助理医师的可报考执业医师。报考中医类执业医师须具备以下条件：中医专业本科毕业，试用期满一年的；1998 年 6 月 26 日前，中医大专毕业试用一年期满、工作已满两年的，中医中专毕业试用一年期满、工作已满五年的。报考中医类助理执业医师须具备以下条件：中医类大专或中专毕业，试用期满一年；已获得中医士职业技术职务任职资格；中医师承人员须具有高中以上文化程度或具有同等学历，具有经省级以上中医药管理部门批准的师承关系合同，跟师学习满三年，取得省级中医药主管部门颁发的“出师合格证书”。报考执业医师需经过实践技能考试，合格后方可参加医学综合笔试。是年，全市有 1529 名中西医人员参加执业医师考试，其中参加实践技能考核的 1418 人，参加全国医学综合笔试的 1394 人。

2001 年 6 月 15—30 日，举行执业医师实践技能考核。9 月 15—16 日，全国执业医师医学综合笔试在常德卫校开考，856 人参加考试，其中 433 人报考执业助理医师，423 人报考执业医师。9 月 20 日，市卫生局发出通知，凡申请注册的执业医师和执业助理医师必须在卫生行政部门指定的医院进行体检。因病不能正常执业的不予注册。

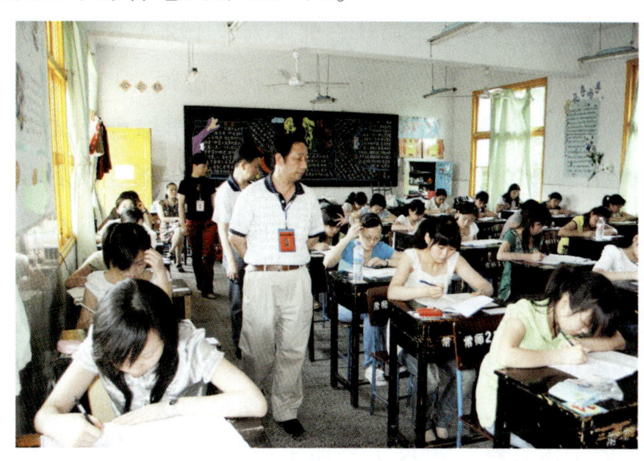

2008 年 5 月 17 日，市卫生局副局长周德生（前立者）在执业医师考试现场监考。（彭洪伟摄）

2002 年 9 月 14—15 日，全市临床、口腔、公卫、中医四大类 1109 名考生参加全国执业医师统一考试，619 名合格。

2003 年 4 月 10 日，市卫生局《关于 2003 年医师资格考试的公告》规定报考对象为：凡取得省级教育行政部门认可的高、中等医药院校普通教育、成人教育毕业证书，试用期满一年的；大专或中专毕业，取得执业助理医师证书，在医疗、预防保健机构工作分别满 2 年、5 年的；2000 年以前经考试未合格的传统医学师承人员参加资格考试合格后方可报名。8 月 8 日，市卫生局在常德职业技术学院医学校区举办执业医师实践技能考试考官培训班，考官和考务工作人

表 4-16-3-1　2003 年常德市执业医师考试结果统计表

专　业	执业医师	执业助理医师	小计
临床	218	252	470
口腔	4	22	26
公卫	7	4	11
中医	45	37	82
中西医结合	1	2	3
合　计	275	317	592

员 54 人参加培训。是年，全市有 1904 人参加实践技能考试，其中 1383 人具备参加医学综合笔试资格。因非典，全国医师资格医学综合笔试推迟于 10 月 25、26 日进行。常德市有临床、口腔、公卫、中医四大类 1383 人参加考试。11 月 14 日，市卫生局通报 6 名持假医学毕业证报考的考生，取消其当年报考资格，自下一年度起两年内不得报考，对为 6 人出具考核合格证明的医疗机构给予通报批评。是年，全市 275 人通过执业医师考试，317 人通过执业助理医师考试。

2004 年 2 月 6 日，省卫生厅表彰全省医师资格考试优秀考点，常德市获得实践技能考试、医学综合笔试两个单项优秀考点称号。

2005 年 3 月 17 日，根据省卫生厅《关于妥善解决执业医师资格认定工作有关遗留问题的通知》，市卫生局认定郭永寿等 128 人具备执业医师资格，刘双平等 73 人具备执业助理医师资格。全市 2841 人报考执业医师，126 人审查不合格。组织 2656 人参加实践技能考试，合格率 72.7%；1910 人参加医学综合笔试，合格率 40.47%。为加强考务管理，选择全国高考考场作为医师资格考试的考场，开启考场视频监控，按高考要求严肃考场纪律，拒绝了不符合身份证入场要求的 6 名考生入场。11 月 1 日，市卫生局再次发出处分通报，在 2005 年执业医师考试中，毛某等 51 人持假毕业证报名，余某等 2 人考试作弊，被取消本年度考试资格或考试成绩，考试作弊者两年内不得参加考试。另有 12 人违规，仅取消单项考试成绩。次年，常德考点被省卫生厅评为全能优胜考点。

2006 年，全市有 3222 人报名参加医师资格考试（其中中医师承人员 181 人），经审查 106 人不合格。2998 人参加实践技能考试，2111 人合格，合格率 70.41%。2084 人参加医学综合笔试。考试中 28 人违纪违规，其中 6 人使用耳麦，9 人代考，3 人使用假身份证。作弊者均取消当年考试资格并从 2007 年起连续两年不得参加考试。12 月 30 日，市卫生局通知当年全市乡村医生执业注册考试成绩，55 分为及格线，672 人参加考试，584 人合格，合格率 86.9%。

2007 年 9 月 22、23 日，全市 2079 人参加医学综合笔试。因临床和口腔类别考试暂缓，实际参加医学综合笔试 1219 人，有 7 人舞弊。

2008 年 7 月 1—11 日，全市执业医师实践技能考试在市卫生局考试中心举行。为改善实践技能考试条件，市卫生局投资 20 余万元，为考场安装空调 25 台，添置电脑 28 台、人体模型 18 具以及必要的考试用物，满足了考试需要。全市执业医师考试报名 2550 人，经资格审查后确定的参考人数 2515 人。临床类和具有学历的中医类人员 2337 人在常德考试，公共卫生类、口腔类、中医师承以及中西医结合专业的考生参加省里统一组织的考试。

2009 年 12 月 15 日，市卫生局通报，取消由他人代考、携带通信工具或电子作弊设备或考试资料进入考场等违纪行为的 9 名考生当年考试成绩，并取消其中 6 人 2010 年、2011 年医师考试资格。同时通报，澧县中医医院张某参与有组织作弊，取消其当年考试成绩，且终身不得参加医师资格考试。是年，2405 人参加实践技能考试，1771 人合格，合格率 73.6%。1771 人参加医学综合笔试。

2010 年，全市 2609 人参加实践技能考试，2033 人合格，合格率 77.7%。2033 人参加医学综合笔试，681 人合格，合格率 33.5%。其中 354 人为执业医师，327 人为执业助理医师。

2011 年 2 月 12 日，省卫生厅授予市卫生局全国医师资格考试工作全能优胜考点称号。同日，通报取消携带与考试内容有关的资料进入考场的常德市高某鹏当年考试成绩，取消他人代考的常德市谢某、孙某当年考试成绩并两年内不得报考。是年，3437 人参加实践技能考试，合格率 73.49%。2490 人参加医学综合笔试，1148 人合格，合格率 46.1%，其中执业医师 940 人、执业助理医师 208 人。

2012 年，3030 人报考，2856 人参加实践技能考试，2405 人参加医学综合笔试，6 人违规作弊。1053 人合格，合格率 43.78%。其中执业医师 782 人，执业助理医师 271 人。是年年底，全市有执业医师 7051 人，执业助理医师 2848 人，其中，临床类 8038 人，中医类 1223 人，口腔类 162 人，公共卫生类 392 人。基层医疗卫生机构有执业医师 2863 人、执业助理医师 2340 人。

第四节　无偿献血

常德市无偿献血始于 1993 年。之前常德市医院血液供应一直由各医院自行组织献血队伍，实行有偿献血。国家规定每百毫升献血价格和输血价格。对献血者管理不很严格，多有血液掮客参与其中牟利，血液质量、献血者及受血者健康难以保障。

1992 年 2 月 23 日，市卫生局制定《常德市血源组织管理暂行办法》，规定常德市血源由卫生行政部门统一开发、管理和应用，其他单位和个人不得组织献血、采血、买卖血液。要求逐步推行公民无偿献血。对无偿献血者除给予精神鼓励外，并给予一定营养补助。9 月 18 日，市卫生局向市编委递交《关于建立常德市中心血站的请示》。11 月 25 日，市编委批准成立中心血站。12 月，市卫生局制定《常德市公民义务献血管理办法》呈报常德市政府，修改后呈送市人大审议。同时在市城区广泛开展义务献血宣传，《常德日报》、常德电视台开辟专栏宣传义务献血。

1993 年 2 月，建立市中心血站，负责市区的血源、采血、供血管理，对市区献血员统一登记、体检、建卡和发证。成立常德市公民义务献血办公室，设中心血站内。5 月 12 日，市政府常务会议研究公民义务献血工作。同月，8 位到常德投资的台湾同胞义务献血 1700 毫升。是年，机关干部、厂矿工人和大专院校学生 276 人次义务献血。中心血站派出 10 名医务人员赴长沙、上海学习采供血技术，掌握了全血采血、成分供血和特殊血型鉴定技术，其管理的献血员从880人增加到2500人，全年采血232.68万毫升，供血219.35万毫升。

1994年，全市取消用玻璃输血瓶开放式输血。除市中心血站外，桃源、石门、安乡、临澧、澧县、汉寿、津市等县（市）先后在县（市）人民医院设中心血库，统一供应本县（市）医疗单位临床用血。8月30日，市卫生局无偿献血办公室制定辖区内医疗用血规划和年度计划，发放和管理“供血证”，管理和调配血源。全面清理全市献血员队伍，建立献血员健康档案。10月17日，市卫生局下发通知，在全市推广应用成分输血，禁止各地擅自设置采供血机构，禁止医疗单位私自采血。11月28日，市卫生局根据省卫生厅精神，下达通知取消石门某私人设立的单采血浆站*。

1995年2月23日，市卫生局成立血液质量管理委员会，负责血液质量管理知识教育；督促严格执行血液质量标准，抓好环节质控，确保血液质量；组织交流血液质量管理经验，制定血液质量管理措施；定期搜集临床输血反应，减少输血反应与差错，杜绝责任事故。市直各医院成立业务副院长为主任的输血管理委员会，明确一名专职人员负责输血管理，医院原直接管理的输血员全部移交市中心血站，临床用血均由市中心血站供应，由输血专干联系。规定各科室不得自行采血，违反者罚款100元。11月，省卫生厅再次组织全省血站血库评审验收，市中心血站和石门县、桃源县人民医院中心血库为合格单位。

1994年11月中旬，桃源县三阳医院不慎为患者王某输入400毫升乙肝表面抗原阳性者血液。患者要求赔偿。桃源县卫生局经调查后确认，三阳医院为患者王某输入乙肝表面抗原阳性者血液属实，违反了《采供血机构和血液管理办法》。但患者王义兵输血后两次做乙肝抗原抗体和肝功能检查均正常，未造成患者健康损害。1995年5月9日，桃源县卫生局作决定，因输血疏忽导致患者王某增加的治疗乙肝的费用应由三阳医院补偿，并将该事件通报全县。

1996年9月9日，市卫生局将输血管理纳入各区县（市）卫生局和医疗单位的目标管理责任制。全市投资130多万元用于采供血机构建设，建立了一支稳定的献血员队伍，定期体检并按规定间隔采血。部分医院开展成分输血。全市献血管理实现统一管理血源、统一采血、统一供血，各医疗单位均无自采自供血情况。市中心血站全年采血408.68万毫升，供血407.57万毫升，均比1993年增加一倍。桃源县中心血库全年采血94万毫升，供血92.84万毫升。

1997年，关闭不合格采供血机构4家。清理整顿献血员队伍并重新发证。市中心血站与全市各医疗单位签订供血协议书。3月，市卫生局、石门县卫生局与上海莱士血液制品股份有限公司联合筹建石门莱士单采血浆站，市中心血站派人轮流驻站进行技术指导。

---

* 单采血浆站是经卫生行政部门批准设立的专门采集血浆供制作血液制品之用的企业，供血浆者按规定获得报酬。

市中心血站全年采血 461.10 万毫升，供血 459.90 万毫升，成分输血比例较上年提高。无偿献血仅 18 人次。

1998 年 10 月 1 日，《中华人民共和国献血法》正式施行。11 月 3 日，市卫生局、市红十字会在汉寿街举行《中华人民共和国献血法》一条街宣传活动。是年，全市自愿无偿献血 325 人。

1999 年 3 月，市政府成立无偿献血工作领导小组，副市长刘春林任组长。6 月 29 日，市政府制定《常德市公民献血管理暂行办法》，明确由市卫生局、市中心血站和桃源、临澧、安乡三地中心血库具体承担组织发动、宣传推广和采供血工作。市政府向各市直单位下达无偿献血任务。市总工会、市妇联、常德军分区、团市委、市教委、市广播电视局、市卫生局、市红十字会联合发出《无偿献血倡议书》，《常德日报》全文刊登。市电视台播出《中华人民共和国献血法》和无偿献血专题新闻 10 条。5 月、7 月、10 月分别举行无偿献血宣传活动，印制《中华人民共和国献血法》单行本 2 万册，发放宣传资料 5 万多份、宣传画和宣传册 100 多份。市中心血站献血车在市城区街头流动采血与宣传。无偿献血工作领导小组下达“常德市 1999 年无偿献血安排意见”。常德日报社、市技术监督局、司法局、国土局、交通局、卫生局、常德师范学院、常德卫校、市职防所、市中心血站等单位组织人员献血，市委副秘书长吴昂平等一批党政领导参与献血。是年，全市无偿献血 2386 人次、61.1 万毫升，占市中心血站采血量的 11.04%。市区医院成分输血占临床用血量的 80%。

2000 年 1 月 17 日，市政府召开农村改革、无偿献血、妇幼卫生工作会议，提出全市无偿献血比例要达 60%以上，医疗机构成分用血达 60%以上。凡无偿献血者临床用血一律免费，全年报销无偿献血者用血费用 16375 元。是年，全市用血量 877 万毫升。市中心血站采血 500.83 万毫升，供血 736.22 万毫升。无偿献血 7652 人次，献血 153 万毫升，占临床用血量的 17.45%。

2001 年，无偿献血工作纳入各区县（市）目标管理考核内容。无偿献血比例首次高于有偿献血，无偿献血人次占献血总人次的 57.36%（有偿献血 5757 人次，无偿献血 7745 人次）。无偿献血 188.18 万毫升，占献血总量的 36.45%。市中心血站纳入国债建设项目。5 月，累计献血 1000 毫升者已有 47 人，市中心血站职工周双美累计献血 2300 毫升，居首。7 月，市献血办、常德晚报社和市中心血站联合举办的“月度献血明星”评比活动启动。凡当月自愿无偿献血一次达 400 毫升，多次自愿无偿献血、当月累计超过 1000 毫升，夫妻或直系亲属两人同时无偿献血，外国人无偿献血，献血人当月当天有纪念意义者，由组织者从中评选当月献血明星，姓名刊登于《常德晚报》，并获赠半年度《常德晚报》。当月，一次献血达 400 毫升者 24 人，组织者从中评选出莫洪波等 5 人为 7 月份献血明星。

2002 年 1 月 15—16 日，全省中心血站、单采浆站站长会议在常德市华天大酒店召开。14 个地（州、市）中心血站、单采浆站站长与会。会议就加强无偿献血发动、控制采供血环节质量、确保血液安全进行讨论和交流。市中心血站与鼎城交通广播电台、常德晚报社、常德电视台、常德市公交广告公司合作，宣传《中华人民共和国献血法》血液科学知识和无偿献血先进人物先进事迹。3 月 8 日，市献血办组织专家检查验收安乡县中心血库，评审得分 656 分，存在的问题有必备的仪器设备不齐全，工作人员健康体检项目不齐全，血源管理不规范，质量保证体系不完善。5 月，市中心血站搬迁新址，利用国债资金和市政府配套资金购置大型采血车、送血车、贮血冰箱、酶标仪、高压灭菌器等设备，采血、贮血条件显著改善。全市无偿献血 5756 人次，无偿献血 147.55 万毫升，无偿献血比例 29.37%。成分输血发展到去白红细胞、血浆置换、机采血小板、冰冻红细胞等项目，全年制备红细胞 10925 单位、三洗红细胞 139 单位、血小板 897 单位、冷沉淀 44 单位、白细胞 16 单位、血浆 398525 毫升。由于临床用血量激增，市献血办不得不四次从益阳、长沙、衡阳调血应急。

1999—2002 年，全市累计无偿献血者达 21111 人次，其中市直单位和企业 12000 余人次，献血 529.14 万毫升。2001—2002 年，澧县成立无偿献血领导小组，县政府下发《关于开展无偿献血活动的通知》，把无偿献血工作纳入单位创建省级卫生县城和精神文明的考核内容，层层分解无偿献血任务指标，广泛宣传和反复动员，组织 6 次大型无偿献血活动，领导现场带头献血。两年内 1800 多人无偿献血。10 月 27 日上午，献血车开进市卫生局机关大院，市卫生局局长郑家火第一个献血。是年，市中心血站采血 516.34 万毫升，其中无偿献血 324.64 万毫升，占 62.87%；供血 762.57 万毫升。

2003 年 1 月 20 日，市政府在芷园宾馆会堂召开全市无偿献血总结表彰及动员大会，260 个单位与会。副市长张元英作工作报告，市人大常委会副主任蒋祖建宣读表彰决定，澧县献血办、常德师范学院及武陵区政府干部吴士枫在会上发言。14 家先进单位受到表彰，向 192 名无偿献血 1000 毫升以上的先进个人颁发了奖杯、奖章和荣誉证书。

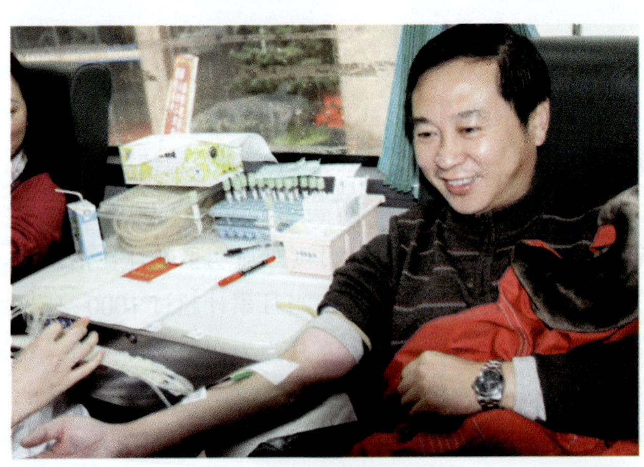

2009 年 2 月 9 日，市卫生局副局长、市爱卫办主任蒋琼参加无偿献血 （彭洪伟 摄）

2004 年 4 月，全市第一所爱心献血屋在市城区金钻广场建立。5 月 8 日世界红十字日，常德市各地完美专卖店 400 多人举着“每人献出一滴血，汇成生命的海洋”“热爱公益是所有完美人的追求”等横幅标语，齐聚市中心血站排队献血。5 月 19—21 日，省卫生厅检查市中心血站、石门单采血浆站和临澧、桃源、安乡 3 家中心血库，发现频繁采血比较严重，责令整改。市卫生局开展安全用血专项整治，关闭安乡县人民医院中心血库，全市未发现自采自供血液行为。6月14日，在市城区步行街举行首个“世界献血者日”纪念活动。各区县（市）也在县城所在地同时举行纪念活动，宣传无偿献血。1—7月，全市除临澧、安乡、桃源外，医疗单位用血282.93万毫升，其中无偿献血占46%，有偿献血占42%，外地调入血液占12%。7月，临床用血骤增，市中心血站存血仅够用血单位两天用量。市卫生局一方面紧急向市政府汇报，加大全社会无偿献血宣传力度，一方面紧急动员全市卫生系统医务人员献血，同时要求各医院积极推广成分输血以一血多用。全市卫生系统近2000名医务人员参加献血。澧县卫生系统仅8月12日一天就动员了350多名医务人员献血10多万毫升。是年，全市无偿献血11952人次，献血361.35万毫升，无偿献血比例达65.29%。

2005年，市委书记、副书记、市长、常务副市长、市委宣传部部长等先后听取献血工作汇报。无偿献血工作纳入各级政府目标管理和各单位精神文明建设考核内容。市政府调整无偿献血工作领导小组，副市长万成贞任组长，市卫生局副局长符中智任办公室主任。3月18日，常德市2003—2004年度无偿献血工作总结表彰动员大会在芷园宾馆会堂召开，市委、市人大、市政府、市政协、军分区领导与会，27个先进单位和562名先进个人受到表彰。会后，市、县两级专门献血工作机构相继成立，关闭桃源、临澧、安乡三家县级中心血库。市献血办每月进行一次工作调度，通报一次工作进度。汉寿县政府县长刘定青带头献血，全县有10多位县级领导、100多位科局级领导献血。全县无偿献血1771人，献血50万毫升。桃源县上半年无偿献血2050人。6月14日，举办“生命之光”杯无偿献血知识竞赛，各区县（市）和部分市直单位14支代表队参加，市电视台实况转播，并举行颁奖晚会。市献血办举办7期无偿献血骨干培训班，深入工厂、学校举行献血知识讲座，发放宣传资料2万多份。6—7月，经市政府批准，市教育局和卫生局在应届高中毕业生中组织无偿献血，647人献血。《常德日报》《常德晚报》《常德广播电视报》和常德电视台各自开辟专栏宣传无偿献血。武警驻常部队、同德职业技术学院、计算机专修学院、湖南机电学院、常德女子外语学校、工艺美术学校、鹏驰汽车服务公司、金健米业等单位积极组织员工、学生献血。是年，全市无偿献血比例达到94.91%。

2006年1月，全市各医疗单位用血70万毫升，为近三年1月份用血量之总和，市中心血站库存血告急。2月8—10日，市卫生局机关带头，局长郑家火第一个献血，市直卫生单位职工374人无偿献血9.93万毫升，缓解了用血紧张局面。4月6—8日，举办第七期安全用血培训班。5月，汉寿县政府召开全县无偿献血工作会议。6月上旬，汉寿县举办无偿献血周，近2000人参加无偿献血。12月7日，在全国采供血人员岗位培训统一考试中，市中心血站19人参加考试全部合格；石门莱士单采血浆站15人参加考试，12人合格；汉寿县单采血浆站26人参加考试，16人合格。是年，全市无偿献血27198人次、830.23万毫升，比上年增加23.85%、25.17%，全市医疗机构用血全部来自无偿献血。

2007年1月，经市卫生局批准，南岳生物有限公司独资接收汉寿县单采血浆站，成立南岳生物汉寿鸿泰单采血浆站有限公司。6月，获省卫生厅批准开始正式单采血浆。6月11—13日，市中心血站、石门莱士单采血浆站、汉寿鸿泰单采血浆站新进从业人员参加省卫生厅组织的考试，分别有10人、14人、16人合格。5月28日，市中心血站在澧县县城设立湘西北首家县级采血点。是年，成立全市首支Rh阴性血型献血者队伍，有献血者150余人。全市无偿献血比例100%。

2008年，27家二级以上医疗机构均成立输血管理委员会，经省卫生厅批准在7家县级医院设立中心储血点，均通过达标验收。结合医院管理年活动，加强医疗机构输血管理，凡不符合资质和条件的一律不得开展临床输血。3月，市中心血站成立献血服务中心，负责向献血者反馈血液信息，报销献血者用血费用。5月，组织市民为四川地震灾区无偿献血94万毫升。6月6日，市政府办公室发出《关于表彰2005—2007年全市无偿献血先进单位和先进个人的通报》，桃源、石门、临澧、津市、武陵和西湖、西洞庭管理区为无偿献血先进县市区，市卫生局、市公安局、市教育局、市武警支队、湖南文理学院等50个单位为无偿献血先进单位，团市委、市广电局、市红十字会等10单位和曾兆亚、李少夫等20人获无偿献血促进奖，周双美等7人获无偿献血金奖，胡勇等58人获无偿献血银奖，李伯耀等349人获无偿献血铜奖。是年，常德市连续三年无偿献血100%，连续10年血液质量零事故，首次获得全国无偿献血先进市称号，市中心血站职工周双美获得湖南省无偿献血金奖。

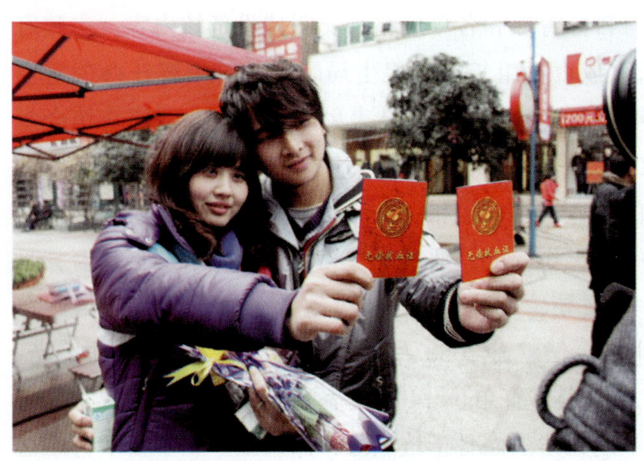

无偿献血日，一对情侣相约献血后留影

（市中心血站供稿）

2009年2月14日是情人节。13—14日，市中心血站在市城区步行街、金钻广场爱心献血屋和澧县采血点三地同时开展“爱，在另一个生命里升华”大型献血活动，并为每一位献血者送上玫瑰花和巧克力。两天内，1145位市民献血34.7万毫升。为建立长效自愿献血机制，市中心血站选择3~5个社区做试点，结合开展义诊义治推动社区居民自愿献血；总结推广澧县大堰垱镇和桃源县漆河镇的经验，推动农村无偿献血工作；以节假日为载体，多种方式开展市城区街头自愿献血；在市城区步行街和桥南大市场新建献血屋，建设无偿献血者之家和红十字会无偿献血志愿者队伍，积极宣传和带头无偿献血。8月20—21日，省卫生厅组织省疾控中心、省临床检验中心、中南大学附属二医院和长沙市血液中心的专家11人，分组到市一医院、市四医院、市中心血站、石门和汉寿单采血浆站检查采供血工作，并提出整改意见40余条。按照专家提出的整改意见，到10月末，各有关单位全部整改完毕。国庆节期间，市献血办和市中心血站在市城区步行街和澧县县城爱心献血屋组织“献热血，庆国庆”活动，国庆当天400多人参加献血，国庆假日期间共有2000多人献血。

2010年，市政府制定《创建全国无偿献血先进市工作方案》。市中心血站在市城区大润发超市广场建立爱心献血屋。经省卫生厅有关机构检查，该站在用检测设备完好率、在用试剂确认符合率、检验质量抽检合格率、室间质量评估合格率、血型符合率均达100%，血液漏检率和实验室感染发生率均为零，无一例输血感染事故。12月10日，卫生部通报表彰2008—2009年度无偿献血奉献奖等获奖者，常德市再获无偿献血先进市称号，周双美获全国无偿献血奉献奖金奖。

2011年4月22日，召开17家医疗单位参加的全市临床输血座谈会。4月27日，举办500余名医务人员参加的全市临床用血知识培训班，聘请湘雅医院李碧娟教授讲授科学输血理念，并分别在澧县和石门县举办培训班。6月14日，市政府在芷园宾馆会堂召开第三届全市无偿献血表彰大会，市委、市人大、市政府、市政协和军分区有关领导出席。大会表彰了2008—2010年度无偿献血50个先进单位、10个促进奖单位、20个促进奖个人、2名优秀志愿者、47名无偿献血金奖、128名银奖和1240名铜奖获得者。市城区在情人节、学雷锋纪念日、“三八”妇女节、“五一”劳动节、“五四”青年节、“5·12”护士节、“6·14”世界献血者日、“八一”建军节、国庆节、圣诞节等节日组织主题献血活动。各区县（市）广泛开展献血月、献血周活动。9月19日，鼎城区灌溪镇厨师莫清河上班途中突发车祸，送往市一中医院急救，诊断为右肝粉碎性爆裂，全身失血8000多毫升，约为人体总血量的1.5倍，急需大量O型血。莫清河的家人向市内餐饮业的朋友发出求助信息。夜间9点多，市区大润发献血屋前已经聚齐100余人。刚陪女儿睡下的市中心血站吴艳霞因家中再无他人，立即带着女儿赶到献血屋。武陵区美丽乡村餐馆的余淑亚办完有关手续后立即插到队伍前面第一个献血400毫升。凌晨一点多，赶来献血的100多人有50人合格，献血7800毫升。是年，全市44086人无偿献血1396.62万毫升，成分输血比例保持在98%以上。

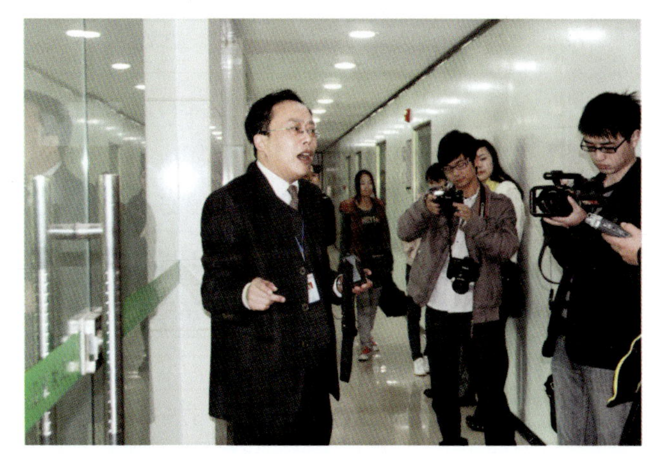

2012年3月8日，市中心血站站长屈贵顺（左一）向新闻记者介绍血站情况　　（市中心血站供稿）

2012年，《常德日报》《常德晚报》《常德民生报》《潇湘晨报》常德电视台、常德献血网等媒体的专栏、专版上刊登“每一位献血者都是英雄”的无偿献血者个人典型事迹报道。继续在各种节日开展主题献血活动。2月、3月、7月，市中心血站先后在临澧、桃源、汉寿县城繁华地段新设3处爱心献血屋。至此，市城区已建爱心献血屋5处，常德成为全省建立献血屋最多的城市。3月18日，市中心血站首个“公众开放日”举行，全市主要媒体近30位记者参观中心血站从采血到检验、分离制备、贮存、供应的全过程。全年共举行10次“公众开放日”，参观人员包括大学生志愿者、爱心联盟志愿者、热心网友、各大医院的医务工作者等222人。4月27日，全市医疗用血单位临床输血座谈会在

表 4-16-4-1　1993—2012 年常德市采供血情况统计表

年度	采　血		无偿献血		无偿献血比%	机采血小板量（U）	供血总量（万毫升）
	人次	总量（万毫升）	人次	总量（万毫升）			
1993	7428	232.68	284	—	—	—	219.35
1994	8681	275.67	—	—	—	—	275.66
1995	11008	438.76	—	—	—	—	437.78
1996	10222	408.68	—	—	—	—	407.57
1997	13761	461.10	18	0.4	0.09	0	459.90
1998	13617	528.69	325	1.08	0.2	0	271.18
1999	14736	553.32	2386	61.10	11.04	0	813.38
2000	13793	500.83	7652	153.0	17.45	0	736.22
2001	13502	516.29	7745	188.18	36.45	0	758.95
2002	13275	502.45	5756	147.55	29.37	0	738.6
2003	13538	516.34	10588	324.64	62.87	8	762.57
2004	17275	553.11	11952	361.35	65.29	78	816.69
2005	21960	698.87	21960	663.30	94.91	78	1169.33
2006	27198	830.23	27198	830.23	100	2	1485.15
2007	31403	981.40	31403	981.40	100	0	1695.02
2008	35173	1095.05	35173	1095.05	100	0	1952.21
2009	40541	1246.23	40541	1246.23	100	0	2250.49
2010	40824	1281.1	40824	1281.1	100	39.5	2773.91
2011	44086	1396.62	44086	1396.62	100	31.1	2412.82
2012	40806	1285.70	40806	1285.70	100	730.5	2244.4

市中心血站召开，18 家临床用血单位的输血科主任、中心血库负责人与会。会议对 2011 年度无偿献血工作及医疗临床用血情况进行总结，并就 2012 年如何平衡血液的采供关系进行商讨。7 月 19 日，首辆移动式献血房车开进市城区商业步行街。8 月 9 日，省卫生厅、省红十字会在株洲市召开全省 2010—2011 年度无偿献血表彰大会，同时举办全省首届无偿献血志愿者论坛交流会议。常德市 62 人获无偿献血奉献奖金奖，163 人获银奖，1837 人获铜奖。石门、澧县、临澧、桃源四县成为全省无偿献血先进县，常德日报传媒集团获全省无偿献血促进奖。市红十字会无偿献血志愿者服务队队长龚智敏在论坛上作典型发言。是年，无偿献血志愿者有 93 人。2008—2012 年，成分输血稳定在 99%。

第五节 突发公共卫生事件应急处理

20 世纪 90 年代起，常德市政府、卫生部门常年制定救灾防病、卫生防疫、重大职业中毒等应急工作预案，组建相应事故应急队伍，每年开展一次救灾防病、霍乱防治、中毒事故应急演练。2003 年以后，市政府把突发公共卫生事件处置工作摆在更加重要位置。市政府、区县（市）政府和卫生部门建立突发公共卫生事件应急处置领导体系和突发公共卫生事件应急处置队伍，对全市应急机构和应急力量进行统一管理、统一指挥、统一调度。修订完善重大传染病疫情、食物中毒事件、急性职业中毒等 9 项突发公共卫生事件应急预案，完善突发公共卫生事件应急启动程序、响应流程及各项应急工作实施细则。加强专业技术队伍建设和技术培训，提高应急人员处置突发公共卫生事件的意识和能力。加大资金投入，应急条件不断改善。至 2010 年，全市形成以市级为龙头，县级为主体，乡镇社区为重点的突发公共卫生应急处理网络体系，在多次重大公共卫生事件中从容应对，取得满意效果。2012 年 5 月，市卫生局制定《常德市卫生应急队伍管理办法（试行）》，以市直医疗卫生单位为主成立 13 支卫生应急医学救援队伍、3 支卫生应急疾病防控队以及卫生应急心理救援队、职业中毒与核及辐射处置队、卫生应急健康教育队和卫生应急后勤保障队各 1 支。6 月，成立市卫生应急专家咨询委员会。

一 救灾防病应急处理

常德东部濒临洞庭湖，境内有沅、澧二水流过，历年水灾频仍，每年 6—8 月是防洪抢险的紧张时节。常德卫生系统每于此时制定救灾防病工作方案，组织防洪抢险医疗队，或到防洪堤段巡回医疗，或到灾区巡回医疗并进行疫病防治。

1991 年 7 月初，沅、澧流域洪水暴涨，263 个乡镇 3525 个村被淹，受灾人口 313.5 万人，重灾区 80.9 万人。市卫生局、市红十字会联合组织红十字会员 1500 多人，组成

248 个救灾医疗队和 89 个防病督导队深入灾区，免费治疗灾民 110 多万人次，发放救灾药品 10 余万元、救灾衣物价值 50 余万元，帮助灾民打手压泵井 8890 口，搭建简易厕所 12680 个。当年，蔡国华、刘泉水被评为防病救灾先进个人，市卫生局被评为全国卫生系统救灾防病先进单位。

1995 年 7 月 2 日，桃源县城被洪水淹没。3 日，汉寿县围堤湖乡破垸蓄洪。同日，汉寿县大南湖撇洪河南阳嘴段溃决。市卫生局两名局领导分别坐镇桃源、汉寿现场指挥。全市卫生系统抽调 2525 名医务人员组成 333 支医疗防疫队，日夜在灾区巡回医疗，治疗病人 28.89 万人次，应急注射钩体疫苗和伤寒菌苗 27.76 万人份，免费发放 30 多万元的医疗防疫药品和 160 多万元救灾物资。1—11 月，桃源、汉寿传染病发病率比上年同期分别下降 44.13%、8.14%。

1996 年 7 月中下旬，沅水流域出现百年一遇的洪水，全市 209 个乡镇 237 万人受灾。全市卫生系统抽调 3097 人组成 256 支医疗防疫队在灾区治疗病人 24.89 万人次，抢救危重病人 1000 余人次，发放救灾防疫药品和物资价值 300 多万元。1—11 月，重灾区桃源、汉寿传染病发病率比上年同期下降 33.53%、21.43%。

1998 年 6 月 23 日，市卫生局制定《1998 年卫生防疫和救灾防病工作方案》。24 日，发出《关于迅速行动起来，认真做好救灾防病工作的紧急通知》。7 月下旬，全市有 48 个堤垸漫溃，2 个县城进水，20 个集镇积水，69.5 万人困于洪水中。7 月 24 日，安乡县安造大垸溃决，10 多万人紧急转移至大堤和黄山头上。8—10 月，市委、市政府组织全市开展'98 卫生防疫大行动。8 月 14 日中午，刚参加完全市'98 卫生防疫大行动动员会议的市委、市人大、市政府领导莫道宏、周鸿翔、刘春林立即召开澧县县委、县政府和市、县卫生局等部门负责人会议，决定向灾区增派由科局包村干部、乡镇干部和医务人员组成的小分队进村入户，包卫生宣传和健康教育，包预防服药，包预防接种，包厕所消毒，包禁止灾民接触血吸虫疫水，包灾民临时住地、水淹房屋、垃圾等消毒，包搜索疟疾现症病人，上报疫情、病情和工作情况。全市卫生系统迅速组织 2600 余名医务人员组成 355 支医疗队、防疫队深入灾区，一边巡回医疗一边组织群众进行环境消毒和除“四害”。共免费治疗灾民和抗洪军民 69 万人次，预防接种和预防服药 130 万人次，发放卫生宣传资料 40 多万份，消毒水井 5 万多口。为预防血吸虫病，灾民和抗洪军民吡喹酮预防服药 11.99 万人份。在退水期，水退到哪里，灭螺灭蚴跟到哪里。上海市卫生局、广东中山医科大学、湖南医科大学、解放军 163 医院、二炮医院、湖南省肿瘤医院、衡阳医学院均派出医疗队到常德各灾区巡回医疗，并捐款捐物。全市各级政府投入、社会捐赠、市外及境外国外捐赠款项和药品累计 2100 万元。是年，全市未发生传染病或霍乱流行，灾民未因治疗不及时而死亡。

2004 年 12 月 21 日 7 时许，鼎城区武陵镇桥南市场发生大火灾。8 时左右，市卫生局接到市政府通知后立即紧急启动救援指挥系统。8 时 10 分，市卫生局局长郑家火、副局长刘庆达到达现场，市一医院、市一中医院、市一医院德山分院、市第三、第四、第五、第六医院、市妇幼保健院、市疾控中心、鼎城区人民医院、桃源县人民医院等13家医疗卫生单位派出救护车25台、医务人员300余人直赴现场转送群众和伤员73人，其中武警消防官兵11人。晚11时，湘雅医院烧伤科主任王晓元教授带领的专家组抵达常德参与现场急救和指导重伤员救治。在废墟中掩埋6个多小时的消防战士叶虎生命垂危，市一医院与市一中医院联手抢救，使叶虎转危为安。2005年1月14日，市卫生局发出通报，表彰在桥南市场大火应急救援中做出贡献的各医疗卫生单位。

二　重大传染病应急处理

1990年4月17日，市卫生局调整防治霍乱机动队，副局长蒋祖建任队长，车世友、丁阳春、常以阳、罗先樵、祝帮国任副队长，下设流行病学调查组、抢救治疗组、消毒组、检验组、后勤组。

1991年7月，全市发生特大洪涝灾害。8月上旬，钩体病在灾区流行，全市发病412例，死亡16例。澧县、临澧发病占全市发病数的95.15%。同时，肝炎、痢疾、出血热发病也突然增多。市卫生局从市直医疗卫生单位抽调28人，组成6支救灾医疗队分赴灾区巡回医疗，应急接种钩体疫苗25万多人份及其他疫苗93.6万人份，并送去救灾药品价值4万多元。

2002年11月，广东佛山发生首例传染性非典型肺炎（简称非典），随后蔓延至广东其他地区和香港。2003年3月，北京出现病例。4月，湖南邵阳、株洲、怀化、岳阳报告6例。4月9—10日，省卫生厅召开非典防治工作紧急会议。15日，常德市政府召开全市紧急电视电话会议部署防治非典工作。16日，市卫生局制定防治非典预案。当晚，市委、市政府召开非典防治工作紧急会议，成立非典防治工作领导小组，市长陈君文为组长，副市长张元英为副组长，19个部门22名负责人为成员。17日，从深圳返乡的魏未及其外婆庹进秀疑似非典，在澧县人民医院隔离治疗，直到排除非典可疑。18日起，市防疫站、各区县（市）卫生局、各医院实行24小时值班制度，在全市实行非典疫情每日零报告制度。4月20日晚，市委召开常委扩大会议研究部署非典防治。会议要求，“要像抓防洪抢险一样抓好非典防治”，哪里出问题，责任就追究到哪里。20时，组织卫生、公安人员108人在319国道樟木桥收费站、常长高速德山收费站、常德火车站、桃花源机场等地设立卫生检查站，对外地进入常德人口进行检查，监测体温。各区县（市）也在一两日内迅速组织起交通要道的流入人口检查站，发现发热者即予医学留观，隔离排查。20日20时30分，组织专家到桃源县太平桥乡新坪村对刚从外地返乡的李有发等数人进行检查，排除了非典。深夜，湖北省卫生厅电话通知，2名非典病人密切接触者杨利、陈萍香在隔离医学观察时翻窗逃离，乘火车返回澧县双龙乡。立即将2人隔离于双龙乡卫生院，经医学观察 14 天后排除非典。

4 月 21 日，市政府发布《关于加强传染性非典型肺炎防治工作的决定》，印发 3 万份。告示全市居民劝阻外地亲友不回常，本地人员不外出，尽可能减少人员流动。重新成立市防治非典工作领导小组，市长陈君文任组长，市委副书记周用金任常务副组长，市人大常委会副主任蒋祖建、副市长张元英、市政协副主席李金城任副组长。下设指挥部，办公室设市防疫站，市卫生局局长郑家火任办公室主任。从市委办、市政府办、市纪委、市委宣传部、市直机关工委、公安局、卫生局、防疫站抽调精干力量 90 余人集中在市防疫站办公。市卫生局 7 名党委成员除一人留机关负责日常工作外均在指挥部各有关部门 24 小时值班。各级医院单独设立发热门诊，诊室独立，通道独立，专门诊治发热患者。市一中医院、市六医院不仅诊室单独设立，挂号收费室、采血室、治疗室、卫生间均独立设置，发热病人完全不与其他病人交叉。

4 月 23 日起，组织全市客运车辆每日消毒并予标示，不消毒者不得上路运营。司乘人员每日监测体温，发热者立即隔离医学观察。在石门等入境口岸增设 9 个检查站，所有境外交通工具入境必须进行人员健康检查。全市所有公共休闲娱乐场所一律每日消毒，对顾客检测体温，不消毒者禁止营业。24 日起，流入人口实行每日登记上报制度，重点是广东、北京、山西、香港等疫区进入常德人员。27 日，确定市一医院德山分院为非典救治定点医院，其现有病人全部转入市一医院，以利隔离。市政府补助 560 万元对该院病房进行隔离、通风、空气净化设施等改造。全市各定点医院共投入 890 万元购置呼吸机 43 台、床旁 X 光机 36 台、心电监护仪 52 台、电动吸引器 122 台、血气分析仪 19 台、专用救护车 14 台，购置防护服、防护口罩、防护面罩等 25 万件。另为县级投入 280 万元购置防护设备。市、县两级财政累计投入资金 1725 万元，卫生部门自筹 1879 万元。

4 月 30 日 8 时起，市城区所有网吧暂停营业，各县城网吧也先后暂停营业，5 月 18 日后逐步恢复经营。在城乡广泛开展爱国卫生运动，全市宾馆、酒店推行分餐制。

“五一”期间，全市农村有约 7 万多名外出打工者返乡。5 月 6 日，召开全市农村防治非典工作电视电话会议，下发《关于农村防治非典工作的五项补充规定》，随后又发出《关于进一步加强乡镇卫生院防非典工作的通知》，明确农村非典防治工作重点和乡镇卫生院排查可疑患者、早期医学隔离观察等具体事宜。

5 月 12 日 23 时 38 分，常德火车站报告，广州至襄樊 2286 次列车在常德停靠时，16 号车厢里发热、咳嗽病人汤彬翻窗逃逸。常德出动公安、医务人员 400 多人查找，并对车站、车厢消毒，对同车厢旅客进行体检未见异常。向市内出租车司机调查发现汤彬先后搭乘本市 5118、5013 号出租车前往宜昌火车站。遂对两出租车司机及与他们接触过的共 10 人进行隔离观察，并通知汤彬目的地宜昌市。最终，汤彬在宜昌市三医院被隔离治疗。

5 月 22 日，市卫生局组织专家编写的《传染性非典型肺炎护理操作程序》一书由湖南科技出版社出版，全书分 8 章，共 14 万字。

6月12日，湖南全省连续75天未报告新发非典确诊病例。

是年4—7月，常德市电信局开通95120非典直接通免费咨询电话，接受非典咨询3万多人次。举办各类非典培训班，培训138.5万人。全市在与周边地区交界的交通路口和车站、码头设立卫生检查站58个，组织公安干警528人、医护人员1537人，对所有入境人员逐一检查，强制留观发热者766人。出动消毒人员42772人，使用消毒药217吨，消毒公共交通工具、公共娱乐场所、医院发热门诊和隔离病房。加强外归、外来、外出人员跟踪监测，掌握了全市97142名流入人口的健康状况，每人追踪1～2周，直至排除非典。全市卫生系统印发各种非典防治知识资料问答、宣传画册等资料317万份，出动宣传车辆500多台次；建立健全市、县、乡、村四级疫情监测报告网络，实行每日零报告制度；组织4900多名医务人员、防保人员参与车站、码头等交通枢纽来往人员的健康检查，抽调1300名卫生执法人员到公共娱乐场所、食品生产经营单位进行执法检查，组建5支防治专业队伍巡回各区县（市）督导，成立76支防疫机动队、92支医疗救护队、30个流行病学专家组、32个临床诊治专家组，建立10所非典防治定点医院、1所隔离医院、230个简易发热门诊和留观隔离室；处理各类突发事件482起，排除可疑发热病人1200人次，医学留观46例；最终实现了市委、市政府提出的“病源不流入我市，无一疑者漏查，无一患者漏治，无一医务人员感染，无一病者死亡”的目标。

9月2日，市委、市政府举行抗击非典总结表彰大会，85个单位被评为抗击非典先进集体，258人被评为抗击非典先进个人。市卫生局、市一医院德山分院获得全省防治非典先进集体称号。市卫生局办公室主任龙一全在防治非典指挥部综合信息组工作期间双脚浮肿仍然坚持工作，出现耳鸣后用棉花塞住耳孔继续工作，直到鼻流血才去医院检查，诊断为鼻咽癌。6月26日，市卫生局党委号召全市卫生系统向他学习。是年，龙一全被评为全国防治非典先进个人。

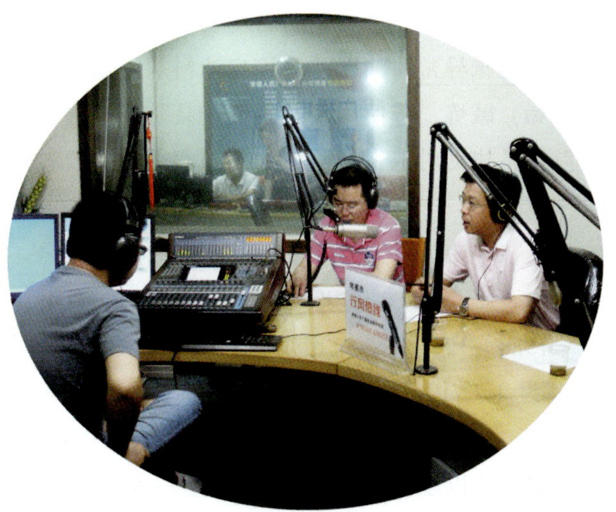

2011年5月6日，市疾控中心主任彭进（右一）在常德电台行风热线就疾病防控问题答听众问
（市疾控中心供稿）

2008年5月1日，安乡县陈家嘴镇2岁半的患儿刘佳乐因发热、干咳就诊于当地卫生院，予退热处理后回家。次日，患儿症状加重，手、足、臂部皮肤出现皮疹。至市一医院门诊，诊断为手足口病，要求患儿住院。家属携患儿回当地县医院住院，病情加重，于3日再至市一医院，收入院。5日，体温升至40℃，嗜睡。6日，患儿死亡。市卫生局立即组织

医院和疾控专家对尸体进行彻底消毒，采集脑脊液、肺组织标本，将尸体火化，并对患儿家庭进行室内外消毒，开展流行病学调查；同时迅速启动公共卫生应急预案三级响应，成立手足口病防控指挥部，手足口病健康教育、医疗救治、疫情监控迅即展开。5月5日，常德派出15名医护人员参加全省手足口病防控知识培训。召开各区县（市）卫生局局长、疾控中心主任等200多人参加的全市手足口病防控工作紧急会议，对全市手足口病防控工作进行全面部署，并组织流行病学专家和医疗专家对与会人员进行手足口病防治知识培训。同日，市政府召开财政、公安、卫生、教育等部门参加的手足口病防控工作调度会。市卫生局制定《常德市手足口病防控工作方案》，下发《手足口病感染诊疗指南》。确定市一医院为手足口病定点收治医院，8家区县（市）人民医院为留观医院。成立4个医疗专家指导组和由26名儿科、传染科、ICU、流调等专家组成的医疗救治组，负责全市手足口病诊治指导、转诊把关等。2个多月内，开辟宣传栏、墙报万余版次，发放宣传资料150万余份，举办电视专题讲座30期、专家现场讲座50场次，健康咨询12万人次，培训各类医疗骨干、社区医师和乡村医生9800余人，进行流行病学调查1500余次，治疗患儿2414人，均为散发病例，死亡3例。5月19日晚，手足口病患儿罗晶晶病情恶化，生命垂危。市一医院医护人员在省卫生厅派驻常德的两名专家的直接参与下，苦战四个昼夜，终于使罗晶晶转危为安。市卫生局特地发出表彰通报，给予抢救有功人员2万元奖励，其中奖励省派专家张国元教授、张新萍博士各6000元，奖励市一医院有关医务人员共8000元。

附：棉酚中毒

1991年3—5月，安乡县安造乡白家岗村陆续有人出现全身不适、皮肤潮热难忍、厌食、恶心、呕吐、四肢无力，女性出现闭经等症状。波及42户、132人。县防疫站立即前往调查，发现凡患有该病者均食用该村个体炼油户蹇忠富所产棉籽油。食用该棉籽油者均反映油味异常、油质差。该户油料加工设备简陋，场地狭小，所炼棉籽油仅用烧碱（氢氧化钠）碱炼，未使用碳酸氢钠。县防疫站与村委会责令该户停止炼油，销毁设备。乡卫生院派员协助村卫生室治疗病人。一月后陆续康复。

三　集体食物中毒应急处理

1988—1991年，全市发生食物中毒12起，中毒316人，死亡2人，食物中毒平均发病率为1.72/10万，病死率0.67%。中毒因素以化学性毒物为多，占中毒总起数的66.67%，主要是有机磷和桐油。中毒人数以微生物引起为多，占总中毒人数的61.39%，病原微生物以沙门氏菌为主。

1998年1月9日下午6时，安乡县下渔口镇卫生院向县卫生局紧急报告，镇办中学发生一起学生食物中毒，已有30多名学生送往该院救治。县卫生局、县防疫站迅速派人赶赴现场，一边组织县医院、县中医院技术力量紧急救治学生，一边迅速开展现场调查。

经呕吐物采样检测，确认为鼠药氟乙酰胺中毒，需用乙酰胺解救。当时市内无该药，遂向省政府副省长潘贵玉紧急求援。潘贵玉联系省卫生厅后，随即从湖南医学院附属医院调运一批乙酰胺送往安乡，97 名中毒学生得到及时救治，无一死亡。

2002 年 9 月 5 日，石门县自来水公司职工胡某因生小孩在戎园大酒店宴请亲友，中餐有 140 人进餐，至 9 月 7 日，相继 70 人出现恶心、呕吐、腹痛、腹泻等中毒症状。县人民医院、县中医院按食物中毒治疗，均痊愈。石门县防疫站采集病人大便样 3 份，检出副溶血性弧菌 2 例；采集可疑食物 12 份，其中鱿鱼和剩余残菜检出副溶血性弧菌，志贺氏菌、霍乱弧菌均为阴性。11 月 11 日上午 8 时许，常德市一中、鼎城区牛鼻滩中学三分校早餐后不久，193 名师生突然倒地，呕吐，抽搐。市一医院、市一中医院、市三医院、市四医院接到呼救电话后迅速派救护车将中毒师生接到医院紧急救治。嗣后，又有 54 名师生陆续入住其他医院。9 时许，市委副书记戴军勇、副市长张元英和市卫生局四位局领导分赴各学校和各救治医院，召开会议，建立抢救治疗领导小组，组织医疗专家会商，开展流行病学调查。当天下午 5 时，市防疫站从患者呕吐物中检出剧毒鼠药毒鼠强（四次甲基二砜四胺）。即成立以市一医院专家为主的专家组，制定诊疗方案和治愈标准。专家组每日到各医院巡视，提出指导意见。将危重患者集中在市一医院，实行一医一护，确保不死一人。卫生部和省湘雅医院也派专家赴常指导救治。11 月 16 日，231 名师生康复出院。至 12 月 8 日，16 名重症患者陆续康复出院。2003 年，市卫生局与市一医院、市一中医院、市三医院、市四医院等 6 家医疗卫生单位被评为“11·11”事件处置工作先进单位，48 人记功。

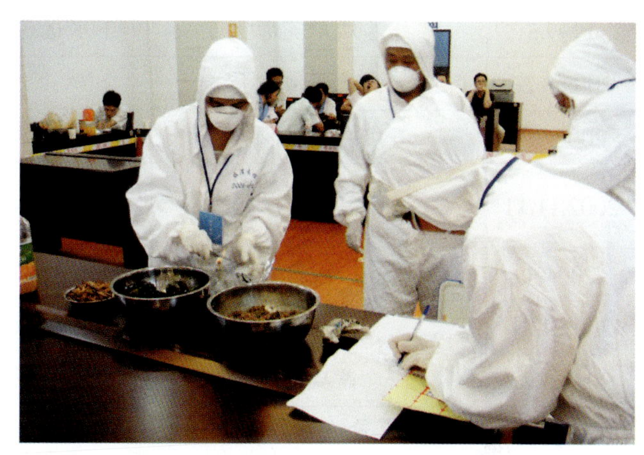

疾控工作人员在食物中毒现场食堂采样
（市疾控中心供稿）

2008 年 11 月 20 日 16 时 32 分，湖南文理学院报告部分学生在学校三食堂就餐后出现头晕、呕吐、腹泻等症状。接到报告后，市卫生局副局长彭元军率市卫生监督局及市、区两级疾控中心 10 名流调及检验专业人员在 20 分钟内赶到现场。经调查，发病学生均在学校三食堂就餐，且绝大部分是在三食堂二楼的兰州拉面馆就餐，进食牛肉炒饭、羊肉炒饭、蛋炒饭等。27 名学生出现呕吐、腹泻、头晕症状。现场采集患病学生呕吐物、腹泻物、肛门拭子样、发病学生食用的剩饭菜样、兰州拉面馆食品样送市疾控中心检验，从牛肉半成品中检出金黄色葡萄球菌。认定此次事故是由金黄色葡萄球菌毒素污染食物引起的食物中毒。

表 4-16-5-1　1988—2012 年常德市食物中毒事件一览表

日　期	中毒起数或发生单位	中毒原因	中毒人数	死亡人数
1988 年	2	微生物、化学因素各 1	40	0
1989 年	5	微生物 1、化学因素 4	34	2
1990 年	4	微生物、化学因素各 2	222	0
1991 年	1	化学因素	20	0
1998.1.9	安乡县下渔口镇中学	毒鼠强	103	0
1999.5	常德卷烟厂芙蓉大厦	下水道污水倒灌蓄水池	110	0
2002.8.26	澧县桃花滩宾馆	细菌性	27	0
2002.9.5	石门戎园大酒店	副溶血性细菌	70	0
2002.11.11	常德市一中 鼎城牛鼻滩中学三分校	毒鼠强	193	0
2004.4	桃源县寺坪乡中学	桐油	93	0
2005.4.21	鼎城区	原因不明	11	0
2005.4.23	鼎城区	原因不明	29	0
2005.9.23	桃源县漳江镇红岩小学	原因不明	28	0
2005.11.7	鼎城区黑山嘴中心小学	原因不明	66	0
2006.6.29	鼎城区格莱水产	细菌性	15	0
2006.9.24	桃源县二中	霉菌污染	86	0
2006.10.2	常德外事专修学院	蜡样芽孢杆菌	34	0
2006.11.28	德山科技职业学校	农药污染蔬菜	17	0
2008.9.26	安乡县焦圻中学	原因不明	26	0
2008.11.20	湖南文理学院	金黄色葡萄球菌	27	0
2008.12.28	鼎城区镇德桥镇	毒鼠强	28	1
2009.4.23	津市市新洲镇中学	发芽土豆	15	1
2009.5.7	石门县雁池乡	亚硝酸盐	16	1
2010.9.8	桃源县芦花潭乡中学	蜡样芽孢杆菌	55	0
2011.9.21	鼎城石门桥镇赵家桥小学	细菌性	45	0
2011.12.29	湖南文理学院	未煮熟扁豆	55	0

续上表

日 期	中毒起数或发生单位	中毒原因	中毒人数	死亡人数
2012.4.2	德山开发区永丰2组	原因不明	20	0
2012.9.21	石门县蒙泉镇夏家巷完小	细菌性	4	0
2012.9.28	西湖管理区第一完小	细菌性	57	0
合 计	36起	—	1436	5

2010年9月8日14时30分，桃源县芦花潭乡中学食堂有就餐学生开始出现恶心、呕吐、腹痛症状，至9月13日下午4时，出现类似症状的学生逐渐增至55人，经当地卫生院治疗均康复。桃源县疾控中心采集可疑食物、病人呕吐物样品进行培养鉴定，分别在豆渣与病人呕吐物内培养出蜡样芽孢杆菌。判断该次事件为一起由蜡样芽孢杆菌污染豆渣引起的食物中毒。9月17日，石门桥镇赵家桥小学先后有42名学生在市二医院和石门桥镇卫生院住院治疗，临床表现主要为发热、腹痛、腹泻，伴头痛、头晕、恶心、呕吐等，发病时间集中在9月16日晚18时至17日上午8时。至9月21日上午12时，住院病例全部痊愈出院，无重症或死亡病例。疫情发生后，市、区卫生局及疾控中心立即组织人员赶赴现场处置，共采集样品18份，初步判断是食堂食物引起的细菌性食物中毒。

2011年9月17日，鼎城区石门桥镇赵家桥小学42名学生在学校食堂进餐后陆续出现发热、腹痛、腹泻以及恶心、呕吐、头痛、头晕，22人分别在当地镇卫生院、市二医院、市四医院住院治疗。市卫生局党委书记郑家火、局长马慧率市疾控中心和卫生监督所的应急队伍到达现场，与鼎城区疾控中心、卫生监督所一同进行现场调查和处置，确认本次事件因食物污染引起，属细菌性食物中毒。21日中午，全部住院病例均治愈出院。12月28日，55名湖南文理学院学生在该校食堂进餐时食用了扁豆炒肉，下午1时后陆续出现头晕、恶心、呕吐、腹痛、腹泻，均在文理学院白马湖医院门诊输液治疗后痊愈，无住院病例。调查发现，进食其他菜肴者未出现中毒症状，判断与扁豆未充分炒熟有关。

第六节　卫生扶贫与对口支援

一　城市医院支援乡镇卫生院

20世纪80年代起，市卫生局开始组织全市县以上医疗卫生单位支援乡镇卫生院。

1988年，市卫生局成立卫生扶贫工作办公室，制定《卫生扶贫三年规划》。组织全市25家县以上医疗卫生单位对石门、慈利、安乡三县的基层医疗单位进行扶贫支援。共派出56名医务人员（内中级技术职称人员16人）到贫困乡镇卫生院指导医疗工作，帮助建立正规医疗制度，培训医务人员。全年举办内科、外科、妇产科、护理、妇幼保健专业培训班11期，培训359人。免费接收贫困乡镇卫生院临床进修134人。向卫生院赠送医疗器械和药品价值4.39万元，拨款10.05万元。

1989年，全市派出126名干部和医务人员到贫困乡镇卫生院开展短期技术咨询，通过指导查房、示范手术、病例会诊、学术讲座等方法，为乡镇卫生院重点培养留得住的内科、外科和妇产科医生各一人。举办内科、外科、妇产科、骨伤科、五官科、护理、放射、检验、超声波、中西药剂10种短训班，培训乡镇卫生院技术人员510人。全市县以上医疗卫生单位免费接收乡镇卫生院临床进修人员154人。向贫困乡镇卫生院赠送医疗器械和药品价值7.39万元，拨款或赠款15.6万元。通过连续两年努力，34家贫困乡镇卫生院有14家脱贫，达到省卫生厅乡镇卫生院“三管三有”建设标准。

1989年，市卫生局向扶贫联系点澧县马溪乡卫生院拨款1万元购买超声诊断仪等10件医疗器械。次年，向该院拨款2万元添置30毫安X光机1台、钢丝病床10张，修建卫生院分院。市医疗器械管理站免费为该院维修医疗器械，并赠送3000元购买医疗器械。到1993年，市卫生局共为该院拨款4.3万元，新建房屋400平方米，免费供应钢材等建筑物资价值4800元；装备1间手术室；免费培训3名医务人员；使该院医疗条件有很大改观。

1990年，10家市直医疗卫生单位共为各自扶贫联系点的乡镇卫生院免费安排进修人员21人，赠送X光机、超声波、心电图机、分光光度计等医疗器械价值18万多元，支援房屋维修费6万多元。派出30多名医务人员帮助卫生院整章建制，指导管理，带教业务，培训人员。举办各类短训班45期，培训580人。市一医院、市二医院、市卫校、市药检所、市防疫站派出15名技术骨干到石门等地贫困乡镇卫生院讲课189课时，历时15天，听众2400多人次，指导查房31次，疑难病例会诊50多例次，门诊600多人次，抢救危重病3人，做手术7台。

1991年5月10日，市卫生局制定《县及县以上医疗卫生机构支援农村卫生事业建设的实施方案》，规定：各单位下派支农人员不得少于本单位卫技人员总数的3%，每批下乡支农人员中，中级职称人员不得少于该批人员的40%。限两年内贫困乡卫生院“三管三有”建设达标后方可撤离。各单位要有一名领导分管卫生支农，对受援单位实行包技术培训、包管理、包达标验收的责任制。支农工作纳入各单位年度目标管理考核内容，年终考核兑现。是年，省卫生厅确定省中医学院附属二医院对口支援石门县医疗卫生工作。

1994年，为抢救濒临倒闭的31家乡镇卫生院，各区县（市）卫生局与有关乡镇政府商讨整改方案，调整卫生院领导班子，帮助强化内部管理、培训卫生技术人员。为抢救濒临倒闭的灵泉乡卫生院，津市市卫生局与该乡党委召开联席会议，明确一名副局长专抓，从市直卫生单位调剂1台X光机和5张钢丝病床给该院，筹集2万元药品无偿拨给该院，派出4名医务人员到该院帮助工作一年，使该院较快扭转亏损局面。年底，全市有26所卫生院恢复生机。到 1995 年，濒临倒闭的乡镇卫生院全部走出困境。

1995 年，市卫生局扶贫联系点转移到石门县太平街乡。与县卫生局协商，将原太平街区医院和太平街乡卫生院合并，组建为太平街乡中心卫生院。从该县其他医疗单位选调一名优秀院长。拨款 4 万元修建一栋 500 平方米的病房。从市直卫生单位调剂价值 3 万多元的医疗器械和药品给该卫生院。该卫生院每月业务收入从 2 万多元上升至 5 万多元。

“八五”（1991—1995 年）计划期间，全市为贫困乡镇卫生院投入资金 105 万元，改造或新建房屋 5 万平方米，购置医疗器械 110 多台件。派出医务人员 300 多人次，为 25 家乡镇卫生院诊治病人 6000 多人次。5 年内，市一医院向安乡县安猷乡等 5 所卫生院派出 100 人次医务人员上门义诊，创收 3 万余元；赠送手术床、氧气瓶等医疗器械价值 2 万余元；免费接收临床进修人员 7 人。其他市直卫生单位向石门县水田乡、子良乡、河口乡、九渡河乡等卫生院派人上门义诊、免费培训人才和接受进修、进行专业技术指导，赠予 7 万多元现金或医疗器械。

1997 年 9 月 20 日，市卫生局、人事局联合通知，自 1998 年起，凡县级以上医疗卫生机构申报评审副主任医师、主治医师职务任职资格者，必须分别在县、乡医疗卫生机构服务半年和一年。卫生技术人员下乡期间的工资、奖金和各项待遇保持原单位同等水平，相关费用均由原单位提供。1999 年，全市组织 280 名晋升高、中级技术职称的卫生技术人员下乡卫生扶贫。

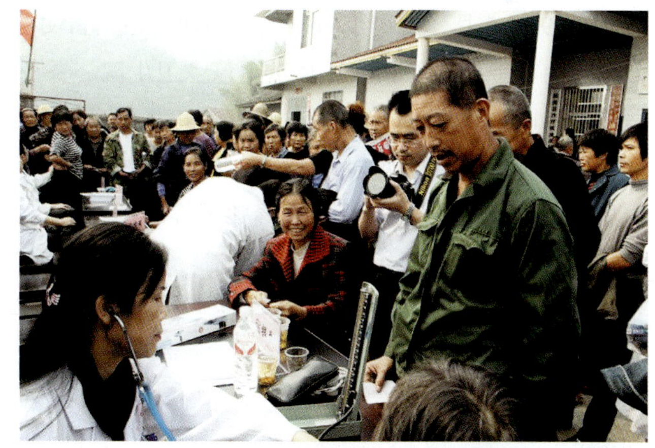

2011 年 9 月 27 日，市二医院医疗队在桃源县沙坪镇农村举行义诊（市二医院供稿）

2005 年，筹集 150 万元资金，安排乡镇卫生院 841 名卫生技术人员到县以上医疗机构免费进修 3～6 个月。

2007 年 10 月，市卫生局组织城市医院医师 141 人脱产到乡镇卫生院免费服务 6 个月。2007—2009 年，市一中医院对口支援澧县大堰垱中心卫生院、津市市灵泉乡卫生院、石门县太平乡卫生院，每年向三所卫生院派出 4 名内、外科技术骨干，半年一轮换，参与卫生院临床科室值班，制定诊疗方案，指导临床医疗救治，还派出科主任到卫生院指导医院管理。

2010 年 6 月 23 日，市卫生局发出《城市医院对口支援基层医疗卫生工作的通知》，规定每所县以上医院选派 3～5 名医德医风好、敬业精神强、业务水平较高、具备一定带教能力的医务人员对口帮扶基层医院或乡镇卫生院，同时支援医院要免费接收受援单位一定数量的进修人员，时间从 2010 年 5 月至 2011 年 5 月。市一医院支援安乡县人民医院和津市市灵泉镇卫生院，市一中医院支援鼎城区蒿子港镇卫生院，市二医院支援安乡县安丰乡卫生院，市妇幼保健院支援汉寿县聂家桥乡卫生院，市康复医院支援澧县澧东乡卫生院，常德职业技术学院附一医院支援临澧县柏枝乡卫生院，常德职业技术学院附二医院支援武陵区河洑乡卫生院。其他县级医院均支援本区县（市）一所乡镇卫生院。

2011年，实施“万名医师支援农村卫生工程”。市级两所三甲医院对口支援两所县级医院，21所二级医院对口支援45所乡镇卫生院，选派100多名医师深入县城、乡镇卫生院坐诊，会诊713人次，手术1065例，讲课278次，开展新技术35项，培训医务人员4429人次，免费接受基层医务人员83人进修。另通过各种方式组织1187人次参加送医送药下乡，42041人次受益。

二　支援古丈县、桑植县卫生事业

1999年5月，常德市对口支援湘西自治州古丈县茄通乡卫生院。市卫生局筹措资金5万元，由市卫生局局长张湘林送至该乡卫生院，并商谈援助具体事宜。

2001年，市政府、市卫生局安排市一医院为常德市对口支援湘西自治州古丈县人民医院的后盾单位。市政府拨款200万元，市一医院援助30万元，市卫生局和市直其他卫生单位援助20万元，用于该院修建门诊大楼。

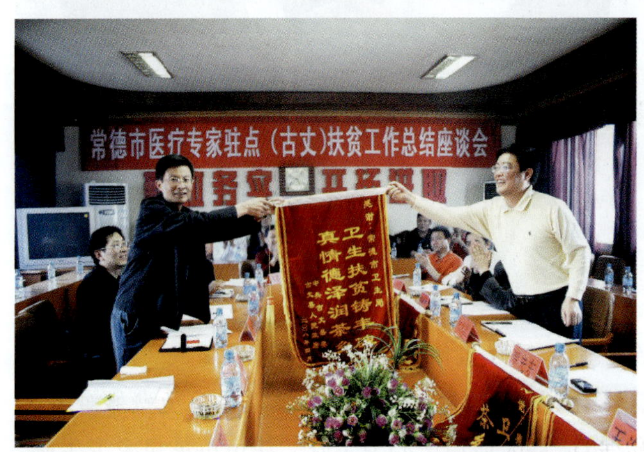

2008年4月30日，在古丈县常德医疗专家驻点扶贫工作总结会上，古丈县卫生局向常德市卫生局赠送锦旗。左二为常德市卫生局副局长符中智　　（彭洪伟　摄）

2004年3月18日，市卫生局局长郑家火、副局长刘庆达与7家市直医疗卫生单位一把手携带2台电脑、5万元资金到古丈县考察卫生工作，与该县卫生局商讨扶贫计划，确定按职能对口原则将古丈县各县直单位分派给本市市直卫生单位对口支援，并就派遣医务人员到古丈县进行技术指导、接收古丈县医务人员进修和古丈县妇幼保健院搬迁事宜进行磋商。4月，古丈县7名医务人员到市一医院、市一中医院、市二医院、市五医院、市妇幼保健院进修，各接受单位每月补助每位进修人员300元。

2005年，派出5名医务人员到古丈县进行卫生技术指导，并接受该县7名医务人员到常德进修。市一医院赠送该县人民医院价值30万元的全自动生化分析仪一台。7月起，向古丈县人民医院派出医疗队员7人，包括骨科主治医师、内科主治医师各2人、妇产科主治医师、影像诊断科主管技师、主管检验师各 1 人。2004—2005 年，免费为古丈县人民医院培训医务人员 3 批 5 人，包括内科、儿科、放射、麻醉、检验、物理诊断 6 个专业。除免除进修培训费、住宿费外，并免费发放工作服及床上用品，另每人每月补助生活费 300 元。

2008 年 1 月 23 日，常德市卫生局与古丈县卫生局签署对口扶贫协议，年内，古丈县派出 15～20 名医务人员到常德市二级以上医院进修学习，包括内儿科 5 人、外科 3～5 人、妇产科 3～5 人、医技科 4～7 人，培训时间半年至一年。培训期间，接受进修学习单位负责安排食宿和专职带教老师，每人每月补助生活费 300 元。4 月 20 日，市一医院、市四医院与汉寿、石门、临澧三县人民医院接收古丈县 6 所乡镇卫生院 10 人进修普外科、妇产科、B 超、麻醉，市一医院、市一中医院、市妇幼保健院等市直单位又接收古丈县县直医疗卫生单位进修人员若干。又从县以上医疗单位选派 18 名医务人员到古丈县对口扶贫。所派人员充分发挥各自卫生技术优势，采取学术讲座、现场指导、跟班带教等方式，逐步提高乡镇医务人员的业务技术水平。汉寿县派出的医务人员利用自己的外科学术优势，积极为当地卫生院筹建外科取得效果。各支援单位还向受援单位支援了一批医疗器械。

2011 年 4 月 25 日，常德市市直卫生单位接受古丈县 5 名医务人员免费到常德进修，派 3 名骨干医生到古丈县人民医院、妇幼保健院和中医院进行业务指导，时间 3 个月。

1999—2011 年，常德市政府、市卫生局和市直医疗卫生单位向古丈县捐赠资金 280 万元，市卫生局先后派出医疗卫生技术人员和管理人员 33 人到古丈县各县级医疗卫生单位帮助工作，指导技术，培训人员，市直各医疗单位免费接收古丈县各科医务人员 44 人次进修学习，并由接收进修学习单位为古丈县进修学习人员补助生活费。

2010—2011 年，市一中医院负责对口支援本省古丈县、桑植县中医医院。两年间，市一中医医院向桑植县中医医院先后派出骨伤科主治医师 2 人、内科主治医师 2 人和心内科、胸外科、神经外科、放射科、影像科、麻醉科、针灸科主治医师各 1 人，每人在该院工作半年，其中一人在该院挂职担任业务副院长。向古丈县中医医院派出骨伤科主治医师 2 人、肾病科、妇产科、皮肤科、医技科、放射科主治医师各 1 人，每人在该院工作半年。此外，免费接收桑植县、古丈县中医医院人员进修，2010 年有 13 人。2010 年，市一中医医院援助桑植、古丈两所中医院资金 3 万元。

第七节　卫生信息化建设

20 世纪 80 年代，常德地、县两级卫生局均办有卫生工作简报，定期或不定期地向下级单位搜集、反馈工作情况信息，简报既发至各单位，也呈送上级主管部门。1988 年 2 月 6 日，市卫生局印发《常德地区疫情信息反馈程序》，对传染病疫情的收集、整理、报告程序和报告时限作出具体规定。90 年代，信息化建设逐步提上议事日程。

2000 年，市卫生局与湖南三润信息工程有限公司签订《共同建设儿童计划免疫信息管理系统协议》，市卫生局负责系统建设的组织、规划和管理，并提供安装系统运行设备的房屋等基本条件和调配系统操作人员。三润公司负责全套设备安装调试和运行的技术支持，并负责提供儿童计划免疫卡。售卡收入双方分享以维持系统正常运转。

2001 年，卫生部在全国逐步推行卫生防疫信息广域网建设，湖南为试点省。网络设备由国家和省两级解决，市、县防疫站负责提供办公场所和后期运行的维护费用。5 月，卫生防疫信息网试运行。市、县防疫站各自收集本地卫生防疫信息并汇总分析后向本级卫生局和上级防疫站传输数据，并做好通讯日志记录。

2003 年 4 月 28 日，在非典防治工作中开通“常德抗击非典”专网，通过网络报送非典防治工作有关信息，利用卫生防疫信息网络设备进行。9 月 23 日，市卫生局批复同意市一医院成立信息资源管理办公室，负责全院信息网络建设与信息资源开发与管理。

2005—2006 年，全国陆续启动妇幼卫生信息系统、结核病管理信息系统、艾滋病疫情信息网络直报系统、突发公共卫生事件信息报告系统、血防信息直报系统、卫生监督信息系统等信息化建设项目，常德同步进行。

2007 年 6 月、9 月，省卫生厅先后启动儿童预防接种信息管理系统和社区卫生服务信息化建设系统的建设，常德同步进行。10 月，常德市各级妇幼保健机构和乡镇卫生院开通湖南省基层妇幼保健信息管理系统。11 月 1 日，全市全面开展国家卫生统计网络直报。

2008 年 6 月 23 日，市药监局、市禁毒委员会办公室、市卫生局发出通知，建立常德市特殊药品监控信息网络，对麻醉药品、精神药品的生产、经营、使用进行网上实时监控。医疗机构购买麻醉药品、第一类精神药品须使用省药监局提供的身份识别器，并每天录入到特殊药品监控信息网络。

2009 年，市卫生局举办社区卫生服务信息系统操作人员培训班，各区县（市）卫生局社区卫生服务管理人员 1 名、各社区卫生服务中心健康信息管理员、全科医师、药房管理人员各一名参加培训。2010 年 5 月 30 日，全省社区卫生服务信息系统正式运行。

2011 年，澧县、汉寿、临澧、石门、安乡、桃源六县人民医院和市四医院、西洞庭区人民医院、西湖区人民医院县级医院信息化建设项目已经启动，津市市人民医院项目未启动。

2012 年，常德市卫生系统已建成以区县（市）为单元，以健康档案为核心的区域卫生信息应用平台（虚拟平台），形成以电子病历为基础的医院信息系统，以居民健康档案为核心的基层卫生信息系统，以及公共卫生、数字医疗、基层卫生、新农合、财务管理、卫生专项综合管理等卫生应用系统，初步实现卫生政务电子化、医疗服务数字化、公共卫生管理网络化、信息服务智能化。

第十七章 医院管理

第一节 医院分级管理

1991年，常德市先后派出35人次参加卫生部和省卫生厅举办的医院分级管理学习班，举办一级医院试点18个。市一医院申报二级甲等（下简称“二甲”）医院，成立创建“二甲”医院领导小组，下设办公室，对照“二甲”医院标准找差距，定整改措施，并分解到科室，逐一落实。12月26日，成立常德市医院分级管理评审委员会，蔡国华任主任委员，钱雪峰、刘泉水、余四君任副主任委员，刘开明、车世友等10人为委员。

1992年1月，省卫生厅组织专家对市一医院进行“二甲”医院模拟评审后，该院将模拟评审意见制成分辑录像，按医疗、护理、行政管理、后勤四部分，组织各类人员分别观看，各自对照找差距，制订整改措施，并与相关科室签订责任状，限期整改达标。在规定的时间内，加班加点完成了供应室改造、急诊科用房扩大调整、传染科病房改造、创建“二甲”医院汇报展览室、摄制反映医院发展的录像带等8项工作。3月，举办全市医院分级管理学习班，67家医院130人参加学习。5月中旬，省卫生厅医院评审委员会对市一医院进行评审，确认达到“二甲”医院标准。5月23日，在市一医院召开全市创“二甲”医院经验交流会，各区县（市）卫生局局长、人民医院、中医院、厂矿医院及有关医务人员320人参加。与会人员听取市一医院介绍经验，现场参观该院“二甲”展览馆，观看录像。7月22日，省卫生厅公布全省医院分级管理首批试点单位评审结果，市一医院成为全省首批“二甲”医院。

1992年，市卫生局举办桃源、澧县、石门三县人民医院“二甲”医院试点和临澧县新安镇卫生院、安乡县安丰乡卫生院两个“一甲”医院试点，各区、县（市）卫生局另办16个“一甲”医院试点。当年，试点单位完成医德医风教育课175课时，建立医德医风档案569份，开展优质服务竞赛23次；修改完善制度967条，新建规章制度407条，制定整改措施293条。共投资168万元，新建改建急诊室1860平方米、供应室324平方米，维修房屋5840平方米，购置病床单元必备设备1827件，购置仪器设备215件，其中万元以上的22件。另投资4.88万元，植树3208棵，栽盆花330盆，修整道路1143米。举行“三基”训练208项次，技术练兵表演193次，参训人员978人；选派52人到地市级以上医疗卫生单位进修，“三基”考试合格率达85%以上。是年，桃源县人民医院提出“奋战二年，创达二甲”口号，两次召开全院动员大会，组织骨干152人次外出参观学习，举办

6 期培训班，培训干部职工 1100 余人次。设创建办公室，配备 3 名专干。将《湖南省医院分级管理标准实施细则》分解到科室，科室负责人与院领导签订责任状。借鉴市一医院的经验，结合本院实际修订了 35 万字的《医院规章制度和岗位职责》。

1991—1994 年，为提高医院护理水平，全市申报“一甲”“二甲”医院的单位共举办 10 期护士长学习班、3 期医院分级管理学习班，举行护理技术操作比赛 33 场次、护理理论考试 68 次，申报医院护理人员 100%参加考试。投资 197.8 万元，新建、改建供应室 1069 平方米，添置单价 200 元以上的护理设备 352 台件。在省、市组织的医院分级管理评审中，常德市护理技术操作考核合格率达 93%，基础护理合格率达 88%，护理表格书写合格率达 96%。

1994 年 12 月 29 日，省卫生厅公布汉寿县人民医院达到“二甲”医院标准。至此，全市有“二甲”医院 3 所、“一甲”医院 11 所。是年 7 月 11 日，市卫生局发文，将一级医院的乙等、丙等医院评审工作委托给各区县（市）卫生局的医院评审委员会进行。

1994 年，市一中医院确定“抓创建，促管理；抓质量，促效益；抓建设，促发展”的方针，创建“二甲”中医院与创建全国示范中医院一手抓，制定《创建全国示范中医院实施方案》，建立目标管理责任制，将医疗、护理、药剂、防保、科教、后勤、管理、设备 8 个方面的任务指标分解到科室，落实到人。制定“三基”训练计划，实行分段学习、分段辅导、分段考试。护理工作每月考核一次，参考率 90%，合格率 90.1%。举行医疗、护理、药剂专业“三基”比赛，各专业评选出前三名给予奖励。实施全程质量控制，各一线科室负责基础质量控制，护理部负责环节质量控制，“二甲”办负责终末质量控制，同时加强临床科室与医技科室、医疗与护理、医疗与后勤等科室间的横向质控联系。每周一次行政查房及时解决工作中存在的问题。投资 40 多万元，添置医疗设备 42 台件；投资 13 万元整修全院房屋、庭院、道路，改善就医环境。1995 年，制定各种制度、职责 369 个，编印成册，全院职工人手一册，主要制度、职责统一制牌上墙。充实科室质控队伍，建立病案质量奖惩制度，每月一小结，一年一总结，使甲级病案率达 90%，杜绝了丙级病案。全面修缮制剂设备、药品加工和储藏房屋，添置必要设备，严格验收入库管理，使中药饮片质量合格率达 98%，西药质量合格率达 100%。1995 年 5 月，省卫生厅确认市一中医院达到“二甲”中医医院标准。同年 7 月，国家中医药管理局授予该院全国示范中医医院称号。

1995 年 10 月 11 日，市卫生局成立常德市中医医院分级管理评审委员会，蔡国华任主任，樊方桂、谭广军任副主任，李玉龙、简佳清等 5 人为成员，负责“二乙”中医院的评审和“二甲”中医院的初评。是年，澧县、汉寿县、石门县、临澧县、津市市、武陵区举办医院分级管理培训班 95 期，培训 1648 人次；“三基”训练 2166 人次；举办各类技术讲座 227 次，培训 11900 人次。修改完善规章制度 1129 条，新建规章制度 693 条，落实整改措施 928 条；投资 255.1 万元，新建改建急诊科 2171 平方米、供应室 1383 平方米，维修房屋 19200 平方米；投资 21.7 万元美化环境；投资 909.4 万元添置各种医疗设备 6919 台件。

1996 年 1 月，临澧、澧县两家县中医院通过“二甲”中医院评审。1997 年 1 月和 8 月，石门县中医院、汉寿县中医院分别达到“二甲”中医院标准。

1996 年 2 月 4 日，省卫生厅公布全省 39 所医院的评审结果，常德市第二、第三、第四人民医院和津市市人民医院达到“二甲”医院标准。《通报》指出：部分医院在达标上等的准备工作中存在不同程度的弄虚作假现象，决定对情节较轻的常德市二医院、常德市三医院、津市市人民医院等 13 所医院予以总分扣 10 分的处罚，对伪造 8 份病历但认识态度较好的常德市四医院予以总分扣 20 分的处罚。是年，综合医院第一个医院分级管理评审周期结束，常德市各类医院有 10 所达到“二甲”医院标准，44 所达到“一甲”医院标准，42 所达到“一乙”医院标准，3 所达到“一丙”医院标准。县级综合医院除安乡、临澧两县人民医院未提交医院评审申请报告外全部达到“二甲”医院标准。

1996 年 9 月，市一医院提出“举全院之力，克服一切困难，排除一切干扰，顽强奋战九个月，创达三级甲等医院”的口号。9 月 12 日，召开全院职工大会进行动员，宣布将创“三甲”成果与经济管理、年终评比、职称评定、进修学习、年终奖、年底双薪等多方面职工待遇挂钩，并把创“三甲”与迎接“二甲”复审结合起来。对照“三甲”医院标准，清理出必须完成的技术项目，汇编成《“三甲”临床科室技术水平项目摸底统计表》分发至科室，将各科室划分为三类七等，实行层层负责，分级管理，责任到人。加强首诊负责制、医师交接班、总查房、危重疑难病例讨论、医疗工作请示报告、环节质控等关键性制度的整章建制。将全院“三基”训练对象摸底统计后打印成册，按册组织学习培训。采取“平时个人自学，集中复习考试”的办法，科室学习考试与全院随机抽考结合，全年举行考试 15 次，参考人员 600 余人次，并奖励每次考试前三名。在省卫生厅组织的“二甲”医院复审中，该院“三基”训练考试成绩名列前茅。1997 年 10 月，顺利通过省医院评审委员会的评审，12 月，被授予“三甲”医院牌匾。

1999 年 11 月，市医院评审委员会对临澧、澧县两所中医院进行复评，分别获得 920.6、916.5 分（总分 900 分为达标）。年底，全市“一甲”医院 62 所，“一乙”医院 34 所，“一丙”医院 3 所。

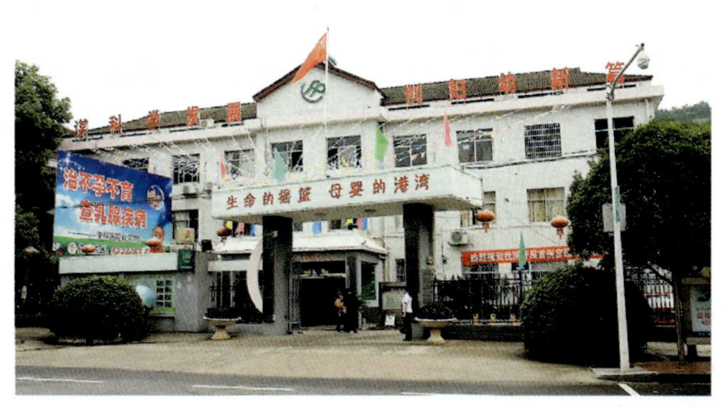

石门县计划生育与妇幼保健院

（石门县卫生局供稿）

2000 年起，医院分级管理工作进入第二周期。全市“二甲”医院开始复审达标验收，区、乡级医院第一周期未进入评审的继续开展评审。12 月 28 日，市卫生局通知，经市医院评审委员会为期三天的评审，澧县人民医院总分 923.5 分，保留“二甲”医院牌子。

2007 年 7 月 15—16 日，省中医医院评审委员会对市一中医院申请“三甲”中医医院进行评审，认为在医院规模、基础设施、人才梯队、技术质量、中医特色、综合实力、医院管理各方面均达到“三甲”中医医院标准。8 月 1 日，省中医药管理局确认市一中医院为“三甲”中医医院。8 月 16—17 日，省中医医院评审委员会对安乡县中医院申请“二甲”中医医院进行评审，认为在前述七个方面均达到“二甲”中医医院的标准。9 月 6 日，省中医药管理局确认该院为“二甲”中医医院。

2009 年 11 月，市卫生局依据国务院《医疗机构管理条例》和卫生部《医疗机构基本标准》，组织市医院评审委员会专家对提出申请的澧县澧州医院、鼎城区血防院和鼎城、桃源、临澧、石门、汉寿、澧县、安乡、津市 8 所县级妇幼保健院进行现场评审，认为在人员配置、科室设置、房屋面积、医疗设备、业务量等方面均已达到二级专科医院的基本标准。23 日、24 日，市卫生局分别发文确认这 10 所医院升格为二级专科医院。

表 4-17-1-1　2012 年常德市各级医院等级情况统计表

医院等级	总数	综合医院	中医医院	中西医结合医院	专科医院
总计	65	35	12	1	17
三级	2	1	1	—	—
甲等	2	1	1	—	—
二级	23	12	8	—	3
甲等	16	10	6	—	—
乙等	5	1	2	—	2
未定等	2	1	0	—	1
一级	19	14	—	—	5
甲等	5	4	—	—	1
乙等	4	2	—	—	2
未定等	10	8	—	—	2
未定级	21	8	3	1	9

2011 年 2 月 16 日，省卫生厅印发《湖南省妇幼保健机构分级管理等级评审实施办法(试行)》，决定从 2011 年起重新启动妇幼保健机构等级评审工作。是年，市卫生局召开全市妇幼保健机构等级评审启动会，成立领导小组，组织骨干学习评审标准。11 月，石门

县妇幼保健院启动创建“二甲”专科医院工作。12 月，经市医院评审委员会评审，临澧县人民医院达到“二甲”综合医院标准。

2012 年 7 月 22 日，石门县妇幼保健院经市卫生局初审，认为基本达到二级甲等妇幼保健机构标准，申请省卫生厅进行评估验收。11 月 14 日，省中医药管理局通知，市一中医医院通过“三甲”中医医院评审。12 月 13 日，省卫生厅认定石门县妇幼保健院达到二级甲等妇幼保健机构标准。

表 4-17-1-2　1992—2012 年常德市二级甲等医院一览表

医院类别	医院名称	评审通过时间	医院类别	医院名称	评审通过时间
市级医院	常德市第一人民医院*	1992.7	县级医院	津市市人民医院	1996.1
	常德市第一中医院*	1995.5		临澧县中医院	1996.1
	常德市第二人民医院	1996.1		澧县中医院	1996.1
县级医院	桃源县人民医院	1993.12		石门县中医院	1997.1
	汉寿县人民医院	1994.12		汉寿县中医院	1997.8
	澧县人民医院	1995.12		安乡县中医院	2007.9
	石门县人民医院	1995.12		临澧县人民医院	2011.12
	常德市第三人民医院	1996.1	专科医院	石门县妇幼保健院	2012.12
	常德市第四人民医院	1996.1			

说明：*1997 年 10 月，市一医院通过“三甲”医院评审。2007 年 7 月，市一中医院通过“三甲”中医医院评审。

表 4-17-1-3　1993—1999 年一级甲等医院一览表

医　院	评审通过时间	医　院	评审通过时间
澧县城关镇卫生院	1993.3	鼎城区丁家港镇卫生院	1995.8
澧县大坪乡卫生院	1993.3	桃源县茶庵铺中心卫生院	1996.1
津市市新洲中心卫生院	1993.11	桃源县桃花源中心卫生院	1996.1
临澧县新安中心卫生院	1993.11	桃源县剪市中心卫生院	1996.1
临澧县合口中心卫生院	1993.11	临澧县第二人民医院	1996.1
临澧县佘市中心卫生院	1993.11	西洞庭农场职工医院	1996.1
安乡县城关镇卫生院	1994.3	西湖农场职工医院	1996.1

续上表

医　院	评审通过时间	医　院	评审通过时间
安乡县安丰乡卫生院	1994.3	津市市涔澹农场职工医院	1996.1
汉寿县蒋家嘴镇卫生院	1994.3	鼎城区蔡家岗中心卫生院	1996.1
桃源县陬市镇人民医院	1994.11	临澧县修梅乡卫生院	1997.3
桃源县架桥乡卫生院	1994.11	澧县结防所	1997.3
鼎城区尧天坪乡卫生院	1994.11	澧县雷公塔医院	1997.3
桃源县漆河地段医院	1995.4	澧县火连坡乡卫生院	1997.3
桃源县盘塘地段医院	1995.4	汉寿县军山铺镇卫生院	1997.4
桃源县理公港地段医院	1995.4	汉寿县龙潭桥乡卫生院	1997.4
桃源县三阳地段医院	1995.4	汉寿县洲口镇卫生院	1997.4
桃源县城郊地段医院	1995.4	桃源县三医院	1997.4
桃源县龙潭地段医院	1995.4	鼎城区斗姆湖乡卫生院	1997.4
临澧县四新岗中心卫生院	1995.4	安乡县安德乡卫生院	1997.12
临澧县柏枝乡中心卫生院	1995.4	安乡县官垱镇卫生院	1997.12
石门县雁池乡卫生院	1995.4	桃源县双溪口乡卫生院	1998.5
石门县蒙泉区医院	1995.4	桃源县黄甲铺乡卫生院	1998.5
武陵区护城乡卫生院	1995.4	桃源县牛车河乡卫生院	1998.5
澧县宜万乡卫生院	1995.8	桃源县青林乡卫生院	1998.5
澧县大堰垱区医院	1995.8	桃源县观音寺乡卫生院	1999.4
澧县大堰垱镇卫生院	1995.8	桃源县黄石镇乡卫生院	1999.4
澧县王家厂镇卫生院	1995.8	桃源县泥窝潭乡卫生院	1999.4
澧县闸口乡卫生院	1995.8	桃源县热市乡卫生院	1999.4
澧县马头铺镇卫生院	1995.8	石门县磨市镇卫生院	1999.9
澧县澧南乡卫生院	1995.8	石门县壶瓶山镇卫生院	1999.9
鼎城区草坪乡卫生院	1995.8	石门县维新镇卫生院	1999.9

第二节　医疗护理质量管理

1988—1994 年，常德市以推行全面质量管理为重点，加强医疗护理质量管理。1994—1998 年，以医院分级管理与建设为中心促进医院管理水平的提高。1999 年起，每年开展医疗质量年活动。2005—2010 年，连续开展医院管理年活动，并向乡镇卫生院发展。2009—2012 年，每年开展医疗质量万里行活动。

1988 年，在县级以上医院开展全面医疗质量管理。1 月 11—20 日，市卫生局组织市一医院和汉寿、桃源、武陵、鼎城四家区县人民医院的儿科医师为省卫生厅重新编修《儿科常见疾病诊断与疗效判断标准》。2—3 月，又组织有关人员为省卫生厅编修《护理技术操作常规》。4—5 月，市卫生局制定全面医疗质量管理方案和考核办法。5 月，组织有关人员参加全省医院全面医疗质量管理学习班，培训师资。6 月 27 日至 7 月 2 日，举办常德市首届全面医疗质量管理学习班，各区县（市）卫生局医政股长、人民医院和中医院业务副院长、医务科主任以及部分厂矿医院负责人 50 多人参加。市一医院、石门县人民医院率先开展全面医疗质量管理。市一医院先后组织院领导、科室负责人和质量管理人员举办全面质量管理学习班，统一思想，上质量管理课，明确具体做法。修订完善各类人员岗位职责并编印成册，部分制度上墙。成立医疗质量管理委员会，下设办公室于医务科。各科室成立质量管理小组，由科主任、护士长和质量管理员组成。进行全员培训。以病历为质量单元建立质量控制卡，设置 47 个质控点，把标准化质量管理作为重点，科内自控与科间考核相结合，实行质量否决和奖惩兑现。规定质量计分低于 60 分者扣除当月质量奖，60～69 分者扣除当月质量奖的 20%，70～79 分者扣除当月质量奖的 10%。住院病历平均计分 100 分者发给优秀奖 10 元。石门县全年组织 4 次医疗质量大检查，检查 225 个单位，发现部分单位存在医疗质量管理制度不健全或不落实、不写病历不开处方、药品质量差等问题。组织部分医院负责人到外地参观学习，举办县、区、乡医院和厂矿医院负责人学习班，155 人参加学习。对全县医疗质量进行整顿。市二中医院落实医疗、护理两个三级负责制，建立医疗质量检查分析卡，在每周四总查房时检查医疗护理质量、药品质量，全年进行两次较大规模病历抽查，一级病历占 80%，处方合格率 100%。

1989 年，开展护理质量“天使杯”竞赛，县级医院中，临澧、汉寿、桃源三县人民医院分列一、二、三名；市城区医院中，市四医院、市一医院、市三医院分列一、二、三名。市卫生局在市直医疗单位和各区县（市）挑选万钰峰等 12 名职业道德素质好、医疗技术水平高、组织督察能力强、具有一定知名度的技术骨干任市局医疗质量督察员，对本地本单位医疗质量管理进行督促检查，并及时反馈市局。武陵、桃源、澧县、安乡也聘任了本地医疗质量督察员。2 月 22 日至 3 月 3 日，市卫生局举办全面医疗质量管理学习班，市直医院、区县（市）医院、厂矿医院院长、医务科长、护理部主任或总护士长、卫生局医政股长、护理专干共108人参加。之后，各医院全面推行全面医疗质量管理。7月1日起，全市全面执行省卫生厅修订的《病历书写规范和病历（案）质量分析评定标准》《常见病诊断依据与疗效判断标准》《急危重病诊断依据与抢救成功标准》《护理管理及工作质量评分标准》。8月，市一中医院、澧县中医院、津市中医院开始试行全面医疗质量管理。市一中医院首先在4个病室试行。制定医护查房、医嘱管理、手术管理、查对会诊、医护交接班、病例讨论、病房管理等制度以及各类人员岗位责任制。统一中医疾病诊断疗效判定标准，确立质控点和质量标准364条。建立质控卡和护理工作卡以控制质量缺陷，发现缺陷立即纠正并追踪。澧县中医院制定医疗、护理、后勤质量考核标准，每月抽查一次，每季度全面检查一次，检查结果与奖金挂钩，质量分占40%。试行5个月，病历书写合格率和处方书写合格率均达98.1%，一、二级病历率89.8%，中药饮片和西药质量合格率94.5%。津市市中医院在尚无中医质量控制规范的情况下，参照西医医院质控规范，参阅大量中医文献，摸索着制定适合中医特点和本院情况的医疗质量管理程序和标准，明确三级质控责任，质控计分占奖金计算比例的1/3。对1163份病历进行终末质控，缺一项补一项，错一项纠一项，使一级病历占15%，二级病例占80%。10月25日至11月7日，市卫生局检查全市13家县级以上医院，医疗质量管理80分以上的8家；抽查病历220份，优良病历占63.18%；检查死亡病例140份，优良率63.6%。桃源县人民医院获得全市医疗质量管理第一名。

1990年，全面医疗质量管理纳入区县（市）卫生局和市直医疗单位的目标管理考核内容。继续开展护理质量“天使杯”竞赛。4月，召开全市中医院医疗质量管理现场会，统一质控卡、册要求，交流经验。市一中医院全面质量管理由病房扩展到门诊。全院医务人员由抵触到自觉，形成全员、全面质控。全院病历质量合格率100%，病历优良率提高15.9%。5月，市卫生局制定护理文件书写规范，举办护理文件书写和医院交叉感染讲座。6月，举办乡镇卫生院护理操作技术学习班，制定乡镇卫生院护理质量考核标准，全面质量管理开始向乡镇卫生院推进。7月4日，针对部分乡镇卫生院不写病历问题，市卫生局发出通知，确定目标管理责任制中无病历或病历书写未达100%的单位扣除其内部管理部分的全部分数，取消评先资格。医疗事故鉴定时如有未写病历或病程记录的应视为责任事故。10月，市一医院、市三医院、石门县人民医院在全省医院质量管理经验交流会上介绍经验。11月，全省首届中医医院管理研讨会在常德市召开，市一中医院介绍经验，100多位与会代表参观市一中医院。年底，抽查9所中医院病历180份，甲、乙级病例占78%。全市县级以上医院质控队伍有475人，形成完整的质控网络。

1991年1月1日起，中医医院执行国际疾病分类（ICD-9）。澧县人民医院增设护理副院长，把护理工作目标阶段化、定量化、责任化，结合护理人员聘用制，实行护理管理PDCA循环*。首先召开年度护理工作研讨会，针对护理目标管理中存在的问题制定计划管理项目和实施办法，并将年度目标分解到每季、每月、每周，定出每项目标第一责任人；然后组织各科护士长认真学习计划目标，逐月逐周落实计划目标；实行三级护理检查制度，分月分周检查落实情况，坚持严标准、严考核、严评分；最后总结巩固达标成效，找差距，定措施，为下一个目标管理循环做准备，同时将检查评分与季度奖金挂钩，奖优罚劣，因主观原因导致预期目标不能达到者实行评先一票否决。

实行全面医疗质量管理后，市一医院不断对职工进行全面医疗质量管理教育，强化质量意识，加强质控网络建设，形成了以病历为质量单元，以控制医疗缺陷为主要目标的格局。不断修订、改进质控卡，加强环节质控，加快信息反馈，针对质控中出现的问题不断修订管理制度，改进管理方法。1991 年与上一年比较，医疗质量重度缺陷、中度缺陷、轻度缺陷分别减少 88.2%、31.3%、3.1%。开展“天使杯”护理质量竞赛三年间，全市基础护理、危重病人护理合格率提高了 20%，输血、输液反应比 1986 年减少 98%。1991 年，市一医院、桃源县人民医院夺得“天使杯”。

1992 年，市一中医院实行质量管理一票否决，开展病历书写竞赛，评出一等奖 2 名、二等奖 4 名、三等奖 6 名，全年一级病历率达 93%。市一医院结合创建“二甲”医院加强基础医疗质量管理，全院统一医生交接班记录、总查房与疑难病历记录、危重病抢救记录、死亡病例讨论记录和质量管理记录，病室质量管理走向规范化。年底，全市医护质量检查时随机抽查该院住院病历 90 份，一、二级病历占 80%。

1993 年，市一中医院结合创建全国示范中医院加强质量管理，落实三级医师查房**制度，规定责任主治医师每周必须查房三次以上，新入院病人三天内必须有责任主治医师查房；主任或副主任医师每周必须查房两次以上，重点指导危重、疑难病人。统一医疗文书书写规范，将表格式病历改为全国统一病历格式，新设计、建立急诊留观病历，甲级病历率达到 85%，消灭了丙级病历。完善、落实责任制护理，制定各项护理工作指标，实行量化管理，督促检查与奖惩制度结合。全年护理危重、瘫痪病人 682 例，无一例发生褥疮；完成大小手术 3062 台，无一例感染，无一例护理事故与重大差错。

1994 年，市卫生局再次组织“百日优质服务竞赛”。市护理学会在以往护理工作实践基础上整理、修改、制定《综合医院各科疾病护理常规》及各项护理工作制度。市一医院在创“三甲”医院工作中提出“医疗质量是医院工作的生命线”的口号，充实调整医疗质量管理委员会及其办公室成员，健全科室质管小组，培训科主任和负责医生，新来本院的临床医师先安排到质管办工作一个月，学习质量管理知识。落实“三级二次”查房制度，落实 12 项环节质控措施，即：1.新入院病历应在 24 小时内完成入院记录和首次病志；2.

* 美国质量管理专家戴明提出的 P（Plan，计划）、D（Do，实施）、C（Check，检查）、A（Act，处理和进一步推广）循环工作制度。

** 三级查房即主任医师和副主任医师、主治医师、经治医师三级查房制度。二次查房即每个病人每天至少查房两次。

同时完成病历分型；3.B 型以上病例应有鉴别诊断；4.48 小时内上级医师查房，审查修改诊疗计划，决定特殊检查和治疗方案，修改病历并签名；5.D 型病历需在 12 小时之内报告科主任/正副主任医师，科主任/正副主任医师应有明确指示，其指示应写入病志；6.病危病例必须签发书面病危通知单；7.病危病例每日至少应有一次病志，如实反映病情变化情况；8.疑难病例（C 型）应在 3～7 天内组织科内讨论，讨论情况记入病志；9.全院性会诊应单列会诊讨论记录；10.三、四类手术应进行术前讨论并记录备案；11.病人出院或死亡应及时完成病历规范规定的各项记录；12.科室对死亡病例 7 天内组织讨论。开展病种质量管理，组织力量对本院 1992—1993 年住院病历中急性阑尾炎、胆石症、冠心病等 19 个病种近 1500 例病例进行回顾性调查，着手编写《临床诊疗手册》。差错比上年同期减少 30%。澧县卫生局把 1994 年定为医疗质量年，在全县卫生系统开展竞赛。竞赛主要内容是：有无医疗差错事故发生，各种医疗文书书写质量和医疗护理质量，各种设备、药品保管、备用状况，医德医风服务态度。

1995—1997 年，全市卫生系统把提高医院急诊反应能力和乡镇卫生院医疗护理质量作为工作重点。1995 年，桃源县开展乡镇卫生院护理达标竞赛，从 3 月下旬起至 8 月中旬结束。6 月 22 日，市卫生局下发《关于加强乡镇卫生院管理的若干规定》，要求乡镇卫生院加强医疗护理质量管理，“实行 24 小时应诊，节假日不停诊，急诊随到随诊，出诊随喊随到”“住院医师每天查房两次以上，主治医师或科室负责人每天查房一次以上，危重病人各级医师要随时查房”“坚持疑难病例会诊制度，坚持术前和死亡病例讨论制度”“认真书写各种护理文书”“严格执行护理操作规程，认真执行‘三查七对’*”“严格实行一人一针、一管一表、一用一消毒”等。7 月 13 日，鼎城区卫生局组织 8 个督导组，检查 25 个乡镇卫生院的医政工作，发现部分乡镇卫生院半年无病历或仅有几份不合格病历。中河口乡卫生院 1—6 月出院 20 人，仅有 3 份病历；十美堂乡卫生院出院 35 人，有病历 20 份，其中基本合格的仅 6 份；谢家铺乡卫生院无一份合格病历，肖伍铺乡卫生院无病历。市卫生局结合一级医院评审制定乡镇卫生院规范化管理考评标准。武陵区卫生局制定一级医院规范化管理评分标准，总分 1000 分，其中健全规章制度、工作秩序规范化各占 200 分。

1995 年，市二医院结合创“二甲”医院修订完善各项医疗护理制度，坚持质量查房和科间质控，提高了医疗护理水平，入院三日确诊率达 97.3%，危重病人抢救成功率 96.8%，甲级病历率 92.3%，基础护理合格率 100%，五种表格书写合格率 98.4%。

1996 年，市二医院分别于 3 月、7 月两次培训科主任、护士长和院、科两级质控员，学习研讨新质控方案，举办一期全体医务人员和进修实习人员参加的质量管理专题讲座。

---

* “三查”即备药后查，服药、注射、处置前查、服药、注射、处置后查。“七对”即核对床号、核对姓名、核对药名、核对剂量、核对药物浓度、核对用药时间、核对药物用法。

全年未发生医疗事故与纠纷，医疗护理差错比上年减少80%。11月7日，市卫生局召开全市护理工作会议，各区县（市）卫生局护理专干、各市直医疗单位护理部主任及市直厂矿医院护理部负责人参加会议，市卫生局局长蒋祖建在会上讲话，分析全市医院护理工作现状，指出护理工作质量直接影响医疗质量，各级领导一定要高度重视，亲自抓好护理工作，特别要抓好基层医疗单位的护理工作，加大人才和经费投入，每个乡镇卫生院要配齐一名正规护校毕业的护士，开展规范化的护理工作。基础护理设施要到位，护士的待遇要到位。年底，全市病历质量优良率达90%。

1997年3月18—25日，举办全市厂矿职工医院、部分“一甲”医院的总护士长、科护士长60多人参加的护理工作学习班，系统学习护理管理学、消毒隔离知识、各项护理制度、心理护理在护理管理中的应用、人际关系协调以及我国护理工作动态等课程，进行规范化护理操作示教，参观桃源县茶庵铺乡卫生院的护理工作。6月23日和7月1日晚，市卫生局局长蒋祖建、副局长蔡国华率队检查市一医院、市二医院、市一中医院、市五医院、市妇幼保健院急诊工作，各医院总值班和急诊科医务人员无脱岗，院外急诊抢救能有效组织，及时赶到现场。急诊会诊制度落实，急诊病人到院后5分钟内得到处置。急救药品配备齐全，急救医疗设备处于完好状态。发现部分急诊病历书写潦草，字迹难以辨认；个别急诊医生有串岗现象；有的急诊抢救药品用后未上锁或贴封；个别护士吸痰器操作欠熟练等。7月15日，市卫生局发出通知，要求抓好急诊和急诊科室管理，提高服务质量，方便病人就诊，把好急诊抢救关和疑难病例会诊关。7月24日，市卫生局再次发出《关于加强急诊抢救工作的意见》，要求二级综合医院、中医院急诊科要实行24小时开放，急诊病人到院后必须在5分钟内处置；认真执行首诊负责制，转科必须先会诊，转院必须先联系，杜绝医院之间、科室之间、医生之间相互推诿病人；急诊抢救病人要实行“三先三后”：先检查后挂号，先抢救后结账，先手术后办手续（手术签字除外）；院内设立专家会诊组织，负责重要急诊会诊，指导抢救工作。院内急会诊要在20分钟内到位；急救设备必须配齐并保证完好状态，常用急救药品要及时补充、更换；急诊科医师、护士，市级医院要有5年以上急诊工作经验，县级医院要有3年以上工作经验，进修、实习医生、护士不得单独值急诊；完善并认真执行急诊科工作制度，要有一位副院长分管，定期查房和经常检查，及时解决各种困难和问题。

1998年起，在全市县以上医院逐步推行整体护理，着重防范医疗事故与纠纷。是年，津市市卫生局、中西医联合学会举办病历书写竞赛。分内科、外科、妇产科、儿科、传染科、骨科、中医外科、中医内科8组举行，来自津市市直医疗单位、乡镇卫生院和驻津各医院的20多名临床医生参加。经严格评审，津市市妇幼保健院谭红霞获一等奖，人民医院朱玉英、周辉获二等奖，中医院田泽云、人民医院李其东、罗先桃和监狱医院谢朝阳获三等奖。全市组织两次护理人员上岗资格考试，清退无证上岗护理人员，县以上医院护理人员持证上岗率100%，乡镇卫生院80%。乡镇卫生院实行护理三级或二级管理制度。

1999 年，全市开展'99 医疗质量年活动。活动从 4 月开始，12 月结束。市一医院重新修订完善质控措施和医疗质量管理办法，制定《关于保障医疗安全，防范医疗纠纷的规定》。市五医院制定《医疗质量年活动方案》。各区县（市）均召开动员大会。安乡县制定《关于加强医疗质量与医疗安全的十项规定》。澧县制定《医疗质量管理办法》，实行医疗质量一票否决。

2001 年 7 月 5 日，市卫生局下发《常德市加强医疗秩序与医疗质量管理暂行规定》，共 20 条，包括医疗机构注册、登记、管理，医务人员执业管理，医疗机构内部管理、医护质量管理、药品质量管理、医疗广告管理等内容。9 月 30 日，市卫生局局长张湘林率医政科、中医科干部突击检查市一医院、市三医院、市四医院、市五医院、市一中医院、市妇幼保健院医疗安全情况，各单位均实行 24 小时值班和领导带班制度，急救药品齐全，急救器械处于良好备用状态，急救车及车内药品、设备齐全。存在的医疗安全隐患有：个别单位有人不在岗，个别急救车内无吸痰器，个别医护人员未严格按操作规程办事，“三查七对”执行不严格等。市五医院召开“抓医疗质量，强化医疗安全誓师大会”，建立、完善医疗护理质量管理制度，制定医疗护理质量考核细则，院长与分管领导、科室负责人，科室负责人与医护人员逐级签订医疗安全责任状，结合岗位责任制、经管方案与工资奖金挂钩，一周一次医护总查房，一月一期医疗质量情况通报，发现问题即责任到人并予处罚。1—9 月，该院病历、处方书写合格率分别达到 97%、99.8%。

2002 年 4 月 26—27 日，组织县级人民医院“三基”知识培训与竞赛，石门、桃源、澧县、临澧、安乡、津市和市三医院、市四医院参赛。参赛人员参加综合理论考试、实践技能操作、“三基”知识抢答三项竞赛，评出团体一等奖安乡县人民医院，二等奖石门县人民医院、市四医院，三等奖澧县、桃源县、津市市人民医院；综合理论笔试第一名澧县人民医院、第二名市四医院、第三名石门县人民医院；实践技能操作第一名石门县人民医院、第二名桃源县人民医院、第三名津市市人民医院；“三基”知识抢答第一名安乡县人民医院、第二名石门县人民医院、第三名津市市人民医院；综合理论考试个人第一名澧县人民医院陈勇、第二名澧县人民医院陈元岩、第三名市四医院任建霞；并予表彰。

2003 年，市卫生局与 28 家重点医疗单位签订医疗安全责任状，对市城区医疗质量安全情况进行 4 次突击检查，限期整改少数单位的不规范运作行为。抽查评审 17 家县级人民医院、中医院 510 份病历，并通报全市。7 月 10—31 日，组织全市医疗质量与安全检查。10 月 27—28 日，临澧县组织全县各乡镇卫生院院长、县直医院业务副院长、医政股长、护理部主任 40 余人，采取流动现场会形式，现场测评 19 家医院、卫生院医疗质量与安全工作，同时对 19 名院长现场测试医院管理知识，测试结果排出先后，公布全县。现场测评共发现医疗质量问题 32 条，均现场处理，并处罚个别当事人。

2005 年是卫生部确定的首个医院管理年。3 月，市卫生局发出《关于在全市县级以上医院开展以病人为中心、以质量为核心的管理年活动的通知》，制定《常德市医院管理年活动方案实施细则》和活动评价标准。6月20日至10月1日，市一医院开展“百日双无”活动，要求此期间全院做到无医疗纠纷、无医疗差错。8月11日，市卫生局在市一医院召开医院管理年院长座谈会，市城区16家公立医院和民营医院院长参加。会议通报，经过前一阶段医院管理年活动，医院管理逐渐规范，首诊负责制、三级医师查房制、手术分级管理制逐步完善。抽查市直医院和各区县（市）人民医院一季度门诊处方8102份、住院病历423份，门诊人均费用、住院床日费用、药品收入占医院收入的比例和医疗纠纷都有不同程度下降，门诊人次、住院人次大幅上升。是年，市一医院德山分院、市妇幼保健院、常德职业技术学院附属医院和安乡、石门、桃源、澧县、汉寿、津市6县（市）人民医院及安乡县中医院被评为医院管理工作先进单位。

2006年4月18日，市卫生局发出整改通知，市二中医院在2005年医院管理年考核验收中总分不及格，在全市排名最后，责令该院立即整改并写出整改报告，再提出验收申请。如仍不合格将降低医院等级。石门县人民医院开展“医疗质量与安全月”活动，举行医务人员“三基”训练与考试，做到人人达标。11月12—16日，市卫生局抽调4名护理专业人员在汉寿、桃源、石门、安乡四县16所乡镇卫生院进行护理工作调研。调研报告认为，经过连续几年的建设，乡镇卫生院房间宽敞明亮，墙壁整洁，病床单元基础设施和护理设备齐全，住院条件明显改善。院领导对护理工作的重视程度也明显提高。存在的问题一是护理人数明显不足，均低于卫生部规定的病床与护理人数比；二是具有执业资格的护理人员太少，护理质量上不去，由此导致护理工作负荷大，有的乡卫生院护理人员周工作时间长达61小时；基础护理工作质量低，许多未坚持“三查七对”，护理安全隐患多。

2007年5月14日，市卫生局制定《常德市贯彻〈湖南省护理事业发展规划纲要(2005—2010)〉实施方案》，提出2010年全市护理工作要达到的主要目标：二级以上医院护理人员占全院卫生技术人员的比例≥50%，医师与护士之比达1∶2；一级医院护理人员占全院卫生技术人员的比例≥40%，医师与护士之比达1∶1.5。全市所有二级以上医院、80%的一级医院护理质量和护理管理达到《湖南省护理基础质量控制与评价标准》。6月，成立全市医疗质量控制专家委员会，下设13个医疗质量控制专家小组，制定严格的医疗质量控制标准。对县级以上医疗机构进行两次专项检查，当面公布考评结果，现场剖析存在的缺陷与问题。各医院继续加强“三基”训练，对科室医疗行为和质量一周一检查、一月一评比。7月18日，市卫生局针对德山监狱医院工作用房破乱不堪、医疗设备缺乏且陈旧落后、各种制度不健全、管理不规范、专业技术人员缺乏等问题，对其下达限期整改通知，暂缓其医疗机构校验期6个月，责令其6个月内按一级综合医院基本标准和医院管理年的有关要求整改到位，否则将变更其机构性质为门诊部或吊销其医疗机构许可证。10月22日，市卫生局发出《关于认真做好病历管理工作的通知》，要求各级各类医疗机构务必建立健全门急诊及住院病历管理制度，严禁医务人员涂改、伪造、隐匿、销毁病历；提高病历书写质量，发现病历书写字迹潦草、不能辨认，涂改病历，不按规定和要求书写病历，表格填写错误、漏项、缺项，签名不规范，不及时记录抢救情况，时隔数日回顾性记录，病程记录中未体现三级查房等问题的要及时整改，对当事人进行责任追究，并予通报批评和适当处罚。

2008年，全市县以上医院在医疗质量管理中引入临床路径管理，建立25个单病种临床路径管理，推行10个单病种管理，规范医疗行为，处罚了3家医院的超手术权限行为。全市中医院定期举行“三基”理论与操作考试，加强环节质控，病历书写合格率平均达80%以上。市一中医院举行急救知识和操作技能竞赛，100多名医务人员参加，通过院内选拔、市内决赛，取得优异成绩。实行医疗责任追究制和医疗安全一票否决制。澧县中医医院举行“三基”理论知识抢答赛、护理技术操作比武、业务知识月考以提高医务人员技术素质。桃源县在医院管理年活动中加强人员培训，先后举办护理、病历书写、医疗事故争议处理、医疗急救知识培训班，全县46家医疗机构的护理专干均参加培训。举办病历质量讲评活动，加强医疗基础质量、环节质量、终末质量管理，医疗事故逐年减少。桃源县人民医院制定《医疗质量管理条例》《医疗争议防范和处理预案》，逐级签订医疗安全责任书，实行医疗质量和医疗安全一票否决，针对医疗争议多发环节重点防控，及时排查，使医疗纠纷逐年减少，医疗过失责任程度明显减轻，赔付金额大幅度降低。是年，省中医管理局授予石门县中医院2005—2007年度医院管理年活动先进集体。

2008年12月5日，市卫生局制定《常德市乡镇卫生院管理年活动实施方案》，同时制定《乡镇卫生院管理年活动考核办法及乡镇卫生院考核评价标准》。

2009年，常德市深入开展以“改善管理，优化服务”为主题的乡镇卫生院管理年活动。鼎城区卫生局建立五项制度。一是分工负责制。局领导管片，股室负责人管乡，区直医疗卫生单位抽调专家对口指导，明确责任，实行目标考核。二是专家指导制。根据乡镇卫生院管理年活动考核标准，明确疾病预防与控制、妇幼卫生、医疗、护理、财务为活动开展重点，从区直医疗卫生单位抽调专人成立专家组，每周4天下院督查指导。三是碰头会议制。每周五召开专家组碰头会，每月底召开专家组和卫生院院长碰头会，及时通报各院存在问题，及时分析研究解决问题的办法和措施，及时总结好经验进行推广。四是信息直报制。管理年活动办公室及时收集各卫生院的做法、经验以及存在问题，通过简报通报全区。五是行政督查制。根据专家指导组对各卫生院提出的整改意见，由卫生局管片领导及管乡股室负责督查落实，并将落实情况纳入年度考核。澧县卫生局将32个乡镇卫生院划为5个片，每个片由一名局党委成员挂帅，一个县直医疗卫生单位管片，搞好对口帮扶带。聘请22名专家，根据7大工作重点分为4个组，由专家每月督查。每月召开一次碰头会，每季考核后举行一次讲评。3月，该县通过自查自纠，将存在问题归纳为6个方面58个问题，制作成问题明白卡发到每个包片局领导、包片单位负责人和督导专家手中，进行逐院督导。3月上旬至4月初，石门县卫生局局长范晓军带领局机关及县疾控中心、县妇幼保健院有关负责人深入到全县18家乡镇卫生院逐院进行乡镇卫生院管理年活动督导，针对每个卫生院存在的主要问题提出整改意见。7月31日，鼎城区卫生局在斗姆湖镇卫生院召开卫生院管理年活动现场会，鼎城区副区长蔡仁国、斗姆湖镇镇长胡杰、各乡镇卫生院院长、区直医疗卫生单位主要负责人、局领导以及局机关股室负责人、专家及工作人员80余人与会，会议总结了前段工作，参观了斗姆湖镇卫生院，斗姆湖镇卫生院和石板滩镇卫生院介绍了经验，韩公渡、钱家坪等卫生院的院长作表态发言。汉寿县制定《乡镇卫生院管理年活动工作指南》，并对乡镇卫生院长进行培训。汉寿县岩汪湖镇卫生院制定"医院管理年实施方案"，印发30多本，职工每人一本。汉寿县太子庙卫生院制定一整套质量考核细则：一是根据卫生院岗位性质分别与执业人员签订责任状；二是在责任状的基础上制定质量考核细则及评分标准，并在职工会上通过，然后组织考核评分，将考核结果与绩效工资挂钩；三是强化对门诊处方及住院病历等环节质控，按照基本要求占四成、核心制度执行情况占六成的比例，分别设立分值进行细化、量化考核。实行半年，医疗质量明显改善，病人满意度上升，业务量也随之增加。7月21日，市卫生局印发《常德市2009—2010年度"医疗质量万里行"活动实施方案》。至2012年，连续四年开展"医疗质量万里行"活动。

2010年4月，各区县（市）卫生局先后举行乡镇卫生院"三基"知识竞赛。5月25—26日，市卫生局举行首届乡镇卫生院护理"三基"知识竞赛，9个区县（市）36名选手参赛，理论笔试随机抽卷，闭卷考试，基本技能操作分为徒手心肺复苏、无菌操作技术、静脉输液法、氧气吸入法四项。澧县等三个区县（市）分获团体总分前三名，庹敏等4人分获单项操作一等奖，兰花等9人分获单项操作二等奖，罗红青等12人分获单项操作三等奖。6月，常德市组队参加全省护理"三基"竞赛，获团体第二名，澧县澧阳中心卫生院庹敏、桃源县漳江中心卫生院许芬获个人全能一等奖，漳江中心卫生院李丽霞获个人全能三等奖。10月8日，市卫生局决定在市城区民营医院、个体诊所和门诊部推行星级评审制度。根据医疗机构有关法律法规的要求，分依法执业、诚信经营、医疗质量、护理质量、院容院貌5个评价项目（即五个星级）制定具体量化指标，每年评审一次，并结合平时监管情况提高或降低其星级。发生二级以上医疗事故、大型医疗纠纷的降低两个星级，直至降为零星级。发生三级医疗事故的直接降为零星级。10月9日，市卫生局制定《常德市临床路径管理试点工作方案》，决定在全市县级

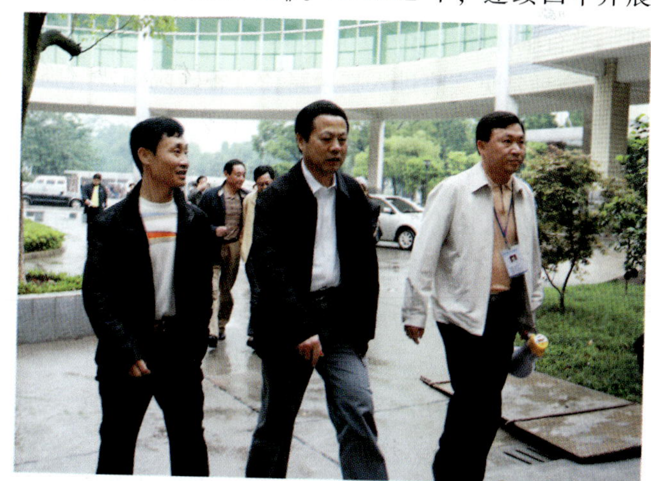

2010年5月17日，市卫生局常务副局长陈寿林（左一）陪同市政协主席刘春林（前中）考察市二医院，市二医院院长张勇（右一）陪同 （彭洪伟摄）

以上医院开展临床路径管理试点工作。明确市一医院、市二医院、市三医院和各区县（市）人民医院为试点医院。试点医院在《常德市卫生局关于开展15种疾病费用调查及指定临床路径住院费用标准的方案》中自行选择5种，从2010年11月开始试点，对每一病种制定准入标准和退出标准，做好临床路径表的实施记录和相关资料的搜集与整理，进行效果评估与分析。

2011年3月，市一中医医院加入全国“桡骨远端骨折病种协作组”，制定《桡骨远端骨折诊疗方案》，设立中医临床路径管理试点工作领导小组和实施小组，负责桡骨远端骨折中医临床路径的实施和临床路径相关资料的收集和整理，并按月进行效果评估与分析，定期向重点专科协作组、病种协作组报送试点工作进展情况。到10月底，共有28例病例进入路径，变异8例，完成20例。实施临床路径管理后，患者的症状、体征、放射影像学指标及总体疗效等评价均较非临床路径治疗明显改善，且住院费用下降，住院天数减少，中医特色疗法使用率明显提高，患者满意度提高。4月21日，安乡县中医医院通过国家中医药管理局组织的中医医院管理年检查验收。4月起，临床路径管理工作在全市展开。举行临床路径管理工作专项培训。全市9个区县（市）人民医院、3家市直医院共选择60余种常见疾病进入临床路径。各医院编发《临床路径手册》，医院每月对所有病例对照路径表的每一步骤进行检查、考核，并与医疗质量管理和绩效考核挂钩。市一中医医院制定《医疗会诊制度》《三级医生查房制度》等十种核心制度，医务人员人手一册。5月，该院顺利通过省中医药管理局验收，被评为省级医院管理年先进集体。在二级以上医院开展优质护理示范工程，三级医院优质护理示范病房覆盖率达60%，二级医院优质护理示范病房覆盖率达40%。市一医院设立优质护理服务示范工程试点病房28个，占全院病房总数85%。11月上旬，市卫生局举行全市中医病历书写暨中医护理知识及技能竞赛，全市10个单位派出45名护理选手和36份病历参加竞赛。市一中医医院获团体一等奖，澧县、临澧代表队获团体二等奖，石门、桃源、安乡代表队获团体三等奖。丰丽娟等5人获中医护理单项竞赛第一名，吴萍等5人获中医护理单项竞赛第二名，徐艳等5人获中医护理单项竞赛第三名。唐明杰等4人获中医病历书写第一名，杨兰政等4人获中医病历书写第二名，彭立军等4人获中医病历书写第三名。

2011年，市卫生局制定《常德市2011年乡镇卫生院管理年活动实施方案》，各区县（市）均确定3~5个乡镇卫生院为样板卫生院，定期组织经验交流和现场观摩。每个县级医疗卫生机构对口帮扶2个乡镇卫生院，在业务技术、规范管理、医务人员的三基培训等方面给予全方位帮扶指导，并将县级医疗卫生机构对乡镇卫生院的帮扶指导工作纳入年终目标管理考核内容，与评优评先挂钩。乡镇卫生院考核结果低于750分的，单位及主要负责人不得评先评优，低于600分的，院长通报批评，并予调离或免职。6月27—28日，举行全市乡镇卫生院医师“三基”知识竞赛，9个区县（市）共派出36名选手参加。澧县、石门、桃源3县卫生局获得团体总分第一、二、三名，汉寿县王鹏杰等4人获单项操作一等奖，周金波等 8 人获单项操作二等奖，万军等 12 人获单项操作三等奖，杨浩等 12 人获单项操作优胜奖。

2012 年 7 月 24 日，省卫生厅表彰全省优质护理服务考核先进集体和个人，市一医院心血管内科病房、普外一科病房、石门县人民医院神经外科病房获先进病房称号，市二医院副主任护师范良君、安乡县人民医院副主任护师龚道芬、市三医院主管护师易立辉、汉寿县人民医院主管护师涂学珍、澧县人民医院主管护师郑丹珍、市四医院护师向琼、桃源县人民医院护士姜亚获先进个人。9 月 4 日，省总工会、人力资源和社会保障局、卫生厅表彰全国女职工岗位创新技能大赛湖南赛区选拔赛医疗护理项目获奖单位和个人，常德市代表队获优秀组织奖，市一医院李颖获重症监护护理类第三名。

第三节　医院感染管理

20 世纪 80 年代，常德市各级医疗机构将消毒工作纳入医院护理工作管理范畴，县级以上医院普遍设有消毒供应室，采用高压灭菌锅对全院手术用医疗器械与用品进行消毒灭菌，各科室使用的一般小型医疗器械如体温表、医用镊、钳、剪刀等多用医用酒精或来苏儿浸泡消毒，抑或用煮沸消毒。乡镇卫生院则以高压灭菌与煮沸消毒相结合，并无专门的消毒供应室。各级防疫站设有消杀灭科，负责对医疗机构医用物品消毒灭菌效果的监测与检测，并在各级卫生主管部门的主持下举办消毒管理学习班，培训医院的护士长和消毒供应室负责人。

1986 年 8 月，常德地区医院成立预防交叉感染委员会，分管医疗业务工作的副院长马家林任主任委员，由医务科、护理部、检验科、药剂科、传染科、设备科负责人为委员。

1989 年，卫生部将医院感染控制纳入医院分级管理评审的内容，并制定消毒供应室设置规范。1992 年起，常德市开始对照各级医院消毒管理工作标准，督促各级医院加强消毒供应室建设和医院内感染的监控与管理。（见第七章公共卫生监测与检验第一节之消毒与病媒生物监测）

20 世纪 90 年代，一次性使用的医用灭菌物品广泛使用，此类生产厂家迅速增多，产品质量良莠不齐，时有因使用一次性医用灭菌物品尤其是注射用物品导致医源性感染的事件发生。1996 年春，常德市部分基层医疗单位和个体诊所使用卫发公司销售的一次性注射器后，导致 48 例患者注射部位非结核分枝杆菌感染，经久不愈，一时造成严重社会影响。（详见本志第十二章第一节第四目外科、第十五章第一节医学科研）

1994 年 10 月 12 日，卫生部发布《医院感染管理规范（试行）》，要求各级医院成立医院感染管理委员会（组）并设医院感染管理科，加强医院内感染的控制与管理。是年，市四医院成立医院感染管理委员会，从护理部抽出 2 人，成立专门的医院感染科，负责全院医务人员预防、控制医院感染知识与技能的培训、考核和医院感染发病情况的监测，各科室卫生学、消毒、灭菌效果监督、监测，并参与消毒供应管理。

1995 年，澧县、汉寿、石门、津市、武陵、临澧 6 家县级人民医院在医院分级管理中共投入 60 余万元，改建或新建消毒供应室 1383 平方米。6 月 22 日，市卫生局制定《关于加强乡镇卫生管理的若干规定》，要求乡镇卫生院严格执行一人一针、一管一表、一用一消毒，各科室无菌与有菌的器械、敷料分开放置，标志明显，浸泡器械的消毒液浓度符合要求，并定期更换；消毒供应室达到卫生部《医院消毒供应室验收标准》，有手术室、治疗室、供应室、分娩室等特殊区域保洁措施。

1996 年，在“一甲”医院达标评审中，全市有 20 多家乡镇卫生院新建消毒供应室。

1998 年，市一医院收治 3 例霍乱病人后，将胃镜、肠镜检查改同室操作为分室操作。

2000 年 5 月 22—25 日，市防疫站在市一医院举办全市消毒管理及医院感染管理培训班。市一医院调整医院感染管理委员会，副院长魏尚典任主任委员，预防保健科兼管医院感染管理工作，每两个月与医务科、质控科联合发布质控通报时通报医院内感染情况。是年，调查住院病人 6146 人次，发现院内感染 268 例次，院内感染率 4.4%。

2001 年后，常德市县级以上医院陆续成立医院感染科，有的单独设立，有的与护理部或传染科合并办公。市一医院一次性医疗用品统一由消毒供应室按各科室送来的毁形用品的数量发放。当年调查住院病人 16810 人次，院内感染率 3.2%。2002 年，市一医院被省卫生厅评为消毒管理工作先进单位。2008 年，市一医院调查出院病人 7822 人次，院内感染率 1.04%。

2003 年 10 月 15 日，卫生部发布《医疗卫生机构医疗废物管理办法》。是年，市一医院、一片净卫生材料有限公司处理医疗废物 90.3 吨。

2004 年 6 月，常德市亿利达医疗废物处置中心成立。市卫生局发文规定全市各级医疗机构必须将医疗废弃物集中送该中心焚烧处置，不得作为普通垃圾随意倾倒。

2005 年 8 月 3 日，市卫生局发出《关于加强医疗机构血液透析用水卫生监测管理的通知》，规定：市医疗机构血液透析用水的卫生监测工作统一由市疾控中心负责；首次安装的水处理设备必须取得卫生监测机构的检测合格报告单后方可投入使用；凡是开展血液透析服务的医疗单位应该为患者提供合格的透析用水，并自觉接受卫生监测机构每年两次的抽样检测；市疾控中心应及时、准确地将抽检结果上报至市卫生局，市卫生局将根据情况进行处理，并向社会予以公告。10 月 31 日，市卫生局组织医院感染管理工作检查，发现大部分医院未成立医院感染管理科，无专职人员管理院内感染工作，监测手段比较单一，院感科未参与抗菌药物管理。绝大部分医院口腔科与内镜室的布局达不到要求，清洗消毒间与治疗间、诊疗区未严格分开。

2006 年，安邦医疗废物处置公司建成运营。2006—2009 年，市、县两级财政补贴各医疗机构医疗废物处置经费 505 万元，其中市级补助 341 万元。至 2011 年 7 月，全市

70%的医疗机构与安邦公司签订《医疗废物集中处置合同》，共处置医疗废物 8277 吨，市城区医疗废物集中处置率 100%。

2009 年 5 月 5 日，市卫生局通报全市 26 家二级以上医院医院感染管理工作检查结果，得分 90 分以上的 6 家，80～90 分的 18 家，80 分以下的 2 家。存在的问题有：部分单位医院感染管理人员不专职，监测方法与报告制度不规范，医院建筑结构与布局不合要求，ICU、手术室、新生儿室、血透室、口腔科、产房、内镜室、供应室等重点部门的感染管理尚欠规范。

2011 年，市二医院投入 40 万元改造消毒供应室。石门县、桃源县、安乡县 3 家人民医院对消毒供应室进行改造升级。10 月，市四医院消毒供应中心顺利通过省级验收。

2012 年 4 月，成立常德市医院感染管理质控中心，挂靠市一医院，主任由市一医院医院感染科主任孙友桃担任，市一医院 ICU 主任黄绍华、市妇幼保健院院长助理孙立红、市五医院医保办主任陈林香任副主任，市直各医院、各区县（市）人民医院有关负责人为成员。

第四节 药事管理

一 特殊药品管理

1988 年，国务院颁布新的《麻醉药品管理条例》。市药政处组成 3 个检查组，检查麻醉药品使用单位 32 个，28 个单位符合“五专”（专人保管、专柜储存、专锁控制、专账登记、专用处方使用）要求，占 87.5%。检查麻醉药品处方 3932 张，合格率 80.9%。不合格原因为处方书写不完整或无剂型。对管理不严的武陵区东江卫生院暂停麻醉药品使用权。桃源县检查 54 个麻醉药品使用单位，“五专”合格率 100%。对精神药品、毒性药品进行两次检查，未发现存在问题。是年，麻醉药品年检 347 个单位，其中二级以上限量单位 25 个，一级限量单位 322 个，年检合格率 98%。抽查麻醉药品处方 38456 张，合格率为 81%。

1995 年 4—5 月，武陵区、桃源县、津市市公安机关查获 8 起盗窃、贩卖杜冷丁案，查获案犯 15 名，查证非法贩卖杜冷丁 1370 余支。津市张某某自 1994 年 3 月起，先后在津市、澧县、安乡 10 多家乡镇卫生院低价购买杜冷丁 1053 支，高价贩卖给吸毒者。

1997 年 5 月 12 日，市卫生局、公安局发出《关于进一步加强癌症病人麻醉药品管理的通知》，强调癌症病人办理麻醉药品供应卡必须凭县以上医院诊断证明和户口所在地派出所证明才可办理。不严格执行该规定的医疗机构和医生将受到处罚直至追究刑事责任。5 月 29 日，市卫生局又发出《关于进一步强化麻醉药品、精神药品监督管理的通知》，要求加强癌症病人麻醉药品供应卡的管理，严格办卡、换卡手续，办卡、换卡时限由每次一个月、20 天改为 10 天，每次处方限量由 5 日量改为 3 日量，农村偏远地区由 10 日量改为 5 日量。第一类精神药品每次处方不超过 3 日常用量，第二类精神药品每次处方不超过 7 日常用量。

1999 年，市药政管理处并入市药监局，麻醉药品监管权一并移交。

2000 年 5 月 23 日，有记者在《常德日报内参》上反映：近来市区个别中学生在药店随意购买舒乐安定服用，导致精神异常、兴奋甚至癫狂，呼吁加强精神药品管理。市委书记吴定宪、副市长张元英先后批示，要求市药监局、市卫生局严格管理。市卫生局配合市药监局对全市医疗机构管理、使用镇静药进行一次全面检查，督促医疗机构认真落实药监部门制定的镇静药管理制度。

2001 年 4 月，津市市破获一起非法贩卖杜冷丁案。金某某，51 岁，利用自己患直肠癌和母亲王某患子宫癌需要杜冷丁进行镇痛治疗的特殊情况，自 1998 年 11 月起，使用“湖南省癌症病人镇痛专用麻醉药品供应卡”，从医院和各药材公司购买杜冷丁共计 8138 支，除部分供自己和母亲使用外，先后以每支 50 至 100 元的高价贩卖给津市、澧县的 40 多名吸毒人员，从中牟取暴利 20 多万元。该案发生后，有关医疗单位被停止麻醉药品使用资格，犯罪有关人员移送司法机关处理。

2005 年 12 月 7 日，市卫生局发出《关于切实做好麻醉药品、第一类精神药品管理工作的通知》，规定购买麻醉药品、第一类精神药品须持“麻醉药品、第一类精神药品购用印鉴卡”。非住院治疗的癌症患者需长期使用麻醉药品、第一类精神药品者，可申请办理“麻醉药品、第一类精神药品专用卡”。办理“专用卡”需凭二级以上医疗机构诊断证明、本人户口簿和身份证，由他人代办的还须提供代办人户口簿和身份证。异地治疗的癌症患者还需提供暂住地公安机关或居委会（村民委员会）或患者亲友单位出具的暂住证明。同时认定市一医院和 8 家区县（市）人民医院为《专用卡》办理机构。

2007 年 4 月 26 日，市卫生局发出紧急通知，因近期有一批外省癌痛患者到本市多家医疗机构住院或门诊治疗，点名要求开出二氢埃托啡，有套取麻醉药品嫌疑。要求各医疗机构及临床医生提高警惕，发现此类情况要及时报告，同时采取措施稳住病人及家属，以便追根寻源，打击犯罪。各医疗机构要对麻醉药品、精神药品进行全面盘底，及时发现问题、堵塞漏洞。根据医院提供线索，市卫生局医政科与市禁毒部门联系，由此追踪到一起全国性的套取、贩卖麻醉药品大案，受到禁毒部门表扬。

2008 年 6 月 23 日，市禁毒委员会、市药监局、市卫生局决定在全市建立麻醉和精神药品监控信息网，麻醉药品、精神药品定点生产企业、批发企业和使用麻醉药品、精神药品的医疗机构均须入网，并购买身份识别器，将麻醉药品、精神药品生产、销售、购买、使用情况及时录入监控信息网络，自 2008 年 10 月 1 日起实行麻醉药品、精神药品网上监控。12 月 8 日，召开全市麻醉药品、第一类精神药品使用管理工作暨禁毒工作会议，290 余人与会。当年，华南光学仪器厂职工医院因监管不力，麻醉药品被盗，被停止麻醉药品购买资格。

2010 年 10 月 19 日，市药监局、市卫生局、市公安局发出《关于进一步加强特殊管理药品日常监管的通知》，将麻醉药品、精神药品、医疗用毒性药品、放射性药品、药品类易制毒化学品、蛋白同化制剂、肽类激素、终止妊娠药品及部分含特殊药品的复方制剂均纳入特殊管理药品。规定麻醉、精神药品定点销售企业向医疗机构供应麻醉、精神药品时应核实医疗机构的资质和相关文件，查验《麻醉药品、精神药品购用印鉴卡》和采购人员身份证明、医疗机构授权书，固定送货人员和运输工具，由销售企业直接送货至医疗机构，医疗机构不得自行提货。供应蛋白同化制剂、肽类激素和含特殊药品的复方制剂亦采用类似方式。批发终止妊娠药品应实行专人、专柜、专账管理，购入单位的医疗执业许可证上须有妇产科项目，药品出库单上应标示采购人员姓名和身份证号码。

附：药物依赖的治疗

2002 年 4 月 9 日，省禁毒委员会批复同意市五医院成立“常德市自愿戒毒所”，开展戒毒脱瘾治疗业务，为当时湘西北地区唯一一家自愿戒毒治疗机构。戒毒所占地面积 700 多平方米，业务用房面积 1000 多平方米，有医护人员 6 人、保安人员 4 人、病床 40 张，配备探视房、抢救室、急性脱毒室、手术室、宣教娱乐室以及心电监护仪、心电图机、电动吸引器、氧气等医疗设备。5 月 18 日，自愿戒毒所正式运营。2002—2012 年，收治自愿戒毒患者 3537 人次。2005 年 3 月，引进中西医结合“1+3”纳曲酮缓释剂皮下植入术。“1”指皮下植入纳曲酮缓释剂，阻断海洛因产生的欣快感一年以上；“3”指服用 3 个月的中药“君复康”，修复海洛因造成的脑损害，促进身体全面康复。纳曲酮阻断脑内阿片类药物受体，使毒品无法发挥欣快作用，从而达到不复吸的目的。因纳曲酮皮下埋植尚未经国家药监局批准，2009 年 7 月 15 日，市五医院自愿戒毒所按照卫生部通知一度停止该项埋植。2005—2012 年，共手术 572 人，通过回访和临床观察，患者术后戒断症状基本消失，重新回归社会过正常生活。

表 4-17-4-1　2002—2012 年自愿戒毒住院治疗情况一览表

年份	药物脱毒治疗人数	手术脱瘾治疗人数	合计
2002	62	—	62
2003	181	—	181
2004	192	—	192
2005	318	15	333
2006	588	177	765
2007	463	154	617
2008	419	131	550
2009	316	33	349
2010	267	16	283
2011	367	28	395
2012	364	18	382
合计	3537	572	4109

2006 年 9 月 18 日，卫生部卫办疾控发〔2006〕170 号文确定市五医院为“滥用阿片类物质成瘾者社区药物治疗单位”，为常德地区第一家药物维持治疗门诊，设戒毒所（第一门诊部）。2011 年，经有关部门批准成立社区美沙酮维持治疗常德市第五人民医院第二门诊

部，地址设鼎城区常南汽车总站对面。该治疗方法是给吸毒人员口服盐酸美沙酮口服液，以有效控制海洛因依赖的戒断症状。2006—2012 年，第一门诊部吸毒人员入组人员 1161 人，每天服药人数 170 人左右。2011—2012 年，第二门诊部吸毒人员入组人员 166 人，每天服药人数 55 人左右。社区美沙酮维持治疗使吸毒人员的戒断症状逐渐消失，心理和行为逐渐改善，较好地恢复了患者的个人功能、家庭功能和社会功能。患者康某，2007 年 11 月 4 日入组，入组前吸毒方式为单纯注射毒品海洛因，每天使用毒品频率 4 ~ 6 次，吸毒数量 0.5 克/日。2007—2008 年，服用美沙酮剂量 50 ~ 60 毫克/日。至 2012 年 5 月，每日美沙酮剂量减至 5 ~ 10 毫克，身体恢复良好，与家人关系得到良好改善。2012 年 12 月，市五医院被国务院艾滋病工作委员会办公室评为 2011—2012 年度社区药物维持治疗优秀门诊。

二　抗菌药物管理

2011 年 3 月 22 日，市卫生局、市药监局、市经委、市畜牧水产局联合制定《全市抗菌药物联合整治工作实施方案》，要求针对人用和兽用抗菌药物的生产、流通、使用各环节中存在的问题开展专项治理。市卫生局同时与全市县级以上综合医院签订《抗菌药物临床合理应用责任状》，规定各医院住院抗菌药物使用率不超过 60%，门诊抗菌药物使用率不超过 20%，抗菌药物适应强度控制在 40DDD（每百人每天的抗菌药物使用频度）以下，Ⅰ级切口手术患者预防使用抗菌药物比例不超过 30%，住院患者外科手术预防使用抗菌药物时间控制在术前 30 分钟至 2 小时，Ⅰ级切口手术患者预防使用抗菌药物不超过 24 小时。严格抗菌药物采购制度。医疗机构对抗菌药物目录进行全面梳理，清退存在安全隐患、疗效不确定、耐药严重、性价比差和违规促销的抗菌药物品种，并按照卫生部“三级医院抗菌药物品种原则上不超过 50 种，二级医院抗菌药物品种原则上不超过 35 种，同一通用名称注射剂型和口服剂型各不超过 2 种，处方组成类同的复方制剂 1 ~ 2 种，三代及四代头孢菌素（含复方制剂）类抗菌药物口服剂型不超过 5 个品规（品种规格），注射剂型不超过 8 个品规，碳青霉烯类抗菌药物注射剂型不超过 3 个品规，氟喹诺酮类抗菌药物口服剂型和注射剂型各不超过 4 个品规，深部抗真菌类抗菌药物不超过 5 个品规”的规定，制定抗菌药物采购目录。10 月 25—30 日，市卫生局督查 10 家县级综合医院，发现抗生素整治行动虽然取得一定成绩，但问题仍然很多，多家县级以上医院抗菌药物使用比例未达标。是年，常德市两家医院院长分别被省、市卫生主管部门约谈。2012 年，市卫生局加大临床滥用抗生素整治力度。年底，全市综合医院抗生素使用基本达标。

三　药品不良反应监测

2002 年 6 月 14 日，市药监局、市卫生局发出《关于开展药品不良反应监测工作的通知》，在市一医院药剂科成立药品不良反应监测中心，张勇任主任。要求各医疗机构明确一位兼职的药品不良反应监测员负责汇总本单位药品不良反应监测报告上报市药品不良反应监测中心。对被省药品不良反应监测中心采纳的报告表，市药监局给予50元奖励。应报而未报或未按规定上报的，按《药品不良反应监测管理办法（试行）》第二十六条给予处罚。

2004年8月11日，市药监局、市卫生局发布《进一步加强药品不良反应监测工作的意见》，指出，医药从业人员药品不良反应监测报告的积极性不高，乡镇卫生院、零售药店仍是空白，二级以上医院和药品生产经营企业仍有零报告单位。要求县级应在县人民医院建立药品不良反应监测中心，医药从业人员接收药品不良反应监测报告培训应达80%以上，建立药品不良反应监测报告考核办法，从各医药单位提取奖励基金，用于奖励报告有功人员和单位，未报、漏报依法予以处罚。

2005年，全市上报药品不良反应报告表1382份，居全省第二。

2006年2月22日，市药监局、市卫生局发出通报，授予市一医院、市三医院等9单位为药品不良反应监测工作先进单位，计绍云、邵先舫等20人为药品不良反应监测工作先进个人。是年，各区县（市）上报药品不良反应报告表2784份，市直医药单位上报881份。

2007年，县一级药物不良反应（事件）监测和上报网络建成，实现县级在线上报，市级在线审核。全市上报药品不良反应2248起、医疗器械不良事件179起、药物滥用调查统计表375份。首次有药品生产企业、疾控部门、个体诊所报告药物不良反应。

2008年，市直医院上报药品不良反应318件。

2011年3月2日，市药监局、卫生局发出《关于进一步加强药品医疗器械不良反应/事件监测工作的通知》，要求各区县（市）每年每万人口上报药品医疗器械不良反应/事件不少于5份，市直医疗机构每百张病床上报不少于16份。

第五节 院前急救

1988—1996年，常德市院前急救工作均由各医院自行组织。县级以上综合医院均有救护车，部分县中医院和个别乡镇卫生院亦有救护车。各自设置救护车呼叫号码，接送病人免费或按国家定价收取一定费用。

1996年，临澧县中医院购进3台救护车，率先开通县内“120”急救中心。

1997年7月24日，市卫生局下发《关于加强急诊抢救工作的意见》。之后数年，市卫生局加强对医院急诊工作的突击检查。（内容详见本章第二节）8月5日，市卫生局批准市一中医院设立市级“120”急救中心，负责市城区及德山开发区急危重病人呼救后的接运、抢救。市一中医院投入资金10多万元购置相关设备，选调一批服务态度好、业务技术高的医护人员到急救中心工作。8月20日，“120”免费急救电话正式开通。当年，出动救护车285台次，现场处理病人65人次，接收病人211人次，其中收入院180人次，留观31人次。医护人员接到急救呼叫电话后出动迅速，诊疗及时，受到社会好评。

1998年，“120”急救中心急诊抢救1560人次，抢救成功1236人次。全市“120”急救中心与当地警方“110”处警电话建立联动关系。

1999年，急救中心出车1885次，抢救急危重病人1496人次，抢救成功率90%。

2000年，急救中心出车2126次，现场急救455人次，门诊抢救415人次，收入院799人次，抢救成功率85%。7月12日凌晨3时许，武陵镇发生一起严重交通事故，1人当场死亡。“120”迅速出动，将其余16位患者及时接送入院，全部治愈出院。8月7日，军分区基建工地25位民工食物中毒，“120”及时将病员接送入院，全部治愈。

2001—2003年，120急救中心免费出车10189次，出车次数逐年递增，2003年较上年增长46.5%。抢救成功率维持在85%。“120”接送入院病人实行住院、检查、手术一条龙，成为急危重症病人的绿色通道。

2004年，急救中心人员增至34人，有副主任医师4人，急诊医师全部为本科以上学历，9名护士有5名具有大专学历。配备4名救护车司机、3名接线员。做到接到呼救电话后1分钟内出车。全年出车5300次，较上年增长16%。抢救14000人次，较上年增长18%。是年，市疾控中心加挂卫生应急办牌子，并实行24小时值班制度，建立应急物资储备仓库。

市一中医院“120”急救呼叫电话开通后，医院急诊病人逐年迅速增加。市城区多家医院陆续设立尾数为120的7位数的急诊呼叫电话，增派急诊人手，添置急救车辆，加强院前急诊工作。

2006年5月12日，常德市公共卫生紧急救援指挥中心正式运行，首任主任屈贵顺，为市卫生局下属全额拨款事业单位，有正式编制人员2名，聘请调度员8名，承担全市突发公共卫生事件应急处置和武陵、鼎城、德山开发区、西湖、西洞庭管理区、贺家山农场、柳叶湖旅游度假区范围内的120医疗急救指挥调度。120急救指挥调度系统由电子网络调度平台、电子资料数据库、报警及定点呼叫、全球定位信息、车载定位及救护装置、急救专家队伍等子系统构成。指挥调度程式为：客户拨打“120”急救电话，指挥中心调度平台上显示客户来电号码，调度员接警；立即通知相应医院急救中心（急诊科），待班医护人员和司机接到指令后立即出动救护车；出车后将有关信息反馈到中心。中心同时通过GPS全球定位系统监控救护车运行情况并记录在案。11月20日，根据卫生部和省卫生厅、省通讯管理局关于规范“120”急救呼叫号码的有关通知精神，市卫生局作出《进一步规范全市院前急救工作的若干决定》，确定市公共卫生紧急救援指挥中心具体行使全市院前急救工作的指挥调度职能，市一医院和市一中医院的急救中心作为紧急救援指挥中心的急救中心，其救护车直接受指挥中心调度。市城区其他县级以上医院救护车亦归指挥中心直接调度。紧急救援指挥中心并负责全市各医院院前急救工作的考核。《决定》还确定，紧急救援指挥中心成立值班室，从市一医院、市一中医院各划拨差额拨款编制5人、每年各划拨经费9万元交指挥中心统一管理，人员实行公开招聘。11月27日，市卫生局发文取消市城区各医院自行设置的尾数为120的七位数急救呼叫号码，统一使用“120”为唯一院前急救呼叫号码，覆盖武陵区、鼎城区。其他区县（市）亦陆续统一院前急救呼叫号码“120”，建立统一的院前急救调度中心，多数挂靠在县（市）综合医院。

2007年5月，吴海燕任紧急救援中心主任。当月在全市应急宣传月活动中，中心组织市一医院和市一中医院急救中心人员向市民示教徒手医疗急救，发放急救宣传手册。8月起，在《常德晚报》开辟“120”报告专栏，每周向市民通报“120”急救情况。编辑《急救快讯》并向各医院发行。开展调度案例讨论和救护车空车原因调查。定期对中心调度员进行应急知识考试、普通话培训、计算机考核、接警速度测试、地理位置测试等，以提高接警技术水平和反应能力。中心组织各接警医院每半年举行一次协调工作会议，协商解决中心与各医院和各医院之间的矛盾。

2008年1月，南方发生特大冰灾。仅20天时间，中心接警调度800余次，其中交通事故134次，外伤骨折180次。5月26日，吴海燕离任，赵绪兰任市紧急救援指挥中心副主任，主持全面工作。向急救对象发放“120”急救服务跟踪调查表，将意见反馈到医院，及时改进，群众满意度达95%。不定期《急救快讯》改为每月一期《工作信息》。制定《星级调度员服务质量考核标准》。全年医院间互相转送病人114次，其中市一医院为其他医院转送病人23次，市一中医院为其他医院转送病人50次，市二医院为其他医院转送病人31次，市四医院为其他医院转送病人2次，市六医院为其他医院转送病人8次。是年，紧急救援指挥中心增加事业编制2名。

2009年8月25—31日，市卫生局抽调3位专家和局医政科、“120”调度中心有关人员对全市二级以上医院急诊工作进行检查，市一医院救护车设备配置最全。县级医院不少救护车设备配置不够，如有的没有配备吸引器、简易呼吸器、气管插管用具、口鼻通气管等。有的安排没有急诊经验的医护人员从事院前急救，有的急诊人员不固定，采取轮班制等。有的救护

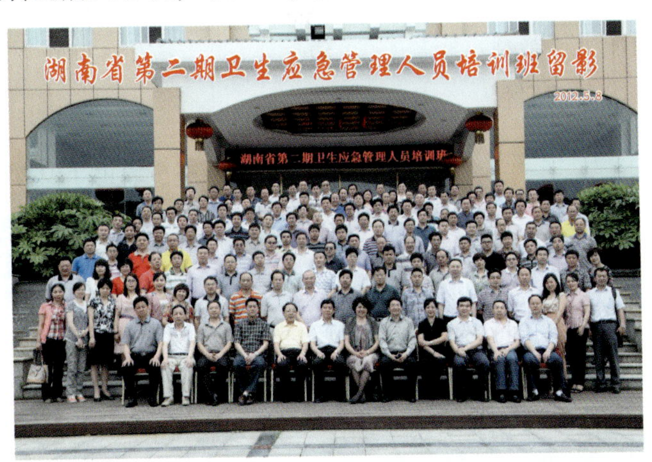

2012年5月8—9日，湖南省卫生应急管理培训班（湘北片）在汉寿县清水湖国际会议中心举行。图为培训班结业合影，前排右第6人为常德市副市长万成贞

（市卫生应急办供稿）

车没有按要求安装GPS卫星导航系统，导致调度中心无法掌握救护车动向。救援中心修订调度员工作质量考核标准，考核结果与调度员的工资挂钩。规范调度员接听电话程序，显著缩短了接警和调度时间。经考核，调度员平均接警时间为5秒左右，平均受理时间为50秒左右。1—9月，120急救调度中心共完成调度接警8398次，其中未接到病人的空车1221次，空车率14.54%。市一医院空车率最高，为16.42%。为此于10月召开院前急救医院协调调度会，就减少救护车空车率、救护车急救设备配置、急救工作制度建设、加强各医院与调度中心的衔接联系等项事宜进行研讨，取得一致意见。

2010年3月，赵绪兰任紧急救援指挥中心主任，邱铁鹏任副主任。10月22—30日，抽调专家对全市二级以上医院急诊科及院前急救工作进行督查。绝大多数医院救护车及急诊科的抢救仪器设备、急救药物齐全，位置摆放合理，工作管理规范。市四医院、桃源县人民医院、汉寿县人民医院成立了独立的院前急救机构，并有专职负责人。对救护车空车情况进行回访追踪，追踪病人去向，回访医院接诊情况。

2012年3月，卫生应急职能划入市公共卫生紧急救援指挥中心，中心加挂卫生应急办牌子（市编委未下文）。市紧急救援指挥中心定编4人，另有招聘调度员8人。调度员实行双人24小时值班制。2006—2012年，以市一医院为培训基地，每年组织一次院前急救队伍（包括救护车司机）急救知识培训与实际操作演练，以保证在市城区范围内，一旦接警，救护车能够在15分钟内到达现场，急救人员能正确处置。

表4-17-5-1 2009年常德市21家市、县医院急救条件统计表

科室	医生（人）	护士（人）	床位（张）	呼吸机（台）
急诊科	130	190	219	16
重症医学科	52	119	86	38
呼吸科	81	152	414	15
感染科	53	94	351	3

表4-17-5-2 2008—2012年常德市120急救中心接警调度情况统计表

年度	接警调度（次）						
	合计	市一医院	市一中医医院	市二医院	市四医院	市六医院	其他*
2008	11651	4644	3994	1527	515	771	981
2009	11682	4952	3898	1580	311	804	137
2010	10957	4207	4079	1733	21	856	57
2011	11526	4122	4161	1929	57	1187	70
2012	11569	4236	3993	1917	87	1233	103

说明：*包括市三医院、市妇幼保健院、市五医院、市七医院、康复医院等。

第六节 医疗纠纷处理与医疗事故技术鉴定

1988年9月7日中午，石门穿山河乡五里坪村4岁患儿陈某因发热、咳嗽、腹痛由家属送往穿山河乡卫生院住院治疗，该院中医师唐某敖检查后诊断为肺炎、蛔虫性肠梗阻，开出10%糖盐水、20%碳酸氢钠、氢化可的松、维生素C、青霉素等输液处方，阿托品2支，一次一支，静脉注射，未注明剂量。药房唐某凤发出阿托品10毫克的2支（普通剂量是0.5毫克一支，为成年人一次剂量；10毫克一支的用于抢救有机磷中毒）。患儿用药后出现阿托品中毒症状，高热42.3℃，狂躁，惊厥。患儿治疗开始后唐某敖出诊，未交待其他医生代为值班，3小时后回院。时患儿鼻腔爬出蛔虫，呕吐物与大便均为咖啡色。急邀院长肖某及其他医生会诊，仍未意识到阿托品中毒。患儿逐渐呼吸衰竭，次日凌晨2点50分死亡。11月20日，石门县医疗事故鉴定委员会认定为一级医疗技术事故。12月9日，石门县卫生局发出处理通报，责成肖某、唐某敖、唐某凤和执行医嘱的护士王某作出书面检查，扣发4人三季度奖金；辞退临时工唐某凤、王某；穿山河乡卫生院负责患儿住院期间所有医疗费用，赔偿患儿家属500元，负担医疗事故鉴定费150元；通报全县。是年，市卫生局受理医疗纠纷投诉16起，其中鉴定为一级技术事故3起、三级技术事故1起、非法行医致死人命1起。

1989年3月30日，市卫生局、市中级人民法院、市人民检察院、市公安局、市司法局联合发出《关于病历资料查阅等有关问题的通知》，规定在办理各种涉及医疗问题的刑事、民事、行政案件和有关医疗纠纷时，司法机关有权查阅医疗单位病历资料，可以摘录、复印、录音、录像和索取有关证明材料，各医疗单位应提供方便，积极配合。查阅资料的有关单位和个人应出具县以上司法机关证明和本人身份证明，对所查阅资料内容应予保密。

1990年，武陵区卫生局撰写《处理医疗纠纷的经验教训》，在市卫生局召开的医疗事故与纠纷防范座谈会上发言。

1991年4月15日，市卫生局调整医疗事故技术鉴定委员会，蔡国华任主任委员，余四君任副主任委员，刘殿元、路志英、马光霖等13人为委员。下设内儿科组、外科组、妇产科组、五官科组、护理组、中医药组、血防组、医技科组、免疫和病理组、秘书组。

1993年，津市市人民医院一患者因肾结石被切除肾脏后多次写信给省卫生厅，患者及家属多次冲击津市市委、市政府常务会议。津市市卫生局在4个月里8次召开医患双方协调会，多次做患者及家属的工作，最终达成由医院给予患者一定补偿的协议，方告解决。

1994年，市卫生局处理医疗纠纷47起。安乡县卫生局处理医疗纠纷23起，其中一级医疗事故3起，三级医疗事故3起，共赔偿患者与家属13500元，减免医药费16800元。

1995 年 5 月 12 日，澧县卫生局印发《澧县卫生系统医疗事故惩处办法》，按事故等级分不同情况制定惩处办法，医疗事故当事医务人员并得承担一定赔偿责任。8 月，津市一在个体诊所误诊 11 天的患者转院到津市市中医院数小时后死亡。死者家属纠集社会闲杂人员 20 多人冲击医院，干扰医院正常工作秩序。津市市卫生局 3 位正副局长与公安部门连续三天通宵达旦地调解，方将事态平息。是年，全市发生医疗纠纷 34 起，医疗事故鉴定 12 起，其中属于二级乙等责任事故 2 起。

1996 年，全市医疗纠纷增多。9 月 9 日，调整市医疗事故技术鉴定委员会，蔡国华任主任委员，马加林任副主任委员，贺修桃、文尚武、邵先舫等 13 人为委员，下仍设 9 个组。

1999 年 3 月 9 日 19 时许，省有线电视台“流动记者站”栏目播出市一医院收治患儿陶某雄的情况和医务人员收受红包的新闻，引起较大反响。1998 年 10 月 11 日上午，患儿陶某雄被火枪击伤臀部、双下肢，下午 1 时 30 分就诊于市一医院急诊科，摄 X 光片后转骨科。当时患儿因急诊未来得及做术前及麻醉前准备，遂于下午 7 时收入病房，拟作好术前准备后再择期手术。入院后检查见耻骨联合上、会阴、双下肢、臀部有多处弹孔，X 光片上见多处弹片残留。经清创、包扎、止血、消炎等处理后，向家属说明这种细小弹片可能取不干净，征得家属同意后于 16 日上午手术取弹片，于左踝关节、右小腿、右臀部分别取出 2、5、1 颗子弹，但右膝关节处取弹片未成功。术后继续抗炎、换药治疗。10 月 20 日，患儿伤口无感染，换药敷料无染血，家属要求出院。出院后患儿右膝逐渐红肿疼痛，10 月 23 日下午到市二医院住院治疗。检查见右膝关节肿胀，皮肤温度高，活动明显受限。X 光片显示右胫骨上端有 3 粒直径约 0.4 厘米的圆形金属异物影，最上端一粒在胫骨骨骺内 1.1 厘米处。予抗炎及对症支持治疗 3 日后于 27 日做弹片取出术，见髌骨韧带部分断裂，胫骨平台软骨及骨骺部分破坏。于骨骺破坏处边缘、右胫骨侧、腓骨侧各取出一颗直径约 3 毫米子弹。术后继续抗炎、对症支持治疗，伤口愈合。11 月 9 日拆线。11 日，患儿又发热，右膝关节肿痛。17 日右膝关节压痛，有波动感，并抽出 14 毫升浑浊液体。24 日 X 光片显示膝关节及周围未见残留异物影，胫骨骨骺及干骺端骨纹理模糊，见骨膜反应。25 日晚，行右膝关节腔灌洗及引流术，术后联合抗炎及关节腔冲洗，右膝关节肿痛明显减轻。12 月 8 日拔除引流管。在家属强烈要求下 12 月 10 日患儿出院。出院后患儿右膝关节功能障碍，家属认为与市一医院治疗不及时有关。市一医院遂向市医疗事故技术鉴定委员会申请鉴定。1999 年 6 月 16 日，市医疗事故技术鉴定委员会鉴定不属医疗事故。

2000 年，市一医院处理医疗纠纷 30 余起。2 月 26 日，邵阳藉商人胡某之子因患急性喉炎、喉梗阻 2 天，于当晚 8 时到市一医院就诊。入院时烦躁不安，口唇发绀，吸气时三凹征明显，吸入性呼吸困难Ⅲ～Ⅳ度。8 时 10 分在手术室行局部麻醉下气管切开术，放置内径为 6 毫米气管套管。术后呼吸困难无明显改善。回病房后约 5 分钟，患儿阵发性躁动不安，当班医师怀疑气管套管松脱，立即拔除气管套管，植入大口径吸痰管并行人工通气，面色发绀稍有缓解，但呼吸仍不规则，时有呼吸暂停。改用呼吸机辅助通气，同时给予脱水利尿、大剂量糖皮质激素、抗生素及纠酸等处理。患儿仍处于昏迷状态，全身阵发性抽搐，大小便失禁，但生命体征渐趋平稳。4 月 28 日，市一医院特邀湘雅医院神经内科教授唐北沙、耳鼻喉科教授赵素萍、儿科教授曹励芝来院会诊。三位教授认为，患儿入院诊断明确，气管切开指征明确，手术及时，操作无误。术后患儿病情发生变化的短时间内医院处理方法得当，人员到位。患儿后期治疗主要是护脑、高压氧、对症治疗，预后不理想。患儿家属要求将患儿送往长沙或北京治疗，其医药费、护理费、患儿及护理人员生活费等均由市一医院负担，或一次性由医院赔偿 100 万元。后经多方努力终得妥善解决。

2001 年，全市医疗纠纷立案比上年减少 50%，未发生医疗事故。

2002 年 4 月 4 日，国务院发布《医疗事故处理条例》，规定医疗事故技术鉴定由当地医学会组织进行。市卫生局授权市医学会成立医疗事故技术鉴定工作办公室。市医学会商调 2 名专业人员成立市医疗事故技术鉴定工作办公室（下简称市医鉴办），负责医疗事故技术鉴定的日常工作，叶拥军、覃长青分别任办公室主任、副主任。7 月 3 日，市卫生局发出通知，要求全市县以上医疗机构推荐市医疗事故技术鉴定专家库成员。推荐人员专业范围为临床类专业（医疗、护理）、与临床诊断密切相关专业、药学专业、法医专业。推荐人员地域范围为本市行政区域内县以上医疗机构担任高级技术职务三年以上者及具备高级技术职务任职资格的法医。所推荐专家须有良好的业务素质和执业品德，凡患者口碑不好、社会公信度较低、发生过违法乱纪的人员一律不得推荐。全市共推荐 308 名专家。9 月 1 日，中华医学会常德市分会发出聘书，聘请马加林等 220 位专家为常德市医疗事故技术鉴定专家库成员，聘期 4 年。即日起，全市医疗事故技术鉴定交由医学会负责。7 月 9 日，市卫生局与中国人民保险公司常德分公司联合发出通知，决定在全市各医院统一办理医疗责任保险，并确定原则上归口德山人民保险公司承保。投保方式为医院集体投保和医务人员个人投保。投保医疗责任险的医疗机构及其医务人员在发生可能导致赔偿的医疗事故后，保险公司可介入医疗事故的调查。依法确定需要赔偿后，保险公司提供投保金额限额内的赔偿。由于医疗责任划分难，医疗鉴定周期长，医疗机构与保险公司各有所顾虑，医疗责任险的推行并不顺利。

2002 年 11 月 11 日，市卫生局通知，石门、临澧、桃源、澧县、安乡 5 家县人民医院负责本县范围内本单位以外的医疗事件争议中的尸检工作，常德职业技术学院病理诊断中心和市一医院负责武陵区、鼎城区、市直医疗单位、县级人民医院医疗事件争议中的尸检工作。

2004 年 12 月 15 日，市医学会聘请第二批 45 名专家为医疗事故技术鉴定专家库成员，聘期 4 年。

2005 年，全市发生较大医疗纠纷 283 起，2006 年发生 311 起，2007 年发生 305 起，2008 年发生 292 起。其中市区 2006 年发生较大医疗纠纷 35 起，2007 年 48 起，2008 年

45 起。

2005 年 7 月 25 日，市卫生局印发《常德市重大医疗纠纷专家咨询和责任追究实施意见（试行)》。《意见》规定：医疗机构疑有重大医疗过失导致患者死亡所发生的医疗纠纷或发生赔偿额（补偿额）2 万元以上的医疗纠纷为重大医疗纠纷。发生可能存在重大医疗过失导致患者死亡的应在事件发生后 8 小时内上报卫生主管部门，赔偿额（补偿额）2 万元以上的应自达成协议后 48 小时内上报卫生主管部门。重大医疗纠纷发生后未进入医疗事故技术鉴定程序，卫生行政部门从医疗事故鉴定专家库中随机选定相关专家，依据病历资料及调查核实情况，技术咨询病例处理过程并出具重大医疗纠纷专家咨询意见书。医疗机构发生重大医疗纠纷而不如实提供相关材料、不配合相关调查，导致医疗纠纷专家咨询制度不能进行的，应当承担医疗事故责任，并由卫生行政部门给予相关处罚。发生重大医疗纠纷隐瞒不报的，给予单位和有关责任人行政或纪律处分。发生二级乙等以上医疗事故且负完全责任或主要责任，或发生重大医疗过失而影响恶劣的单位取消当年评先评优资格。医务人员发生严重医疗过失或三级、四级医疗事故的取消其年度评先评优资格，扣发部分奖金、津贴；发生二级医疗事故的下岗学习培训，情节严重的低聘技术职务半年到一年；发生一级医疗事故的低聘技术职务 2~3 年，情节严重的解除现聘技术职务，取消其技术职务任职资格，给予行政处分并追究法律责任。因医疗事故导致经济赔偿（补偿），事故当事人负担赔偿（补偿）总额不少于 20%。是年，中华医学会授予常德市医鉴办医疗事故技术鉴定工作先进单位称号。

2006 年上半年，在一例医疗事故技术鉴定过程中，患方代理人对鉴定结论不服，诉至市卫生局，指责医鉴办违反程序。市政府派出调查组查阅鉴定过程全部档案，每一份法律文书的发出、每一次问话记录均有当事方亲笔签字，该告知的均有明确、详细的告知，该说明的均有详细说明，鉴定会议程皆有专家组组长、案件经办人、案件责任人三人签字。调查组认为程序合法。7 月，卫生部办公厅、中华医学会到常德调研，全程旁听了市医学会医疗事故技术鉴定会，充分肯定了市医学会的医疗事故技术鉴定工作。9 月，市医疗事故鉴定委员会办公室完成专家库换届和专家库成员培训。

2006—2008 年，全市 146 家医院、118 家个体诊所投保医疗责任险，累计向保险公司缴纳保费 966 万元。保险公司累计理赔医疗责任险案件 389 起，涉及医患人员 857 人，兑付医疗赔款 1056 万元。到 2008 年，全市二级以上医院、社区医院和乡镇卫生院 338 家，投保医疗责任险的 93 家，仅占 27.5%。2009 年，医疗责任险发展为医疗责任系列保险，包括针对医疗机构的医疗责任险、针对医务人员的天使医疗保险、针对患者的病员意外伤害保险，承保方增加中国平安保险公司。

2008 年 6 月 10 日，市医鉴办受理患方陈某诉临澧县某医院医疗事故 1 宗。2007 年 12 月 22 日，3 岁患儿陈某因反复咳嗽 3 天至临澧县某医院住院治疗。入院初步诊断支气管肺炎，经抗感染等治疗后离院回家。当日 16 时 30 分左右返院，检查患儿面色灰暗，口唇青紫，呼吸心跳停止。经抢救后患儿心肺仍未能复苏，临床死亡。医院推测患儿死因可能为窒息。市医鉴办受理此案后，将医疗事故技术鉴定有关事项及鉴定的风险告知双方，在双方签署《医疗事故技术鉴定风险告知书》后，通知双方提交材料和缴纳鉴定费。6月18日上午，双方当事人在市医鉴办主持下，工作人员首先向双方告知抽签和抽签后有关事项，然后双方签署《抽签建立鉴定专家组有关事项告知书》，阅知专家库相关学科（儿科、法医学、耳鼻喉科）专家名录并确认回避人员后，按法定程序抽取专家10名，其中正式专家5名，候补专家5名组成专家鉴定组。19日，通知鉴定组专家和双方当事人召开鉴定会的时间、地点和要求，同日向鉴定组专家分送有关鉴定材料。26日下午2时30分，由专家组长主持召开鉴定会。患方代表3人、医方代表3人及医鉴办工作人员出席鉴定会。经双方陈述、专家质疑后，双方代表退场。专家鉴定组根据双方提供的资料进行充分讨论，经合议，形成鉴定结论并记录在案，由专家组长签发鉴定书。专家组认为：1.根据患儿入院时病史、临床表现、体格检查及辅助检查，医方支气管肺炎的诊断正确，予抗炎等对症治疗符合医疗原则。2.尸检报告证实：患儿系白豆吸入气管，致气管完全阻塞，窒息死亡。患儿入院时其家属未提供有呛咳史或异物吸入史，体格检查患儿亦无气管阻塞症状与体征，离院时一般情况好，无明显阵咳及气喘，说明患儿入院前及住院过程中未吸入白豆。患儿在离院后的等车途中，突发呼吸困难，返回医院时随之死亡，该过程符合短时内异物吸入后的临床表现。鉴定会现场咨询，患儿入院时发病已8天左右，尸检是在患儿死亡24小时后作出，照片上的异物白豆表皮光滑、包膜完整，与白豆长时间（8天）在气管内滞留后的外表不相符。因此，专家鉴定组综合分析认为：根据患儿发病时的临床表现及尸检报告，该白豆应是患儿在离院后吸入，故患儿的死亡与医方的医疗行为无因果关系。此案不属医疗事故。是年，共收到委托鉴定案例154宗，完成鉴定66宗，其中构成医疗事故的28宗，占42.42% 。涉及学科以骨科、妇产科及普外科为多，其构成比分别为37.5%、29.16%、12.5%。

2009年3—6月，市三医院连续发生3起医疗纠纷，因医院均存在不同过错，共计赔偿患方5.3万元，负担患者医药费25271.22元。4月23日，市社会综合治理委员会办公室、市卫生局、公安局、司法局联合发布《全市开展集中治理医患纠纷专项行动工作方案》。《方案》明确了综合治理部门和宣传、卫生、公安、司法、民政、工商、城管、保险监管等各部门职责，成立预防和处置医患纠纷联席会议，分四个阶段进行集中治理。4月6日，市委、市政府召开会议专题研究医疗纠纷防范与处置工作。市卫生局在会上透露："近些年我市医疗纠纷群体性事件越来越多，社会闲杂人员参与的越来越多，违法犯罪的越来越多，利用媒体、网络炒作的越来越多。"4月28日，市政府召开防范和处置医患纠纷专项行动电视电话会议部署专项治理行动。各区县（市）设分会场，近500人参加会议。会后，各区县（市）相继召开会议部署。市卫生局每位局领导分工包干一个区县（市）或一家市直医院。7月29日，市卫生局制定下发《常德市医患纠纷人民调解制度》。

《制度》称："本制度所称的人民调解组织参与医患纠纷调解，是指武陵区人民调解委员会对患者在辖区内医疗机构就医过程中与医疗机构之间发生的民事纠纷进行调解。"各区县（市）亦参照市级制定医患纠纷人民调解制度。逐步形成医患双方先内部调解，再人民调解，再医疗技术鉴定，最后司法处理的程序。是年，全市发生较大医患纠纷333起、群体性"医闹"*事件61起。市医疗事故技术鉴定工作办公室彭进华被中华医学会授予全国优秀医疗鉴定工作者称号。

2010年3月，覃长青任市医鉴办主任，彭进华任副主任。上半年，全市发生较大医患纠纷34起、群体性"医闹"事件5起。9月，全市508位各科专家被聘为第三届医学鉴定专家。邀请省医鉴办主任、主任医师阎瀚对新入库的220名专家就如何准确公正做好医疗事故技术鉴定举行专题讲座。是年，市医疗事故技术鉴定工作办公室收到委托案例170宗，鉴定结案59宗。其中构成医疗事故的29宗，一级医疗事故5宗，三级医疗事故19宗，四级医疗事故4宗。医疗机构负完全责任5宗，主要责任10宗，次要责任6宗，轻微责任8宗。发生在一级医院19宗，占32.3 %；二级医院31宗，占52.54%；三级医院9宗，占15.25%。全年发生医疗纠纷277起，经司法途径解决15起，经第三方调解解决16起，卫生行政部门调解解决20起，医患双方协商解决170起，医方共赔付患方

表4-17-6-1　2002—2012年常德市医疗事故技术鉴定情况统计表

年度	受理委托案件数	已鉴定案件数	不受理案件数	中断鉴定案件数	终止鉴定案件数	待鉴定案件数	鉴定为医疗事故案件数
2002	14	4	—	—	—	10	1
2003	55	39	—	7	8	9	14
2004	65	43	—	1	2	—	15
2005	95	71	—	1	21	23	16
2006	123	83	2	10	10	32	30
2007	135	101	—	3	39	31	30
2008	154	105	2	7	39	40	28
2009	167	95	2	4	26	66	24
2010	165	127	—	11	68	27	29
2011	98	83	—	9	43	6	18
2012	75	41	—	11	17	6	18

* 医闹：患方在医院就诊过程中，借患者出现意外事件，以不正当手段获取不正当经济赔偿的行为。常有职业医闹人员参与其中以牟利。

1900 万元。

2011 年 4 月 7—9 日，湖南省第九次医学鉴定工作研讨会在常德召开。市一医院制定“医疗风险见证谈话制度”，临床科室医疗风险见证谈话意识明显增强，全年共参与科室风险见证谈话 295 次，有效规避了多起医疗纠纷的发生。县级以上医院落实医疗纠纷、事故责任追究制度，制定“接待处理医疗服务投诉流程图”，认真执行《医院投诉管理办法》，建立台账，积极调查核实、处理、整改，并做好回访解释工作。实行医疗纠纷隐患科室主动上报制度，做到提前介入，评估态势，正确引导，防患于未然。畅通投诉渠道。各医院均公示投诉电话，设置意见箱。建立健全医疗纠纷第三方调解机制，每当出现纠纷苗头，及时与主管部门、公安等相关部门联系，实行第三方介入调解，实行警民联防，妥善处理医疗纠纷，化解医患矛盾，规避重大恶性事件的发生。市医鉴办修订完善医疗事故技术鉴定事宜告知书、医患双方鉴定材料认可同意书、确认专家鉴定组学科专业记录单、专家回避记录单、各种通知签收及挂号信回执粘贴单等文本，使各个环节更趋严谨，鉴定程序更加公正、透明。是年，市医鉴办受理鉴定申请 98 宗，鉴定 40 宗，中断 9 宗，终止 43 宗，待鉴定 6 宗，无重新鉴定案例，再次鉴定结论符合率达 90%以上。

2012 年，市医疗事故技术鉴定工作办公室有在编工作人员 4 人，被评为全国优秀医鉴办，医鉴办主任覃长青被评为全国优秀医鉴工作者并获得医鉴奉献奖。

第七节　援外医疗

1988 年 6 月至 1990 年 6 月，市一医院放射科向才波受派到西藏波密县人民医院工作，并在该院举办了一期医疗、放射专业知识学习班，培训 10 多人。

1992 年 4 月 17 日，市卫生局通知市二医院、鼎城区和石门县、临澧县卫生局分别选派放射科、妇产科、病理科、麻醉科医师各一名支援西藏林芝地区人民医院，为期两年。市二医院派出放射科医师唐西平，石门县卫生局派出麻醉师林昌和。9 月 14 日，市卫生局通知，从 7 月 1 日起，援藏人员每月补助由 25 元提高到 200 元。

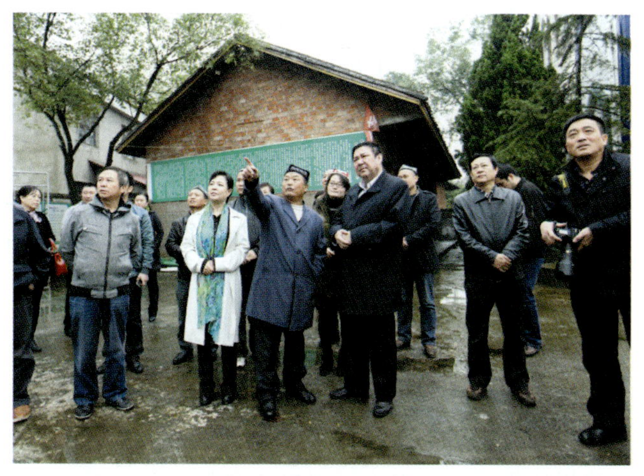

2012 年 11 月 16 日，新疆维吾尔自治区卫生厅厅长买买提·牙森（前右三）在桃源县回维乡考察卫生工作。前左二为常德市卫生局局长马慧　　（彭洪伟摄）

1995 年 4 月底，市卫生局派出

1名内科基础讲师、1名基础英语讲师前往西藏阿里地区，9月底离开西藏返乡。援藏人员在本单位工资奖金福利待遇不变，另每月补助200元，同时由西藏阿里地区每人每月补发地区工资差额及当地奖金福利等待遇，另补发每人每月300元。

2002年12月至2004年12月，市一医院麻醉科副主任医师黄昌林受派到津巴布韦来瓦约医院工作。2003年9月至2005年9月，市一医院影像诊断科副主任医师何雨洁受派到津巴布韦首都哈拉雷中央医院工作。两人均出色地完成了援外任务，受到受援国的好评。

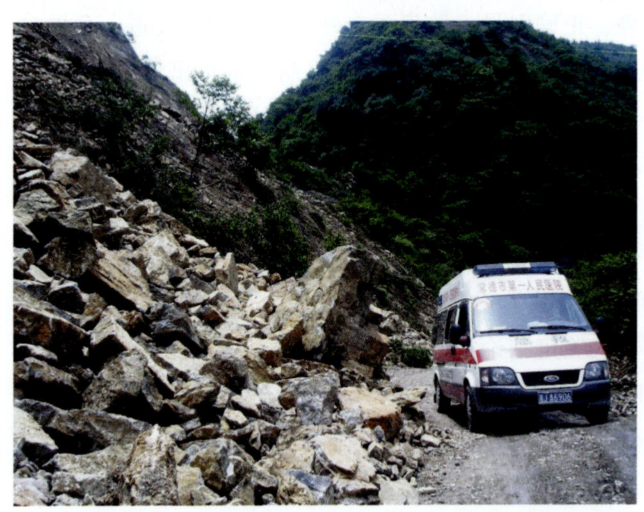

2008年5月，常德市医疗队的救护车为抢运伤员，冒着随时可能发生的山体滑坡风险在四川地震灾区行驶

（肖庭华摄）

2004年4月，石门县人民医院派出妇产科专业人员李赛媚，鼎城区疾控中心派出1名卫生防疫专业人员，均为主治医师以上职称，年龄均在45岁以下，前往西藏山南地区隆子县人民医院和县疾控中心工作7个月，11月底返回。援藏人员每月生活补助提高到1000元，并按1500元标准一次性发给节假日慰问金。同时，市一医院接受隆子县人民医院内科医师1名、市妇幼保健院接受该县人民医院妇产科医师1名进修，时间一年。进修期间，接受进修单位每月发给进修人员500元生活补助。

2005年，市一医院、武陵区和津市市卫生局各派出普外科专业1人，市一中医院、鼎城区和临澧、澧县卫生局各派出妇产科专业1人，市一医院、市一中医院和汉寿、安乡县卫生局各派出麻醉专业1人到西藏山南地区隆子县人民医院工作，均于4月赴藏，11月返回。

2006年4月，临澧县卫生局派出1名普外科主治医师、澧县卫生局派出1名妇产科主治医师、市一医院派出1名心血管内科硕士研究生到西藏山南地区隆子县人民医院工作，11月返回。

2007年5—11月，市二医院主治医师宋海被派往西藏山南地区隆子县人民医院工作。

2008年5月9日，市卫生局通知，鼎城区卫生局选派1名普外科主治医师，津市市卫生局选派1名妇产科主治医师，汉寿县卫生局选派1名麻醉科主治医师援藏。5月12日汶川地震后，市卫生局派出4台救护车、8名司机随省抗震救灾医疗队于5月14日抵达四川都江堰灾区，5月26日，2台救护车、4名司机抵达都江堰灾区转运伤员。5月20日，派出6名卫生监督员、8名消杀灭专业队员参加全省第二批抗震救灾卫生监督监测分队赴四川彭州市工作，7 月 1 日返回。随后派出第二批 11 人、第三批 30 人救灾医疗队。是年，全市先后派出 8 批医务人员对口支援四川阿坝州理县人民医院、中医院、妇幼保健站和米亚罗、薛城、通化卫生院，帮助恢复重建，培训医务人员，参加巡回医疗等。其中 9 名医务人员在救灾前线入党，市卫生监督局副局长肖庭华被评为全国医疗卫生抗震救灾先进个人。

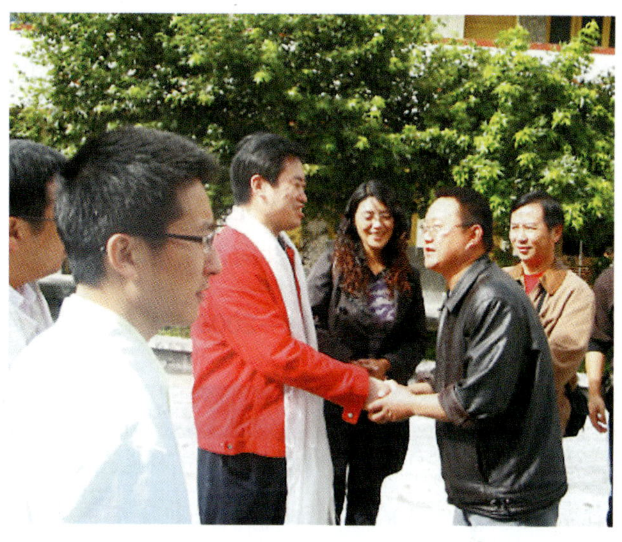

2008 年 9 月，常德市卫生局局长郑家火（左三）等一行赴四川省地震灾区理县米亚罗镇卫生院商谈支援该院重建事宜，受到热情欢迎 （彭洪伟 摄）

2008 年 11 月至 2009 年 2 月，市二医院副主任医师谢建军、主管检验师高兰被派往四川省理县人民医院支援工作。2008 年 11 月 20 日至 2009 年 1 月 10 日，留在四川理县的 19 名医疗队员共下乡下村 242 次，开展卫生监督监测 218 次，发放疫苗 34000 人份，健康教育 186 场次、受众 2118 人次，巡回医疗 7453 人次，接诊、转诊、护理病人 10770 人次，健康体检 4148 人次，心理干预 689 人次。为帮助受援的理县人民医院、中医院、妇幼保健站和米亚罗、薛城、通化卫生院提高医疗技术水平和管理水平，医疗队员分组驻在各单位，参与单位医疗工作和管理，举办培训班和技术讲座 224 场次，培训 1549 人次；提出合理化建议 192 条，赠送“三基”培训教材、医院管理制度蓝本等 100 多份，制作“三基”训练多媒体课件 19 个。帮助医院、卫生院建立各种规章制度，指导医疗卫生工作。3 所卫生院震后均在活动板房里工作。驻在卫生院的医疗队员克服困难，冒着余震和飞石的危险，一面接诊、处理伤病员，一面手把手地指导当地医务人员的业务和管理，两个月时间内接诊伤病员 3600 余人次，护理输液 2200 余人次。米亚罗是理县海拔最高的乡镇，来自安乡的 3 名医疗队员在寒冷缺氧的环境中热

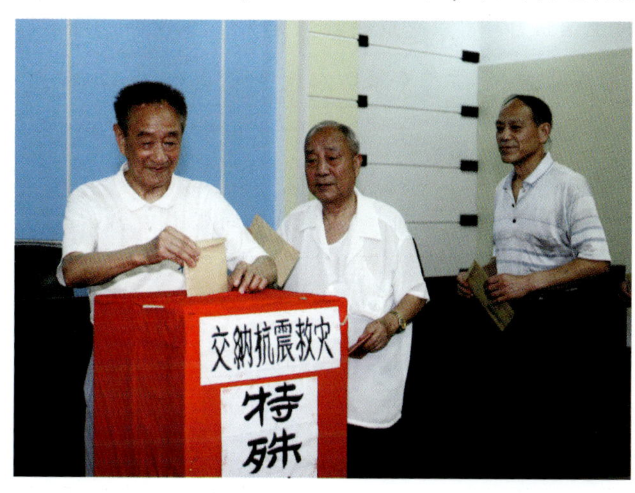

2008 年 5 月 28 日，市卫生局离退休干部交纳抗震救灾“特殊党费”。图中自左至右依次为皮业银、刘泉水、漆作全 （彭洪伟摄）

情为藏族同胞服务，50 多天内接诊伤病员 2000 多人次，冒着余震和飞石的危险下乡 20 多次，有一次队员皮德勇翻山越岭到藏族同胞家出诊，路上被飞石砸到脸上，顿时鲜血直流。他捂住伤口继续赶往目的地，及时处理了病情，藏族同胞非常感激。

2009 年 3 月 3 日，市卫生局发出表彰通报，市妇幼保健院杨御华、市四医院徐宪忠、汉寿县中医院祝平为援藏工作先进个人，向绪林等 70 人为援助四川抗震救灾工作先进个人。1988—2008 年，常德市共向西藏派出援藏医疗队员 36 人。

表 4-17-7-1　2004—2008 年常德市支援西藏隆子县部分人员情况一览表

姓名	性别	出生年月	学历	专业技术职称	派出单位	工作时间
李赛媚	女	1974.7	本科	妇产科主治医师	石门县人民医院	2004.4—2004.11
王跃元	男	1969.2	本科	公卫主管医师	桃源县疾控中心	2004.4—2004.12
文碧元	男	1960.2	本科	副主任医师	常德市第一中医医院	2005.4
倪　艺	女	1969.11	本科	副主任医师	常德市第一中医医院	2005.4
周　全	男	1972.12	硕士	主治医师	常德市第一人民医院	2006.5—2006.11
彭伏元	男	1971.6	本科	医师	临澧县人民医院	2006.5—2007.5
张　慧	女	1964.11	本科	妇产科副主任医师	澧县妇幼保健院	2006.5—2006.11
毛学文	男	1975.11	本科	外科主治医师	安乡县人民医院	2007.3—2007.11
宋　海	男	1972.11	本科	麻醉科主治医师	市一医院德山分院	2007.4—2007.11
祝　平	男	1971.9	本科	麻醉科主治医师	汉寿县中医院	2008.4—2008.11
杨御华	女	1968.9	本科	妇产科主治医师	常德市妇幼保健院	2008.5—2008.11
徐献忠	男	1973.4	硕士	主治医师	常德市第四人民医院	2008.4—2008.11

第十八章　卫生监督管理

1997 年市卫生局执法监察大队成立前，常德市卫生监督执法主体分散在卫生行政主管部门、药品监督检验机构、卫生防疫机构和妇幼保健机构，并且法律意义上的执法主体均为卫生行政部门，各具体监督机构并无执法资格。1997 年 4 月，市卫生局执法监察大队成立，代表市卫生局行使执法权。各区县（市）亦先后成立卫生执法机构专司卫生执法。

第一节　卫生行政许可

1988 年，常德市、县两级卫生局发放公共场所卫生许可证 1541 家。是年，中共常德地委主办的《常德信息》第 28 期披露“桃源县无证行医问题严重”。市卫生局会同桃源县卫生局对该县已发个体行医执照和药品经营许可证者全面进行考试考核，对其中 31 家无证行医卖药的乡村医生进行考试考核后，合格者发给个体行医执照和药品经营许可证，不合格者一律取缔。全市发放食品卫生许可证 25697 个，核证 10214 个，发核证率为 95.29%。吊销卫生许可证 1 户。

1989 年 3 月，市卫生局制定《关于清理整顿医疗机构和个体开业行医的实施方案》。3—12 月，对全市 355 个系统内医疗机构和 474 个社会及个体医疗机构进行登记和开业资格审查；组织全市 936 名不符合免试条件的 738 名个体医务人员参加省卫生厅和市卫生局组织的考试、考核，合格者重新发证，准予开业。

1990 年，市卫生局制定《常德市贯彻执行〈医师（士）、中医师（士）个体开业管理暂行办法〉实施细则（试行）》。清理整顿 1171 家个体开业医疗机构，发放医疗执业许可证 515 家。整顿不合格零售药店 77 家、不合格药品生产经营单位 7 家，发放药品生产经营许可证 33 家。取缔无证无照者 50 人，核销许可证 4 家。

1991 年 1 月，在武陵区召开个体行医整顿工作现场会。会后，全市 198 名个体行医人员经考试合格，发给行医执照，准予开业。全市开展个体行医整顿，取缔无证诊所 327 家，没收非法所得 4475 元，没收药品价值 30630 元，罚款 4810 元。完成全部药品生产经营企业许可证的核发，向 4386 家医疗机构核发了药品制剂许可证，并限期整改 163 家，取缔 248 家的药品制剂。

1992 年 5 月，举行乡村医生、村妇幼保健员考试考核。8 月 10 日，市卫生局、市计划生育委员会发出《关于计划生育手术人员考核考试发证的通知》，规定“凡在各级各类计划生育及医疗保健单位工作、具有相当中专以上学历且具备男女性结扎、人工流产、上（取）环、引产四种手术中某种手术实际操作能力，和经县级计划生育技术服务站培训并取得合格证者，均可报名参加考试考核。考试考核合格人员，属于医疗保健单位的由卫生行政部门发给合格证，属于计划生育单位的由计划生育部门发给合格证。”明确所有节育手术人员必须取得节育手术“合格证”后方可从事“合格证”中规定的节育手术。是年，发放食品卫生许可证28206户，换证10556户，发证、换证率100%。

1993年，市卫生局发出《关于加强消毒管理工作的通知》，规定“医疗卫生用品生产单位必须经卫生监督机构审查，取得消毒‘卫生许可证’后方可生产、销售、经营”。同年，凡有X线机的医疗卫生单位换发射线工作许可证。是年，经省卫生厅审核批准，常德市790名乡镇卫生院无职称人员、293名乡村医生和286名个体行医人员考试考核合格。

1994年12月起，实施《湖南省验光与眼镜行业卫生管理办法（试行）》，对验光配镜行业进行监督审查，发放“验光合格证”和“卫生许可证”。两证发放后每四年复核一次。从事验光、眼镜加工、销售的从业人员每年进行一次健康体检，领取健康合格证，持证上岗。市防疫站负责眼镜质量检测，抽检合格的眼镜发给合格标志，无合格标志的眼镜禁止出售。

表4-18-1-1　1995年常德市医疗机构登记注册情况一览表

县市级医院		中心卫生院		乡镇及街道卫生院		厂矿企业医疗机构		村、街道卫生室（所）		事业单位保健室（所）		个体医疗机构	
家	已注册	家	已注册	家	已注册	家	已注册	家	已注册	家	已注册	家	已注册
30	30	38	32	262	250	196	140	3530	1767	130	45	1325	85

1996年1月30日，市卫生局、市教委发出《关于开展托儿所幼儿园卫生保健工作的通知》，规定4月底前各地托儿所幼儿园要向当地卫生主管部门申请注册。托儿所、幼儿园必须遵照卫生部和省卫生厅有关规定，配齐卫生保健人员和相关设施。不符合相关要求的托儿所幼儿园不予注册，并不能开业。2月22日，市卫生局发出《关于对开展“预防性健康检查”单位资格审查认定的通知》，要求加强预防性健康检查的组织管理，杜绝不规范、不科学、不合格的健康检查行为，确保健康检查的质量。承担预防性健康检查的防疫站、妇幼保健院须经市卫生局审查批准后方可从事指定范围内规定项目的预防性健康检查工作。批准从事预防性健康检查的单位每两年复核一次。是年，全市637家医疗机构发证513家。

1997年4月，市卫生局执法监察大队成立，专司卫生监督管理，负责对食品生产经营单位和生活饮用水单位核发卫生许可证。公共场所卫生许可的受理、现场审查仍由市防疫站负责，公共场所卫生许可证的签发由市卫生局负责，其余由各区县（市）卫生局负责。至2002年7月底，共核发食品卫生许可证2514件，供水单位卫生许可证94件，公共场所卫生许可证507件，放射诊疗技术和医用辐射机构许可证5件。

1998年5月15日，市卫生局发出《关于实施性病诊治许可制度的通知》，对全市各级各类医疗保健单位和个体诊所进行全面清理整顿。凡从事性病诊治的医疗保健单位和个体诊所需先取得“医疗机构执业许可证”，再取得“性病诊治许可证”方可从事性病诊治。

2002年，市卫生局取消40项行政审批事项，合并、保留17项，均纳入市政府政务中心卫生窗口，实行“一站式”“一条龙”服务。8月，市卫生局执法监察大队派1人到市政务中心卫生窗口工作，负责食品及其生产经营单位和餐饮业经营者（包括学校、单位集体食堂）及食品摊贩、集中式供水单位、二次供水单位、放射诊疗技术和医用辐射机构许可项目的受理，对申请人提交的材料内容进行合法性、真实性审查。是年，共发放食品卫生许可证838件、公共场所卫生许可证267件、供水单位卫生许可证31件、放射诊疗许可证38件，取缔无证行医64起、营利性合作医疗专科18个，关闭DNA实验室。

2004年2月，市卫生监督所共发放食品卫生许可证1145件、公共场所卫生许可证349件、供水单位卫生许可证23件、放射诊疗许可证91件。是年，根据省卫生厅《关于全面推行食品卫生监督量化分级管理制度的通知》，市卫生监督所对市直管餐饮业、食堂、超市等单位实施量化分级管理*制度，对食品卫生信誉级别实行动态管理。其具体程序：经食品生产经营单位申请，市卫生监督所监督员现场评分，食品卫生量化分级管理领导小组集体评出等级，填写《湖南省食品卫生监督量化分级管理审查表》，经市卫生监督所负责人审查同意报市卫生局审批后，送市政务中心卫生窗口核、换、发卫生许可证。对取得卫生许可的食品生产经营单位进行经常性卫生监督量化评分，根据卫生许可和经常性卫生监督审查结果对其进行风险性分级和食品卫生信誉度分级，并确定次年食品卫生监督的频率。市卫生局对已评定等级的餐饮服务单位每年复评一次，实行上下浮动，并向社会公告评定结果。

2005年，市卫生局对市城区、德山开发区、西湖管理区、西洞庭管理区、贺家山原种场的200余家医疗机构逐户进行检查验收，责令整改78家，注销12家。对全市60家牙科诊所进行专项检查，关闭5家，对21家提出整改意见。

2009年，市政务中心卫生窗口受理的卫生行政许可有：医疗机构设置许可，医师执业注册及执业证书核发，护士执业许可，母婴保健服务机构执业及技术服务人员资格许可，外籍医师在华短期执业许可，乡村医生执业许可，新建、扩建、改建建设项目和技术

* 食品卫生监督量化分级管理是根据食品生产经营单位卫生许可审查和经常性卫生监督量化评价的情况将其分级，并确定监督检查频次。鼓励企业自律，加强对高风险、食品卫生信誉度低的食品生产经营单位的监督，提高食品卫生整体水平。

表 4-18-1-2　2005—2010 年常德市市本级食品卫生监督量化分级管理单位统计表

年度	A 级	占%	B 级	占%	C 级	占%	合计
2005	23	46	20	40	7	14	50
2006	48	43.64	47	42.73	15	13.64	110
2007	68	31.19	78	35.78	72	33.03	218
2008	65	24.62	82	31.06	117	44.32	264
2009	27	19.01	57	40.14	58	40.85	142
2010	16	28.57	30	53.57	10	17.86	56
合计	247	—	314	—	279	—	840

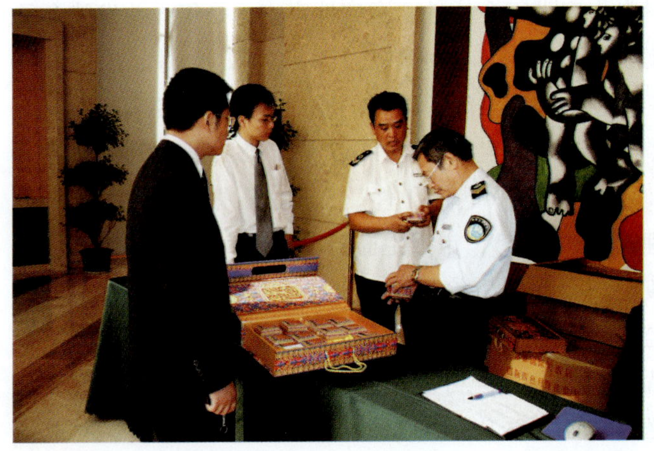
2006 年中秋节前夕，市卫生监督所所长成春初（右二）带领卫生监督人员检查月饼质量（彭洪伟摄）

改造、技术引进项目卫生审核，职业病危害预评价报告审核，公共场所卫生许可证签发，托儿所、幼儿园卫生保健合格证及工作人员健康合格证核发，供水单位卫生许可，麻醉药品、第一类精神药品购买证明核发，医疗广告证明审查，放射诊疗技术和医用辐射机构许可。2002 年 8 月至 2009 年，市卫生监督局共核发餐饮服务许可证 4082 件，其中桶装饮用水卫生许可 68 件、米粉生产企业卫生许可 7 件、碘盐生产经营许可 2 件。

2010 年，市卫生局在市政务中心设置卫生行政许可办公室，对卫生行政许可项目申报、受理、审核、现场审查、发证等程序重新进行调整，原由市卫生监督局负责的现场审查改由市卫生局行政许可办负责组织、协调相关专家、执法人员开展现场勘察、评审，市卫生监督局仅派 1 人参与现场审查，市卫生监督局分管领导不再参与相关行政审批事项的复审。 2011 年 5 月 1 日，市卫生监督局将餐饮食品安全监管、保健食品、化妆品卫生监督管理职责移交市食品药品监督管理局，卫生行政部门不再核发餐饮服务许可证。是年，行政许可办发放餐饮许可证 277 件、公共场所卫生许可证 253 件、放射诊疗许可证 22 件、供水单位许可证 166 件。

2012 年，卫生行政许可减至 12 项（医疗机构设置许可，医师执业注册及执业证书核发，母婴保健服务机构执业及技术服务人员资格许可，外籍医师在华短期执业许可，公共场所卫生许可证签发，托儿所、幼儿园卫生保健合格证及工作人员健康合格证核发，供水单位卫生许可，麻醉药品、第一类精神药品购买证明核发，医疗广告证明审查，放射诊疗技术和医用辐射机构许可，卫生专业技术资格考试报名、医师资格考试报名）。至11月30日，当年受理行政审批事项7952件，办结7941件，退办11件，办结率99.8%。其中医疗机构设置许可70件、母婴保健技术服务机构执业许可12件、放射诊疗技术和医用辐射机构许可30件、医疗广告证明审查核发23件、公共场所卫生许可证核发88件、供水单位卫生许可72件、托儿所幼儿园卫生保健合格证及工作人员健康合格证核发37件、医师资格及执业注册许可431件、卫生专业技术资格考试2659件，所有办结项目无一差错。

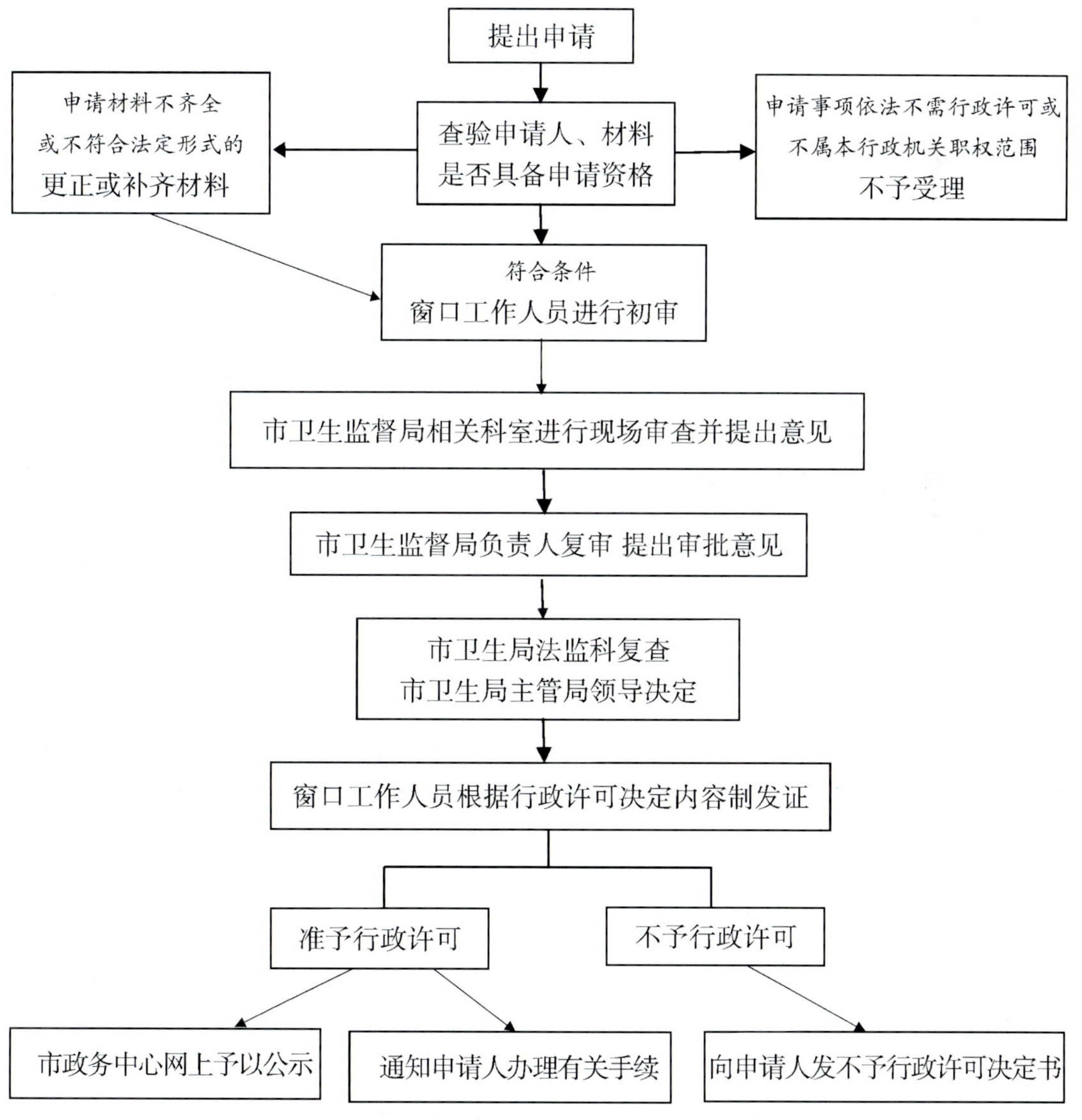

图3-18-1 常德市卫生局行政许可程序示意图

第二节　药品质量监督管理

1988 年，市政府召开电话会部署全市药品质量大检查。各区县（市）卫生局共调集 318 人，组成 108 个检查组，历时一个半月，检查药品经营使用单位 3512 家，覆盖率 50%以上。检查中西药品 57.81 万种次，合格率 94.8%，比上年提高 1.5%。共查出假劣药品 2567 种次，其中假中药材 42 种。98 家单位被停业或限期整改，关闭 4 家药店。立案查处假劣药品事件 208 起，案值 100 多万元；罚款 10 起共 44142 元。8 月 17 日，石门县中医院被评为全省中药饮片质量优胜单位。9 月 16—17 日，在汉寿县召开示范药房验收发证现场会，各区县（市）卫生局局长、药政专干和市一医院、市二医院、市五医院药剂科主任参加会议。

1989 年，市政府、区县（市）政府聘任药品质量监督员 69 人，区县（市）卫生局聘任区、乡专职或兼职药品管理员 242 人、村级药品报告员 2481 人，形成三级药品监督网。

1990 年，贯彻《湖南省〈药品管理法〉实施办法》，检查全市 2453 个药品经营使用单位 48 万余种次药品，总合格率 95.97%，其中中药材中药饮片合格率 92.6%，中成药合格率 98.7%，西药合格率 98.9%。查处违法案件 83 起，假劣药货值近 20 万元。没收违法所得及罚款 8.9 万元，责令停业整顿 36 家，吊销药品经营许可证 4 家，取缔非法经营 9 家，取缔非法药贩 69 起。汉寿县聘任 35 名乡镇药品管理员、203 名村药品报告员，落实了村药品报告员报酬，完善了县、乡、村三级药品监督网。该县中医院和朱家铺、沧港两卫生院的药房被省卫生厅授予中药饮片质量示范药房。8 月，市药政处完成 37 家药品批发企业换证验收工作。9 月，完成市直 9 家药品零售企业的换证验收工作。是年，市药政处被评为全国药品执法先进单位。

1991 年，重点查处假药。全市组织 742 人，成立专案组 276 个，检查 3975 家药品经营企业、区县（市）和乡、村医疗机构、个体诊所，发现有假药单位 228 家，查处假药货值 55387 元。处理 174 家从个体药贩手中购进假药的单位及直接责任人，没收假药和非法所得，并处罚款 45372 元，收审药贩 5 人。在 4300 个单位检查药品 110 万余种次，总合格率 95.72%。

1992 年，以基层为重点开展打假治劣活动。市卫生局分管药政工作的副局长挂帅，市药政处抽调 5 位药检人员，历时半年，查出海马、沉香等劣质中药材，复方丹参片、曲安缩松尿素软膏等劣药，果脯糖浆人参蜜、醒酒乐冲剂等冒充药品的非药品。查处药事案件 66 起，假劣药品货值 20 余万元，罚款及没收违法所得 55549 元。4—5 月，在全市为期两个月的药品质量大检查中，澧县、汉寿县、临澧县被评为药品质量大检查优胜县。

1993 年 4 月起，市卫生局会同公安、工商、检察、新闻等部门，历时两个多月开展药品质量执法大检查。出动检查组 18 个、457 人，检查 4204 家，占药品生产经营单位的 78.2%。检查各类药品 97.4 万种次，总合格率 98.1%。处罚 7 个单位，罚没 2.5 万元。

1994 年 12 月 5 日，市卫生局向市政府呈报《关于取缔桥南药材市场非法经营药品的请示》，反映鼎城区桥南药材市场 136 家药商中，经营中西成药的多达 99 户，库存药品近千万元，假劣药品屡禁不止，品种多达数十种。市药检所抽检 72 个品种，20%不合格。298 名药品营销人员无一具有药学专业资格，初小文化程度居多。其经销的中西成药多数来自省内主要的假劣药品集散地邵东廉桥药材市场。桥南药材市场商户经常采取临时关门闭户、转移药品等方法抗拒监督执法。4 月 28—29 日，市政府召开全市医药监督执法工作会议，各区县（市）政府及卫生局、医药局、市卫生局、新闻媒体等单位百余人与会。副市长刘昌进、市卫生局局长蒋祖建以及市公安局、市工商局、市监察局、市医药局等单位主要负责人讲话，布置全市 1994 年医药监督执法工作。1996 年 6 月 20 日，根据省工商局、省卫生厅、省医药局联合通知，市政府关闭桥南商贸城内所有药品集贸市场。

1998 年 8—10 月，市、县两级药检机构派出 890 人次，检查药品零售企业和各级医疗机构 4000 多家，检查救灾药品 3200 批次，查出不合格药品 245 批次，没收不合格药品货值 80 多万元。立案查处 420 家违法单位和个人，没收违法所得，罚款 30 多万元。是年，石门县、临澧县、汉寿县药品监督检验所获全市药品监督管理先进单位，桃源县人民医院、津市市医药公司、安乡县潺陵医院等 24 家单位获全市药品质量管理先进单位。

1999 年，常德市药品监督管理局成立。9 月 6 日，市药检所、市卫生执法监察大队药政管理人员成建制移交给市药品监督管理局，药品监督执法职能一并移交。

第三节　食品卫生监督管理

1988 年，全市有食品生产经营单位和个体户 37686 家，其中国营 3661 家、集体 7216 家、个体 26809 家；有 11 个食品卫生监督检验机构，共有食品卫生监督检验人员 214 人，其中专职监督员 98 人，兼职监督员 62 人，食品卫生检验员 54 人，乡镇、街道食品卫生检查员 437 人；食品生产经营单位自身有卫生管理员 1651 人，食品企业建立自检机构 156 个，配备自检化验员 400 人。全市共监督检查 55761 户次，没收或销毁产品 299 户次，达 46.63 吨，罚款 359 户次，罚款金额 37673 元，责令停业改进 321 户次。举办 3 期食品卫生监督员学习班。

1989 年 3 月、4 月、7 月，市人大、市政府领导带队在全市进行 3 次食品卫生执法检查，整顿 21 家酱油生产企业卫生状况。7 月 26 日至 8 月 3 日，抽查 124 家食品单位，检查得分 60 分以上的 105 家。成绩最好的是汉寿县、安乡县、石门县。行政处罚 13 家，限期改进 13 家，罚款 2 家。没收销毁临澧县食品公司未经索证购进的 2680 件变质啤酒，货值9万元，罚款3000元。监督检查全市6076家食品生产经营单位的加药食品，发现生产加药食品的10家，经营加药食品的占33.46%。共查出加药食品37种、11.73吨，加入药物43种，其中85%是药酒，主要产于东北三省；饮料和糕点糖果类占15%，主要来自广东、广西两省。检查出的无注册商标、无食品卫生监督和药政部门批准文号的产品，均予查封。

1990年，市城区培训食品从业人员8082人，占从业人员总数的97.39%。体检从业人员8243人，体检率100%。“五病”调离300人。取缔一批食品流动摊贩，吊销一批不具备条件的个体食品户的卫生许可证。对冷饮食品坚持集中生产、分散销售的原则，采取市、县两级审批，全市达到“三有四一”（有三天以上生产量的储备冷库，有自检能力，有良好的卫生设备；必须做到生产一批，检验一批，合格一批，销售一批）卫生标准的冷饮厂49家。非固体冷饮小品种生产经营和冷饮代销店106家全部达到“两有三不”（有良好的卫生设施和经营条件，有与销售量相适应的冷藏设备；不调进未经检验的产品，不销售不合格产品，不销售变质食品）的卫生要求。

1991年8月，抽查各区县（市）城关镇食品生产经营户159家，评出汉寿县、安乡县、临澧县和西洞庭农场为食品卫生工作优胜单位，石门县得分最高，授予食品卫生示范县特别奖。

1992年3月11—29日，为举办常德经技贸洽谈会及桃花源游园会，对市直管的17家接待单位进行重点巡回监督检查。5月8—9日，石门县接受省卫生厅考核验收，在县城抽查食品生产经营单位19家，其中一类户（90分以上）占57%；乡镇抽查10家，其中一类户占50%；被抽查的29户中无三类户（75分以下）。省考核组认为基本达到食品卫生示范县标准。是年，全市检测各类食品2517件，合格率90.82%，检测餐具3307件，合格率80.2%；共处理违法事件218起，申请法院强制执行38起。

1993年，石门县2700多家食品生产经营单位发证核证率、建档率、从业人员体检率均达100%，食品质量合格率90.75%，餐具消毒率89.75%，食品行业一类户达51.78%。5月24—27日，在全国食品卫生示范县验收中得分96.7分，确认为全国食品卫生示范县。

1994年3月1日起，卫生许可证一律由县以上卫生行政部门签发，由各级防疫机构负责发放管理。4月底前，凡达不到最低限卫生标准的单位或个体经营户一律收缴旧证，停业整顿，整改合格的方可发放新证。5月起，以创建国家卫生城市为中心，开展以饮食业为重点的卫生整顿，按照城市卫生迎检标准和市卫生局“六有六无”*最低限标准，严把卫生许可证审核关。捣毁地下伪劣食品点2处，取缔地下食品加工厂6家。是年，全市未发生食物中毒，在迎国检、创建国家卫生城市工作中，食品卫生、饮用水卫生均居全省

* 有足够的营业面积，有上下管水道，有防蝇防尘防鼠防腐设施，有“三证”（卫生许可证、健康合格证、培训合格证），有密闭垃圾容器，有消毒保洁设施；无鼠、无蝇、无变质过期食品、无污垢、门前无垃圾、无污水。

第二。

1995—1997 年，在文明卫生城市“省检”中，常德市包括食品卫生在内的三项指标得分和名次逐年下降，在全省排名由第 5 降至第 7 位，从甲级市降至为乙级市。为此，市政府发出通告，调整市城区临时摊担区和夜市区。夜市（含饮食、水果）经营业主必须在划定的区域和规定的时间（当天晚 7 时至次日凌晨 3 时）内持照依法经营。市卫生局以中小型饮食店、夜市摊点、流动快餐车为整治重点，把经常性检查与集中整治结合起来，行政处罚 54 家严重违反《食品卫生法》的单位，没收销毁过期变质假冒伪劣食品 2 吨多，责令 4 家不服卫生监督管理的食品生产经营单位停业整顿。市卫生局执法监察大队积极配合城管、工商等部门加强对夜市饮食摊担的整治，督促办理卫生许可证、从业人员健康证和卫生知识培训合格证，配备相应的卫生设施。取缔 8 处未取得“三证”、卫生设施不全和不到指定地点进行经营的流动摊担，撤除出店经营的饮食店乱搭乱建棚 200 多处。1997 年 7 月，全国皮划艇冠军赛和全国第八届运动会皮划艇预赛在常德举办。第八届全运会皮划艇预赛筹委会、市卫生局执法监察大队按照“国检”标准对市城区大中型宾馆进行全面监督检查，重点检查 8 家接待宾馆，对达不到卫生标准的单位出具现场监督检查意见书，限期整改。青峰招待所因不符合卫生要求予以调整，以确保运动员饮食卫生安全。

1996 年 6 月，市卫生局邀请新闻媒体参加，集中监督力量对市直管食品生产经营单位进行拉网式执法检查，发现部分食品生产经营单位未办卫生许可证，从业人员未进行健康体检擅自从业，不少单位违反操作规程，生熟食品混放，且无“四防”设施和卫生消毒设施，内外环境卫生极差。检查中，查封金宫大酒店、金月亮大酒店、市一医院职工食堂、德晖宾馆一楼餐厅等 9 家卫生不合格经营单位，责令市一中学生食堂、万琦大酒店等 30 家卫生脏乱差的单位停业整顿。10 月，市卫生局对部分被责令停业整顿和已被查封的食品生产经营单位进行复查，大部分单位对照标准进行了整改。宏达宾馆、玉楼东酒店等数家经复查合格的单位启封营业。

1997 年，针对市民关心的米粉生产厂家有使用发霉、变质大米，卫生条件极差等问题，市卫生局制定《常德市米粉生产企业卫生规范》。市卫生局执法监察大队对市城区米粉生产厂家进行全面监督检查，督促 12 家不合《规范》要求的米粉生产企业进行整改，共耗资 40 多万元；取缔 2 家整改后仍不符合《规范》要求的米粉生产厂家。2002 年 6 月，由市政府领导带队，电视台等新闻媒体参与，市食品放心办牵头，市米粉办、市卫生局、市质监局、市工商局联合开展市城区米粉生产加工企业食品安全执法行动。行动中发现如意米粉厂生产加工条件极不符合卫生要求，当场收缴该厂变质大米 28 袋（50 千克/袋）、1.0 千瓦电机 1 台，下达现场卫生监督意见书和限期整改通知书，强制停业整顿改造。2004 年，放心食品工程列入市政府为民办实事十件主要工作之一，市卫生监督所督促指导金健米粉厂率先在市城区各大社区配备 50 辆放心米粉流动销售车，建立放心米粉营销网络，实行定型包装和放心米粉标识。

1998 年 7 月，常德市遭遇特大洪涝灾害。8 月 15 日，市委、市政府在工农兵电影院召开市城区'98 卫生防疫大行动动员大会。市卫生局执法监察大队成立行动领导小组，由两名副大队长带队，以武陵大道为界，分东西两组开展食品卫生大整治，各组定岗、定责、定单位，取消双休日，实行巡回监督检查。与 158 家市直管食品生产经营企业签订责任书，现场督促各单位完善“四防”设施和消毒设施，灭蝇、灭鼠、灭蟑螂；大型饮食店和宾馆统一采用蒸气柜、电子消毒柜进行餐具消毒，小型饮食店强制使用药物消毒；对管理不善、整改后达不到要求的富丽皇大酒店、江海冰淇淋厂、九龙蛇城、八运村宾馆依法给予罚款和停业整顿，销毁禁止生产经营的食品 2.38 吨。在市城区开展食品卫生合格单位评选活动。由市卫生局执法监察大队对提出申请的 200 多家市直管食品生产经营单位进行审查验收，经评审确定华都大酒店等 30 家单位为首批市直管单位食品卫生合格单位，并在《常德日报》9 月 9 日第一版公示。随后开展第二批、第三批评选活动，共评选出 57 家食品卫生合格单位。

2000 年 5—6 月，市卫生局执法监察大队对啤酒的卫生质量、包装标识、产品检验合格证、广告发布等方面进行全面监督检查。审查、登记 19 家啤酒生产企业的 58 种产品，检查啤酒生产经营单位 132 户次，行政控制不符合《中华人民共和国食品卫生法》规定的 836 件啤酒，销毁其中变质过期、更改生产日期的 471 件，对 13 家生产企业的 21 个品种实施行政处罚，罚款 2240 元。并对 5 家发布啤酒广告的单位进行登记。6 月起，市卫生局执法监察大队加强餐具消毒管理，推广集中式消毒，积极促成在城区建立第一家消毒中心——全方消毒中心，对城区小型快餐店、早餐店的餐具统一实行集中清洗消毒和配送、回收，改变城区小型饮食店消毒不严的现状。元宵节与国庆、中秋期间，封存过期变质元宵数百千克，月饼约 500 千克，并追根溯源，查封了佳利食品厂等 3 家生产厂家。是年，全市共有各类食品从业户 12536 户，27699 名从业人员；实际监督 12524 户，监督 34090 户次；合格 30699 户次；应培训 27457 人，培训合格率为 99.96%；应体检 27693 人，体检合格率为 97.55%；总处罚 875 户次，罚款 53 户次计 42200 元。

2001 年 5 月，市卫生局执法监察大队配合市、区两级人大、新闻媒体对城区周边豆腐作坊开展突击检查，发现东郊乡唐家溶村一家豆腐作坊加工间设在猪栏旁，屋内箩筐盛装的豆腐爬满了苍蝇，工作人员着便装与拖鞋行走在箩筐之间，装豆腐的大缸满是污垢，室内积水发黑，加工间发现有 7 包湖北生产的工业石膏；在另一家位于武陵开发区高车村的豆腐加工店发现一小袋硫酸亚铁（硫酸亚铁可使豆腐增白，但长期食用可严重损害人体肝、脾、肾等）。执法人员当场没收工业石膏、硫酸亚铁，对不合格豆腐店下发限期整改通知书，取缔 2 家通过整改无法达到卫生标准的豆腐加工点。

2002 年，对冷饮、饮料生产经营企业实行市本级统一监管，市卫生局召开现场整顿会，组织 31 家冷饮、饮料生产厂家负责人集中学习《食品卫生法》《冷饮饮料生产规范》等法规；带领他们参观工艺流程先进、卫生质量过硬的澧县雪飞冰淇淋厂；对冷饮生产厂家逐户审查验收，不符合卫生要求的限期整改，注销5家通过整顿仍达不到卫生要求的冷饮饮料生产厂家的卫生许可证，责令5家基本条件不符合卫生要求的在建冷饮生产厂家停建。元旦、春节期间，市、区两级卫生监督执法人员对市城区部分食品批发部、个体加工作坊以及超市开展食品打假突击检查。没收假冒伪劣副食、饮料、酱油、食醋等不合格食品1.23吨，销毁过期、变质食品219千克，货值4000余元。停业整顿2家，立案查处3家，当场处罚4家，罚款4600元。并以一饮食店使用的可疑竹笋为线索，找到市城区北站市场的“鸿运来”“梦来”“运誉”等批发门面，发现货柜上摆着的竹笋、玉兰片，上附白色结晶，散发出刺鼻恶臭。继续追踪，在护城乡新建巷一居民家中发现阴暗潮湿的屋内到处摆放着大瓷缸，缸内用“甲醛次硫酸氢钠”（俗称吊白块）浸泡过的笋子白得刺眼，另一口缸内用色素浸染过的黄豆已变成绿色，地上到处是海带。执法人员当场收缴吊白块10千克、染色黄豆40千克、干白笋100千克、海带40千克、切割机3台，并查封加工作坊。

2003年，市委、市政府提出实施放心食品工程。市卫生局执法监察大队以《常德市饮用纯净水管理办法》为蓝本，对市城区31家纯净水厂中存在问题逐项提出整改意见，设计、绘制整改图。9月，市食品放心办组织验收，27家单位基本合格，责令验收不达标的4家单位停业整顿。《常德晚报》记者跟踪报道，及时向社会公布合格纯净水品牌及生产厂家。5月27日上午11时，市卫生局执法监察大队接到“常德职业技术学院有10名学生不明原因腹痛”的报告，随即开展调查，当场控制食堂加工用的各种食品原材料，并针对发现的问题下达卫生监督意见书，责令学校按照食品卫生法律法规逐条对食堂整改，不准销售凉拌食品。11月，按照《湖南省中小学幼儿园及少年儿童安全专项整治行动实施方案》，督促学校及其周边28家经营面积不足20平方米、厨房面积不足8平方米、其他卫生条件达不到《餐饮业食品卫生管理办法》要求的小餐饮店限期整改，帮助需要改造的学校绘制食堂改造平面图；取缔不具备开办条件的校内饮食店3家。经过整改，合格率87%。“非典”防治期间，共监督检查单位700余家（次），没收销毁假冒伪劣、过期变质食品15吨，处罚33家，立案查处4家，罚款1.9万元。

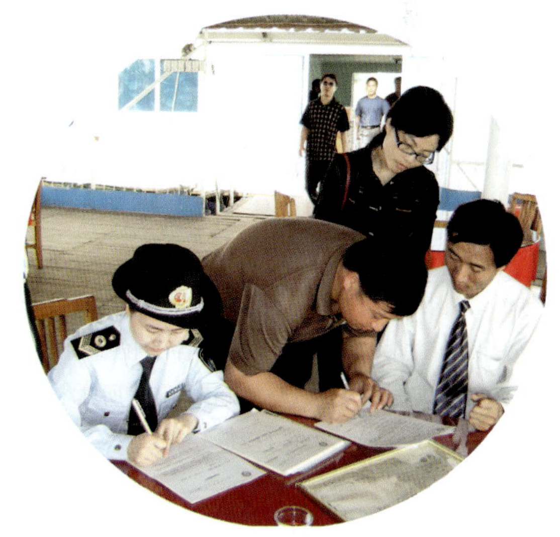

2006年4月26日，市卫生监督所卫生监督人员在柳叶湖水上餐馆进行食品卫生执法检查

（彭洪伟摄）

2004年，市卫生监督所制定《常德市包装饮用水安全信用体系实施方案（试行）》，设计出常德市包装饮用水生产企业经常性卫生监督量化评分表、常德市包装

饮用水生产企业行业评分表、常德市包装饮用水生产企业消费者评分表。对包装饮用水生产过程、厂区卫生、消毒措施、人员卫生安全意识、企业合法性及进货检验、索证索票、购销台账和质量追溯等制度落实情况进行量化评分。通过卫生监督部门量化评分、行业自律评分和消费者打分进行标化，确定 A、B、C、D 四级评分标准。11 月份，对城区 30 家包装饮用水企业开展安全信用体系量化分级评审，评定 A 级单位 10 家、B 级单位 6 家、C 级单位 14 家。A 级单位上报省级监督机构抽查合格颁发证牌，B、C 级单位由市卫生局颁证授牌。

2005 年 3 月，市卫生监督所召开潲水油加工场所调查专题会议。会后，6 名执法人员乔装打扮后于每天 17 时 30 分至 21 时在各大宾馆、酒店守候前来收潲水油的市民，然后跟踪至东郊、东江、芦山、三岔路等 7 个点，发现均为养猪场所。7 月 19 日晚，根据群众举报对“潲水油”制售窝点进行暗访，并与公安部门联合行动，对市城区护城乡皂果村 9 组、10 组的潲水油提炼窝点和收购窝点进行突击检查，一举端掉 2 个潲水油加工窝点和 1 个大型收购点，收缴潲水油 2 吨多，抓获非法炼制、贩卖及购买潲水油的两名男子。在检查小型快餐店、工地食堂、学生食堂等餐饮单位食用油的来源及索证情况时，发现无检验合格证的食用油一律就地封存，收缴来历不明、不能提供有效证明的食用油 4 吨多，立案查处 15 起，罚款 5 万元。4 月 29 日，对柳叶湖旅游度假区餐饮单位进行整改验收，并邀请常德电视台、常德日报社记者跟踪报道。4 家无证经营的餐饮单位因整改不达标被取缔，对拒不按整改意见书要求进行整改的 2 家餐饮单位给予罚款，收缴不符合卫生标准和要求的食品 60 余千克。对柳叶湖 4 家水上餐饮船只进行集中划区管理，统一迁至南侧靠近市污水处理站的位置，并责令餐饮船完善其上下水设施（即上水须用自来水、下水须排入市污水处理站下水管道进行集中污水处理），经督促整改落实到位。

2007 年 8 月起，为实现国务院提出的 3 个 100%、一个 95%的工作目标*，市卫生监督局围绕人民群众关注的热点问题开展餐饮消费安全专项整治。在原有开展信用体系经营档案建档的基础上，进一步规范建立食品及原料索票索证台账。年底，184 家市直管餐饮业、学校食堂、单位集体食堂等建立内部经营档案和信用档案，建立健全各类管理制度。与市教育局联合召开辖区内学校负责人会议并举办卫生知识培训班，市直大学、中学、小学、幼儿园、民办学校分管后勤工作的校长、总务主任、校医、炊事班长、保管员共计 190 余人参加培训。会上，与各学校签订食品安全责任状，明确学校法人代表是食品安全第一责任人。现场监督检查市直 34 所学校，下达卫生监督意见书 58 份，收缴销毁假冒伪劣食品 120 千克，当场处罚 4 家，立案查处 2 家。

---

* 即县城以上城市无卫生许可证经营单位的查处率达 100%，建立食品原料采购索证和台账管理制度单位达 100%，对餐饮单位使用病死或死因不明的畜禽及其制品以及使用有毒有害物质加工食品行为的监督检查覆盖率达 100%；食品卫生监督量化分级管理制度实施率达 95%；农村餐饮单位和农家乐餐饮经营行为基本规范。

2008年，市卫生监督局接到三鹿牌婴幼儿奶粉受三聚氰胺污染的通报后，立即成立专门工作组，全面开展餐饮业、学校、医院等环节不合格奶制品的清查，责令经营者立即停止使用22家企业69个批次不合格奶制品和9月14日之前生产的奶制品，下架退店，就地封存，并造册登记，专人监管，防止不合格奶制品再次流入消费环节。协同工商部门先后3次对市城区大小超市、商店进行暗访，未发现经营问题奶粉。9月19—21日，抽调6名卫生监督员参加市食品安全办组织的5个督导组，对各区县（市）37个乡镇79家超市、食品店、18家餐饮单位、11家学校进行督导检查，至10月14日，全市共出动卫生执法人员973人次，检查餐饮、学校单位552户次，食品超市、商店247户次；共下架不合格奶粉20.67吨，其中三鹿奶粉9.70吨，受理消费者有关奶粉的咨询、申诉和举报1070件，为消费者退换奶粉1799千克。全市免费筛查婴幼儿11.85万人次，确诊泌尿系结石2700余人，全部免费治疗，未发生死亡。

2009年，《中华人民共和国食品安全法》出台，食品生产企业交由质监部门监管。

2009年至2010年年底，在全市开展打击餐饮行业违法添加非食用物质和滥用食品添加剂专项行动。2009年1月8日，市卫生监督局召开市城区打击餐饮行业违法添加非食用物质和滥用食品添加剂专项整治工作动员大会，对参会的餐饮经营单位（包括学校食堂、集体食堂）的负责人进行“加强食品添加剂使用管理”的专门培训。会后，市卫生监督局组织各餐饮经营单位按照《食品中可能违法添加的非食用物质和易滥用的食品添加剂品种名单（第一批）》开展自查自纠，共收到97家自查资料。针对自查情况，市卫生监督局重点对28家市直管餐饮单位和23家学校食堂进行现场检查评估，指导使用食品添加剂（或香料）的业主完善食品添加剂管理制度，健全采购及使用登记台账。专项整治期间，共监督检查餐饮服务单位164户次，检查食品从业人员2503人，对2家使用过期食品添加剂的餐饮单位当场提出整改要求，行政处罚3户。抽检食品样品75份，查出雅康大酒店一楼餐饮部制作的卤鸭亚硝酸盐超标，卫生监督执法人员责令雅康大酒店立即整改，并罚款500元。

2011年，根据《中华人民共和国食品安全法》，餐饮消费环节监督职能划归食品药品监督管理局。

表 4-18-3-1　1988—2000 年常德市食品卫生监督情况统计表

年度	生产经营户数	检查户次数	警告并限期改进户次数	责令追回产品户次数	没收、销毁产品户次数	没收销毁产品重量（千克）	罚款户次数	罚款金额（元）	责令停业改进户次数	吊销卫生许可证户数	发核卫生许可证户数	发核证率（%）
1988	55831	56754	909	12	315	48711.7	380	38755.8	392	1	35911	95.29
1989	—	37627	1236	181	303	77226.1	228	18351.8	167	9	27439	89.25
1990	34306	61231	5166	2	488	51853.5	334	33046	515	5	31855	91.5
1991	28563	61512	543	34	147	17503.5	132	17740	162	—	—	—
1992	—	952	19	—	12	2191.37	24	2530	2	—	28206	100
1993	321	321	32	—	25	5715	30	3875	1	—	321	100
1994	23773	54156	249	—	159	14534	97	19720	77	—	—	—
1995	—	48306	647	—	106	6570.5	96	20450	147	30	18761	—
1996	21161	84192	850	58	124	27830	49	31500	28	6	16541	—
1997	—	—	1577	—	179	4130	57	109750	42	3	45	—
1998	13220	—	—	—	—	—	—	—	—	—	—	—
2000	12536	34090	418	2	95	3655	53	42200	23	—	—	—

第四节　医疗机构卫生监督管理

1991 年，全市组织 244 名医政管理人员对个体行医进行整顿，取缔无证诊所 327 家，罚款 4810 元。

1995 年，卫生、医药、工商、公安、监察等部门 586 人组成医药监督执法队伍，打击游医药贩 80 起，取缔非法行医 917 人，没收药品器械货值 15.5 万元。全市 2000 家医疗机构进行整改，1651 家医疗机构重新登记发证。

1997 年，对个体医疗机构进行“四统一”整顿，即统一由市政府发布整顿通告，统一由市卫生局组织个体医生考试，统一制发证牌，统一执法行动。全市 965 家个体医疗机构发放证牌 110 家，自动歇业 304 家，取缔 25 家，没收非法行医药品、医疗器械货值 2 万多元，罚款 3000 元。

1998—2001 年，持续清理整顿医疗机构。1999 年，清理整顿个体医疗机构 1356 家，查出非法行医 675 家。取缔无证行医 306 家，自动歇业 80 家。打击游医药贩 160 人次，没收药品和医疗器械货值 36.8 万元。汉寿县、石门县、澧县、桃源县、西洞庭农场、贺家山原种场措施有力，无证行医根本杜绝。2000 年，全市取缔 472 家不符合行医标准的个体医疗机构，执行难点申请法院强制执行。2001 年，取缔无证医疗机构 98 家，清退非法聘用人员 21 人，解除医疗机构承包租赁科室 15 个，取缔全市药店坐堂行医。

2002 年 8 月，市卫生局、市工商局发出《关于继续暂停发布性病医疗广告有关问题的通知》，凡已审查发证的医疗广告中含有性病内容的均予删除。9 月，取缔性病诊治机构 128 家，限期整改或停业整顿 8 家，清退资质不符合要求的人员 562 人。全市性病诊治市场秩序混乱情况明显改善。

2003 年，重点整顿非营利性医疗机构合资合作项目、个体诊所、坐堂行医、性病、肝病和医疗美容等医疗机构以及“医托”*、医疗广告。取缔非法诊所 207 家，查处无证行医 15 起，清除违法医疗广告 591 处，打击“医托”15 人。

2004 年 5 月起，市卫生监督所组成 2 个医疗机构集中整治小组，对江北城区、德山开发区、西湖管理区、西洞庭管理区、贺家山原种场的医疗卫生保健机构进行集中清理整治。共检查医疗卫生保健机构 58 家，下达现场监督意见书 58 份，关闭非法执业场所 2 处。德山医院牙科诊所执业人员不具备上岗资格，执业场所达不到卫生要求，当场关闭。6 月 7 日，市卫生局局长郑家火主持召开局长办公会议，听取集中整治情况汇报，针对各

* 采取夸大疗效，利诱、虚构所谓专家等手段哄骗患者到无行医资质或不出名医疗机构就医的人，多在正规医院附近活动。

医疗单位存在的问题，逐一讨论，对9家存在较严重问题的单位作出具体处理意见（见下表）。7月20日起，常德市医疗服务市场集中整治进入全面验收阶段。大多数医疗机构按照市卫生监督所下达的限期整改意见书认真整改，上述9家医疗机构积极整改，关闭肝病、性病、医疗美容等“院中院”；停播非法医疗广告；加强对执业人员的管理，对无执业医师证人员进行转岗或再教育培训；规范消毒灭菌；对专科诊室进行统一管理。市五医院放射科医生聂某6月10日仍单独为病人出具X线诊断报告，碎石科护士刘某6月4日为病人书写诊断性门诊病历和医嘱，遂立案调查，作出立即停止违法行为、罚款4000元的行政处罚决定。责令市一中医院立即改正出租皮肤性病专科的违法行为，没收违法所得11.51万元，并罚款5000元。收缴承包者大同市生物贸易有限公司全部诊疗器械，省卫生厅依法注销市一中医院的皮肤科诊疗科目。

2004年11月、2009年7月至8月，针对口腔诊疗存在消毒不严的问题，市、区两级

表4-18-4-1　9家医疗机构处理意见一览表

单位	存在的主要问题	处理意见
市三医院	1. 超范围开设整复美容外科医疗中心 2. 各专科医疗广告未获省级卫生行政部门的批文在媒体刊播 3. 两分支机构消毒设施不全，管理不规范	1. 对院本部超诊疗科目开设中心和专科予以立案。处罚金2800元 2. 两分支机构暂时停业，按《消毒管理办法》有关规定进行整改，待验收合格后再开业 3. 杜绝无证上岗及执业助理医师单独上岗的现象 4. 取消非法医疗广告。
市三医院美容整形康复保健门诊部	超出登记的诊疗科目“中医美容”开展隆鼻、做酒窝等医疗美容手术	1. 责令改正 2. 处罚金2800元。
市五医院	1. 医学美容中心为合资合作项目，在未取得《医疗机构执业许可证》情况下，已于2004年5月17日开业，现场见金辉医生正在为患者粟桂华做隆鼻手术 2. 各类医疗广告未获得省级卫生行政部门的批文在媒体上刊播	1. 对超范围开设的医学美容中心予以取缔，并处罚金1500元 2. 5日内解聘证照不齐全的医生 3. 取消非法医疗广告
市老年病医院	1. 超范围开展合资合作项目奇经治疗中心。 2. 碎石治疗中心张瑞无医师资格证和医师执业证上岗。	1. 对超范围开设的专科和中心予以立案，处罚金7500元 2. 杜绝无证上岗和执业助理医师单独上岗的现象 3. 取消非法医疗广告

续上表

单　位	存在的主要问题	处理意见
市一医院德山分院	碎石中心为合资合作项目	取缔碎石中心，处罚金2000元
德山莲花池社区医疗服务站	1. 医生胡军、刘玲、黄晶、李鸿军均未取得执业医师执业证单独执业 2. 超范围开设产科、B超、口腔科、心电图、针灸、化验、理疗、手术室、住院部（病床8张）	对超范围执业的违法行为予以立案，处罚金2800元。
德山蒿草湖社区卫生服务站	超范围开设B超、化验、口腔科、抢救室、手术室、住院部、产科，现场见剖宫产患者刘小平、胆囊切除术患者倪桂珍正在住院治疗	对超范围执业的违法行为予以立案，处罚金2800元
市一中医院	1. 所设性病中心为合资合作项目，未取得《医疗机构执业许可证》开展诊疗活动 2. 未取得省市两级卫生行政部门批文刊播医疗广告	1. 对性病中心的违法行为予以立案 2. 没收违法所得5577元 3. 处罚金2000元。
市妇幼保健院	1. 超范围开展医学美容中心诊疗活动 2. 未取得省、市两级卫生行政部门批文刊播医疗广告	1. 对超范围开设美容中心的违法行为予以立案，处罚金2000元 2. 取缔非法医疗广告

卫生监督机构对城区口腔医疗市场进行全面现场监督检查，发现存在口腔器械浸泡液未标示配制日期、消毒记录不全、未设器械清洗室和消毒室、使用中消毒浸泡容器上无标识等问题，均一一下达卫生监督意见书，责令限期整改。魏忠德牙科联合诊所医生魏某某、护士李某未取得医师资格证、护士执业证为患者龙某做烤瓷牙的行为给予500元罚款，责令立即改正；强制关闭甘露寺和德山莲池路两家屡教不改的非法牙科“黑诊所”，没收其医疗器械。2009年7—8月，现场监督检查中发现超批准科目开展口腔科诊疗活动的医疗机构及诊所32家。通过整改，其中22家诊所自行停止口腔科诊疗活动，对整改不到位的10家责令立即停止执业活动并处罚款。依法取缔4家无医疗机构执业许可证的口腔科个体诊所。

2005年，市卫生局、市科技局、市计生委、市公安局、市监察局、常德军分区后勤部、武警常德市支队等部门负责人联合组成打击非法行医专项整治领导小组，召开全市打击非法行医专项整治动员大会，各区县（市）卫生局局长、卫生监督所所长、县级以上医院主要负责人及相关科室负责人、市直医疗卫生单位负责人共80多人参加会议，副市长张元英提出彻底整治四大重点：取缔外包科室、封杀违规医疗广告、打击超范围执业、查处违法执业人员。市区两级卫生监督机构联合深入社区监督执法，取缔无证行医诊所5家，取缔坐堂行医3起，没收药品6件，没收器械、设备等7件。常德电视台、《常德日报》《常德晚报》进行跟踪报道，并就打击无证行医有关法律法规、识别常识制作专题节目进行播放。

2005年1月25日，群众举报鼎城区雷公庙镇一产妇非正常死亡。经调查核实，该门诊部超出核准登记的诊疗科目“西医内科”开展产科诊疗活动，为产妇石某某非法接生并致其死亡。依据《医疗机构管理条例》第46条，罚款3000元、吊销医疗机构执业许可证。3月，接到群众举报市三医院违法实施小针刀手术致人死亡，市卫生监督所立即组织调查，从该院药房查到进修人员龙某民开具的处方7份，通过对该员执业资格、证件的核查，最终查实龙某系盗用他人医师资格证、执业证（复印件），在没有带教老师指导的情况下，单独为患者实施手术，在手术过程中致患者死亡。市三医院疏于管理，接收盗用他人执业医师证件的外地人龙某进修，并给予处方权。市卫生局责成武陵区卫生局对在此案中负有领导责任的医院院长、分管院长和各科室管理人员分别给予警告、记过处分和通报批评，责令市三医院立即停止使用非卫生技术人员，罚款4000元，非法行医案当事人龙某民移交公安部门查处。是年，群众举报临澧县三医院B超室医生暗中为他人非法鉴定胎儿性别，市卫生监督所执法人员前往调查取证，医生史某华对违法事实供认不讳。责令史某华暂停执业六个月，罚款人民币2万元。责令临澧县三医院院长公开检查，全市通报批评。

2006年，市卫生监督所组织执法人员每季度对市城区医疗机构发布的医疗广告进行动态监控，对违规医疗广告列出清单，向社会公告违规医疗广告内容。下达卫生监督意见书53份，公告违规医疗广告黑名单3期，责令停播媒体医疗广告31条，拆除户外医疗广告64处，对屡禁不止的移送工商部门处理。同时对医疗广告涉及医疗机构的医疗专家资格、诊疗范围进行检查，对11家虚假宣传非法行医的医疗机构作出警告处理。8月15—17日，市卫生监督所根据群众举报，先后对有“医托”行为的武陵区君好诊所、市老年病医院三岔路门诊部等医疗机构进行突击执法检查。现场检查情况和对就诊人员进行的询问证实两单位雇用“医托”属实。依据《执业医师法》和《医疗机构管理条例》，给予市老年病医院三岔路门诊部医生暂停6个月执业的行政处罚。市卫生监督局执法人员在“医托”频繁出现的地方明察暗访、跟踪，发现常德华夏医院、春茂中医诊所等四家医疗机构涉嫌雇佣“医托”。责令四家医疗机构写出书面保证书，并由市、区两

表4-18-4-1　2004—2012年医疗机构监督处罚案件数统计表

年度	处罚案件数	年度	处罚案件数
2004	37	2009	4
2005	55	2010	12
2006	25	2011	4
2007	24	2012	6
2008	10	合计	177

级卫生行政部门主要负责人与其单位法人代表进行警示谈话。

2007 年 8 月，市卫生监督局对市城区 5 家医疗美容机构、23 家生活美容馆（场、所）进行集中整治。关停整改后仍达不到要求的易小平美容门诊部。责令养身堂等 5 家生活美容机构停止医疗美容活动。

2011 年 2 月，根据《常德市卫生局整顿规范城区民营医疗市场秩序工作方案》，市卫生监督局对市城区 11 家民营医疗机构进行督导检查，发现常德爱思特医疗美容诊所、市曹家医疗整形美容诊所、常德韩美医学美容诊所等未进行消毒监测自检、手术室空气质量不合格、医疗机构执业许可证未校验。执法人员当场出具卫生监督意见书，并按照常德市优化经济环境相关要求实行首次免罚，限期整改。至 3 月 17 日，均按要求整改到位。

2012 年 3—8 月，市卫生监督局共检查 32 家市直医疗机构及部分区县（市）二级以上医疗机构的临床用血情况，出具卫生监督意见书 40 余份，对积极整改到位的部分医疗机构实行首查免罚。对非法开展计划生育手术的澧县人民医院、临澧县中医医院、石门县人民医院和非法使用卫生技术人员从事诊疗活动的常德骨伤专科医院、超出登记诊疗科目开展诊疗活动的市五医院进行立案查处，分别给予 10000 元、18000 元、15000 元、6000 元、2900 元罚款。

第五节　公共场所卫生监督管理

1987 年 4 月 1 日，国务院颁布的《公共场所卫生管理条例》规定各级卫生防疫机构负责管辖范围内的公共场所卫生监督工作。1988 年，市、县两级人民政府任命公共场所卫生监督员 108 名，对其中 87 名进行专业培训。10 月 8—20 日，市卫生局、市爱卫会抽调 10 名卫生监督员，分两组到各区县（市）开展公共场所卫生执法大检查。全市 14388 名公共场所从业人员体检 10673 人。发现患有“五病”从业人员 178 人，均予调离；从业人员卫生知识培训率 77.07%。石门县培训率 99%，培训合格率 100%。各区县（市）防疫站开展公共场所噪声、风速、采光照明、温度、湿度、水质、细菌等项目监测，监测覆盖率 20%，各项指标合格率 80%。

1989 年，在石门县试点理发业、旅馆业消毒工作，实行理发用具、客房床上用品与洗浴用品一客一用一消毒。

1990 年，市直管单位公共场所从业人员“五病”调离 46 人，调离率 100%。对符合检测条件的 42 家单位检测二氧化碳、水质、温度、湿度等 7 个项目，监测项目合格率 89.46%。应监督 3372 个单位，实际监督 2807 个单位，处罚 315 户次，其中警告并限期改进 261 户次，罚款 29 户次，罚款 4300 元，停业整顿 24 户，吊销卫生许可证 1 户。

1991 年，重点监测游泳池水质、旅馆业茶杯和浴盆、理发业刀剪，游泳池水质仅

60%合格。警告并限期改正261家，停业整顿24家，吊销卫生许可证1家，罚款4300元。

1992年，全市公共场所审核发证1406家，发（核）证率84%。7月，与市城建部门召开联席会议，起草《常德市预防性卫生监督管理办法》。全市共审查20多家，80%的单位通过整改达到卫生要求。

1995年5月，中共中央总书记、国家主席、中央军委主席江泽民到常德考察。市防疫站派3名卫生监督员在市区芷园宾馆、1名卫生监督员在澧县桃花滩宾馆参加接待工作，对宾馆的食品进行严格监督把关，对首长居住的环境、用具实施严格消毒管理。

表4-18-5-2　1992—1995年公共场所卫生监督主要情况统计表

年度	从业人员体检（人）	体检率	“五病”调离（人）	调离率%	从业人员培训（人）	培训率%	环境检测覆盖率%	监测合格率%
1992	16565	98	84	100	15700	95.26	—	—
1993	8621	—	123	100	3981	46.30	—	—
1994	4604	97.75	38	100	4574	97.11	33.67	91.6
1995	8252	96.72	649	98.3	8227	99.70	62.33	83.56

1996年8月，全省第八届运动会期间，市卫生监督部门严格按公共场所卫生规范监督各从业单位，保障了“八运会”期间生活和公共娱乐场所卫生安全，未发生事故。在全省卫生城市检查中被抽检的17家单位均取得好成绩。

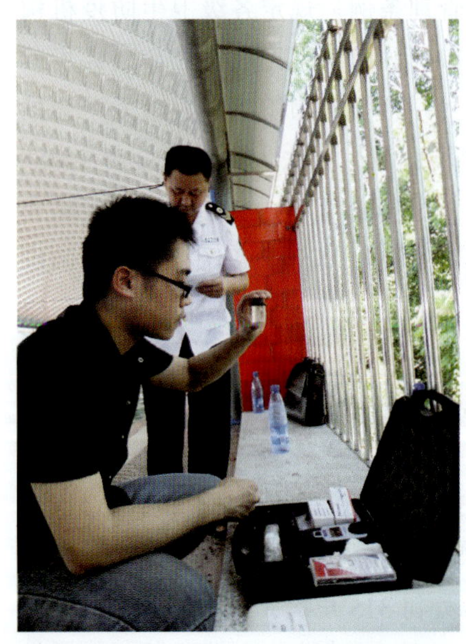

市卫生监督局监督人员在检测游泳池水质　　（市健康教育所供稿）

2000年6月，市卫生局下发《常德市旅游定点公共场所卫生管理办法》。全市共有各类娱乐场所1434户，监督1389户，监督覆盖率为96.86%；从业人员应培训6321人，实际培训6167人，共处罚104户次，其中罚款5户次，罚款金额7000元。

2002年，全市停止生产、销售、使用一次性发泡塑料餐具。共抽检公共场所样品2421份，合格率81.45%；餐具样品1929份，合格率66.93%。

2003年，在抗击“非典”中加大公共场所监督执法力度，完成从业人员体检10112人，合格率98.02%；“五病”调离率、培训率均为100%。监测餐具1113份，合格率80.32%。向市直管公共场所核、发公共场所卫生许可证103份，发证率100%。

表 4-18-5-3 2007 年市直管单位集中空调通风系统抽检情况统计表

单位类别	抽检单位数	抽检样品数	样品合格数	合格率%
宾馆(酒店)	15	308	242	78.57
超市	6	100	87	87
茶楼	2	21	17	80.95
食堂	2	98	84	85.71
合计	25	527	430	81.59

表 4-18-5-4 2007 年市直管单位集中空调通风系统分类样品抽检情况统计表

样品名称	抽检样品数	合格样品数	合格率 (%)
空调通风	144	144	100
送风管内积尘微生物	75	68	90.67
回风管内积尘微生物	61	57	93.44
送风管内积尘量	75	65	86.67
回风管内积尘量	60	52	86.67
PM10	73	21	28.77
冷却水	24	18	75
冷凝水	15	12	80
合计	527	430	81.59

2004 年 2 月起，市卫生监督所对市直管公共场所经营单位进行经常性巡回监督，将核证、发证与经常性卫生监督相结合，共监督检查市管公共场所单位 117 家，对 4 家公共场所单位因未配备公共用具消毒设施、客用化妆品无使用说明书给予当场行政处罚，责令立即改正。在 17 家化妆品生产经营单位检查化妆品产品 273 种，发现不合格产品 31 种，查封不合格产品 106 只，珠海市佳肤化妆品有限公司、上海黎姿化妆品有限公司、广州市白云区太和康美容保健品厂等 7 家单位生产的特殊用途化妆品未取得卫生部卫生许可批件，并在产品标签、标识、说明书上注有适应症，使用医学术语。按照《化妆品卫生管理条例》，分别罚款 500 元。是年，全市公共场所从业人员体检 10860 人，查出“五病”167 人，全部调离。监测公共场所用品 1852 件，合格率 96.65%；餐具 4081 件，合格率 90.84%；室内空气质量样品 390 件，合格率 68.72%；游泳池水样品 16 件，合格率 100%。

2006 年，再次对市直管大型综合超市、美容美发店、药店等化妆品经营单位共 24 家进行专项监督执法检查，随机抽查 66 种化妆品，2 种化妆品存在标签、标识、说明书上宣传疗效或使用医疗术语，6 种普通化妆品宣传特殊用途。对各经营单位随机抽样 11 个品种进行检测，合格率 100%。是年，卫生部颁布并实施《公共场所集中空调通风系统卫生管理办法》和《公共场所集中空调通风系统卫生规范》《公共场所集中空调通风系统卫生学评价规范》《公共场所集中空调通风系统清洗规范》，对公共场所集中空调通风系统在管理、清洗等方面作出严格规定。5 月，市卫生监督所对市城区华天大酒店、芙蓉大酒店、国际大酒店、凯利大酒店等 8 家大型酒店、宾馆以及家润多、新一佳等 6 家大型超市的集中通风系统进行全面卫生执法检查。

2007 年 5—7 月，市卫生监督局联合市疾控中心对市直管 28 家宾馆、酒店集中空调通风系统的空调送风，送风管、回风管、新风管内表面积尘及积尘中的微生物进行抽样监测，结果：28 家宾馆、酒店集中空调通风系统微生物抽样监测全部不合格，污染严重的单位占 90%。8 月，再次对市城区宾馆、酒店、餐饮业、超市、医院、影剧院、歌舞厅、图书馆等 16 家公共场所集中空调通风系统进行专项检查，发现没有一家单位符合《公共场所空调通风系统清洗规范》。针对发现的问题下达卫生监督意见书 16 份，责令限期整改。以后每年按照省、市卫生行政部门下发的《开展消毒产品及场所卫生监测抽检计划的通知》要求，对市直 25 家单位集中空调通风系统进行卫生质量抽检，抽检结

表 4-18-5-5　2009—2012 年市直管四类公共场所量化分级评定结果统计表

住宿业

年度	A 级	占%	B 级	占%	C 级	占%	合计
2009	13	37.14	13	37.14	9	25.71	35
2010	12	38.71	10	32.26	9	29.03	31
2011	11	32.35	12	35.29	11	32.35	34
2012	12	32.43	14	37.84	11	29.73	37
合计	48	35.04	49	35.77	40	29.20	137

美容美发场所

年度	A 级	占%	B 级	占%	C 级	占%	合计
2009	1	11.11	2	22.22	6	66.67	9
2010	1	20	2	40	2	40	5
2011	1	14.29	3	42.86	3	42.86	7
2012			5	71.43	2	28.57	7
合计	3	10.71	12	42.86	13	46.43	28

沐浴场所

年度	A 级	占%	B 级	占%	C 级	占%	合计
2009	3	23.08	2	15.38	8	61.54	13
2010	2	22.22	1	11.11	6	66.67	9
2011	3	33.33	1	11.11	5	55.56	9
2012	2	22.22	2	22.22	5	55.56	9
合计	10	25	6	15	24	60	40

游泳场所

年度	A 级	占%	B 级	占%	C 级	占%	合计
2009	3	75	—	—	1	25	4
2010	3	75	—	—	1	25	4
2011	3	75	—	—	1	25	4
2012	3	75	—	—	1	25	4
合计	12	75	—	—	4	25	16

果向社会公示。

2007年7月，市卫生监督所会同市疾控中心，邀请新闻媒体参加，对市城区5家游泳场馆落实《游泳场所卫生规范》情况开展突击检查。针对各游泳池存在的安全、卫生隐患，下达责令整改通知书5份。限期整改后复查，各泳池卫生条件基本达标，柳叶湖天然游泳场水质状况良好，配备专业救生人员，市体育中心游泳场各项卫生制度全部上墙，池水消毒记录规范。

2009年，市卫生局制订《常德市推行公共场所卫生监督量化分级管理制度实施方案》，成立常德市公共场所卫生监督量化分级管理工作领导小组。7月9日，市卫生监督局在桃源县召开各区县（市）卫生监督所所长会议，部署全市公共场所卫生监督量化分级工作。7月17日，召开市直公共场所卫生监督量化分级管理动员暨培训大会，市直管住宿业、游泳场所、沐浴场所、美容美发场所负责人共50多人参加会议。会后，市卫生监督局对市直管住宿业、游泳场所、沐浴场所和美容美发场所四类公共场所集中开展卫生监督量化分级评审。对获得卫生许可证的公共场所进行日常监督检查时，使用卫生监督量化分级评分表对公共场所的卫生状况进行量化评价。根据量化评价结论确定公共场所卫生信誉度等级和卫生监督频次。对不符合等级条件的单位书面告知原因。量化评分工作程序是：2名监督员现场检查评分——评定小组评定等级—卫生行政部门批准—确定等级—挂牌公示，评定结果在新闻媒体上公示。

2011年5月4日，市卫生监督局召开创建全国文明城市、巩固国家卫生城市暨贯彻实施《公共场所卫生管理条例实施细则》培训工作会议，61家市直管公共场所经营单位主要负责人参加会议。会议传达市委、市政府创建工作动员大会精神，详细解读5月1日实施的新的《公共场所卫生管理条例实施细则》的具体条款，并结合《全国文明城市测评体系》和《国家卫生城市标准》，对参会单位提出具体要求。会上，与会代表向市卫生局递交承诺责任状。9月，市卫生监督局对21家宾馆旅店、美容美发店、公共浴室、歌舞厅等公共场所开展卫生监督专项检查，当场出具卫生监督意见书21份。托斯卡纳酒店、湖南颐而康保健有限公司因消毒设施未正常使用、从业人员无有效健康证上岗，分别给予5000元和3000元罚款，责令立即改正。9月下旬，复查上述单位，均设置了公共用品（用具）消毒间和专用洗涤消毒设施，建立健全了消毒制度和岗位技术操作规范，明确了专（兼）职消毒人员。

第六节　职业病与放射卫生监督管理

2004年前，职业病与放射卫生监督由市职防所负责，详见第六章第六节。

2004年，市人民政府将职业病防治工作作为该年度为民办实事的第九件实事。市卫

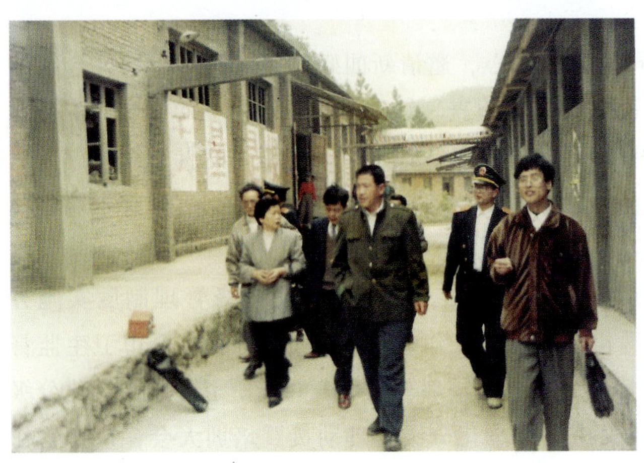

1993年9月，常德市卫生局局长蒋祖建（左一）到基层厂矿企业检查劳动卫生与职业病防治工作
（市卫生局档案室供稿）

生监督所设置专门职业病与放射卫生监督科室，从3月起，牵头组织对全市职业病危害状况进行全面摸底调查。全市存在职业病危害的用人单位有479家，其中采矿92家、建材业76家、化工业68家、冶炼行业6家、机械制造82家、轻工业、纺织业113家、其他行业42家。存在职业病危害因素43种，接触职业病危害因素的劳动者51523人。确定有职业危害的市直调度企业50家。5月，市卫生监督所对采石、煤矿、水泥等3个尘肺病多发行业进行抽检，每个行业抽检3家用人单位。抽检结果，2家企业申报了职业病危害项目，申报率为22.2%，其中，国有企业申报率为66.6%，私营企业无一家申报。对未申报的7家企业责令限期改正。9月，市卫生监督所联合市职防所对采石、煤矿、水泥3个行业及29家医用射线装置单位进行为期1个月的调查，共调查粉尘作业工人350名、放射工作人员50人，完成个案调查230份，撰写专题调查报告上报省卫生厅。10—11月，市卫生监督所对市直调度企业、区县（市）的职业卫生进行全面监督检查和督查。截至11月15日，共检查市直调度企业50家，基本合格的37家，督查区、县（市）及农场7家，监督覆盖率100%，责令整改8家。为50家市直调度企业建立职业卫生监督档案。

2005年5月，根据《常德市放射卫生许可证发放管理办法》，市卫生监督所监督检查医用X线使用单位76家，市直调度企业22家，区、县（市）及农场企业9家，监督覆盖率为44%。对符合卫生条件的70家医用射线装置发放放射卫生许可证。

2006年5月，市卫生监督所对48家市直调度企业职业病危害建设项目进行职业卫生监督检查。申报的45家市直管医疗机构经现场监督检查有39家符合放射诊疗许可条件，发放了“放射诊疗许可证”。依法查处2起未申办放射诊疗许可证仍继续开展放射诊疗工作的医疗单位。对常德市东方女子医院放射科进行防护设施设计审查，对常德金鹏凹印有限公司芙蓉建设工程项目进行竣工验收审查，出具审查验收报告。同时对石门县登峰环保建材公司进行职业病危害预评价审查，提出整改意见。

2007年4月，市卫生监督所开展以“劳动者健康与企业社会责任”为主题的宣传活动，咨询人数近千人次，发放各种宣传资料5000余份。同时，组织辖区各企业积极参与宣传活动，在武陵大道、洞庭大道主要街道悬挂宣传横幅24条，用人单位在工厂区悬挂标语16条。3—6月，对市城区11家牙科诊所使用牙科X光机的情况进行执法检查，取缔德山莲池路和甘露寺大市场 2 家无证开展放射诊疗的牙科诊所。

2008 年起，市卫生监督局每两年举办一次放射工作人员培训班，聘请省卫生监督所专家授课，学习和讲解《职业病防治法》《放射诊疗管理规定》《放射工作人员职业健康管理办法》及放射防护标准和防护知识，培训结束对学员进行考试。根据培训考试情况、体检结果，开展全市新的“放射工作人员证”核发工作。

2009 年 3—5 月，市卫生监督局联合市职防所对常德金芙蓉大亚化纤制品有限公司等 52 家中央、省在常企业和市直调度企业进行职业病防治专项检查，下达卫生监督意见书 52 份。责令力元新材料有限公司等 2 家职业病发病率高、作业场所没有防护设施或防护设施运转不正常的企业停业整顿。

2010 年 7—10 月，对煤炭等 6 个职业危害因素严重的重点行业开展专项整顿，查明职业危害因素 43 种，89 家企业被责令整改，10 家企业被关闭。对 34 家医疗机构放射卫生进行专项检查，出具卫生监督意见书 34 份，对 5 家未按规定落实整改意见的医疗机构限期整改到位。完成职业病危害评价 5 个、放射职业病危害评价 12 个。

2012 年 6 月，市卫生监督局对市城区管辖的 21 家医疗机构进行现场监督检查。常德职业技术学院附属第一医院、津市市人民医院、市妇幼保健院、常德力源医学检验中心、汉寿县百信医院、常德中西结合医院违反《放射诊疗管理规定》有关条款，被依法立案查处，分别给予警告、责令限期整改，共处罚款 6 万元。10—11 月，市卫生监督局组织各区县（市）卫生监督所对全市乡镇卫生院进行放射诊疗工作检查。全市共有乡镇卫生院 207 家，装备有放射诊疗设备的卫生院 184 家，放射诊疗许可率为 95%，放射诊疗设备 192 台，放射工作人员 258 人，放射工作人员持证率 96%。通过检查发现大部分乡镇卫生院放射工作场所年久失修，设备陈旧，达不到国家标准，放射工作人员个人防护用品和受检者防护用品严重缺乏，放射工作人员职业健康监护档案不全，受条件限制还有部分放射工作人员未进行个人剂量监测。市卫生监督局要求各区县（市）卫生监督机构针对存在的问题，下达卫生监督意见书，提出整改要求，责令限期整改，并在限定的时间内进行复查，督促落实。

第七节　传染病防治监督管理

1988 年，鼎城区卫生防疫站深入各乡镇中小学进行肝炎监督调查，行血清学检查 573 人，查出传染性肝炎患者 124 人，及时隔离治疗。

1989 年 5—10 月，为防止霍乱传入，全市县以上医院开放肠道门诊。7 月，市卫生局抽查县以上医院肠道门诊情况，被抽查单位均做到了专人、专室、专设备、专登记。10 月中下旬，在市二医院、鼎城、安乡、石门三家县人民医院及三县的 6 所区乡医院进行疫情漏报调查。1988年10月至1989年9月，10所医院就诊传染病1085例，报告750例，漏报率30.88%。内科、儿科漏报为主，麻疹、流脑漏报率高。1989年10月至1990年9月，9所医院诊疗乙类传染病2286例，报告1847例。漏报率降至19.20%。

1991年，抽查安乡县、桃源县、西湖农场、西洞庭农场疫情漏报情况。查出传染病1174例，漏报110例，漏报率9.37%，桃源县人民医院漏报率仅为0.65%。1992年，调查武陵区、津市市人群疫情漏报情况，结果分别为9.2%、9.6%。石门县调查县人民医院等4所医院，桃源县调查县人民医院疫情漏报情况，结果分别为2.84%、3.75%。

1994年，为纪念《中华人民共和国传染病防治法》颁布实施五周年，省、市组织传染病监督执法大检查。桃源县卫生局、澧县防疫站被评为省、市两级先进单位。

1998年，市防疫站调查3个县（市）的4所县级医院和9所乡镇卫生院，查出法定报告传染病1791例，漏报44例，漏报率2.46%。

2000年10月，调查安乡、石门、津市3所县医院、6所乡医院1999年10月至2000年9月疫情漏报情况，9所医院发生17种乙类传染病1199例，漏报178例。2002年，传染病漏报率1.2%。

2004年，传染病防治监督工作由疾控中心移交给卫生监督机构。3月，市卫生监督所召开全市流通领域消毒产品经营单位会议，对经营业主进行法规培训，下发检查方案。全年共完成18家生产经营单位千余种消毒产品的监督检查，发现不合规范的消毒产品30多种，下达责令整改意见书18份，对3家销售违规宣传疗效消毒产品的经营单位，责令立即改正，分别处罚款500元。

2005年，市卫生监督所成立传染病与职业病防治监督科，依据新修订的《中华人民共和国传染病防治法》，对学校传染病防治工作开展检查。按照省卫生厅《关于进一步加强不明原因肺炎和不明原因死亡病例筛查和报告的通知》，对辖区内1家三级医院、55家二级医院执行《中华人民共和国传染病防治法》情况进行全面检查。针对检查发现的问题，市卫生监督所依据《中华人民共和国传染病防治法》《中华人民共和国执业医师法》和《突发公共卫生事件应急条例》，对相关单位给予警告，责令立即改正。

2006年6月，市卫生监督所检查4家县人民医院、4家县级疾控机构、3家县级中医院、3家乡镇卫生院的疫情报告、院内感染控制、消毒隔离和医疗废物处置等传染病防治工作。发现安乡县人民医院胃镜室胃镜清洗、消毒与诊疗未分区进行，胃镜消毒时间不够，医疗废物处理过程中医院与县无害化垃圾处置中心交接手续不清，无医疗废物联单处理制度；安乡县安丰卫生院肠道门诊未达到“四专”（专用诊室、专用厕所、专用观察室及输液室）、“四有”（有防蝇设施，有盛放呕吐物的容器，有采样、抢救、消毒、杀菌药品，有医疗设备）要求；安乡县疾控中心对辖区内医疗机构重点科室（口腔科、内镜室等）监测项目不全；津市市人民医院内镜室未进行乙肝表面抗原筛查，内部消毒监测报告不规范；津市保河堤社区医疗服务站3家卫生室生活垃圾和医疗垃圾混放，医疗垃圾存放时间过长；石门县人民医院口腔科无高压灭菌消毒记录，透析室血液传染病筛查报告不全，无胃镜、肠镜监测报告，内镜室未按规定分区。针对发现的问题，下达卫生监督意书12份，要求设置医疗废物暂时贮存场所，分类设置警示标识，然后按规定处置；一次性医疗用品用后必须做好回收登记记录，按规定粉碎销毁，禁止转让、买卖。

2007年10月26日，市政府转发由市卫生监督局制定的《常德市医疗废物集中处置暂行办法》。11月21日，市卫生局召开市直医疗机构和各区县（市）卫生局分管局长会议，副局长彭元军作动员报告，并下发《关于认真贯彻〈常德市医疗废物集中处置暂行办法〉的通知》，要求医疗机构严格日常监督管理。会后，市卫生监督局督促市医疗废物处置中心认真落实医疗废物收集上报、妥善处理工作。截至12月底，该中心与全市50多家医疗卫生机构签订医疗废物集中处置合同，共处置医疗废物7万多箱、1100多吨，未出现流失、泄漏、扩散等现象。每天的运行记录、转移联单及各项手续齐全，并制定处置报表，按时报送各有关部门。11月10—30日，市疾控中心对全市部分医疗卫生机构进行法定报告传染病漏报调查，10家医疗卫生机构共查出2007年1—9月就诊的乙类和丙类法定传染病19种2319例，其中漏报34例，漏报率为1.47%。查出的2319例传染病，有合格报告卡2226张，合格率为95.99%。不合格报告卡59张，无迟报。2家市级医疗机构漏报30例，漏报率2.47%；2家县级医疗机构漏报3例，漏报率0.45%；4家乡镇级医疗机构漏报1例，漏报率2.86%。2家县级疾控机构无漏报。百日咳漏报率高达60%，肺结核漏报率仅为0.97%。漏报病例构成中，病毒性肝炎和肺结核占比分别为47.06%和32.35%。

2008年4—6月，全国手足口病流行。市卫生监督局深入市直各幼儿园检查活动室、卧室、浴洗室、保健室、隔离室和餐饮具、洗漱具及室内外设施的消毒情况，监督各幼儿园严格坚持每日晨检制度。在停课期间，督促各幼儿园加强卫生设施改造。复课之前，再次对其进行监督检查以确保无隐患。

2009年10月，市卫生监督局对学校甲型H1N1流感预防工作进行监督检查，发现湖南文理学院甲型H1N1流感病例2例，遂进行隔离治疗。督导该学院制定防控流感应急预案，成立流感疫情防控领导小组，制定防控流感流程图，并通过广播、健康教育宣传栏等多种形式宣传流感防控知识，坚持晨检，建立学生发热登记、学院传染病登记和学生因病缺课登记。针对多发病例，有关初中、小学学生统一放假，并对学校食堂、学生寝室消毒处理。

2010年3月16—26日，市卫生局、市教育局联合对市直管学校、幼儿园的食品卫生、饮用水卫生、传染病防治工作开展全面督导检查。发现德高电脑科技职业技术学校使用的饮水取水井15米旁修建有厕所，3家学校使用分质直饮水，15家学校使用桶装饮用水。育才会计学校、工艺美术学校无突发公共卫生事件应急预案、传染病疫情报告卡等相关资料，环球旅游学校、鸿志职业学校对提供纯净水、直饮水的供应商未进行严格的资格审查，涉水产品未索取卫生部门的批准文件，供水设备和设施未定期进行清洗消毒，未建立饮用水清洗消毒记录和学校饮用水管理制度。执法人员当场出具卫生监督意见书13份，责令限期整改到位。至9月份开学时复查上述学校，除德高电脑科技职业技术学校水井问题未整改到位外，其余均已整改到位。

2011年4月18—30日，市卫生监督局联合市教育局对43所市直管学校、幼儿园（公办学校、民办学校各16所、幼儿园11所）生活饮用水和传染病防治工作进行督导检查。多数学校传染病疫情报告网络健全，相关制度健全，疫情报告人落实，疫情上报程序明确，学生传染病防治知识宣传教育扎实，市一中、市六中、常德女子外国语学校将传染病防治工作列入重要议事日程，健康教育课做到师资、课时、教材三落实。但英才中学、市第一幼儿园专（兼）职医疗保健人员匮乏，疫情报告人对传染病防治知识了解不够，无突发公共卫生事件应急预案、传染病疫情报告卡等相关资料。遂下达限期整改卫生监督意见书29份，市卫生局、市教育局并将检查情况通报全市，市教育局负责督促整改到位。5月，市卫生监督局会同市疾控中心抽检2家消毒剂厂和10家一次性卫生用品生产企业的消毒剂样品14个，合格11个；一次性餐巾纸、消毒湿巾样品30个，合格率100%。对不合格用品，责令商家索取生产企业对该批次用品出厂时的检测报告等相关资料，对不能提供相关资料的产品予以查封。

2011年7月12日，市卫生监督局现场检查常德喜刷刷餐饮具消毒公司，发现该公司防蝇、防尘设施不全，所用消毒液、洗洁精等用品未索取产品检验报告单，原料、用品仓库未单独分开。下达监督意见书，限15日内整改到位。8月20日，再次对该公司的生产场所进行现场检查，基本整改到位。

2012年，市卫生监督局加大对医疗机构医疗废物处置违法行为的查处力度，发现曹家医疗整形美容诊所、力源医学检验中心、常德骨伤专科医院、石门县中医医院、石门县人民医院、西湖管理区人民医院、临澧县中医医院、安乡县妇幼保健院不同程度存在医疗废物暂存点、贮存设施、设备不符合卫生规范，与生活垃圾混放，在非贮存地点倾倒、堆放医疗废物，贮存点未定期消毒、清洁等问题。分别下达限期整改意见书8份，并予警告，共处罚款23000元。再次进行监督检查时，上述单位存在的问题按要求整改落实到位。

2012年4月，市卫生监督局对全市15家餐饮具集中消毒单位的选址、布局、设备、人员、工艺流程、生产用水、出厂检验、卫生制度、包装、销售记录等进行检查，发现武陵区河洑镇烁哐哒餐具消毒服务中心的餐具在消毒、清洗后没有在流水线上包装，而是由工作人员装进不规范的筐里，擅自改变消毒流程导致二次污染。桥南一家名为“餐洁仕”的餐饮具集中消毒单位生产车间设在居民区，消毒时产生的废水较多，影响居民的下水管道，且未设置无菌包装间。喜刷刷餐具清洁公司厂房陈旧，虽然消毒流程规范，但无菌车间外的周边环境卫生状况比较恶劣，露天垃圾太多，容易滋生蚊蝇等传播疾病。遂责令烁哐哒餐具消毒服务中心严格按照清洗、消毒、包装流水线作业程序操作，“餐洁仕”集中消毒单位停业整顿，喜刷刷餐具清洁公司在新址未完工前尽快改变周围环境卫生。11月，对全市7家医疗机构进行法定传染病漏报调查，发现传染病151例，漏报3例，漏报率1.99%。是年，全市累计报告法定传染病23115例，不及时报告卡3张，及时报告（卡）率99.99%，及时审核率为100%。重复卡为零。各月均无零缺报区县（市），全市年度内网络报告率为100%。

第八节　生活饮用水卫生监督管理

1990年，市自来水公司新建三水厂，从选址到一、二期工程建设，市防疫站均进行预防性卫生监督，提出卫生学意见、水源保护和加氯、净化等配套设施意见，均被采纳。

1991年4月22日，市卫生局、市建设委员会联合下发《关于切实加强全市生活饮用水卫生管理的通知》，要求严格遵守国家《生活饮用水卫生标准》，执行卫生许可证制度。卫生许可证由各级防疫站审查、发证与核证。并建立卫生管理档案，每年核证一次。对全市19家自来水厂进行定点定时监测。共监测310家自备水源和二次供水单位，监测覆盖率94.51%；监测80处集镇和农村集中供水设施，监测率6.61%；监测水质四项指标2264项次，合格率75.57%。监测沅水、澧水丰水期、枯水期水样162份，氨氮、大肠菌群、氰化物均超标。

1992年6月8日，市卫生局、市建设委员会联合下发《关于加强市区二次供水卫生管理的通知》，要求对二次供水单位核发卫生许可证和每年2次水质监测，从事二次供水管理的人员必须每年进行一次健康检查，体检合格后发给"健康合格证"，持证上岗并接受卫生知识培训。凡患有传染病以及健康带菌（毒）者应调离岗位。8月4日，市防疫站组织专家对拟建常德市第四水厂取水点进行现场调查，又结合有关水文和水质监测的历史资料，通过论证，认为该厂取水点方案符合国家关于新建水厂水源选择的卫生要求和基本原则，予以批准。

表4-18-8-1　2003—2010年全市水质监测情况统计表

年度	监测各种水样（份）	合格水样（份）	合格率%
2003	328	300	91.46
2004	268	262	97.76
2006	347	316	91.07
2007	351	324	92.31
2008	450	398	88.44
2009	451	424	94.01
2010	529	482	91.12
合计	2724	2506	92.00

1993年，全市11家城镇自来水厂检查评比，评出红旗单位4家、优胜单位5家。11月，

湘、资、沅、澧四水水质监测会议在常德召开，市防疫站和市自来水公司在会上介绍经验。

1994—1997 年，先后对桃源、临澧县等县（市）农场的自来水厂进行卫生审查和水质监测。1994 年，桃源县农村水厂全部符合国家饮用水卫生标准。1995 年，临澧县合格率 98.1%；1996 年，《生活饮用水卫生监督管理办法》颁布，将生活饮用水和涉水产品纳入法制管理，全市饮用水合格率 100%。1997 年，全市饮用合格水人数，城市 72.78 万人，农村 127.52 万人。

1997—2003 年，市卫生局执法监察大队对生活饮用水（集中式供水、二次供水）单位核发卫生许可证，日常卫生监督由市防疫站承担。

1998 年起，加强各水厂余氯含量检测，提高了末梢水余氯含量。

2000 年，全市有集中式供水和分散式供水单位 92555 家，供应城市居民 229.49 万人、农村居民 239.95 万人。抽检城市水样 281 份，合格率 98.93%；农村水样 514 份，合格率 48.83%。

2003 年 5 月 19 日，市政府发布《常德市饮用纯净水管理办法》，规定开办饮用纯净水厂必须办理卫生许可证、生产许可证、经营许可证，向市卫生主管部门申请产品卫生许可批件方可生产、销售，生产、经营人员必须每年体检，获得体检合格证后方可从业。

表 4-18-8-2　2005 年常德市城区二次供水基本情况统计表

单位名称	水箱材料		水箱（池）		供水人数	备注
	铁	混凝土	总数	容积(立方米)		
市劳动社会保障局	1	1	2	398	160	—
中国人民银行常德中心支行	1	1	2	100	150	居民楼
常德市人寿保险公司	1	1	2	46	50	—
常德市第一人民医院	14	29	43	400	3000	居民楼
常德市国家安全局		1	1	40	80	—
常德华天大酒店	2	1	3	300	600	—
常德桃林酒店有限公司		2	2	150	200	—
常德卷烟厂	1	3	4	300	800	居民楼
常德市移动通信有限公司		2	2	100	200	—
湖南华都大酒店		3	3	123	300	—
常德金海酒店有限责任公司		1	1	100	500	—
中国工商银行常德支行		2	2	20	50	—
常德向都实业有限公司宏达宾馆	1	1	2	400	500	—

2004 年，市卫生监督所对集中式供水单位全面开展现场监督检查，检查结果显示，市城区有自来水公司 1 家，下辖 4 个水厂，其中一、二水厂停产备用，三、四水厂承担全市供水任务，日供水量 35 万吨，用户总数达到 59000 户。供水管网遍布全城，城市居民全部使用自来水。城区建有二次供水水箱（池）的单位 25 家，有供、制水人员及二次供水管理人员 126 人。二次供水单位做到所有水箱加盖上锁，溢水管、透气孔有防护网罩，排水管不与下水道直接相连，有水箱（池）定期清洗、消毒记录，全年清洗、消毒、监测不少于 2 次。管水人员每天自测余氯含量不少于 4 次，加大二次加氯消毒频次，并有消毒记录。

2006 年 5 月，根据卫生部《关于加强饮用水卫生安全保障工作的通知》，市卫生监督所召开全市生活饮用水卫生监督量化分级管理工作会议。按照《常德市生活饮用水卫生监督量化分级实施方案》，对市直管生活饮用水经营单位依照国家标准进行生活饮用水卫生监督量化分级。经市生活饮用水卫生信誉度级别评审专家委员会现场考核、评审，常德市自来水公司被评为 AAA 级单位。

2008 年，常德市确定为城市饮用水卫生监测网络试点城市。制订《常德市城市生活饮用水卫生监督监测网络试点工作实施方案》。市城区设市政水厂出厂水监测点 2 个、二次供水监测点 10 个、末梢水监测点 20 个。是年，共监测各类水样 264 份，合格 198 份，其中出厂水合格率 100%；二次供水合格率 90%；末梢水合格率 73.30%。市卫生监督局责令相关单位加强蓄水池和水箱的清洗消毒及二次加氯消毒频次。市直管生活饮用水单位（含集中式供水、二次供水、自备供水单位）共 78 家，其中市政供水（集中式供水）单位 1 家、二次供水单位 76 家、自备供水单位 1 家。城区供水单位 75 家。7—8 月，市卫生监督局对城区所有高层建筑供水情况进行拉网式执法检查，查出已办证和已申办单位 70 家，未办证单位 8 家（含停业的 3 家）；未取得卫生许可证的 35 家，卫生许可证未按时年检的 15 家，卫生许可证过期的 3 家。对以上单位发出督促办证通知 42 份，提出整改意见书 97 份。经过整改，70 家供水单位卫生许可证办证率 93.3%，供管水人员健康证持证率 100%，卫生管理组织及制度建立率 100%，制度上墙的占 94.3%；有水池清洗消毒制度的占 90%（含 3 家二次供水单位，系直接从市政供水管网变频加压供水），有“五病”调离制度及记录的占 100%，水质检测合格率 98.6%，仅凯利大酒店水质检测不合格。

2009 年、2010 年，分别监测沅水丰水期、枯水期市城区自来水出厂水、二次供水、末梢水水质，丰水期、枯水期出厂水水质均合格，二次供水水质合格率无论丰水期、枯水期均明显低于出厂水，甚至低于末梢水。

2011 年 5 月 5 日，市卫生监督局召开市直管 95 家生活饮用水（含集中式供水、二次供水）单位分管负责人会议。会后，依据《生活饮用水卫生管理办法》和《二次供水设施卫生规范》，市卫生监督局对市直管 95 家饮用水供水单位进行监督检查和检测，八百里大酒店和万通物业服务有限公司二次供水、金龙玉凤饭店生活饮用水、中联重科灌溪工业园

表 4-18-8-3　2009—2010 年常德市城区丰水期、枯水期水质监测情况统计表

丰水期

年度	出厂水		二次供水		末梢水		总合格率%
	样品数	合格数	样品数	合格数	样品数	合格数	
2009	2	2	20	4	2	1	29.17
2010	4	4	40	19	4	3	54.17

枯水期

年度	出厂水		二次供水		末梢水		总合格率%
	样品数	合格数	样品数	合格数	样品数	合格数	
2009	4	4	39	30	4	4	80.85
2010	2	2	20	11	2	2	62.5

地下水余氯不合格。限期整改后，经市疾控中心再次检测合格。

2012 年，市卫生监督局全年对沅南、沅北两个水厂每两个月进行 1 次水质全分析，共抽检出厂水样 12 份；市城区共设末梢水监测点 20 个点，每个月监测一次，全年监测末梢水样 240 份；经市疾控中心检测，两项合格率均达 100%。对 80 多家二次供水单位的水质进行两次抽检，监测指标包括色度、肉眼可见物、大肠菌群、游离余氯、铅、镉、耗氧量等。其中华天大酒店、鸿鑫花园小区、农业银行常德分行等单位二次供水抽检水样 150 份，合格率 93%，快速检测水样 140 份，合格率 89%。对检测不合格单位加强巡回监督检查频次，督促每天监测 4 次余氯含量，建立健全卫生监管档案，直至检测结果符合生活饮用水卫生标准。

第十九章　医药卫生改革

农村经济体制改革后，常德地区乡、村两级卫生机构失去农村集体经济的支撑，农村合作医疗解体，乡镇卫生院两极分化，多数村卫生室转由私人承包或主办，乡村卫生机构公益性弱化，部分乡镇卫生院出现生存危机。由此，部分乡镇卫生院和个别生存困难的县级医疗机构尝试内部管理改革。

1985—1992 年，常德卫生改革以放权松绑为主要内容，逐步推行院（所、站、校）长负责制，逐步放开对医务人员的限制，以调动医疗卫生单位和医务人员的积极性。少数基层医疗单位试行经济承包责任制。20 世纪 80 年代后期至 90 年代初，实行卫生院“三权”（人权、财权、管理权）下放。改革乡镇防保体制，推行预防保健基金制。

1992—1999 年，多种方式改革医院内部管理，激发了医疗卫生单位和医务人员的活力，县以上医疗卫生机构迅速发展，医疗卫生资源和医疗卫生服务总量均迅速增长，也促成了医院重经济效益、轻社会效益的倾向，看病贵、看病难、住院难日渐突出。该阶段后期，改革乡镇卫生院管理体制，由“县乡共管，以乡为主”变为“县乡共管，以县为主”，抢救濒临倒闭的乡镇卫生院，农村卫生工作渐入正常轨道。

1999—2003 年，采取多种措施综合治理医疗卫生服务中的乱象，“三乱”（乱开药、乱检查、乱收费）得到一定程度遏制。2004—2012 年，中央政府主导的卫生改革开始从社会层面推进体制和机制变革，各级政府向基层卫生服务的投入迅速加大，公共卫生服务均等化逐步推进。

2009 年 8 月 31 日，常德市政府在芷园宾馆会堂召开全市深化医药卫生体制改革工作会议，会议讨论制订了《常德市医药卫生体制改革近期重点实施方案（2009—2011 年）》。重点推进五项改革，着力缓解群众看病难、看病贵。一是加快推进基本医疗保障制度建设，扩大基本医疗保障覆盖面；二是促进基本公共卫生服务逐步均等化；三是加强基层医疗卫生服务体系建设；四是实施国家基本药物制度，严格控制非目录药品的使用；五是推进公立医院改革试点。

第一节　院（所、站、校）长负责制

1984 年，市一医院、石门县人民医院实行院长负责制。1985 年，根据国务院批转卫生部《关于卫生工作改革若干政策问题的报告》，常德市卫生系统全面推行医疗卫生单位院（所、站、校）长负责制。院（所、站、校）长由上级任命，或民主推荐后由上级任命；个别情况下实行“海选”，即本单位职工自愿报名竞选（个别在系统内竞选），通过规定程序竞选成功的由上级下文任命；均实行任期制。干部实行聘任制，工人实行合同制。院（所、站、校）长有权对职工进行奖惩，有权解聘或辞退职工。院（所、站、校）长主持全面工作，一般事务由行政首长或行政首长办公会研究决定，重要的人事任免、单位重大事项通过单位党组织研究并报上级批准。行政首长可挑选副职，可任命或提名任命科室负责人，可决定单位管理方案，可决定经费使用。1988 年，全市卫生系统 427 个县、乡医疗卫生单位实行院（所、站、校）长负责制，占 97%。3 月，安乡县卫生局在县人民医院试行院长公开招聘，应聘者 3 人均来自县直卫生系统。经过竞聘演说、民主评议、党委审议并报县委批准，县卫生局医政股长李志侠出任县人民医院院长，并与县卫生局签订三年任期合同。

在实行院（所、站、校）长负责制的同时实行年度工作目标责任制。每年初，卫生局与院（所、站、校）长签订当年工作目标责任书，以单位卫生事业费的一定比例作为考核经费，结合平时与年终工作考核成绩浮动。有的还从考核经费中提取一定比例作为院（所、站、校）长奖励基金，根据工作成绩给予奖励。这种管理方式并推广到市卫生局对区县（市）卫生局的工作管理中，陈陈相因并一直延续下来。

实行院（所、站、校）长负责制后，医疗卫生单位内部管理进行一系列改革。多数乡镇卫生院实行科室承包责任制，个别实行科室租赁。科室承包责任制有单纯经济承包，有工作任务和经济指标承包，有工作任务、质量指标与经济指标承包。其中有规定科室年度向单位上交一定金额后结余完全由科室分配，其余工作任务、质量指标一概不管的，谓之“甩手承包”，多见于经济情况较差的乡镇卫生院。规定工作任务、经济指标、质量指标，并通过考核浮动部分工资和奖金的方法又被称为“技术经济综合目标责任制”，逐渐为大多数医疗卫生单位所采用。石门县雁池乡卫生院自 1986 年起实行十项（完成任务、服务质量、医德医风、资历职称、组织纪律、学习态度、团结协作、增收节支、劳动卫生、先进典型）100 分四级分红的管理分配办法，调动了职工积极性，出现了人人争上游的局面。市一医院对业务科室实行院、科两级核算，百分制计奖，制剂室、食堂、洗衣房实行承包经营。市一中医院实行科室“五定一奖”（定人员、定任务、定业务技术指标、定收入、定消耗，超收节支按比例计奖），分级考核，超额分成，计分计奖；后勤科室和二门诊实行承包经营。1987 年，石门县人民医院实行“五定一奖一惩”（即定编制、定人员、定工作计划、定消耗、定收入，完成好的给予奖励，否则惩罚），“奖勤罚懒”，通过业余收入提成分配，每季度核算一次。1988 年，全市实行承包责任制的单位 201 家，占 45.7%；实行技术经济责任制的单位 83 家，占 18.8%；工资奖金全浮动的单位 127 家，占 29.3%；实行租赁制的单位 2 家。

1989年，汉寿县中医院实行“科室核算，收支自理，上交包干，自负盈亏”的综合承包责任制，诊疗人次和业务收入均明显增加。1992年，市职防所实行所、科两级核算，科室经费包干，职工优化组合，多劳多得。当年，劳动卫生监督监测和职业性健康监测工作任务均超额完成，业务收入达42万余元，比上年增加22万元。1993年，市一医院食堂原有正式职工、临时工42人，每年医院支出工资奖金11万多元。实行承包管理后人员减少到21人，不仅未要医院一分钱，还每年上交医院3万元。是年，全市97个县级以上医疗卫生单位，96个实行综合目标管理责任制，54个实行院、科两级承包责任制，19个实行租赁制。石门县人民医院将员工聘用权、经济分配权、业务决策权、员工奖惩权下放给科主任，促使科主任从技术型向技术管理型转变。这种科室为基础，院、科两级核算的管理模式很快推广到全市各医疗卫生单位，调动了中层骨干和普通职工的积极性。

第二节 人事和分配制度改革

1993年1月2日，市卫生局发出《关于深化卫生改革的意见》，决定在全市卫生系统实行干部全员聘用制、工人全员合同制，并建立包括数量、质量和效益的考核体系，年底进行岗位测评、技术技能考核，根据测评考核结果决定续聘、解聘或高聘。逐步实行技术职务评定、聘任分开，确有真才实学、贡献突出的中青年人才可以高聘专业技术职务，反之则低聘。鼓励有经济头脑、有经营才干的干部职工领办或承包第三产业，鼓励技术人员、管理干部离职领办或承办乡镇卫生院，成绩突出的可以优先提拔。允许辞去公职，允许提前退休。推行优化劳动组合，在定员、定岗、定综合效益的前提下实行竞争上岗，院（所、站、校）长聘任科室负责人，科室负责人选聘职工。实行内部工资制，按照多劳多得、优质多得的原则建立公平与效益统一的岗位技能工资制，向一线岗位、高技术岗位和脏、累岗位倾斜。试行待岗、试岗制度。未被聘用者试岗3个月，试岗期间进步明显者正式聘用，否则待岗。待岗期间只发基本生活费和补贴，6个月后仍未聘用者下岗分流。是年，市一医院清退临时工43人，办理停薪留职7人，内部退养退职2人，分流“下海”21人。市二医院159名医务人员实行工资全浮动。石门县人民医院在科室设立兼职经济核算员，将职工档案工资的50%与夜班补助、各项津贴捆在一起作为效益工资，根据科室经济核算结果和工作考核情况浮动发放。

1994年，市五医院门诊部与医院签订承包责任书，自负工资、奖金、津贴、水电支出和福利支出，并向院方上交纯利2.8万元。全市77家县以上医疗卫生单位，实行优化劳动组合的42家，实行干部聘任制和职工合同制的24家，实行技术职务内部聘任的16家。1995年，市一医院将临床津贴、目标管理津贴和岗位津贴合并，统称效益津贴，经考核计算后由院长办公会议研究决定后发放。1999年，全市卫生系统50%的医疗卫生单位实行优化劳动组合，人员双向选择，工资奖金分配与工作数量和质量挂钩。是年，全市清退临时工500多人，转岗分流340人，待岗培训160多人。

20世纪90年代，为纠正部分基层医疗卫生单位过度发展职工承包、管理过于分散导致的卫生事业公益性被异化的问题，各级卫生主管部门突出强调医疗卫生单位管理上的“三统一”，即统一管理、统一收费、统一分配，反复治理“三乱”，反复检查督办，促使医疗卫生单位管理向公益性回归。

2000年5月，市一医院制定经营管理和经济分配方案，以科室成本核算为基础，按照效率优先、兼顾公平的原则，经济指标与医疗任务、医疗质量相结合，实行核算公开、分配公开。此后不断修订完善，逐步取消药品和高值耗材与经济分配挂钩，且每次修订分配方案均经职代会讨论通过，形成科学完整的科室核算分配体系。2007年7月，在临床科室第一责任人中实行年绩效工资试点，2008年推广到行政后勤人员。2012年，市一医院职代会通过《关于加强临床科主任绩效量化考核的议案》，按医疗任务、医疗质量、医疗安全、合理用药、医院感染、专科建设、科研教学等诸方面制定具体考核办法，考核结果与年绩效工资挂钩，充分调动了科室积极性。

2001年，石门县人民医院取消在职职工档案工资，出满勤者保底280元，参加工作两年以内的临床医疗本科生保底700元，三至五年内的保底580元；参加工作一年内临床医护毕业生保底600元，临床研究生第一年内保底1500元，第二年保底2000元。其余工资均按院内绩效考核浮动发放。全市医疗卫生单位均实行双向选择，竞聘上岗，有215人落聘。

2002年，安乡县中医院实行考勤工资+套改工资+业绩工资+奖金的分配方式。考勤工资每人每月100元按考勤计发。当月工资按个人业绩减去成本后结合质量考核结果计发。奖金=（业绩工资-已发套改工资）×60%，半年兑现一次，上不封顶，下不保底。职工工资档次差别6.5倍。

2005年，石门县人民医院进一步完善分配制度。一是对学科首席专家实行年薪制，年薪的80%按月发放，其余在年底考核后发放；二是科室负责人不参与科室工资分配；三是在完成全年工作量和业务收入的基础上，确保工资水平上涨10%；四是实行“固定工资+绩效工资”模式，并设立年终综合奖；五是研究生保底3000元，一线科主任或副高以上职称的医师及参加工作3~8年的年轻人实行最低补贴线，在无过错、出满勤的前提下，一线科主任和副高级以上职称的临床医师月工资若低于3000元，工作年限在3~8年的临床医师月工资若低于2000元，医技医生和有大专以上学历的护士月工资若低于1500元，其他护士月工资若低于1300元时，按实发额补贴15%，但补贴后工资总额不得超过最低补贴线。

2011年，武陵区卫生局制定《武陵区卫生系统岗位设置管理实施意见》《武陵区基层医疗单位全员聘用制和岗位聘任制管理暂行办法》《武陵区基层医疗卫生单位班子成员竞聘上岗工作方案》《武陵区基层医疗卫生机构绩效考核和绩效工资分配指导意见（试行）》等一系列人事制度改革文件。首先由卫生、监察、人社部门联合开展基层医疗卫生单位班子成员公开竞聘。2012 年 4 月，经过笔试、面试，公开竞聘乡镇卫生院院长、中心主任职位 3 名，副院长、副主任职位 18 名。同时对基层单位班子成员实施聘任制管理，签订聘用合同及责任状，一般聘期 3 年。为落实长效管理，制定《武陵区基层医疗卫生单位班子成员选拔任用与管理暂行办法》《武陵区卫生系统股级单位班子和班子成员综合考核评价办法（试行）》。随后各单位进行工作人员竞聘上岗。通过竞聘，全系统编内分流 48 人。鼎城区卫生局按乡镇卫生院编制数和卫生院岗位设置标准确定岗位数，通过笔试、面试，实行原在职人员、临时聘用人员、面向社会招聘人员三轮竞聘，择优聘用各类人员 879 名，分流 618 名。聘用人员完善相关人事手续，分流人员按政策给予经费补偿。

2012 年 4 月 7 日，鼎城区卫生局在全省卫生系统人事工作会议上介绍本区基层医疗卫生单位人事改革工作经验，获得省卫生厅 240 万元奖励。

第三节　以工助医、以副补主和医疗联合体

一　以工助医、以副补主

1989 年，卫生部提出“以工助医、以副补主”的卫生产业开发方针后，常德市卫生系统积极发展以工助医、以副补主。市卫生局成立科技成果推广站。市爱卫办建立爱卫服务中心。市一医院成立劳动服务公司，办卫生纸厂，成立广德科工贸有限公司。澧县卫生局新建印刷厂、冰厂、降脂药厂。石门县人民医院成立医药公司，办酒店。有的乡镇卫生院组织职工种水果、种药材。一时如雨后春笋。汉寿县人民医院制剂室实行院内招标，年制剂收入从 5 万元跃升到 20 余万元。临澧县卫生局发动干部职工个人集资开办印刷厂，2 年就收回全部投资。1992 年，全市卫生系统兴办第三产业 15 家，创收 45.6 万元。桃源县卫生局开办医疗器械维修所、劳动服务公司和印刷厂，当年实现利润 6 万余元。1993 年，全市兴办第三产业 71 家，安排从业人员 335 人；投资 651 万元，完成产值 1253 万元，实现利润 481 万元。

1994 年，临澧县卫生系统兴办第三产业 8 家，创纯利 26.4 万元。澧县甘溪滩医院与私营企业合资兴办煤矿，当年产煤 8000 吨，实现利润 16 万元。市二医院开办众利实业公司，安排 2 人就业，上交医院 10.5 万元。市五医院兴办招待所、冰厂、商店，安排 8 名富余人员就业，实现利润 10 万多元。1991—1994 年，石门县卫生系统共投资 100 万元，建立劳动服务公司 1 家，经营商店和饮食服务业 5 家，自办养殖场 1 家，联办茶厂 1 家，修建和出租门面 50 个。医疗卫生单位兴办第三产业亦有因评估不足或经营不善而倒闭者。

临澧县防疫站兴办的收音笔厂因产品质量不过关，销路打不开而倒闭，损失10万元。进入21世纪，卫生工作重点转入提高医疗护理质量，解决看病难、看病贵，除少数办得好、经济效益稳定的产业继续保留，余均陆续停办。

二　医疗联合体

常德市卫生系统推行医疗机构之间的横向联合有多种方式。基层医疗机构与上级医疗机构建立合作关系，或由上级医疗机构定期派医疗骨干到基层医院指导技术，基层医院的疑难病人定向转往合作医院；或由上级医疗机构带办基层医疗机构，派出行政与技术人员常驻基层医疗机构，指导管理与业务。有特色专科的医院在其他医院建立专科，所得收益双方共享。20世纪80年代，慈利县中医院在本市及全国其他地方开办多处化脓灸合作专科，既扩大了该院收益，也使开设专科的医院受益。1988年，常德市有医疗联合体20多个，合作病床547张。20世纪90年代，汉寿县、安乡县中医院各与深圳、湛江联合开设乙肝专科门诊，收益双方分成。1992年，全市办医疗联合体7个，合作病床112张。1993年，全市医疗联合体增加到12个，创收84.5万元。1996、1998年，安乡县人民医院先后领办三岔河镇卫生院、黄山头血防院，派出技术骨干，投入资金和设备，使这两家濒于倒闭的医疗机构恢复生机与活力。1996年，市五医院与河南管城中医院联合开办糖尿病防治中心，引进侯氏降糖丸治疗糖尿病。又与湖南省肝硬化门脉高压症治疗研究中心合作，成立湖南省肝硬化门脉高压症治疗研究中心常德分中心。是年，市一医院发动职工1108人集资404.91万元，成立股份合作制肿瘤治疗中心。2006年7月，因国家政策要求清退职工集资而终止。

三　股份制改造与联合办院

1992年，鼎城区政府以石门桥卫生院人、财、物为基础，另无偿划拨用地4.2公顷，与魏向学合资组建常德市鼎城区肿瘤医院。

2002年，汉寿县矫形医院因小儿麻痹症病源显著减少，改制成为综合性一级民营非营利性医院。4月，经汉寿县政府批准，该院实行股份制改造。离退休人员交养老保险部门管理，处置国有资产所得用于买断职工身份和补缴养老保险费。2003年，汉寿县矫形医院更名为汉寿县三九医院。

2010年8月7日，市卫生局批准市五医院与北京志洲伟业科技有限公司合作办院。9月1日，市五医院与北京志洲伟业科技有限公司签订医院经营合同书，将市五医院除血防专科、自愿戒毒外的业务科室纳入合作办院范围。公司方聘用医院方职工96人，保证职工待遇在当年档案工资+血防津贴基础上每年递增10%，并每年向医院方交纳医院发展基金，第一、二年各 100 万元，第三年起每年递增 10 万元。合同期限 10 年。合同签订后，公司方投入 200 余万元全面装修门诊、住院楼，改造医院环境；投入近 100 万元购置美国产 GE 螺旋 CT 等大型和常规医疗器械 20 余件；引进一批有专业特长的医务人员充实临床一线。当年，医院门诊人次和业务收入比 2009 年分别增长 45.47%和 23.92%，住院人次持平。2011 年，门诊人次、住院人次和业务收入比 2010 年分别增长 4.18 倍、53.54%和 40.11%。2012 年，门诊人次减少 12.61%，住院人次和业务收入分别增长 24.78%和 29.03%。

第四节　乡镇卫生院管理体制改革

1992 年 4 月 21 日，湖南省政府《关于进一步加强和改革农村卫生工作的决定》指出："坚持县医县办，乡医乡办，村医村办。乡（镇）卫生院实行'县乡共管'。其编制规模、人员调配、人员培训、业务和财务管理以县为主；领导班子、党团组织、思想政治工作和房屋建设、设备配置以乡为主。"县、乡政府要"加快乡（镇）卫生院危房改造，力争三年内消灭卫生院危房""实现房屋、设备、人员基本配套"。这一政策被称为对乡镇卫生院实行"县乡共管，以乡为主"。常德市在将卫生院人权、财权、物权下放乡镇政府管理前，多数区县卫生局通过调查研究，制定有利于稳定乡镇卫生院的"三权下放"方案。安乡、临澧等县将卫生院职工档案保留在县卫生局，坚持卫生院进人必须经过县卫生局把关，不得进非专业人员，卫生院长经县、乡商定后由乡镇政府任命。预留部分卫生事业费作为乡镇卫生院工作考核经费，每年年底根据乡镇农村卫生工作考核情况核拨。乡镇卫生院防保工作经费专款专用，部分用于防保专干的工资，部分用于防保工作的考核，以确保乡镇卫生院预防为主方针的落实。区县卫生局与乡镇政府积极互动，努力争取乡镇政府在资金上、物质上、工作上对乡镇卫生院以支持，一时不少地方出现农村卫生

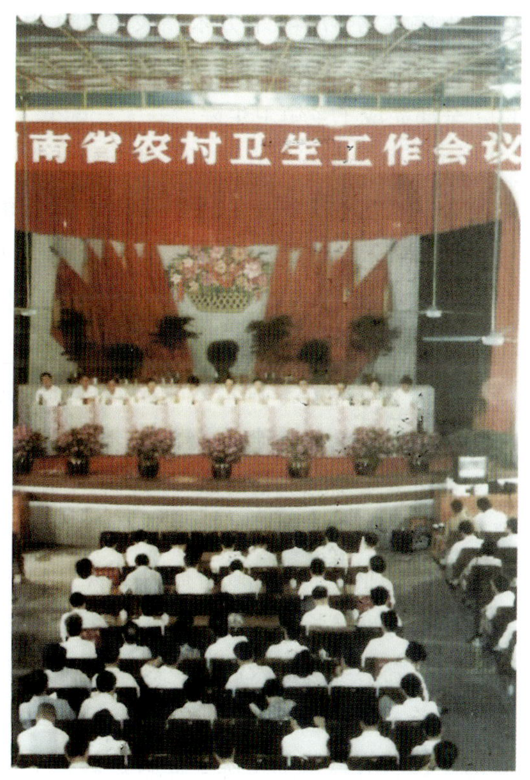

1992 年 5 月 24—27 日，湖南省农村卫生工作会议在临澧县召开　（临澧县卫生局供稿）

工作兴旺景象。如汉寿县罐头嘴镇政府投入30万元，将卫生院从偏僻处搬迁到热闹的街道，修建1200平方米门诊住院综合楼和300多平方米宿舍，添置价值2万多元的医疗设备；酉港镇政府投资17万元，新建一栋1050平方米的门诊大楼和670平方米的职工宿舍。是年5月24—27日，湖南省农村卫生工作会议在临澧县召开，全省各地（州市）及部分县的代表300多人与会。省委常委、副省长王向天主持大会，常务副省长董志文、副省长曹伯纯出席会议并讲话。会议代表参观了临澧县多个卫生工作现场。

1993—1994年，市、县、乡三级政府共同投入加上单位自筹，全市共筹集资金1539.2万元，改造96所乡镇卫生院危房80543平方米。至1994年年底，全市乡镇卫生院危房大部分改造完毕。为帮助31所面临倒闭的乡镇卫生院恢复生机，市、县卫生局逐个与乡镇党委、政府协商，调整卫生院领导班子，制定整改方案，培训卫技人才，使26所卫生院恢复生机。桃源县从1992年起连续四年实施“千万工程”，共投资1322万元，改造卫生院危房37240平方米；投资784万元，购置仪器设备489台件。1992—1996年，全市总投资7700万元，为乡镇卫生院改扩建房屋16.81万平方米，购置医疗设备2100台件，全部完成了乡镇卫生院“一无三配套”（无危房，房屋、人员、设备三配套）建设。

1995年，在石门县试点，结合撤区设乡改组区乡医院，将7个区医院、43个乡镇卫生院合并组建为7所中心卫生院、13所乡镇卫生院、30所卫生院分院，同时认真组建卫生院领导班子，选贤任能，完善管理制度。随后在鼎城、桃源、澧县推广石门县经验。至1996年，全市原有279所区医院、乡镇卫生院调整、合并为211所中心卫生院或乡镇卫生院。

1997年，桃源、临澧成为全省首批农村卫生“三项建设”先进县。1998年，石门县成为全省农村卫生基础设施建设先进单位。是年，全市乡镇卫生院均转制为国有事业单位。

乡镇卫生院“三权下放”后，有个别区县将卫生院职工档案、人事关系全部移交给乡镇政府，卫生事业费完全划拨给乡镇政府，结果这些地方的乡镇卫生院职工档案丢失，乡镇卫生院事业费被乡镇政府挪用，职工人心浮动，农村卫生工作滑坡，区、县卫生局对乡镇卫生院管理鞭长莫及。汉寿县将乡镇卫生院移交给乡镇政府后，虽有少数乡镇政府加大了对卫生院的经济投入，但多数乡镇政府随意向卫生院安插年老退位的村干部担任卫生院领导职务。这些人又随意安排亲友进入卫生院，导致卫生院非业务人员增加，负担加重。有的乡镇政府截留卫生院事业费，甚至平调卫生院资金，导致卫生院人员工资发放困难。2001年年底，汉寿县大部分乡镇卫生院房屋破旧，设备老化，技术人员欠缺，资不抵债，有的卫生院在职职工和退休人员基本生活费都不能保证。2002年3月，汉寿县政府决定对乡镇卫生院进行运行体制改革。在岩嘴乡卫生院召开全县推行卫生院运行机制改革现场会。会后，县卫生局组织人员深入各乡镇具体落实。参照企业改制方法，对758名乡镇卫生院职工实行身份置换，变卖乡镇卫生院房屋，财产进行处置。全县除军山铺镇卫生院未改制外，其他卫生院均进行了改制。利用改制所得经费解决365名乡镇卫生院退休人员的养老保险和转换身份后职工的补偿。2004 年，鼎城区 35 所乡镇卫生院职工实行身份置换，14 所卫生院实行职工合作经营，3 所个人承包。同期，津市市也对乡镇卫生院和市中医院实行了类似改制。

2001 年 5 月 8 日，国务院办公厅转发国务院体改办、国家计委、财政部、农业部、卫生部《关于农村卫生改革与发展的指导意见》，决定："乡镇卫生机构上划到县级人民政府管理，经费预算指标相应上划到县级财政。对政府举办的乡镇卫生机构给予定额和定项补助。""乡镇人民政府要配合县卫生行政部门，积极做好本乡镇的卫生工作。"6 月 28 日，市卫生局召开区县（市）卫生局局长会议传达贯彻《指导意见》，叫停乡镇卫生院改制，决定对乡镇卫生院实行"县乡共管，以县为主"。

2002 年 3 月 29 日，市卫生局举行各区县（市）卫生局长、办公室主任参加的农村卫生改革工作座谈会。会后，市卫生局组成 2 个农村卫生调研组，调查澄清乡镇卫生院底子。全市除汉寿、鼎城、津市外，实际上实行的均是"县乡共管、以县为主"的管理体制，乡镇卫生院上划工作难度很小。各区县（市）卫生局对卫生院清产核资，暂时冻结卫生院人员进出，编制卫生院发展规划。8 月 2 日，市政府发出《关于进一步加快农村卫生改革与发展的意见》，决定将乡镇卫生院"人员、业务、经费等上划到县级人民政府卫生行政部门统一管理"。"要组织力量对卫生院的人员、资产、财务进行全面清理，办好交接手续，确保国家和集体财产不流失。凡来源不明、手续不清的债务不得由卫生院承担。对已解体、分散经营的乡镇卫生院要进行专项整顿，尽快恢复其基本医疗、疾病控制、预防保健和区域公共卫生管理功能。""从 2002 年 2 月 10 日起，凡未经卫生行政部门批准调入的非高素质专业技术人员，一律清退。"2002 年 10 月份以前要完成卫生院上划工作。

2005 年，汉寿县按照集体经营规范化管理、租赁经营改造规范、个体诊所逐渐过渡等原则，通过职工筹资、社会融资、政府出资等方式恢复重建乡镇卫生院。至 2006 年年底，全县 29 所乡镇卫生院基本恢复。2006 年，汉寿县政府发出《关于进一步加强乡镇卫生院管理的若干意见》，决定乡镇卫生院实行政府举办，集体经营，为非营利性全民所有制事业单位，上划县管，归口县卫生局统一管理。

2005 年，鼎城区乡镇卫生院收归县级卫生行政部门管理。至此，全市乡镇卫生院上划县管工作全部完成，无卫生院对外承包、租赁等情况，乡镇卫生院又逐步走上正常发展轨道。2012 年，鼎城区筹集 600 余万元资金对个人承包的卫生院实行清盘补偿，使其真正成为政府举办的公立医疗卫生机构。

2006 年，全市乡镇卫生院统一建立规范的乡镇公共卫生服务管理办公室，配齐人员、办公场所与经费，简称乡镇公卫办，取消原分设的乡镇防保所（股）、卫生所、公共卫生站等不规范名称。卫生院院长任公卫办主任，设妇幼、防疫专干各 1 名，专干每年的劳动报酬按每人 6000 ~ 10000 元纳入卫生事业费预算。乡镇公卫办负责本辖区内所有公共卫生服务和管理，在乡镇卫生院领导下开展工作。

第五节　乡村卫生服务一体化管理

1992年，临澧县陈二乡、杉板乡对村卫生室实行“人员统一调配，工作统一布置，财务统一建账，药品统一调拨，工资统一发放”的乡村卫生机构一体化管理。由于事涉乡村医生切身利益，实行中阻力颇多，此举未能持久。卫生院上划县管后，在全市推行乡村卫生服务一体化管理，即在县级卫生行政部门统一规划和组织下，以乡镇卫生院为核心，对村卫生室的行政、业务、药械、财务和绩效考核等方面进行统一管理，以确保农村卫生服务得到落实。

1998年，在全市推广乡镇卫生院、村卫生室一体化管理，全市乡村一体化管理率达80%以上，桃源县、临澧县达90%以上。2000年，全市乡村一体化管理率降至30%。2001年，在桃源县、临澧县办乡村一体化试点，两县乡村一体化管理率达80%以上，其他区县（市）达50%以上。

1998年，临澧县成立由分管副县长任组长，县发改委、县卫生局、县财政局、县劳动社会保障局、县药品监督局等部门主要负责人为成员的临澧县乡村卫生一体化管理工作领导小组，下设办公室和业务、财务、后勤工作组，具体负责全县推行乡村卫生一体化管理的组织、调度、协调和考核等工作。各乡镇（区）和相关单位也分别成立由“一把手”任组长的领导班子，明确分管负责人专抓专管。县政府先后出台《临澧县乡村卫生服务管理一体化实施方案》《临澧县农村卫生基础设施建设规划（2005—2010）》等文件，县卫生局先后制订《乡镇卫生院药品相对集中采购管理办法》《临澧县公共卫生服务考核细则》等配套文件，全县乡村卫生一体化管理有序、协调推进。一是落实聘用制：乡村医生经本人申请、村民评议后，由县卫生局审查并组织考试考核，合格者统一颁发聘书、登记备案；二是落实工资浮动制：乡村医生报酬与工作绩效挂钩，上不封顶，下不保底，由卫生院统一核算、按月发放；三是落实退休制：将乡村医生纳入社会保障范围，从村卫生室业务收入和乡村医生工资中提取一定比例的资金，由卫生院统一为乡村医生办理养老保险手续，退休后凭退休证按月领取退休金，解决了他们的后顾之忧。村卫生室一律做到就诊有登记、用药有处方、门诊有病历、收费有公示，一律使用统一的处方笺、门诊登记、传染病登记和各种统计报表，实行24小时应诊制度和逐级转诊制度，杜绝截留高危病人的现象。同时确保乡村医生的政治待遇、工作标准、人员聘用、分配方式和福利待遇与卫生院职工相同。并落实“六统一”。即工作统一部署，乡、村卫生工作由卫生院统筹安排，年初由卫生室负责人与卫生院院长签订目标责任状；药品统一调拨，村卫生室所需药品由卫生院统一代购，从卫生院药库内部调拨，并设立药品进销明细账，定期盘点，发现问题，严肃查处；财务统一管理，由卫生院统管村卫生室的财务，并为各村卫生室设立资产、业务收支、药品库存、养老保险等专账，其中业务收入实行旬报月结；机构统一设置，根据乡镇（区）实际，一村设一室，有卫生所的村以所代室；人员统一调配，乡村医生在乡镇（区）内部统一调配聘用，打破了以往的村界限制，实行卫生院和村卫生室医务人员相互交流，将确有业务专长、资质符合的乡村医生调入卫生院工作，业务力量薄弱的由卫生院调派医务人员进驻村卫生室；业务统一指导，村卫生室基本医疗、农村卫生和基本公共卫生服务等业务工作由乡镇卫生院统一指导，定期考核，每月召开一次乡村医生例会，定期通报，落实奖惩。2009 年，临澧县乡村卫生服务一体化管理规范率达 90%。

2007 年，全市有 67 所乡镇卫生院、1308 个村卫生室实行了以公共卫生服务管理为重点的乡村卫生服务管理一体化，实行人员统一聘任，任务统一布置，业务统一管理，药品统一调购，根据承担的公共卫生工作任务完成情况，落实他们的劳动报酬。

2008 年，根据省财政厅、卫生厅《关于印发〈湖南省乡村医生公共卫生服务劳务补助办法〉的通知》，市政府明确，乡村医生从事公共卫生服务的劳务报酬由省财政负担 60%，市财政负担 12%，县财政负担 28%。市卫生局制定《常德市乡村医生开展公共卫生工作量化考核评分细则》。这一措施促进了乡村卫生服务一体化的落实。

2010 年，临澧县委、县政府下发《关于进一步完善乡村一体化管理工作的意见》和《临澧县乡村卫生管理一体化实施方案》，对全县村卫生室实行 “三制、四有、五相同、六统一”管理。“三制”即落实聘用制、工资浮动制、退休制，“四有”即村卫生室就诊有登记、用药有处方、门诊有病历、收费有公示，“五相同”指乡村医生的政治待遇、工作标准、人员聘用、分配方式和福利待遇与卫生院职工相同，“六统一”即工作统一部署、药品统一调拨、财务统一管理、机构统一设置、人员统一调配、业务统一指导。

第六节 医疗保障制度

一 公费医疗制度

新中国成立后建立的行政事业单位公费医疗制度运行到 20 世纪 80 年代末，经费超支现象已经非常普遍。为加强公费医疗管理，常德地区各级财政部门与卫生部门联合组建公费医疗管理办公室，设在卫生局内。

1988 年 1 月 1 日，常德地区行政公署办公室调整常德地区公费医疗管理协调委员会，曾繁友任主任委员，丁时祺、刘岳汉任副主任委员。下设行政事业单位和企业单位两个医疗改革办公室。行政事业单位医疗改革办公室由地区卫生局局长龙淼泉任主任，设在地区卫生局内。

1991 年 12 月 18 日，省财政厅、省卫生厅发出《关于进一步深化公费医疗管理改革的通知》，国务院总理李鹏指示“公费医疗开支要逐步做到以医疗单位管理为主，财政和享受单位主动配合，并适当与个人挂钩等办法”。常德市积极推行公费医疗经费由医院管理，实行公费医疗经费医院包干，超支财政不补，结余医院留用。卫生行政部门将公费医疗管理纳入医院工作目标责任制，每年考核，奖优罚劣。是年，常德市公费医疗管理被评为全省第一名。

1992 年 11 月 11 日，市卫生局、市财政局印发《常德市公费医疗定点医院职责》，要求公费医疗定点医院要做到“五专一凭”：设置专门组织机构、专门诊室、专门医师、专门挂号窗口，使用专门处方，公费医疗享受者凭公费医疗证就诊，实行双联处方（一联取药，一联报销），处方平均金额不得超过 8 元。一般疾病门诊处方不超过 3 日量，慢性疾病不超过 8 日量。需住院者须经本单位和公费医疗办批准。公费医疗办制定自费药品和自费检查项目清单，凡属自费项目得在处方上注明“自费”，公费医疗不予报销。为激励医院自觉管好公费医疗经费，市财政局每年安排一定经费以奖代补，奖励公费医疗管理好的单位，同时每年初预留各医院卫生事业费的 20%作为工作考核经费，按考核结果浮动下拨。

1993 年 10 月 14 日，市卫生局、市财政局发出《关于加强公费医疗管理有关问题的通知》，要求严格控制特检（彩超、CT、磁共振等），杜绝特检回扣和提成，因病需住院或需特检者须经公费医疗办审查批准。急诊、危重病人可先就诊，在就诊后三日内补办审批手续。

1994 年，全市公费医疗管理有三种形式。一是定点医院经费包干，超支不补；二是行政事业单位经费包干，超支不补；三是公费医疗门诊管理，即公费医疗享受人员门诊、住院、转院及其经费报销均须经公费医疗门诊审查批准，办理有关手续。

1995 年 12 月 22 日，市卫生局、市财政局发出《关于对公费医疗管理进行奖励的通知》，表彰各区县（市）卫生局 1994 年度公费医疗管理工作做出的成绩，奖给武陵区、津市市、安乡县、汉寿县、临澧县、桃源县、石门县及市本级公费医疗办共 49 万元。

1996 年 3 月 21 日，市卫生局、市财政局印发《市直公费医疗定点医院管理办法》，要求在公费医疗定点医院门诊部、住院部均应建立公费医疗监督审查员，处方一天一审，凡违规大处方、未经批准的特检一律不加盖审核专章，凡属自费药品一律加盖红色“自费”专章，不得进入报销范围。规定公费医疗病人特检阳性率必须达 60%以上。每月 10 日前，市公费医疗办对市定点医院进行检查，半年和年度各进行一次全面考核，半年考核占 40%，年度考评占 60%。

1999 年 12 月 15 日，由于行政事业单位实行医疗保险制度，公费医疗停止运行，公费医疗办成建制移交给市劳动和社会保障局，并成立市医疗保险管理中心。各区县（市）亦同步进行。

附：干部保健工作

2001 年，中共中央组织部发出《关于进一步做好省级领导干部医疗保健和安全工作的通知》。随后，中央保健委员会办公室发出《关于进一步做好省级领导干部医疗保健工作的意见》，制订《干部保健工作规则（试行）》。2002 年 4 月，湖南省保健委员会决定为省卫生厅干部保健处增加编制，随后制定 2002 年干部保健工作计划。省干部保健办制定《湖南省干部医疗保健工作考核评分标准（试行）》。

2002 年 8 月 5 日，常德市委《常委会议纪要》第九号决定，成立常德市保健委员会，市委副书记刘本之任主任，副市长张元英任副主任，市委、市人大、市政府、市政协四大家办公室和市委组织部、市财政局、市卫生局、市体育局、市劳动和社会保障局等部门为成员，设办公室于市卫生局，市卫生局局长张湘林任主任，并在市卫生局成立干部保健科，但无正式编制，具体工作由市卫生局医政科副科长李传淑负责。确定市一医院、市一医院德山分院、市血防医院为干部保健基地医院。是年，组织 40 多名市级领导干部进行健康体检，并全部建立健康档案。

2003 年 4 月，调整市干部保健委员会，市卫生局局长郑家火任干部保健委员会常务副主任兼干部保健办主任。11 月，市卫生局成立干部保健科。自当年起，干部保健科每年组织市级领导进行健康体检。

2004—2005 年，每年健康体检 40 多名市级领导干部，并向他们发放健康宣传资料。

2005 年 9 月，调整市保健委员会，由市委常委、市委秘书长刘明任市保健委员会主任。下设办公室于市卫生局，为正科级机构，定编 2 人，吴海燕任办公室主任。

2005—2006 年，干部保健办与市里四大家联系，组织了三次集中体检，灵活安排体检时间，体检率达到 80%，比上一年提高 20%。体检后，医学专家为每一位体检人员写出医疗保健意见，由干部保健办及时反馈给每一位体检人员，对有重要健康问题的市级领导干部，邀请省级医学专家会诊。向每位市级领导干部发放健康教育资料，如《中老年健康常见疾病防治指南》《常见疾病健教处方》以及洪昭光的《健康快车》等，并编印《相约健康》手册 3000 余册。针对每位市级领导干部的健康情况选编相关健康教育知识供其阅读。将健康教育课程纳入市委党校的常规课程，又在有关机关单位举行医疗保健知识讲座，受到普遍欢迎。市人大、政协开会期间，组派医疗小组 24 小时为与会代表、委员服务，并为本市进京参加全国人大、政协会议的代表、委员接种流感疫苗，为未接种乙肝疫苗的市级领导干部接种乙肝疫苗。

2007 年 1 月 29 日，市委办、市政府办发出《关于加强干部保健工作的通知》，要求健全干部保健工作体系，落实领导干部休假制度和健身制度。4 月 12 日，邀请著名健康教育专家洪昭光到常德市作大型健康教育报告会，上千名各级干部听了报告。10 月 22 日，市保健委员会制定《常德市干部保健管理办法》。是年，针对两次中央领导到常德考察、欧盟环境国际会议在常德召开、香港人大代表到常德考察、国家龙头企业家常德行等大型会议活动开展医疗保健工作，得到普遍好评。

2008 年 5 月，燕妮任市干部保健办主任。

2008—2012 年，市干部保健办借鉴外地成功经验，不断改进服务方法，方式多样化，干部保健工作逐步贴近保健对象的健康状况。确定每年 11 月、12 月为定时体检时期。体检前半个月短信发送体检通知，提前三天电话预约体检对象，根据其工作时间确定体检时间，根据其前几年的体检情况制定个性化体检方案，根据其本次体检结果明确进一步体检项目和健康管理方案，必要时陪同体检对象到省级医院进一步复查。各保健基地医院投资增加先进体检设备，组建技术过硬、服务贴心的工作班子，并为每一位体检对象配备“健康小秘书”随身引导，合理穿插体检项目，大大缩减体检等待时间。每次体检结束后召开体检单位负责人会，总结体检工作，反馈体检对象的意见建议，商量体检改进方法。建立健康档案，与新调任的干部原单位做好体检档案移交衔接工作。

2010 年，市委常委、市委秘书长黄清宇兼任市保健委员会主任。

2009—2011 年，为湘商大会、侨商侨智聚三湘、上海国际茶文化旅游节等重要会议、重大活动及其他大型活动开展保健工作 46 次，共动用医疗保健人员 350 余人次，动用基地医院老干病房 8 张次。向每一位领导干部赠送保健书刊达 5000 余册，包括《新保健》《熊继柏讲〈内经〉》《健康是福》等。发送健康短信提示上千条。每年举行干部保健讲座。2010 年 9 月，邀请全国著名健康教育专家王琦到常德作中医治未病讲座，各级干部上千人参加。王琦并为几位重点保健对象把脉开方，服用中药后均效果良好。将中医治未病概念引入干部体检，增加中医体质辨识分型内容。是年，市级领导干部体检率 100%，建档率 100%，定期复查率 100%。

二　农村合作医疗保健制度

1979 年以后，随着农村联产承包责任制的推行，以农村集体经济为依托的合作医疗失去经济支撑，逐渐衰落，乡村医生逐步演变为个体医生，农民患病无处报销，因病致贫、因病返贫现象比较突出。农村预防注射无人执行，孕产妇系统管理无人落实，农村三级卫生网的“网底”破损，农村卫生工作滑坡。为改变这种状况，常德市卫生行政部门千方百计试图恢复农村合作医疗，修复农村三级卫生网的“网底”，试行过多种形式、不同筹资水平的农村预防保健合作医疗制度，在部分区县获得较好效果。但由于筹资困难，运行并不稳定。

1987 年，鼎城区草坪、丁家港、石门桥三乡实行妇幼保健基金制。10 月 5 日，石门桥乡党委、政府作出决定，在全乡实行妇幼保健基金制。新婚夫妇在办理结婚证时缴纳 30 元，由乡卫生院妇幼专干和村接生员免费进行产前检查、产后访视，分娩时乡卫生院免费派车接送并免收接生费。12 月，草坪乡第十届人民代表大会通过《关于实行全乡妇幼保健基金制的决议》和《妇幼保健基金制管理办法》。成立全乡妇幼保健基金会，由乡党委宣传委员、妇女主任、卫生院长、妇幼和防疫专干组成领导小组。乡政府拨款 2 万元，资助卫生院添置妇幼保健器械和购买救护车。凡本乡育龄妇女每人一次性缴纳保健费30元，即成为妇幼保健基金会会员。会员在本乡卫生院享受免费婚前检查、未孕前妇科病检查、第一胎的早孕诊断、孕产期保健，住院分娩由卫生院派车接送，免收接生费、救护车费。会员一般应在卫生院住院分娩。确因特殊情况不能住院者可请本乡接生员接生，其接生费由基金会付给。会员无理由不住院分娩，不退付保健费。会员子女在0~7岁前每年享受一次免费体格检查，各种预防接种均免费。

建立妇幼保健基金制后，三乡卫生院各安排三名妇幼专干，建立岗位责任制。妇幼专干做到与全乡孕妇人人见面，密切监护高危妊娠，做到底子清，情况明。正常孕妇产前检查2次以上，高危妊娠检查5次以上。村保健人员的主要任务是发现和登记、报告本村怀孕妇女，做好产前检查和产后访视。按全乡农业人口人均提取0.2元，作为村级预防保健劳务报酬，经费由乡掌握，然后分段考核，按质量优劣算出应得报酬，年终一次性发放。如：按程序正确地注射一次疫苗，计酬0.1元；按规定要求做一次产前检查，计酬0.3元；护送一名产妇住院分娩，计酬5元。

表4-19-6-1　鼎城区三乡1987年、1988年孕产妇系统管理情况统计表

单位	系统建卡率%		产前检查人均次数		产后访视人均次数	
	1987年	1988年	1987年	1988年	1987年	1988年
草坪乡	85.2	100	4.1	5.8	3	4.7
石门桥乡	82.6	97.5	3.2	5.4	3	4
丁家港乡	97.8	100	5.2	5.9	4	4.8
合计	86.9	99.2	4.2	5.7	3.2	4.4

表4-19-6-2　鼎城区三乡1987年、1988年孕产妇住院分娩情况统计表

单位	高危监护率%		住院分娩率%		高危妊娠住院分娩率%	
	1987年	1988年	1987年	1988年	1987年	1988年
草坪乡	90.1	100	26	49.1	38.5	100
石门桥乡	86	100	46.2	58.1	48.4	90
丁家港乡	100	100	39.7	53.2	42.3	92
合计	91.9	100	36.8	51.5	41.8	95

1991年，市委下达区县（市）双文明建设目标管理责任指标时提出，当年要有25%的行政村实行合作医疗。5月13日，市卫生局向市减轻农民负担办公室呈报《关于在农

村兴办合作医疗的请示》。5 月 25 日，市减轻农民负担办公室批示同意按照农民自愿、受益、适度的原则，经乡人民代表大会和村民代表大会讨论通过，可以稳步推行。是年，临澧县、汉寿县试点合作医疗保健制度。临澧县 17 个乡镇有 12 个乡镇决定自 9 月起实行合作医疗保健制度，其实行方式有四种：计划免疫、优生优育和医疗三种保障模式；乡镇统管，两免一报；乡镇布点，统筹统管；乡村联办，分头减免。当年，全县有 87%的村办了合作医疗。汉寿县实行合医合药、合医不合药、合防不合医药、合防合医合药四种形式，一般每人每年收取 3～5 元，经济条件较好的收取标准适当提高，由村里统一提留后交乡统一管理。该县合作医疗保健制度的实行分三步走。第一步到 1991 年年底，西港、鸭子港、沧港、大南湖、洋淘湖 5 个乡镇（农场）全部推行，第二步到 1993 年年底，60%的乡镇（农场）实行，第三步到 1995 年年底，全县全部实行合作医疗。

1992 年 2 月，市委、市政府作出《关于进一步加强农村卫生工作的决定》，提出“1992 年，实行农村合作医疗的村力争达到 50%，‘八五’期末力争村村实现合作医疗”。

武陵区护城乡西郊村自 1966 年起一直坚持实行合作医疗。农村实行家庭联产承包责任制后，办不办合作医疗，要不要村卫生室，一部分村民和村干部持否定态度。该村党支部联系实际，对村干部和村民进行“二学三讲四对比”教育，即学习上级关于合作医疗的文件，学习外地推行合作医疗的成功经验；讲社会主义制度的优越性，讲共产党为人民服务的宗旨，讲合作医疗是现阶段防止农民因病致贫、因病返贫的唯一有效手段；进行新旧社会农民的生活对比，农村经济发展和农民收入增加前后的对比，富裕户和因病致贫户的对比，实行合作医疗前后的对比。通过学习教育，全村干群统一了认识，决定继续举办合作医疗。为解除村民顾虑，该村每年从村民小组公益金中按每人 5 元提取合作医疗基金，从村集体公益金中每人补助 6 元。本村村民到村卫生室看病只收每次挂号费 0.2 元，注射费、处置费、药费全免，儿童预防接种费全免，独生子女每人每年发给住院费 20 元，“五保”户医药费全报，困难户医药费视情况给予一定补助。乡村医生负责各项预防保健工作，村卫生室由集体举办。1992 年、1994 年，先后向村卫生室投资 14500 元，维修房屋，添置设备，购置药品，使村卫生室达到甲级标准。乡村医生每人每年固定工资 1200 元，预防保健劳务补贴 290 元，年终奖励 380 元，使其待遇相当于村干部，稳定了乡村医生队伍，调动了其积极性。

1994 年，鼎城区 642 个村有 475 个村实行合作医疗，受益人口 60 万人；341 个村实行防保基金制，受益人口 32 万人。6 月，安乡县安凝乡实行农村人口住院医疗保险。每人每年缴纳保险费 4 元，由乡财政收缴后向保险公司投保。制定《安凝乡农村人口住院医疗保险实施办法》和《实施细则》。投保对象患病需住院，凭乡卫生院住院通知书办理住院手续后，乡保险站每天检查住院医嘱并签字，出院后凭乡卫生院发票、本人领条和保险站给付审批书向保险站报销，保险站每月与保险公司结账。一般疾病报销住院医药费的 50%，慢性病报销 30%，一次最多报销 800 元。安乡县坚持“政府组织，群众参与，民办公助，乡为单位”的方针推广合作医疗，当年全县受益人口占50%。该县安丰乡农民每人自愿出资10元举办合作医疗，由乡卫生院长技术把关，乡镇长经费把关，乡人大代表监督，得到省委书记王茂林的高度评价。是年，全市1924个村实行合作医疗，受益人口216.39万人；2061个村实行防保基金制，受益人口175.41万人。

1998年，全市参加合作医疗的农村人口112.5万人。1999年，全市农村合作医疗受益人口50万人。

2004年6月23日，武陵区委办公室、区政府办公室印发《武陵区护城乡新型农村合作医疗试点方案（试行）》。8月1日，护城乡新型农村合作医疗试点工作正式启动。资金按每人每年30元标准筹集，其中农民个人每人每年缴费10元，乡政府每人每年补助5元，区政府每人每年补助15元。当年该乡参保人数10248人，参保率91.3%。

三　新型农村合作医疗制度

（一）新农合的发展

2004年11月，澧县开始新型农村合作医疗（简称新农合）试点。县卫生局成立农村合作医疗管理办公室（简称农合办），内设综合办公室、稽核科、财务科，负责全县新农合的业务管理、监督、指导和经费办理。2005年，全县参合农民45万人，参合率63%。参合农民个人缴纳10元，中央、省、市、县各级财政补助20元，全年筹集合作医疗基金1244万元，补偿住院医药费625万元，补偿20613人次。

2005年，鼎城区、临澧县、石门县列入新农合试点县。四区县均将实行新农合作为为民办实事的内容全力推动，均成立由区长或县长任主任的新农合协调委员会和人大牵头的监督委员会。10—12月，鼎城、临澧、石门成立县、乡两级农合办。区县农合办设在区县卫生局，乡镇农合办设在乡镇卫生院，均由同级财政和卫生部门人员组成。年底，新农合筹资全部到位。凡参合农民每人出资10元，市、区县财政各补助4元，另22元由中央、省财政补足。2006年，澧县参合农民480044人，参合率68%；临澧县参合农民276790人，参合率78%；鼎城区参合农民537511人，参合率77%；石门县参合农民443117人，参合率74.8%。四区县行政村覆盖率均100%。另有贺家山原种场8621人参加鼎城区新农合。四区县共筹集新农合基金1776.565万元。（鼎城区、澧县另有7823名非农业人口参加新农合，其收入、支出均单列）支付标准，鼎城、临澧、石门为每人每年门诊6元、8元、5元，住院大病起付线均为乡镇卫生院100元、县级医院300元，市级以上医院900元，大病支付封顶线均为10000元。大病支付比例各区县不同。见表4-19-6-3。

2006年，全市共向参合农民189725人支付补偿经费5360万元，其中住院补偿71489人，补偿5059万元，人均补偿707元。澧县得到万元以上补偿的有79人，得到3万元补

表 4-19-6-3　2005 年四区县医药费支付标准一览表

单位：元

区县	门诊支付标准（人/年）	大病起付线	大病支付比例%	大病支付封顶线
澧县	—	乡镇：100 县级：500 市级以上：2000	乡镇：45% 县级：30% 市级以上：25%	6000
鼎城	6	乡镇：100 县级：300 市级以上：900	乡镇：47% 县级：30% 市级以上：21%	10000
临澧	8	乡镇：100 县级：300 市级以上：800	乡镇：50% 县级：40% 市级以上：30%	10000
石门	5	乡镇：100 县级：300 市级以上：800	乡镇：50% 县级：40% 市级以上：25% 非定点医院 20%	10000

偿的有 11 人。9 月 10 日，省卫生厅批准常德市 2007 年新增桃源县、安乡县、汉寿县、津市市为新农合试点县（市）。

2007 年，全市 8 个区县（市）参合农民 365 万人，参合率 80.7%，比上年提高 7 个百分点。全市有 24.3 万名参合农民得到补偿，其中住院补偿 18.8 万人次，支付住院补偿费 1.44 亿元，人均补偿 766 元，平均补偿率 33.94%。10 月 10 日，针对各区县（市）补偿标准不一的问题，市政府出台《关于加强新型农村合作医疗管理的意见》，规定：新农合基金要专户储存，封闭运行，专款专用，并建立卫生、财政主管部门与代理银行、经办机构、定点医院之间的监督约束机制，把基金筹集、运行、使用纳入市、县审计部门专项审计内容，有效防止基金的损失风险和透支风险。建立县、乡、村医药费用补偿三级公示制度，保证农民知情权、监督权。新农合基金要按照大病统筹为主，收支平衡、略有结余的原则分配。基金分为统筹基金、家庭门诊账户基金和风险基金，统筹基金原则上不低于基金总额的 85%，也可将基金全部用作统筹基金。统筹基金中，住院医疗基金占 85%，重病、慢性病门诊医疗基金占 15%。家庭门诊账户基金年人均不超过 8 元，用于家庭到定点医疗机构购买药品，结余可转下年度继续使用，但不得提取现金，不得抵缴下年度参合缴费。风险基金按年度基金总额的 3%提取，总规模控制在年度基金的 12%左右，已达总规模的不再提取。年度基金使用结余控制在 10%以内。住院统筹基金医药费用起付线、补偿比例、封顶线按以下规定执行：

补偿起付线：一级、二级、三级定点医院分别为 100 元、300 元、800 元，省级定点医院 1000 元。纯中医药治疗，市、区县（市）定点中医院分别为 200 元、500 元。

补偿比例：一级、二级、三级定点医院分别为 60%、50%、30%，省级定点医院 25%。纯中医药治疗，市、区县（市）定点中医院分别为 50%、60%。参加新农合家庭成员连续缴费三年以上均未享受住院医疗补偿的，从第四年起，其家庭成员住院补偿支付比例每年提高 2%，提高比例最多不超过 12%。

补偿封顶线：2 万元。重大疾病医疗费用补偿超过封顶线的实行第二次补偿，即医疗费用每 1000 元补偿 100 元，第二次补偿不超过 2 万元。

重病、慢性病门诊医疗费用补偿金额控制在 500～2500 元，住院分娩平产补偿 200 元，剖宫产 300 元，难产纳入住院医疗补偿。国内材料无法替代的各种进口导管（套、丝）、体内放置材料、人造器官、器官或组织移植（含器官源或组织源）、核磁共振、CT、彩超、冠脉造影、数字血管减影、静脉肾盂造影、纤维支气管镜、支气管造影、心电监测、动态心电图以及其他单项检查、治疗、材料等费用较高项目须严格掌握适应症，其费用按 60%纳入补偿范围。

定点医院实行分级认定和管理，实行准入、退出制度，引入竞争机制，进行动态管理。

2006—2007 年，石门县印发 18 万本《新型农村合作医疗宣传手册》发到每户农户，向在外务工的农民寄出 9 万封通知参合的邮政明信片。2006 年，农民参合率 74.75%，2007 年 84.22%。2006 年，该县 2.4 万农民获得住院医疗补偿 1707.9 万元，人均 689 元。2007 年，该县统筹基金支出 1783.88 万元，住院补偿基金使用率 90.9%，全市最高；基金结余率 13.6%，全市最低。县、乡、村医疗机构均设立补偿公示栏，建成三级联动监管网络，设立举报电话。根据举报电话线索查处了 10 起补偿兑付不到位的案例，纠正了补偿兑付差错。是年，市卫生局推荐该县为全省新农合试点先进县。

2008 年，武陵区列入新农合试点，至此，新农合覆盖全市农村。全市参合人数 404.6 万，参合率 89.76%，安乡县、武陵区、津市市、鼎城区参合率均在 90%以上。筹资水平提高到每人每年 80 元。其中，中央财政补助 40 元，省财政补助 18 元，市、县财政各补助 6 元，农民个人缴纳 10 元。共筹集新农合基金 3.23 亿元，其中，中央财政 15045 万元，省财政 7350 万元，市财政 2421 万元，县财政 2355 万元，农民自筹 4042 万元，民政部门代“五保”户、低保户缴纳 67 万元，农合资金存款利息 172 万元。补偿起付线省级医院从 1000 元调整为 700 元，增加市外非本省级医院补偿起付线 800 元。补偿比例，一级医院调整为 70%，二级医院 60%（临澧、石门 55%），三级医院 45%（鼎城、武陵 35%）。全年补偿 856730 人次，补偿支出 2.47 亿元。其中，住院医疗补偿 2.2 亿元，补偿 227930 人次；重病、慢性病门诊补偿 2586 万元，补偿 101966 人次；家庭门诊账户补偿 942.79 万元，补偿 526834 人次。补偿封顶线提高到 3 万元。

2009 年 6 月 10 日，市卫生局、市财政局联合制定《常德市新型农村合作医疗责任追究暂行办法》。市、县合管办通过网络信息系统对定点医院的医疗行为进行 24 小时监控和网上审核，发现一起违纪违规查处一起。2006—2009年，全市查处医疗机构违纪违规1343起，涉及金额321万元，其中套取基金22起，涉嫌套取金额80.18万元。对违纪违规资金和套取基金全部追回或核减，并处罚当事医院和个人，处罚10名医院院长，其中7名乡镇卫生院长被撤职；处罚违纪医务人员28人。

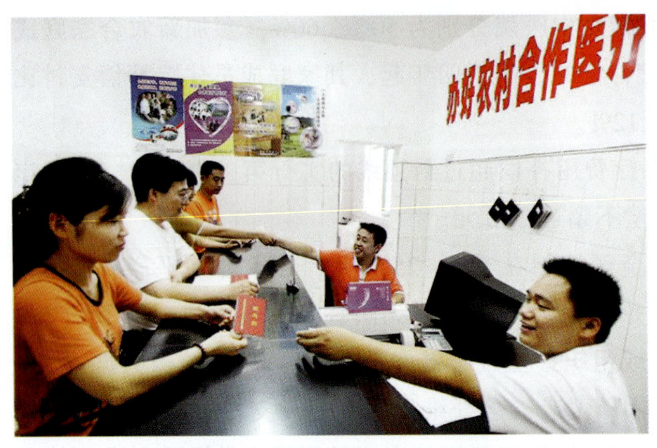

农民住院后在农合办兑付住院医药费补偿金

（周献坤　摄）

2009年，安乡县在官垱、下渔口两镇试行个人门诊统筹。按每个参合农民每年每人18元包干到乡镇，结余经费滚存到下年度使用，超支经费由相关定点医疗机构按比例分摊，不转嫁给个人。在乡镇卫生院门诊就诊，每日补偿医药费用的30%，最多补偿12元；在村卫生室就诊，每日补偿医药费用的25%，最多补偿7.5元。运行一年，分配到乡镇的基金使用率99.78%，比同期家庭门诊账户补偿基金使用率高21.91个百分点，农民满意，基金安全。次年向全县推广。是年，全市参合农民410.74万人，比上年增加6万人，参合率88%。安乡县参合率达99%，该县安凝乡、安全乡、官垱镇等16个乡镇参合率达100%。津市市、鼎城区、武陵区、德山开发区、西湖管理区、西洞庭管理区参合率均超过90%。筹资标准提高到每人每年100元，其中个人缴纳20元，中央财政补助40元，省财政补助24元，市、县财政各补助8元。住院医疗补偿比例，一、二、三级医院分别提高到70%、60%、45%。同时，在二、三级中医院住院的中医药诊疗费用的补偿比例在原基础上提高5%，住院分娩平产补偿200元，剖宫产补偿400元。重大疾病住院二次补偿按可报销费用的30%补偿。封顶线为：第一次补偿3万元，第二次补偿提高到6万元。全市住院补偿率平均达到46.18%。澧县、安乡县、桃源县、汉寿县、鼎城区、津市市试点普通门诊统筹，80.3万人次获得普通门诊补偿1415万元。5月18日，市城区11家定点医疗机构实现新农合住院补偿即付即补，农民在市城区医院住院不须返回当地农合办报销医药费。

2010年，全市参合人数为441.65万人，比上年增加30万人，参合率94.21%。除石门县外，其余8个区县（市）均实现门诊医药费统筹，86.2万人次得到1995.7万元门诊医药费补偿。将符合条件的村卫生室按一村一室全部纳入新农合定点医疗机构。一、二、三级医院住院补偿比例调整为75%、65%、55%。三级医院和省级医院起付线分别降至500元和600元。“五保”户住院补偿率提高到90%，加上民政补助10%，实际报销100%。有4个县将一级医院补偿比例提高到80%。封顶线由3万元提高到8万元。住院平均补偿率为53.91%，统筹地区政策范围内（指在县、乡定点医院住院医药费补偿）平均补偿率为 60.69%。石门县、鼎城区推行按人头付费、按病种付费、总额预付等支付方式改革。进行临床路径付费试点，选择 5～10 种临床路径明确的疾病实行按病种付费。免费救治 135 例先天性心脏病患儿，放宽手足口病用药，将静注人免疫球蛋白纳入农合报销范围。澧县启动农村白血病患儿救治试点。是年，全市 34.4 万人次获得住院医疗补偿，支出补偿基金 4.24 亿元，人均补偿 1233.95 元；30.7 万人次获得慢性病门诊补偿，支出补偿基金 6547.7 万元；120.9 万人次获得普通门诊补偿，支出补偿基金 3188.7 万元。津市市试行门诊统筹二次补偿，即部分未达住院标准而门诊费用较高的患者可以报销门诊费用 200 元，使门诊统筹受益面提高 34%。

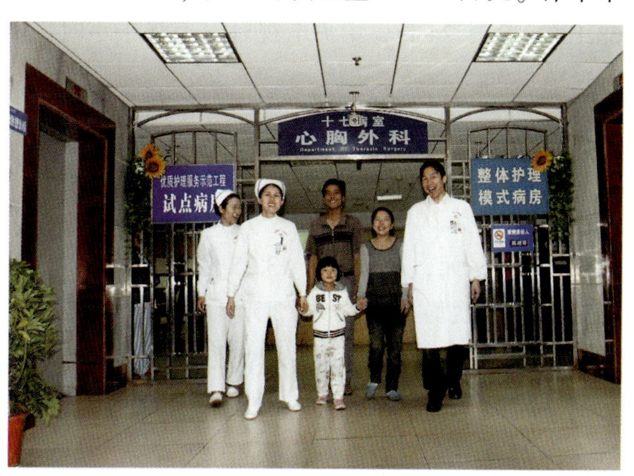

2011 年 10 月 10 日，湘西北首例全免费手术治愈的先心病患儿（前中）在市一医院出院　　（市一医院供稿）

2011 年，全市农民参合率达 98.03%，安乡县参合率 99.59%。筹资水平提高到每人 200 元，个人缴费提高到 30 元，一、二、三级医院补偿比例分别提高到 80%、70%、65%，市外医院 60%，市级医院起付线降至 500 元。全市均实现门诊统筹，按照“总量控制，按月预付，超支不补，结余滚存”的原则进行管理。实施基本药物制度并实行药品零差率销售的乡镇卫生院将挂号费、诊疗费、注射费和药事服务费合并为一般诊疗费，按每人次 10 元收取。新农合补助其中 8 元，农民自付 2 元。将乳腺癌、宫颈癌、重症精神病、终末期肾病以及耐多药结核病、聋儿人工耳蜗植入列入农村重大疾病医疗救治范围，住院补偿比例提高到 70%。救治妇女“两癌”653 人次，补偿支出 309.84 万元；救治终末期肾病 598 人次，补偿支出 193 万元；救治重症精神病 711 人次，补偿支出 202.67 万元；补助耐多药结核病患者 65 人次，补偿支出 12.1 万元；补助聋儿人工耳蜗植入 1 人，补助 8.7 万元。扩大先心病救治范围，提高先心病、白血病补偿比例。1–10 月，免费救治先心病 66 例，补偿支出

表 4–19–6–4　2008—2012 年安乡县特殊病种救助情况统计表

疾　病	救助人次	救助金额（万元）
尿毒症血液透析	102	481.56
恶性肿瘤	527	193.57
肾移植	10	45
肾移植后抗排斥反应	31	185.2
儿童先心病	37	91.3
白血病	5	17.74
其他重病慢性病	880	107.4
合　计	1555	1211.77

98.76 万元；救治白血病患儿 87 例，补偿支出 73.38 万元。澧县各级医疗机构补偿比例在原标准基础上均提高 5 个百分点，一、二、三级定点医院补偿比例分别达到 85%、70%、60%，最高支付限额提高到 10 万元。1—11 月份，安乡县有 542374 人次得到住院和门诊补偿。其中住院补偿 40149 人次，住院率为 8.46%，比上年同期增加 0.87%；普通门诊 502225 人次，就诊率为 105.82%；补偿基金 8686.52 万元，基金使用率为 79.69%，住院基金使用率为 90.34%，普通门诊的基金使用率为 71.34%；各级医院实际平均补偿率达到 63.18%。9 月 24 日，中央电视台《经济半小时》专题报道了安乡县农村重大疾病医疗救治保障工作。

2012 年，津市市实行“089”补偿模式，即门诊住院零起付线，门诊报销 80%，住院报销 90%。零起付线直接让利农民 69.1 万元。基层医疗机构新农合住院人次比上年增长 38.4%，门诊人次增长 27.6%。是年，全市参合人数 456.53 万人，参合率 98.80%。新农合筹资 13.24 亿元，补偿支出 13.25 亿元。参合人员平均住院率 13.09%，住院费用平均补偿率 63.37%，次均补助 1668.12 元，比上年增加 184 元。统筹范围内住院医药费平均补偿率达到 76.71%，武陵区最高，为 83.37%；桃源最低，为 75.18%。全面推行乡镇卫生院住院医药费起付线外全报销，全面推行门诊统筹，农村孕产妇在县乡定点医疗机构住院分娩实现全免费。一、二、三级医院和市外医院住院起付线分别降至 100 元、300 元、500 元、700 元；住院补偿比例，一级医院提高至 90%以上，二级医院、三级医院分别提高至 75%、65%，住院补偿封顶线提高至 12 万元。农村“五保”对象在县、乡定点医疗机构住院基本医疗费用补偿率 100%。

2012 年 1 月 1 日起，安乡县参合农民在乡镇卫生院住院 100 元起付线外费用全免，并实行完全性门诊，最高支付限额提高到 15 万元，县一级定点医院补偿比例提高到 88%，二级定点医院补偿比例提高到 78%，市级各级定点医院补偿比例提高到 65%，省级定点医院补偿比例提高到 60%，非本县的定点医院补偿比例提高到 50%。政策范围内住院费用支付比例达到 75%以上。提高新农合补偿水平后，农民群众就医需求得到最大限度释放，20 所乡镇卫生院住院床位使用率均在 100%以上。全县 639736 位参合农民得到住院和门诊补偿 14967 万元，实际补偿率达 63.18%。10 月 25 日，安乡县卫生局撰写的《住院起付线外费用全免使农民群众就医需求得到最大限度释放》在海南、广东、广西、湖南、湖北、河南六省卫生经济协会第 26 届学术研讨会大会发言，是大会发言的湖南省唯一代表、唯一县级代表。

（二）重大疾病救助

2008—2012 年，安乡县通过农民免费体检，查出患有尿毒症、恶性肿瘤和器官移植等重大疾病患者 2217 人；通过女性两癌普查查出两癌患者 38 人。为这些患有重大疾病患者建立个性化健康档案，发放特殊病种治疗“绿卡”。在县人民医院、县中医医院设立特殊病种绿色通道，患者凭“绿卡”在两家医院就诊，按照规定的救助途径获得补偿。各特殊病种补偿比例提高情况见表 4–19–6–4。儿童先心病手术治疗全免费，白血病补偿比例为实际住院医疗费的 70%。5 年间，安乡农民重大疾病救助 1555 人次，救助金额 1211.77 万元。见表 4–19–6–5。

2010—2012 年，桃源县实行农村重大疾病救助，三年间有 5.35 万人次获得救助资金 3513 万元。卫生、民政、财政三部门共同确定重大疾病救助范围、定额标准、支付比例和结算办法与流程。儿童先心病医疗费用新农合负担 80%，民政负担 20%；儿童白血病新农合负担 70%，民政负担 20%；造血干细胞移植新农合负担 80%，财政医疗救助负担 20%。门诊重大疾病补偿范围从 2007 年的 11 种扩大到 2012 年的 43 种，门诊最高封顶线提高到 4 万元，住院最高封顶线提高到 15 万元，肾移植后血液透析住院门诊累计补偿额可达 19 万元，高于全省最高补偿水平。宫颈癌、乳腺癌和终末期肾病二级医院补偿比例提高到 80%，三级医院提高到 70%。重型精神病补偿省市级医院提高到 70%，县级专科医院提高到 90%。血友病、慢性粒细胞白血病、心肌梗塞等 11 种疾病在省内定点医院规范化住院治疗的按 80%补偿。

表 4–19–6–5 安乡县各特殊病种补偿比例前后对比统计表

救助疾病	住院补偿比例或封顶线		门诊补偿比例或补偿额	
	调 前	调 后	调 前	调 后
尿毒症血液透析	3 万元	4 万元	75	85
肾移植抗排斥治疗	2.5 万元	3 万元	75	85
恶性肿瘤	—	—	40	60
脑血管意外后偏瘫	门诊 1000	4000	40	60
10 种慢性病	—	—	40	60

2012 年，全市农村先心病、白血病、肺癌等 30 种重大疾病救治医药费补偿比例提高至 80%以上，救治 3996 例，新农合补偿费用占总费用的 73.5%。桃源县从 5 月 1 日起，全市从 9 月 1 日起，农村孕产妇在县乡定点医疗机构住院分娩基本医疗费全免。全市近 30 个病种、汉寿县有 42 个病种实行单病种付费。新农合补偿比例全面提高也给农合基金带来了沉重负担。安乡县参合人员住院率高达 15.42%，鼎城区、安乡县、汉寿县、临澧县、澧县基金透支，各地不同程度存在套取新农合资金的情况。

附：白内障复明与唇腭裂修补

1994 年，石门县人民医院率先开展“视觉第一中国行动”白内障复明手术，到 2009 年，共有 3100 多名白内障患者得到减免治疗，累计减免费用 300 多万元。

1997 年 10 月 17 日，“视觉第一中国行动”在常德市 9 个区县（市）安排白内障复明手术400例，全部实施人工晶体植入。其中医疗费用全免200例，全免者每例手术由省、市负担200元，县级负担150元，乡级生活补贴200～300元。部分减免或不减免者每例手术由省、市负担100元，县级补贴由区县（市）自定，余下部分由病人个人承担。手术由鼎城区人民医院、石门县人民医院实施。

2000年，全市白内障复明手术增加到1215例。

2010年，常德市“百万贫困白内障患者复明工程”安排各区县（市）白内障复明手术3500例，到12月15日，全部完成。农村患者白内障复明手术费用，植入国产晶体的单只眼新农合补助800元，双眼新农合补助1200元。是年，中央补助常德市市本级和武陵区、鼎城区白内障复明手术费128万元，每例补助医疗费用800元。

2012年10月9日，常德市市本级和武陵区、鼎城区完成白内障复明手术400例，中央下拨手术补助经费44.8万元（每例补助医疗费用800元）。

2000年起，由美国微笑列车基金会出资，由中华慈善总会组织的先天性唇腭裂修复项目在中国启动，石门县人民医院纳入常德市首批手术医院，当年完成216例唇腭裂修复手术。到2011年4月，该院共完成唇腭裂修复845人。2008年，常德市康复医院纳入定点手术医院，到2011年4月，共完成唇腭裂修复139人。2009年，市一医院纳入定点手术医院，到2011年4月，完成唇腭裂修复134人。2012年8月，市一医院与中国爱加倍基金会合作，完成唇腭裂修复手术77例。至是年，全市累计完成免费唇腭裂修复手术1600余例。

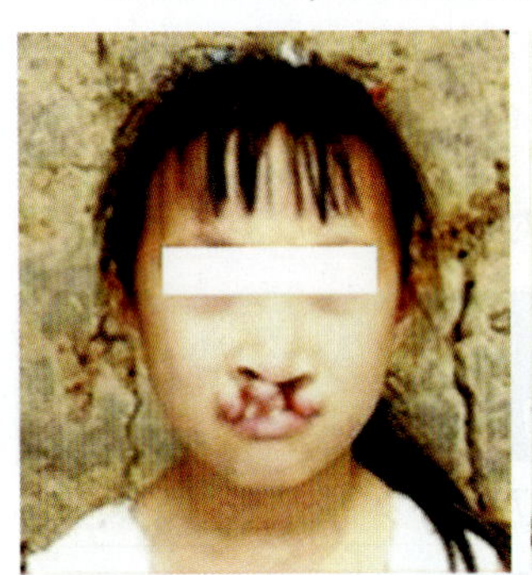

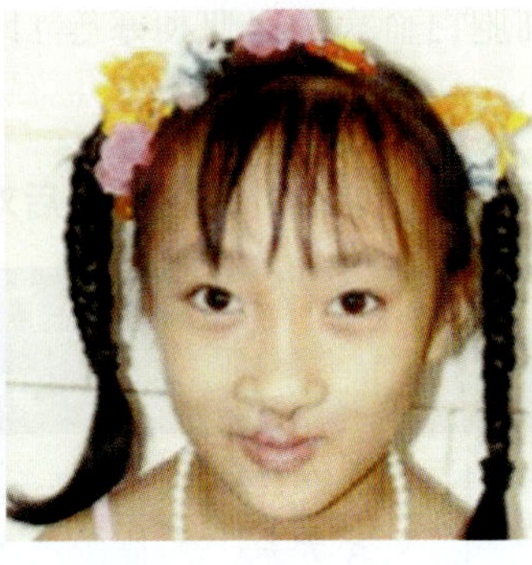

桃源县深水港乡白鹤村8岁女孩刘某患先天性双侧唇腭裂在市康复医院手术成功　　（市康复医院供稿）

第七节　国家基本药物制度

2009年8月18日，卫生部、发改委、工信部、监察部、财政部、人社部、商务部、国家食品药品监督管理局和国家中医药管理局联合发布《关于建立国家基本药物制度的实施意见》，决定“2009年，每个省（区、市）在30%的政府办城市社区卫生服务机构和县（基层医疗卫生机构）实施基本药物制度，包括实行省级集中网上公开招标采购、统一配送，全部配备使用基本药物并实现零差率销售；到2011年，初步建立国家基本药物制度；到2020年，全面实施规范的、覆盖城乡的国家基本药物制度”。12月11日，省卫生厅、发改委、财政厅、劳动和社会保障厅、物价局、药监局和中医药管理局联合发出通知，在宁乡县等36个县市区实施基本药物制度，常德市武陵区、安乡县纳入其中。

2010年1月29日，武陵区、安乡县32家基层医疗机构正式启动基本药物制度，同时启动以省为单位基本药物网上统一招标采购，中标企业统一配送，统一进药台账，统一销售台账，统一零差率销售。9月8日，市卫生局发出《关于进一步做好国家基本药物新农合报销的通知》，试点区县各级新农合定点医疗机构（含村卫生室）一律实行基本药物制度，纳入基本药物的有卫生部公布的《国家基本药物目录（基层医疗机构配备使用部分）》（2009版）的307个品种、省卫生厅确认的常德市90个增补品种。村卫生室则配备使用国家和省基本药物目录中的172种基本药物。基本药物全部纳入新农合报销范围，其中中药饮片的报销比例比非基本药物提高10%。实行基本药物制度后，乡镇卫生院住院患者日均药费下降49.6%，门诊次均药费下降33.9%，当年累计向群众让利1000多万元。

2011年1月1日零时起，津市市、汉寿县、石门县、鼎城区启动实施基本药物制度。四个区县（市）政府举办的乡镇卫生院和社区医疗服务中心全部实施基本药物制度，有条件的区县（市）也将未实行一体化管理的社区卫生服务站、村卫生室纳入基本药物制度实施范围。实行基本药物制度后，基本药物统一执行省价格主管部门确定的最高零售价格（中标价格），实行零差率销售。同时建立财政补偿机制。“政府举办的基层医疗卫生机构，其人员经费、业务经费等运行经费通过服务收费和政府补助予以补偿。”“政府补助按‘核定任务，核定收支，绩效考核补助’的办法核定，对于核定后的收支差额，由县级政府统筹上级财政有关专项补助后，在预算中足额安排。”“有条件的县市区可以探索实行收支两条线管理。”

2011年6月20日，全市9个区县（市）所有乡镇卫生院和社区卫生服务中心全部启动实施国家基本药物制度。至12月15日，全市9个区县（市）219家基层医疗机构累计采购药品品种1338个，采购总金额1.23亿元，入库总金额1.08亿元，药品配送率95.32%。实施基本药物制度的基层医疗机构门急诊次均费用从实施前的39元降至25.8元，下降33.90%；住院日均费用从80元降至40.5元，下降49.60%。门急诊诊疗人次由实施前的251694人次增加到实施后的288594人次，医疗收入基本持平或略有增长。为全面推广基本药物临床应用指南和基本药物处方集，多次组织基层医务人员集中培训，逐步改变基层医务人员的用药习惯，积极引导临床首选药物和合理使用基本药物。基本药物全部纳入新农合报销范围，报销比例全部高于非基本药物。12月1日，市卫生局发出《关于做好村卫生室实施国家基本药物制度准备工作的通知》，决定从12月31日起，在全市所有村卫生室实施国家基本药物制度。纳入基本药物实施范围的村卫生室要做好药品盘底，控制库存不超过1个月使用量。根据《国家基本药物目录》（2009年版基层部分）和所注册诊疗科目，科学制定采购目录，建立药品台账。调整药品零售价格，制作药品价格公示栏，接受群众监督。基本药物制度启动后，库存药品销售价执行湖南省招标采购的药品中标价，原销售价格高于中标价的降至中标价，低于中标价的维持原价格不变。无全省中标药品价格作参考的按照购进价格销售且不得高于国家零售指导价。是年，第一批、第二批启动的区县（市）制订了补偿方案。鼎城区安排实施基本药物制度专项资金1268万元，武陵区、安乡县、汉寿县、津市市、石门县、桃源县按月预拨补助资金，保障了基层医疗卫生单位正常运转。

2012年，全市219家基层医疗机构和3699家村卫生室全部实行基本药物制度。安乡县为每个村卫生室配置电脑、软件等信息化设备。所有药品以卫生院为单位网上集中采购，全部零差价销售。实施基本药物制度前，乡镇卫生院药品收入占业务收入的50%以上，多数乡镇卫生院药品利润是主要收入来源。实施基本药物制度后，由于收支差额补助未完全到位，部分乡镇卫生院经费运转出现困难，职工工资水平较前有不同程度下降。10家大型中心卫生院（开放病床100张以上或年业务收入1000万元以上）实行基本药物制度后用药受到很大限制，不能满足临床需要，医院发展受到制约。另有卫生院反映，某些基本药物价格明显高于集中采购前的价格，某些农村常用药品未列入基本药物目录，某些基本药物降价后药厂停止生产、医药公司停止进货，农民用药甚为不便。

表4-19-7-1 2012年常德市乡镇卫生院、社区卫生服务机构网上采购药品情况统计表

区县（市）	乡镇卫生院、社区卫生服务机构数	采购金额（元）	配送金额（元）	入库金额（元）
武陵区	12	5507598.88	5431492.73	5266505.84
鼎城区	42	35663137.82	35193480.97	32619208.68
津市市	12	6575878.95	6276720.42	4876070.41
安乡县	20	15122967.79	14733772.66	13840948.06
汉寿县	29	21659438.16	20764017.10	18524527.93
石门县	23	15925155.54	15612024.85	15146331.55
临澧县	17	15780262.05	15539288.14	14551210.70
桃源县	40	35065727.38	34857700.48	34493358.79
澧县	32	29594381.80	29243471.67	28612025.35
合计	227	180894551.37	177651969.02	167930187.30

第八节　基本公共卫生服务均等化

2009 年 6 月 18 日，国务院召开全国电视电话会议部署实施重大公共卫生服务项目，促进基本公共卫生服务逐步均等化。市卫生局成立实施基本公共卫生服务项目工作领导小组，组织实施 6 项重大公共卫生服务和 9 项基本公共卫生服务。6 项重大公共卫生服务项目是：15 岁以下人群补种乙肝疫苗、农村妇女乳腺癌和宫颈癌普查、农村孕妇口服叶酸预防胎儿神经管缺陷、百万贫困白内障患者复明工程、农村改水改厕以及地氟病区的改炉改灶。9 项基本公共卫生服务项目是：为辖区常住人口建立居民健康档案，向城乡居民提供健康教育宣传信息和健康教育咨询服务，0～36 个月婴幼儿实行儿童保健系统管理，实行孕产妇系统管理，为辖区 65 岁以上老年人提供健康指导服务，为适龄儿童接种乙肝、卡介苗、脊灰等国家免疫规划疫苗，及时发现、登记并报告传染病病例和疑似病例并参与现场疫点处理，对高血压、糖尿病等慢性病高危人群进行指导和登记管理，对重症精神疾病患者进行登记管理和康复指导。

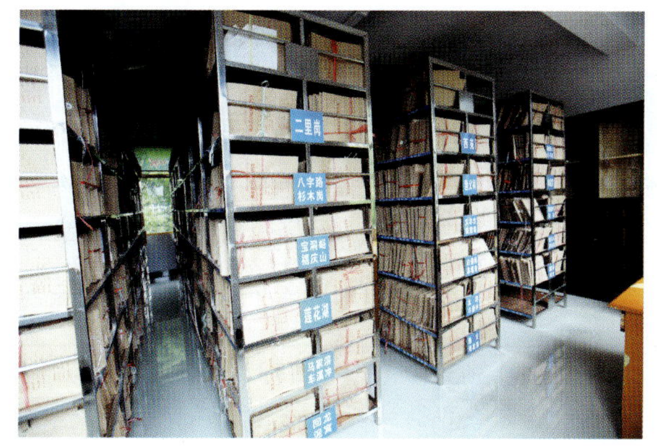

桃源县漳江镇的居民健康档案室

9 项基本公共卫生服务项目中，健康教育、慢性病筛查及跟踪管理、儿童免疫规划、儿童系统管理、孕产妇系统管理、传染病的监测、跟踪、报告及公共卫生处置、重症精神病患者管理已陆续在全市城乡免费提供，分见公共卫生服务篇有关章节。

2001 年，武陵区社区卫生服务机构在居民中进行健康调查 6000 人，签订社区卫生服务合同 500 份。2003 年，进行居民健康调查 6843 人，建健康档案 2281 户，签订保健服务合同 2281 户，覆盖人口 6843 人。

2008 年，市城区社区卫生服务机构实现全覆盖，居民健康档案建档率 60%。

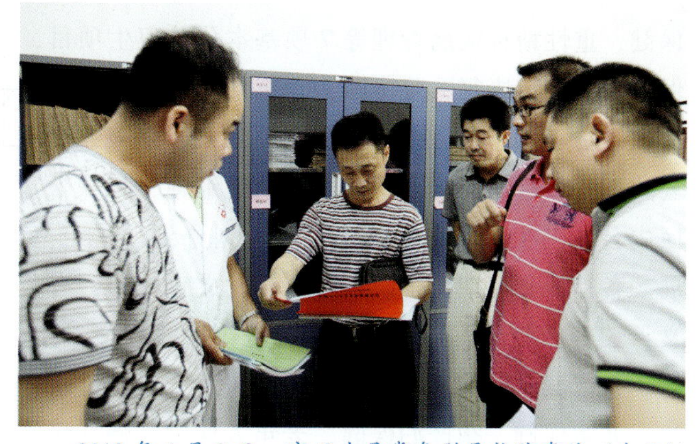

2012 年 6 月 8 日，市卫生局常务副局长陈寿林（左三）在临澧县督查农村公共卫生服务落实情况　　（彭洪伟　摄）

2009 年，武陵区社区居民健康

档案规范化建档率37.95%。各社区卫生服务机构全面开展健康档案及健康管理、健康教育、预防接种、传染病防治、慢性病管理、孕产妇保健、儿童保健、老年人保健、重症精神疾病管理与康复指导9项国家基本公共卫生服务项目，全年免费发放健康宣传资料2万余份（册），举办健康教育讲座160多次，免费体检1.8万人次，筛查高血压患者1.5万余名、糖尿病患者6000多名。是年，全市农村居民健康档案建档1469764人，建档率31.8%；城市居民健康档案建档956924人，建档率67.11%；规范化建档656135人，规范化建档率48.02%。

表4-19-8-1　2012年常德市社区健康档案管理人数统计表

区县（市）	0~6岁儿童健康管理人数	孕产妇健康管理人数	65岁以上老人健康管理人数	高血压规范管理人数	糖尿病规范管理人数	重性精神疾病规范管理人数
武陵区	295420	5250	38136	15224	4010	656
鼎城区	43760	7815	81303	22602	8113	1187
安乡县	56857	5840	60217	29647	12117	1765
汉寿县	60940	11839	82667	36395	11733	996
澧　县	51996	6063	99365	35402	7769	1316
临澧县	32132	5044	53023	36664	16463	1843
桃源县	53191	8714	98930	31396	11639	2184
石门县	42158	10051	72206	25134	8156	1817
津市市	10435	1896	33206	11712	4172	248
合　计	646889	62512	619053	244176	84172	12012

2010年，市卫生局制定下发《常德市2010年基本公共卫生服务项目管理实施方案》及《常德市2010年基本公共卫生服务项目绩效考核方案》，明确部门职责和分工，由市疾病控制中心负责居民健康档案、健康教育、免疫规划、传染病防治、慢性病管理、老年人保健、重性精神疾病管理等7项基本公共卫生项目，市妇幼保健院负责儿童保健和孕产妇保健项目，市康复医院协助管理重性精神病患者项目；均负责项目培训指导、数据核实和考核评估等工作。举办社区和乡镇公共卫生服务专干培训。各基层医疗卫生机构根据基本公共卫生项目内容，合理分工，制定细则，将9个基本公共卫生服务项目分工到人，将辖区内公共卫生项目服务落实到人，划分到片，定范围、定责任，确保项目按计划顺利开展。各社区和乡镇卫生院采取入户发放宣传单、有奖竞答、设立宣传栏（窗）、免费体检、义诊、健康教育、免费妇科病普查等形式宣传基本公共卫生服务内容，动员群众积极配合。全市城乡基层医疗卫生机构普遍落实居民健康档案、健康教育、免疫规划、传染病防治、儿童保健、孕产妇保健、老年人保健、慢性病管理、重性精神疾病患者管理9类国家基本公共卫生服务项目，累计完成农村居民建档1537415份，建档率32.6%；城市居民纸

质档案建档 434902 份，建档率 59.2%，其中信息化建档 205425 份。各级健康教育机构以“常德农民健康行”活动为契机，组织编写并下发近百万份以传染病、地方病、职业病和寄生虫病防治为主的各类健康教育读本和宣传单页，开展公众健康咨询活动 297 次，举办健康知识讲座 144 次。全市儿童建接种卡 53787 人，接种卡介苗 45570 人、乙肝疫苗第一针 46704 人、脊灰疫苗第一次 51047 人、甲肝疫苗 28463 人、麻风疫苗 48436 人。建立 0～36 个月儿童保健手册 47214 册，对 0～36 个月儿童规范随访 112687 人。孕妇建册 53765 人，随访管理孕妇 53829 人，产后访视 50648 人次。全市农村孕产妇住院分娩补助总额达到 2033 万元，怀孕妇女在孕期免费艾滋病抗体检测率达 60%，孕前与孕早期免费补服叶酸率达 78.18%，完成宫颈癌检查 28379 人、乳腺癌检查 1923 人。

2012 年，全市城市居民规范化电子化建档 408084 份，建档率 73.88%；农村居民规范化建档 2699798 份，建档率 50.91%。646889 名 0～6 岁儿童、62512 名孕产妇、619053 名 65 岁及以上老人纳入健康管理档案，规范管理高血压 244176 人、糖尿病 84172 人、重型精神病 12012 人。但仍有个别单位健康档案不规范，录入信息不完整；健康教育讲座流于形式，健康宣传栏更新不及时；登记管理的高血压等慢性病患者随访不及时；儿童建档率、产后访视率未达要求等。

第九节　公立医院改革

2009 年国务院启动公立医院改革。2009—2012 年，常德市一方面加强县以上公立医院以病人为中心改进服务方式的改革，解决看病难，看病贵；一方面引入竞争机制，放开民营医院进入，允许民营医院进入医疗保险和新农合定点医院，从外部促进公立医院改革；同时加强医疗市场整治，约束和矫正医疗机构偏离卫生事业公益性的倾向。（公立医院以病人为中心改进服务方式的改革详见第十六章第一节行风建设等节，医疗市场整治的内容详见第十八章卫生监督管理及第十六章卫生行政管理有关节，民营医院建设见第二章第四节）

2011 年，市一医院实行 10 项便民惠民措施。1.实行无假日门诊。门诊各诊室全年 365 天开放，假日应诊医师副主任医师以上职称人员在 90%以上。2.实行预约门诊。开放预约挂号，公开门诊预约电话，开通网上预约平台、“114”电话预约。实行一年，初诊预约 16506 人次、复诊预约 1242 人次。3.推行诊疗服务“一卡通”。10 月开通预约自助挂号缴费系统 70 多台，患者凭身份证或医疗卡可预约挂号、各项诊疗结算、打印化验单等自助服务。4.多楼层增设挂号缴费窗口，缩短人工挂号时间；启用自动分诊叫号系统；改进发药取药流程；缴费取药排长队现象基本解决。5.实行新农合即时结报。6.组织专家下基层。选派 23 名专家到澧县、石门县、津市市和城市社区对口支援。7.开展优质护理示范工程。设立优质护理示范病房 28 个，占全院病房数的 85%。实行责任制护理，每个护士负责 5～10 位病人的护理。实施一年，收到表扬信 5000 余封、锦旗 150 余面，满意率 96.6%。8.严控医药费用。4 月起，全院 23 个临床科室共选择 51 种常见疾病进入临床路径，编印《常德市第一人民医院临床路径手册》，每月对所有纳入临床路径管理的病例对照路径表逐步检查、考核，并与医疗质量管理和绩效考核挂钩。与全省三级医院实行医疗检查结果互认，为患者节省 1.7 万余元。试点 6 个病种单病种付费。9.特殊疾病救助。城镇居民医保病人每年补偿报销 90 元门诊费用，70 岁以上老人、“低保”人员、“三无”病人免费挂号。10.医疗服务行为公示。

2012 年，继续全面开展“三好一满意”活动，积极推行 10 项便民惠民措施。全市 33 家公立医院实行无假日门诊，市一医院和 9 家县医院开展预约诊疗服务，市一医院 60%的病区实行优质护理服务，二级医院 40%的病区实行优质护理服务。全市三级医院确定 20 个病种、二级医院确定 5 个病种，启动临床路径管理试点。45 家公立医院实行以省为单位药品网上集中招标采购。6 月，石门县列入全国县级公立医院综合改革试点。8 月，该县人民医院、中医医院、妇幼保健院列入试点单位，时人谓之常德市公立医院改革的破冰之旅。10 月，成立县长任组长、常务副县长和分管卫生的副县长任副组长的县级公立医院综合改革试点工作领导小组，县发改委、财政、物价、卫生、人力和社会保障等科局为成员，制定《石门县县级公立医院综合改革试点工作实施方案》。财政部门牵头，发改委、审计、卫生、人社、编制、物价等部门组成调查组，对 2011 年三家医院基本情况进行全面摸底。三家医院业务总收入为 34805.3 万元，其中医疗收入 18260.9 万元，不含中草药的药品收入 12672.8 万元，药品利润 2317.3 万元。按照省里的政策，实行药品零差率销售后减少的药品利润通过三个渠道补偿：调整医疗服务价格补偿其 80%，政府补助 10%，医院自行创收补偿 10%。据此进行测算后制定《石门县县级医院医疗服务价格调整测算方案》，召开价格听证会，经市物价局审核，省物价局批准，将县级医院门诊诊查费按医师技术职称分别调至每次 10 元、15 元、20 元，部分治疗费、手术费、中医类项目在原基础上分别增加 30%、30%和 50%，护理费按护理等级、床位费按病床数也分别调增。CT、核磁共振等大型检查费用则降低 10%。2012 年 12 月 31 日零时，该县三家县级医院同步启动上述改革，除中药饮片外的所有药品实行零差率销售，门诊诊查费按原标准不变，其余收费项目按新标准执行。运行一个月，门诊人均药品费同比下降 24.6%，出院者平均药品费同比下降 28.4%，药品收入占医疗收入的比重同比下降 8%，药品让利 200 多万元，门诊诊查费让利 15 万元。

第十节　卫生技术职称改革

1986 年，全国技术职称晋升工作统一归口人事部门管理。1987 年 6 月，常德地区卫生局成立常德地区卫生系列职称改革工作领导小组（简称职改领导小组），局长龙森泉任组长，副局长李宗政、蔡国华任副组长。抽调13人成立职称改革工作办公室（简称职改办），钱雪峰任职改办主任。1987—1988年，常德地区卫生系统卫生系列晋升的人员名单及相关材料呈送常德地区职称改革领导小组办公室（简称市职改办）审定。1989年，市职改办确认市一医院万钰峰外科主任医师任职资格，确认市直医疗卫生单位余四君等77人、武陵区汪海屏等26人、鼎城区吴烈夫等17人、汉寿县刘明汉等12人、桃源县汤发新等20人、临澧县缪宗维等10人、澧县汪海苏等18人、石门县何英信等14人、安乡县曾桂香等16人、津市市吴楚泉等26人、慈利县施华安等15人各专业副高级技术职务任职资格，确认常德卫校皮华南等33人高级讲师任职资格。以上285人（注：《常德地区志·卫生志》记载为271人）中140人为1987年晋升高级专业技术职称，余为1988年晋升高级专业技术职称。确认中级技术职称2517人，初级技术职称4199人。另通过教育、会计、统计、政工等其他系列认定中级技术职称155人。

1988年2月，增补陈兴祥为职改领导小组成员，贺定钧兼职改办主任。

1989年，全市15609名卫生技术人员中，各类各级人员数见下表4-19-10-1。

1992年6月26日，成立市直卫生系列初级专业技术职务评审委员会，刘庆达任主任，祝帮国任副主任，曹清明、汪梅仁、陈兆安等11人为委员。7月25日，市职改领导小组发文确认卫生系列杨琼君等60人具备主治医师任职资格，唐仕培具备主管医师任职资格，贺云彪等3人具备主管药师任职资格，刘玉桂等7人具备主管护师任职资格。

1993年10月18日，市卫生系列职改领导小组通知，为解决已长期参加医疗卫生工作而不具备医疗卫生专业学历的人员技术职称晋升问题，凡不具备规定学历的药剂、护理、医技人员可以通过基础知识和专业理论考试获得专业技术职务评审资格。《通知》规定，具备普通高中毕业学历，从事药剂、护理、医技专业工作5年以上；初中毕业从师中药学徒三年出师后，从事中药专业工作5年以上者可报考药剂士、护士、技士。具备普通高中毕业学历，从事药剂、护理、医技专业工作10年以上；初中毕业，从事药剂、护理、医技专业工作13年以上；一直从事本专业工作，或转岗从事本专业工作5年以上者可报考药剂师、护师、技师。报考药剂师、护师、技师者，此前须已评聘为药剂士、护士、技

表4-19-10-1 1989年常德市各类各级卫生技术人员数统计表

中医师	西医师	护师	中药师	西药师	检验师	各类技师	
1143	3352	1698	436	264	265	312	
中医士	西医士	护士	中药剂士	西药剂士	检验士	各类技士	助产士
582	1135	1289	468	212	248	166	196
其他中医		护理员	中药剂员	西药剂员	检验员	其他初级卫生人员	
463		549	485	127	133	2086	

士。从事本专业工作年限以 1993 年 12 月 31 日为限。开考专业分西药、中药、护理、检验、放射。

1994 年 5 月 28 日，市卫生系列职改领导小组调整市直卫生系列初级专业技术职务评审委员会，周吉祥任主任，祝帮国、石瑞来任副主任，张梅香、罗南阳、曹清明等 12 人为委员。7 月 12 日，市卫生系列职改领导小组通知，对申报中级卫生专业技术职务者进行专业知识、专业技能考试考核，考试科目分内科、外科、妇产科、儿科、传染科等 32 个专业，基础理论、基础知识占 30 分，专业知识占 70 分（内科、外科、妇产科、儿科、传染科、血防西医、中医内科、中医妇儿科、中医外伤科临床病案分析占 50 分，专业知识占 20 分）。考核内容包括任现职期间内本人主管的、能代表本人业务水平和能力的原始材料、业绩与论文材料、业务技术与医德医风考核材料等。2 月 25 日，市职改领导小组发文确认王兴立等 6 人破格晋升中级技术职称。9 月 28 日，又发文确认薛开武等 25 人主治医师任职资格、成春初等 5 人主管医师任职资格、王金鼎等 9 人主管药师任职资格、王大英等 15 人主管护师任职资格、熊桃生等 6 人主管技师任职资格。

1995 年 3 月 10 日，市职改领导小组发文确认汤新年等 6 人卫生系列中级技术职务任职资格。10 月 28 日，发文确认王沛等 24 人主治医师任职资格、王定会主管医师任职资格、高叶娟等 7 人主管药师任职资格、陈真奋等 19 人主管护师任职资格、陈善娅和欧汉文主管技师任职资格。

1996 年 6 月 8 日，市卫生系列职改领导小组调整市直卫生系列初级专业技术职务评审委员会，主任、副主任仍如前，委员增至 14 人，其中新增 9 人，5 人继任。是年，全市有 441 人晋升中、高级技术职务任职资格。

1998 年 6 月 5 日，调整市卫生系列中级专业技术职务评审委员会，蔡国华任主任，车世友任副主任，孙贤德、巫明珠、易遐清等 23 人为委员。6 月 30 日，市卫生系列职改领导小组第三次调整市直卫生系列初级专业技术职务评审委员会，主任仍为周吉祥，副主任石瑞来，委员增至 18 人，新增计绍云、刘志军等 13 人，贵建平、张梅香等 5 人继任。12 月 30 日，市职改领导小组发文确认王本莲、胡庆美、黄怡、计绍云、孙贤德主任医师任职资格，黄莎澧主任药师任职资格，周发福、杨亚夫、肖宏慧等 55 人副主任医师任职资格，郭爱林、熊鹏飞副主任药师任职资格，胡淑云副主任护师任职资格，吉平等 4 人副主任法医师任职资格。有 237 人确认中级技术职务任职资格，评定初级技术职务任职资格 166 人。全市 2000 余名高、中级职称人员进行聘期年度考核考试。

1999 年 6 月 29 日，市人事局发出通知，自当年起，主治医师临床业务技能考试采用计算机辅助考试的方法进行，专业分类趋细，内科分普通内科、急诊内科、消化内科、肾内科、呼吸内科、心血管内科、神经内科、肿瘤内科、小儿内科、内分泌科、风湿病科、精神病科、传染病科、老年病科、血液科、结核科，外科分普通外科、急诊外科、胸外科、肝胆外科、泌尿外科、心血管外科、肿瘤外科、小儿外科、整形外科、骨科等。7 月

15 日，市卫生局推荐市一医院西医内科主任医师贺修桃、外科副主任医师魏尚典、中医内科主任医师刘智壶、市一中医院中医外科副主任医师邵先舫、市妇幼保健院妇产科副主任医师陈翔英为省卫生系列高级评委库委员。

2000 年 1 月 11 日，市政府办公室印发《常德市专业技术职务聘任管理暂行办法》，规定，事业单位的高、中级专业技术职务的岗位职数按现有高、中级专业技术职务人数的 95%、90%的比例控制，各单位岗位设置意见应报市人事（职改）部门审批；低职高聘不得超过统计聘任数额的 3%，在上一级职务中落聘者可竞聘下一级职务，专业技术人员 1～3 年一聘；对低职高聘、低聘的条件作出了具体规定。

低职高聘需具备下列条件：

1. 职业道德好，服务意识强，忠于职守的；

2. 工作认真负责，无责任事故的；

3. 业绩突出。中级聘任高级须获得省部级三等以上科技成果奖（主要贡献者），或承担过省部级以上重大科研课题；初级聘任中级须获得地厅级二等以上科技成果奖（主要贡献者），或直接主持、承担过地厅以上科研课题。

4. 聘任单位和部门规定的其他条件。

有下列情形之一的应当低聘：

1. 年度考核不合格；

2. 不能胜任现职工作；

3. 无正当理由未完成任期目标；

4. 旷工或无正当理由逾期不归超过 7 日，或一年内累计超过 20 日；

5. 聘任单位和部门规定的应当低聘的其他情形。

有下列情形之一的应当解聘：

1. 连续两次年度考核或一次任期考核不合格；

2. 不能胜任现任职务又不接受低聘；

3. 因单位调整、撤销、合并或缩减编制等需要调整工作，本人拒绝合理安排；

4. 旷工或无正当理由逾期不归超过 15 日，或一年内累计超过 30 日；

5. 聘任单位和部门规定的应当解聘的其他情形。

12 月 7 日，市职改办通

表 4-19-10-2　2001 年年底常德市市直卫生单位各类技术人员技术职称分布统计表

专业类别	人员总数	其中				
		高级	副高级	中级	初级	未聘任
卫生技术	1644	33	135	684	717	75
卫生教学	127	—	44	51	29	3
会计专业	69	—	—	17	52	—
工程技术	21	—	—	12	9	—
经济专业	12	—	—	5	7	—

知，经在中级评委专家库中随机抽取，确定2000年卫生系列中级职称评委会由蔡国华、车世友等13人组成。2001年年底，市直医疗卫生单位各类专业技术人员1915人，其中正高级职称33人、副高级职称179人、中级职称789人、初级职称824人。卫生技术人员、教学人员、工程技术人员、经济人员、会计人员各级职称分布情况见表4-19-10-2。另有图书档案人员22人、统计人员19人、助理农艺师1人。

2002年起，全市初、中级技术职务任职资格评定由考评结合改为以考代评。至2007年，全市有10050人参加全国技术职称统一考试，合格率55.7%。

2005年12月31日，市职改领导小组通知，梁丽凌、刘芳琼等16人获得主任医师任职资格，刘艳秋、胡淑元、朱明瑶、易霞获得主任护师任职资格，高业栋获得主任药师任职资格，夏先考获得主任技师任职资格；周先勇、王新建等68人获得副主任医师任职资格，于永红、周三元等23人获得副主任护师任职资格，余蓉辉获得副主任技师任职资格。

2006年12月，市职称改革工作领导小组通知，确认市一医院德山分院陈英、临澧县第二人民医院乔玉山副主任医师任职资格。

2009年10月12日，为调动农村卫生技术人员的积极性，省人事厅、省卫生厅针对农村医疗卫生工作特点制定《湖南省农村卫生高级专业技术职务任职资格申报评审条件》，确定在乡镇卫生院工作并符合下列学历和资历条件之一者可以申报副主任医师、副主任护师、副主任药师、副主任技师：

1. 具有医学院校相应专业的中专学历（含中医师承人员：初中毕业师承三年并取得合格证），在乡镇卫生院从事卫生专业工作25年以上，受聘中级卫生专业技术职务满7年（内部职称除外，下同）；

2. 具有医学院校相应专业大专学历（含中医师承人员：高中毕业师承三年并取得合格证），在乡镇卫生院从事卫生专业工作15年以上，受聘中级卫生专业技术职务满7年；

3. 具有医学院校相应专业本科及以上学历，受聘中级卫生专业技术职务满5年。

论文只要求提供一篇本人为第一作者、在县以上学术会议宣读或交流的论文即可，或本人撰写、本单位审核属实的专业工作总结或适宜技术运用成果的文章也可。外语和计算机不作要求。

通过农村卫生高级专业技术职务任职资格申报评审考试获得的技术职务任职资格只能在湖南全省乡镇卫生院流动，若进入上一级医疗机构则需按照国家统一考试评审规定重新申报。

2010年5月20日，桃源县卫生系列职改工作领导小组推荐太平桥乡卫生院李仕清、黄甲铺乡卫生院朱国球、茶庵铺乡卫生院陈生巩、漆河镇卫生院方家惠、青林乡卫生院陈宝君、桃花源镇卫生院郭小玲6人为本县第一批乡镇卫生院副主任医师申报人选。2012年11月，市卫生局推荐石门县伍和生、鼎城区蒋国瑞、安乡县刘晋、桃源县谢志雄、汉寿县刘凤梅、澧县郭于春等24名乡镇卫生院医务人员晋升副高级技术职称。

人　物

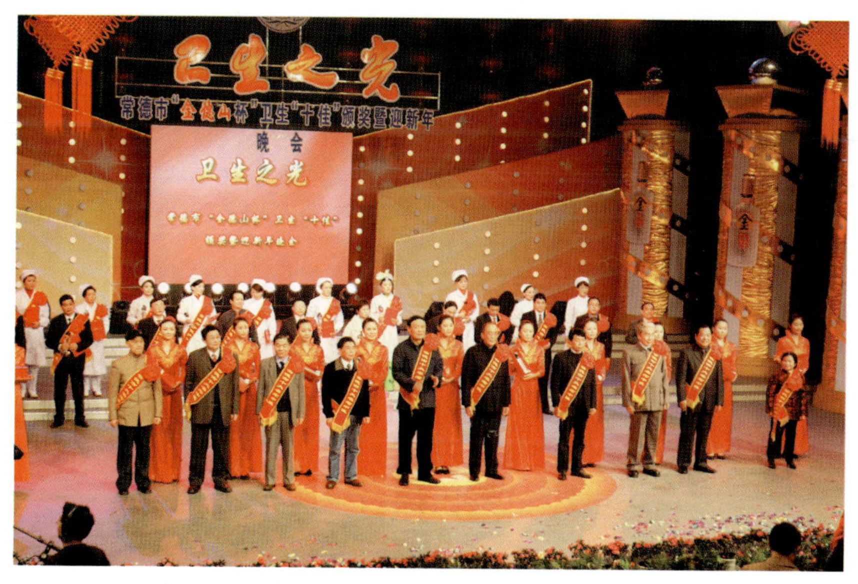

人物小传

罗感恩

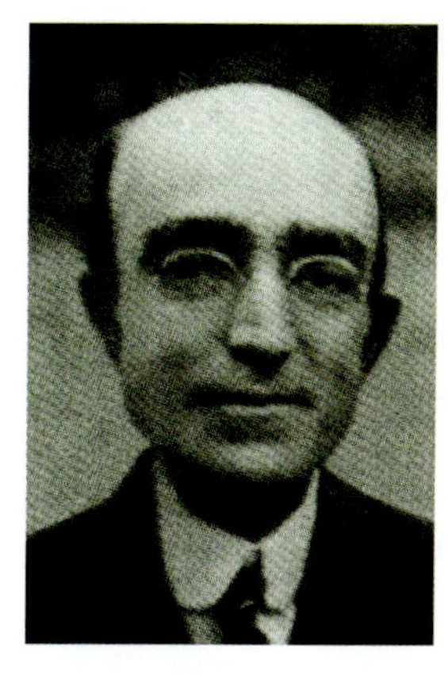

罗感恩（Logan O.T）（？—1919.12），美国马里兰州人，基督教徒，传教士。曾任常德广济医院、广德医院院长。1898年11月，受美国长老会派遣，罗感恩偕夫人孟氏（注册护士）到湖南常德行医传教。在常德东门外二铺街租借一栋小房开办诊所（名广济诊所），夫妇二人躬事医、护、药、检业务，为湖南西医药之始。三年后广济诊所建成广济医院，罗感恩自任院长，是为湖南首家西医医院。1909年，罗感恩亲赴岳阳城陵矶美孚油行募得资金，在常德四铺街（今市一医院院址）购地建成1435平方米的三层住院楼一栋，广济医院迁入新址。1915年更名为广德医院，罗感恩继任院长。又开办广德高级护士职业学校，为湖南各教会医院培养了一批护理人才。

罗感恩医术高明且全面。1903年，他利用简陋的医疗器械，首先在湖南发现间日疟原虫、三日疟原虫和钩虫卵。1905年，他检验武陵县（今鼎城区）周家店乡一农民粪便时首次发现日本住血吸虫，并撰文在《中华医学教会杂志》上发表，向世界首次报道中国第一例血吸虫病，揭开了中国南方农民“水臌症”之谜。国内外后世专家、学者一致公认这是用现代医学手段证实中国血吸虫病的开端。1910年，罗感恩又于岳阳发现第一例美国儿童患血吸虫病。在简陋条件下，他还诊治了许多疑难病症。一青年船民理发后，当夜两眼红肿，疼痛难忍，旋即失明。经巫医治疗无效，便送往广德医院。罗感恩经过镜检，发现此系淋球菌入眼破坏眼球所致。后检验用过的面巾，果系一淋病患者所遗，虽治疗不及时，但他仍为其治好了一只眼睛。

罗感恩行医重道，怀仁爱之心，精通医术，很受人们敬重。1918年，湘西镇守使冯玉祥将军率北洋军第十六混成旅驻防常德，全旅官兵患病皆慕名前往罗感恩处就医。冯玉祥称赞说：“罗医生为人极和蔼，医术高明，全城男女老少凡认识他的无不亲热他，信服他。”1919年12月9日，罗感恩被冯玉祥请进官邸为其妻弟刘礼权治病。刘礼权患有精神病，不承认自己是病人，躲在床底下不肯出来。被勉强拉出来后，硬着脖子生气。罗感恩不以为然，耐心启发开导他，教他做柔软操。不料病人竟掏出手枪将罗感恩打倒，一弹正中罗感恩左腮，从右边脖子穿出，血流不止，终因伤势过重而于当天下午去世。1920年1月29日，常德军警两界举行罗感恩追悼大会，冯玉祥致悼辞。《大公报》以2000多字篇幅报道追悼会实况。冯玉祥为表达怀念之情和对其家属的歉意，在广德医院前临街处建罗感恩纪念亭，后又在汉口行营建“思罗堂”，在北京南苑建“感恩堂”。1937年，冯玉祥第二次到常德，特到罗感恩墓上致祭并建碑，将罗感恩事迹及殉职经过刻于其上，以垂永久。

文少岑

文少岑（1877.1—1951.2），桃源县人。民国初年，拜名老中医何明阳为师，性颖慧，勤攻读，四载尽得其术。民国6年（1917）春迁居常德城内，先后在卫门口、华严巷、雷祖殿、大兴街等地开业行医。民国26年迁居河洑镇悬壶应诊。行医50余年，精通《内经》《伤寒》《金匮》，擅长中医内、儿、妇科，临床实践中十分推崇李东垣“内伤脾胃，百病由生”的观点。民国31年，青年罗某病愈后因强食过多，停滞不化，心下痞满，呕吐物臭如粪水，腹中雷鸣切痛，下利稀便，脉紧而数。辨病为“食复”。本拟下其宿食，但因病者脾胃尚弱，用生姜泻心汤两剂，服一剂痛止，翌日进二剂，病乃痊愈。后罗某馈以“四色礼”，他拒之，说：“医乃仁术，以济世活人为宗旨，何能收礼？”

文少岑一生集医书颇丰，古稀之年仍手不释卷。如遇疑难不解之病，便邀同道会诊，务求辨证准确。对穷苦人则不辞辛苦，不分寒暑，总是扶杖携徒，登门诊视，即便深夜求诊也从不拒绝，并经常告诫徒弟：“病人深夜求诊，病多危重，如误病情，是医者之大过也，切宜慎。”一生授徒28人，诊务之余，兼课于常德国医专科学校，与校长张右长、名老中医刘石渠、刘剑卿等共同创办《常德医刊》，曾在该刊发表《论子瘴证》等医案多篇，为常德中医界所推崇。可惜日寇轰炸常德时，所撰医案散失殆尽。

刘镇南

刘镇南（1871—1954），汉寿县月明潭乡金喜塘村人。出身岐黄世家，自幼随父习医，天资聪颖，记忆力强。年二十五方悬壶问世，常能着手成春，故声名鹊起。应诊范围遍及县境之半。中年于历代各家医学涉猎甚广，常谓：“古代医籍，言简意赅，领悟不易，必须仔细琢磨，方能了解其中三昧。”治学不存门户之见。临证重四诊合参，八纲辨证，严格从整体观念出发。每曰：“伤寒是温病的基础，温病是伤寒的发展。斯二者分之则偏，合之则全，后先相映，无可非议。务使伤寒、温病融会贯通，经方、时方互为妙用，于是乃疗效显著。”

新中国成立后，刘镇南以耄耋之年，不辞辛苦，亲至县城，为中医学会举办讲座。授课中，凡医籍中经文方剂俱皆背诵如流，且能指明源出何书何页，有何说明。学员查阅，分毫无爽。授徒时提出精思、善疑、师古、创新的治学之道。毕生授徒二十余人，因其言传身教，潜移默化，其中不少成为当地中医界翘楚。曾将其五十年之学习心得与行医经验整理为《医馀录验》和《中医急救验方汇编》等著作，其中验案不少，祖传医方亦多。但在“文化大革命”中荡然无存。

张右长

张右长（1883—1954），字汝昌，鼎城区丁家港五里冲人。年轻时，因父亲患腿疾经年不愈，他为父亲请医生，时常与医生谈论医道，又为寻找医方遍阅前人医学著作，终于在他的参与下将父亲腿疾治愈。于是对中医发生浓厚兴趣，潜心研读中医书籍，颇有心得。

民国7年（1918），冯玉祥率十六混成旅驻防常德，严禁鸦片。张右长供职使署，办理禁烟事宜，有机会与随营军医相处，其中张锡纯学术兼备，张右长时常向其请教。1910年，正式拜张锡纯为师。同年，冯玉祥调河南，张右长随张锡纯前往。后东北发生鼠疫，张右长协助张锡纯防治鼠疫，成为得力助手。如此数年，尽得其术，奠定日后成为常德汇通派名医的基础。

张右长回常德后，受聘同济堂大药号，由于待人和悦，诊断正确而迅速，处方有重点而无浪费，愈人无数，求医者日众，各大药号争先聘用。广德医院美籍医师鲍为良学术两精，他慕名前往求教，多次前往参观剖腹手术，受到启发，写成《参观剖腹疗病记》在《常德医刊》上发表，主张中医要学西医之长，补己之短。自1933年起，先后编著《常德医林志要》《求无愧庵补世医言》《医药卫生常识歌》等书。

1934年，张右长通过国民政府举行的中医高等考试，成为常德中医界获合格证的第一人，旋被推选为县中医公会常务委员。此后悬壶于常德城北，求医者不绝于途。某富商之妻产后病热，病情危殆，百药无效，约名医数位会诊。时值大雪纷飞，生火炉于室。产妇大叫：“热死我了，速将火盆端出去。”前医认为“产前不宜热，产后不宜凉”。他为产妇切脉、察舌、观色，断定“热入营分”。若不改用清凉灭火之方，必致病人更加燥热，性命难保。便对众医说：“我将用三黄、石膏等药，诸位以为如何?”众医缄默不语，富商也无主张。他见病人呻吟不绝，几欲发狂，便立开处方，说：“我在此等候病人服药，如有差错，则请上法院告我。”富商见他表态坚决，立即派人抓药煨服，一剂病减，二剂病去其半，迅即痊愈。是年，张右长联络知名中医刘石渠等人筹建中医专科学校。1936年年初，定名“私立常德国医专科学校”，报请中央国医馆批准立案，校址设大善寺内，为常德中医专科学校之始。张右长被推选为董事长兼校长。他每天除主持校务外，还亲自讲课。民国27年，常德城区遭日本飞机轰炸，学校迁往周家店，更名为“湘西国医专科学校”，他仍任董事，参与擘画一切。翌年年末，因生源减少，经费短绌，学校停办。

1941 年 11 月 4 日，日本战机在常德空投带鼠疫杆菌之谷麦棉絮，致鼠疫蔓延。张右长大胆向有关方面提出“中医也能治好鼠疫”。他根据早年在东北治防鼠疫的经验，引证《千金方》所载的恶核病和德州李保初《药会随笔》所载的耗子病，又参阅清代温病学家王孟英、王清任著作的有关章节，撰成《鼠疫之研核及治疗》一文，共三千余言，提出“清血热、散血滞、解血毒”为主的治疗原则，将鼠疫分为三型：脉肿性、败血性、肺炎性，按病型处方。湖南省卫生试验处主任邓一韪到常德调查鼠疫疫情，召集中、西医商讨防治办法，张右长当众出示该文，邓表示赞赏。经过临床试验，其法可以减轻病状及病人痛苦，病情轻微者可以不日告痊。此书印刷后广送中医界同仁，影响很大。

1943 年常德会战期间，城区房舍毁于炮火，张右长避难于常德县丁家港乡间。桃源县长王协武之子患痢疾，多方延医无效，危在旦夕。因闻其名，请其医治，一剂便愈。王赠以“华佗再生”金匾，并再三挽留，他从此寓居桃源行医。抗日战争胜利后，张右长回到常德县，被推选为县中医公会主席。新中国成立后，他出任常德县中医评审委员会主席。

张右长遵循治病以济世活人为宗旨，生平不苟取分文，贫者就医不仅免费，而且解囊相助。县城东门外有一菜农，患血臌症，无力延医，张右长免费为他治疗，直至病愈。

刘石渠

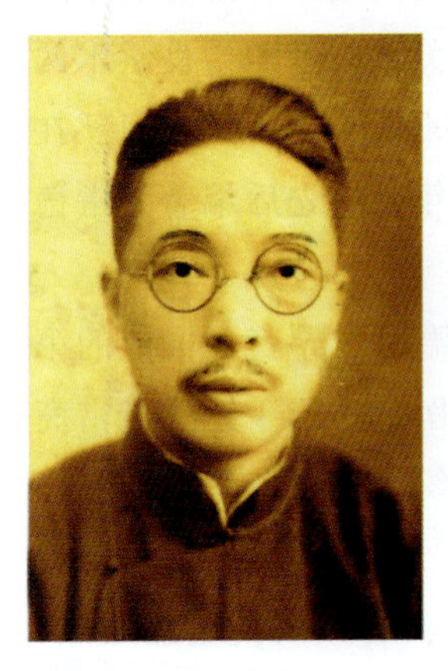

刘石渠（1889—1955），名尚宬，号遗书，晚年号资滨医叟，湖南邵东县人。幼性慧好学，诵经史及医书脉诀。早年求学于邵阳稽古书院，后拜湘乡邵阳名医卿果夫为师。因家中贫困，弱冠即挟技迁徙武陵，悬壶于市，遂定居常德。民国 4 年（1915），加入药王宫之医会，于东门外开设博爱医馆，求诊者络绎不绝；曾受友人推荐，赴长沙为当时主湘的唐生智治病，出奇方一举治愈唐的头风顽疾，因而名噪省城。回常德后受聘商业中学校医，一度担任诚济施诊所医师，义务为贫民诊治。被称为“平民医”。民国 18—28 年，自设诊所于大梳子巷，有治愈的病人相邀送“医界明星”匾额悬于诊室。1934 年春，常德水灾后腹泻、呕吐、感冒等疾病流行，他拟定以细辛、冰片、白芷、薄荷脑为主的中药处方，由吉春堂药店制成“防疫丹”，普送市民，使流行疾病得到医治。

1936 年，与张右长等人创办常德国医专科学校，被推选为董事，并任教该校。

1940 年，日本侵略军进攻湘北，刘石渠全家避难于常德后河一带，曾在镇德桥开设宝善父子诊所，传授生徒。时当兵荒之际，疫疠流行，疟疾、痢疾、霍乱以及日军散播之鼠疫诸多发生。他创制红云丹、白雪丹，普济乡人，父子及徒生四处出诊，所愈甚众。抗日战争胜利后，举家回城，于雷祖殿开设石渠诊所，并受聘移芝中学校医。新中国成立初期，受聘吉春堂，后随子迁往长沙行医。

一贵姓男子，每日子时之后阴囊渐肿，颈项渐消；午时之后，颈项渐肿，阴囊渐消，彼来此往如子午之潮，而饮食如常，脉缓。前医作阳明燥火与厥阴疝气同治，皆未获效。刘石渠诊之，谓“此乃督、任、冲三脉错杂，心肾之气化失常。而三脉得以顺行常道，心肾之气得以相通，必赖中焦太阴之气化，以运行升降之，有如天地之间，土生万物也。”拟仲景理中汤，服药3剂，上下之肿全消。治疗危重病症不墨守成法，曾说“为医者临症处治，须活泼泼天机也”。某刘姓男士，因积年奔波，饱受风霜，患双足痿躄，屈伸不能自如，不能步履，腰以下湿冷如坐水中。其形体不枯，二便尚调，舌苔白腻，脉沉迟。他用生黄芪2斤，防风半斤，煮汤，令患者坐于盆中，四周围固，将药汤倒入盆中，乘热以蒸升之；随即投以大剂麻黄附子细辛汤，汗出而愈，步履如常。

刘石渠急人之急而忘己之贫，曾自书“但愿人皆健，何妨我独贫”一联于室，并教诲其子及众徒，切勿籍医以图名利。他常免费为平民治病并赠送药物，赋诗云：“诊例由来有旧章，是真无力易商量。行医本是儒学事，写赠活人药一囊。”

刘石渠著有《诚济验方》及《天人集》，但未出版。

顾集成

顾集成（1886—1958），号三庐，常德县人。幼读儒家经典，嗣后学医。民国26—27年（1937—1938），在长沙南阳街悬壶应诊。后因长沙大火，遂辗转常德城上南门挂牌行医。诊室内陈设简陋，一案、两椅、一竹床，案头医书数部。他善治妇、婴、伤寒等病。其医理知识渊博，临床经验丰富，擅长疑难杂病。凡来求诊者，诊必细心，望、闻、问、切，面面周到。每处一方，对药物之炮制，处方之加减，剂量之轻重，务必审慎再三，以杜忙中有失。某年曾有一瘫痪三年者，顾集成处以“冲天罐”方服后，病人昏迷不醒，周身冷如冰铁，家人惶然来问。顾集成对他们说：“即云真死，也不能下榻，更不准归山入葬。三日后，自当见愈，否则，唯我是问。”时过三日，病者家属果然来拜谢说：“先生真神医。服药后，病人昏迷不醒，呼吸似无，胸口犹温，家人以为死了。今日凌晨，忽然眼开唇启，约莫半小时，开口说要进食，现已全好了。”又曾有中年痢疾患者，日下脓血十数次，里急后重，面色死灰，病已月余，不进饮食十余日，先后经手五、六位医生，服药20余剂无效。顾集成诊视后，决定先攻后补，拟“桃仁承气汤”二剂。复诊时，下痢次数减少，想进食，再进三剂，下痢停止。然后以补中益气汤合香连丸，连进5剂，病体康复。

顾集成医德高尚。一日东门出诊归来，见道旁一乞儿，蓬头垢发，衣衫褴褛，形容憔悴，臭气薰人。问及病情，得知此儿腹泻已久。即将此儿带归寓所，给以豆浆调理，辅以药物治疗。三日后此儿病愈，临行前又以银元一枚赠之，并嘱其忌用硬食。他一向同情贫苦，不媚权贵。贫寒之家来请，诊费视情而定，或少收，或不收。某日，一贫寒工人要求出诊，他见病人无钱购药，诊后则解囊相助，复诊时，又赠以棉被一床。

日本侵略军在常德实施细菌战期间，顾集成以国医公会主席身份参加地方防疫研讨，主张除西法外，应充分发挥中医药防治鼠疫之作用。

附：冲天罐方：麻黄3钱、桂枝3钱、白芷2钱、土鳖1钱、生川乌3钱、生草乌3钱。此方用时，系顾三庐的徒弟丁子念亲眼所见。

金真如

金真如（1891—1964），安乡县城关镇人。省名老中医。民国时期，三次东渡日本留学。民国8年（1929）回国，任国民政府铁道部法规编订委员会专员。自幼多病，虽经中西医多方诊治未能根除。为治病，渐对医学产生兴趣。留学日本期间，曾潜心学习东医（汉医）。在南京供职期间，钻研中医学，勤向中医界名医请教，掌握了较丰富的中医药理论知识。民国23年，参加国民政府国医师资格证书考试，取得国医师资格证书。民国24年夏秋之交，挂冠去职，悬壶南京市。民国26年，携家小返回故里。民国27—28年，先后在南县、安乡挂牌行医。医德正直，医道严谨，医术精湛，深受群众爱戴。1949年8月，不顾年事已高，积极参加解放军160师480团临时医院的伤病员救治工作。20世纪50年代初，积极响应人民政府号召，与同仁一道，带头自筹资金，创建中医联合诊所（安乡县中医院前身）。1962年因病退职。

金真如擅长妇科病与痨病的诊治。退职后口述《妇科临床诊治手册》，由其孙金行伟笔录。

张东芩

张东芩（1896—1966），安乡县城关镇人。省名老中医。安乡县第二届、三届、四届、五届人民代表（人民委员）。

张东芩幼年家贫，1914年师从刘老中医学医，学徒期满后又随其参师，1918年挂牌行医。1949年8月，积极参加人民解放军160师480团临时医院的伤病员救治工作。新中国成立后，积极响应政府号召，发起成立安乡县第一所中医联合机构，并选为负责人之一。联合诊所升格为安乡县中医院后，任该院中医师，直至退休。

张东芩为人正直，严谨行医，对病人极富同情心。行医50余年，从不以势力利禄之心对待病人，受到群众爱戴。20世纪50年代末，湖南省卫生厅领导亲临其家中探望，对他的医德医术予以赞扬。张东芩擅长儿科、妇科，处方药味少，药量小，一般每方三剂以下见效，极少见一方三剂以上者。1956年响应党的号召带教中医学徒，他无私传授。当时跟他学习的两名中医学徒均成为安乡县颇有声望的中医骨干。

陈文和

陈文和（1892—1967），名致中，石门县花薮乡人，省名老中医。自幼天赋聪颖，勤奋好学。1913年2月留学日本东京法政大学，1916年12月肄业回国，在石门县从事教学10年。执教之余，恒与长兄陈义泉（当地名医）钻研中医，几年后学有成就，业余遂以行医活人为乐。1926年加入中国共产党和农民协会（马日事变后自行脱党），同年7月至1934年，先后出任国民党石门县党部监察委员、特别法庭主任委员、陕西省醴泉县政府秘书、山阳县县长。1935年，回石门执教石中、九澧中学。1944年，组织石门国医公会，被推举为会长。翌年，创办石门国医学校，任教导主任。1945年春至1948年8月，任县参议会秘书。1950年，悬壶常德市。1951年入川，先后任西昌民干校校医及四川省西昌师范学院教员。1959年再返石门，12月录用为盘石公社卫生院医生。尔后，应邀到县中医院、县卫校从事中医临床和教学工作，被评为省名老中医。

陈文和上宗秦汉经典，旁通唐宋大家，尤精清末民初之“汇通派”，发展了明末清初的温热学派，对中医的哲理、整体观、气化论、形神合一、阴阳转化，尤其是五行生克、五运六气的制化学说领会至深，对中医急症往往得心应手，一剂而减，二三剂而愈。擅长治偏头风、小儿痘麻诸证和肺、胃大出血、红白痢疾。热衷于中医教育并身体力行。授课深入浅出，通俗易懂。治学严谨，刻苦钻研。20世纪50年代末至60年代中叶，共完成《中医养生论》等5部医学著作，计18万字。惜于“文化大革命”中付之一炬。

陈文和行医、执教50年，活人无算，桃李满湘。其医术传人有于忠文、熊继柏、陈克勤、陈开基等。一生尽管历尽坎坷，但矢志从医不逾。“文化大革命”中含恨离世。1986年，党和人民为其平反昭雪。

孟系圣

孟系圣（1897—1968），石门县盘石乡人，省名老中医。周岁丧母。初中时经济窘迫而辍学从教。1922年，其妻患乳疾，溃烂四年，“求医购药，伤心实多”，遂立学医之志。先后拜本地名医侯新溪、傅立本为师。数年后，名声渐噪，求诊者日多。1939年，弃教悬壶，终成当地名医。大革命时期曾任区农民协会秘书。1944年，参加石门县国医公会。新中国成立后曾当选石门县第二至第五届人大代表，任石门县第二至第五届人民委员会委员。1951年，率先参加石门县中西医联合会，任第一分会副主任。1953年，先后创办白洋湖联合诊所、潘家铺联合诊所，并任主任。1954年，调石门县中医院，后任内科主任。

孟系圣潜心钻研传统医学，师古不泥古，经验甚富，擅长内、妇、儿科。治病善理阴阳，以“阳中求阴，阴中求阳”为其常法，时时注意顾护正气。“保胃气，存津液”为其指导思想，认为遣方用药，只可除病，不可伐正，故多以平见奇，慎用大辛大热峻猛之品。最恶不求辩证以病套方，尝谓：“业医不辨证者，匠也。而欲辩之准确，尤首详望闻问切。”故每诊均一丝不苟，唯恐有点滴疏漏。

孟系圣曾先后执教于石门县中医学徒班、石门县工读卫校和县办中医中药进修班。或经典，或诊断，或温病，或内、妇、儿诸课，均能掌鞭执教，深入浅出，通俗易懂。其学术传人遍布县内，如陈桂芳、文泽远、侯厚城、覃道永、侯群雁、刘湘白、涂自泉、姚克勤等，多成良才。曾积几十年之经验汇成《临证笔录》一书，惜于“文化大革命”中遗失。本人亦遭受折磨，含冤病逝。

刘了初

刘了初（1893—1969），字运筹，号悟痴，晚年号憨老。汉寿县文蔚乡人，祖籍常德县武城障。父刘竹坞，为儒医，善内外科，尝行医于常德汉寿之间，后定居汉寿县文蔚垸。刘了初幼承庭训，攻读经史，过目不忘。年弱冠代父执教。年二十四即弃儒习医，医道日精。

刘了初治学严谨，博览医药典籍，曾撰有《医学随笔》《医学三字诀》，解经释义，方便后学。民国初中医中落，乃入上海国医砥柱社，与县内名医张竹如、毛厥安、李庆堂等切磋砥砺，撰写文章，以振兴祖国医学为己任。擅长伤寒，于妇科、疟、痢、肝、肺诸疾之诊治每有独到之处。治方谨严，用药精当，师古而不泥古。博采众长，尤倾注于唐容川、恽铁樵、张锡纯等中西会参之说，更无门户之见。曾主编汉寿县《草药志》第一集。于中西医结合亦颇有创见。

刘了初医德高尚，蜚声遐迩。民国时，县巨绅陈某患病，请他诊治，且许重谢。他为之施治，旬日病未稍减。陈有疑虑，刘了初遂荐同仁常某继其治。常某曰：“陈某之病先生犹不能治。我的医术远在先生之下，去也无益。”刘了初告之：“陈某之病我已看准，用药亦当。其旬日无效，只因疗程未足。今病家怀疑我不能治好他的病，所以推荐你去。你可续用原方治疗。”常某素重先生，遵嘱至陈家。经了解，果如其言，乃用原方。三日后病愈。陈家大喜，谢以重金。常某归家后设盛宴款待刘了初，说：“陈某病愈，皆先生之所赐教。谢礼不敢受，愿悉奉先生。”了初力辞不受。其重医道，轻财物，率皆如此。新中国成立后，刘了初医术随年事而日高，求诊者填门塞户。有彭女士羸弱多病，年近不惑，膝下无子。经省城手术，仍不育。夫妇思子心切，乃求诊于刘了初。刘了初诊后说：“还有办法。但须服药五百剂，不得停药。”一年多后，果然连生二女一子，闻者以为神。

刘了初医学著述有：《中医对疟疾的辨证论治》（载于1956年《防治疾病经验交流

汇编》第二集、1960年《除害灭病科学研究资料汇编》第三集)、《中医对痢疾的辨证论治》(载1959年《防病治病经验交流汇编》第三集)、《中医对小儿腹泻的辨证论治》(载1959年《防治疾病经验交流汇编》第四集)、《刘了初医师治疗二便不通验案》(载1966年湖南中医学院《函授辅导》第12期)、《说脉》(载1978年汉寿县卫生局《医药临床汇编》)。其余著述,惜在"文化大革命"中散佚。

胡岱峰

胡岱峰(1878—1970),男,石门县九渡河乡人,省名老中医。自幼从家父私塾读书兼习医学13年。1901—1903年,在石门县澧山河千弓垱悬壶应诊。1904—1908年,在澧山河千金坪教书,并拜湖北名医唐博奄为师。1948—1949年,在河口乡黄家坪再次挂牌应诊。新中国建立初,在本地行医。1956年,参加维新场联合诊所,至谢世。

胡岱峰精通仲景学说,注重六经辨证,对仲景所著《伤寒论》《金匮要略》两部经典原文能背诵如流。六经辨证融会贯通。以善治急难症闻名,有独到经验。如治臌胀:"臌胀多是水湿之气容于中焦,侵于皮肤,初起宜用《内经》'去菀陈莝'之法,宜胃陈汤加红牙大戟、甘遂,一剂即效,后服六君子汤调理。"又如治癫狂:"凡癫狂,痰实,盛狂妄怒,骂詈最凶恶者,用礞石滚痰丸加红牙大戟、甘遂、白芥子、小牙皂,合碾末顿服之。此法屡验,曾用治五男三女。"

胡岱峰学识渊博,行医五十余载,活人无数,桃李满县。曾编写《医学心传》,令学徒手抄作为学习参考。其医术传人有熊继柏、盛联科等。"文化大革命"期间,胡岱峰遭受迫害,含冤谢世。

帅长武

帅长武(1897—1974),又名神保,号盛民。汉寿县坡头乡永兴村(原合荆乡)人。幼年读私塾数年,辍学后在家务农。其时乡间习武成风。帅长武身材魁梧,手脚灵敏,亦参与其中。民国初年,本省麻阳县槐花镇武师张凤山在汉寿鸭子港卖艺,病困在五美饭店,帅长武得知后将张接至家中,延医诊治。病愈后,张凤山在帅家四年,以传授武术、跌打损伤草药与祖传含麝钢针为谢。其后,帅长武随张行走江湖数年,归家后,其同族玉山老人将武技绝招与伤科秘方悉传授之。自此,帅长武医技颇精,武艺超群。

帅长武沉静少言,诚信待人,处事豪爽。汉寿地处洞庭湖滨,洲滩甚伙。豪门巨绅互相争夺,常兴刀兵。帅长武为洲土豪罗致为保镖,长期为雇主管理围堤湖草山,为虎作伥。解放初,帅长武入狱。后以其所献含麝钢针法与伤科正骨技术而蒙宽大。1952年刑满后,安排在鸭子港中心联合诊所工作,1958年调县中医院任外科医生。帅长武临床经验丰富，其以杉木皮固定的正骨复位术使骨折者指日康复，人称名手。肢体及关节挫伤，扎含麝钢针立见痊愈。其所用含麝钢针，长约三寸许，大于大号缝衣针，针身圆滑，尖如松针，贮于盛有麝香之竹管内。用时寻皮肤异点进针。所谓皮肤异点，即皮肤皱纹所构成之菊花形、蜘蛛形及三叉形处。进针深，不留针，一次所扎异点并不多。此法为张凤山口传，不见书传，其治病机制尚无法得知，所幸为其徒继承。

帅长武治外科疮疡，已成脓者则切开排脓，以中药清热解毒，活血祛瘀，托里排脓，扶正补虚。对症施治，每奏奇功。帅长武习武学医即继承了封建迷信内容。参加中医院工作后渐次摒弃，于现代医学略有沾溉，如利用放射线诊断骨折、施针时酒精消毒、开放性创伤注射破伤风抗毒素等。

阎先文

阎先文（1911—1976），石门县官渡桥镇人，省名老中医。阎幼时家境贫寒，早年辍学。1932年起流浪四方，当兵，做雇工，饱受艰辛。幸遇江湖草医彭其凡，随其学医治病五年。1943年，返乡以业医糊口。新中国成立后，参加官渡桥联合诊所。1953年，调县中医院工作。1955—1957年，连续三年被评为县先进工作者，尔后被评为名老中医。

阎先文一生十分重视临床实践，善用中草药，主治跌打损伤，往往药到病除，因而名噪一时。如用“金腰带”治疗头部内伤昏迷患者，顷刻即醒。其用草药以白三七、胡椒三七、蛤蟆三七为主，治疗骨折以内外兼治、筋骨并重、动静结合、医患协作为基本原则，在没有X线诊断的情况下，手法复位已达相当准确的水平。治病过程中特别注重外治和用药方式，习用膏、丹、丸、散。于外用药配制、使用有独到之处。精通娴熟熬制膏药、针刺放血、化腐生肌等各种疗法和操作技术。自制黑膏药治疗寒湿性腰腿痛疗效特佳。诊治疑难重病，从采药处方到配伍、手术到护理均亲自动手。每年上山自采中草药三个月左右，经年不懈，年迈不辍。

阎先文喜读《医宗金鉴》，深加研讨，用其方治疗一些妇科疑难杂症疗效亦佳。还擅长气功疗法治疗病人。一生忙于诊务，无暇著述。其门生刘湘白曾编写《阎先文老中医伤科临床汇集》《名医阎先文跌打损伤方选》二作。医学传人尚有涂生泉、邱以兵、彭明炎、阎友良等。

方荣祥

方荣祥（1902—1978），别名方跛（读bāi）跛，桃源县龙潭河郑家冲人。从小丧母，家境贫寒。民国7年（1918），因受后母虐待，与其纠纷后被家人抛弃。次年，在马路坪帮人看牛。常挨饥受冻，双脚烂掉半截，遂沿门乞讨，后推为乞丐头。民国14年（1925）

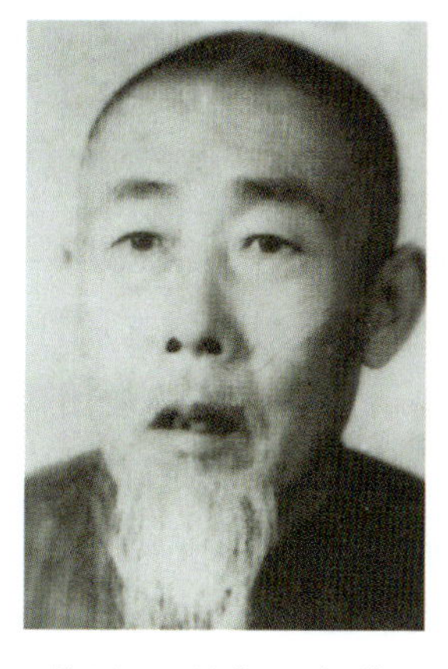

辗转到常德县许家桥，遇安化县人康全福。康饥寒交迫，重病垂危，方将其救活。康全福身怀绝技，愿倾囊相授以谢救命之恩。方荣祥拜康全福为师。康全福言传身教，方荣祥随其到安化、益阳、宁乡山中采药，学会了接骨、炼丹、熬膏、制药和不少偏方秘方。民国19年（1930），在常德县官沧等地行乞、捕鱼、捉龟，并以诊病为生。民国36年（1937），方荣祥定居官沧，挂牌行医，专治跌打损伤和毒蛇咬伤。一天，一涂姓农民因蛇伤往城中就医，过其家门。方见病人神志昏迷，伤在踝骨，肿如树蔸，判为蝮蛇咬伤。病人家属心存疑虑，问他“能治好吧？要多少钱？”他说：“能治，现在一文钱不要，七天后，病人亲自送来给我。”他用锋利小刀在患处划一十字口，用口反复吸吮，将毒血吸出，直至吸出鲜血，敷上丹药。片刻，病人始有知觉，红肿消半。七日后，病人果然柱着拐杖送来药费，放了鞭炮，在其招牌上挂了红。于是，名声传开，求医者日多。

1953年，方荣祥到常德市南碚摆摊卖药，被常德市搬运社聘为伤科医生。1954年转入中医第三联合诊所，两年后诊所并入联合医院。1961年，联合医院并入中医院，方荣祥任伤科医师。常德县长茅岭一大队干部被人将脊骨打伤，蜷缩一团。经他诊察为脊椎骨脱位。先请一男士弯腰将患者背在背上，他用右手指在患处做画符动作，口中念念有词，喝一口冷水，喷到患处，大喝一声，在患部猛击一掌，再用双手猛力一提一按，趁势将脊骨整合，复位准确，医治七天患者就能下地行走。一天，他与同伴去看戏，见一严重肝腹水患者经某医院治疗无效回家。他仔细观察后便要家属抬往中医院治疗。他与病人一同回到医院，用传统秘方诊脉处方，病人服药后一连三天大泻不止，不到一月，康复出院。

方荣祥治好不少疑难怪病，远近病人慕名就诊，门庭若市，“方跛跛”之名广为传闻。

1969年1月，方荣祥被当作“牛鬼蛇神”下放常德县草坪公社劳动。他带着大包小包草药，由儿子拖着板车，走乡串村，送医上门，不收诊费，只收药钱。1971年，草坪公社兴隆街大队建立合作医疗站，吸收方荣祥为医生，远近伤病者纷纷前往应诊，治愈率达95%以上。1972年，落实政策回到中医院，因年逾古稀，中医院照顾他半工半休，但他仍然整天上班，常给穷苦病人零花钱或代付药费。

骨折复位后固定，方惯用松木皮包扎，不用石膏，认为“石膏固位，血液不易流畅，消肿慢。如有错位，不易发觉”。方荣祥对骨折的诊断、手法复位准确率达95%以上。单膝按压法整复脊柱单纯性骨折、斜向推拿法治疗肱骨髁上骨折，一次性矫正侧方和前移位；用特性垫和塑形夹板固定，防止内翻发生及肱骨颈外斜骨折、肱骨头翻转成90度；髌骨骨折等手法复位和外固定；技能独特。对深部脓肿、蜂窝组织炎、蛇伤、腮腺炎等疾病，用自制的露丸、蜂胆膏、瓜白散、蛇丹、消炎散等药治疗效果显著。他用小针刀取穴法治疗肩周炎、视网膜炎、屈指肌腱鞘炎等疗效较好，在广大群众中享有崇高声誉。

涂德乐

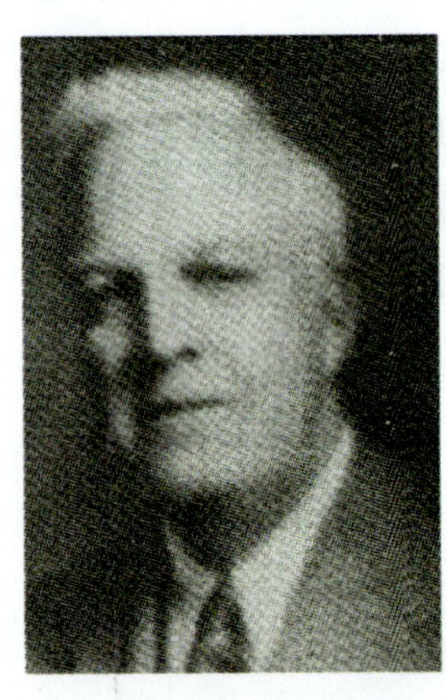

乔治·托马斯·涂德乐（George Thomas Tootell）（1886.9—1979.8），基督教徒，广德医院院长。生于美国伊利诺伊州芝加哥城，美国芝加哥大学医科毕业。1911 年，申请加入国外传教团。1912 年到中国，先在南京学习汉语三个月。1913 年至常德行医传教。1914 年在江西牯岭与一女子相识，后与其结婚。在牯岭曾为蒋介石看过病。在常德成为冯玉祥将军的朋友。1919 年 12 月，罗感恩罹难。次年，涂德乐继任广德医院院长。1927 年，因北伐战争，涂德乐与家人及其他美籍人士撤离湖南，回国休假。1928 年，涂德乐第一个回到湖南，除负责广德医院工作外，还负责长沙雅礼学会和湘雅医院的管理工作。其间，他以国际红十字会员身份到全省各家医院积极从事救济工作。1930 年回广德医院任院长，直至 1949 年常德解放前夕返回美国。之后仍从事医学工作。1979 年 8 月谢世，终年 93 岁。

在政治动乱和战火纷飞的中国，涂德乐在常德度过了 37 年的行医生涯。1924 年，他带领医生和检验员在距常德城 50～100 千米的 5 个乡镇进行了 2 次血吸虫病流行病学调查研究，撰写了《常德地方血吸虫病流行情况的初步调查》，发表在《中华医学杂志》，最先较为系统地研究报道了洞庭湖区沅澧流域血吸虫病的流行、发病情况，引起了国内外学者的关注。美国学者浮士德（Fausta）、麦利隆（Meleney）所著《日本血吸虫病研究》一书就多处采用了该文资料。是年，涂德乐还在《中华医学杂志》上发表了《吐酒石治疗血吸虫病》一文，为中国首次治疗血吸虫病的报告。1936 年，涂德乐募捐购置了第一部手提式 X 光机，开展透视和摄片检查，还开展了胃小肠切除、肝脓疡切开引流、肾切除、血培养等诊疗项目，为常德 X 光检查和腹部手术之滥觞。涂德乐擅长妇产科，重视产科业务的开展。20 世纪 30 年代，他就开展了子宫癌的药物治疗、镭锭治疗及手术治疗。1946 年，他主刀切除了 2 个分别为 50 磅和 94 磅重的卵巢囊肿，为时人惊服。他很重视医院管理，每天坚持查房一两次。他任广德医院院长 26 年，医院各项工作都较前有明显发展。

熊越群

熊越群（1915—1981），石门县官渡桥镇人，主治中医师，出生中医世家。1938 年，毕业于长沙孔道国专文史专业，翌年从师名医董新明学习中医。由于资质惠敏，文学功底深厚，医学知识增长极快，一年后即能独立应诊。新中国成立前，先后任省立八师、十一职校校医兼国文教师。新中国成立后，历任副区长、县人民委员会建设科副科长等职。

1952年起任石门县卫生院副院长。1956—1964年，兼任县中医院院长。并先后担任县卫协会主任、副主任，县医学会理事长，常德地区医学会理事。曾当选为石门县第一至第四届、第八届人大代表及人大常务委员、第一届县人民委员会委员。

熊氏从事中医工作42年，理论造诣精深，积极培养中医人才，先后执教省、县中医培训班5期，受教学员180多名，不少已成为中医事业栋梁之材。对《内经》《伤寒论》等典籍颇有研究，有《内经学术源流考》《谈运气学说》《伤寒论方证新歌括》等著述，曾受省卫生厅嘉奖。擅长内儿科，尤以肝病、肾病、寄生虫病的诊治见长。对肝炎、肾炎有独到见解，力排克伐，主张补泻同步。撰有20多篇科研或临床经验总结，其中有《榧子杀虫丸治疗钩虫病1669例临床观察》《青鱼胆草消炎作用的临床观察》《肝炎七号（方）治疗肝炎的经验介绍》刊于《中医杂志》《湖南中医学会年会论文选》等刊物。晚年整理本人临床经验，成稿5万多字，因病卒逝而未竟。晚年业余研究李自成归宿，引起史学界轰动。

杨　良

杨　良（1904.8—1982.2），又名赉生。生于常德县尧天坪乡下午冲村。青年时代随外祖父陈近山习医，后参师于老中医雷三清，深得其术。民国19年（1930）4月，在家开设药店行医，声誉鹊起。1944年1月，被常德县救济院聘为医士。1949年10月参加工作，1950年7月至1953年6月在常德县中医院任中医师，先后兼任县医师协会、医务工作者联合会、卫生工作者协会副主任委员，被选为常德县第二至第八届人民代表大会代表、第二至第五届和第七届县人民委员会委员、县革命委员会委员。1958年7月任县人民政府卫生院副院长。1963年，被授予全省名老中医。1977年1月，任县中医院副院长，同年被选为湖南省第五届人民代表大会代表。1979年，任常德县医学会副理事长、常德地区医学会常务理事。

杨良治学严谨，孜孜以求，临床经验丰富，医疗威望遍及省内外。1958年被聘为全国寄生虫病防治研究小组成员和业余研究员。1959年，经中央血防办主任郑刚推荐，到上海为华东局书记柯庆施、书记处书记魏文伯治病，沿途在南京、杭州等地为80多位官员诊治。他擅长中医妇科和疑难慢性疾病，研究出治疗预防脑膜炎、麻疹的单方验方10个，经临床应用收到良好效果。在数十年临床中，按照中医传统理论，从辨证分型到理法方药，总结女性生理特点、经带和胎前诸病的表现与病机之关系，撰写了《中医妇科入门学》手稿，编写了《中医护理学概要》、中医学校部分讲义及医案医话等。他一生工作兢兢业业，任劳任怨。1956年被评为常德地区特等先进工作者、省甲等先进工作者。1957年被评为县、专区先进工作者。1958年被评为县群英会先进代表，获省军区革命历史文物奖。1959年，获地区社会主义建设积极分子奖，受到卫生部嘉奖。1982年2月，临终前被批准为中共正式党员。

廖仲颐

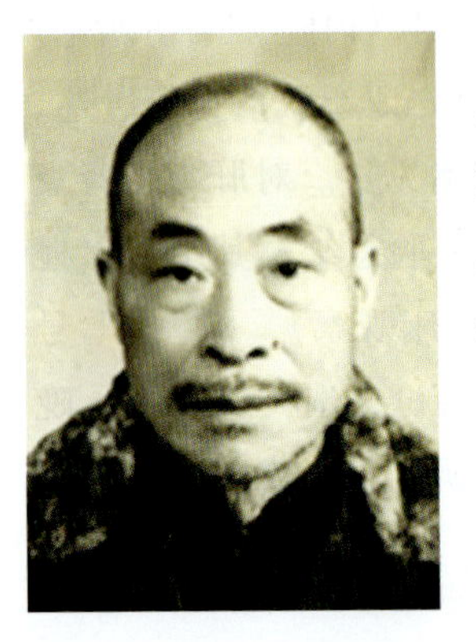

廖仲颐（1894—1984.7），湘潭县乌石寨人，中共党员，中医主任医师。原常德市第二届各界人民代表会议协商委员会委员，第四届、第五届、第七届人民代表，政协原常德市第一届至第四届委员会常委。曾任常德市中医师公会副主任，常德地、市中医学会名誉会长。1961 年 12 月，任常德市中医院副院长。1984 年，湖南省卫生厅授予他“著名中医学家”称号。

仲颐八岁启蒙，读私塾十年，常读医书。18 岁时，随其舅父萧云樵学医，后拜著名中医贺子濡为师。民国 4 年（1915），满师后于本乡行医。民国 10 年（1921）迁居常德，应聘于同济医院，担任内、妇、儿科门诊。民国 13 年（1924），设诊所于五宫街，未几就诊者络绎不绝。民国 22 年（1933）被选为常德县国医公会代表和监察委员。民国 32 年（1943），日本侵略军逼近常德，他偕妻携子避难故乡。抗日战争胜利，复返常德行医。1950 年，参与筹备常德市中医师公会，任副主任。1953 年，参与创办中医院，后任副院长。

廖仲颐行医不分昼夜，无论寒暑，来诊者有求必应。1971 年初夏一个傍晚，长茅岭一李姓中年妇女，腹大如鼓，胀痛不已，小腹至胸，肤色紫暗，二便艰难，已经月余。多方治疗未效，常德各医院拒收。病者求诊于仲颐，这时他正身处逆境，仍不顾精神上重重压力，以救人为重。经仔细询问，病起于产后未避风寒，过食生冷，致恶露不下，腹部逐渐肿满，脉象沉迟有力，辨证为寒凝血瘀，阻滞胞宫，成为血臌。遂用活血逐瘀之抵当汤，并留宿于医院门诊走廊，亲自为患者煎服。翌晨，又处方下瘀血汤两剂带回家服。5 日后，其夫来告，药毕病愈，举家欢喜。1977 年 6 月 30 日，常德县镇德桥一初产妇，因过食肥甘厚味，午后凉水洗头洗澡，入夜突发高热，次日神昏谵语，体温 41.7℃，五天不降。常德某医院诊为“产后发热待查”，先后用青霉素、红霉素、制霉菌素、氢化可的松，以及物理降温，中药麻杏石甘汤、白虎汤加青蒿、鳖甲、犀角等，体温持续不降。7 月 24 日，经廖仲颐会诊，辨证为食湿阻滞中焦，郁而发热，方拟越鞠丸合枳实芍药散解郁导滞。26 日体温降至 38℃，腹痛显著减轻，能进饮食。随症加减三剂，28 日基本痊愈，药费不足 5 元。1980 年后，因年老体衰，不能上班，他把卧室当诊室，每天接待求医者十余人次。时近三年，诊治 4000 余人次。每年为素不相识的外地病者写信答疑，函诊处方近百次。他因闭塞性动脉硬化症而接受截肢手术，住院期间还为病人治病，弥留之际，口中尚喃喃自语，给人疗病。

廖仲颐辨证强调审证求因，注重既病防变，擅长反治法。用药善用成方而每有创新。

1975 年夏，16 岁郑姓女高热不退，神志昏迷，某院诊断为乙型脑炎，服辛凉重剂白虎汤之类和西药对症处理，旬日来病势不减，肢体若废。邀廖仲颐会诊，处方三仁汤。三剂后发热渐退，神志已清，惟口不能言，耳不能听，肢体不能运动。用补肾开窍地黄饮子，五剂后，语言、听力、肢体功能均逐渐恢复，且无后遗症。

20 世纪 50 年代初，廖仲颐将《伤寒杂病论》85 方撰成歌诀，与陈修园之《长沙方歌》合并为《伤寒杂病论歌诀》。还编写了《温病条辨歌诀》《医疗生活》等书，年逾八旬，于工作之余，伏案著述，多次在《湖南医药杂志》发表治疗内科、妇科、儿科的经验。他通过回忆、收集，将治疗疑难典型病案一百例，交由学生整理编辑成书，定名为《廖仲颐医案》，其中 38 例医案被选入《湖南老中医医案选》一书，发行全国。

廖仲颐积极倡议和支持中医院先后招收中医学徒 4 批共 50 余人。其中一、二班，他亲撰教学方案，亲自教学。他多次被评为地、市先进工作者和优秀党员，《湖南日报》《湖南画报》报道过他的先进事迹。

毕人俊

毕人俊（1901.7—1985.7），澧县澧阳乡和平村人。中医眼科主治医师，中共党员。幼时因家道艰难、体弱多病，经常接触民间中、草医药，并对中医产生兴趣，遂收集医学书籍潜心攻读，边务农边钻研医学。1929 年，举家迁至安乡县多福垸，拜安乡中医眼科名医刘克明为师，开始系统学习中医经典著作。翌年，随师前往湖北藕池开设复明眼科诊所。刘老医师将其引为得意门生，悉心传授医药理论与临床经验。1934 年，独自在汉口悬壶行医，专治眼科疾病。在汉口期间，广收博采，悉心研究西医眼科专著与临床经验，并引进必要的西医眼科检验器械，购置标本，“洋为中用”。抗日战争初期，武汉沦陷，将眼科诊所迁到长沙，“文夕”大火后又迁到常德德山，1942 年“常德会战”又迁回澧县，在澧县城关开设“毕人俊眼科诊所”。毕人俊医术高明，医德高尚，凡就诊者不分富贵贫贱皆一视同仁，对贫困患者不收诊金，还代付药费，深得病家爱戴，九澧一带及湘鄂边境地区“毕眼科”名噪一时。1942 年年底，被推选为澧县中医师公会理事长。1945 年，其眼科诊所迁至津市，适值重庆谈判。旧政协期间，他任澧县参议会参议员，创建澧县中医院，医院同仁公推他为名誉院长。1946 年内战爆发，毕人俊愤于国民党当局之作为，从此不问政治，潜心医疗事业。1949 年新中国成立后，致力于人民卫生事业的发展和建设。1952 年 3 月，倡导同仁创建津市和平中医院，设置眼科病床 8 张，并捐献人民币 550 元及价值 330 元的医疗器械和医学古籍 53 套，为津市中医医院的建立与发展奠定了基础。20 世纪 60 年代以前，中医眼科尚缺少现代检查设备，毕人俊“察颜观色”识病辨证的方法更显珍贵。对眼底病、青光眼、白内障的治疗有独特见解，远道求医者络绎不绝，曾为新加坡、马来西亚等外籍华侨和若干省、地级领导及中央首长诊治过眼疾。毕人俊善于总结经验，著有医学论著多种，20多万字。1961年，《眼科概述》由湖南省科技出版社出版。省中医界权威曾评价他“取历代许多医家之长，遂经络，喜攻伐，不拘五轮八廓学说，自成体系，独具一格”，称他是省内中医眼科三老之一。晚年致力于防治青少年近视眼的研究，研制的“毕人俊近视丸”用于临床，疗效显著。60余年的眼科生涯中，他以其精湛的医术和良好的医德而闻名湘鄂，多次被选为津市市人大代表，是津市市政协第三、四届委员。1983年被评为省劳动模范。

毕人俊热衷培养后起之秀，曾带徒多人，湘鄂边区中医眼科医师多出其门下。他所创建的津市市中医院眼科经过几代学生的继承发展，先后引进现代诊疗设备和新技术、新疗法，运用中西医诊疗手段和手术方法，为成千上万的眼疾患者解除病痛，重见光明，做出了重大贡献。

谭学华

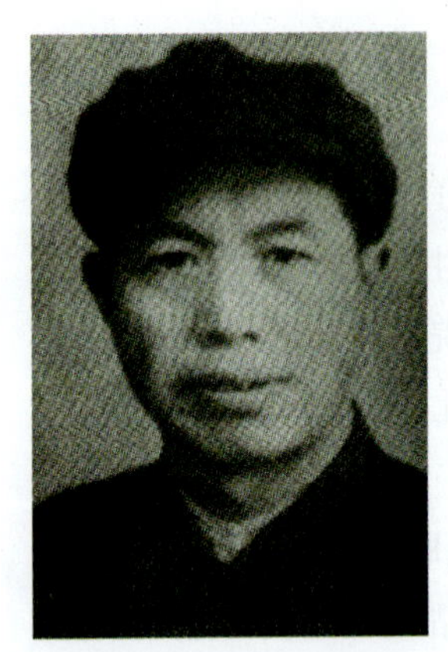

谭学华（1901.12—1986.5），字慕梅。江西永新县澧田市谭家村人。1917年，高小毕业后因家境贫寒辍学。1918年，报考长沙膳费俱免的湘雅护士学校。1922年，毕业留院，任病区护士长。1923年，考入长沙雅礼大学医学预科，寒暑假勤工俭学。1927年4月，加入北伐军第十师蔡廷锴部，任上尉军医。7月，部队抵武汉，转任第四集团军唐生智独立师少校军医，半年后在李云杰师团部医务所任少校军医。部队驻常德期间辞去军务，考入湘雅医学院。为求学向常德广德医院借债，承诺毕业后回医院服务。五年后从湘雅医学院毕业回到广德医院工作。1938年11月，日寇飞机轰炸常德，谭任东门外救护队长。1939—1945年，任常德国际救济会委员、常德鼠疫防疫委员会委员。1940年秋，任广德医院副院长。

1941年11月4日清晨，日寇飞机侵入常德投下谷、麦、棉絮等物。常德防空指挥部、警察局、镇公所将敌机投下之谷物、棉絮送到广德医院检验。谭与检验员汪正宇通过检验和培养发现鼠疫杆菌，遂向常德防空指挥部、警察局、县政府、卫生院及广德医院联合举行的座谈会报告，提出四点防治措施：1.由警察局组织居民搜集日寇飞机所投之一切物品，除一小部分封存留待上级专人检验外，一律焚毁；2.立即报告省卫生处和重庆国民政府速派专家赴常协助防疫；3.在报刊上宣传日寇飞机在常德空投鼠疫细菌，并介绍鼠疫发病症状及防治方法，动员大家杀灭老鼠；4.速建隔离所或防疫医院以备隔离治疗之用。

8天后，12岁幼女蔡桃儿因高烧寒颤急诊来院。谭学华亲自收治，抽血检验，查出大量鼠疫杆菌。患儿死后尸体解剖从病理上完全证实了鼠疫的诊断，遂将详情再次呈报政府当局。是年12月，撰写论文《湖南常德发现鼠疫经过》，发表在湘雅医学院院刊第1卷第

5 期。该文是日寇在中国进行细菌战的铁证，为日后细菌战诉讼提供了重要的历史证据。他在长沙《大公报》、衡阳《大刚报》和常德《新潮日报》发表大量宣传鼠疫防治的文章，促成国内有关专家驰赴常德防治，鼠疫终告扑灭。

八年抗日战争期间，常德多次沦陷，广德医院分成几个分部以避寇害。谭所带领的一个分部迁往桃源、沅陵、辰溪等地，在当地积极救治大批难民和伤员，得到军民颂扬。

抗日战争胜利后，谭继任广德医院副院长。1947 年，任湘潭惠景医院代理院长 8 个月。是年冬，公派赴美国参观考察，在纽约哥伦比亚大学医学院、底特律福特医院及华盛顿、芝加哥、旧金山等地学习考察医药工作一年。此时上海、南京相继解放。他谢绝留在美国工作的邀请，绕道香港回国，接替涂德乐任广德医院院长。1951 年 1 月，人民政府接管广德医院，他留任院长。常德成立抗美援朝分会，谭学华被选为委员，并送长子谭家沅、爱女谭家芷参加志愿军。

谭学华潜心医学，对技术精益求精，为广德医院的发展做出了贡献。他爱惜人才，常用自己的薪金资助家境贫寒不能升学的有志青年。1952 年，谭在“三反”运动中被打成“大老虎”（大贪污犯）而停职，5 月被关押反省。1954 年 3 月初，常德地区中级人民法院以贪污和特务罪判处他有期徒刑 15 年。1982 年 8 月 12 日，常德地区中级人民法院经过复查撤销原判，宣告无罪。1983 年 1 月 22 日，恢复其公职和工资级别，按退休安置。1984 年 6 月，恢复副院长级待遇。

1982 年，日本文部省修改历史教科书，否认侵华历史。谭学华闻讯后十分愤慨，在寓所会见新华社记者，以自己发现日寇在常德实施细菌战的亲身经历，义正词严地揭露日本军国主义卑劣无耻行径。《人民日报》刊载了他的讲话内容。

刘天健

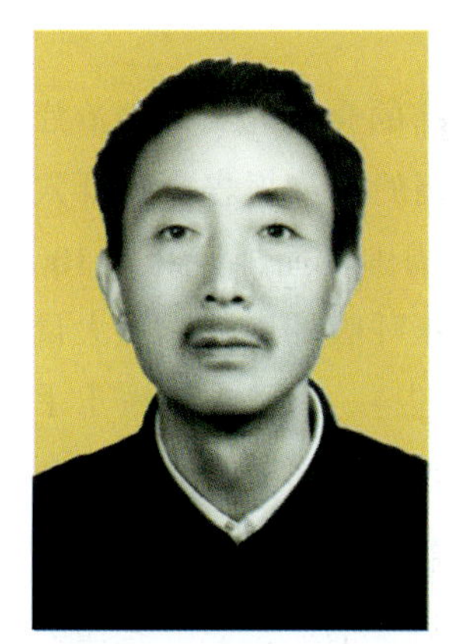

刘天健（1918.5—1986），名可健，号伯乾，又号剑龕，原常德市人，中国农工民主党党员，原常德市第二届各界人民代表会议第一次会议代表，原常德市第八届、第九届人大代表，政协原常德市第四届、第五届常委。曾任农工民主党长沙市委常德小组负责人、湖南医学院主委、原常德市筹委副主委，原常德市中医师公会主任，原常德市卫协副主任。

1933 年 2 月，天健从其父刘石渠学医。1938 年 2 月至 1939 年 1 月，就读于私立常德国医专科学校。学校因战乱停办后，随父避居常德县镇德桥，父子设一宝善医馆行医。1940 年，天健参加四圣区医会。1942 年，入常德县中医公会，获正式行医资格。先后在常德后河及常德城区开业。随父行医期间，天健广搜中医典籍攻读，拜多位民间医家为师，学习跌打损伤、点穴术、按摩术、催眠术等民间医疗方法。

新中国成立后，刘天健在常德市上南门开业，从事诊疗业务之外，长期担任中医教学工作。1951 年 7 月至 1952 年 2 月，参加省卫生厅举办的常德市中医进修班学习，同时为该班讲授病理学与针灸。1952 年 12 月，考取中南军政委员会在武汉举办的针灸师资训练班。1953 年 5 月，分配到湘雅医学院附属医院，任中医针灸专科医师。1954—1959 年，先后任教于湖南省中医进修学校、长沙市中医针灸训练班、湖南医学院、长沙市卫生防疫站附设业余医士学校。1961 年 2 月起，在湖南医学院治疗学基础教研组、祖国医学教研组任教。“文化大革命”中，他被打成“黑鬼”，上台批斗，隔离检查，劳动“改造”。经“红卫兵”抄家，家传几代积累的书籍损失殆尽。晚年思念家乡，1973 年调回常德，安排在原常德市人民医院中医科工作，1978 年退休。

天健受衷中参西派近代名医张锡纯的影响，善用现代医学研究中医，走中西医相结合的道路。在数十年医疗工作中，治愈不少疑难病症，尤用中药、针灸配合治疗中风所致的半身不遂与口眼歪斜、小儿麻痹症后遗症有卓效。亦曾治愈脊髓灰白质炎延髓型之哑症、蚕豆病之哑症、脑病呆痴无声、癫痫、红斑性肢痛等，皆为多方治疗而无效的病例。他曾应召为罗荣桓元帅治好肩关节周围炎。为苏联专家阿格斯金治愈长期为患的骶部疼痛。苏联专家特意赠送时钟一座表示感谢。用目诊法诊断出唐生智所患之肠癌，一时使人称奇。

天健自述其七门绝技：五运六气新法、目诊新法、太素新脉诀、金针真传新法、点穴疗法、太极气功、白虹剑法。对此七门绝技，他自掬一联：“与名无争，与利无争，只争益寿延年，一气功夫无间断。对天不愧，对地不愧，端愧活人济世，七门绝技不流传。”

1981 年，为湖南中医学院所派针灸教研室谢国荣等 3 人传授“金针传统手法”，所编讲义被定为全省中医针灸学习教材。担任常德地区西医离职学习中医班中医基础课教学。1982 年，为常德卫校中医士提高班教学《经络学说》，为所工作的原常德市人民医院全院西医学习中医教课，为妇产科讲授《妇产科病总论》，给护士班教学针灸、推拿。晚年又义务培教三名农村学徒。

在湖南医学院工作期间，刘天健撰写了《针灸治愈一例骶部疼痛的介绍》《针灸治疗六例眼肌麻痹报告》《针灸新疗法简介》《穴位疼痛检查肝炎 50 例的初步报告》《耳穴经络疗法治疗神经官能症 70 例的疗效观察》《“6·26”医疗机治疗周围性面神经麻痹 100 例疗效观察》等医学论文，与人合作完成《创伤性休克时针刺对血压呼吸的影响》《大量急性出血时针刺对呼吸及血压的影响》《针灸哑门致哑试验初步报告》。为《农村医士手册》编写第三章《针灸、电针疗法、耳针疗法》，该书 1959 年由人民卫生出版社出版。在教学过程中，刘天健编写了《实用临床针灸学》，并参加湖南医学院《治疗学基础讲义》《祖国医学讲义》编写工作。

刘天健晚年，为将一生丰富的医疗经验留给后人，克服病痛，几乎每天操笔到深夜 12 点。到他去世，留有医学论著 31 种，100 余万字。其中完成的 28 种、未完成的 3 种。

所著《“子午流注”等针法按时治疗“穴伤”观察“气血盛衰时间的规律”的心得》一文，1982年9月在省中医针灸学会宣读，学会认为其见解独特，推选参加全国子午流注学术座谈会，纳入针灸临床学术论文汇编。该文英文版出版后，一位美国教授致函湖南中医学院要求到中国向刘天健学习，因刘天健病重住院未果。

谢国武

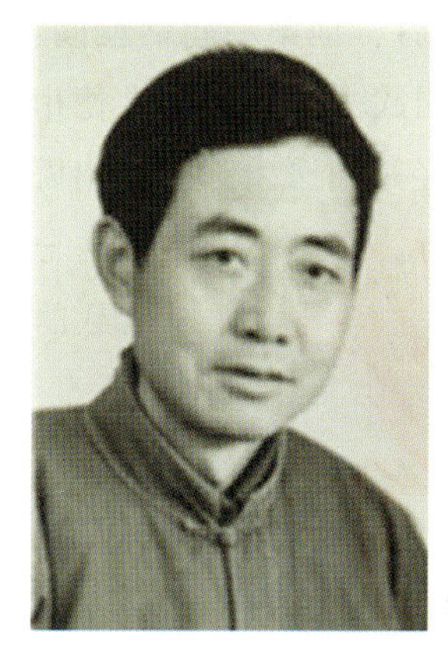

谢国武（1936.7—1987），湖南省新邵县人，中共党员，政协原常德市第五届、第六届委员。1964年8月毕业于湖南医学院医疗系，分配到常德卫校任教。1965年2月，调原常德市人民医院工作，历任内科医师、办公室副主任、内科副主任、主任。1981年9月，晋升为主治医师。1985年2月和1986年1月，两次获常德市“两个文明”建设先进个人。1986年12月，获常德市优秀科技工作者。1987年，省卫生厅授予他“文明医院建设先进工作者”。同年晋升为内科副主任医师。

谢国武从事医疗工作22年，对心血管、呼吸、消化系统疾病的诊治有较深的造诣，经他抢救治愈的重危患者无以计数。1978年7月，一杨姓女患者因反复畏寒发热，全身红疹，肌肉关节疼痛半月入院。入院后出现上腹绞痛、频繁呕吐、口唇发绀、气促，体温40℃，脉搏摸不到，血压50/30毫米汞柱。诊断为变应性亚败血症并发急性肾上腺皮质功能减退危象，病情十分危重。谢国武守在病房连续两天两夜积极抢救，使患者转危为安。他撰写的《变应性亚败血症并发急性肾上腺皮质功能减退危象一例报告》《环己酮中毒致深昏迷一例报告》《双氧水治疗肠原性紫绀两例报告》《利多卡因治疗眩晕症37例小结》《预激综合征伴发室上性快速性心律失常6例临床分析》《乙胺碘呋酮所致扭转型室性阵发性心动过速》等论文，分别在《常德卫生》《常德医药》上发表。

谢国武患有支气管哮喘、空洞型肺结核，并发慢性呼吸衰竭，经常咳嗽、喘息不止，体重不足40千克，仍然带病坚持上班，还经常加班加点。每当夜晚、节假日，只要有危重病人，他都随喊随到，病人不脱离危险，他决不离开病房。1966年农历腊月二十四，常德县灌溪公社9位农民误食用农药瓶装的菜油炒菜发生农药中毒。首例患者入院后，国武一面立即向院领导报告，派员把另外7名患者找到并送医院抢救，一面立即投入抢救中。其中一名患者昏迷中痰堵住了气管，如不及时处理就会窒息死亡。国武不怕脏，也不顾个人有中毒危险，毅然用口对口方法，把病人带有农药的浓痰吸了出来。经过几天几夜的紧张抢救，8名中毒患者全部康复出院。1985年的一天下午，一名心脏病患者住进医院内科，已昏迷不省人事。谢顾不上下班，抢救病人到午夜12点多钟才回去吃晚饭，吃完饭又立即赶到病房直至凌晨 4 点才去值班室躺一会。市规划设计院徐工程师突发心肌梗塞，来电要求出诊。谢闻讯立即准备好心电图机、除颤器等设备与药品，随车赶到病家。病人家住五楼，等上到三楼，国武本人面色苍白，张口出气，满身大汗，几名医务人员搀扶着他才到了病家。但他不顾个人安危，一边喘气一边抢救病人，使病人转危为安。即使病重住院，他也没有好好休息，仍在病床上为下级医生修改病历，还参加查房、会诊，指导危重病人的抢救。他就这样忘我地工作着，病人称他是“人民的好医生”。他病重期间，医院领导安排他到灰汤疗养院治疗和疗养，被他婉言谢绝。1987 年 12 月，他因肺部严重感染并发肺心病、肺性脑病，生命垂危，曾两度昏迷，经抢救苏醒后，他第一句话就问：“科里没有事吧？” 12 月 31 日，终因抢救无效不幸离开了人世。谢国武去世后，原常德市政府、政协，市属有关科局，医院全体医护人员、许多住院病人和经过谢医生诊治已出院的病友共数百人，都纷纷赶到殡仪馆，为这位“人民的好医生”送行。

谈镇尧

谈镇尧（1913—1988），原名谈建国，常德县牛鼻滩谈家河人。出生于贫苦农民家庭。六岁入私塾，一年半后因家贫而辍学。放牛时带着书本，夜晚在庙灯下习字。1927 年，祖父谈雨阶任牛鼻滩农民协会执行委员、商民协会主席等职，“敬日事变”中遭杀害。接着，叔姑三人相继病亡，家中一贫如洗，镇尧和其母靠打柴、挖藕、采菱、捉鱼度日，备受他人歧视和欺凌。

1932 年，进入国民党宪兵队。1941 年，在云南某地看守仓库，镇尧身为连长，其母患半身不遂之症，却负担不起医药费，遂起学医之念。后在成都偶见一老人用针灸治愈一昏迷患者，便向老人请教。又向当地有名的针灸大师学艺，每天下操后脱下军装跟随师傅诊病，随手记下临证心得。发现市面上有针灸书籍即买回偷偷阅读。为掌握扎针深浅，在自己身上探试。如此两年，比较全面地掌握了针灸的知识和技能。除针灸和痔瘘科外，对传统内科、外科、伤科都有所涉猎。其母经他两个月治疗，半身不遂居然痊愈。此后，即义务给患者扎针治病。

1949 年冬，中国人民解放军向西南挺进。此时谈镇尧任宪兵营长，奉令驻扎四川乐山。他一边编辑《实用科学针灸》一书，同时派人联络解放军。12 月 16 日，解放军先头部队到达乐山城高北，他便与自卫队一同前往迎接，将全营人员、武器、弹药全部移交解放军。1950 年 1 月，他获准脱离部队，在乐山县玉堂街开设一家“万病一针”诊所，实现了十年来从医的愿望。诊所是半义务性的，应诊者花一角五分钱就可得到治疗，只要购买《实用科学针灸》的人，便当面免费传授针灸技术。向他学习针灸的还有解放军包括进藏部队和抗美援朝志愿军的医生。诊所每天挤满了人，谈镇尧不惮其劳。一震颤麻痹患者，手口抽搐不停，手指不能握住一张票子。经他一针颤动停止，后来所 2 次便告痊愈。

一精神病患者，初由其家属绑于木桩来诊，他为其扎针三次后便由家人陪着来诊，一周后此人自行前来，治疗半月恢复正常。

1951 年，谈镇尧在人民政府帮助下回到阔别多年的故乡。他购置针灸器材，又编辑《简易灸疗手册》付印，在方家巷开办谈镇尧诊所，为常德市第一家针灸诊所，患者有钱则给，无钱免费，故门庭若市。

1951 年，谈镇尧响应政府号召，邀集六位中医成立常德市第四中医联合诊所，专门诊治疑难怪症。一天，一个哑巴汽车司机求他诊治，他先在此人身上扎针，后用灸疗器灸其头顶，那人突然叫出声来："谈医生好疼啊！"围观者无不称奇。一淋巴结核患者，长年不愈。谈镇尧扎针 2 次即愈。

1954 年，百万民工整治洞庭湖，谈镇尧奔赴西洞庭湖工区为民工治病，先后 2 次获湖南省人民政府甲等先进工作者称号。

1955 年，谈镇尧进入常德市中医院，主持痔瘘科，并有助手兼学徒数人。外痔采用绳结法，使痔瘘自动枯死脱落，不流血，无痛苦。内痔、瘘管采用注射疗法或枯缩法，疗效高，日接不暇，专用病床由 6 张增加到 30 张尚不够用。湖南医学院欲将他调入，未获常德市同意，遂派 2 名学徒向他学习。

1969 年，涟源人龙瑞尧患多发性复杂肛瘘 13 年，肛门四周及臀部瘘孔达 46 处，且瘘孔与瘘孔互通，肛门壁与直肠孔道相连，时有脓血和粪水排出，病人痛苦不堪，曾在呼和浩特市医院、北京协和医院以及山西、沈阳、重庆、湖北等地大医院治疗，均无效。单位领导让其回涟源老家休养。在回家途中火车上，听说常德市中医院痔瘘科能治其病，特来医院找到谈镇尧，住院 2 个月零 4 天，病愈出院，返回工作岗位。

为解决痔瘘手术长效麻醉问题，谈镇尧向人请教，遍阅药物学书籍，试验出长效麻醉药，经过临床试用，止痛效力可达 4 天之久。这一成果在全国学术会议上得到好评，并编入《中西结合治疗肛门直肠疾病》一书。

1974 年起，镇尧患进行性肌萎缩。1978 年又中风，下肢瘫痪，肌萎缩蔓延到双手，自认为时日无多，想把自己的行医经验留给后人。他多年来整理的资料在"文化大革命"中被抄去销毁，子女不在身边，病情又更加恶化。他凭着惊人的记忆，一点一滴地回忆，手不能翻书用嘴翻，手指不能握笔，用胶布将笔裹在指缝中书写，不能绘图则请朋友代绘，将《痔瘘病临床经验汇编》一书写成。出版部门回信要他作文字上的修改，因病情继续恶化，只得望稿兴叹。1988 年，谈镇尧卧床不起。4 月，中共常德市委统战部给他颁发"起义人员证书"，摘掉他"历史反革命分子"的帽子。是时，他已口不能言，眼泪夺眶而出。数日后与世长辞。

谭祖冠

谭祖冠（1928—1988），临澧县官亭乡人，临澧县合口镇中心卫生院中医师，省名老中医，擅长中医治疗精神病。其祖父、父亲都以治疗癫狂病出名。传到谭祖冠时，治癫狂病的名气达到巅峰。1970年，他正式开始诊治精神病。1974年医院搬迁至合口镇管渡村，门诊、住院开始分设。谭祖冠任门诊部精神科中医师。他按照中医系统理论，将精神病分为癫、狂、郁证，主要以中药为主，采用祖传"擂震法"和自制的"通关散"，癫狂病人采用吹鼻法，重在豁痰开窍，芳幽祛癫。其他病人采用自制"礞石滚痰丸""安神合剂"治疗。后获得常德市精神病医院重点支持指导，以中西医结合治疗方法，辅以小剂量安神剂，疗效很好。1983年起在住院部开展针灸治疗精神病，所有住院病友均实行开放式治疗。他的《中西医结合开放式治疗精神病》课题研究获省科委科研立项。

1985年8月1 8日，《健康报》刊登谭祖冠独特疗法治疗精神病事迹后，反响强烈，合口镇卫生院精神科门诊收治病友来自全国17个省、市、自治区，还有的来信来函或电话求诊，年门诊4000余人次，住院600余人次，鼎盛时期精神科常年开放式住院病人60余人。期间，他在《湖南医药杂志》发表论文《用中药"通关散"吹鼻治疗精神病》，获常德地区科研成果二等奖。先后授徒8人，悉心传授平生经验和治法方药，使之均成为合口镇中医药治疗精神病的骨干，合口镇中心卫生院成为全市唯一中医治疗精神病特色专科。

王清泉

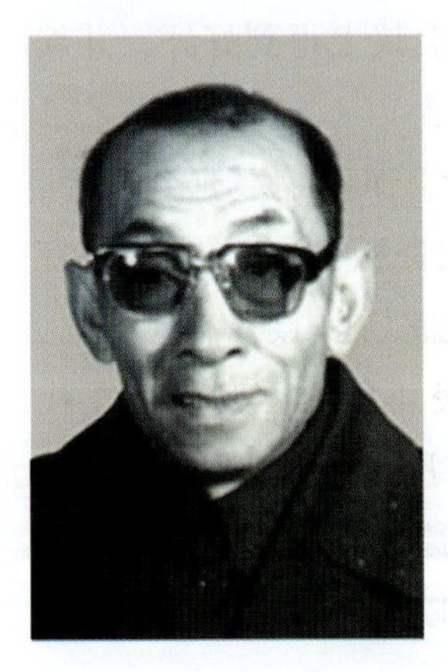

王清泉（1928—1990.6），回族，原常德市人，中共党员。1936年起读私塾4年，后随祖父学习中医11年。1944年，定居于常德东门外五铺街，伴随祖父替人把脉疗疾。20岁坐堂行医。1954年，担任市卫生工作者协会组织股长。1956年，调市卫生科任联合医疗机构管理委员会主任。1961年，调原常德市立医院工作，先后任中医科负责人、主任。1988年，晋升副主任中医师。原常德市第七届人大代表，政协原常德市第五届委员。原常德市第一、二、三届中医学会副理事长，历任常德地区中医学会常务理事。

曾祖王福廷起四代均攻内、外、妇、眼各科，尤以眼科见长。王清泉幼年在祖父严厉管束下，12岁开始攻读医书，通读《黄帝内经》《灵枢经》《难经》《伤寒论》《金匮要略》等50余种，其中不少可背诵如流，数十年后，与人讨论医道、带教学徒时，还能引经据典，背诵原文，药性、方剂呼之即出。1949年，在府坪街泥鳅巷挂牌行医。1953 年，在高山街办起回回眼科诊所。此时常随祖父一道诊治眼疾，已小有名声。

1956 年，加入中国共产党。同年 5 月，停办回回诊所，加入中医界大联合，祖父调进中医院，王清泉调进卫生科，主管医政工作。1961 年 4 月，调入原常德市立医院，此后一直从事中医诊疗工作。

20 世纪 60 年代初，常德地委副书记苑洪武患肺结核，长期不能治愈。王清泉为其号脉观舌，自拟处方，经半年调治而愈。之后，王清泉在此基础上几经改进，创配“肺痨宁”，用于治疗各种结核病例，有效率达 90%，治愈率在 70%以上。常德县仓山农民刘某，患穿踝疽（慢性骨髓炎），县、市、地区几家医院一致认为非截肢不可。患者至王清泉处，经两个多月治愈。市轮渡公司何珍春患肥大性脊椎炎，瘫痪在床。经王清泉治疗，一个月下床，两个月行走，三个月正常工作。

常德县牛鼻滩农妇肖启华，1970 年秋患产褥热，高烧谵妄。因家庭经济拮据，无钱住院。傍晚 6 时许，王清泉为其探脉处方，交待其夫：“倘今晚半夜病人喊喝茶，那还有救，你明早再喊我来换一剂处方。如不喊喝茶，明天莫来找我，去了可能是给她送终。”晚 8 时将药灌下，12 时其夫突然从家里疾奔而出，激动地说：“她要喝茶，她喊喝茶了！”翌晨，病妇续药三剂，数日即愈。其夫对王清泉说：“您太神了，真是个神仙！”此后，“王神仙”之名不胫而走。

1975 年，怀化县木材公司肖祖林患肾病综合征并发尿毒症，全身浮肿，头大如盘，脚肿如柱，生命垂危。王清泉以桂枝茯苓丸及六君汤为主，半月调治，转危为安。肖念念不忘，常对子孙说：“我这条命来之不易，是常德的‘王神仙’捡回来的！”

王清泉常资助穷苦病人。1974 年，石门山区一名 2 岁男孩患眼疾，一只眼睛已基本失明。其父变卖财物，多方求治无效，家贫如洗。王清泉将家中珍藏的牛黄取出用于患儿，以补医院不足。用祖传秘方将小孩治愈，使双目复明。病家感激至深，送给他腊肉一块，王清泉婉言谢绝。1975 年，七里桥某农民 16 岁儿子黄绍华患慢性肾炎多年，在长沙住院一年余，家物变卖一空。后病情恶化，并发尿毒症，全身浮肿，终日昏睡，几家医院都感难治。经王清泉治疗月余痊愈。病家设法送给王清泉钱物，被悉数退回。

王清泉家境清寒，加上终日劳累，患上了胃病、慢性支气管炎。1988 年患肺癌。在长沙、北京住院期间，仍继续给其他病人探脉、开方。1990 年 6 月 3 日，王清泉病故。之后数年，仍有北京、上海、广州、香港，甚至国外机构、单位、病友和其他人士寄来信函，有求医者有交流医技者，有征求书稿者，有邀请参加学术会议、学术团体、学术活动者。

徐克钦

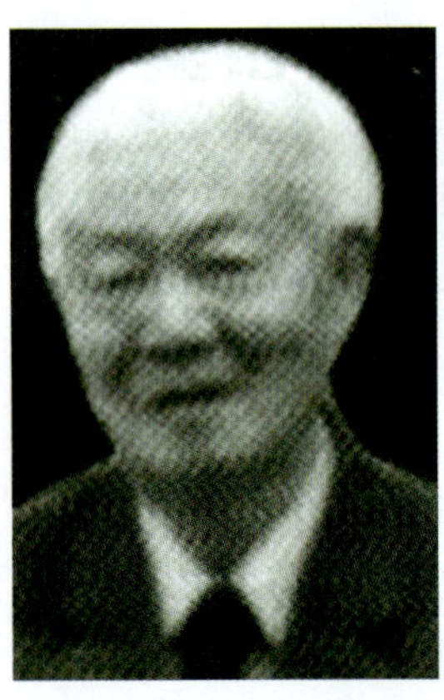

徐克钦（1906.9—1992.1），湖南益阳县人。中共党员。1923年至1925年秋，先后在益阳桃花仑信义中学、长沙广雅补习学校、雅礼大学医科、湘雅医学专门学校（本科）读书。1927年2月，考入湖北武昌中山大学读书（半年后停办），6月，参加国民革命军11军24师（师长叶挺）任军医处中尉军医。1928年7月回到益阳沙头背。是年冬插入山东济南齐鲁大学医学院读书，1932年6月毕业。7月，在山东省周村妇育医院（教会医院）任医师。1936年9月到北京协和医院专修眼科。1937年8月，任湖南省戒烟所医师。1939年7月，任湖南省湘雅医院耒阳分院医师。1941年4月，任耒阳省立中医院医师。1941年7月，任湘潭惠景医院医师。1945年10月，任湖南省卫生处技术室技正。1946年2月，任省立洪江医院院长。1949年7月，任省立益阳医院院长。1959年1月，调任常德医专校长。1964年9月至1966年，任常德地区医院院长。1972—1973年，退休之年出任常德地区医院革委会副主任。1992年1月9日在长沙病逝。

徐克钦在外科领域多有建树，为常德外科的发展奠定了良好基础，为常德地区医院心胸外科、妇产科和麻醉技术的发展做了大量工作。1959年10月，与万钰峰等开展肺叶切除获得成功，先后主刀开展脾肾静脉吻合、前列腺切除、心包剥离、胸膜剥离等高难度手术。1972年66岁时与周汉槎等施行食道癌根治术获成功。时湖南外科界有“湖南三把刀”之谓，徐克钦居其一。退休后，徐克钦仍关心医院建设，关注外科前沿，多次指导体外循环动物试验，校阅年轻医务人员的外文资料译稿，学习计算机在医学中的应用。

吕立人

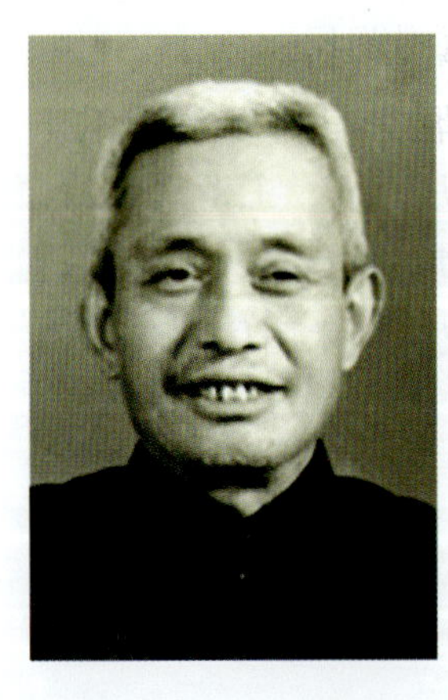

吕立人（1913.11—1992.1），湖南省安乡县人，农工民主党党员，原常德市第五届政协工作组扩大成员。曾在常德和济善堂诊所、保康中医诊所、常德市第八中医联合诊所、常德市中医院、大通湖农场、建新农场、省血防研究所、常德市城南卫生院等单位任中医。1953年，卫生部授予他中医师职称。1982年，晋升中医主治医师。擅长中医内科、妇科杂症及小儿疳积、中风偏瘫的诊治。

吕立人出生在安乡县七百弓一个农民家庭。1921年，全家迁居常德县正街。1931 年，自购中医书籍自学。遇到疑点、难点就向名老中医唐少尧、旷明轩、顾三庐、陈逸民等请教。历时 7 载，通读了《内经》《难经》《伤寒论》《金匮要略》《本草纲目》《本经疏还》等经典中医书籍数十种。他把各种中药的性能、用途、功效编成三百多条口诀，便于记忆掌握。

1938 年，吕立人挂牌行医。10 月，日军克武汉，难民涌至常德，病患一天天增多。他主动参加“和济善堂”义诊。日机轰炸常德，他和百姓一道疏散到乡下，身背药袋，草鞋竹杖，沿乡为难民治病，所收微薄酬金，用以养家糊口，遇到经济困难者，分文不取。

1949 年 9 月，他与顾三庐、廖仲颐等组建保康会中医诊所。1951 年，参加常德市中医联合诊所，1953 年，转入市中医院。1955 年，支援治理大通湖。1973 年，调城南卫生院， 1986 年 1 月退休。

他的医术在常德地区颇有名气，特别是小儿疳积和针灸治疗偏瘫，效果十分明显，汉寿、桃源、安乡、常德县等地许多患者常慕名前来求治。一年除夕，轴承厂一妇女因整天劳累，次日凌晨突然不省人事，四肢冰冷。家人半夜求诊，吕立人赶到病家，用少林针灸治疗，不到十分钟，病人苏醒，举家欢喜。1951 年，聚宝乡仙王庙村（今武陵区护城乡岩坪村）患儿吕德儿，出生 5 天，面黄，目合，不啼，脐上青筋直贯巨阙，奄奄一息，家人认为无望，准备料理后事。次日请吕立人上门诊视，诊为脐风，于青筋顶端下灯火一炷，俄而青筋下退寸许；于退点炷一火，于是三，又于气海一火。赠至宝雪丹半颗，嘱分三次灌服。因家贫，免其医药费。一周后恢复正常，病家感激不已。吕立人病故后，葬在该队，每年春节、清明，吕志友（当年吕德儿）都去坟上祭拜，感谢他救命之恩。

1975 年，百纺公司一宋姓职工，70 高龄，突然晕倒，不省人事。某院诊断为脑溢血，抢救七天未效，求治于吕立人。吕立人针刺百会、人中、阳陵泉、曲池，并服犀地桑丹汤。2 周后由人扶起行走，3 周后饮食起居如常人。小西门居民彭某，女，60 岁，突发中风，右侧上下肢瘫痪，口眼歪斜，卧床不起。吕立人针刺百会、人中、风府、风池等穴，佐以大秦艽汤加减，30 余剂后，病人康复，行走自如。1980 年 8 月，患儿王平，男，2 岁。腹泻稀水便日 7～8 次，发热、纳差，形体消瘦，营养不良，前囟凹陷，面色黧黑，面容苍老，哭声低微，臀部肌肉起皱，诊为丁美疳（疳积病之一）。用疳积散治之，疗程 58 天，患儿腹泻停止，身体恢复健康。家人致谢，送感谢信一封，上书“当代华佗，故中救活”。

万钰峰

万钰峰（1917.6—1995.10），外科主任医师，中共党员。生于桃源县深水巷乡子贤村。幼年丧父，家境贫寒。1927 年 12 月至 1932 年 5 月在桃源教会所主办的贫儿院半工半读。1932 年 6 月至 1934 年 8 月在桃源问津医院（广德医院分院）当学徒。1934 年 9 月考入广德医院附设的高级护士职业学校学习。1938 年 12 月至 1943 年 9 月，任国民党某野战医

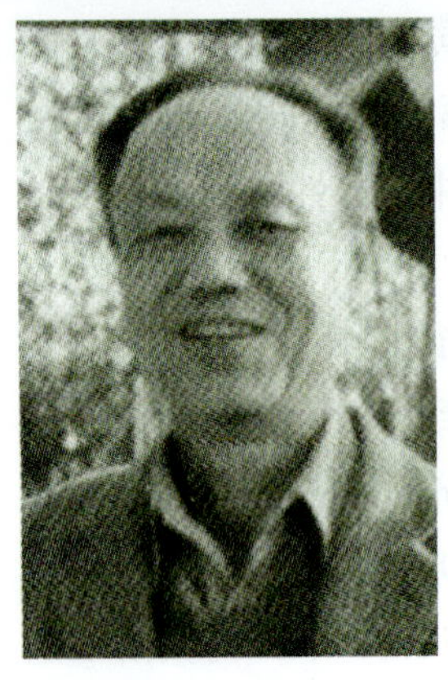

院军医。1944 年 12 月至 1948 年 2 月在上海国防医学院学习。1948 年 2 月至 1949 年 4 月先后在天津总医院、上海总医院实习和担任住院医师。1949 年 5 月上海国防医学院迁往台湾，他以母病告假返家。1949 年 8 月在省立常德医院参加工作，任住院医师。1952 年 10 月至 1953 年 5 月，任省立常德医院副院长、主治医师。1953 年 6 月至 1978 年 1 月，任常德专区人民医院副院长兼外科主任。1978 年 10 月至 1979 年 8 月任副院长。1979 年 11 月至 1983 年 12 月任常德地区人民医院院长，1984 年改任医院顾问至 1992 年退休。1987 年晋升为外科主任医师。曾当选为常德市第十届人民代表大会代表、市科学技术协会副主席。

万钰峰一生工作勤勤恳恳，兢兢业业，为常德市的医院建设和临床外科发展做出了不可磨灭的贡献。20 世纪 50 年代，他就主刀施行了肠切除肠吻合、胃大部切除和胃空肠吻合、胃大弯成型替代食管进行食管肿瘤切除、脾切除、胆囊摘除和胆总管探查十二指肠吻合、肾切除、脾肾静脉吻合等大型手术。他医德高尚，关心体贴病人。对病人不论亲疏贵贱均一视同仁。身为院长，他从未忘记自己是一名普通医生，几乎一天到晚深入病房。手术前后他必定多次看望病人。尤其对农村病友，解释特别耐心，交代特别仔细。凡经他诊治的病人无不对他良好的服务态度和过硬的医疗技术留下深刻印象，有许多人称他救命恩人。

万钰峰担任院级领导长达 40 年。尽管经历过多次政治风雨，几上几下，他始终为医院建设和发展殚精竭虑，无怨无悔。他把培养人才，造就一支思想好、技术精、作风实在的职工队伍作为战略任务常抓不懈。对下级医师他既严格又放手，敢于为下级医师担担子。作为医院普腹外科的领头人，他使医院普腹外科水平在全省同级医院中始终保持领先。在医院修建大病栋期间，他虽已改任顾问，仍为筹集资金跑遍全市大小几十个单位，筹得资金 137.5 万元，占大病栋总投资的 40%。

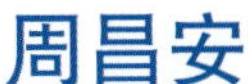

周昌安

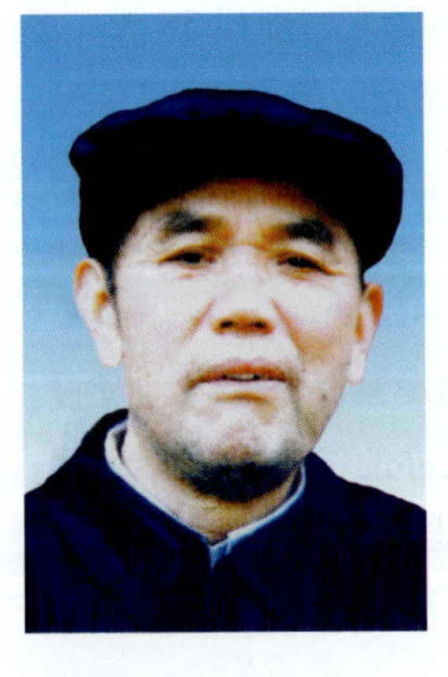

周昌安（1932—1998），临澧县柏枝乡人。中共党员。临澧县中医院医师。全省卫生系统精神文明建设先进工作者，市劳动模范。1957 年参加工作，从医五十多年，多次被评为省、市、县先进工作者，为临澧县第八届人大代表、第九届人大常务委员。

周昌安行医时间长，经验丰富，医德高尚。1988 年初春的一个傍晚，距临澧县 10 余里路的望城乡陈家桥一病人接他出诊。当时夜幕降临，大雨倾盆，道路泥泞，周昌安腿脚又不方便，可他二话没说，就背起急诊箱跟着病人家属一颠一跛地赶到患者身边，经过紧急处理，病人转危为安。同年，县民政局送来一位名叫董顺清的孤寡老人住院，病人生活不能自理，没有陪人，没有生活费，收住在周医师所管的病床上。他就象对待自己的亲人一样，每天给病人端饭送茶，护理大小便，整整一个月没有间断。一个身体健壮的人也难以做到的事，而他一个腿脚残疾的人却实实在在做到了。他还经常为许多外来病人解决生活上的困难，为病人转让粮、油指标，为困难患者购买返程车票。湖北病友曾吾风没有路费回家，周昌安拿出 40 元为其购买车票，病人和家属十分感激。为方便病人治疗，他通过信函诊断、邮寄药品治疗，20 年间共写信 2 万多封，邮寄药品上万次。1992 年，长沙某单位干部李光辉慕名向他求医，他先后上长沙看病 5 次，寄药 11 次，使患者病情明显好转，听力有所恢复，生活能基本自理。许许多多病友为感激他的救命之恩，报答治病之情，给他寄、送钱、粮、衣物、皮鞋等。这些现金和物品折价 22500 多元，都被他婉言谢绝了。有些人不理解，他却笑着说：“我的工作目的就是让病人恢复健康，我追求的是社会的承认，病友的信任。至于待遇，党和人民给我的已经足够了。”其实，他全家 8 口人，老伴、四个儿子（其中一个残疾儿）、媳妇、孙子，除一个儿子有工作外，其余均是农村户口，全家生活基本靠他一人工资过日子。但他安之若素。他常说：“为病人治病是我的职责。如果用自己为党为人民做出的一点点成绩向领导伸手、讨价还价就不应该了。”

1976 年，周昌安开始钻研脑肿瘤的中医治疗。1977 年，西安仪表厂某临澧籍工人患了脑干肿瘤，经多家大医院诊断宣告不治，无奈回老家等死。周昌安为他精心诊治，使他恢复了健康，而且重返工作岗位。1987 年，武汉某单位会计王燕患脑干胶质瘤，卧床三年，生活不能自理，慕名前来找周昌安治疗，经过一年多的服药治疗，病情奇迹般康复，恢复了工作。患者及家人专程从武汉给他送来锦旗。一时间《文汇报》《环球时报》《西安日报》《湖南日报》发表了题为《小医院也能治大病》的新闻报道后，全国各地寄来一封封词意恳切的求医信。1978—2007 年，临澧县中医院共收治脑肿瘤病人 1154 人次，治愈好转率达 76. 8%。

赵丛菊

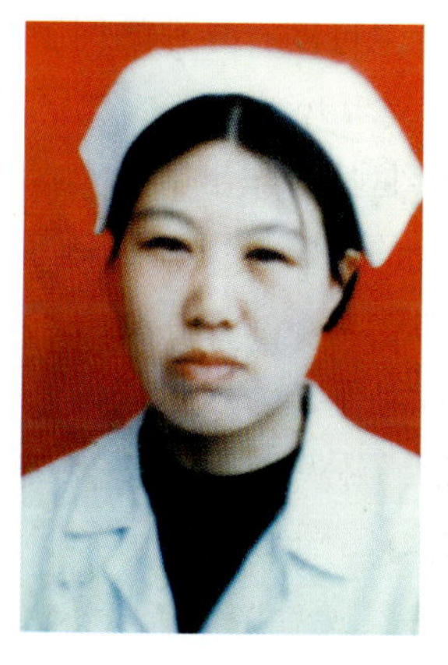

赵丛菊（1963.7—1998.9），女，湖南澧县人，大专学历，执业护师。1981 年，赵丛菊从常德卫校护理大专班毕业后分配到澧县新洲血防院，1985 年 4 月调入澧县人民医院。她从事护理工作的 17 年，都工作在医院最苦最累的科室，如儿科、妇产科、急诊科。但她干一行爱一行，从不叫苦叫累，任劳任怨，也从未向领导和科室请过病事假，每年加班都在 30 天以上，连续多年被评为全县先进工作者。

1987 年 10 月，赵丛菊父亲患脑溢血，家人和同事都催她回去照料父亲，但这时儿科病人多，工作紧张繁忙。于是她只回去看了一下，就赶回医院上班了。同事们都劝她请几天假，回去好好照料年迈生病的父亲，她动情地说："科室这么忙，我一走班都不好排，大家都要跟着辛苦，我爸妈会理解的。"没过几天，她父亲去世了。噩耗传来，她痛苦不已，深感对不起父亲。但她办完父亲丧事后，强忍悲痛，又马上投入到紧张繁忙的患儿护理工作。

赵丛菊热爱学习，关心同志，有着一颗善良朴实的心。1996 年，医院创建全国"爱婴医院"，她是责任护士，除了正常的护理工作外，还兼任科室质控员，指导产妇正确哺乳，进行母乳喂养知识的宣教，经常加班加点。8 月 12 日，一位助产士的爱人因脑外伤住院，病情危重，需要特护。但科室又要迎检，那位助产士工作忙得脱不开身。这时，赵丛菊主动请缨，抛开自己的家务事和小孩，与该护士轮流守护在病床前精心护理，使这位助产士非常感动，安心投入到医院的护理和创建工作中。

1998 年 7 月，澧县官垸乡、澧南乡溃垸，8 万多群众无家可归。县人民医院迅速组织医疗救护队赴重灾区官垸乡设立"战地医院"。8 月 23 日，医院驻官垸战地医院换防，院里安排护士李连芳接班，可李连芳刚满周岁的小孩生病了，爱人又不在身边。这时，赵丛菊主动提出替补李连芳。护士长考虑她身体虚弱，患有血小板减少症，又刚离婚，既要照顾患高血压的 72 岁老母，又要照顾才 10 岁的儿子，就未同意，可她坚持要去，护士长只好同意。8 月的灾区气温高达 39℃，"战地医院"经常停电，工作和生活环境十分艰苦。灾后患病人数急剧上升，她和 5 名同事协助医生每天要接待病人 300 多人次，为 50 多名患者输液，还要护理住院灾民，常常忙得汗流浃背，头晕脑胀。刚到灾区的头一天晚上，赵丛菊值班，一下子来了多名新病人，且病情都较重，她完全可以叫别的护士来帮忙，但她没有这样做，而是有条不紊地为患者做"三测"、治疗、给药、输液，一直忙碌到凌晨 1 点钟，但她还是不顾疲劳，对 30 多名住院患者巡查一遍后才放心地去休息。同伴们劝她休息，她却说："这里灾民多，得病的多，医护人员又少，还是顶一顶吧。"8 月 30 日上午 7 时 30 分到中午 12 点，她值班；下午 5 时 30 分到晚上 12 点，她又值班，直到次日上午 8 时。就这样，连续 9 天 8 夜战斗在灾民救护的第一线，终因劳累过度，导致蛛网膜下腔出血，晕倒在救治灾民的现场。

赵丛菊病倒后，卫生部副部长殷大奎从北京致电常德就全力抢救赵丛菊作出了四点指示。尽管省、市、县领导组织上海医疗队、湘雅医院、常德市一医院的专家教授拼尽全力抢救治疗，但终因病情严重，1998 年 9 月 10 日下午 3 时，赵丛菊那颗永不知疲倦的心脏永远停止了跳动。9 月 12 日，近万名群众自发肃立在县殡仪馆吊唁大厅，为这位灾区人民的好女儿挥泪送行。9 月 25 日，卫生部追授她"抗洪救灾健康卫士"称号。

刘禄德

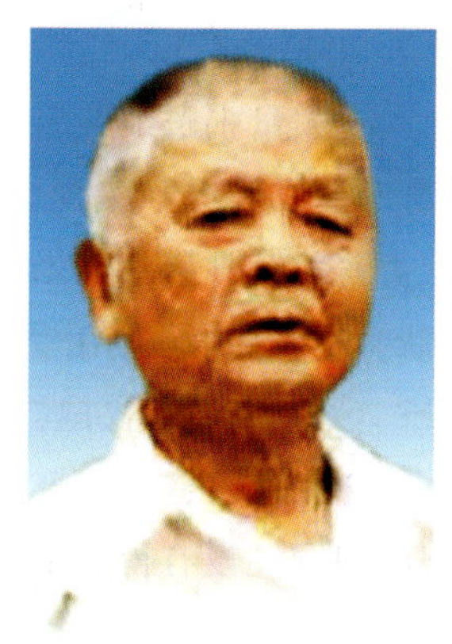

刘禄德（1911.4—2001.3），四川省仁寿县人。临澧县第一届至第九届县人大代表，第八届、第九届县人大常务委员。1937年毕业于四川华西医学院。当年参加南京公共卫生训练班，结业后任福建省卫生防疫队队长。1941年11月，日寇在常德地区空投鼠疫病菌，致当地鼠疫流行。国民政府急调福建省卫生防疫队到常德地区参加鼠疫防治工作。刘禄德和国际鼠疫调查团专家通力合作，终于使疫情得到遏制。1943年11月，在常德大会战中，刘禄德在市区鸡鹅巷设置伤兵救治站。1946年春，刘禄德奉调到临澧县，任临澧县卫生院长。1947年，参加中共地下党外围组织“常德九澧应变委员会”。同年，刘禄德冒着生命危险，绕过封锁线，为中共领导的李人林中南游击队送药4担、布匹12匹等军需物资。1949年春，加入中共地下党组织的“迎接解放委员会”。7月23日晚，前往土地垭迎接解放军入城，受部队委托，担任临澧县临时接管委员会主任，在中共南下工作团抵达临澧之前，主政7天，成功地完成了政权交接、部队物资供应及伤病员救治等任务。

新中国成立后，刘禄德继续担任临澧县卫生院院长。1950年，临澧县卫生工作者协会成立，他任会长。1959年，又兼任县血防办主任。他成立2个血防医疗组，到疫区普查治疗，填沟灭螺。1956年12月，临澧县卫生院更名为临澧县人民医院，刘继任院长。应县委要求，起草了县人民医院发展计划书，计划10年内建成有100张病床、100名专业技术人员的综合医院。为培养卫生技术人才，刘禄德向县委建议成立临澧卫校，毛遂自荐任校长。1960年8月，临澧卫校首批近200名毕业生分配到全县各家医院，初步解决了专业技术人员匮乏的问题。这批毕业生以后大部分成为临澧的医疗骨干，不少人担任了各级医院的领导职务。为争取建设资金，刘禄德多次跑省城，跑行署，向县委、县政府汇报，多方争取，将纸上的规划一个个落实。1960年，刘禄德亲手购进第一台X光机，拉开了医疗设备现代化的序幕。

1965年，临澧县人民医院成为一所拥有200张病床、150名专业技术人员，各种现代化检验设备齐备的现代化医院。他挑灯夜书，写下了《临澧县乡村医疗卫生条件之巨变》的文章，用临澧县人民医院的发展讲述解放前后本地医疗条件的改善和变化，刊登在香港《大公报》上，后经中央人民广播电台、福建前线广播电台等多家媒体转播，在国内外都引起强烈反响。

刘禄德虽然长期担任临澧县人民医院院长职务，还兼任一些其他职务，但他无论公务多么繁忙，都坚持在临床一线。他为群众看病，经常拒收患者及家属礼物。他担任县征兵体检负责人近20年，对征兵体检工作一丝不苟，把关极严，任何人说情也不行。在他任征兵体检负责人的年份里，临澧从没有发生过因身体不合格而退兵的事，因此，县人民武装部称他是征兵体检把关的“铜墙铁壁”。当时，县医院没有血库，他组织医护人员义务献血，并且总是第一个义务献血者。在他当院长期间，他每年都要献血1000毫升以上。

刘禄德虽为西医，却努力提倡西医学习中医，并学以致用。他阅读了大量中医经典名著，牢记了约500个中药方剂，能熟练地为患者号脉开方。刘禄德勤于学习，勇于实践，善于总结，发表过许多医学论文。他撰写的《中西医结合治疗支气管炎》曾获县科技成果奖。在临澧行医40多年，救治患者无数，医德高尚，有口皆碑，被公认为临澧县第一名医。

“文化大革命”中，刘禄德被扣上“走资本主义道路的当权派”“反动学术权威”“国民党残渣余孽”“黑帮分子”等“帽子”，送往临澧县观山五七干校劳动改造。1978年，全县开始落实干部政策，绝大部分干部已平反昭雪，唯独刘禄德的问题还没有得到解决。此时，因重走长征路来到临澧的李人林将军（当时在中央军委工作）得知刘禄德的处境后，立即找到县委主要负责同志，介绍了刘禄德在新中国成立前冒着生命危险为其送药的情况，并写下书面证明。刘禄德终于得以平反，重返工作岗位。1988年，刘禄德退休，1995年被批准享受副处级离休干部待遇。

贺家海

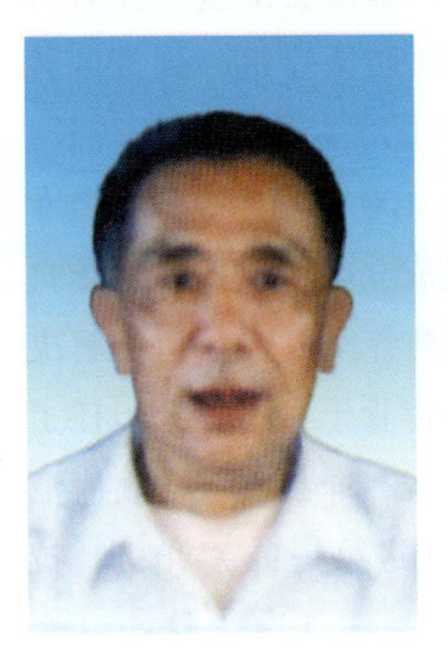

贺家海（1941.2—2001.8），澧县澧东乡蔡口滩人，中共党员。1956年8月至1958年7月在澧东乡蔡口滩学医。1958年8月至1959年10月在夹堤卫生所工作。1959年10月至1961年3月在澧东公社卫生院工作。1961年3月至1962年6月任涔南公社卫生院副院长，1962年6月至1964年2月任该院院长。1964年3月至1965年8月任车溪区卫生战线指导员。1965年8月至1970年5月任涔南公社卫生院院长。1970年5月迁入澧县城关镇，专门研究小儿麻痹后遗症治疗。1973年10月继续任涔南公社卫生院院长、党委委员。1973年11月至1984年4月，先后任澧县中医院副院长、院长。1982年晋升为主治中医师，1987年晋升为副主任中医师。为中共湖南省第四届党代表、常德地区革委会委员、中共澧县第三届、第四届党代表、县委委员。从1979年起至去世一直担任澧县中医学会副理事长。

贺家海少年拜名师学医，后在常德医专学习深造，精读熟背中医四大经典，有扎实的中医基础理论知识。一生始终坚持用中医治病，擅长于中医内科杂病的治疗，能熟练掌握和运用大针粗针疗法，在疑难杂病方面取得了很好的效果。20世纪60年代，他以鹅不食草等药为配方打开了治疗小儿麻痹后遗症的突破口，治愈率达38%。从此，他不断钻研医学理论，十分注重医学科研，70 年代建猴房，购猴子，大胆实验，掌握第一手资料，研制出“金刚健步丸”、麻痹药酒、麻痹药膏及系列中药汤剂，配合针灸疗法，治疗小儿麻痹后遗症及其他痿证、痹证，获显著疗效，治愈率达 79.1%。收治患者 12000 多人次，门诊及通讯指导治疗患者 12 万多人次，均获得很好疗效，患者来自全国各地及马来西亚、印度尼西亚、菲律宾、新加坡、日本等 14 个国家和地区。1978 年 6 月，他出席了全国医药卫生科学大会，荣获二等奖，受到了党和国家领导人的接见。1990 年，他研制的“金刚健步丸”被列为湖南省重点科研项目，获湖南省科研成果二等奖。

1970 年 4 月，《光明日报》头版头条以《运用唯物辩证法攻破治疗小儿麻痹后遗症难关》为题报道了他的事迹。1972 年，他先后赴常德、长沙、株洲、郴州、湘潭、浙江、湖北、吉林、北京、上海等地传授治疗小儿麻痹后遗症的经验。1973 年 2 月，以他为主编写的《中医治疗小儿麻痹后遗症经验》一书，由湖南人民出版社发行。1974 年先后在《赤脚医生杂志》《湖南医药》、上海《群众医学》及中央广播电台、省广播电台、《光明日报》《湖南日报》发表了他治疗小儿麻痹后遗症的消息和论文。他撰写的《治痿独取阳明的临床运用》《金刚健步丸对 158 例小麻痹症后遗症治疗科研小结》等 20 多篇论文先后在省及国家级医学杂志上发表。其业绩收入《世界优秀医学专家人才名典》（中华卷）《中国名医列传》（当代卷）以及《当代湘籍作家大字典》。

贺家海医德高尚。为人治病不分贵贱，不论贫富，不以貌取人，急病人所急，想病人所想，待病人如亲人。1976 年 12 月，中共湖南省委授予他“中西医结合好医生”光荣称号。1978 年 1 月，中共常德地委授予他“中西医结合好医生”光荣称号。1979 年 1 月，中共澧县县委授予他“敢于创新的好医生”光荣称号。

廖炎贵

廖炎贵（1932—2001），1932 年 9 月生于安乡县农村，初中文化。全国卫生系统先进工作者、省劳动模范。1951 年参加土地改革，1952 年转为国家干部，加入中国共产党。在农村工作 20 多年，先后任乡民兵队长、乡团委书记、大队党总支书记、公社党委副书记、书记。1974 年 8 月任安乡县卫生局局长，1981 年 10 月任县文教办副主任，1984 年 1 月复任县卫生局长，9 月任县卫生局协理员、局党委委员。1988 年 1 月至 1991 年 12 月任县卫生局联合工会主席。1992 年 12 月退休，2001 年 9 月病逝。

廖炎贵在农村工作期间作风扎实，工作积极。1953 年被评为粮食征购工作甲等模范，1958 年被评为模范党总支书记，出席常德地区社会主义建设积极分子代表大会，1959 年被评为松澧分流甲等劳模，1962 年被评为防汛乙等模范。在任安乡县卫生局局长的 7 年多时间里，继续发扬勤政务实作风，以 1/3 的时间深入农村兴办合作医疗，实现了 100% 的生产大队兴办合作医疗的目标，社队联办率达 95%，较好地解决了农村缺医少药、农民看不起病的问题，受到省和国家的表彰。1975 年，安乡县作为合作医疗先进单位在全省卫生工作会议上介绍社队联办合作医疗的经验，被省革命委员会授予全省合作医疗先进县称号。1977 年 8 月，廖炎贵作为湖南合作医疗先进县代表，特邀出席全国卫生厅（局）长会议和中西医结合规划座谈会，受到华国锋、叶剑英、邓小平等党和国家领导人的接见。1978 年，安乡县率先对赤脚医生进行考试考核，持证上岗，规范管理，《湖南日报》《健康报》向全省、全国推介。是年，安乡县卫生局出席全国医药卫生科学大会。在此期间，省内外来安乡学习参观者络绎不绝。

邓威特

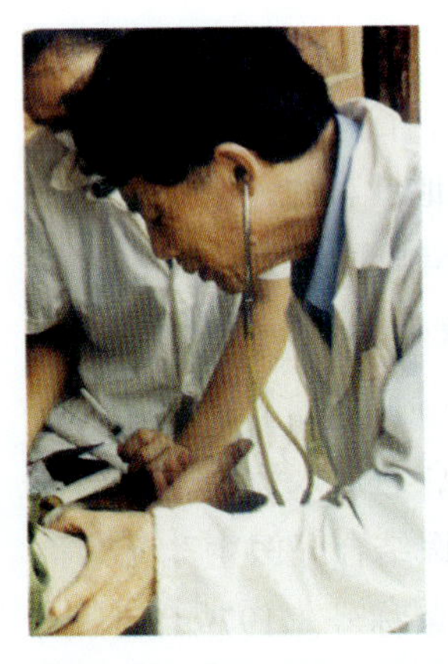

邓威特（1937.9—2003.9），壮族。出生于广西靖西县。历任汉寿县人大代表、县政协副主席、县人大常委副主任。第七届、第八届、第九届全国人大代表，1991 年被评为全国血防系统先进工作者，1995 年被评为全国先进工作者，1997 年获得卫生部“白求恩奖章”。其曾祖父邓达谟任桂西南边防镇守使，曾率部抗击过法国侵略军。祖父邓鸿绪毕业于日本早稻田大学，是早期同盟会会员。父亲邓健人曾与进步人士一起组建南宁民主促进会，为和平解放南宁市作过有益工作。作为邓门长嫡的邓威特自幼就受到长辈爱中华仇列强、尊品德重学问等观念的深刻影响。1956 年秋，邓威特考入湖南医学院医疗系。6 年后以优异成绩毕业，分配到汉寿县人民医院，成为新中国成立后第一位到汉寿县的医学院本科毕业生。

“文化大革命”中，邓威特蒙受了种种莫须有的罪名：反革命子女、黑五类、特嫌分子。1970 年，他因所谓 “隐匿封建财产罪”被判处 7 年有期徒刑。1972 年 9 月，邓威特被宣布无罪释放。他向组织上申请到群众最需要的血防部门去工作。血防站条件艰苦，邓威特下到疫区走村入户查病情，在乡村茅棚设点救治病人。用锑剂治疗血吸虫病副作用很大，医生既劳心又劳力。住院部医生一般管三十多个病人，邓威特管一百多个病人。过度的劳累拖垮了邓威特的身体，支气管扩张症让他咳嗽不停，时常咯血，还患上严重的十二指肠溃疡。

邓威特经常慷慨地伸出双手帮助有困难的病人，他把自己省下的粮票送给患血吸虫病住院的孤儿，将自己的挂号费从一元五角降到三角。他婉言谢绝病人送来的礼物，主动放弃去广州大医院工作的机会，多次拒绝亲友要他出国或到港台地区去的邀请。

邓威特被许多患者赞为“神医”。30 多年中，邓威特治疗血吸虫病人和其他患者 47000 人次，应用锑剂治疗 5000 人次无死亡，成功抢救锑剂致使心脏骤停等危重病人 165 例，义务诊治病人 15000 人次，发表医学论文 33 篇，翻译外文血防资料 1 万多字。他的医学成就载入《湖南医林大观》等。

邓威特经常深入疫区考察，掌握疫情第一手资料，向各级领导和社会各界呼吁，警惕血吸虫病“瘟神”重新肆虐。1988 年 3 月 28 日，出席七届全国人大的邓威特向大会提交《遏制血吸虫病蔓延刻不容缓，疫情监督管理必须有法可依》议案，引起领导和有关部门的高度重视。国务院血防办组织力量到血吸虫病重点疫区开展调查，卫生部部长到安乡县办血防工作试点。1989 年，中共中央总书记江泽民给湖区五省血防工作会议致信指出：“防治血吸虫病是一项长期艰巨的任务，控制和消灭血吸虫病是疫区各级政府义不容辞的责任。”

周如新

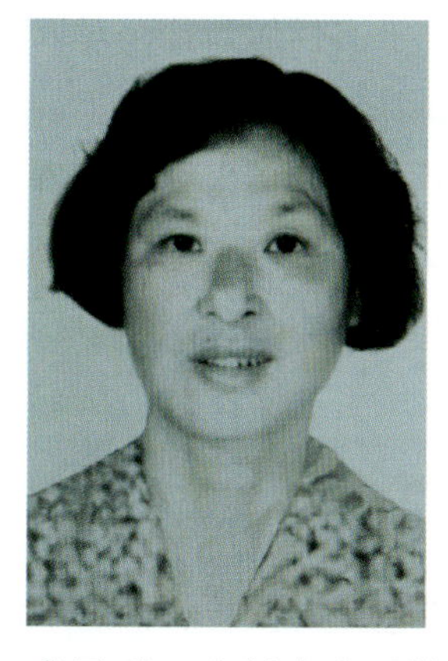

周如新（1935—2011.3），女，湖南祁阳人。妇产科主任医师，曾任桃源县人民医院妇产科主任、省第六届人大代表、桃源县政协委员。1983 年被中华全国妇女联合会评为全国三八红旗手。

周如新 1955 年毕业于湖南零陵第六卫生学校助产班，分配到临武县卫生院工作，后被推荐到常德地区医学专科学校妇专班深造。1960 年 9 月毕业后分配到桃源县人民医院，当时是桃源县唯一的妇产科专业医生。她既当医生，又当助产士，甚至还当护士、护工，更谈不上八小时工作制。一次，大山区瓦尔岗一位产妇突然产后大流血，生命危在旦夕，她和另两位同事乘坐救护车一百多里后，步行十多里崎岖的山路，终于在午夜前赶到病人家里。她们顾不上饥肠辘辘，用燃烧的松树节照明，给病人施行了手术，使患者转危为安。为了产妇和婴儿的生命安全，她经常放弃休假，没日没夜地坚持在自己的岗位上。她在桃源县人民医院妇产科工作 30 年，就在病房里度过了 30 个春节。1982 年，她父亲因病逝世，家里从祁阳老家给她发来电报。医院领导考虑她从未探过家，节假日也很少休息，就给了她 20 天假。但她回家后总是觉得心头不安，仿佛看到病人家属期待的目光，仿佛听到姐妹们痛苦的呻吟。她只用三天时间处理完父亲的丧事后就提前返回了医院。1983 年，她母亲又不幸病故。为了病人，她含着悲伤的泪水给家里寄了一些钱，自己仍然坚守在工作岗位上。她总是急病人所急，想病人所想。一旦有病情召唤，即使自己有病她也奋不顾身。一次，她自己病倒了，正躺在病床上输液。科里收治的一位产妇突然大流血，情况十分危险。值班医生马上找到她汇报病情，她一听情况当即将输液针拔掉，赶到病房指导当班医生抢救，直到这位产妇转危为安，她才回到自己病床上继续输液。“文化大革命”期间，她被打成“资产阶级反动权威”，挨批、挨斗。一天晚上，她正在批斗会上接受批斗，泥窝潭公社一位产妇子宫破裂，医院指派她出诊，她毫不犹豫，连家都没有回去就随车出诊了。在当地卫生院为患者作了子宫切除手术，一直工作到第二天凌晨，她自己才去休息。她身患肾结核、贫血性眼病、肥大性脊椎炎等多种疾病，几十年仍一心扑在工作上，不仅兢兢业业地工作，而且孜孜不倦地学习，在医院里率先掌握并推广了剖腹产、子宫外孕手术、子宫次全切术、经阴道路输卵管结扎术、经阴道路子宫全切、次全切除术等20余项新技术，推动桃源县妇产科技术不断前进。1979年，全省在涟钢举办尿瘘修补学习班。由于参训人员多，当时规定县级医院的妇产科医生不能进去观摩手术，她就设法挤了进去。有人把她拖了出来，但她还是坚持要进去看，值班的人拗不过她，她终于看完了手术的全过程，掌握了尿瘘修补术的基本操作。回院后，她查阅各方面的资料，研究手术的每一个环节，第一例尿瘘修补术终于获得了成功。1979—1980年，她先后收治了24例尿瘘患者，修补术成功率达80%以上，获桃源县1981年度科研成果奖。为了减少女性宫腔旋转避孕环放环后阴道持续流血、月经过多、痛经等问题，她反复查阅资料，采用变形环定位后再决定取环途径的方法，经过多次试验，不仅定位准确，操作方便，简单易行，病人也没有任何痛苦。对取环困难的52名患者进行了定位，分别选择不同的取环途径，全部获得成功，获1983年县科研成果奖。20世纪70年代，她创下万例计划生育手术无事故的纪录，1979年获得省"万例计划生育手术无事故"表彰。先后两次被评为全省计划生育先进工作者，1986年被评为全国计划生育先进工作者。

廖　军

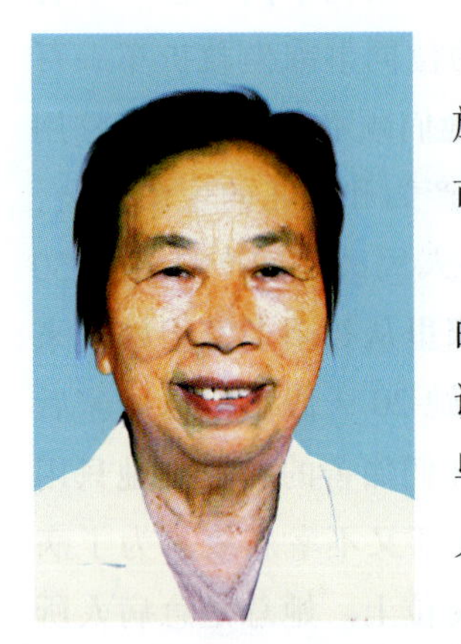

廖军（1937.12—2012.9），女，湘西自治州吉首市人，土家族。农工民主党津市市委主委、湖南省委委员，省政协委员，津市市人大常委会副主任，津市市人民医院妇产科主任、主任医师。

1954年，廖军从湖南晨光医校毕业，加入湖南省卫生厅组织的洞庭湖治理工程医疗队，一年后分配到黔阳地区医院。1956年调到常德地区血防院。1957年下半年考入常德医专，1960年8月毕业后分配到津市市人民医院从事妇产科业务。1979年任津市市人民医院妇产科主任直至1998年退休。

从事妇产科业务后，廖军发现旧法接生危害母子生命健康，深感必须大力普及新法接生。于是她联合本院妇产科医生向市卫生局和市政府呼吁，要加强对妇女生育、生理知识普及教育，培训乡村医生，推广科学分娩技术。她先后在棠华乡、如东乡蹲点两年多，在卫生院看病，给乡村医生讲课，开办新法接生培训班，在田间地头向农妇宣讲生育知识，有时夜间甚至出诊到农家抢救遇到生命危险的产妇。这使她更深入地了解到农村妇女面临的诸多健康问题，更深切地体会到老百姓寻医问药的艰难，促使她更加关注妇女健康问题，广大妇女也更加了解这位菩萨心肠的好大姐，廖军在津市的声誉越来越高，找她看病的越来越多。

1976年，廖军发现妇科肿瘤已成为危害妇女健康的重要问题，遂将妇科肿瘤作为自己的主攻方向，去省肿瘤医院学习。1978年，又考上卫生部主办的全国医学细胞遗传学进修班。她在北京协和医院和湖南湘雅医院边学习、边实践，主攻妇产科最尖端最前缘的学科生殖工程。学习两年后，她回医院担任妇产科主任，从此更加忙碌起来，平均每年做大中型和急诊手术300余台，接诊病人1700余人次，收治住院患者600余人次，病人满意率99%。她收治肿瘤患者近千例，其中良性治愈率100%，恶性存活率80%，居全省县级医院先进水平。多次被市人民政府嘉奖、记功。

2002年，廖军患肺癌早期，自己选择去省肿瘤医院治疗。许多领导、同事一批批地去探望她，但经常见不到人。原来，只要治疗一结束，她就一头扎进了省肿瘤医院的资料室，看书、做笔记、摘抄资料。三个月的化疗结束后，她带回两大本治疗妇科肿瘤技术新进展的笔记。即使在治疗肿瘤期间，只要在家休息，她就去医院专家门诊上班，一天也闲不住。肺癌治愈后，她又照常上班，看门诊，下病房指导手术。临终前一天上午，她竟看了43名患者，快下午1点了才下班。

1998年廖军退休，多家医院高薪聘请她。广东省妇幼保健院以每月底薪8000元请她做生殖工程指导，她谢绝了。东莞一家医院请她去承包妇产科，许诺每年分成不少于30万元，她也拒绝了。她老家吉首市人民医院来请她，她才说了实话：“津市人民医院培养了我，我在这里成家立业，对这里有感情，儿孙们就在身边，我又不缺钱。医院领导同事待我又好，人都是讲感情的，我怎么走得脱？”

2004年底，医院为廖军举行“从医50周年”纪念活动时，现场来了一位特殊的献花人——澧县官垸乡妇女主任朱平。她说：“1983年，我因为宫外孕破裂大出血躺在官垸乡卫生院里奄奄一息。廖大夫得到消息，坐上救护车赶了几十里路为我做手术，救了我一命。所以我选择今天这个特殊的日子，献花一束，感谢廖妈妈的救命之恩。”

2012年9月11日上午10日15分，廖军患急性中枢性脑梗塞抢救无效去世。当日下午，澧县九垸乡的张永红得知消息后来到廖军的灵前长跪不起，痛哭不已。原来张永红婚后多年未孕。2003年找到廖医生，经过一番检查后廖军对她说：“丫头，你身体一切正常，按我的治疗，你一定怀得上孩子。”在廖医生治疗和指导下，不久真的怀孕了，全家高兴得不得了。后来又出现了三次先兆流产，都是廖医生亲自处理，有时半夜电话打到她家里，她也不厌其烦。2004年张永红生下了儿子，全家对廖医生感恩戴德，都说她是送子观音。现在这么一位好医生去世了，怎不特别伤心？

2012年常德市卫生系统正高级卫生技术职称人员名录

市直医疗卫生单位

单位	姓名	性别	出生年月	技术职称	专业特长
常德市第一人民医院	黄跃衡	男	1958.6	主任医师	外科
	潘道波	男	1958.5	主任医师	麻醉
	游哲辉	女	1970.12	主任医师	妇产科
	魏尚典	男	1952.9	主任医师	外科
	张承德	男	1963.4	主任医师	外科
	聂淑娟	女	1968.7	主任医师	妇产科
	梁丽凌	女	1956.6	主任医师	妇产科
	黎明亚	女	1960.5	主任医师	内科
	黎有典	男	1952.11	主任医师	外科
	唐佳新	男	1956.12	主任医师	内科
	陈健勇	男	1966.10	主任医师	内科
	袁淑珍	女	1963.1	主任医师	妇产科
	曹桂香	女	1961.9	主任护师	护理
	鲁祖建	男	1967.11	主任医师	内科
	周建辉	男	1959.3	主任医师	外科
	陈新建	男	1966.6	主任医师	口腔科
	郭桂香	女	1969.1	主任医师	内科
	郭爱枝	女	1965.2	主任药师	中药学
	孙贤德	男	1952.9	主任医师	外科
	胡仁德	男	1962.12	主任医师	内科

续上表

单　位	姓 名	性别	出生年月	技术职称	专业特长
常德市第一人民医院	陈能志	男	1962.3	主任医师	外科
	张爱珍	女	1965.3	主任医师	儿科
	皇静文	男	1966.5	主任医师	外科
	冯智君	男	1965.11	主任医师	外科
	覃　瑾	女	1956.9	主任医师	皮肤与性病学
	汤新年	女	1964.10	主任医师	内科
	黄绍华	男	1963.1	主任医师	麻醉
	周述香	女	1963.7	主任药师	药学
	黄开淑	女	1964.7	主任医师	妇产科
	刘艳秋	女	1962.9	主任护师	护理
	向绪林	男	1957.3	主任医师	内科
	欧阳天成	男	1953.7	主任医师	内科
	胡淑元	女	1958.4	主任护师	护理
	高业栋	男	1956.5	主任药师	药学
	何雨洁	女	1967.5	主任医师	放射医学
	苏春花	女	1963.4	主任护师	护理
	夏先考	男	1956.10	主任检验师	医学检验
	周顺华	男	1962.2	主任医师	外科
	任泽银	男	1963.4	主任医师	内科
	李宪华	女	1954.7	主任医师	妇产科
	孙立新	男	1968.5	主任医师	眼科
	杨玉银	女	1955.8	主任医师	内科
	刘清安	男	1962.7	主任医师	外科
	郭　敏	女	1969.4	主任医师	内科
	鲁　萍	女	1964.12	主任护师	护理
	毛坤祥	男	1954.12	主任医师	外科
	杨泽刚	男	1955.10	主任医师	内科

续上表

单　　位	姓 名	性别	出生年月	技术职称	专业特长
常德市第一人民医院	王焕英	女	1963.8	主任护师	护理
	臧　明	男	1963.3	主任医师	外科
	朱惠平	女	1962.10	主任医师	内科
	贾若飞	男	1963.9	主任医师	外科
	邓志明	男	1965.5	主任医师	内科
	刘光荣	男	1954.1	主任医师	皮肤与性病学
	王吉惠	女	1962.12	主任药师	药学
	张克兰	男	1968.11	主任医师	外科
	吴吉明	男	1964.11	主任医师	外科
	覃双全	男	1966.10	主任医师	内科
	吕建华	男	1960.4	主任医师	内科
	谢小毛	男	1965.8	主任技师	医学检验
	陈新文	男	1968.4	主任医师	外科
	罗志军	男	1952.11	主任医师	外科
	陈礼宏	女	1968.9	主任医师	传染病学
	孙友桃	女	1962.9	主任护师	护理
	唐红平	女	1963.12	主任医师	儿科
	叶政君	女	1963.3	主任护师	护理
	刘冬保	男	1957.12	主任医师	外科
	杨利民	男	1965.4	主任医师	病理学
	张　健	男	1963.11	主任医师	内科
	朱世津	女	1954.10	主任医师	内科
	刘贤安	男	1959.1	主任医师	外科
	黄　怡	男	1957.5	主任医师	内科
	钟发平	男	1963.11	主任医师	内科
	朱华臣	男	1962.12	主任医师	外科
	卢和平	男	1962.4	主任医师	外科

续上表

单　位	姓 名	性别	出生年月	技术职称	专业特长
常德市第一人民医院	计绍云	男	1949.11	主任医师	外科
常德市第一人民医院	刘书田	男	1964.10	主任医师	放射医学
常德市第一人民医院	徐　平	男	1963.3	主任医师	内科
常德市第一人民医院	王　劲	男	1960.9	主任医师	外科
常德市第二人民医院	刘建国	男	1964.12	主任医师	消化内科
常德市第二人民医院	张丕胜	男	1969.8	主任医师	骨外科
常德市第二人民医院	张　勇	男	1964.10	主任药师	药学
常德市第一中医医院	陈梦麟	男	1954.1	主任医师	中西医结合内科
常德市第一中医医院	彭建新	男	1960.5	主任医师	中医内科
常德市第一中医医院	肖燕芳	女	1958.12	主任医师	中医内科
常德市第一中医医院	杨胜辉	男	1957.9	主任医师	中医内科
常德市第一中医医院	杨模国	男	1965.8	主任医师	临床内科
常德市第一中医医院	邵先舫	男	1958.10	主任医师	中医骨伤科
常德市第一中医医院	唐智军	男	1972.8	主任医师	中医外科
常德市第一中医医院	章光明	男	1964.2	主任医师	临床外科
常德市第一中医医院	黄凌飞	男	1967.11	主任医师	眼耳鼻喉科
常德市第一中医医院	王腊忠	男	1969.6	主任医师	口腔科
常德市第一中医医院	刘芳琼	女	1965.1	主任医师	中医眼科
常德市第一中医医院	刘春斌	男	1962.3	主任医师	临床外科
常德市第一中医医院	金芳和	女	1962.10	主任医师	临床妇产科
常德市第一中医医院	张宏波	男	1965.12	主任医师	中医外科
常德市第一中医医院	罗建华	男	1957.10	主任医师	皮肤病与性病专业
常德市第一中医医院	陈绍军	男	1964.9	主任医师	中医骨伤科
常德市第一中医医院	孙松昌	男	1966.1	主任医师	临床外科
常德市第一中医医院	钟云龙	男	1959.8	主任医师	临床外科
常德市第一中医医院	刘志军	男	1958.12	主任医师	中医骨伤科
常德市第一中医医院	徐　杰	女	1968.9	主任医师	中医妇产科

续上表

单　　位	姓 名	性别	出生年月	技术职称	专业特长
常德市第一中医医院	刘开英	女	1963.9	主任护师	护理
	刘　俊	女	1957.12	主任医师	临床妇产科
常德市疾病预防控制中心	聂俊雄	男	1964.7	主任医师	性病艾滋病防治
	熊伯华	男	1953.8	主任医师	流行病防治
	袁序祥	男	1952.2	主任医师	预防医学
	华伟湘	男	1958.2	主任医师	流行病防治
	谢朝梅	女	1970.6	主任检验师	微生物检验
常德市妇幼保健院	娄建英	女	1960.10	主任医师	妇产科
	余任秀	女	1964.4	主任医师	妇产科
常德市劳动卫生职业病防治所	张国清	男	1963.2	主任医师	职业病
常德市第三人民医院	傅儒沐	男	1944.10	主任医师	外科
	吴统美	女	1938.5	主任医师	内科
	冯建华	男	1946.10	主任医师	内科
常德市康复医院	李南璋	男	1957.5	主任医师	骨伤科
常德职业技术学院附属第二医院	廖可育	男	1952.5	主任医师 教授	内科　肝病
	戴光辉	男	1965.12	主任医师	中医皮肤科

区县（市）医疗卫生单位

区县（市）	姓　名	性别	出生年月	技术职称	专业特长
鼎城区	陈　祥	男	1970.8	主任医师	微创外科
	吴忠文	男	1940.6	主任医师	中医内科
桃源县	李光霞	女	1961.3	主任医师	儿科
	唐金菊	女	1964.10	主任医师	儿童保健
	李群林	男	1954.1	主任医师	中西医结合
	胡兴国	男	1963.1	主任医师	麻醉学

续上表

区县（市）	姓　名	性别	出生年月	技术职称	专业特长
桃源县	张兰珍	女	1963.9	主任医师	妇产科
	罗丕建	男	1956.11	主任医师	医疗
汉寿县	伍国典	男	1962.5	主任医师	儿科
	聂志强	男	1962.5	主任医师	泌尿外科
	刘志宏	男	1963.2	主任医师	心内科
	熊光正	男	1958.2	主任医师	神经内科
	刘平莉	女	1957.4	主任医师	消化内科
	李建明	男	1963.12	主任医师	中医内科
	李小平	男	1963.12	主任医师	心血管内科
	梅　勇	男	1962.10	主任医师	神经外科
临澧县	吴家清	男	1946.11	主任医师	中医内科
	印国银	男	1948.5	主任医师	中医内科
	冉承茂	男	1962.6	主任医师	普通外科
	王道生	男	1965.10	主任医师	骨科
	金　涛	男	1963.7	主任医师	中医
石门县	熊鹏辉	男	1963.10	主任药师	中药学
	杨志伟	男	1964.4	主任医师	中医内科
	田　平	男	1964.2	主任医师	外科
	卞新浩	男	1965.5	主任医师	眼科
澧　县	戴建林	男	1954.11	主任医师	中医内科
	龚德煜	男	1963.4	主任医师	泌尿外科
	肖宏慧	女	1962.9	主任医师	消化内科
	贾遇文	男	1968.10	主任医师	中医内科
	叶祚栋	男	1956.4	主任医师	中医内科
	杨志祥	男	1961.1	主任医师	儿科
	左学红	男	1956.1	主任医师	消化内科
	秦　勇	男	1963.3	主任医师	中医内科

续上表

区县（市）	姓　名	性别	出生年月	技术职称	专业特长
澧　县	彭　立	男	1960.12	主任医师	普外科
安乡县	陈运国	男	1945.3	主任医师	中医
	王志英	女	1956.6	主任医师	心血管内科
	杨万友	男	1963.12	主任医师	普外
	易继兰	女	1951.9	主任医师	中医内科
津市市	钟菊香	女	1962.11	主任检验师	检验
	皮明毅	男	1957.8	主任医师	外科
	邹建龙	男	1955.1	主任医师	内科
	王明生	男	1965.8	主任医师	肾病内科

常德市名老中医、名中医名录

姓名	性别	出生年月	技术职称	荣誉称号
李书斋	男	1929.3	中医主任医师	常德市十大名老中医
杜季方	男	1933.11	中医副主任医师	湖南省农村名中医
吴忠文	男	1940.6	中医主任医师	湖南省农村名中医、常德市十大名老中医
王吉耀	男	1940.10	中医副主任医师	常德市十大名老中医
向爱珍	女	1939.4	中医师	常德市十大名老中医
熊继柏	男	1942	中医主任医师	国家级名中医、湖南省名中医
何雨初	男	1944.4	中医师	常德市十大名老中医
周书望	男	1945.2	中医副主任医师	常德市十大名老中医
陈运国	男	1945.3	中医主任医师	湖南省农村名中医
郑　钧	男	1945.11	中医副主任医师	湖南省农村名中医
张梅友	男	1946.2	中医副主任医师	湖南省农村名中医
周汉清	男	1946.5	中医主治医师	湖南省农村名中医
吴家清	男	1946.11	中医主任医师	湖南省农村名中医
曹仕虎	男	1947.1	中医主任医师	常德市十大名老中医
袁长津	男	1947	中医主任医师	湖南省名中医
姚自强	男	1947.10	中医主治医师	湖南省农村名中医
刘智壶	男	1948.2	中医主任医师	湖南省名中医、常德市十大名老中医
谭世平	男	1948.2	中医主任医师	常德市十大名老中医
张国安	男	1949.10	中医主任医师	常德市十大名老中医
胡开生	男	1951	中医副主任医师	常德市十大名中医
李德祥	男	1954.1	中医副主任医师	常德市十大名中医
叶祚栋	男	1954.4	中医主任医师	常德市十大名中医
姜淑华	女	1954.11	中医副主任医师	常德市十大名中医
吴伟题	男	1955.3	中医副主任医师	常德市十大名中医

续上表

姓名	性别	出生年月	技术职称	荣誉称号
彭继东	男	1956.3	中医副主任医师	常德市十大名中医
涂国志	男	1957.4	中医副主任医师	常德市十大名中医
邵先舫	男	1958.10	中医主任医师	常德市十大名中医
刘志军	男	1958.12	中医主任医师	常德市十大名中医
杨大雅	男	1959.4	中医副主任医师	常德市十大名中医

获省部级以上表彰人员名录

获奖年度	获奖人	单位、职务	获奖内容	授奖单位
1988	龙森泉 赵庆远 向才顺	常德市卫生局局长 石门县剩头医疗站站长 临澧县合口镇卫生院院长	全国文明卫生先进工作者	卫生部
1988	谌和香 郑传林	安乡县血防站 津市市人民医院	全国模范护士	卫生部
1988	张和平	石门县药检所	全国执行《药品管理法》先进工作者	卫生部
1989	谷陟镜	石门县人民医院院长	全国医院优秀院长	卫生部
1990	袁彩云	桃源县中医院	全省劳动模范	省人民政府
1990	郭炳群	石门县爱卫办	全国爱国卫生先进工作者	全国爱卫会
1991	皮　辉 田子英 孙维俊 谌和香 李可育 朱传湘	常德市血防办 常德市第五人民医院 鼎城区血防办 安乡县血防院 临澧县血防院 津市市保河堤血防站	全国血吸虫病防治先进工作者	卫生部、农业部、水利部
1991	李基顺 覃道勋 汤光甲	石门县卫生局 石门县中医院 临澧县烽火乡卫生院	全国救灾防病工作先进个人	卫生部
1991	丁大文	鼎城区丁家港乡卫生院院长	全国优秀乡镇卫生院院长	卫生部
1991	黄祖海	澧县爱卫办	全国农村改水改厕先进工作者	全国爱卫会
1992	蒋敦媛	津市市妇幼保健院妇产科副主任医师	全国卫生系统模范工作者	卫生部 人事部
1992	尹久如 李文孝	津市市人民医院副院长 津市市卫生局医政股股长	全国防洪救灾先进个人	卫生部、国家中医药管理局、解放军总后勤部卫生部

续上表

获奖年度	获奖人	单位、职务	获奖内容	授奖单位
1993	丁阳春 曾庆先	常德市疾控中心 汉寿县疾控中心	全国卫生防疫工作先进个人	卫生部、铁道部、解放军总后勤部
1993	金芝福 张德林 杨启儒 曾哲梅 郭兴义 刘朗新 姜志权 肖业祥 刘瑞芳 邢协鹏 王云春	安乡县血防院 常德市血防院 临澧县卫生局 石门县血防院	全国血吸虫病防治先进个人	卫生部、农业部、水利部
1995	杨其兰 钟玉均 周　萍 郇明娥	石门县人民医院 石门县人民医院 石门县中医院 石门县中医院	全国计划生育万例手术无事故先进个人	卫生部
1995	罗先樵	常德市卫生防疫站	全国地方病防治工作先进个人	卫生部
1995	李巨斌	桃源县人民医院	全国卫生系统先进工作者	人事部、卫生部
1995	陈元文 李明福	澧县血防办	全国血防先进个人	卫生部
1995	谌和香	安乡县血防院	全省先进工作者	省人民政府
1996	龚德湘	澧县卫生局	“八五”时期全国农村改水改厕先进工作者	全国爱卫会
1996	颜秀英	临澧县妇幼保健院	全国妇幼保健先进工作者	卫生部
1996	沈　毅 李德友 高绪国 彭继东 石振范 白宏明	鼎城区血防办 鼎城区血防专科医院 鼎城区石公桥血防站 汉寿县血防院 临澧县卫生局 石门县血防院	全国血吸虫病防治先进工作者	卫生部、农业部、水利部

续上表

获奖年度	获奖人	单位、职务	获奖内容	授奖单位
1996	蒋宗琼	石门县计划生育和妇幼保健院	全国妇幼卫生先进工作者	卫生部
1998	刘诗礼	澧县卫生防疫站	全国抗洪抢险救灾防病先进个人	卫生部
1998	周耀光	桃源县卫生防疫站	全国麻风病防治先进个人	卫生部
1998	赵丛菊	澧县人民医院	全国抗洪救灾健康卫士	卫生部
1998	唐述国	澧县官垸卫生院	全国抗洪抢险救灾防病先进个人	卫生部
1998	陈遵义 潘文贵	安乡县卫生局党委书记 安乡县药检所所长	全国卫生服务总调查先进个人	卫生部
1998	覃泽民	石门县易家渡镇冉家坪村	全国优秀乡村医生	卫生部
1998	傅燕婷 杜胜利	安乡县卫生局 石门县红十字会	全国抗洪救灾先进个人	中国红十字总会
1999	唐述国	澧县官垸卫生院	全国卫生系统先进工作者	卫生部
1999	唐仕培	常德市卫生防疫站	全国预防与控制艾滋病性病先进个人	卫生部、公安部、教育部、国家广电总局
2000	乔光泉	临澧县卫生局局长	1997—2000年全省先进工作者	省人民政府
2000	唐生道	石门县人民医院	全国卫生系统先进工作者	国家人社部、卫生部、国家中医药管理局
2000	袁传爱	贺家山原种场卫生科	1990—2000年全国农村初级卫生保健工作先进个人	卫生部、国家计委、农业部、国家环保总局、全国爱卫会
2000	徐尊安	临澧县卫生防疫站	全国消灭脊髓灰质炎工作先进个人	卫生部
2000	王兴尧	临澧县血防院	全国血吸虫病防治先进个人	卫生部、农业部、水利部
2000	文尚武	常德市第一人民医院外科主任医师	省劳动模范	省人民政府
2001	彭继东 刘　同	汉寿县血防院 安乡县血防院	全国血防工作先进个人	卫生部、农业部、水利部

续上表

获奖年度	获奖人	单位、职务	获奖内容	授奖单位
2001	覃事勋	石门县雁池乡卫生院	全国优秀乡镇卫生院院长	卫生部
2002	沈宇明	常德市卫生防疫站	全国地方病防治先进个人	卫生部、经贸委、农业部、水利部
2002	黄祖海	澧县卫生局	“九五”时期全国农村改水改厕先进工作者	全国爱卫会
2002	康兴中	武陵区卫生防疫站科主任	全国学校卫生工作先进个人	教育部、卫生部
2002	王志英	安乡县人民医院副院长	全国五一劳动奖章	全国总工会
2003	罗先樵	常德市卫生局副局长	全国卫生监督先进个人	卫生部
2003	龙一全	常德市卫生局办公室主任	全国抗击非典优秀共产党员	中共中央组织部
2003	周雪安	安乡县人民医院护士长	全省先进工作者	省人民政府
2003	范晓军	石门县疾控中心	全国防治非典工作优秀工作者	中共湖南省委
2004	龙一全	常德市卫生局	全国卫生系统先进工作者	卫生部、人事部、国家中医药管理局
2004	帅先凤	常德市第一人民医院	全国计划生育工作先进个人	国家计生委
2005	陈国桃	石门县易家渡镇乡村医生	全国优秀乡村医生	卫生部
2005	张海初	临澧县疾控中心	全国结核病防治先进个人	卫生部
2005	夏先考	常德市第一人民医院	全省先进工作者	省人民政府
2005	王志英	安乡县人民医院副院长	全省优秀共产党员	中共湖南省委
2006	彭　进 倪伯伦 尹　进 范晓军	常德市疾控中心 澧县结核病防治所 安乡县疾控中心 石门县疾控中心	全国结核病防治工作先进个人	卫生部
2006	唐贵初	石门县罗坪中心卫生院	全国优秀乡镇卫生院院长	卫生部
2006	赵正贵	津市市李家铺乡土桥村	全国优秀乡村医生	卫生部

续上表

获奖年度	获奖人	单位、职务	获奖内容	授奖单位
2007	余　波	桃源县卫生监督所	全国卫生监督工作先进个人	卫生部
2008	徐春华	常德市卫生局	全国卫生系统先进工作者	卫生部
2008	肖庭华	常德市卫生监督局	全国抗震救灾医药卫生先进个人	卫生部
2008	周双美	常德市中心血站	2006—2007年度全国无偿献血奉献奖银奖	卫生部、中国红十字会总会、解放军总后勤部卫生部
2008	符中智	常德市卫生局副局长	全省无偿献血促进奖	省人民政府
2008	丁全富 魏　荣	安乡县卫生局	第4次国家卫生服务调查工作先进个人	卫生部
2008	贺九秀	安乡县下渔口镇竹林村	全国优秀乡村医生	卫生部
2008	王国欣	石门县夹山镇晓星村	全国优秀乡村医生	卫生部
2009	彭　进 徐春华	常德市疾控中心主任 常德市卫生局疾控科科长	全国医药卫生系统先进个人	卫生部、国家食品药品监督管理局、国家中医药管理局
2009	周元枝 王云春 杨尚刚	鼎城区血防办副主任 石门县血防院 津市市保河堤血防站	全国血防工作先进个人	全国血防领导小组
2009	温元军	安乡县下渔口中心卫生院	全国优秀乡镇卫生院院长	卫生部
2009	于　萍	常德市康复医院	微笑列车唇腭裂修复慈善项目十周年突出贡献奉献奖	中华慈善总会
2010	周双美	常德市中心血站	2008—2009年度全国无偿献血奉献奖金奖	卫生部、中国红十字会总会、解放军总后勤部卫生部
2010	袁大军 徐超广	常德市皮肤病性病防治所	全国麻风畸残康复工作先进个人	中国残疾人联合会、卫生部
2010	高荣华	安乡县卫生局党委书记、局长	全国基层党组织创先争优活动指导先进个人	卫生部
2010	李　冬	澧县澧州医院	全国血防先进个人	全国血防领导小组

续上表

获奖年度	获奖人	单位、职务	获奖内容	授奖单位
2010	张祥华	澧县小渡口血防站	血防联防联控先进个人	湘鄂赣皖苏五省血防联防联控领导小组
2010	徐尊安	临澧县疾控中心	全国地方病防治先进个人	卫生部
2010	杨小红 庄敏芳 倪伯伦 李艳芳	常德市疾控中心 桃源县疾控中心 澧县结核病防治所 汉寿县丰家铺乡	世界银行贷款/英国赠款中国结核病控制项目先进个人	卫生部
2011	孙贤德	常德市第一人民医院骨科主任医师	全国五一劳动奖章	全国总工会
2011	陈丽娥	常德市第一人民医院外科副主任护师	全国五一巾帼标兵	全国总工会
2011	王志英	安乡县人民医院副院长	全国先进工作者	国务院
2011	曹宁静	鼎城区十美堂镇虾子湖村乡村医生	全省优秀共产党员	中共湖南省委
2012	郑家火	常德市卫生局党委书记	全省卫生系统先进个人，记一等功	省人民政府
2012	高荣华	安乡县卫生局局长	全省卫生系统先进个人，记二等功	省人民政府
2012	李传淑	常德市卫生局中医药管理处主任	全省卫生系统先进个人，记二等功	省人民政府
2012	周元甫	常德市第二人民医院	全省卫生系统先进个人，记二等功	省人民政府
2012	裴泽焕	安乡县卫生局党委书记	全国新农合工作先进个人	卫生部

附　录

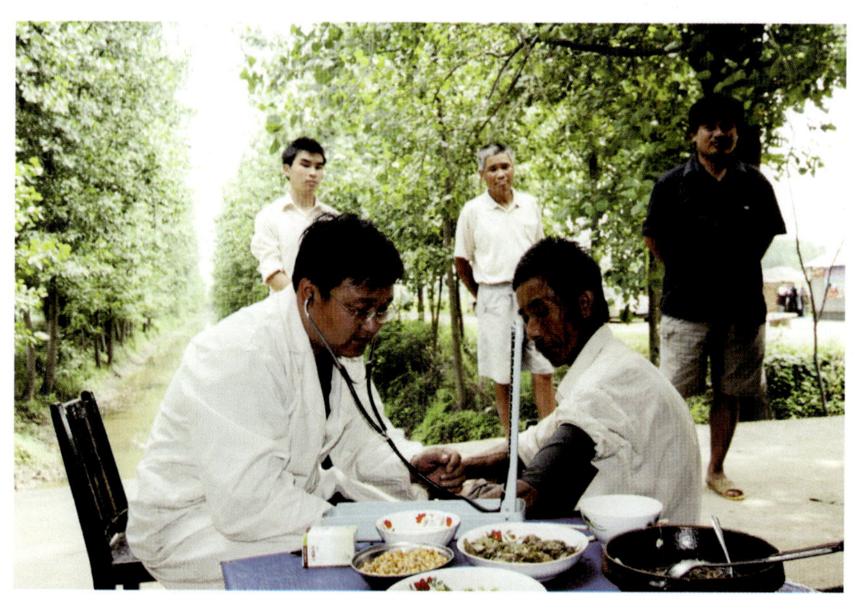

获省部级以上表彰的单位

获奖年度	获奖单位	获奖内容	授奖单位
1988	石门县药检所	全国药品执法先进单位	卫生部
1988	石门县人民医院	全省文明建设先进单位	中共湖南省委 省人民政府
1991	常德市卫生局	全国卫生系统 救灾防病先进单位	卫生部
1991	澧县卫生局	全国救灾防病先进单位	全国总工会
1991	澧县卫生局	全国五一劳动奖状	全国总工会
1992	常德市第一人民医院	全省双文明建设模范单位	省人民政府
1993	常德市血防办	全国血防工作先进单位	卫生部、农业部、 水利部
1993	桃源县卫生防疫站	全国卫生防疫站先进集体	卫生部、铁道部 解放军总后勤部
1994	常德市第一人民医院	全国卫生系统先进集体	卫生部
1994	津市市妇幼保健院	国家级爱婴医院	联合国儿童基金会 卫生部
1994	安乡县妇幼保健院	国家级爱婴医院	联合国儿童基金会、 卫生部
1994	桃源县人民医院	全省文明建设先进单位	中共湖南省委、 省人民政府
1995	常德市第一人民医院	全国卫生系统先进集体	人事部、卫生部、 国家中医药管理局
1996	常德市	全国首批地级爱婴市	联合国儿童基金会、 卫生部
1996	澧县血防办	全国防治血吸虫病先进集体	卫生部、农业部、 水利部
1996	澧县人民医院	全国爱婴医院	卫生部
1997	石门县	全国初级卫生保健达标县	卫生部
1998	安乡县卫生局	全国抗洪救灾防病先进单位	卫生部

续上表

获奖年度	获奖单位	获奖内容	授奖单位
1998	石门县人民医院	全国“百佳医院”	卫生部
1998	石门县卫生防疫站	全国环境卫生工作先进单位	卫生部
1999	澧县卫生局	国家中医工作先进县	国家中医药管理局
1999	临澧县卫生局	国家农村中医工作先进县	国家中医药管理局
1999	常德市卫生局纪委	全国卫生系统纪检工作先进集体	卫生部
1999	石门县人民医院	全国“百佳医院”	卫生部
2000	常德市	全国卫生先进城市	全国爱卫会
2000	常德市卫生局	全国纪检监察工作先进单位	卫生部
2001	常德市卫生局	1996—2000年全国卫生系统法制宣传教育先进集体	卫生部
2001	石门县卫生防疫站	全国消灭脊髓灰质炎先进集体	卫生部
2001	澧县结核病防治所	全国结核病防治工作先进单位	卫生部
2002	常德市	国家卫生城市	全国爱卫会
2002	常德市卫生局	全国卫生系统“三五”普法先进集体	卫生部
2002	临澧县	1990—2000年全国农村初级卫生保健工作先进县	卫生部、国家计委、农业部、国家环保局、全国爱卫会
2002	常德市第一人民医院	全国“婚育新风进万家”先进单位	国家计生委
2003	常德市第一人民医院 石门县人民医院	全国模范职工之家	全国总工会
2003	澧县人民医院	全国先进女职工集体	全国总工会
2003	常德市卫生局	湖南省抗击非典先进集体	省人民政府
2003	常德市第一人民医院德山分院	湖南省抗击非典先进集体	省人民政府
2004	石门县县城	国家卫生县城	全国爱卫会
2004	澧县县城	国家卫生县城	全国爱卫会
2005	澧县血防办	血吸虫病联防联控先进县	湘鄂赣皖苏五省血吸虫病联防联控领导小组

续上表

获奖年度	获奖单位	获奖内容	授奖单位
2005	市康复医院女病室护理组	巾帼文明岗	全国妇女巾帼建功活动领导小组
2006	石门县人民医院	中华慈善奖	民政部
2007	桃源县人民医院	全国红会工作先进单位	中国红十字总会
2007	安乡县卫生监督所	全国卫生监督工作先进集体	卫生部卫生监督中心 中国疾病预防控制中心
2007	常德市	2006—2007 年度全国无偿献血先进市	卫生部 中国红十字会总会 解放军总后勤部卫生部
2008	常德市	全国无偿献血先进市	卫生部 中国红十字会总会 解放军总后勤部卫生部
2008	常德市卫生局	全国抗震救灾卫生监督监测工作先进单位	卫生部
2008	安乡县县城	国家卫生县城	全国爱卫会
2008	澧县人民医院	全省文明单位	中共湖南省委、省人民政府
2008	常德市	2008—2009 年度全国无偿献血先进市	卫生部 中国红十字会总会 解放军总后勤部卫生部
2010	常德市	无偿献血先进市	卫生部 中国红十字会总会 解放军总后勤部卫生部
2010	桃源县县城	国家卫生县城	全国爱卫会
2010	常德市第二人民医院	2010 年全国医院感染监测先进单位	卫生部全国医院感染监测网、全国医院感染监控管理培训基地
2010	临澧县疾控中心	世界银行贷款/英国赠款中国结核病控制项目先进集体	卫生部
2011	安乡县人民医院	全国综合医院中医药工作示范单位	卫生部、解放军总后勤部卫生部、国家中医药管理局
2012	安乡县卫生局党委	全省创先争优活动先进党委	中共湖南省委
2012	安乡县	全国农村中医药工作先进单位	国家中医药管理局

新闻报道选辑

大堤上的日日夜夜

——湖南省安乡县安全乡卫生院救灾防病纪实

当长江、澧水洪峰在西洞庭湖相遇后，在安乡县安造大堤书院洲堤段撕开了一道缺口，凶猛的洪水在境内左冲右突，向37万多亩土地和10多万居民扑去。灾民们连夜就近向大堤上转移，在他们栖身的大地上，一面红十字旗在晨光中迎风飘扬——那是安全乡卫生院的医务人员。

“谁也不许回家”

书院洲地段溃决后，安全乡卫生院很快得到消息。决口距离卫生院所在地董家垱足有10多公里，且处于下游，家住董家垱的人有比较充裕的时间抢运家中物品。但是，卫生院的所有职工没有一个人回家去抢运家中物品，在院领导的带领下把卫生院的器械、设备、药品等往楼上紧急转移。院长、红十字会会长王维民早就在职工大会上宣布，万一溃垸，都要紧急抢运卫生院财产，因为这是灾后我们救助农民的物质基础。“谁也不许回家！这是纪律！”副院长刘汉辉的家距卫生院只有几百米，他没有回家，带领职工连夜抢运卫生院的物资。他今年54岁，4月才做了胆囊手术。但他一直和年轻职工一起扛药品、搬器械，忙到凌晨3点多钟。天一亮，他带着几名医务人员上堤开设医疗点，直接为灾民服务。职工丁梅香娘家、婆家都被水淹，她没有回去，守在大堤上为大家安排生活，又采买，又当炊事员。全院职工有23户家中被水淹，没有一个人请假回家。身为临时工、家住农村的炊事员也和大家一起坚持在大堤上，顾不上回家。

“吃了这份粮，就要打好这个仗”

7月25日上午，安全乡卫生院院长兼党支部书记王维民在堤上召开了支委会，研究了救灾防病工作安排，强调人员不能散，班子不能散，工作不能散。“你吃了这份粮，就需要打好这个仗。现在是群众最需要我们的时候。虽然我们也是灾民，但我们首先是医务人员，是红十字会会员。其他人可以投亲靠友疏散出去，而我们必须和灾民在一起！”王院长铿锵有力的话语立即使大家有了主心骨。为使大家能安下心来搞好救灾防病工作，妥善解决了职工的吃住问题，职工们安下心来全力以赴做好救灾防病工作。B超医生刘新玲，丈夫在广东打工，家里房屋被淹。她把住在楼上的两位老人托付给邻居照顾，主动请缨上西大堤参加了医疗队。青年医生陈玉其考上了广西中医学院的研究生，也一直和大家奔忙在大堤上，直到临近报到日期才离开。大家只有一个心愿：一定要实现大灾后无大疫，一定不能发生传染病，一定不能因治疗不及时而病死人。

“汪洋中的一条船”

卫生院转移到堤上的第二天，即7月26日晚10时许，安全乡潭州村12个青壮劳力因吃了不洁食物导致食物中毒，紧急送到卫生院设在董家垱堤段的医疗点里。此时医疗点里一无照明，二无病床。大家赶紧找来几张竹床、竹席，用手电筒、蜡烛照明，竹床和大堤就是病床，展开了紧张的抢救。副院长刘汉辉口授医嘱，指挥大家迅速输液、打针。工会主席江引生带着几个后勤人员为大家搬东西、运药品、打电筒、举蜡烛。10来个人足足忙了一个通宵，这12位病人终于转危为安。天亮后，他们顾不上休息，洗了一把脸，吃了两包方便面，又开始接待前来就医的灾民。

7月24日晚上，大家都在全力抢运药品、器械时，内科主任杜德武、精神科医生宋家兵接受了一个特殊的任务。11个精神病人，其中多数是躁狂型，以及普通病人中不能疏散回家的4个重病号，由他俩负责转移到堤上并妥善照管。4个重病号好办，一人安排一张竹床，让他们在堤上躺下，经常检查用药就行了。这11个精神病人万一走失了怎么办？急忙中也无法和他们家里联系。杜主任和宋医师只好想方设法把这11人送上堤，坐在堤坡上。为防止他们出现骚动，他俩不敢打瞌睡，在堤上足足盯了一夜。天亮后，再送往官垱镇卫生院，他俩这才舒了一口气。

在堤上的几十个日日夜夜，安全乡卫生院的职工冒着帐篷里40℃的高温，拖着连续作战而疲劳不堪的身体，忍着自己家园被淹、亲人离散的悲痛，以救灾防病为天职，全心全意为灾民服务，受到了当地群众的广泛赞扬。当他们穿行在灾民聚居区送医送药，进行环境、饮水消毒时，灾民们说：“除了抢险的军民辛苦，就数你们最辛苦。”当他们摇着小船，冒着风浪，为住在垸中的灾民送去药品、食物的时候，有的年轻人说：“汪洋中的一条船来了！卫生院的医生来了！”当灾民们把满头大汗的医务人员围在中间看病要药的时候，他们说：“每天早晨一醒来，看见迎面飘扬的红十字旗，我们心里就踏实了。”

从7月25日至9月30日，68天中安全乡卫生院各医疗点共接诊25580人次，抢救危重病人119人次，免费发放价值11万多元的药品，他们的心血和汗水换来了灾民的安全。汛期常见病多发病显著减少；除灾后早期肠炎、皮炎、红眼病和中暑较多外，无传染病流行，无一人因病死亡。

1998年11月13日《中国红十字报》刘雷中

无畏勇士架通生命桥梁

2008年5月14日13时，汶川地震后第三天，我市第一支医疗救护车队抵达四川，队员们自己冒着生命危险，去拯救那些废墟下掩埋的生命。当时，每天频繁不断的余震，坍塌撕裂的道路，意想不到的泥石流，都让救护车队队员们每分每秒在飞石、塌方中经受着生死大考验。

常德救护车队每天行驶的路线是一条临时打通的仅容一辆车开过的山路，路面最大裂口宽达10多厘米，而且随时可能遭遇泥石流袭击。5月17日下午，车队队长郭永光前往虹口镇，行至半途，突然听到前面山头发出轰轰的响声，等到反应过来，汹涌而至的泥石流已经扑面而来。郭永光果断调转车头，在后车轮几乎被埋的情况下，猛踩油门，跑出了危险地带。如果再稍稍迟疑一下，他们就会连人带车被泥石流吞没。事后，郭永光说想起来都有些后怕。

来自市第一中医院的吴志勇和黄维也差点在余震中发生意外。负责转运从汶川方向救出来的伤员的他们，每天运送的伤员不下30人。为了让伤员们得到及时转运，原本可以睡在坝上帐篷里的他们，坚持每天在车上过夜，随时待令。他们的救护车停在半山腰。5月17日半夜，雷雨交加，山上滑落下来的泥石流把坝上不少帐篷都砸坏了，他俩被人叫醒迅速开车才逃过一劫。

救护车队在一路艰险中谱写了一曲特别能吃苦、特别能奉献、特别能战斗的驾驶员之歌。他们和时间赛跑，和灾害斗智，从灾区抢运出500多位伤员。然而除了救护车队外，在灾区从事卫生防疫的队员们又何尝不是冒着生命危险为灾区人民架起一道道健康桥梁呢？

5月25日，赴川的常德市卫生监督监测队在队长肖庭华的带领下，到所负责的彭州市小鱼洞镇杨坪村巡查。他们得知在村子的深山里有一个采石场，上面住着40多人。由于地震把唯一一条通往采石场的道路给毁了，无路可走，只能自己探路，而且到处是悬崖峭壁，非常危险，几乎没有人敢进去。肖庭华和他的队员们连想都没想，就向采石场方向步行进发。他们只想着40多人身体是否健康，丝毫没有想到自己的安危。

然而，这是一条险象环生的生死之路。采石场地处深山，随时都有意想不到的塌方、溪沟和泥石流、山体滑坡。很多地方一侧是峭壁，一侧是悬崖，脚下的路也只能容一个人勉强通过，加上泉水的浸润，道路湿滑，稍有不慎就将坠入万丈深渊。队员们只得小心翼翼地慢慢攀爬。当他们刚爬过一陡峭山坡，身后突然传来一声巨响。队员们回头一望，几块巨石从半山腰滚到他们刚刚走过的那段路。只有几秒钟的时间，他们与死神擦身而过！当他们爬行3个多小时，艰难地到达采石场后，村民们望着这支冒着生命危险来看望他们的队伍，一个个都激动得说不出话来。

卫生工作者凭着这种精神，这种毅力，这种使命与责任感，不顾自己的生命安危，用双脚走出了一条条通往大山深处的健康之路。

2009 年 5 月 12 日《常德晚报》蒋文辉 吴海燕

26 万元治病余款设立大病救助基金

天堂的娃 爹妈替你报恩

年轻的儿子罹患白血病去世，巨大的悲痛中，其父母决定将未用完的 26 万多元钱以儿子的名义设立一项救助基金，帮助贫困的重病患者。昨日下午，一封特殊的感谢信引得驻足的人们红了眼眶。

市第一人民医院皮肤科主任、我市知名医学专家覃瑾和丈夫曾克亮是这封信的作者。他们曾经拥有一个温馨幸福的家庭，23 岁的儿子曾平奕去年大学毕业，前途正一片光明。岂料，这个风华正茂的小伙子刚刚参加工作一个月竟被诊断为急性白血病！突然的噩耗让一家人陷入痛苦和绝望中。

认识覃瑾的人都知道，她是一位德艺双馨的好医生，除了精湛的医术，还资助过许多家庭困难的病人。得知覃瑾儿子患病的消息，亲朋好友、同事甚至覃瑾曾经救治过的病人纷纷赶来捐款，想为抢救平奕年轻的生命出一份力。可是这些举动都被覃瑾拒绝了。她总是强调："比我们更需要帮助的人多的是！"但是，市第一人民医院的同事们还是筹集了爱心款逾 18 万元。曾平奕后期的治疗费和手术费缺口巨大，覃瑾仍不愿意接受捐助，很多亲朋好友只好想方设法用各种方式将钱"借"给覃瑾，金额达到 46.5 万元。

幸运之神最终还是没有眷顾这个家庭。8 月 3 日，曾平奕离开了人世。出殡当天，覃瑾几乎无法站立，坐着轮椅才勉强送了儿子最后一程。巨大的悲痛里，夫妇俩依然惦记着儿子生前曾经得到的每一分帮助和关爱。他们做出一个决定，将社会各界的捐赠连同儿子治病未用完的 264500 元钱，以儿子的名义设立一项大病救助基金，帮助那些贫困的重病患者。覃瑾还计划将每年年终的专家津贴全部注入这项基金。为此，夫妇俩拟了一封感谢信，委托同事张贴，用这种特别的方式感谢在最困难的时候给予他们帮助的人们。

2009 年 8 月 11 日《常德晚报》周木晗 明月 朱周

父亲无钱欲放弃治疗 白衣天使捐钱抢救新生儿

曾以为自己的女儿救不活了，没想到妻女三人都痊愈出院。面对奇迹，孩子的爸爸激动得热泪盈眶。昨日，家住德山开发区的杜飞（化名）对记者说："春节之后，我会到医院感谢救命恩人。"

去年 11 月 20 日，杜飞怀孕 8 个多月的妻子陈某因重度妊娠高血压症，呕吐物返流误入气管引起窒息，被送到市第一人民医院抢救。耳鼻喉科医生紧急把气管切开，建立呼吸通道，呼吸内科医生快速插入支纤镜，清除呼吸道异物，麻醉科医生进行气管插管畅通呼吸。但是，母亲的窒息导致了胎儿宫内缺氧，如不立即剖腹取出胎儿，胎儿将有生命危险。随后，陈某被紧急送进手术室进行剖宫产手术。双胞胎姐妹剖宫取出时，都没有心跳和呼吸，呈重度窒息状态。为挽救两个小生命，新生儿科医生立即全力抢救。

抢救一直持续到第二天，母婴 3 人都没有完全脱离危险。双胞胎姐妹被送往儿科重症监护区监护，并接受蓝光治疗，母亲陈某也在产科重症监护区接受治疗。而此时，杜飞却含泪提出要放弃对其中一个孩子的治疗。“3 个人的抢救费一天要 1 万元左右！我实在是没有办法弄到钱了，只能先保住老婆！”昨日，杜飞和记者谈起了当时的想法，他和妻子都没有工作，治疗费都是从亲朋好友那儿借来的。杜飞表示，虽然手心手背都是肉，但是当时只想保住老婆和其中一个孩子。

得知杜飞要放弃对其中一个孩子进行治疗的情况后，医院新生儿科主任唐红平和护士长帅丽君当即向杜飞承诺：发动医护人员捐款，为孩子凑齐 2 万元医药费。产科主任梁丽凌也为孩子母亲承担了 3000 元医药费。经过一段时间的治疗，母亲恢复较快，出了院。前几天，这对双胞胎姐妹也终于痊愈出院。

2010 年 2 月 11 日《常德晚报》蒋文辉

一位村医的爱心账本

在津市李家铺乡一提起村医赵正贵，人们都会自然地伸出大拇指称赞。除了医术过硬之外，32 年来他一直坚持平价售药、免收诊疗费，甚至还赊药 4 万余元，解决了周围 5 个村 5000 多群众看病难看病贵的问题。

赵正贵“仁义”的名气其实早就在乡里传开了。2006 年他还作为常德地区代表当选为全国优秀乡村医生。

村民所指的赵医生“仁义”，主要是指的病人有钱也看病，没有钱也同样看病。50 岁的村民谭老汉患肝萎缩在一家医院治疗，因实在筹不到钱了被抬回家里，赵正贵硬是主动找上门接回自己诊所。他安慰谭老汉：“你安心养病，病好了挣了钱再给我就行了。”村民易五英因丈夫入狱，一个人带着三个体弱多病的孩子，总是找赵正贵治疗，赵正贵分文不收。一次，她的大儿子因肺病高热，赵正贵又免费治疗了四天。事后易五英拉着三个孩子齐刷刷跪在赵正贵面前，对孩子们说：“你们要记住，赵医生是我们的大恩人……”

据村干部介绍，赵正贵有三个厚厚的记账本，上面密密麻麻记满了贫困患者赊药的欠账，最早的欠账已经有 20 多年了。在记者的要求下，赵正贵从抽屉里翻出了一个本子，上面简单地记着：刘××145.2 元，徐××30 元……

“你不担心账收不回来吗？”

“我不担心。不过确实有很多账已经收不回来了。”赵正贵笑答。

近两年，赵正贵名气越来越大，有人劝他将诊所开到城里去赚大钱。但赵正贵却不为所动，他永远忘不了 1978 年他刚刚去澧县卫生职专读书时，学费都是乡亲们凑齐的，不然也没有自己的今天。他说：“需要我的是农民，我甘愿做一辈子乡村医生。”

2010 年 7 月 2 日《常德晚报》蒋文辉

局长的愿景

常听人说“常德人精、灵”。和郑家火几席交谈之后，深觉还应加上一“诚”字。

身为执掌全市 640 万百姓生命健康的一任卫生官员，郑家火的精明（其实也包括了才干），充分体现在对医改内涵的精准理解与推进步骤的掌控上。他认为，医改所指核心，就是要解决老百姓“看病难、看病贵”的问题。“常德市看似相对发达，但地含湖区、平原、山区，发达国家的‘富贵病’与偏远地区的‘贫困病’并存，山区病与湖区病同在，要满足不同人群的医疗需求，仅靠现有 2 万余医卫人员，难啊！”民生是本，再难也得上！他根据现状，把“满足公共卫生服务均等化需求与满足不同人群的医疗需求”作为医改的突破口，集中精力整合卫生资源，提高医疗资源的使用效率。原来卖出去的乡镇卫生院一举全部赎买收回，形成了以 218 个乡镇级卫生院为骨干的乡村公共卫生服务网络；以上挂下派和签约进修的形式，培养基层医疗人才，推进全科医生传帮带。精明的郑家火总结了医改核心的四要素：一是人才培养，二是医院管理，三是信息化建设，四是健康知识推广。

说郑家火思维敏捷，头脑灵泛，是他在把握大局的同时，能及时发现新问题，并根据社情变化因地制宜创出新的模式。

社区卫生服务中心建设是社区医疗的核心问题。但由于缺资金、缺人才、缺设备，在许多地方一直难以得到长足发展。而记者在武陵区却发现，这里的社区卫生服务站都分片区与一家综合性医院挂靠，既保证了“大病手术送医院，小病康复在社区”的基本条件，解除了社区患者首诊费时费劲更费钱的忧虑，也充分利用了大医院的医疗资源，为大医院提供了稳定的患者源。在记者采访的社区中，数据表明，社区门诊人数比以前增加了 30%。

最让记者感到惊讶的是，在郑家火的谈吐中，无处不显示他在医学、公共卫生等方面的极高专业素养。这位毕业于农业大学的卫生官员，出于对卫生事业和 640 万芸芸众生的至诚，对此很是下了一番功夫，修炼持恒，“铁杵成针”了。

伫立在沅江畔的万家灯火中，郑家火透露了心中的一个愿景，一个在为“均等化”培养全科医生、为不同病种需求培养学科带头人的同时，期以5年时间来实现的愿景，这就是他在医改中推行的“1233”工程。即：1家以传统医学为核心，全国有影响、全省达一流的中西结合公立医院；2家各达2500床位，医疗收入共达12亿的综合医院；3家包含精神病、妇幼保健、血吸虫病在内的专科医院；3个含血液、疾控、红丝带关爱在内的中心。

当然，这位局长的愿景还远不止于此。娓娓叙谈中，他还期待培养好乡镇卫生院院长之类管理人才，以降低成本，提高医疗效率；期待建立起一个健康与医疗就诊信息共享平台，以节约医疗资源成本，减少患者费用；期待加强健康教育与卫生知识普及，让全市640万人都把防病作为健康的一种投入，提高身体素质……

良好的愿景，在诚心为民的卫生官员推动下，也许就在不远的明天，就会让我们看到如同眼前桔黄稻熟一般的金秋景象。

2010年10月28日《大众卫生报》魏静 叶吾

一切为了患者的利益

——记湖南省临澧县中医院院长乔玉山

一位从基层医院走出来的医生，亲眼见到了农民挥汗如雨劳作，却有病无钱医治的绝望，发誓将自己的一切奉献给他们。他就是全国人民满意的好院长、湖南省临澧县中医院党委书记、院长乔玉山。

6月6日端午佳节，临澧县柏枝乡傲山村何家冲农民何家保自做了100个粽子到县城走“亲戚”——不是亲人胜似亲人的乔玉山。类似这样的农民“亲戚”在乔玉山家里是常客，几乎天天都有，家里成了农民朋友的招待所。乔玉山一切为了患者利益的故事家喻户晓有口皆碑。

2010年6月29日，柏枝乡傲山村何家冲农民何家保不慎撞伤头部，导致脑外伤并颅内出血，病情相当危险，在县中医院骨伤科住院。当时有的医生怕出问题，建议到市级以上医院手术治疗，乔玉山院长当即拍板不转院就地治疗——因为脑外伤转院，车辆颠簸最容易诱发脑内大出血危及生命。他与骨伤科主任朱方俭研究采用中西结合的办法保守治疗，能不手术尽量不手术，能为病人节省医疗费用的尽量压缩费用。住院期间乔玉山坚守在病房，并从家里搬来了生活用具细心照料，短短一个多月患者脱离了危险。出院之时考虑患者系意外伤，新农合按政策规定只能报销30%的医疗费用，乔玉山便自掏腰包2000元交给病人，最终患者只花5000多元。患者一家感动得热泪满面。

临澧县扬板乡跑马村67岁田厚山老人因冠心病、高血压、糖尿病在很多医院每年都花上近万元，病没有治好，下过数次病危通知书。2011年4月20日，到县中医院找乔玉山诊治，两种治疗高血压的西药丸，外加针灸按摩等辅助保健治疗只花200余元，病情好转。老人逢人便说："几个老病友都走了，只有俺活下来，多亏乔医生处处为我精打细算，花钱少又能治好病啊！"

2007年，凭借他在临澧城乡群众的好口碑和业务能力及突出的管理才能，乔玉山被县委组织部任命为临澧县中医院党委书记、院长。

职务变了，担子重了，事情多了，工作忙了，但他时刻没有忘记自己悬壶济世的天职。他认为县级以下的医疗单位服务对象主要是农民，我们服务宗旨就要一切为了患者的利益。

上任后的第一天起，他打破常规，率先在全省实行限价服务的"平价医院"，推行基本药物制度综合改革及"定编定岗不定人，能进能出全员聘"的人事制度改革，实行合同管理。推行了感动式医疗服务，几年来该院医务人员用真情感动患者，以质量铸造品牌。

免费量血压，免费代煎中药，免费推行手机信息处方，免费赠送医疗保健处方，免费培训农村多发病、常见病中医适宜技术等优质服务。

组织2部农村巡回医疗车，开展下乡巡回医疗，推行"四送一免"即送医上门，送药到户，送医疗设备进行农村普查，建立家庭健康档案，送健康教育科普知识到人，对确需进城住院和做特殊检查的患者专车免费接送。在用药上能用低价格的不用贵重药，能用国产药的不用进口药或合资药，能用中药的尽量不用西药，能门诊治疗的不收住院，对常用的112种药品价格在国家划定的基础上下降30%，对高档螺旋CT、彩超检查均在指定的价格上每项检查下降50元。医院所有药品采取网上集中招标，实行药品零差率销售、基本药物价格公示、药品采购单价格公示，交群众监管。 不做不必要的医技检查和重复检查，患者每张处方限额在100元以下，超过100元，必须经他亲自审批后方可执行，一点一滴都要为患者的利益着想，确保病人少花钱治好病，让每一分钱都用在点子上。

据统计，近3年来该院虽然让利680余万元，住院日均药品费用较前三年下降25%，门诊次均费用下降18.9%，但门诊人次、住院人次、业务总收入分别上升23.4%、38.9%、27.9%的"三降三升"局面，强有力缓解了"看病贵"的实际问题。

医生把患者当亲人，病人把医生当朋友。凭着这股激情和对人民的深切感情，医院获得持续健康发展，该院连续3年被省、市、县评为双文明建设先进单位和群众满意医院。2010年，乔玉山被中国医疗服务管理协会评为"全国人民满意的好院长"光荣称号。

王明义 胡爱春 龚文君 2011年7月12日《人民日报》

常德医护人员和普通市民半天献血 5000 毫升

为保住一位设计师折断的右臂

6 月 28 日，常德市第二人民医院副院长、主任医师张丕胜拨通了刘伟的电话，细细叮嘱他术后护理要注意的事项。从事设计工作的刘伟得知自己依然有机会拿起笔勾画设计蓝图时，激动得哭了。

重庆人刘伟是一名建筑设计师。6 月 20 日，他和同伴赶往张家界参加一个工程招标。上午 8 时，在常张高速公路上不料遭遇车祸，他所乘坐的小车钻进了前面一辆大货车的车轮下。当救护人员赶到现场时，刘伟已失血性休克，右上肢落在身体一边，几乎完全折断，仅有一点被撕裂得长长的皮肤还粘连着。

急救车立即赶来，将刘伟就近送往常德市第二人民医院。经检查，刘伟右上肢静脉动脉血管完全断裂，血流不止。而截肢就能止血，这样有利于保住生命。听到要截肢的消息，处于半昏迷状态的刘伟挣扎着从担架上爬起来，跪求医生："请无论如何一定保住我的右臂，他比我的命还重要！"

小伙子的哀求深深地打动了医护人员的心。为保住刘伟的手臂，医院决定由张丕胜主刀。张丕胜带领骨科副主任汪立波、医生程勇，冒着医疗风险，为患者紧急实施离体断肢再植手术。手术中，由于患者失血过多，生命体征不稳定，手术不得不多次中断。

不仅做手术需要大量输血，而且在接下来的几天里仍需大量临床用血。此时，常德市中心血站传来消息：O 型血告急！而患者身在异乡，举目无亲，没有亲友互助献血来帮他渡过难关。

生命攸关的时刻，医院党委书记吴海燕用手机发了一条紧急求助短信："您好！我院现有一名来自重庆的危重患者急需用血，恳请市民和医院职工献出一份爱心！"

短信一发，不少市民和医院职工赶来，市中心血站也将献血大巴车开进了医院。吴海燕第一个登上献血车，挽起了衣袖。其他医护人员和市民也排起了献血"长龙"。不到半天时间，17 名医护人员和 3 名普通市民共捐献了 5000 毫升鲜血。

经过近 10 个小时的紧急救治，离体断肢再植手术获得成功。苏醒过来的刘伟看见自己的右臂仍然"健在"时，激动得泪流满面。刘伟的妻子闻讯，匆匆从重庆赶到常德，看到丈夫不仅转危为安，而且折断的手臂也接上了，她眼里噙满泪水，拉着吴海燕的手说："常德人民给了我丈夫第二次生命，我们全家将永远铭记你们的恩德。"

为帮助患者尽快康复，6 月 26 日，医院将刘伟送到长沙湘雅医院做进一步治疗。

2012 年 6 月 29 日《湖南日报》记者 周勇军 通讯员 徐虹雨 蒋文辉 实习生 刘也

为了那张对症的处方

2月13日，临澧县安福镇派出所户籍民警卢敏女士专程到临澧县中医脑肿瘤研究所，表达女儿在该院稳定住小脑肿瘤病情的感激之情。

卢敏夫妻双双同在公安系统，三岁的女儿小彤彤被他们视如掌上明珠。去年春节过后，小彤彤出现剧烈头痛、呕吐、步态不稳的情况，且无明显诱因。焦急的夫妻俩曾先后到省几家医院就诊，经核磁共振检查为右侧小脑肿瘤，胶质性肿瘤可能性大，且靠近脑干部位，手术难度较度大。医生建议，上北京的医院看看。

心急如焚的夫妇俩急忙带着孩子奔赴北京某大医院，经影像检查为右侧小脑半球区巨大囊实质性占位性病变。医生告诉他们，孩子现有严重颅内高压，且肿瘤恶性程度高，即便手术，1个月后还会复发。从临床症状及检查的结果综合分析，小彤彤的生命可能不会超过3个月。医生的话如晴天霹雳，夫妻俩抱着孩子伤心地回到了家。街坊告诉他们，县中医脑肿瘤研究所是专治脑肿瘤的，既然小孩病情严重，大医院治不了，不如求助中医药治疗试试。于是夫妻俩带着孩子前往该研究所。

主治医师周岁华仔细分析了影像片及几所大医院病历后告诉他俩，脑肿瘤虽然生长在颅脑内，但实际上是一种全身性疾病的局部体现。中医治疗从整体观念出发，对于改善患者的局部症状和全身状况能起到独到的作用。于是周医师查阅了大量有关类似病例资料及以往治疗临床经验，与脑肿瘤研究所专家团队进行了会诊分析，寻求一张对症的处方，经过反复研究，决定运用昆藻二陈汤加减治疗。为了及时掌握病情变化，周医师日夜守护在床头，熬药煎汤，细心照料。功夫不负有心人，治疗1个月后，小彤彤呕吐症状消失，诸症全无，行走如常。为巩固疗效，继续服用消瘤丸及加减昆藻二陈汤，目前已近10个月无复发。卢敏逢人便感叹：活生生的例子就在身边，中医药的神奇千真万确啊！

《大众卫生报》王明义 简云勇

“傻大姐”患者第一

为感谢给妻子治病的临澧县中医院妇产科主任杜林清，近日，石门县蒙泉村村民郑少锋特意赶到临澧，买了一些礼品看望杜大姐。杜医生推脱不掉，只好收下，临走之时交给郑少锋100元钱，对他说：“你妻子手术后还需补养，这点钱你给妻子买点补品。”

原来，郑少锋的妻子江秀枝患子宫肌瘤5年，听人介绍临澧县中医院腹腔镜手术做得好，便在该院做了手术。手术做完后，郑少锋想请妇产科医务人员吃顿饭，他们不吃，给主刀的杜医生封个红包也被拒收。出院后念念不忘杜医生的江秀枝便打发丈夫上门相谢。

发自内心要感谢杜林清的又何止郑少锋一家。

杜林清1964年出生于临澧县合口镇三和村，系中医世家。父亲杜季方是湖南颇有名气的农村中医，曾被省卫生厅等授予“全省名中医”光荣称号。她从常德卫校毕业后，回到家乡，14年如一日心系患者。一年365天，她的手机24小时开机，不为别的，只为方便病人联系。2004年1月21日，科室工作较忙，她白天做了4台手术，直到晚上11点多才拖着疲倦的身子回家，准备好好休息一下，可还未坐稳，手机急促地响了起来，值班医生告诉她，“120”从杨板乡接诊了一位前置胎盘大出血的孕妇，病情危重，她“腾”地一下站了起来，朝医院走去，时已深夜，北风呼呼刮过脸庞，刺骨的冷，大雪覆盖着地面。她全然不顾，心急如焚地赶到科室，浑身汗涔涔的。她认真给病人检查，见病人血流不止，胎心变弱，决定立即手术。经过紧张的手术、输血、抢救后，母子俩终于转危为安。面色苍白的母亲紧紧拉着她的手，用柔弱的声音说：“谢谢你，医生，谢谢你救了我和孩子。”病人家属给杜主任打了一个红包，并真诚地对她说：“谢谢你救了两条命，这点心意你无论如何要收下。”她忙拉着病人家属的手：“心意我领了，红包不能收，救死扶伤是我们医生的本分。”

家住临澧县杉板乡牛六村的沈桂枝患卵巢囊肿，因家境贫穷，无钱医治，囊肿越来越大。今年5月4日，医院组织的“妇女爱心医疗队”利用节假日来到该村义诊，见状将患者收进了妇产科。在杜林清主任的倡导下，全院医务人员踊跃捐款献爱心，捐款6000多元，为特困户沈桂枝做了根治术。出院之时，患者一家人泣不成声，拉着杜医生的手，感激地说：“听说只有病人给医生送红包，而在这里，却是医生捐款给患者治病，感谢政府，感谢医生啊！”

《湖南日报》记者杨晓丽　通讯员王明义

《常德地区志·卫生志》勘误

说明：因受“文化大革命”中公布的第三批简化字表的影响，《常德地区志·卫生志》许多地方采用了该批简化字，并使用了一些不规范的简化字。为节省篇幅，本勘误表不一一列出，仅将文字明显错误可能影响阅读的、对文意有明显影响的、人名地名错误的列出，以便读者有疑问时可据本勘误表得出正确的理解。依惯例，倒11即倒数第11行，数字前无“倒”字即为顺数第某行。

页	行	误	正
编辑说明	倒11	常德地区栏案馆	常德地区档案馆
目录7	倒10	第一节　公布	第一节　分布
概述2	倒7	死亡扰籍	死亡枕籍
概述3	6	出现的瘟疫，采取过	出现的瘟疫采取过
概述7	倒6	相应的儿童传染病	所针对的儿童传染病
8	倒9	杀灭子孑	杀灭子孓
11	10、11	杀鼠眯	杀鼠醚
11	倒2	常德县芦荻山	常德县芦荻山
16	倒2	与省签订的合同77.8%	与省签订合同的77.8%
24	倒3	校学学生	在校学生
30	倒10	三叉河镇	三岔河镇
31	倒5	冷芷间	冷藏间
38	4	河伏	河洑
39	12	产销情现	产销情况
42	9	食用食生物碱	食用生物碱
42	倒4	12人严重卧床不起	12人病情严重，卧床不起
48	10、倒2	圹水	塘水
52	8	省卫生局	省卫生厅
76	7	小学生生长发展	小学生生长发育
78	6	对城关完小7.8名学生	对城关完小718名学生

续上表

页	行	误	正
83	12	传染病理管范围	传染病管理范围
92	6	各类苗疫苗	各类菌、疫苗
94	1	麻瘆	麻疹
94	12	贮芷	贮藏
95	15	庞道沫	庞道沐
96	7	计划免疫室传月	计划免疫宣传月
96	倒 7	关庙于	关庙街
97	倒 3	河袱	河洑
100	倒 11	组员、技术	组织、技术
101	13	严重威协	严重威胁
106	1	易感几	易感儿
108	倒 9	发病占全年总数的	发病数占全年总数的
109	倒 6	接种过三联菌者	接种过三联菌苗者
113	10	死于痢疾上百。	死于痢疾上百人。
113	倒 7	发病最高	发病率最高
116	9	患病率占 31.8%	患病率 31.8%
117	2	“菌陈合剂”	“茵陈合剂”
117	8	在 3389 人中检出肝大率 26.6%	检查 3389 人，26.6%肝大
117	9	2015 人中检出乙型肝炎表面抗原阳性率 11.7%	2015 人中，11.7%乙型肝炎表面抗原阳性
121	倒 3	岗市大队出现流行	岗市大队出现钩体病流行
123	6	疫医	疫区
123	11	钩体流行	钩体病流行
124	5	共发 12 例	共发病 12 例
125	6	张公庙公社 6.7%	张公庙公社黑线姬鼠密度 6.7%
125	7	余家台公社 17.2%	余家台公社黑线姬鼠密度 17.2%
125	倒 2	发病率	出血热发病率
126	14	病例 93 名	病例 93 例
126	15	1956 年未发病人	1956 年无病例

续上表

页	行	误	正
128	6	血清 6000 支	狂犬病抗毒血清 6000 支
128	8	狂犬伤者	犬伤者
128	14	增多 14.5%	增加 14.5%
129	倒 9	开始死头牛时	第一头病牛死亡后
130	倒 3	发生牲畜炭疽 16 头	16 头牲畜患炭疽
137	倒 7	0400 人	10400 人
138	倒 3	系统治疗管理人	系统治疗管理病人
139	13	62.06 万多人	62.06 万人
139	14~15	灰黄霉索	灰黄霉素
139	倒 3	黑点癣	黑癣
141	9	一旦宣告消灭	一度宣告消灭
142	11	Iootell	Tootell
142	12	受检男子中，常德县周家店有 95%，	受检男子血吸虫病患病率，常德县周家店为 95%，
142	13	澧县渡口有 87.5%，患有血吸虫病。	澧县渡口为 87.5%。
142	倒 7	疫情任其发展	听任疫情发展
147	倒 12	过铬矿渣	固铬矿渣
147	倒 9	凑效	奏效
148	倒 1	饮水有所改良	饮水水质有所改良
151	9	治药急性病人	治疗急性病人
154	10	八月谷黄子	八月谷子黄
155	12	比 1962 年增多	比 1962 年增加
155	倒 11	社员健康来严重危害	社员健康带来严重危害
156	倒 12	代替传统用喹药宁喹	代替传统用药喹宁
156	倒 8	18.32 万多人	18.32 万人
157	3	13.30 万多人	13.30 万人
158	2	《灭疾技术方案》	《灭疟技术方案》
158	10	生产队	无疟生产队
158	11	占全社生产队总数 1 半	占全社无疟生产队总数一半

续上表

页	行	误	正
158	11	群众性抗症	群众性抗疟
158	倒 12	津市疾疟发病率	津市疟疾发病率
158	倒 9	微小染	微小
158	倒 8	孢子自然感率	子孢子自然感染率
159	15	血检带虫率分别为	三市县血检带虫率分别为
159	倒 3	未发现此蚊种	未发现雷氏按蚊
160	1	天疟乡 81 个	无疟乡 81 个
164	7	虫种所斯氏肺吸虫	虫种以斯氏肺吸虫
164	8	致肺吸虫的钉螺	为肺吸虫中间宿主的钉螺
165	倒 7	平场每只	平均每只
175	7	急气	气急
177	倒 3	证实 1 棉酚中毒	证实棉酚中毒
179	2	008%	0.08%
181	7	先后参加在	参加在
181	8、9	哈尔宾	哈尔滨
181	倒 9	泡疹病毒	疱疹病毒
183	7	肝癌所占重	肝癌所占比重
188	倒 5	设开“营养餐”	开设“营养餐”
190	倒 3	威协	威胁
198	2	不了一个月	不到一个月
198	3	土冲洗咀	土冲洗嘴
199	12	尿漏手术……尿漏治疗	尿瘘手术……尿瘘治疗
203	7	疫瘟	瘟疫
205	1	送检的	参检的
207	8	开展婴儿被、	开展婴儿被动操、
210	7	偻佝病	佝偻病
210	倒 6	入托儿所	入托幼儿
219	5	为全民所有制职工	为国家干部

续上表

页	行	误	正
222	11	几科	儿科
223	10	逐精医书	遂精医书
234	1	贺家海治对疗本病	贺家海对治疗本病
241	倒 11	谭祖官	谭祖冠
242	8	十二指肠溃	十二指肠溃疡
244	倒 7	苓连	芩连
249	9	并究制有	并研制有
249	倒 5	剪姓男患者	翦姓男患者
251	10	蘑擦	摩擦
251	12	翼状肌肉	翼状胬肉
251	倒 7	慈到县	慈利县
252	4	余晓林	余晓凌
252	倒 8	学说的科性	学说的科学性
252	倒 1	《寒伤论……	《伤寒论……
253	3、4	跌阳脉	趺阳脉
253	4	跌阴脉	趺阳脉
264	1	局前街	庙前街
265	倒 1	井与少量链霉素	肼与少量链霉素
267	倒 7	副主住医师	副主任医师
268	5	眼腔肿瘤	眼眶肿瘤
269	3	护士长担住	护士长担任
274	倒 4	阴道结扎	经阴道输卵管结扎
275	9	股骨颈骨折、开放性复位	股骨颈骨折开放性复位
275	11	部分生化	部分生化检验项目
278	6	膜腹外剖腹产	腹膜外剖腹产
278	倒 1	分光、	分光光度计
279	13	超声雾外器	超声雾化器
279	倒 3	溶血性贫血性的患儿	溶血性贫血的患儿

续上表

页	行	误	正
280	3	颅内血肿清除胆管—空肠吻合	颅内血肿清除、胆管—空肠吻合
280	6	股骨颈骨折、三翼钉内固定	股骨颈骨折三翼钉内固定
291	倒 2	股骨颈三翼钉固定	股骨颈骨折三翼钉固定
294	6	中医质量从 60 年代开始	从 60 年代开始
294	倒 10	成立于 1963 年 5 月	成立于 1953 年 5 月
298	9	血吸虫防治站	血吸虫病防治站
303	3	皮肤门诊部	皮肤科门诊部
305	倒 3	氨　尿	氨硫脲
309	倒 8	塞垃利昂	塞拉利昂
312	8	心房调博器	心房调搏器
312	10	两腔心合并主动干	两腔心合并第四型永存主动脉干
312	12	摇控心电监护室	遥控心电监护室
314	倒 3	麻疯病	麻风病
316	倒 12	前囱门	前囟门
318	3	肠道准备时间	肠道手术准备时间
318	倒 2	保留巡门	保留幽门
321	倒 12	贤窦区	肾窦区
322	3	万玉峰	万钰峰
323	7	孪缩畸形	挛缩畸形
323	8	疤痕孪缩	疤痕挛缩
323	倒 12	脊椎髓腔	脊髓腔
324	10	基本上废弃了毁胎术	毁胎术使用渐少
326	倒 2	乙醚开放点麻醉	乙醚开放点滴麻醉
328	5	电视莹光	电视荧光
328	10	莹光缩影	荧光缩影
329	2	湖南省医学院	湖南医学院
329	倒 8	爆光箱	曝光箱
329	倒 6	除颤起博器	除颤起搏器

续上表

页	行	误	正
334	4	风中脏腑闭证	风中脏腑、闭证
334	倒 4	阿糖苞苷	阿糖胞苷
335	倒 11	蓖薢汤	革薢汤
335	倒 1	总结治疗精神病	总结中药治疗精神病
336	9	活血化淤消症	活血化瘀消癥
339	倒 8	陈旧性关节	陈旧性肘关节
339	倒 7	拔伸	拔伸、
340	倒 10	中西医结组	中西医结合组
341	6	用中药	将自制中药洋金花生物总碱
374	3	气钡造形	气钡造影
375	16	造形术	造影术
376	9	毛祥坤	毛坤祥
381	8	丁螺	钉螺
386	倒 5	隐珠菌	隐球菌
390	6	密炙	蜜炙
390	倒 1	钩端螺旋体菌	钩端螺旋体菌苗
393	3	利隔汤	利膈汤
396	倒 4	两腔合并	两腔心合并
396	倒 1	独生心理	独生子女心理
397	9	剩头站医疗	剩头医疗站
398	5	剥皮术致腹张性	剥离术致复张性
401	11	红血球病例	红血病 1 例
402	3	心绞疼	心绞痛
403	倒 5	东莨若砼	东莨菪碱
406	倒 8	筋骨疯痛药	筋骨风痛药
438	倒 13	白鲜皮	白藓皮
450	11	设立卫区生所	设立区卫生所
461	10	沧港	沧港

续上表

页	行	误	正
474	11	万玉峰	万钰峰
492	倒 3	万玉峰	万钰峰
493	5	汪枚仁	汪梅仁
494	倒 12	李手汉	李平权
494	倒 11	白夫华	白芙华
495	3	范韩亭	范翰庭
495	10、11	常德地也区	常德地区也
501	13	缝纽机公司安乡缝纽机厂	缝纫机公司安乡缝纫机厂
502	8	李烙炎	李恪炎
502	倒 1	谌荷香	谌和香
504	12	源桃县	桃源县
505	12	邓绪英	邓树英
539	1、15、20、24	万玉峰	万钰峰

医疗卫生主题词索引

说明：本索引按首字拼音音序排序。所收主题词包括本志从大事记开始到人物小传中出现的卫生管理主题词和疾病预防控制、妇幼保健、医疗、药品等医疗卫生专业主题词，但本志目录中已经编入的医疗卫生主题词不再收入，因读者可通过目录查找。有的主题词有不同名称，或有扩展词语，为简便起见，则以括号放在该主题词后，不另设条目。我们是第一次编制如此多条目的索引，且无专业的索引软件，主要靠文档工具和人工完成，因此错讹和疏漏在所难免，望读者谅解。

编 者

A

B

C

D

E

F

G

H

J

K

L

M

N

P

Q

R

S

T

W

Y

Z

后 记

1993年5月，经过近五年努力，《常德地区志·卫生志》出版，该志记述的内容截止于1987年，到2012年已经过去了25年。

2010年9月，中共常德市委、常德市人民政府启动新中国成立以来第二轮地方志编修工作，《常德市卫生志》纳入第一批次47部志书编修计划，规划篇幅60万字。是年春，市卫生局党委明确副调研员龙泽旭负责修志工作。11月8日，市卫生局发出《关于切实搞好常德市卫生志编修工作的通知》，并在有关会议上对修志工作进行了部署。年底，总纂刘雷中提交了卫生志篇目草稿。2011年10月，市卫生局腾出一间40余平方米的办公室，调剂和购买办公设备，配备了电脑、电话、打印复印传真一体机，安装了空调。市财政局及时下拨首期修志经费10万元，修志办工作条件基本就绪。

一 修志始末

2012年3月，《常德市卫生志》编修工作正式启动。市卫生局将卫生志编修工作纳入区县（市）卫生局和市直医疗卫生单位目标管理责任制考核内容，并增加占分比例，在年底与整个卫生工作一并考核、评比。随后，市疾控中心、市一医院、市血防办、市一中医院抽调人员陆续到位，即分头开始档案资料搜集工作。此后人员续有变动，市二医院、市妇幼保健院、市卫生监督局、市爱卫办均陆续抽人加入修志工作。修志办组建后，首先将《常德市卫生志（1988—2012）》篇目分送市卫生局各位领导和机关各科室征求意见，根据提出的修改意见第二次修改后形成《〈常德市卫生志（1988—2012）〉篇目》初稿。2012年4月6日，市卫生局发出《关于〈常德市卫生志（1988—2012）〉篇目征求意见的函》，向各市直卫生单位、各区县（市）卫生局、常德经开区社会事务管理局、西湖管理区卫生局、西洞庭管理区卫生局、贺家山原种场卫生科、柳叶湖旅游度假区及桃花源旅游管理区卫生和计划生育局以及部分原市卫生局离退休老领导征求意见，随后根据反馈的修改意见进行全面修改，形成了《〈常德市卫生志（1988—2012）〉篇目》第一稿，即呈送市政府方志办审查。5月2日，市政府方志办《关于对〈常德市卫生志〉篇目的审读意见》肯定了该篇目设置“基本遵从了‘事以类从，类为一致’的原则，做到了横不缺项。时间断限把握得当，能与前志很好衔接，做到了纵不断线。”且“上下统属得当，章节层次合理”，建议增设索引，人物单独成篇，并对个别章节提出了调整意见。根据市政府方志办审读意见修改后形成了《〈常德市卫生志（1988—2012）〉篇目》第二稿。此后，修志工作即紧张展开。

2012 年 3 月至 2017 年 4 月，《常德市卫生志（1988—2012）》历时五年多，数易其稿，终告完成。全程分为五阶段。2012 年 3 月至 2013 年 5 月为资料搜集阶段，2013 年 5 月至 2015 年 1 月为撰稿阶段，2015 年 2—12 月为内部审稿与修改阶段，2016 年 1—3 月为评审、再修改、定稿阶段，2016 年 4 月至 2017 年 5 月为终审与印刷出版阶段。

1.资料搜集阶段：2012 年 5 月 10 日，市卫生局召开全市卫生系统办公室工作暨常德市卫生志编修工作会议，各区县（市）卫生局、市直各医疗卫生单位分管修志工作的领导和办公室主任 50 余人参加会议。会议布置了资料搜集、专题综述稿撰写等工作。5 月 23 日，市卫生局又举办《常德市卫生志》编修业务培训班。两次会议后，多数单位迅速落实资料搜集人员，资料搜集工作逐步展开。此后资料搜集工作分两条线进行。2012 年 3 月起，市卫生局修志办专职修志人员开始对市卫生局档案室 2001—2012 年档案资料和局机关各科室存档资料的搜集。11 月份，局机关所有档案资料基本搜集完毕，接着到市档案局搜集 1988—2000 年的档案资料，到 2013 年 2 月，市档案局的资料搜集完毕。2012 年 5 月，各区县（市）卫生局、市直各卫生单位和 5 小区 1 场的卫生行政主管部门以《〈常德市卫生志（1988—2012）〉篇目》为资料搜集提纲，根据市卫生局修志办提出的要求，一边搜集资料一边撰写专题综述。自 9 月份起，各单位陆续上报资料，到 2013 年 5 月，大部分单位完成了资料搜集与上报，但有 4 家市直卫生单位在市卫生局修志办一再敦促之下，直到 2013 年 8 月前后才基本完成资料上报工作。之后，在卫生志撰稿、修改阶段，根据撰写需要，市卫生局修志办仍不断向有关单位征集和补充有关资料。

2.卫生志撰稿阶段：亦分两条线进行。凡事涉全局或不便于市直卫生单位撰写的内容，如大事记、卫生机构、卫生队伍、卫生经费、卫生行政、医药卫生改革等由市卫生局修志办专职人员撰稿。而由有关市直卫生单位负责的全市性卫生工作如疾病预防与控制、爱国卫生工作、血吸虫病防治、妇幼保健工作、卫生监督等章则分别交由市疾控中心、市爱卫办、市血防办、市妇幼保健院、市卫监局等单位明确专人，在市卫生局修志办指导下负责撰稿，经本单位主要负责人审稿后纳入市卫生志初稿体系。这几章初稿约占全志篇幅的 30%，均在 2013 年 8 月底完成。由市卫生局修志办负责的其余部分志稿于 2014 年 5 月完成。

3.志书统稿、内部审稿与修改阶段：2014 年 5 月，常德市卫生志初稿合龙、统稿完成。实际统计字数有 100 余万字。6 月，先后打印 3 部志稿分送市卫生局党委书记郑家火、市卫生局局长马慧、局党委副书记兼常务副局长陈寿林审读。局领导审读后提出两点意见，一是篇幅过大，要压缩；二是入志人物要统一入志标准，并征求各单位意见后确定。7—10 月，市卫生局修志办组织撰稿人员分头对志稿进行压缩精简，并删除了原编入的重要文件选编、中医医案医话选辑、诗文辑录以及中医药文化节中医药民间故事等内容，卫生志稿篇幅从 100 余万字减少到 76 万字。同时制订了四条人物入志标准，按标准对新中国建立后的已故人物重新进行遴选，报局领导审查后通过公函、市卫生局网站公示，确认各方面没有不同意见后将古今45位已故人物小传纳入《常德市卫生志》。此期间，也将卫生志初稿呈市方志办审读，并根据他们的意见进行了修改，从而形成了本市卫生系统内审稿。2015年2月，市卫生局召开卫生志内部审稿会，各区县（市）卫生局和市直卫生单位的分管领导、办公室主任和事先确定的审稿人70多人参加了会议。会议介绍了《常德市卫生志》成稿过程，提出了审稿要求。内审稿同时也呈送至省卫生厅相关领导和省卫生厅修志办。全市卫生系统包括离退休领导干部共有120多人参加了审稿。5月底，大部分审稿人呈送了审稿修改意见，有的并提供了原始资料。至12月份，仍时有审稿意见报送修志办。经过汇总，审稿意见共有800多条。6月份起，修志办即根据审稿意见重新搜集资料进行改写、补写，对图片部分进行了较大的补充。2015年12月，修改完成，实际统计字数已到80多万字。

4.专家评审、再修改、定稿阶段：2016年1月29日，市政府方志办召开了《常德市卫生志（1988—2012）》专家评审会，市方志办主任刘李波、副主任周华辉、方志科科长周波等与市地方志评审委员会专家陈国华、应国斌、齐绍正及市保密局科长程关发表了评审意见，一致认为《常德市卫生志（1988—2012）》结构合理、资料丰富、记述全面、特色鲜明，未发现泄密问题，是目前志书送审稿中编纂得比较好的一部，尤其是以事系人的写法是所有送审稿中做得最好的，值得充分肯定。专家们也指出了志书存在的不足之处，并提出了许多具体修改意见。同年2—3月，修志办根据评审意见对志稿进行了全面修改与个别调整，适当压缩了篇幅，进一步精简了语言文字，调整了书前彩页和个别篇目结构，实际统计字数压缩到80万字以内。4月，进一步对全书文字进行润色后，进入出版印刷程序。

5.终审与出版印刷阶段：2016年，经请示市卫计委领导同意，选定北京的方志出版社为本志出版单位。6月，市卫计委从市直单位抽调4位同志对全志文稿再次进行校对，又发现少量问题并进行了修改。7月中旬，向方志出版社呈送了本志校订稿。出版社审稿期间，编写了卫生主题词索引。总纂再次通读全稿，又做了一些校对修改。10月底，方志出版社审稿意见与校对清样返回，同时，市方志办又对志稿进行了文字审订。11—12月，总纂根据方志出版社审稿意见对全志进行通改，并根据个别领导同志意见再次修改了个别内容。2017年2月，修改定稿经市卫计委常务副主任陈寿林批准后呈送市政府方志办终审。2017年3月，市方志办终审后同意出版。

二 各章节撰稿分工

第一章、第二章、第四章：廖勇；第三章、第十三章：余晓凌；第六章、第七章：舒祖刚；第八章：肖俊文；第九章：褚世金；第十章：周其顺；第十二章：向爱国；第十八章：罗正兰；概述、大事记、第五章、第十一章、第十四章、第十六章、第十七章、第十九章、人物小传：刘雷中。此外，第三章的第一节“中国共产党常德市卫生局委员会”由廖勇撰稿，第三节的“常德市医疗卫生老科技工作者协会”由刘雷中撰稿；第十三章的第五节“中医药文化建设”由刘雷中撰稿；第十五章的“医学科研”由向爱国撰稿，“公共卫生科研”由舒祖刚撰稿，“血防科研”由肖俊文撰稿；常德市卫生系统正高级技术职称人员名录、常德市名老中医名录、获省部级以上表彰人员名录、获省部级以上表彰单位名录、新闻报道选辑由徐粒砂白整理编选，刘雷中编定，龙泽旭审核。卫生主题词索引由廖勇、余晓凌编制并定位，刘雷中审定。此外，市红十字会办公室王光华撰写了市红十字会的有关专稿，常德职业技术学院谈应国撰写了常德卫校及常德职业技术学院医学部的有关专稿。全志由刘雷中统稿、编定，龙泽旭审读了全稿。

三　几点体会

1.领导重视很关键。《常德市卫生志》的编修一开始就得到了市卫生局主要领导的重视。主持全面工作的市卫生局党委书记郑家火亲自确定了修志办主任和总纂，并始终关心着修志工作的进行。市卫计委主任、党委书记洪振海自2015年4月上任后，十分重视卫生志编修工作，及时解决了修志工作中的困难和问题。分管修志工作的常务副局长、市卫生志编委会常务副主任陈寿林一开始就态度鲜明地表示，他的责任就是为卫生志编修排忧解难，有问题就找他，只要是合理的要求一概满足。市卫生志编委会副主任、市卫生志副主编燕妮为修志工作解决了很多具体问题，包括落实某些修志人员在单位的待遇。市卫生局年年均把修志工作纳入全市卫生系统目标管理责任制，年底进行考核，促进了修志工作在各单位的落实。各区县（市）卫生局和市直卫生单位大多数态度积极，有的还顺势启动了本单位的修志工作或者资料整理编辑工作。在市卫生志编修期间，有5部区县卫生志出版或完稿，3部市直卫生单位发展史志出版，另有2部县（市）卫生志在编纂中。

2.平时要注意积累资料。本次修志搜集到的资料约1600万字，与最后成稿的字数之比超过了16∶1。搜集到照片上千幅，与最后使用的照片之比约为6∶1。这是本志内容上质量较高的一个主要原因。但是，所搜集到的资料也有不少质量不高，有些资料重复，有些资料没有提供有价值的信息或者提供的信息不完整，使本志多少留下了一些遗憾。如执业医师、执业护士考试和技术职称晋升，做了哪些工作，每年考试结果如何，局机关档案室和相关科室都没有保存完整记录，编纂者不得不用文件内容代替史料，以便读者能够看到该项工作的大致情况。2003年的抗击非典工作，市健教所、市疾控中心都找不到当时有关活动的照片。20世纪90年代的照片就更少。在搜集资料的过程中，发现有个别单位历年的档案资料保管不善甚至丢失。

3.撰写专题综述是众手成志的好办法。本次修志，我们采取了单位搜集报送资料与撰写专题综述相结合的办法，实践证明是一个行之有效的办法。一方面，单位搜集报送了丰富的一手资料；另一方面，单位又组织熟悉情况的同志，选择本单位成就比较突出的方面确定若干专题，撰写专题综述，勾画出该专题事业发展的轨迹，让“死”资料变成了“活”材料，有利于修志办专职撰稿人员对该项事业形成完整的概念，合理选取材料，从而能充分、深入地反映事件的本质，提高志书的质量，又能使基层有更多的内容入志，使志书的资料丰满、扎实。撰写专题综述比要求基层单位撰写简志容易，不需面面俱到，单位也容易接受。由于这是一次尝试，经验不多，参与撰写专题综述的人员培训不够，有的专题综述失之肤浅。

4.充分利用现代办公手段很重要。这次修志一开始就注意选调会用电脑写作和使用互联网的人员，在搜集资料、撰写、传送资料等实际操作中充分利用了电脑、数码设备和网络，大大节省了经费，提高了工作效率。原始资料的搜集全部采用扫描、保存图片的方法，仅此一项就节约复印费等数万元，而且方便储存、查找、调用、编辑。由于所有撰稿人员均用电脑写作，照片也大多采用扫描、使用电子图片的方法，在传送、修改、编辑中大大节约了时间和经费。这是在一千多万字的原始资料中，能够在不太长的时间内完成上百万字文稿和近200幅图片的选用、编辑、调整等繁重任务的重要原因。

5.认真选好修志办主任。修志工作与各项中心工作比起来总是显得比较次要，总是不那么容易引起领导和有关人员的重视，是一项“坐冷板凳”的工作。在这样一种环境下要推动修志工作，要能得到各方面的积极支持，修志办主任非常重要。作为全市卫生部门修志办主任，首先必须是从事医疗卫生工作多年的专业人员，才能全面熟悉卫生工作，准确把握卫生工作的发展脉络，否则很难领导、组织修志工作。其次要有较长时间的从事文字工作的经验，有较强的写作能力，才能真正介入、参与卫生志的编纂工作，才能体谅修志工作的困难和艰辛。再次是性格要沉稳、细心，有担当，有较强的协调能力。四是要热心修志工作，对修志工作抱有坚定不移的意志、百折不挠的决心，否则很容易一遇挫折就回头。

6.总纂工作很关键。总纂为一志之主。好的总纂必须具备4个条件：一是非常熟悉志书所要撰写的内容，否则无法从总体上把握志书；二是非常热爱修志工作，对修志工作有强烈的历史责任感和奉献精神，否则无法坚持把“冷板凳”坐到底；三是要有扎实的文字功底和较好的文史知识基础，否则难以掌握修志全局，难以统合各位编纂人员的文稿，难以用史家的眼光分析、选择、使用材料，记述史实就难以达到应有的深度和高度；四是要具有较好的团队精神，善于利用每位编辑人员的长处，克服其短处，使整个编辑队伍形成合力。好的总纂可以弥补其他编辑人员的不足。总纂选好了，志书编纂成功就有了一半把握。

在编纂《常德市卫生志（1988—2012）》的过程中，市政府方志办多次给予具体指导，方志办主任刘李波非常重视、支持《常德市卫生志》的编修工作；副主任周华辉、原方志科科长、现方志办副主任周波等数次到市卫生局，给予修志人员很多技术指导和精神支持。市政府安排了35万元经费，并逐年按时拨付到位，保证了修志工作的正常运转。市一医院、市一中医院、市二医院、市爱卫办、市血防办、市疾控中心、市妇幼保健院、市卫监局或抽调专人到修志办工作，或安排专人为卫生志撰稿，并较好地落实了每位修志人员的待遇，奠定了修志工作的坚实基础。各区县（市）卫生局、六小区卫生行政部门和各市直卫生单位积极配合资料搜集和专题综述的撰稿，许多负责具体工作的同志包括市卫生局各科室及市直卫生单位的有关同志不厌其烦地帮助查找资料，联系有关当事人，做了大量工作。本志限于篇幅，未能将这些默默工作在幕后的同志一一列名在册，深感遗憾！在此一并致以深深的谢意！

常德市卫生志办公室

2017年5月

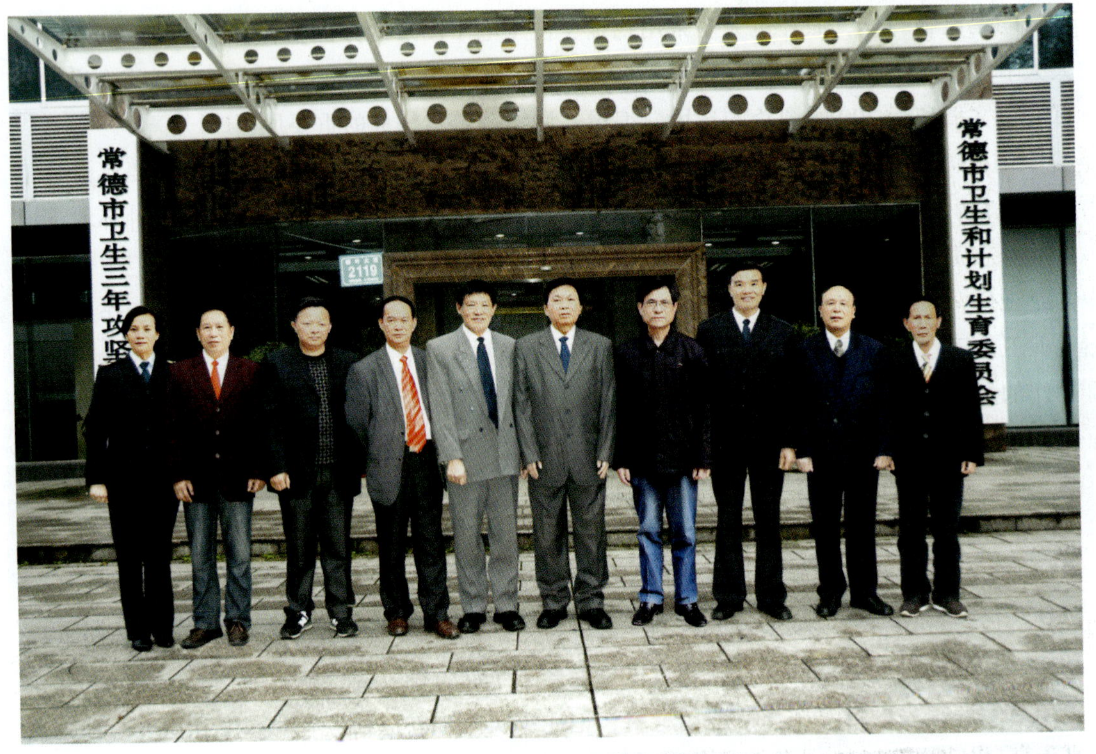

《常德市卫生志（1988-2012）》全体编辑人员合影（2015年）从左至右依次为罗正兰、余晓凌、褚世金、向爱国、周其顺、龙泽旭、刘雷中、舒祖刚、廖勇、肖俊文

（黄晶晶　摄）

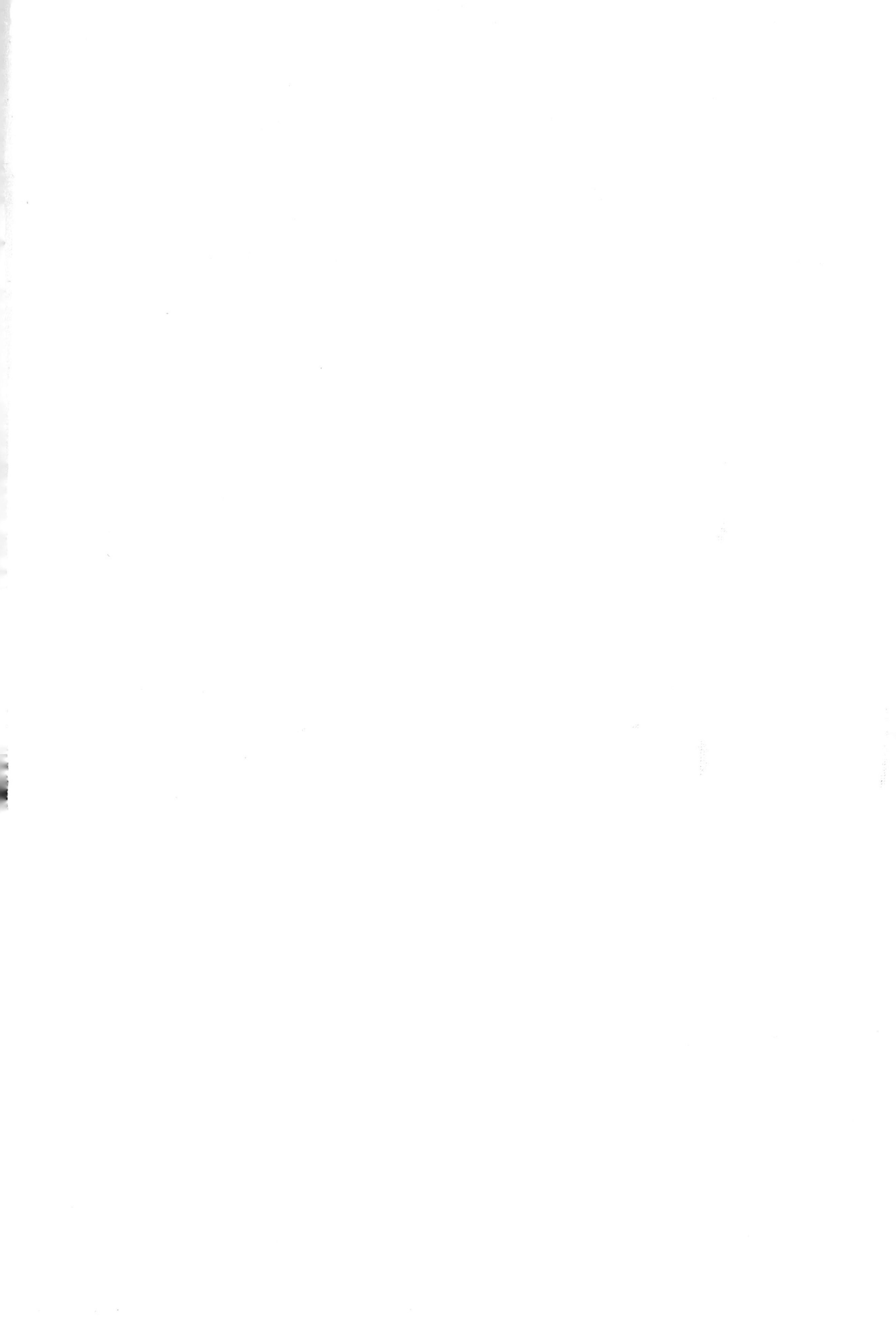